PPS-Pflegepraxis

Phänomene, Prinzipien, Strategien

Sonja Cavada

Andreas Krüger

Dorothea Schulz

Springer

Berlin
Heidelberg
New York
Hongkong
London
Mailand
Paris
Tokio

PPS-
Pflegepraxis

Phänomene, Prinzipien, Strategien

Sonja Cavada
Andreas Krüger
Dorothea Schulz

Mit 42 Abbildungen und 29 Tabellen

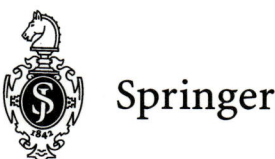

Springer

Sonja Cavada
Hauptstraße 12
70736 Fellbach-Oeffingen

Andreas Krüger
Forststraße 136/1
70193 Stuttgart
pps-pflege@web.de

Dorothea Schulz
Brunnenstraße 29
70372 Stuttgart

ISBN 3-540-43280-9 Springer-Verlag Berlin Heidelberg New York

Bibliografische Information der Deutschen Bibliothek
Die Deutsche Bibliothek verzeichnet diese Publikation in der Deutschen Nationalbibliografie, detaillierte bibliografische Daten sind im Internet über <http://dnb.ddb.de> abrufbar

Springer-Verlag Berlin Heidelberg New York
ist ein Unternehmen der BertelsmannSpringer Science+Business Media GmbH

© Springer-Verlag Berlin Heidelberg 2003

http://www.springer.medizin.de

Printed in Germany

Lektoratsplanung: Ulrike Hartmann
Herstellung: PRO EDIT GmbH, Heidelberg
Satzherstellung: K. Detzner, Speyer
Umschlaggestaltung: deblik, Berlin
Layout: deblik, Berlin
Gedruckt auf säurefreiem Papier   22/3160 ML   5 4 3 2 1 0

Gewidmet allen zukünftigen **Widmung**
und berufstätigen professionellen Pflegekräften,
die hinschauen und nachdenken wollen,
bevor sie Hand anlegen.

Geleitwort

Prof. Dr.
M. Großklaus-Seidel
Darmstadt,
im Februar 2003

Professionalisierung und Akademisierung in der Pflege haben in den letzten Jahrzehnten dazu beigetragen, dass sich die Pflege von einem medizinischen Assistenzberuf zu einem selbstständigen Gesundheitsberuf entwickelt hat. Unter Rückgriff auf Theorien und Modelle, die einen ganzheitlichen Gesundheitsbegriff in den Mittelpunkt stellen, unterstützen die pflegerischen Interventionen die Selbstpflegefähigkeit des Patienten. Pflege ist dabei von einer ethischen Grundhaltung getragen, in der die Achtung vor der Würde des Menschen und vor dem Leben maßgebende Größen für das praktische Handeln darstellen. Was heute unter den genannten Stichworten selbstverständlich und vertraut erscheint, ist das Ergebnis eines kontroversen Ringens um die Frage, was professionelle Pflege eigentlich ausmacht und was sie zu leisten vermag.

Die stufenweise Entwicklung zu einer eigenständigen Theorieentwicklung, Arbeitsgestaltung und Werthaltung in der Pflege wird im Vergleich von Grundlagenwerken deutlich. Einige Lehrbücher vermitteln den Eindruck medizinischer Standardwerke. Fokussiert auf somatische Krankheitssymptome stellen sie z. B. selbst die Beobachtung des Kranken oder die Pflege von Sterbenden als Aufgabenfelder dar, in denen das sorgfältige Ablesen von Werten auf der Skala eines Messapparates im Vordergrund steht. Was das subjektive Gefühl von Pflegenden angesichts kaum wahrnehmbarer Veränderungen des Patienten ausmacht und wie sich dies in die »Kunst der Pflege« umsetzen lässt, bleibt ungeklärt. Ethische Problemsituationen werden ausgeblendet, weil ihnen in der Logik der Konzeption ein systematischer Ort fehlt. Andere Publikationen der Pflege hingegen widmeten bereits früh ganze Kapitel den Überlegungen zur Frage »Was ist der Mensch?«. Sie betten pflegerisches Handeln in die Begleitung des gesunden und kranken Menschen ein, die er für die Aufrechterhaltung seiner Ressourcen bzw. während Krisensituationen seines Lebens benötigt. Zwischenmenschliche Wahrnehmungsprozesse zwischen Pflegekraft und Patient sind konstitutive Bestandteile der Betrachtungsweise, wobei konflikthafte Auseinandersetzungen um unterschiedliche Werthaltungen bei den Beteiligten mit ins Blickfeld geraten. Konzeptionen dieser Art liegen in unterschiedlichen Ausprägungen vor.

Das neue Pflegemodell markiert einen innovativen Baustein in der beschriebenen Entwicklung pflegerischer Grundlagenliteratur. Es verfolgt nicht nur konsequent die Idee weiter, dass Pflege eine eigenständige Disziplin mit eigenem, wissenschaftlich fundiertem Fachwissen darstellt. Vielmehr geht es gedanklich sogar einen Schritt über bisherige Entwürfe hinaus, indem es die pflegespezifischen Anteile und Betrachtungsweisen »die Oberhand gewinnen« lässt:

- Bezugswissenschaft für die Pflege ist vorrangig die Sozialwissenschaft, nicht die Medizin. Dieser Zugang erklärt sich aus der unterschiedlichen Aufgabenstellung von Medizin und Pflege. Der Medizin geht es in Abhängigkeit von vorgegebenen Maßstäben darum, Menschen als gesund oder als krank zu klassifizieren und dafür Sorge zu tragen, den Kranken bei der Behandlung in einen tolerablen Normwertebereich zurückzuführen oder zumindest eine Linderung des Symptoms zu bewirken. Für die Pflege dagegen ist der Maßstab für die Art und den Umfang des Handelns nicht ein statischer Normwert, sondern das Selbsterleben und die Hilfebedürftigkeit des betroffenen Menschen. Pflegerisches Handeln kann folglich auch dann notwendig und sinnvoll sein, wenn keine Krankheit im medizinischen Sinne vorliegt. Um diesen Gedanken wissenschaftlich fundiert zu entfalten, bedarf es anderer Orientierungsmöglichkeiten als der Medizin.
- Der Mensch in seinen materiellen, psychischen und geistigen Erscheinungsformen steht im Mittelpunkt. Er ist individuell und einzigartig und bleibt dies auch in Situationen, in denen die konkreten Ausprägungen seiner Erscheinung für ihn zum Problem werden und

er auf Hilfe angewiesen ist. Von daher verbietet es sich, ihn in vorgefertigte Schemata einzuordnen und ihn damit zum Objekt zu machen. Der Mensch ist das Subjekt in der je spezifischen Situation, die er in Gesundheit und Krankheit erlebt. Die Leiblichkeit des Menschen mit Psyche, Geist und Seele und ihr Wandel bilden den Ausgangspunkt für Phänomene der Wahrnehmung, für Handlungsmöglichkeiten in der Pflege und für pflegespezifische Werthaltungen.

— Pflegen heißt, zu der erlebten Wirklichkeit des betroffenen Patienten vorzudringen und sie nachzuvollziehen. Im Vordergrund steht nicht – wie bisher – die praktische Anwendung von allgemeinem Fachwissen über Gesundheit bzw. Krankheitsbilder auf einen konkreten Patienten, sondern die Deutung des Patientenerlebens auf der Basis der Orientierungsmaßstäbe des Betroffenen. Pflegespezifische Kenntnisse ermöglichen es dann der professionellen Pflegekraft, eine Verschränkung der unterschiedlichen Perspektiven herzustellen und angemessene Hilfestellungen anzubieten.

Professionalität in der Pflege bedeutet folglich eine umfangreiche Selbsterkenntnis, eine geschulte Reflexionsfähigkeit sowie eine Vermittlung pflegespezifischer Fachkenntnisse und -fähigkeiten. Die Kombination dieser Schlüsselqualifikationen ermöglicht es, die auftretenden Phänomene in der Pflegepraxis unvoreingenommen wahrzunehmen, auszuwerten und in pflegerisches Handeln umzusetzen. Der prozesshafte Charakter einer solchen Pflegehandlung lässt sich aufgrund der Einmaligkeit von Phänomenen vorzugsweise an exemplarischen Fallgeschichten zum Gesamtverlauf einer Patientensituation abbilden.

Das neue Pflegemodell trifft aktuell auf Rahmenbedingungen, denen eine völlig andere Logik im Umgang mit Patienten zugrunde liegt, als es aus pflegerischer Sicht wünschenswert wäre. Es geht heute um die bedarfsgerechte Versorgung der Bevölkerung mit medizinischen und pflegerischen Dienstleistungen unter Wahrung des Wirtschaftlichkeitsprinzips. Der Patient stellt in dieser Betrachtungsweise ein »Arbeitsobjekt« dar, das sich in die vorhandenen Strukturen einzufügen und die vorgesehenen Leistungen passiv zu empfangen hat. Ein Persönlichkeits- und Krankheitsartenmuster wird mit den personellen und sachlichen Ressourcen einer Gesundheitseinrichtung in einem Versorgungsprozess zusammengefasst. Der kranke Mensch steht nicht im Mittelpunkt, sondern ist mit seinen Bedürfnissen in einer Situation, die ihn zutiefst irritiert und bedroht, oft ein Störfaktor für den reibungslosen Ablauf in der Organisation. Die Auseinandersetzung mit dem neuen Pflegemodell verdeutlicht die Problematik einer solchen Zugangsweise und zeigt andere Wege auf.

Zugleich kommt das vorliegende Buch mit seinem Ansatz den Forderungen nach mehr Patientenautonomie im Gesundheitswesen entgegen. Patienten sollen durch einen mündigen und selbstverantworteten Umgang mit der eigenen Gesundheit bzw. Krankheit zu Partnern von Medizinern und Pflegekräften bei der Behandlung und Versorgung werden und damit wesentlich zur Effektivität und Effizienz von Gesundheitsleistungen beitragen. Dies kann nur gelingen, wenn Patienten in ihrer individuellen Situation wahrgenommen und begleitet werden. Das neue Pflegemodell leistet insofern einen innovativen pflegerischen Beitrag für das Gesundheitswesen im 21. Jahrhundert.

Das Buch sei insbesondere denen empfohlen, die in leitenden Funktionen in der Pflegepraxis, im Unterricht und im Verwaltungsbereich sowie an den Hochschulen die Weichen dafür stellen, in welche Richtung sich Pflege zukünftig weiterentwickeln wird.

Vorwort

S. Cavada
A. Krüger
D. Schulz
Fellbach-Oeffingen,
Stuttgart
und Bad Cannstatt,
Februar 2003

Es ist Zeit für ein neues Pflegemodell.

Seit rund einem viertel Jahrhundert ringt die deutsche Pflege damit, Pflegemodelle aus dem anglo-amerikanischen Raum in das deutsche Pflegesystem zu integrieren. Im Zuge dieser positiven Entwicklungen und Tendenzen zeigt sich aber auch, dass die Realisierung und Umsetzung in die Praxis immer wieder auf die gleichen Schwierigkeiten stößt.

Hinzu kommt die bedenkliche Tendenz, die Individualität und Einzigartigkeit pflegebedürftiger Menschen in Diagnose-, Klassifikations- und Verfahrensschemata zu pressen, bei denen die Verschiedenartigkeit der Lebenszusammenhänge und Problemlagen auf der Strecke bleibt, weil sie letztlich ökonomisch diktierten Zwängen geopfert wird.

Beiden Entwicklungen und Tendenzen gilt es einen deutlichen Akzent entgegenzusetzen.

Der Ausgangspunkt des hier vorgestellten Pflegemodells ist die phänomenologische Betrachtungsweise. Sie erfasst menschliche Erscheinungen in ihrer Gesamtheit und bewahrt vor deren Zersplitterung, weil sie umfassende Kenntnisse aus den Sozial- und Geisteswissenschaften, insbesondere aus der Philosophie, einbezieht. Diese Betrachtungsweise ermöglicht nachzuvollziehen, was die konkreten Erscheinungen für den einzelnen Pflegenden und Patienten bedeuten, auch wenn sie auf den ersten Blick minimal erscheinen mögen. Sie führt zu einer menschenwürdigeren Pflege, weil sie verstehen lässt, dass es keine standardisierbaren Vorgehensweisen gibt, sondern ausschließlich die individuelle Pflege einzelner Personen in immer neuen, einzigartigen Situationen.

Diese Grundgedanken haben wir in den vergangenen Jahren zahlreichen Personen aus verschiedenen Bereichen der Pflege vorgestellt. Ihre positive Resonanz hat uns zu der Überzeugung verholfen, dass dieses Buch zur Entwicklung der Pflege als eigenständiger wissenschaftlicher Disziplin beitragen kann. Wir danken allen Pflegeschülern, angehenden Pflegelehrkräften und in der Pflegepraxis Tätigen, die uns durch ihre fachliche Unterstützung weitergebracht oder zurechtgerückt haben.

Sonja Cavada: Danken möchte ich insbesondere meinem Mann Claus, der mir Orientierungspunkt und Widerpart gleichzeitig ist, meinen Kindern Jens, Cedric und Iris, die ein standardisiertes Denken meinerseits verhindern, und meinen Freundinnen, die meine Selbstverständlichkeiten hinterfragen.

Andreas Krüger: Herzlichen Dank allen, die mich bei der Arbeit am Manuskript ermutigt und in positiver Weise begleitet haben.

Dorothea Schulz: Ich danke insbesondere meinem Mann für seine unendliche Geduld und meiner Schwester Charlotte für die kritische und letztendlich konstruktive Auseinandersetzung. Ebenso ganz besonders meinen Freunden Angelika und Gerhard Kronmüller für ihre tatkräftige Unterstützung in allen Lebenslagen.

Unser abschließender Dank gilt dem Springer-Verlag, vor allem Frau Ulrike Hartmann für die kontinuierliche Begleitung und Realisierung des Buches. Dank auch den Lektorinnen Frau Christine Bier und Frau Simone Schmitt für die sprachlichen Anregungen sowie Herrn Thomas Heinemann, dem es bei der Abbildungserstellung gelungen ist, sehr komplexe Zusammenhänge einfach und ästhetisch darzustellen.

Inhaltsverzeichnis

1	**Professionelles pflegerisches Handeln**	**1**
1.1	Bedeutung von Phänomenen	2
1.1.1	Wahrnehmung und Beschreibung von Phänomenen	2
1.1.2	Situationen als Ausgangspunkt professioneller Pflege	5
1.1.3	Voraussetzungen für das Nachvollziehen menschlicher Phänomene . . .	8
1.2	Kategoriales Modell der Person	10
1.2.1	Menschenwissen als Voraussetzung für das Nachvollziehen	11
1.2.2	Kategorien der Person	13
1.2.3	Wandel von Person und Umwelt	17
1.2.4	Wechselwirkungen zwischen Person und Umwelt	20
1.2.5	Perspektiven der Wahrnehmung	24
1.3	Umgang mit Selbstverständlichkeiten	26
1.3.1	Ausprägung menschlicher Phänomene	26
1.3.2	Selbstwahrnehmung	30
1.3.3	Aufgaben professioneller Pflegekräfte	32
1.3.4	Handlungsmöglichkeiten professioneller Pflege	35
1.3.5	Erläuterung anhand eines Beispiels	40
1.4	Prozess des professionellen pflegerischen Handelns	41
1.4.1	Ablauf von Situationen	41
1.4.2	Formen professioneller Pflege	42
1.4.3	Pflegerische Verantwortung	45
1.4.4	Grundsätzliche Vorgehensweisen	47
1.4.5	Pflegerische Prinzipien, Pflegestrategien und das Ziel pflegerischen Handelns	52
1.4.6	Bedingungsfelder professioneller Pflege	54
1.4.7	Erweiterung des Begriffs »Situation«	56
	Literatur	57
2	**Einleitung in die Phänomene**	**59**
2.1	Auswahl und Hierarchie der komplexen Phänomene	60
2.1.1	Auswahl und Anordnung der konkreten Erscheinungen	60
2.1.2	Reihenfolge der komplexen Phänomene	61
2.2	Begründung und Beschreibung	62
2.2.1	Kriterien der Setzung	62
2.2.2	Aufbau der Darstellung	65
2.3	Setzung der komplexen Phänomene	66
2.3.1	Begründung für »Gestalt«	66
2.3.2	Begründung für »Geschlechtlichkeit«	69
2.3.3	Begründung für »Kommunikation«	72
2.3.4	Begründung für »Aktivität«	75
2.3.5	Begründung für »Vitalität«	78
2.3.6	Begründung für »Ernährungsweise«	79

2.3.7   Begründung für »Ausscheidungen«   82
        Literatur   84

3   Komplexe Phänomene **85**
3.1   Gestalt   87
3.1.1   Die Einzelphänomene »Äußeres« und »Körpersprache«   88
3.1.2   Das Element »Körperteile und Proportionen«   91
3.1.3   Das Element »Haut, Haare, Nägel, Lippen, sichtbare Schleimhäute
        und Zähne«   102
3.1.4   Das Element »Kleidung, Schmuck und Hilfsmittel«   115
3.1.5   Das Element »Standbild«   117

3.2   Geschlechtlichkeit   120
3.2.1   Die Einzelphänomene »Sexualität«, »Intimität« und »Geschlechterrolle« . . .   120
3.2.2   Das Element »Libido und Erotik«   127
3.2.3   Das Element »Fertilität«   133
3.2.4   Exkurs: Schwangerschaft   133
3.2.5   Das Element »Beziehungsmuster«   137
3.2.6   Das Element »essenzielle Bindungen«   139
3.2.7   Das Element »Geschlechterrolle – weiblich«   141
3.2.8   Das Element »Geschlechterrolle – männlich«   142

3.3   Kommunikation   144
3.3.1   Die Einzelphänomene »Ausdruck« und »Eindruck«   144
3.3.2   Das Element »Körpersprache«   150
3.3.3   Das Element »gesprochene Sprache«   155
3.3.4   Exkurs: Kommuniktionsrituale   157
3.3.5   Das Element »geschriebene Sprache«   160
3.3.6   Das Element »künstlerische Ausdrucksweisen«   161
3.3.7   Das Element »Codes«   162
3.3.8   Das Element »Aufnahme von Ausdruckselementen«   162
3.3.9   Das Element »Verarbeitung von Ausdruckselementen«   163
3.3.10 Das Element »Interpretation von Ausdruckselementen«   164

3.4   Aktivität   166
3.4.1   Die Einzelphänomene »Aufnahme«, »Verarbeitung«
        und »Ausführung«   166
3.4.2   Das Element »Sinnesorgane und Reizleitung«   176
3.4.3   Das Element »Impulse und Wahrnehmungsvorgänge«   183
3.4.4   Das Element »Bewusstseinszustände«   188
3.4.5   Das Element »Emotionen und Befinden«   193
3.4.6   Das Element »existenzielle Erfahrungen«   195
3.4.7   Das Element »Bewegungen und Bewegungselemente«   199
3.4.8   Das Element »Betätigung«   206

3.5   Vitalität   207
3.5.1   Die Einzelphänomene »Herz-Kreislauf-Tätigkeit«, »Atmung«
        und »Körpertemperatur«   208
3.5.2   Das Element »Puls«   210
3.5.3   Das Element »Blutdruck«   213
3.5.4   Das Element »Durchblutung (arteriell und venös)«   214

3.5.5 Das Element »Atmung – Tiefe, Rhythmus, Frequenz, Typ« 217
3.5.6 Das Element »Atmung – Geräusch« 221
3.5.7 Das Element »Atmung – Geruch« 223
3.5.8 Das Element »Körpertemperatur« 223

3.6   Ernährungsweise 226
3.6.1 Die Einzelphänomene »Nahrungshaushalt«, »Esskultur«
       und »Nahrungsverwertung« 226
3.6.2 Das Element »Beschaffung und Vorratshaltung« 230
3.6.3 Das Element »Rituale« 231
3.6.4 Das Element »Kostformen« 232
3.6.5 Das Element »Nahrungsaufnahme, Verdauung
       und Stoffwechsel« 235

3.7   Ausscheidungen 240
3.7.1 Die Einzelphänomene »Verdauungstrakt«, »Haut«, »Urogenitaltrakt«
       und »Atmungsorgane« 240
3.7.2 Das Element »Speichel« 242
3.7.3 Das Element »Erbrechen« 243
3.7.4 Das Element »Stuhl« 245
3.7.5 Das Element »Ohrenschmalz, Talg und Smegma« 248
3.7.6 Das Element »Schweiß« 250
3.7.7 Das Element »Muttermilch« 251
3.7.8 Das Element »Wundsekret« 251
3.7.9 Das Element »Urin« 252
3.7.10 Das Element »Menstruation« 257
3.7.11 Das Element »Vaginalsekret, Lochien und Ejakulat« 258
3.7.12 Das Element »Nasensekret und Tränenflüssigkeit« 260
3.7.13 Das Element »Perspiration und Sputum« 261
       Literatur 262

4   Prinzipien 265
4.1   Bedeutung von Prinzipien für die professionelle Pflege 266
4.1.1 Sinn von Prinzipien 266
4.1.2 Ableitung und Aufbau der Prinzipien 271

4.2   Leitprinzipien 274
4.2.1 Sinn und Herkunft der Leitprinzipien 274
4.2.2 Berücksichtigung der Grundrechte 275
4.2.3 Öffentlicher Gesundheitsschutz 278
4.2.4 Besondere strafrechtliche Vorschriften 279

4.3   Bestimmungsgrößen der Arbeitsorganisation 281
4.3.1 Kreativität 281
4.3.2 Ökonomie und Ökologie 283
4.3.3 Koordination und Kooperation 286

4.4   Kernprinzipien 291
4.4.1 Mit den Gesetzen in Einklang handeln 291
4.4.2 Interagieren 297
4.4.3 Gefahren abwenden 302

4.4.4   Selbstermächtigung fördern   333
4.4.5   Diagnostizieren und Behandeln   336
         Literatur   367

5   Pflegestrategien **369**
5.1   Strategische Grundmuster   370
         Vorüberlegungen zur Arbeitsorganisation   371
         Information des Betroffenen   371
         Eigene Vorbereitungen   371
         Vorbereitung des Materials   372
         Vorbereitung der unmittelbaren Umgebung   372
         Vorbereitung des Betroffenen   372
         Wahren der Asepsis   374
         Nachbereitung   375
         Grundlagen der Dokumentation   377

5.2   Beispiel eines handlungsleitenden Gesamtverlaufs   377
5.2.1   Bereich Arzneimittel: Medikamentengabe   381
5.2.2   Bereich Diagnostik und Therapie:
         Legen eines transurethralen Dauerkatheters bei einer Frau   383
5.2.3   Bereich Körperpflege   386
5.2.4   Bereich Lagerung und Mobilisation:
         Erstes Aufstehen nach längerer Bettruhe   391
5.2.5   Bereich Nahrung: Anreichen einer Mahlzeit   393
5.2.6   Bereich physikalische Therapie:
         Anlegen eines feuchtwarmen Wickels   395
5.2.7   Bereich Verbände: Wundverband   397
5.2.8   Bereich Vitalzeichen und Temperatur: Blutdruckmessung   399
         Literatur   401

Quellennachweis der Abbildungen **402**

Stichwortverzeichnis **403**

Über dieses Buch

Anspruch

Dieses Buch **entwickelt ein komplettes Denkgebäude**, dessen Teile aufeinander aufbauen, sodass Sie als Leser gut daran tun, sie sich nacheinander zu erschließen. Dargestellt wird ein Verständnis von professioneller Pflege, das auf zwei Säulen basiert:

 1. dem Beobachten und Nachvollziehen menschlicher Phänomene und Erscheinungen,
 2. dem Anwenden handlungsleitender Prinzipien.

Diese »unsichtbaren« Anteile professionellen pflegerischen Handelns gehen den für Außenstehende sichtbaren Verrichtungen voran und begleiten sie fortwährend. Allerdings bleiben sie oft selbst für Pflegekräfte diffus. Dies trägt erheblich zu den Schwierigkeiten bei, fachfremden Personen zu vermitteln, worin das Wesen professioneller Pflege – insbesondere im Unterschied zu Laienpflege – besteht. Mit dem hier vorliegenden Werk wird es jetzt möglich, Pflege schlüssig zu beschreiben.

Die aufgenommenen und die weggelassenen Inhalte entsprechen dem Verständnis, das die Autoren von professioneller Pflege haben. Die **pflegespezifischen Anteile**, und hier v. a. sozialwissenschaftliche Grundlagen, erhalten den ihnen gebührenden Platz und werden nicht verkürzt dargestellt. Inhalte aus der Pathologie, Anatomie, Ernährungslehre und anderen Fächern, die in Pflegelehrbüchern seit jeher enormen Raum beanspruchen, werden nur reduziert geliefert und müssen durch andere einschlägige Werke ergänzt werden. Denn immer noch wird derart viel medizinisches Wissen in Pflegelehrbüchern ausgebreitet, dass es den eigenen Wissenskanon der professionellen Pflege überlagert bzw. dessen Entfaltung behindert.

> **Beispiel**
>
> In fast jedem Pflegelehrbuch wird die sog. Neunerregel wiedergegeben, anhand derer man bei Verbrennungen die Größe der geschädigten Körperoberfläche beurteilen kann. Dies ist aber gar nicht Aufgabe der Pflegekräfte und gehört darum in medizinische Lehrbücher, die zum Erwerb der Fachkompetenz ergänzend herangezogen werden müssen.

Die Aufgabe professioneller Pflegepersonen besteht darin nachzuvollziehen, was eine Verbrennung **für einen Betroffenen bedeutet**: Ob sie ihm Schmerzen bereitet, wie sie sich auf seine Beweglichkeit auswirkt und inwiefern eine Diskrepanz zwischen dem inneren Bild seines unverletzten Körpers und der aktuellen Erscheinung besteht. All diese Fragen stellen sich unabhängig von der Ausdehnung des verbrannten Areals.

Der Verzicht auf bestimmte Inhalte ist auch deshalb legitim, weil ein einziges Buch keinesfalls ausreicht, einen derart komplexen Gegenstand, wie die professionelle Pflege, umfassend abzudecken. Die Menschen, mit denen Pflegekräfte zusammentreffen, sind so verschieden und die Situationen, in denen pflegerisches Handeln stattfindet, existieren in derart unzähligen Variationen, dass kein noch so dicker Wälzer sie jemals aufnehmen könnte.

Dieses Buch ist ein **Grundlagenwerk der Pflege**, das gerade wegen der Art seiner Reduktion und Systematisierung die dargestellten **Inhalte übertragbar** macht. Es baut auf vorhandenem Wissen und existierenden Verfahrensweisen auf und entwickelt das von anderen Übernommene weiter, auch wenn es manches anders darstellt, als man es sonst lesen kann. Wie jedes menschliche Wissen ist es **weder vollkommen objektiv, noch gilt es ein für alle Male**. Die Geschichte der Natur- und Geisteswissenschaften belegt dies zur Genüge.

Nach dem Verständnis der Autoren handelt es sich um ein Pflegemodell. Ihm liegen Modellkriterien zugrunde, die sich als abbildend und reduzierend, subjektivierend, akzentuierend, orientierend, perspektivisch, produktiv erweiternd und konstruktiv kennzeichnen lassen.

Neuartiges Konzept

Inhaltliche Aufbereitung

»

Während dieser Jahre beobachtete ich und befasste ich mich mit der Unfähigkeit der Pflegekräfte der verschiedenen Ebenen, mit Ärzten, Krankenhausverwaltungen oder den Mitgliedern der Kuratorien über pflegerische Gegenstände zu kommunizieren (Orem u. Taylor 1995, S. 84).

Kern der Pflege

Anspruch

Pflegemodell

Relevanz des Niveaus

…die bewusste Untersuchung der vielen zusammenhängenden Facetten der Pflege … verweist darauf, dass die Pflege nicht nur ist, was sie tut, sondern auch, was sie tun kann und tun sollte
(Peplau 1997, S. 26).

Persönliche Erfahrungen

Grenzen der allgemein menschlichen Ebene

Anspruch an professionelle Pflegekräfte

Kap. 1

Schließlich kann die Sprache der Wissenschaft ebenso wenig von Mehrdeutigkeiten befreit werden wie die Dichtung – trotz ihrer glatten Erscheinung ist ihre Struktur letztendlich auch nicht exakter als die der Poesie
(Bronowski, zit. nach Watson 1996, S. 15)

Kap. 2 und 3

Die Darstellung ist besonders in den theoretischen Abschnitten (s. Kap. 1) anspruchsvoll. Doch ohne theoretischen Hintergrund kann man die Praxis nicht bewältigen, die Realitäten niemals überschreiten und deren Defizite nicht überwinden. Ohne akademisches Niveau, ohne Grundlagenforschung und anwendungsbezogene Wissenschaft wäre die Weiterentwicklung pflegespezifischen Fachwissens wesentlicher Möglichkeiten beraubt. Sie liefert wichtige Argumente für die immer wieder aufs Neue notwendige **interdisziplinäre Auseinandersetzung**.

Perspektivischer Aufbau des Werkes

Eine Person, die die Ausbildung zu einem Pflegeberuf durchläuft, bringt ihre persönlichen Erlebnisse und Erfahrungen in die Berufsausbildung mit. Sie verfügt damit über eine **grundlegende Voraussetzung zum Erlernen des Pflegeberufs**. Das eigene Wahrnehmen, Denken, Erleben, Fühlen und Handeln ist einer Person vertraut und ein wichtiges Mittel ihrer Handlungsfähigkeit. Diese Vertrautheit trägt dazu bei, das komplexe Leben überschaubar und praktikabel zu machen.

Der persönliche Hintergrund ist jedoch ein **Hindernis** beim Erlernen des Pflegeberufs, sobald man ihn verallgemeinert. Denn alles, was eine Person erlebt hat, ist einmalig und individuell. Es birgt die Gefahr, die eigene Perspektive so stark in den Vordergrund zu rücken, dass man die Perspektive des anderen nur noch eingeschränkt wahrnehmen kann.

Professionelle Pflegekräfte brauchen neben den allgemein menschlichen Grundlagen umfassende Selbstkenntnis sowie Reflexionsfähigkeit und pflegespezifische Fachkenntnisse und Fähigkeiten. Erst auf diesem Hintergrund können sie andere Menschen in ihrer individuellen Situation wahrnehmen und **verstehen**.

Professionelles Handeln umfasst über den Umgang mit Pflegebedürftigen, ihren Bezugspersonen und anderen Menschen hinaus die Wahrnehmung, Verarbeitung und Ausführung einer ganzen Reihe von Handlungsschritten. Ansatzpunkt und Ablauf dieses kompletten prozesshaften Geschehens werden in Kap. 1 theoretisch entfaltet. Es legt besonderen Wert auf die

- **Bedeutung von Phänomenen** und den **Vorgang des Nachvollziehens**, mit dem ein Verständnis der Wirklichkeit möglich wird, in der eine pflegebedürftige Person lebt,
- Entwicklung eines modellhaften Verständnisses von **Menschen als Personen**, die mit sich selbst und ihrer sozialen wie materiellen Umwelt in vielfacher Wechselwirkung stehen,
- **Konkretisierung des Handlungsbegriffs** und die Erläuterung des Gesamtkomplexes professionellen pflegerischen Handelns.

Mancher Fachbegriff wird dabei neu eingeführt, denn er bringt das, was professionelle Pflege ausmacht, angemessen zur Sprache.

Ausgangspunkt pflegerischen Handelns ist das Wahrnehmen und Nachvollziehen menschlicher Phänomene, also aller Erscheinungen materieller, psychischer und geistiger Natur, die sich dem Betrachter durch körperliche Äußerungen seines Gegenüber mitteilen. Menschliche Phänomene existieren in großer Zahl, und ihre individuellen genetischen, entwicklungsabhängigen, geschlechts- und kulturspezifischen sowie anderen Hintergründe sind geradezu unermesslich groß.

Deshalb wird in Kap. 2 eine prägnante **Systematik** entwickelt und begründet, mit deren Hilfe sich die **Phänomene einordnen und beschreiben** lassen. Die Beschreibung selbst ist in Kap. 3 vorgenommen, das wegen der Vielzahl der Phänomene und wegen des notwendigerweise umfangreichen Hintergrundwissens den Großteil dieses Buches ausmacht.

Um eine grundständige Einsicht in menschliche Phänomene zu fördern, verzichtet die Darstellung bewusst auf die sonst übliche unmittelbare Beschreibung pflegerischer Tätigkeiten. Phänomene müssen zunächst in ihrer Vielfalt und Einzigartigkeit verstanden werden, ohne dass es direkt zu sichtbaren Pflegeverrichtungen kommt.

Eine situationsgerechte und personenbezogene Ausübung von Tätigkeiten ist darüber hinaus einzig auf der Basis **handlungsleitender Prinzipien** möglich. Dies sind allgemeine Grundsätze der inhaltlichen und organisatorisch-methodischen Ausgestaltung einer pflegerischen Handlung. Sie beziehen sich auf die professionelle Verantwortung der Pflegepersonen, wie etwa auf die Interaktion und die Verpflichtung, einen Betroffenen vor Gefahren zu schützen.

Kap. 4

Prinzipien gelten unabhängig von den stets wechselnden Situationen und den sich verändernden Erscheinungen. Sie sind so allgemein gehalten, dass sie keine Einzelheiten einer Maßnahme festlegen und dennoch ihre Gültigkeit bewahren, indem sie flexibles Handeln ermöglichen und vor falschem Handeln schützen. Kapitel 4 beschreibt die Prinzipien, ohne auf Einzelheiten der jeweils in einer Situation erforderlichen Tätigkeitsfolge einzugehen.

Konkrete Handlungsregeln für die Pflege erwachsen erst aus der Anwendung eines Prinzips auf eine individuelle Situation. Pflegerische Prinzipien müssen an dieser Stelle in Strategien umgesetzt werden, die nach den wechselnden aktuellen Erfordernissen gestaltet werden. **Jede Pflegestrategie** beruht auf **gezielter Auswahl und individueller Abstimmung** einzelner Arbeitsschritte.

Kap. 5

Die Beschreibung beschränkt sich auf wenige Pflegestrategien, weil eine annähernd vollständige Darstellung den Rahmen dieses Buches gesprengt hätte, da sein Schwerpunkt auf der Ausarbeitung des neuen Modells liegt. Die **exemplarischen Tätigkeitsabfolgen** werden aus einer ausführlichen Verlaufsbeschreibung abgeleitet, die einzelne Stationen einer langen Pflegebeziehung illustriert. Bewusst wird in diesem letzten Kapitel die Perspektive gewechselt und die Ich-Form bei der Schilderung des Vorgehens der Pflegeperson gewählt.

Nach diesem Verständnis ist strategisches Vorgehen ein entschiedenes Plädoyer für Individualität und gegen die seit Jahren geübte Praxis der Standardisierung pflegerischer Handlungen. Es gibt keine »Pflege bei…« bestimmten Zuständen oder Krankheiten. Es gibt auch keine für alle Personen gültigen Normen und Standards. Es existiert allein die Pflege individueller Menschen in immer wieder neuen, einmaligen und nicht wiederholbaren Situationen.

Literatur

Flechsig KH (1980) Über didaktische Modelle und ihre Katalogisierung. In: Stachowiak H (Hrsg) Modelle und Modelldenken im Unterricht. Anwendung der Allgemeinen Modelltheorie auf die Unterrichtspraxis. Klinkhardt, Bad Heilbrunn, S 74–91

Kuhn TS (1988) Die Entstehung des Neuen. Studien zur Struktur der Wissenschaftsgeschichte. 3. Aufl, Suhrkamp, Frankfurt/M

Kuhn TS (1989) Die Struktur wissenschaftlicher Revolutionen. 9. Aufl, Suhrkamp, Frankfurt/M

Orem D, Taylor SG (1995) Die allgemeine Theorie der Pflege. In: Mischo-Kelling M, Wittneben K (Hrsg) Pflegebildung und Pflegetheorien. Urban & Schwarzenberg, München, S 82–113

Peplau H (1997) Zwischenmenschliche Beziehungen in der Pflege. Huber, Bern

Plessner H (1975) Die Stufen des Organischen und der Mensch. Einleitung in die philosophische Anthropologie. 3. Aufl, de Gruyter, Berlin

Watson J (1996) Pflege: Wissenschaft und menschliche Zuwendung. Huber, Bern

Professionelles pflegerisches Handeln

1.1   Bedeutung von Phänomenen   2
1.1.1   Wahrnehmung und Beschreibung von Phänomenen   2
1.1.2   Situationen als Ausgangspunkt professioneller Pflege   5
1.1.3   Voraussetzungen für das Nachvollziehen menschlicher Phänomene   8

1.2   Kategoriales Modell der Person   10
1.2.1   Menschenwissen als Voraussetzung für das Nachvollziehen   11
1.2.2   Kategorien der Person   13
1.2.3   Wandel von Person und Umwelt   17
1.2.4   Wechselwirkungen zwischen Person und Umwelt   20
1.2.5   Perspektiven der Wahrnehmung   24

1.3   Umgang mit Selbstverständlichkeiten   26
1.3.1   Ausprägung menschlicher Phänomene   26
1.3.2   Selbstwahrnehmung   30
1.3.3   Aufgaben professioneller Pflegekräfte   32
1.3.4   Handlungsmöglichkeiten professioneller Pflege   35
1.3.5   Erläuterung anhand eines Beispiels   40

1.4   Prozess des professionellen pflegerischen Handelns   41
1.4.1   Ablauf von Situationen   41
1.4.2   Formen professioneller Pflege   42
1.4.3   Pflegerische Verantwortung   45
1.4.4   Grundsätzliche Vorgehensweisen   47
1.4.5   Pflegerische Prinzipien, Pflegestrategien
        und das Ziel pflegerischen Handelns   52
1.4.6   Bedingungsfelder professioneller Pflege   54
1.4.7   Erweiterung des Begriffs »Situation«   56

Literatur   57

1

1.1 Bedeutung von Phänomenen

1.1.1   Wahrnehmung und Beschreibung von Phänomenen
1.1.2   Situationen als Ausgangspunkt professioneller Pflege
1.1.3   Voraussetzungen für das Nachvollziehen menschlicher Phänomene

Zentrale Inhalte

— Menschliche Phänomene als allgegenwärtige Tatsachen und Ausgangspunkt professioneller Pflege erkennen.
— Voraussetzungen für das Nachvollziehen von Phänomenen beschreiben.
— Unterschiede zwischen professioneller Pflege, Laienpflege und Medizin benennen.

Schlüsselbegriffe

Phänomen – Situation – Nachvollziehen – Reflexion

1.1.1   Wahrnehmung und Beschreibung von Phänomenen

Gegenstände als Phänomene

Eigenschaften
von Phänomenen

Jeder Gegenstand besitzt eine bestimmte Gestalt, in der er der menschlichen Wahrnehmung erscheint. Einen Apfel erkennt man an seinen **Bestandteilen** Schale, Fruchtfleisch, Kerngehäuse, Stiel und Blütenrest, die in einer typischen **Anordnung** vorliegen, sodass der Beobachter sie überhaupt als Apfel erkennt. Außerdem existieren weitere, **durch Sinnesreize wahrnehmbare Eigenschaften**, wie z. B. Farbe, Geruch, Geschmack, Oberflächenbeschaffenheit und Festigkeit.

Wahrnehmung
von Phänomenen

Alle Einzelteile und Eigenschaften zusammen bilden eine Gesamtheit, die als **Phänomen** bezeichnet wird. Selbst wenn nicht alle Teile des Phänomens unmittelbar erkennbar und zugänglich sind, etwa das Kerngehäuse des Apfels, sind sie uneingeschränkt dessen Bestandteil.

Hierarchie der Phänomene

Daraus entstehen **Gefüge von unterschiedlicher Komplexität**. Die menschliche Wahrnehmung ist in der Lage zwischen komplexeren und weniger komplexen Gesamtheiten zu unterscheiden, bis hin zu immer kleiner werdenden Details. Diese Details stellen ihrerseits eigenständige Phänomene dar.

Beschreibung
von Phänomenen

Zur Beschreibung eines Phänomens muss man es **gedanklich in einzelne Bestandteile** zerlegen. Dies ist in ◘ Abb. 1.1 grafisch dargestellt: Der zerschnittene Apfel entspricht dem gedanklich zerlegten Phänomen. Durch Analyse und Beschreibung werden Phänomene »kommunizierbar«, sie können mit Hilfe des Verstandes erfasst, erlernt und weitergegeben werden. Darüber hinaus kann man durch Vergleich und Synthese übergeordnete Kategorien bilden, die ebenfalls zur zwischenmenschlichen Verständigung dienen.

❯ Phänomene.
Einzigartige Gesamtheiten unterschiedlicher Komplexität, die von der Wahrnehmung erfasst werden. Sie können mithilfe des Verstandes in einzelne Elemente zerlegt werden und sind dadurch »kommunizierbar«.

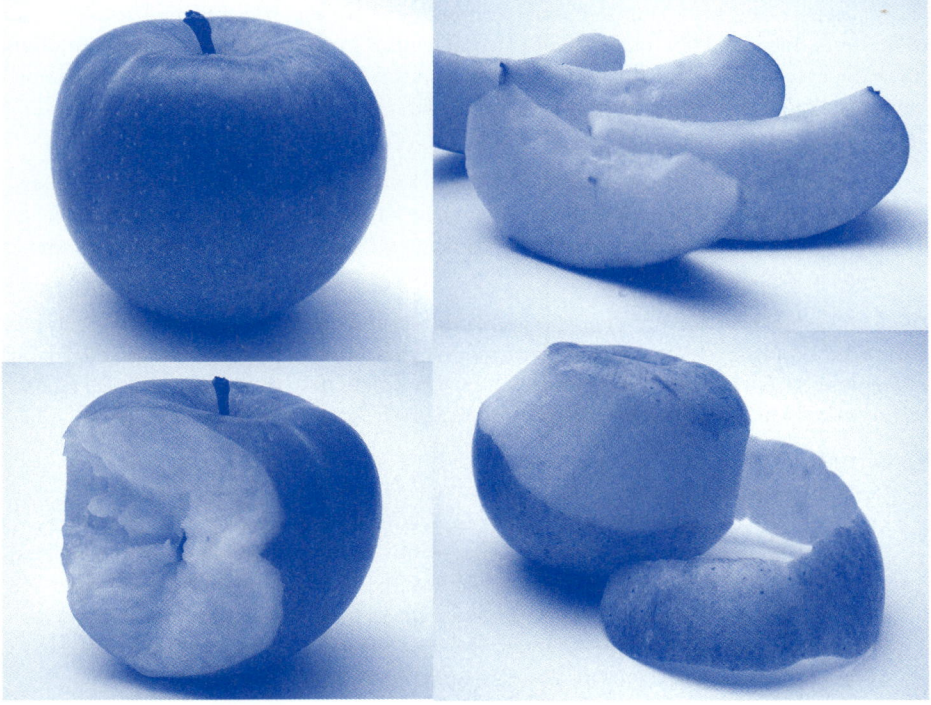

□ Abb. 1.1 **Phänomene als Gesamtheiten.** Phänomene werden als Gesamtheiten wahrgenommen, deren Details wiederum eigene Phänomene darstellen

Menschliche Phänomene

Auch im zwischenmenschlichen Umgang nimmt jede Person die andere als ganze Erscheinung wahr, deren Einzelheiten für sich genommen wiederum eigene Phänomene darstellen.

> **Beispiel**
> Normalerweise nimmt eine Person zunächst die Gestalt ihres Gegenüber wahr und lenkt die Aufmerksamkeit anschließend auf Details. Am häufigsten wird hierbei das Gesicht betrachtet und insbesondere der Kontakt zu den Augen hergestellt.
> Dasselbe gilt für die Wahrnehmung von Menschengruppen: Eine Gruppe wird zunächst als einheitliches Phänomen registriert, bevor sich die Wahrnehmung auf einzelne Personen richtet.

Die Wahrnehmung einzelner Menschen, Menschengruppen oder bestimmter Details erfolgt immer spontan und unmittelbar. Die **Unmittelbarkeit** gehört demnach als Wesensmerkmal zur Wahrnehmung eines Phänomens und beeinflusst diese durch die Empfindungen und Gedanken des Beobachters.

> **Menschliche Phänomene.**
> Alle menschlichen Erscheinungen materieller, psychischer und geistiger Natur, die der Wahrnehmung zugänglich sind. Ihre zentralen Eigenschaften liegen in ihrer Gesamtheit und Einzigartigkeit sowie der Unmittelbarkeit ihrer Wahrnehmung.

Unmittelbarkeit der Wahrnehmung bedeutet, dass sich der Betrachter immer in einem bestimmten emotionalen Zustand befindet, in dem er von seinen Erlebnissen, Gedanken und Gefühlen beeinflusst wird. Da sich sein Zustand fortwährend ändert, sind alle **Wahrnehmungen individuell und subjektiv** und zu verschiedenen Zeitpunkten nie hundertprozentig identisch.

Zwischenmenschliche Wahrnehmung

Subjektivität der Wahrnehmung

1

Wahrnehmung, Interpretation und Reaktion

Als weitere Folge der Unmittelbarkeit nimmt der Beobachter das Phänomen nicht nur wahr, sondern interpretiert es anschließend und reagiert entsprechend seiner Interpretation. Auch Interpretation und Reaktion sind **spontan**, subjektiv und hängen von verschiedenen Faktoren ab.

> **Beispiel**
> Den ersten Eindruck, den man von einer anderen Person gewinnt, ist eine spontane, ungefilterte Interpretation. Sie entsteht durch verschiedene Faktoren und zeigt sich v. a. in mehr oder weniger großer Sympathie oder Antipathie. Diese wiederum führt zu einem entsprechenden Verhalten.

Einfluss auf Wahrnehmung und Interpretation

Die Einflussfaktoren auf Wahrnehmung und Interpretation eines Phänomens sind **immer verschieden**, sowohl bei demselben Betrachter als auch bei verschiedenen Beobachtern. Das Phänomen ist also immer wieder neu an seinen **Betrachter** und dessen sich verändernde Zustände gekoppelt, sodass die **Erscheinung** und der Beobachter eine **Einheit** bilden.

> **Beispiel**
> Diese Einheit ist in besonderem Maße bei der Selbstwahrnehmung gegeben: Die eigenen Empfindungen und Gedanken sind einer Person unmittelbar zugänglich, doch bleiben ihr die einer anderen Person stets verschlossen. Gefühls- und Verstandesregungen anderer Menschen sind lediglich durch deren körperlichen Ausdruck wahrnehmbar. Ein Mensch kann seine eigenen Gedanken registrieren, ein anderer dagegen nur vermuten, dass ein bestimmter Gesichtsausdruck oder die Körperhaltung seines Gegenübers Zeichen für dessen aktuelle gedankliche Auseinandersetzung sind. Eindeutig wahrnehmbar werden die Gedanken des anderen erst, wenn er sie ausspricht oder aufschreibt.

Unterschiede zwischen Selbst- und Fremdwahrnehmung

»

Es hat sich herausgestellt, dass ... die Sinne uns nicht unmittelbar die Wahrheit über den Gegenstand ... erkennen lassen, sondern nur die Wahrheit über gewisse Sinnesdaten, die ... von den Beziehungen zwischen uns und dem Gegenstand abhängig sind (Russell 1973, S. 16).

> **Phänomenwahrnehmung.**
> Menschliche Phänomene sind der Fremdwahrnehmung ausschließlich über körperliche Äußerungen des Gegenübers zugänglich. Die Wahrnehmung der Erscheinungen erfolgt spontan und unmittelbar und führt zu subjektiver Interpretation und Reaktion.

Aufgaben professioneller Pflege

Wird ein Mensch krank oder pflegebedürftig, ist er immer als ganzer Mensch betroffen. Er erlebt seine Krankheit oder Pflegebedürftigkeit und misst ihr eine bestimmte Bedeutung zu. Diese Bewertung spielt eine große Rolle für die Realität des Betroffenen und seiner Bezugspersonen.

Krankheitserleben

> **Beispiel**
> Möglicherweise macht er sich große Sorgen um seinen Zustand oder aber er betrachtet seine Lage als eine vorübergehende Störung der Normalität und reagiert gelassen.

Pflegen heißt, die Wirklichkeit des Betroffenen nachzuvollziehen und darauf zu reagieren.
Deshalb stellen sich an professionelle Pflegekräfte zwei wesentliche Anforderungen:

Anforderungen an professionelle Pflegekräfte

- 1. Verfälschende Einflüsse auf die Wahrnehmung durch allgemeine, menschliche Interpretation sollten nach Möglichkeit ausgeblendet werden.
- 2. Der Pflegebedürftige ist immer als Gesamtheit zu begreifen.

1.1.2 Situationen als Ausgangspunkt professioneller Pflege

Elemente der Situationen

Im unmittelbaren Kontakt mit anderen Personen werden professionelle Pflegekräfte mit menschlichen Phänomenen konfrontiert, die nicht punktuell erfasst, sondern in ihrer Gesamtheit verstanden werden müssen. Den Rahmen dieses Zusammentreffens bildet die Situation. Sie wird durch folgende Elemente geschaffen (◨ Abb. 1.2):

- äußere Bedingungen,
- persönliche Gegebenheiten,
- individuelle Interpretationen.

Ansatzpunkt für das Nach-vollziehen von Phänomenen bei Betroffenen

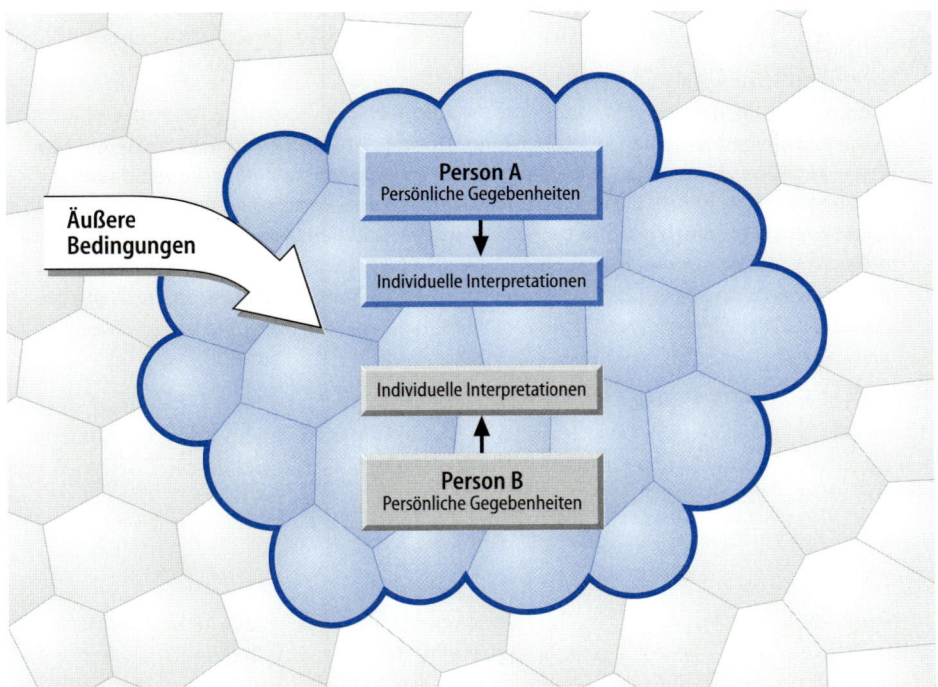

◨ **Abb. 1.2 Die Situation und ihre konstituierenden Elemente als Rahmen des Zusammentreffens von Personen.** Die Elemente bilden ein komplexes Geflecht von Bedingungen, die wechselseitig aufeinander einwirken und sich ständig wandeln. Deshalb ist jede Situation und jedes Zusammentreffen einzigartig, neu und nicht wiederholbar

Äußere Bedingungen

Zu den äußeren Bedingungen zählen hauptsächlich:

- **örtliche Faktoren** (Krankenhaus, Pflegeheim, häusliche Umgebung, Hospiz),
- **räumliche Faktoren** (Größe, Mobiliar, Geräusche, Temperatur, Beleuchtung, Belüftung und Geruch, Sauberkeit, Ordnung),
- **zeitliche Faktoren** (Tageszeit, Wochentag, Jahreszeit, Dauer),
- **personelle Faktoren** (Zahl der Anwesenden, deren Funktion und Status, Geschlecht, Alter, Herkunft, Kommunikation).

1

> **Beispiel**
> **Örtliche Faktoren:** Jeder einzelne Faktor wirkt sich auf die Situation aus. So ist es ein großer Unterschied, ob ein Pflegebedürftiger in seiner eigenen Wohnung betreut wird, in der die Pflegekraft die Rolle eines Besuchers einnimmt, oder ob sich das Zusammentreffen in der unfallchirurgischen Ambulanz einer Klinik ereignet.

> **Zeitliche Faktoren:** Der Einfluss zeitlicher Faktoren für Situationen in der professionellen Pflege ist erheblich. Einerseits wird die Wahrnehmungsfähigkeit durch Zeitmangel beeinträchtigt, andererseits ist sie abhängig von tageszeitlichen Schwankungen, wie dies z. B. im Nachtdienst der Fall ist. Erwähnenswert sind auch saisonale Veränderungen der Anforderungen an die professionelle Pflege. Diese entstehen sowohl in Abhängigkeit von Wochentag oder Jahreszeit als auch durch zeitliche Faktoren wie Weihnachts- oder Urlaubszeit.

> **Beispiel**
> Auch das **Wechselspiel** mehrerer Faktoren beeinflusst die Situation: Eine ältere Person mit offenem Bein, die noch mit betreutem Wohnen ausreichend versorgt ist, hat zwei weitere Personen zum gemeinsamen Fernsehen eingeladen. Es ist sommerlich heiß im Zimmer, und eine rege Diskussion über das Fernsehprogramm ist in vollem Gange. In dieser Situation erscheint eine Pflegekraft, die einen Verbandswechsel am offenen Bein der pflegebedürftigen Person vornehmen möchte. Bei solch extremen Rahmenbedingungen (Hitze und fortgeführte Diskussion bei gleichzeitig laufendem Fernseher) kann leicht nachvollzogen werden, dass es eine besondere Belastung für die Pflegekraft darstellt, in der Praxis pflegerisches Handeln ruhig und besonnen durchzuführen.

Persönliche Gegebenheiten

Die beiden Beispiele zeigen, dass die äußeren Bedingungen in engem Zusammenhang mit den persönlichen Gegebenheiten stehen. Diese wiederum lassen sich in zwei Gruppen mit wechselseitiger Wirkung gliedern:

	Befindlichkeit
Körperlich	Erleben
Geistig	Bedürfnisse
Psychisch	Verhalten
Seelisch	Wahrnehmung

Befindlichkeit, Erleben, Bedürfnisse, Verhalten und Wahrnehmung entstehen immer durch die Auseinandersetzung eines Menschen mit sich selbst, mit anderen Menschen und mit seiner materiellen Umwelt.

Individuelle Interpretationen

Folgende Faktoren bedingen die individuellen Interpretationen wesentlich:
- Assoziationen,
- Sympathie und Antipathie,
- Erwartungen,
- Bewertungen.

> **Beispiel**

Bekanntermaßen pflegen Menschen, die sich mögen, einen anderen Umgang miteinander, als Personen, die sich unsympathisch sind. In jeder Situation richten sie mehr oder weniger positive Erwartungen aufeinander und stellen in Sekundenschnelle unbewusste assoziative Verbindungen des Wahrgenommenen zu vorhandenen Erfahrungen her. Diese wiederum beeinflussen die Wahrnehmung und können die individuellen Interpretationen verfälschen.

Alltägliche Einflüsse

Für den Pflegebedürftigen sind persönliche Gegebenheiten und individuelle Interpretationen gleichermaßen wichtig. Für die professionelle Pflegekraft spielen die **individuellen Interpretationen** wegen ihrer möglichen Fehlerhaftigkeit eine besondere Rolle: Es ist unerlässlich verfälschende Einflüsse auf die Wahrnehmung zu minimieren, denn falsche Wahrnehmungen führen selten zu richtigen Schlussfolgerungen und können folglich nicht in angemessene Tätigkeiten umgesetzt werden.

Unterschiede zur Laienpflege

> **Situation.**

Der Rahmen für das unmittelbare Zusammentreffen von Menschen und zugleich der Bereich, in dem sich das gesamte pflegerische Handeln abspielt. Eine Situation besteht aus einem komplexen Geflecht von äußeren Bedingungen, persönlichen Gegebenheiten und individuellen Interpretationen, die wechselseitig aufeinander einwirken und sich ständig wandeln. Deshalb ist jede Situation und jedes Zusammentreffen einzigartig, neu und nicht wiederholbar.

Die allgemein menschliche Wahrnehmung stellt sich damit folgendermaßen dar (◻ Abb. 1.3):

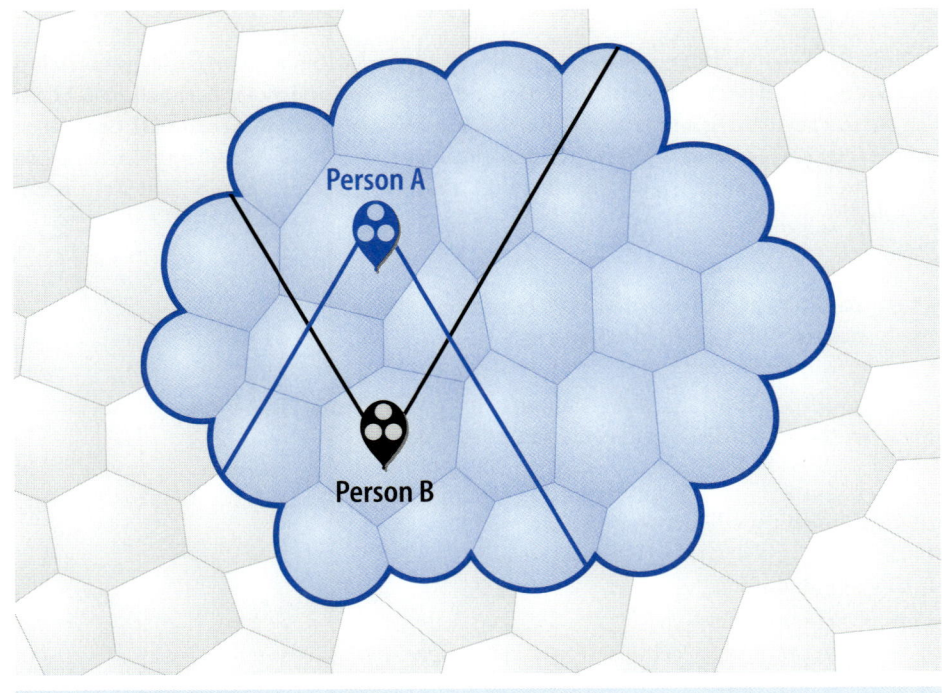

Person A

Person B

Wahrnehmung einzelner Phänomene
(der Öffnungswinkel repräsentiert die Perspektive)

Zusätzliche Wahrnehmung von Anteilen der Situation oder von jenseits der Situation Liegendem

◻ Abb. 1.3 **Wahrnehmung von Phänomenen innerhalb einer Situation (= Stufe I des Nachvollziehens).** Jede Person nimmt spontan und unmittelbar einzelne Phänomene an ihrem Gegenüber wahr und ist ferner dazu fähig, einen kleinen Ausschnitt aus der Situation oder aus Elementen einzubeziehen, die die Situation überschreiten

Bedeutung des Nachvollziehens

Von professionellen Pflegekräften wird erwartet, dass sie sich in ihr Gegenüber hineinversetzen und daran ihr weiteres pflegerisches Handeln orientieren. Sie müssen in der Lage sein, Erscheinungen nachzuvollziehen, sie also wahrzunehmen, zu erfassen und ihnen eine Bedeutung beizumessen. Das Nachvollziehen von Phänomenen ist sowohl der Beginn pflegerischen Handelns als auch die wichtigste Voraussetzung für dessen angemessene Fortsetzung.

 Nachvollziehen.
Der Vorgang, bei dem Phänomene wahrgenommen und erfasst werden, um verfälschende Einflüsse auf die spontane Wahrnehmung zu minimieren. Er dient dazu, die Bedeutung zu erschließen, die eine Erscheinung für den Betroffenen hat.

Allmähliche Entfaltung des zentralen Begriffs

Das Nachvollziehen von Phänomenen ist ein komplexer Vorgang, dessen Tiefe und Dimension bis hierher nur andeutungsweise dargestellt wurden. Der Begriff wird in diesem und in den folgenden Abschnitten (s. v. a. Abschn. 1.2 und 1.3) schrittweise entfaltet.

Vorrang des phänomenologischen Zugangs und Nachrangigkeit der Analyse

Handelnder Umgang mit menschlichen Phänomenen beinhaltet die Suche nach den Hintergründen des Phänomens, also dessen Analyse. Ausgangspunkt ist aber immer **die ganze Person in einer bestimmten Lebenssituation**.

»

... die Tatsache, dass wir alle dieselben Gegenstände als grün ... bezeichnen, sagt noch gar nichts darüber aus, ... ob wir alle die gleiche Empfindung haben, wenn wir etwas Grünes sehen (Seiffert 1991, S. 33).

Gültigkeit phänomenologischer Aussagen

Weil alle Personen und Situationen einzigartig sind, gelten phänomenologische Aussagen immer nur **für einen bestimmten räumlichen und zeitlichen Bereich**. Sie beruhen ausschließlich auf der persönlichen Lebenserfahrung und beziehen sich auf Menschen der Gegenwart und der eigenen Gesellschaft. Sie erheben nicht den Anspruch auf Allgemeingültigkeit, sondern dienen dem Einzelnen als Anhaltspunkt, auf den sich seine persönlichen Wahrheiten gründen.

1.1.3 Voraussetzungen für das Nachvollziehen menschlicher Phänomene

Die unmittelbare spontane Wahrnehmung ist Ausgangspunkt des weiteren Handelns. Sie muss verarbeitet werden, um angemessen zu reagieren.

> **Elemente dieses Verarbeitungsprozesses**
> ▬ Allgemeine menschliche Fähigkeiten
> ▬ Selbstkenntnis
> ▬ Reflexionsfähigkeit
> ▬ Pflegespezifische Fachkenntnisse und Fähigkeiten

Allgemeine menschliche Fähigkeiten

Die phänomenologische Auseinandersetzung wird durch **typische Fähigkeiten** des Menschen ermöglicht. Dazu zählen die Wahrnehmungs- und Kommunikationsfähigkeit und die

Möglichkeit der gedanklichen Verarbeitung. Hinzu kommen **persönliche Lebenserfahrungen**. Weil es sich hier um allgemeine menschliche Grundlagen handelt, bringt eine Person sie bereits in die Berufsausbildung zur Pflegekraft mit und ergänzt sie dort.

> **Beispiel**
> Grundsätzlich ist kein Mensch in der Lage, infrarotes Licht ohne Hilfsmittel zu sehen, und der Ton einer Hundepfeife ist für niemanden hörbar, da er für das menschliche Ohr eine zu hohe Frequenz hat. Ein Mensch kann also lediglich den wahrnehmbaren Ausschnitt registrieren.

Physikalische Grundlagen

> **Beispiel**
> Jeder kann die Gefühle eines anderen entsprechend seinen eigenen Erfahrungen erkennen, weil es sich um typisch menschliche Empfindungen handelt, die sich von denen anderer Lebewesen unterscheiden. So kann er sich etwa deshalb mit Trauer befassen, weil er selbst Trauer erfahren hat. Trauer ist eine mögliche Reaktion auf einen Verlust. Diese ist bei jedem Menschen genauso verschieden, wie die Fähigkeit, bei einem Mitmenschen diese Gefühle zu bemerken.

Emotionen

An dieser Stelle unterscheidet sich Laienpflege von der professionellen Pflege ganz erheblich: Ein Laie pflegt, so gut er kann, und die eigenen Erfahrungen bleiben sein einziger Maßstab. Der professionell Pflegende legt seine Erfahrungen ebenso zugrunde, verfügt aber darüber hinaus über umfangreiche Selbstkenntnis, geschulte Reflexionsfähigkeit und pflegespezifische Fachkenntnisse und Fähigkeiten.

Abgrenzung zur Laienpflege

Selbstkenntnis

Die Wahrnehmung eines Phänomens wird ständig durch eigene Gefühle, Wünsche und Einstellungen beeinflusst, die in Abschn. 1.1.2 mit dem Begriff individuelle Interpretationen bezeichnet wurden. Diese **Faktoren** wirken immer wie ein Filter, blenden also bestimmte Bereiche des Phänomens aus und lassen andere hervortreten. Ob diese Filterfunktion gleichbedeutend ist mit einer zutreffenden oder verfälschenden Wahrnehmung, lässt sich erst einschätzen, wenn eine Pflegekraft sich ihrer persönlichen Vorlieben und Abneigungen, Verhaltensweisen, Reaktionen, emotionalen Bindungen und Verdrängungsmechanismen bewusst ist.

Gefilterte Wahrnehmung

Reflexionsfähigkeit

Die Selbstkenntnis wird durch geschulte Reflexionsfähigkeit ergänzt. Es ist für das Handeln einer professionellen Pflegekraft wichtig, **dass sie sich in jeder Situation gedanklich von ihrer eigenen Person distanziert.** Sie muss, auch während sie weiter agiert, durch Beobachtung, Folgerung und Beurteilung Abstand von sich selbst nehmen. Diese Fähigkeit heißt Reflexion.

Kritische Distanzierung

> **Reflexion.**
> Die Fähigkeit, in einer Situation gedanklich von der eigenen Person Abstand zu nehmen. Sie dient dazu, verfälschende Einflüsse beim Nachvollziehen von Phänomenen zu mindern, und ist eine erlernbare Voraussetzung professioneller Pflege.

Pflegespezifische Fachkenntnisse und Fähigkeiten

Menschliche Lebensphänomene sind einerseits individuell und einzigartig, sie weisen andererseits immer gewisse Ähnlichkeiten auf. Dies erfordert von einer Pflegekraft spezifische Fachkenntnisse, um die Besonderheit von Menschen und Situationen zu erkennen. Zu diesem Wissen gehört eine Vorstellung davon, was sich unter der Oberfläche des menschlichen Körpers verbirgt, an dem sich die Phänomene zeigen.

> **Beispiel**
> Das Phänomen Trauer erscheint in vielen Variationen und ist oft hinter Masken des körperlichen Ausdrucks verborgen. Mit diesem Wissen kann die Pflegekraft nicht nur vermuten oder durch ein beiläufiges Gespräch mit dem Betroffenen herausfinden, was eine bestimmte Situation für ihn bedeutet. Sie ist vielmehr in der Lage, die Perspektive des anderen zu erfassen.

Kenntnis eigener Emotionen

Notwendige Qualität pflegespezifischer Fachkenntnisse

Pflegespezifische Fachkenntnisse beinhalten eine Erweiterung von Wahrnehmungsfähigkeit, Selbstkenntnis und Reflexionsfähigkeit um verfälschende Einflüsse auf die spontane Wahrnehmung zu minimieren. Erst durch diese **Vervollständigung** schaffen sie die Voraussetzung dafür, ein Phänomen nachzuvollziehen.

Zusammenfassung

Abschnitt 1.1 beschäftigte sich v. a. mit dem Begriff Phänomen und mit den Voraussetzungen für das Nachvollziehen von Phänomenen:

Professionelle Pflege beginnt mit der umfassenden Wahrnehmung menschlicher Phänomene in ihrer Gesamtheit. Aus der spontanen und unmittelbaren Wahrnehmung innerhalb einer Situation, in der Beobachter und Beobachtung eine Einheit bilden, müssen verfälschende Einflüsse reduziert werden. Die Wahrnehmung sollte möglichst unvoreingenommen erfolgen, da jedes Phänomen einzigartig ist und keine Situation der anderen gleicht.

Eine wichtige Aufgabe professioneller Pflege besteht im Nachvollziehen von Phänomenen. Die Voraussetzungen hierfür werden durch die Kombination von allgemeinen menschlichen Fähigkeiten, Selbstkenntnis, Reflexionsfähigkeit sowie pflegespezifischen Fachkenntnissen und Fähigkeiten geschaffen.

1.2   Kategoriales Modell der Person

1.2.1   Menschenwissen als Voraussetzung für das Nachvollziehen
1.2.2   Kategorien der Person
1.2.3   Wandel von Person und Umwelt
1.2.4   Wechselwirkungen zwischen Person und Umwelt
1.2.5   Perspektiven der Wahrnehmung

Zentrale Inhalte

- Die Notwendigkeit reflektierten Menschenwissens begründen.
- Die Elemente des kategorialen Modells der Person aufzählen, erläutern und die Besonderheit des Körpers für die Wahrnehmung von Phänomenen erklären.
- Den Wandel von Kategorien der Person erkennen und daraus die Unerlässlichkeit einer unvoreingenommenen Wahrnehmung von Phänomenen ableiten.

Schlüsselbegriffe

Person – soziale Umwelt – materielle Umwelt – Wandel – Perspektivensynthese – Nachvollziehen

1.2.1 Menschenwissen als Voraussetzung für das Nachvollziehen

Für das **Nachvollziehen von Phänomenen** benötigt man umfassende Kenntnisse über die Menschen, die in einer Situation zusammentreffen. Unterschiedliche Wissenschaften wie Sozial-, Natur- und Geisteswissenschaften tragen dazu bei.

Der Begriff Menschenwissen ist noch immer wenig gebräuchlich, wird aber seit Jahren v. a. dort verwendet, wo es um die Integration interdisziplinärer Erkenntnisse zwischenmenschlicher Beziehungen und Probleme geht. Der Soziologe Norbert Elias bezeichnete sie als Menschenwissenschaften.

Probleme beim Umgang mit dem Menschenwissen

Kenntnisse und Annahmen über Menschen sind in starkem Maß **handlungsleitend**, weil sie die für das Agieren notwendige **Orientierung** liefern, indem sie die Komplexität von Lebenszusammenhängen reduzieren. Dies ist einerseits erleichternd, führt jedoch andererseits zu folgenden Schwierigkeiten:

- Verschiedene Denkansätze gehen von unterschiedlichen, teilweise sogar gegensätzlichen und einander ausschließenden Voraussetzungen aus. Sie gebrauchen deshalb nicht nur jeweils andere Bezeichnungen, sondern verwenden manchmal ein und denselben Begriff in voneinander abweichender Bedeutung.   *Pluralität der Begriffe*
- In der Literatur ist grundlegendes Wissen über »den« bzw. die Menschen mitunter nur **verschlüsselt** zu finden und darum schwer zu erkennen, obwohl es das vordergründig Dargebotene sehr stark prägt.   *Zugang zum Basiswissen*
- Jeder einzelne Mensch verfügt über sein ganz persönliches, mehr oder weniger detailliertes Menschenwissen. Er ist sich aber dessen **oft nicht bewusst** und reflektiert deshalb kaum die Tatsache, wie stark dieses Wissen sein Leben lenkt. Das Menschenwissen kann so selbstverständlich sein, dass die Reflexion des eigenen Handelns unvollständig bleibt.   *Mangelnde Reflexion*

Konsequenzen für die professionelle Pflege

Gerade in der Pflege ist die **Verständigung** über das Menschenwissen unverzichtbar. Verständigung bedeutet Klarheit der Begriffe und Transparenz der eigenen Gedanken. Für die oben erwähnten Probleme bedeutet dies:

- Zur korrekten Verwendung von Begriffen sind exakte Begriffsdefinitionen notwendig.   *Grundlagen dieses Buches*
- Wer die Aussagen anderer analysieren kann, ist in der Lage Irrtümer aufzudecken oder seinen eigenen Standpunkt zu begründen.
- Wer sich sein eigenes Wissen transparent macht, kann seine Reflexionsfähigkeit optimieren.

Die folgenden Ausführungen über Menschen sind die **Arbeitsgrundlage für dieses Buch**. Der Begriff Menschenbild wurde dabei bewusst vermieden, da hier keine umfassende anthropologische Theorie vorgelegt wird, sondern unter Einbeziehung sozialwissenschaftlicher Erkenntnisse pflegerelevante Elemente dargestellt werden.

Die verwendeten Begriffe sind **nicht dogmatisch** zu sehen. Sie dienen als Basiswissen zur weiteren Auseinandersetzung mit der Thematik.

Kenntnisse über die Elemente des Menschenwissens sind wichtig, weil sie das gesundheits- und krankheitsbezogene Erleben und Verhalten nachhaltig beeinflussen.

1

Die drei fundamentalen menschlichen Lebenszusammenhänge sind:
- Beziehung der Menschen zu sich selbst,
- Menschen in ihren gesellschaftlichen Verflechtungen,
- Menschen in Beziehung zur Natur und zur materiellen Umwelt.

Abgrenzung zum
pflegewissenschaftlichen
Konsens

In der pflegewissenschaftlichen Literatur herrscht die Meinung vor, ein Modell oder eine Theorie der Pflege müsse sich mit den vier so genannten Metaparadigmen der Pflege beschäftigen – Mensch, Gesundheit, Umwelt, Pflege. Das hier vorgelegte Modell folgt dieser Einteilung nicht. Es basiert ausdrücklich auf der kontinentaleuropäischen Wissenschaftstheorie und der Definition des Begriffs Paradigma, wie ihn Thomas Kuhn (1988) in die wissenschaftstheoretische Debatte eingeführt hat: als höchste der Reflexion zugängliche Anschauungs-, Verfahrens- und Lösungsebene wissenschaftlicher Probleme.

Beziehung der Menschen zu sich selbst

Begriff und Bedeutung
der Person

Jeder Mensch ist in seiner Einzigartigkeit eine **Person**. Der Begriff Person umfasst Körper, Psyche, Geist und Seele. Diese vier Elemente sind ab Abschn. 1.2.2 unter dem Begriff Kategorien der Person dargestellt.

Die zentrale Stellung der Person in dem hier entwickelten Modell des Menschen rechtfertigt sich auf doppelte Weise:
- Jeder Einzelne ist potenziell in der Lage, sich selbst als Subjekt wahrzunehmen und zum Gegenstand von Denkprozessen zu machen.
- Kenntnisse von den Kategorien der pflegebedürftigen Person sind für die professionelle Pflegekraft unerlässlich.

> ❯ **Person.**
> Bezeichnung für jeden einzelnen Menschen als ganzes und einzigartiges Individuum mit den Kategorien Körper, Psyche, Geist und Seele.

Menschen in ihren gesellschaftlichen Verflechtungen

Jede Person ist Mitglied einer Reihe von menschlichen Gesellschaften, die hier als **soziale Umwelt** bezeichnet werden.

> ❯ **Beispiel**
> Eine Person gehört ihrer eigenen Familie an. Parallel dazu ist sie möglicherweise Mitglied der Belegschaft eines Betriebes. Ferner besitzt sie als Einwohner einer bestimmten Region (Stadt, Landesteil, Nation) das Wahlrecht. Schließlich zählt sie zu der globalen Gemeinschaft der Internet-Nutzer. Auf diese Weise ist sie mit anderen Menschen in unterschiedlichen Gesellschaften verflochten.

Zugehörigkeit zu verschiedenen Gesellschaften

Lebensräume

Die verschiedenen Gesellschaften existieren parallel und durchdringen sich gegenseitig unterschiedlich stark. Sie bieten ihren Mitgliedern jeweils differierende Entwicklungsmöglichkeiten, Aufgaben, Freiräume und Begrenzungen. Jede Gesellschaft funktioniert nach bestimmten **Spielregeln**, die sich oft über lange Zeit entwickelt haben. Diese Spielregeln sind **Kulturleistungen**, weil sie dem Zusammenleben der Menschen entstammen und es zugleich auf bestimmte Weise regeln. Klassisches Theater und Menschenrechte gehören ebenso hierher wie alle anderen Gebote des Verhaltens, Erlebens und Empfindens.

Verflechtung

Menschen werden immer in schon bestehende Gesellschaften hineingeboren. Je komplexer eine solche Gesellschaft ist, desto weniger sind ihre einzelnen Mitglieder in der Lage,
- die komplexen Beziehungsgeflechte der Handlungen aller Beteiligten zu durchschauen,
- auf die Beziehungen einzelner oder gar aller Menschen direkt einzuwirken, um sie zu beeinflussen.

Die Möglichkeiten des Einzelnen sind primär beschränkt, weil sich Gesellschaften durch ihre Komplexität dem unmittelbaren Einfluss ihrer Mitglieder entziehen. Die Auseinandersetzung mit dieser Tatsache ermöglicht eine realistische Einschätzung eigener Handlungsspielräume.

Begrenzungen individueller Handlungsmöglichkeiten

❯ **Soziale Umwelt.**
  Bezeichnung für die Tatsache, dass Menschen als Individuen immer in verschiedenen Gesellschaften miteinander verflochten sind. Darüber hinaus wird der Begriff für die nichtmateriellen Kulturleistungen verwendet, die dem Zusammenleben menschlicher Gesellschaften entstammen und es zugleich regeln.

Menschen in Beziehung zur Natur und zur materiellen Kultur

Die **materielle Umwelt** besteht einerseits aus ursprünglichen Gegebenheiten, die unter dem Begriff **Natur** zusammengefasst werden. Andererseits bringen Menschen **materielle Leistungen** hervor: Sie greifen in die Natur ein und haben längst ihre ursprüngliche, natürliche Umwelt umgestaltet. Natur ist heute vielfach kultivierte Landschaft; dasselbe gilt für Pflanzen und Tiere. Darüber hinaus schaffen Menschen Dinge, die ohne ihr Zutun nicht auf natürlichem Weg entstehen könnten.

❯ **Materielle Umwelt.**
  Alle ursprünglichen Gegebenheiten der Natur und der von Menschen geschaffenen materiellen Leistungen.

1.2.2   Kategorien der Person

❯ **Kategoriales Modell der Person.**
  Die strukturierte Darstellung wesentlicher Eigenschaften und Funktionen der Person mit ihren Kategorien Körper, Psyche, Geist und Seele und deren untereinander bestehenden Wechselwirkungen.

Aufbau der Person-Kategorien

Man kann die Kategorien der Person getrennt voneinander betrachten, aber man darf sie **nicht als voneinander getrennt betrachten**.

» Jahrtausende lang hat Homo sapiens die äußere Natur umgebaut ... Mittlerweile ist die Welt vollgestellt mit Menschenwerk ... (Güntner 1999, S. 51).

Kategorien der Person
- Seele
- Psyche
- Geist
- Körper

Alle vier Kategorien der Person sind möglicherweise von der Befruchtung an vorhanden.
   Damit ist die materielle Grundlage für die Entwicklung der Kategorien Körper, Geist und Psyche festgelegt. Diesbezügliche Aussagen zur Seele sind nach Meinung der Autoren nicht möglich.

Die Darstellung beschäftigt sich mit den einzelnen Kategorien, beleuchtet ihre Entwicklung und wendet sich abschließend ihren spezifischen Funktionen zu. Eine Analyse der komplexen Wechselwirkungen zwischen den Kategorien sprengt dagegen den Rahmen dieses Buches.

1

Um die einzelnen Kategorien verstehen zu können ordnen die Autoren die Beschreibung nach der folgenden Übersicht so an, dass sie von der unfassbarsten, also der Seele, zur fassbarsten, dem Körper, gehen.

Sie trennen dabei bewusst die Begriffe Seele und Psyche, da sie ihrer Meinung nach gemäß dem heutigen Stand der Forschung nicht mehr gleichzusetzen sind. Die Seele ist demnach der unerforschbare Teil der Person und kann nur als existent angenommen oder negiert werden (◘ Abb. 1.4).

	Direkt wahrnehmbar	Indirekt wahrnehmbar	Erforschbar	Lokalisierbar
Seele				
Psyche		○	○	
Geist		○	○	○
Körper	○	○	○	○

◘ Abb. 1.4 **Wesentliche Eigenschaften der Kategorien der Person.** Die vier Kategorien der Person lassen sich anhand spezifischer Eigenschaften von der Seele zum Körper ordnen. Psyche und Geist, in der Mitte positioniert, sind keine konkreten Gegenstände oder Zustände, sondern primär wirkende Kräfte bzw. Prozesse, die sich auf materieller Grundlage entfalten

Merkmal trifft zu

○ Merkmal trifft nicht zu

Vermutungen über die Kategorie Seele

Seele

Alle Diskussionen um die Seele hängen stark vom persönlichen, auch religiös geprägten Glauben jedes Einzelnen ab. Ob sie überhaupt existiert und welche Eigenschaften sie hat, wird kontrovers diskutiert. Folglich muss diese Frage von jeder professionellen Pflegekraft selbst beantwortet werden.

Die Seele ist existent und leistet einen bedeutenden Beitrag zur **Einzigartigkeit jedes einzelnen Menschen**. Sie ist aber weder erforschbar noch beobachtbar und auch nicht zu lokalisieren. Deshalb kann man sie auf naturwissenschaftliche Art nicht erklären. Ihre **Existenz** lässt sich jedoch wegen ihrer Wirkungen auf Psyche und Geist **vermuten**.

Durch die Seele wird das Gattungswesen Mensch über Körper, Geist und Psyche hinaus überhaupt erst zur Person. Die Seele lässt darüber hinaus den Körper zusammen mit den übrigen Kategorien zum Leib werden, ein Umstand, der bei vielen ethischen Problemstellungen Bedeutung erlangt. Das Ende und der Beginn des Lebens können beispielhaft der Untersuchung dieser Kategorie dienen:

❯ Beispiel

Augenblick des Todes

Wenn das Leben erlischt, geschieht mehr als nur die Beendigung körperlicher, psychischer und geistiger Funktionen: der Mensch hat aufgehört, Person zu sein. Er ist nunmehr körperlicher Leichnam, weil mit der Seele in diesem Augenblick etwas passiert, das nicht mehr vorstellbar ist. Gerade die Unvorstellbarkeit bietet eine Erklärung dafür, dass Sterben und Tod auf Menschen einen großen Eindruck machen. Religionen und metaphysische Denkgebäude bieten Wege, mit dem Unvorstellbaren umzugehen.

> **Beispiel**
Bereits die Persönlichkeit von Neugeborenen (■ Abb. 1.5) ist unterschiedlich ausgeprägt. Man kann den Grund dafür in Erbanlagen suchen oder in Umwelteinflüssen während der Schwangerschaft. Dies erklärt jedoch nicht die Einzigartigkeit der Person.

Persönlichkeiten
von Neugeborenen

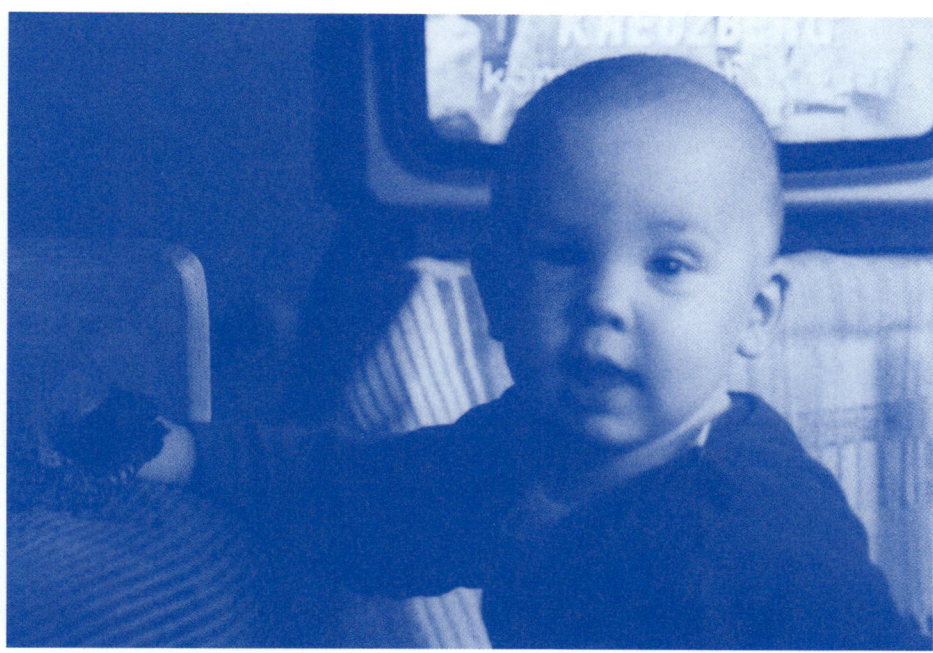

■ Abb. 1.5 **Die Einzigartigkeit der Person.** Jeder Mensch ist von der Zeugung an einzigartig. Alle Kategorien der Person sind zu jedem Zeitpunkt optimal entfaltet, auch wenn sie sich auf verschiedenen Entwicklungsstufen befinden. Sie wirken ständig aufeinander ein und stehen mit der sozialen und materiellen Umwelt in Wechselwirkung. So ermöglichen sie das lebenslange Wachstum der Person

Psyche

Der Begriff Psyche wird in der Literatur oft gleichbedeutend mit Seele verwendet. Er kann aber nach dem heutigen Forschungsstand der Psychologie nicht damit gleichgesetzt werden. Die Psychologie als wissenschaftliche Disziplin beschäftigt sich mit erforschbarem Erleben und Verhalten der Menschen. Psyche ist ein Synthesebegriff und umfasst hauptsächlich **Wahrnehmung, persönliches Verhalten, Erleben und Empfinden auf bewusster und unbewusster Ebene**.

Bestandteile der Psyche

Die Zuordnung der Wahrnehmung zur Psyche ist insofern willkürlich, als sich die Wahrnehmung auch auf geistige Anteile erstreckt. Die Zuordnung ermöglicht aber eine systematischere Darstellung der Fakten.

Die Psyche ist mit der Zeugung nicht fertig ausgebildet, sondern **als Entwicklungspotenzial** angelegt. Sie ist also veränderbar, beeinflussbar und entwickelt sich durch die Auseinandersetzung mit der eigenen Person, der materiellen und sozialen Umwelt.

Die Erklärung von Teilbereichen ermöglicht eine Annäherung an den Begriff Psyche:

Das Verhalten stellt **die am direktesten wahrnehmbare Aktion und Reaktion von Menschen** dar. Im Lauf der persönlichen Entwicklung stehen jedem Menschen in Zahl und Art

Verhalten

unterschiedliche Aktions- und Reaktionsmöglichkeiten zur Verfügung. Jeweils in Abhängigkeit von der Situation wählt er sie aus und setzt sie aktiv ein, wenn auch beide Vorgänge nicht immer bewusst ablaufen.

Erleben und Empfinden

Erleben und Empfinden können von Außenstehenden **nur indirekt erkannt werden**. Durch körperliche Phänomene, wie sprachliche Äußerungen, und nonverbale Ausdrucksweisen, wie Mimik, Gestik, Körperhaltung, können Emotionen für den Beobachter deutlich werden.

»

Von dem, was wir unter Psyche ... nennen, ist uns zweierlei bekannt, erstens das körperliche Organ und Schauplatz desselben, das Gehirn (Nervensystem), andererseits unsere Bewusstseinsakte, die unmittelbar gegeben sind und uns durch keinerlei Beschreibung näher gebracht werden können (Freud 1975, S. 9).

Dimensionen der Psyche

Die Gesamtheit psychischer Vorgänge umfasst zwei Dimensionen:
- Die Summe aller **durchlebten Erfahrungen und Empfindungen**, die in biochemischer Form gespeichert sind, also die materielle Dimension, die man neurophysiologisch nachweisen kann.
- Die Individualität in Verarbeitung, Auswahl und Aktivierung der verfügbaren **Aktionen, Reaktionen und Bewertungen**. Dies entspricht der materiellen Dimension plus x; hier gibt es unterschiedliche Erklärungsansätze, warum die Einzigartigkeit der Auswahl existiert.

Geist

Dimensionen des Geistes

Die Gesamtheit geistiger Vorgänge umfasst ebenfalls zwei Dimensionen:
- Die Summe aller **Informationen**, die in biochemischer Form gespeichert sind, und dadurch wiederum die materielle Dimension, die sich neurophysiologisch nachweisen lässt. Sie entspricht überwiegend kognitiven Fähigkeiten.
- Die Individualität in Verarbeitung, Auswahl und Aktivierung der verfügbaren **logischen, kreativen und reflexiven Fähigkeiten des Gehirns**. Man bezeichnet auch diese als materielle Dimension plus x; mit unterschiedlichen Erklärungsansätzen, warum die Einzigartigkeit der Auswahl existiert.

Zwischen den Kategorien **Psyche und Geist gibt es** Überschneidungen und wechselseitige Beeinflussungen.

Bestandteile des Geistes

Unter den logischen, kreativen und reflexiven Fähigkeiten des Gehirns sind im Einzelnen zu verstehen:
- Analysieren, Synthetisieren, Beurteilen, also vorwiegend logische Fähigkeiten,
- Assoziieren, Fantasieren, Konstruieren, also eher kreative Eigenschaften,
- sich distanzieren, Vergleichen, Überdenken, Planen, also v. a. reflexive Fähigkeiten.

Der Geist unterscheidet sich von der Psyche darüber hinaus durch einen **größeren Grad an Bewusstheit**, durch die Fähigkeit, zu sich selbst auf **Distanz** zu gehen, und durch das Vermögen, **aktiv Probleme zu lösen**. Auch der Geist ist mit der Zeugung nicht fertig ausgebildet, sondern **als Entwicklungspotenzial** angelegt. Er gestaltet sich unter dem Einfluss der eigenen Person, der materiellen und sozialen Umwelt.

Zugang zur geistigen Tätigkeit kann man, wie bei der Psyche, nur durch den sprachlichen Ausdruck und die nonverbale Kommunikation gewinnen, also über den Körper.

Körper

Von allen vier Kategorien ist der Körper am direktesten wahrnehmbar. Seine äußere Gestalt bietet den Sinnen unmittelbaren Zugang, Bau und Funktion können mit naturwissenschaft-lichen Methoden weitgehend erklärt werden. Die **naturwissenschaftliche Definition von Leben** geht von den körperlichen Erscheinungen aus und umfasst folgende **fünf Kriterien**:

- Vorhandensein von Bewegung,
- Reaktion auf Reize,
- Stoffwechsel,
- Wachstum und
- Fortpflanzung.

Der Aufbau und die Funktion des Körpers sind mit der Zeugung weitgehend festgelegt, je-doch bestehen Entwicklungsmöglichkeiten in einem relativ geringen Variationsspielraum.

Besonderheiten der Kategorie Körper

Existenz der Person

Die menschlichen Fähigkeiten und Handlungen werden durch das Zusammenspiel aller vier Kategorien bestimmt

Der Körper ist Sitz von Psyche, Geist und Seele und wird dadurch zum **Leib** (◼ Abb. 1.6). Als Träger der übrigen Kategorien kann er sich immer auch selbst wahrnehmen und über sich nachdenken. Der Leib ist deshalb nicht nur Körper, sondern zugleich einziges Ausdrucksor-gan aller Kategorien. Umgekehrt werden äußere Einflüsse durch körperliche Leistungen wahrgenommen.

Interdependenz der Kategorien

Leiblichkeit der Person

»

... unser Leib ... ist »unser Ankerplatz in der Welt« (Merlau-Ponty nach Rattner 1995, S. 838).

1.2.3 Wandel von Person und Umwelt

Die Existenz der Person beginnt mit der Befruchtung, sie endet mit dem allgemeinen Zell-tod (◼ Abb. 1.7).

Beide Zeitmarken sind bedeutend: Wenn das Ende der Lebenszeit auf einem Punkt nach dem medizinisch definierten Hirntod liegt, spiegelt dies die Position von professionellen Pflegekräften wieder, die bei der Versorgung hirntoter Personen in ein ethisches Dilem-ma geraten.

Während der gesamten **Lebenszeit** bleibt die Person eine einzigartige Gesamtheit, zugleich entwickelt sie sich. An dieser Veränderung sind alle Kategorien beteiligt, die dabei einem per-manenten **Wandel** unterliegen.

Wandel der Person

Der Entwicklungszustand aller Kategorien ändert sich unter den Einflüssen der materiellen und sozialen Umwelt. Die Entwicklung geht entweder **allmählich** und dabei kaum merklich vonstatten, sie kann aber auch in deutlich erkennbaren **Schüben** verlaufen. Zu den Auslösern psychisch-geistiger Entwicklungsschübe gehören z. B. persönliche Krisensituationen.

Trotz der unterschiedlichen Bedeutung, die Menschen ihrem eigenen Entwicklungsstand beimessen, ist die Person **zu jedem Zeitpunkt optimal entfaltet**. Sie befindet sich niemals in einem Zustand, sondern **in einem fortwährenden Prozess** (◼ Abb. 1.8), der unterschiedlich

Entwicklungszustand der Person

1

schnell oder langsam verläuft, unabhängig davon, wie er von der Person selbst oder von anderen Personen wahrgenommen wird. Das Nachvollziehen ist eine »Momentaufnahme« der Person im Wandel.

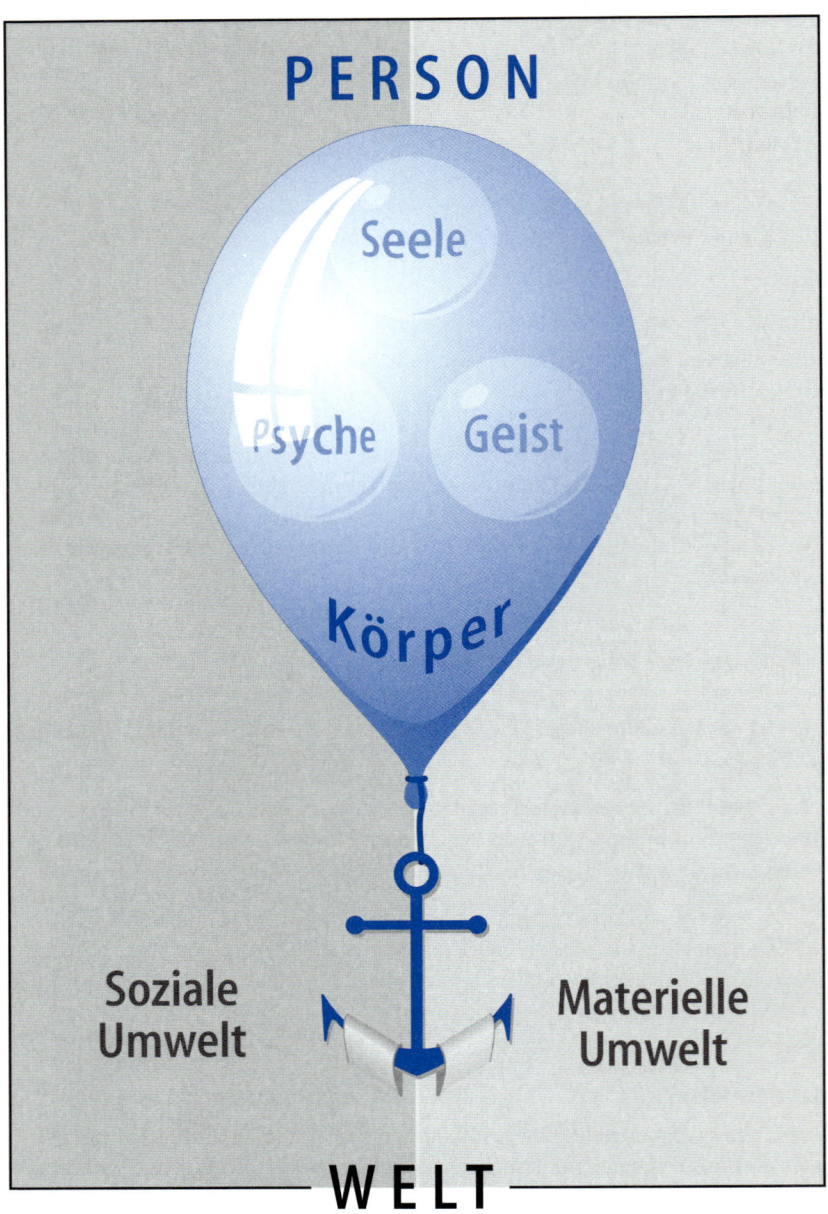

⬛ Abb. 1.6 **Die Person in der Welt I – Elemente und Kategorien.** Den Mittelpunkt der Darstellung bildet das kategoriale Modell der Person, also die einzelne Person mit ihren Kategorien Körper, Geist, Psyche und Seele. Jede Person ist in ihre unmittelbare und mittelbare soziale und materielle Umwelt eingebettet. Der Anker symbolisiert, dass die Person über ihren Leib in der Welt verankert ist (vgl. Abb. 1.9 auf S. 21)

PERSON

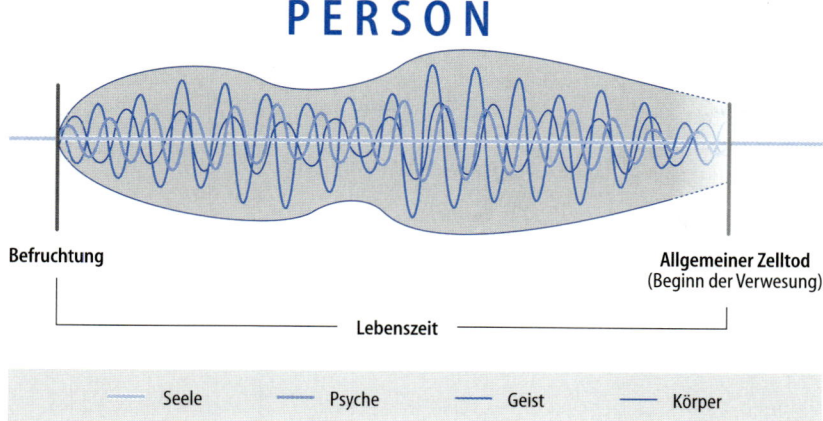

Befruchtung

Allgemeiner Zelltod
(Beginn der Verwesung)

Lebenszeit

—— Seele   —— Psyche   —— Geist   —— Körper

◼ Abb. 1.7 **Wandel als Lebensprinzip.** Die Existenz der Person reicht von der Befruchtung bis zum allgemeinen Zelltod. Über diese Lebenszeit lassen sich eindeutige Aussagen machen. Vorstellungen darüber, was vor der Befruchtung oder jenseits des Todes mit der Person passiert, sind stark von Glaubensaussagen geprägt. Die Person entwickelt sich während der gesamten Lebenszeit

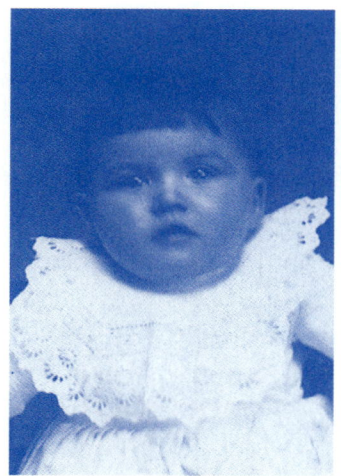
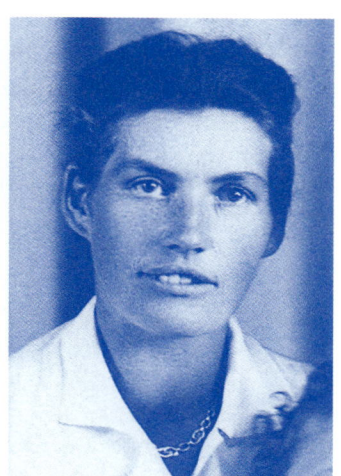
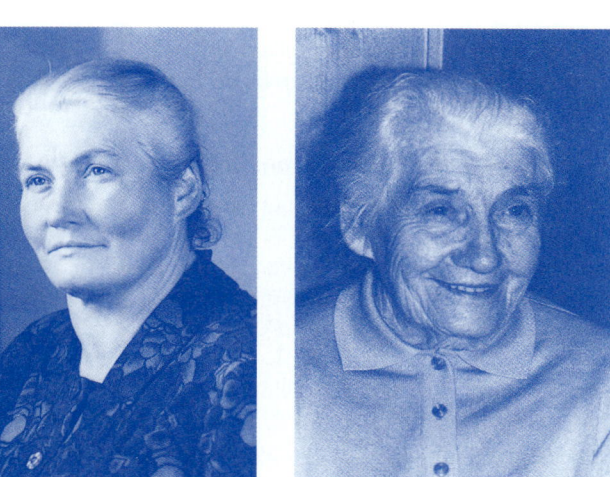

◼ Abb. 1.8 **Wandel einer Person im Spiegelbild ihrer Porträts.** An den Veränderungen der Gestalt wird der Wandel einer Person am auffälligsten. Im Lauf der Jahre formen sich die Körperteile und ihre Proportionen um. Sie spiegeln die Einflüsse aller Kategorien der Person und ihrer Auseinandersetzung mit der sozialen und materiellen Umwelt wider

1

Wandel der sozialen und materiellen Umwelt

Während Personen einen relativ raschen Wandel durchlaufen, ist die Geschwindigkeit der Veränderungen in den Gesellschaften vergleichsweise langsam. Gesellschaften verändern sich

- relativ autonom gegenüber den Handlungen der einzelnen Mitglieder,
- unabhängig vom Wandel der einzelnen Personen.

Möglicherweise ist dies eine Erklärung dafür, dass Veränderungen in der Pflege schwierig und langwierig sind.

Die Geschwindigkeit von Veränderungen in der materiellen Umwelt ist meist bedeutend langsamer. Dennoch können materielle Kulturleistungen in vergleichsweise kurzen Zeiträumen entwickelt werden.

> **Beispiel**
> Klimatische Veränderungen dauern Jahrhunderte oder Jahrtausende, die Entstehung neuer geologischer Formationen, wie Gebirge, ereignet sich über Jahrmillionen. Die Entwicklung von Geräten der Telekommunikation und Datenverarbeitung verläuft jedoch rasant.

> **Wandel.**
> Die permanente Veränderung der Person während ihrer gesamten Lebenszeit. Sie geht allmählich oder schubweise vonstatten. Ursächlich sind Einflüsse aller vier Kategorien sowie der sozialen und materiellen Umwelt.
> Der Begriff bezieht sich im weiteren Sinn auch auf die Veränderungen der sozialen und der materiellen Umwelt selbst.

1.2.4 Wechselwirkungen zwischen Person und Umwelt

Die Wechselwirkungen zwischen den Kategorien der Person und den beiden Umwelten haben einen entscheidenden Anteil an der Existenz und dem Wandel der Person (◘ Abb. 1.9).
Diese Beziehungen sind von außen nach innen:
- Wirkung der materiellen Umwelt auf den Körper,
- Wirkung der materiellen und sozialen Umwelt auf Psyche, Geist und Seele,
- Wechselwirkungen zwischen Psyche und Geist,
- Wechselwirkungen zwischen Körper, Psyche und Geist.

Wirkung der materiellen Umwelt auf den Körper

Wenn man sich die Person und ihre Umwelten lediglich als Materie vorstellt, folgt daraus:
- Die den Menschen umgebende Materie liefert in Form von Nahrung die **Bausteine** für den Körper und die biochemischen Substanzen der Kategorien Psyche und Geist.
- Die Materie stellt **Sinnesreize** zur Verfügung, die über den Körper aufgenommen werden und aus der materiellen und der sozialen Umwelt stammen.

Bei der Aufnahme von Stoffen und Reizen bildet die Körperoberfläche die Grenze zwischen Innen und Außen. Diese Grenze ermöglicht die Aufnahme von Substanzen, **gleichzeitig** dient sie der Abgrenzung gegen unnötige oder schädliche Stoffe und Reize.

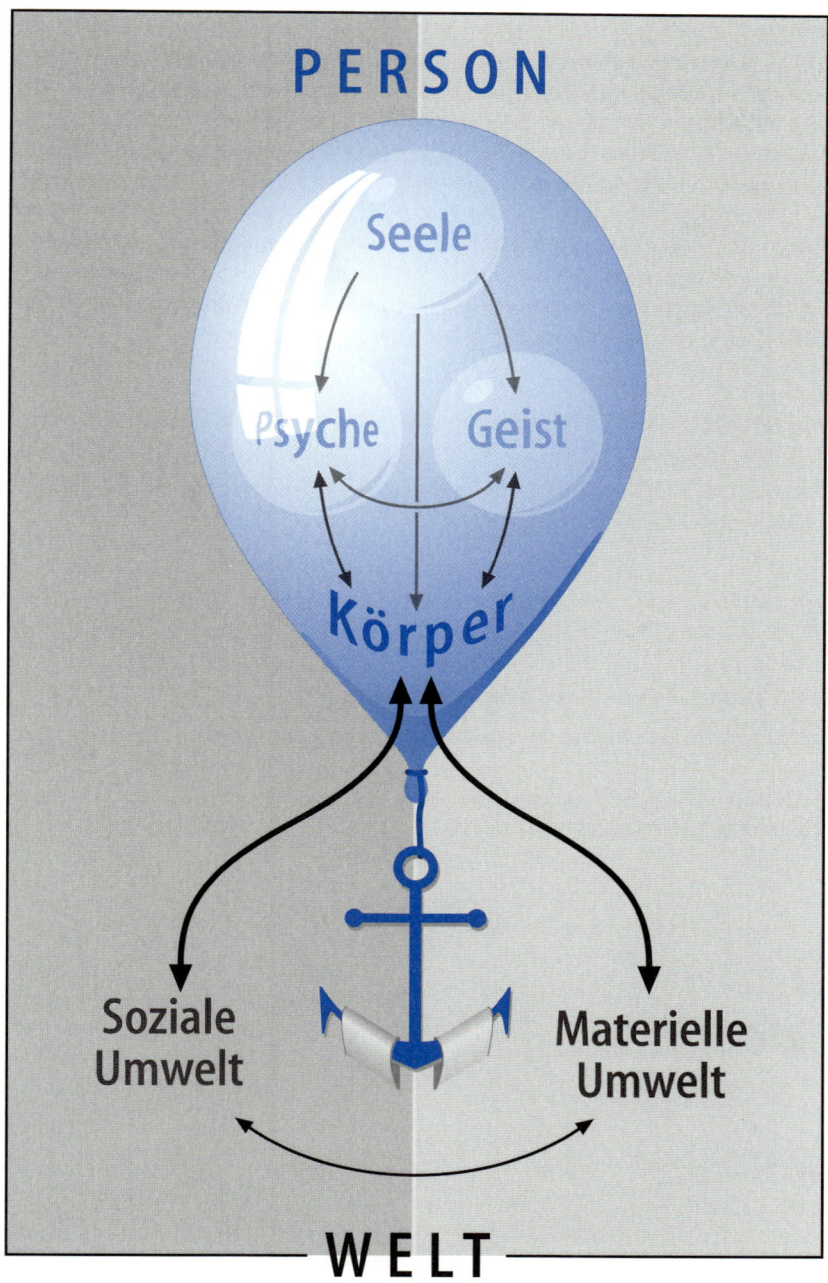

■ Abb. 1.9 **Die Person in der Welt II: Kategoriales Modell der Person und die Beziehungen zur bzw. zwischen den Umwelten.** Alle vier Kategorien der Person wirken wechselseitig oder einseitig aufeinander. Der Körper ist Träger der übrigen Kategorien und zugleich deren einziges Ausdrucksmittel. Über ihn steht die Person in Wechselwirkung mit ihrer unmittelbaren und mittelbaren sozialen und materiellen Umwelt. Zugleich wirken beide Umwelten ebenfalls ständig aufeinander ein (vgl. Abb. 1.6 auf S. 18)

1

> **Beispiel**
> Die **Haut** ist Körperhülle und Sinnesorgan zugleich. Als Hülle bildet sie die offensichtlichste Barriere gegen das Eindringen von Stoffen aller Art. Als Sinnesorgan stellt sie die größte Fläche zur Aufnahme von physikalischen und chemischen Reizen dar.
> Die **Augen** als Sinnesorgan ermöglichen die Aufnahme von Lichtreizen innerhalb des Bereichs der sichtbaren Spektralfarben. Sie lassen aber das Eindringen anderer Frequenzen, etwa ultraviolettes oder infrarotes Licht, nicht zu.
> Durch die Oberfläche des **Magen-Darm-Traktes** können lebensnotwendige Substanzen aufgenommen werden, ob als Energieträger, als Baustoffe oder in weiteren Funktionen. Andere Stoffe hingegen werden durch den Magen-Darm-Trakt hindurchgeschleust, ohne die Grenzfläche zu überschreiten, z. B. Ballaststoffe und viele Gifte.

Wirkung der materiellen und sozialen Umwelt auf Psyche, Geist und Seele

Bezugsgrößen für die menschliche Entwicklung

Menschen sind primär soziale Wesen. Zwischenmenschliche Beziehungen sind die Grundvoraussetzung für das Überleben und die Entwicklung des einzelnen Individuums. Ähnliches gilt für die Einflüsse der materiellen Umwelt.

Da die Seele nach dem diesem Modell zugrunde liegenden Nachvollziehen immateriell ist, sind Aussagen über die Wirkung der materiellen und sozialen Umwelt auf die Seele rein spekulativ und unterbleiben deshalb.

Wechselwirkungen zwischen Psyche und Geist

Jede Person verarbeitet einzelne Situationen auf eine für sie typische Weise psychisch und geistig.

Funktionsweisen

Psyche und Geist sind Funktionen des Nervensystems. Sie arbeiten nach **vier elementaren Funktionsweisen** (◘ Abb. 1.10):

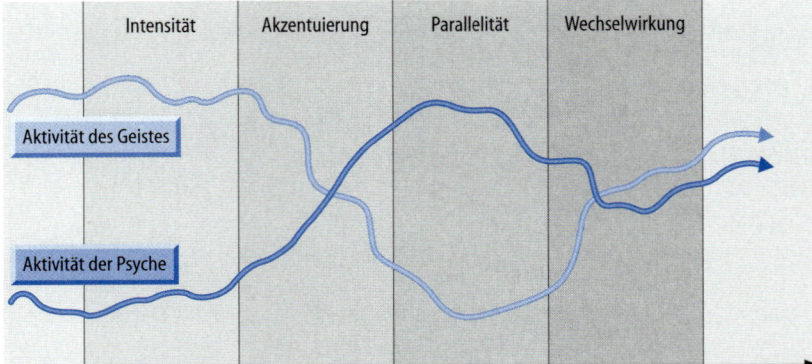

◘ **Abb. 1.10 Elementare Funktionsweisen von Psyche und Geist in beispielhafter zeitlicher Abfolge.** Innerhalb einiger Minuten oder Stunden kann sich Folgendes einstellen:
1. Intensität: leichtes Absinken der geistigen und Ansteigen der psychischen Aktivität
2. Akzentuierung: Die Aktivität der Psyche wird stärker als die des Geistes, das ursprüngliche Stärkeverhältnis kehrt sich um
3. Parallelität: Auch wenn die Psyche den Geist stark akzentuiert, kann sich dennoch der Geist potenziell jederzeit wieder einschalten
4. Wechselwirkung: Aktivitäten von Psyche und Geist gehen in dauerndem Aufeinander-Einwirken vonstatten

- **Intensität:** Jede Kategorie weist, für sich betrachtet, eine unterschiedliche Stärke auf. Diese variiert unabhängig von derjenigen der jeweils anderen Kategorie.
- **Akzentuierung:** Abwechselnd überwiegt jeweils eine der Kategorien. Diese Dominanz erfolgt auf unterschiedlichem Intensitätsniveau.
- **Parallelität:** Beide Kategorien sind gleichzeitig aktiv.
- **Wechselwirkung:** Psyche und Geist wirken wechselseitig aufeinander ein, wenn auch nicht ständig. Gedanken werden immer von, teilweise unbewussten, Gefühlen begleitet, umgekehrt ist dies aber nicht unbedingt der Fall.

Die vier elementaren Funktionsweisen sind an grundlegende Bedingungen gekoppelt, die der Person selbst sowie ihrer materiellen und sozialen Umwelt entstammen. Es handelt sich um: | Bedingungen
- die aktuelle **Spanne innerhalb der Lebenszeit** (Säugling, Kleinkind …),
- die persönlichen und gesellschaftlichen **Entwicklungsphasen** besonders in krisenhaften Situationen,
- die **natürlichen Rhythmen** (etwa der Tag-Nacht-Rhythmus),
- die unterschiedlichen **Aktivitätszustände des Gehirns**.

Wechselwirkungen zwischen Körper, Psyche und Geist

Der Körper bildet die materielle Grundlage für Psyche und Geist. **Nervensystem und Sinnesorgane** sind für die Aufnahme und Verarbeitung von Reizen sowie für die Speicherung der daraus entstehenden Informationen verantwortlich. Die **Reize** werden dem Körper durch die Sinnesorgane vermittelt und sind zunächst rein physikalischer oder chemischer Natur. | Reizaufnahme und -verarbeitung

Psyche und Geist machen aus diesen Daten **Informationen**, die sie empfinden, einschätzen, bewerten und beurteilen. Informationen erhält der Körper über sich selbst und über die Umwelt.

Das Körperbewusstsein beinhaltet die Wahrnehmung des eigenen Körpers, seiner Lage im Raum, der Stellung der Extremitäten, der Bewegung in der Umgebung und dergleichen mehr. | Körperbewusstsein

Zum Körperbewusstsein treten das psychisch und geistig geprägte Selbstbild und Fremdbild hinzu.

Jede Person hat eine viele Bereiche umfassende Vorstellung von sich selbst. Sie basiert v. a. auf der Annahme gewisse Charaktereigenschaften, Gefühle und Denkfähigkeiten zu besitzen und wird als Selbstbild bezeichnet. Das Selbstbild unterscheidet sich u. U. erheblich vom Fremdbild, das andere Personen sich von einem Menschen machen. | Selbstbild und Fremdbild

Von Geburt an erhält die Person Informationen über sich selbst. Dies geschieht zunächst durch den Umgang mit anderen und die Vermittlung eines Fremdbildes, das mehr und mehr durch die Beschäftigung mit der eigenen Person geprägt und ersetzt wird. Dadurch entwickelt sich im Lauf des Lebens ein immer differenzierteres Selbstbewusstsein. Es setzt sich zusammen aus Körperbewusstsein, Selbstbild und Fremdbild einer Person. | Selbstbewusstsein

Die Person ist Teil von sozialen und materiellen Gesellschaften und nimmt deshalb Informationen über andere Personen, gesellschaftliche Bedingungen und ihre Umgebung auf. Die Verarbeitung dieser Erfahrungen durch Denkprozesse führt zur Entwicklung eines Weltbewusstseins. | Weltbewusstsein

Die Möglichkeit, sich Wahrnehmungen gedanklich oder sprachlich zugänglich zu machen, bezeichnet man als Bewusstsein. Entsprechend versteht man unter unbewussten Anteilen Informationen, die sich diesem Zugang entziehen. | Bewusste und unbewusste Anteile

Das Nichtbewusste ist entweder von vornherein **nie ins Bewusstsein gelangt oder** wurde aus dem Bewusstsein **verdrängt**. Es übt dennoch eine verborgene Wirkung aus und be-

1

Entscheidungsfindung

einflusst Empfinden, Denken und Tun einer Person. Der unbewusste Einfluss ist häufig stärker als der bewusste.

Bei der Entscheidungsfindung spielen psychische und geistige Anteile eine Rolle.

> **Beispiel**
> Sie können das Zusammenspiel psychischer und geistiger Anteile an sich selbst bei einem Einkauf überprüfen: Wenn Sie in einem Lebensmittelregal oder an einem Bekleidungsständer nach etwas Benötigtem suchen, werden Sie berücksichtigen, über wieviel Geld Sie verfügen, Sie werden aber auch Ihren Vorlieben und Abneigungen für oder gegen einzelne Produkte folgen. Manchmal werden Sie auch spontan zugreifen, ohne sagen zu können, warum Sie gerade diesen Gegenstand ausgewählt haben.

Wirkungen von Geist und Psyche auf den Körper

Das Zusammenspiel von Psyche und Geist löst am Körper unbeeinflussbare Veränderungen aus. Gedanken und Gefühle können in Form einer **kurzfristigen physiologischen Reaktion** Puls, Blutdruck, Atmung und den Spannungszustand der Muskulatur verändern. Über **lange Zeiträume** hinweg wird das gesamte Erscheinungsbild des Körpers, also die Anatomie, geprägt. Der körperliche Ausdruck ist das Resultat der Aktivitäten aller Kategorien.

> **Beispiel**
> Besonders deutlich erkennt man körperliche Wirkungen von Psyche und Geist an den Gesichtszügen eines Menschen. In ihnen spiegelt sich vieles von dem, was er erfahren hat und wie er mit dem Erlebten umgegangen ist, wider.

1.2.5 Perspektiven der Wahrnehmung

Jede Art von Wahrnehmung erfolgt aus der individuellen Perspektive des Beobachters. Sie ist durch die Elemente der Situation – äußere Bedingungen, persönliche Gegebenheiten, individuelle Interpretationen – gekennzeichnet (vgl. Abschn. 1.1.2).

> **Perspektive.**
> Individuelle Sichtweise, aus der heraus ein Mensch eine Situation erlebt.

Kompetenzerweiterung

Bei der interpersonellen Wahrnehmung existieren verschiedene Perspektiven der Beteiligten, die sich mehr oder weniger überschneiden. Um sich gedanklich in die Perspektive einer anderen Person zu versetzen, müssen professionelle Pflegekräfte sich ihrer eigenen Perspektive bewusst werden und diese erweitern. Sie sind dadurch in der Lage Überschneidungen mit der Perspektive des Gegenübers zu erkennen. Diesen Bereich bezeichnet man als **Perspektivensynthese**.

> **Perspektivensynthese.**
> Überschneidungsbereich der individuellen Wahrnehmung von Personen, die in einer Situation zusammentreffen. Die Aufgabe professioneller Pflegekräfte besteht darin, sich diese Perspektivensynthese bewusst zu machen und sie zu vergrößern. Dies geschieht durch das Einbeziehen von Kenntnissen über das kategoriale Modell der Person, über die soziale und materielle Umwelt und pflegespezifische Fachkenntnisse.

Die Perspektiven überlappen sich nicht einfach, sondern durchdringen sich, wirken zusammen und damit wiederum auf die Beteiligten zurück. Je größer die Perspektivensynthese ist, desto besser gelingt das gesteuerte Erfassen von Phänomenen (■ Abb. 1.11; vgl. auch Abschn. 1.3.3).

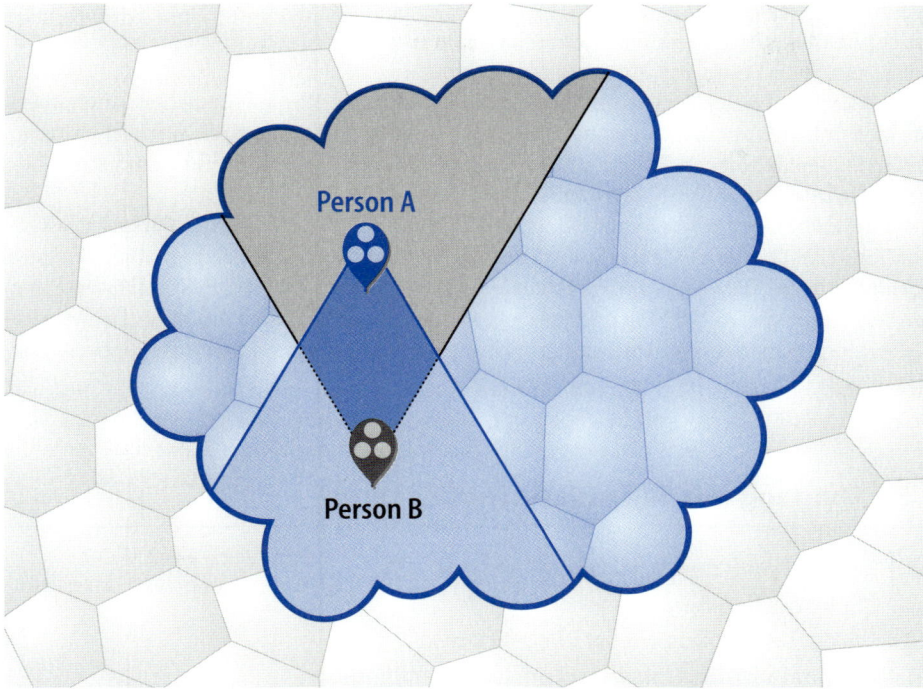

 Person in ihrer Gesamtheit – das Symbol steht stellvertretend für alle Kategorien der Person sowie für die anderen Elemente des Menschenwissens einschließlich deren Wandel.

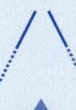 Wahrnehmung einzelner Phänomene sowie von Anteilen der Situation und von jenseits der Situation Liegendem. Außerdem durch berufsspezifische Fachkenntnisse erweiterte Perspektive von Person B.

 Perspektivensynthese der beteiligten Personen; der nicht überschneidende Bereich kennzeichnet die verbleibende exklusive Perspektive jeder Person.

Kenntnisse über das kategoriale Modell der Person und über die soziale und materielle Umwelt gehören zu den pflegespezifischen Kenntnissen, die die eigene Selbstkenntnis und Reflexionsfähigkeit erweitern. Zum persönlichen Professionalisierungsprozess gehört das Sammeln von Informationen aus Büchern, Gesprächen und persönlichen Erfahrungen. Dies sind Vorgänge, bei denen man sich **neues Wissen aneignet und altes neu ordnet**.

Das Erwerben pflegespezifischer Fachkenntnisse und Fähigkeiten hilft einer **professionellen Pflegekraft**, Verfälschungen der unmittelbar-spontanen Wahrnehmung zu mindern. Auf diese Weise wird nach und nach die spontane Wahrnehmung von Phänomenen immer mehr zu einem gesteuerten Erfassen des Gegenüber (vgl. Abschn. 1.1).

Gesteuertes Erfassen
von Phänomenen

> ❯ **Gesteuertes Erfassen.**
> Verfälschende Einflüsse auf die unmittelbar-spontane Wahrnehmung können durch Selbstkenntnis, Reflexionsfähigkeit und Einbeziehen pflegespezifischer Kenntnisse minimiert werden.

Zusammenfassung

Abschnitt 1.2 stellte Elemente des Menschenwissens vor, deren Kenntnis die Grundlage für das gesteuerte Erfassen von Phänomenen liefert:

Die Kategorien der Person sind Seele, Psyche, Geist und Körper. Sie stehen untereinander und mit der sozialen und materiellen Umwelt in vielschichtiger Wechselwirkung. Menschliche Phänomene äußern sich ausschließlich am Körper und sind Resultat des Zusammenwirkens aller vier Kategorien in ihrer Ganzheit.

Innerhalb einer Situation agiert jeder Beteiligte aus seiner individuellen Perspektive heraus. Teilweise überschneiden sich die Perspektiven. Professionelle Pflegequalität zeichnet sich dadurch aus, dass sich Pflegepersonen in die Position ihres Gegenüber hineinversetzen können. Durch diesen Vorgang und durch Einbeziehen der Elemente des Menschenwissens in die Interpretation der Wahrnehmung wird die Perspektivensynthese bewusst gemacht und vergrößert.

1.3   Umgang mit Selbstverständlichkeiten

1.3.1   Ausprägung menschlicher Phänomene
1.3.2   Selbstwahrnehmung
1.3.3   Aufgaben professioneller Pflegekräfte
1.3.4   Handlungsmöglichkeiten professioneller Pflege
1.3.5   Erläuterung anhand eines Beispiels

Zentrale Inhalte

- Die Ausprägung von Phänomenen und ihren Wandel in Bezug auf die verwendeten Begriffsbestimmungen erläutern.
- Dimensionen der Veränderung konkreter Erscheinungen in Abhängigkeit von der Selbstwahrnehmung erklären.
- Die Handlungsmöglichkeiten professioneller Pflege aus dieser Entwicklung ableiten.
- Abschließende Definition des Nachvollziehens.
- Den gesamten Abschnitt zur Reflexion der persönlichen Selbstverständlichkeiten nutzen.

Schlüsselbegriffe

Variationsbreite – konkrete Erscheinung – Spannbreite – Orientierungspunkt – Diskrepanz – Nachvollziehen – Hilfsbedürftigkeit – Betroffener

1.3.1   Ausprägung menschlicher Phänomene

Vielzahl der Ausprägungen

Fülle

Die Zahl der menschlichen Phänomene ist außerordentlich hoch. Jeder Einzelne besitzt z. B. seine individuelle Gestalt, die ihn von anderen unterscheidet, selbst bei eineiigen Zwillingen. Auch alle übrigen Phänomene treten in einer Vielzahl von Ausprägungen auf, die insgesamt die **Variationsbreite** des Phänomens ausmachen.

Variationsbreite

Die Menge der Phänomene wird **durch Extreme begrenzt**. Für jedes Phänomen kann man zumindest theoretisch Extreme finden (■ Abb. 1.12). Die Erscheinung befindet sich ent-

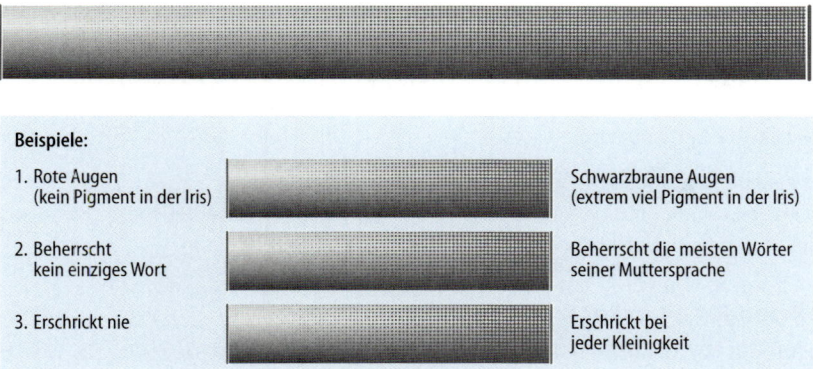

Variationsbreite

Beispiele:

1. Rote Augen
(kein Pigment in der Iris)

Schwarzbraune Augen
(extrem viel Pigment in der Iris)

2. Beherrscht
kein einziges Wort

Beherrscht die meisten Wörter
seiner Muttersprache

3. Erschrickt nie

Erschrickt bei
jeder Kleinigkeit

◘ Abb. 1.12 **Die Vielzahl menschlicher Phänomene und ihrer Ausprägungen.** Die Zahl der einzelnen Phänomene ist endlich und als stufenlose Skala vorstellbar, die durch Extreme an ihren Enden begrenzt wird. Die Ausprägung des Phänomens befindet sich entweder an einem Extrempunkt oder an irgendeinem konkreten Punkt dazwischen

weder an einem der Pole oder ist auf irgendeinem Punkt zwischen den Extremen angesiedelt. Die Variationsbreite eines Phänomens entspricht also einer **stufenlosen Skala** mit Extremen an beiden Enden.

❯ **Variationsbreite.**
Gesamtheit der tatsächlichen Ausprägungen eines Phänomens bei allen Menschen.
Sie ist als stufenlose Skala anzusehen, die durch Extreme an ihren Enden begrenzt wird.

❯ **Beispiel**
Die Dichte der Kopfbehaarung kann zwischen den Polen »sehr dicht und gleichmäßig über die Kopfhaut verteilt« und »nicht ein einziges Haar auf dem Kopf« liegen. Dazwischen befinden sich viele verschiedene Ausprägungen.

Vorwiegend körperliche Phänomene

Die geistige Variationsbreite lässt sich beispielhaft anhand von mathematischen Fähigkeiten verdeutlichen. Bei dem einen Extrem verfügt ein Mensch über keinerlei Vorstellung von Zahlen, am anderen Ende der Skala findet man Menschen mit ausgeprägten mathematischen Fähigkeiten.

Vorwiegend geistige Phänomene

❯ **Beispiel**
Finden Sie ein anderes Beispiel für vorwiegend psychische Phänomene als das in Abb. 1.12 wiedergegebene.

Vorwiegend psychische Phänomene

Konkrete Ausprägung zu einem bestimmten Zeitpunkt
»

Dann gab es auch noch die Haarzähler, die einem die Haare auf dem Kopf zählen ... Natürlich dauert es oft viele Stunden ... Bei manchen Leuten geht es allerdings auch sehr schnell, denn auch in China kommt es vor, dass jemand nur noch drei oder zwei Haare auf dem Kopf hat (Ende 1967, S. 44).

Position eines Phänomens innerhalb der Variationsbreite

Die tatsächliche Position eines Phänomens auf der Skala der Variationsbreite kann immer nur für einen bestimmten Zeitpunkt exakt ermittelt werden. Man kann die Person z. B. wiegen, ihre Schmerzempfindlichkeit untersuchen, die Biegsamkeit ihrer Fingergelenke prüfen und ihren Wortschatz testen. Man könnte sogar ihre Haare zählen. Die Ausprägung des Phänomens, die man zu einem bestimmten Zeitpunkt bei einem Menschen wahrnehmen kann, ist die **konkrete Erscheinung**.

> **Konkrete Erscheinung.**
> Die aktuell wahrnehmbare Ausprägung eines Phänomens bei einer Person. Sie kann von einer Person an sich selbst oder an anderen wahrgenommen werden.

Veränderungen einer konkreten Erscheinung

Dimensionen der Veränderung

Der Zeitpunkt der Ermittlung konkreter Erscheinungen ist deswegen wichtig, weil sie gewissen Schwankungen unterworfen sind. Sie können innerhalb einer relativ kurzen Zeitspanne, etwa von Tag zu Tag, geringfügig voneinander abweichen, wobei die Schwankungsbreite individuell verschieden ist. Jedes Phänomen kann sich in zweierlei Hinsicht verändern:
- Es gibt ständig **geringfügige Schwankungen** in der Ausprägung des Phänomens.
- Die Ausprägung des Phänomens wandelt sich innerhalb des **Lebens einer Person**.

Geringfügige Schwankungen

Die geringfügigen Schwankungen kommen durch das **gleichzeitige Wirken entgegengesetzter Prozesse** zustande.

> **Beispiel**
> Neues Wachstum und Ausfall der Kopfbehaarung finden parallel, jedoch nicht gleichmäßig statt. Weil die Prozesse abwechselnd dominieren, gibt es immer mehr oder weniger große Abweichungen hinsichtlich Anzahl, Dichte und Ausdehnung der Haare.

Langfristige Entwicklungen innerhalb der Lebenszeit

Der Wandel innerhalb des Lebens einer Person beruht auf langfristig angelegten Entwicklungen, durch die sich die Ausprägung des Phänomens in größerem Maße ändert. Die Ursache für diese Entwicklungen sind insbesondere genetische Faktoren und Einflüsse aus der sozialen und materiellen Umwelt.

Körperproportionen

> **Beispiel**
> Die Entwicklung vom kindlichen Körperbau zu den Proportionen des Erwachsenen ist in der menschlichen Erbanlage vorprogrammiert, die Disposition des individuellen Körperbautyps in den familiären Genen angelegt. Trotzdem kann eine Person schlank oder eher von kräftiger Statur sein, da das Gewicht und das Längenwachstum auch von den verfügbaren materiellen Ressourcen und von psychosozialen Einflüssen abhängt.

Spannbreite

Die dynamische Bewegung einer konkreten Erscheinung findet immer in einem mehr oder weniger großen **Ausschnitt aus der Variationsbreite** statt, der als **Spannbreite** bezeichnet wird. Dies ist der Bereich der individuellen **Selbstverständlichkeiten**, in der die konkreten Erscheinungen einer Person pendeln, der für diese Person also normal ist.

Selbstüberprüfung der Spannbreite

> **Beispiel**
> Sie können das Pendeln der konkreten Erscheinungen mit wenig Aufwand an einem Beispiel überprüfen: Steigen Sie jeden Tag zur selben Zeit auf eine Waage und kontrollieren Sie Ihr Körpergewicht – es wird nie aufs Gramm genau gleich sein. Bei manchen Menschen weicht das Gewicht von einem Tag auf den anderen z. B. um bis zu 1 kg nach oben oder unten ab, und das ist für sie normal.

Im Lauf des Lebens verändert sich nicht nur die Ausprägung der konkreten Erscheinungen, auch die Spannbreite wandelt sich fortwährend (◨ Abb. 1.13):

- Sie bewegt sich zusammen mit der konkreten Erscheinung zwischen den Polen der Variationsbreite.
- Sie kann unterschiedlich groß sein.

Diese beiden Vorgänge sind eng aneinander gekoppelt.

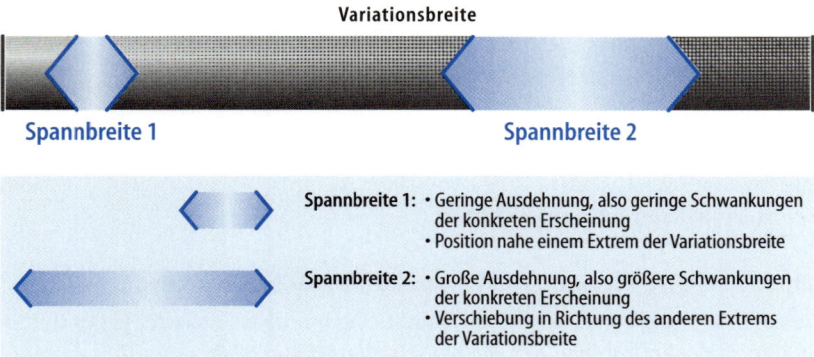

◨ Abb. 1.13 **Das Verhältnis von Spannbreite und Variationsbreite eines Phänomens.** Die konkreten Erscheinungen bewegen sich innerhalb eines für die Person normalen Bereichs, der Spannbreite. Die Spannbreite kann verschieden groß sein. Zusätzlich verschiebt sie sich im Lauf des Lebens in die eine oder andere Richtung der Variationsbreite

> **Beispiel**
> Das Körpergewicht eines Säuglings schwankt innerhalb des Grammbereichs, das eines Erwachsenen kann um einige Pfund oder Kilogramm variieren.

Die Relation zum Gesamtgewicht mag in beiden Lebensphasen gleich sein. Absolut gesehen ist jedoch nicht nur die Spannbreite beim Erwachsenen größer, sie hat sich in diesem Beispiel zusätzlich innerhalb der Variationsbreite verschoben: von der Nähe zum Minimum in Richtung Maximum. Die Wanderungsrichtung kann sich auch umkehren, z. B. wenn ein Erwachsener mit zunehmendem Lebensalter wieder an Gewicht verliert.

> **Spannbreite.**
> Der Bereich, in dem die konkreten Erscheinungen bei einer Person in einer bestimmten Lebensphase pendeln. Sie repräsentiert einen Ausschnitt aus der Variationsbreite und unterliegt, wie die Person selbst, einem permanenten Wandel innerhalb der Lebensspanne.

Die Spannbreite eines Phänomens befindet sich zu Beginn des Lebens nicht generell am unteren Ende der Variationsbreite. Die Beweglichkeit der Gelenke etwa ist bei Neugeborenen und Kindern erheblich größer als bei Erwachsenen, liegt also eher am Maximum, und der Wandel der Spannbreite verläuft folglich in umgekehrter Richtung.

Spannbreite des Körpergewichts in verschiedenen Lebensaltern

Wanderungsrichtungen

1.3.2 Selbstwahrnehmung

Persönliche Normalität

Jeder Mensch hat eine konkrete oder diffuse Vorstellung davon, was für ihn normal ist. Das Zusammenspiel von Körperbild, Selbstbild und Fremdbild mündet in den für eine Person gültigen **subjektiven Normwert**, ihren individuellen **Orientierungspunkt**, der für jedes einzelne Phänomen gilt, unabhängig von der Kategorie, der es angehört.

Orientierungspunkt als individuelle Referenzgröße

  Der Orientierungspunkt ist die **Größe**, mit deren Hilfe eine Person mehr oder weniger bewusst **Rechenschaft über ihre eigene Normalität** ablegt. Sie vergleicht ihre eigenen konkreten Erscheinungen permanent mit ihrem Selbstbild. Dieser Vergleich erfolgt auch bei der Wahrnehmung von anderen Menschen.

> **Orientierungspunkt.**
> Die Referenzgröße, mit deren Hilfe eine Person in Bezug auf jedes Phänomen mehr oder weniger bewusst Rechenschaft über ihre Normalität ablegt. Die Person vergleicht die konkrete Erscheinung ständig mit ihrem Selbstbild.

Verhältnis von Orientierungspunkt und konkreter Erscheinung

Konkrete Erscheinung und Orientierungspunkt können eng beieinander liegen und sich damit im Bereich des Selbstbildes der Person befinden (◘ Abb. 1.14).

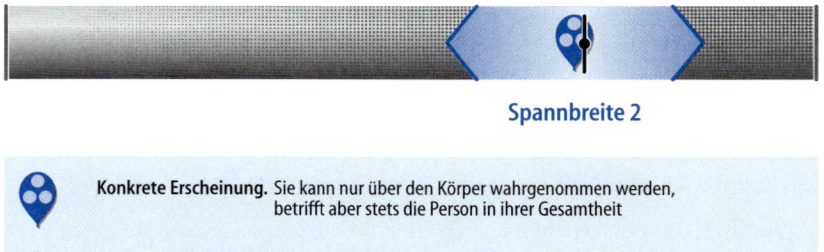

◘ Abb. 1.14 **Konkrete Erscheinung und Orientierungspunkt im Bereich der Spannbreite einer Person.** Der Orientierungspunkt der Person stimmt mit ihrer konkreten Erscheinung überein

> **Beispiel**
> Für manche Menschen spielt der Zustand ihrer Haarfülle nicht die geringste Rolle, und sie beachten ihn überhaupt nicht. Andere beobachten ihren Haarwuchs genauer, betrachten dabei die sich allmählich lichtende Pracht als gegeben und finden dies normal. Schließlich gibt es Menschen, die eine Glatze als Ausdruck von Männlichkeit ansehen und stolz sind auf ihre »natürliche Platte«.

Konkrete Erscheinung und Orientierungspunkt im Bereich der Selbstverständlichkeiten

Verhältnis von Orientierungspunkt und Spannbreite

Auch der Orientierungspunkt verändert sich, da die Person sich ständig entwickelt und im Laufe ihres Lebens unterschiedliche Vorstellungen von ihrer eigenen Normalität hat.

Wandel des Orientierungspunkts

  Der Wandel der konkreten Erscheinungen erfolgt meist **allmählich**. Die Spannbreite und der Orientierungspunkt können dieses langsame Wandlungstempo mitmachen. Bei allen drei können sich aber auch raschere, mitunter **schub- oder sprungweise** Veränderungen einstellen.

Wandel der konkreten Erscheinungen

Solange der langsame oder rasche Wandel von Spannbreite, konkreter Erscheinung und Orientierungspunkt einem Gleichgewicht entspricht und insbesondere konkrete Erscheinung und Orientierungspunkt eng beieinander liegen, lebt die **Person im Bereich ihrer Selbstverständlichkeiten, die mit dem inneren Bild dieser Selbstverständlichkeiten übereinstimmen.**

Konkrete Erscheinung und Orientierungspunkt einer Person können sich stark voneinander entfernen.

Diese Entwicklung führt zu einer immer größeren **Diskrepanz** zwischen dem subjektiven Normwert einer Person und der Erscheinung, die sie real bietet. Eine Diskrepanz kann allmählich oder schubweise entstehen. Sie kommt entweder durch die Entfernung des Orientierungspunktes oder durch ein Abweichen der konkreten Erscheinung zustande.

> **Diskrepanz.**
> Die Abweichungen des Orientierungspunktes von der konkreten Erscheinung bei einer Person.

> **Beispiel**
> Manche Menschen registrieren mit großer Sorge ihr sich allmählich lichtendes Haupt und zählen akribisch jedes noch so kleine Härchen, das sich nach dem Aufstehen auf dem Kopfkissen oder nach dem Haare waschen findet. Wieder andere wollen besonders markant wirken und rasieren sich ihre Kopfbehaarung vollständig, weil sich die Kahlköpfigkeit nicht auf natürlichem Weg einstellt.

Während es im zuerst genannten Fall bei der bestehenden oder sich vergrößernden Diskrepanz zwischen Orientierungspunkt und konkreter Erscheinung bleibt, kann die zweite Person ihre konkrete Erscheinung dem veränderten subjektiven Normwert angleichen. Sie lebt wieder ausgewogen. Die erste Person dagegen muss weiterhin mit ihrer Diskrepanz existieren oder ihren Orientierungspunkt verändern (◘ Abb. 1.15).

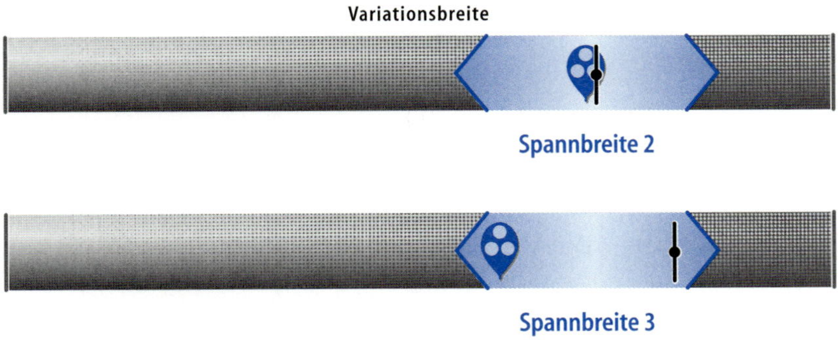

Gleichgewicht

»

Je weniger die langsamen ... Veränderungen den alltäglichen Lauf der Dinge beeinträchtigten und je weniger sie durch frühere Erfahrungen vertraut waren, desto mehr entgingen sie jener bewussten Aufmerksamkeit ...
(Kesselring 1990, S. 11).

Abweichungen

Entwicklung
von Diskrepanzen

Variationsbreite

Spannbreite 2

Spannbreite 3

◘ Abb. 1.15 **Die Entwicklung einer Diskrepanz zwischen Orientierungspunkt und konkreter Erscheinung.** Orientierungspunkt und konkrete Erscheinung stimmen überein (*Spannbreite 2*, vgl. Abb. 1.14). In der nächsten Phase (*Spannbreite 3*) weichen sie deutlich voneinander ab. Die Diskrepanz kann sich durch die Verschiebung des Orientierungspunktes oder den Wandel der konkreten Erscheinung einstellen. Sie kommt allmählich oder schubweise zustande. In den hier gezeigten Fällen liegen Orientierungspunkt und konkrete Erscheinung trotz Diskrepanz im Bereich der Selbstverständlichkeiten

1

> **Beispiel**
>
> Machen Sie sich Ihren persönlichen Orientierungspunkt in Bezug auf drei konkrete Erschei-
> nungen bewusst. Sie können hierbei beliebig auswählen, doch sollte die erste überwiegend
> der Kategorie Körper, die zweite überwiegend der Kategorie Psyche und die dritte überwie-
> gend der Kategorie Geist zuzuordnen sein.
>
> Vergewissern Sie sich, ob Ihre Orientierungspunkte mit den konkreten Erscheinungen über-
> einstimmen, oder ob eine Diskrepanz besteht. In diesem Fall überlegen Sie, ob sich Ihr Orien-
> tierungspunkt verschoben hat oder die konkrete Erscheinung sich entfernt hat.

Extreme Diskrepanzen

Drastische Veränderungen im Leben, wie akute Erkrankung, Geburt eines Kindes, Tod des
Partners oder ein Lottogewinn, können dazu führen, dass die konkrete Erscheinung nicht
mehr mit den herkömmlichen Selbstverständlichkeiten identisch ist. Dies führt zu **enormen
Abweichungen** von Orientierungspunkt und konkreter Erscheinung, sodass eines von beiden sich **außerhalb der Spannbreite** der Person befindet (◘ Abb. 1.16).

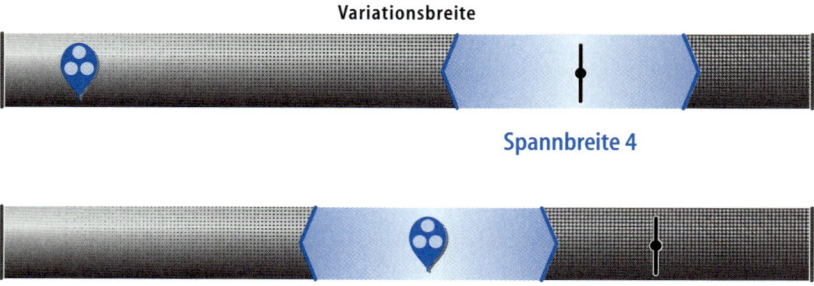

◘ Abb. 1.16 **Die beiden Formen extremer Diskrepanzen zwischen Orientierungspunkt und konkreter
Erscheinung.** Das Verhältnis von Spannbreite, Orientierungspunkt und konkreter Erscheinung hat sich gegenüber dem in Abb. 1.15 gezeigten Zustand deutlich verändert: Die konkrete Erscheinung weicht drastisch vom
Orientierungspunkt ab und steht außerhalb des Bereichs der Selbstverständlichkeiten (*Spannbreite 4*). Der Orientierungspunkt hat sich deutlich von der konkreten Erscheinung und aus dem Bereich der Selbstverständlichkeiten entfernt (*Spannbreite 5*)

Auswirkungen auf das Wohlbefinden der Person

Das Befinden einer Person ist immer Ausdruck der Einschätzung, die sie ihrem Zustand beimisst. Mitunter genügt eine geringe Abweichung von Orientierungspunkt und konkreter Erscheinung, um das Erleben, Empfinden und Verhalten nachhaltig zu beeinträchtigen. Umgekehrt kann auch eine massive Abweichung die Befindlichkeit unangetastet lassen. Wer
ständig gebeugt durchs Leben geht, muss sich nicht schlechter fühlen als ein Mensch mit auf-
rechtem Gang, auch wenn sich seine hiermit verbundene Lebensqualität durchaus optimieren ließe.

1.3.3   Aufgaben professioneller Pflegekräfte

Nachvollziehen von Phänomenen

Erkennen des fremden
Orientierungspunkts

Weil der Orientierungspunkt den subjektiven Normwert einer Person darstellt, kann sie ihn
bewusst bestimmen. Anderen dagegen bleibt dieser unmittelbare Zugang versagt. Sie müssen den Orientierungspunkt ihres Gegenübers erschließen. Dies ist ein entscheidender Teil

des Handelns professioneller Pflegekräfte. **Professionelle Pflege befasst sich deshalb mit den individuellen Normwerten einer Person.**

Die eigenen Orientierungspunkte einer Person tragen wesentlich zu individuellen Interpretationen bei, die in Abschn. 1.2 auf beschrieben wurden. Weil auch die professionelle Pflegekraft über ihre persönlichen Orientierungspunkte verfügt und damit ein individuelles Bild ihrer persönlichen Normalität besitzt, kann die spontane und unmittelbare Wahrnehmung von Phänomenen verfälscht werden.

Es kommt deshalb darauf an, sich bei der Interpretation wahrgenommener Phänomene seine eigenen Orientierungspunkte bewusst zu machen. Damit vermeidet eine professionelle Pflegekraft, ihre persönlichen Vorstellungen von Normalität zum Maßstab für andere Personen zu machen.

Die **Berücksichtigung des eigenen Standpunktes** ermöglicht das gesteuerte Erfassen konkreter Erscheinungen. Darüber hinaus **benötigt man pflegespezifische Kenntnisse** um eine möglichst breite Perspektivensynthese herzustellen. Zusätzlich ist es wichtig, die konkrete Erscheinung des Betroffenen zu dessen Spannbreite und Orientierungspunkt in Be-

Anforderungen
an die Interpretation
der Wahrnehmungen

Notwendigkeit
der Selbstreflexion

Perspektivensynthese

»

Die ... Phänomenologen ... könnten uns wieder lehren, dass es der beste Weg zum Verständnis eines anderen menschlichen Wesens ist, ... in *seine* Weltanschauung einzudringen und imstande zu sein, *seine* Welt durch seine Augen zu sehen (Maslow 1981, S. 31).

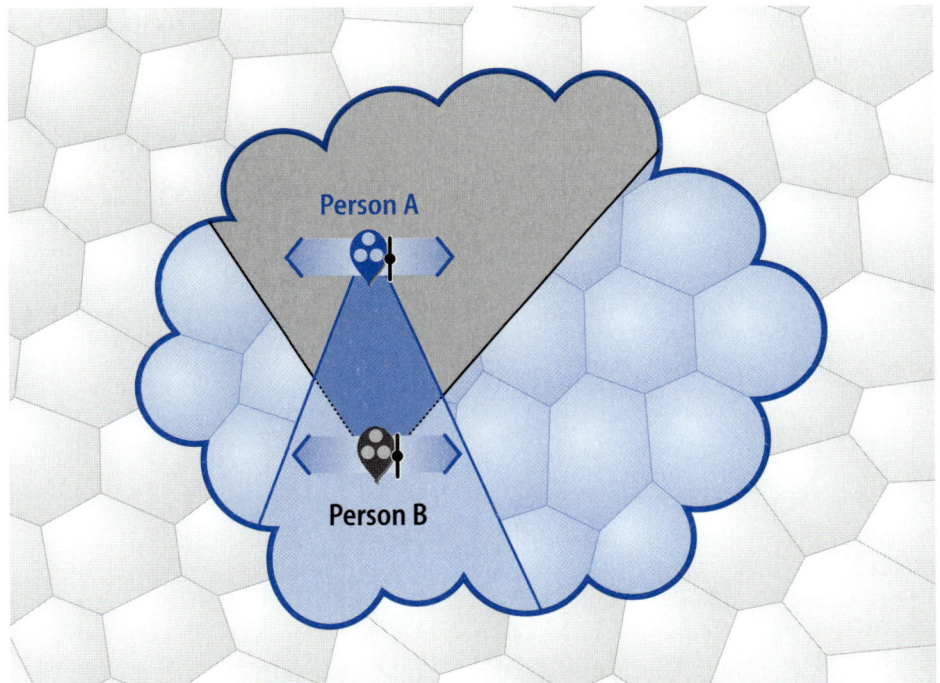

 Person in ihrer Gesamtheit – das Symbol steht stellvertretend für alle Kategorien der Person.

 Wahrnehmung einzelner Phänomene sowie von Anteilen der Situation und von jenseits der Situation Liegendem. Außerdem durch pflegespezifische Fachkenntnisse erweiterte Perspektive von Person B.

 Perspektivensynthese. Allerdings behält jede Person auch einen mehr oder weniger großen eigenen Anteil der Perspektive.

■ Abb. 1.17 **Nachvollziehen von Phänomenen bei einer Person im Bereich ihrer Selbstverständlichkeiten.** In einer Situation treffen zwei Personen in ihrer Gesamtheit zusammen. Sie nehmen die Situation, sich selbst und ihr Gegenüber aus unterschiedlichen Perspektiven wahr. Ihre Perspektiven kommen teilweise zur Deckung (= Perspektivensynthese). Person B ist in der Lage, Spannbreite, Orientierungspunkt und konkrete Erscheinung von Person A vollständig zu erschließen

1

Zentrale Aufgabe

ziehung zu setzen. Diese Schritte verdeutlichen die Bewertung von konkreter Erscheinung und Orientierungspunkt des Betroffenen. **Entscheidend** für das Wohlbefinden **ist das Selbsterleben des Betroffenen**.

Damit ist das Nachvollziehen von Phänomenen innerhalb einer Situation abgeschlossen. Es muss jedoch in jeder Situation aufs Neue erfolgen, um die **entscheidende Aufgabe professioneller Pflege** zu bewältigen: **die Annäherung an die Wirklichkeit des Betroffenen** (◨ Abb. 1.17).

Die Einschätzung des Verhältnisses von Orientierungspunkt und konkreter Erscheinung ermöglicht die Wahrnehmung einer Diskrepanz und ihrer Bedeutung für den Betroffenen. Die professionelle Pflegekraft kann dadurch Beeinträchtigungen des Wohlbefindens erkennen und feststellen, ob der Betroffene alleine in der Lage ist diese zu bewältigen.

> **Gesamtprozess des Nachvollziehens.**
> Im Anschluss an die Wahrnehmung und das gesteuerte Erfassen konkreter Erscheinungen müssen Spannbreite, konkrete Erscheinung und Orientierungspunkt des Betroffenen erkannt werden. Dadurch werden vorhandene Diskrepanzen und deren Folgen deutlich.

Dieser Prozess gehört zu den anspruchsvollsten Aufgaben einer professionellen Pflegekraft, besonders dann, wenn nur wenig Zeit zur Verfügung steht (◨ Abb. 1.18).

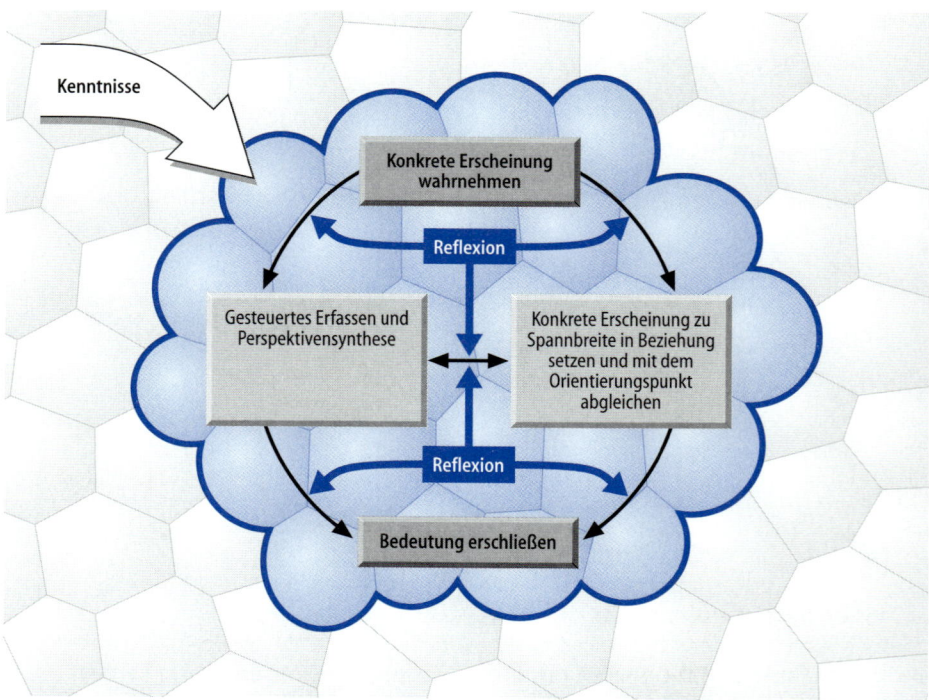

◨ Abb. 1.18 **Nachvollziehen von Phänomenen.** Das Nachvollziehen menschlicher Phänomene geht von der Wahrnehmung konkreter Erscheinungen innerhalb einer Situation aus. Daran schließt sich eine möglichst große Perspektivensynthese sowie der Vergleich von konkreter Erscheinung, Spannbreite und Orientierungspunkt an. Das Nachvollziehen gewinnt an Qualität, je umfassender das pflegespezifische Fachwissen ist und je besser die Selbstvergewisserung des eigenen Orientierungspunkts gelingt. Wichtig ist die permanente Reflexion aller Teilschritte

Grenzen des Nachvollziehens

Der Prozess des Nachvollziehens ist erschwert oder gestört, wenn einzelne Aspekte nicht erfasst werden können. Es besteht sogar die Möglichkeit, dass das Nachvollziehen von Phänomenen nicht gelingt (◘ Abb. 1.19). Diese Tatsache zeigt sich besonders bei bestimmten psychischen Erkrankungen oder beim Umgang mit Sterbenden. Die notwendigen Erkenntnisse über den Betroffenen können zustandsbedingt nicht gewonnen werden, und die Perspektivensynthese der Beteiligten ist nicht möglich. Die Betroffenen leben gleichsam in einer anderen Welt, die für Außenstehende verschlossen bleibt.

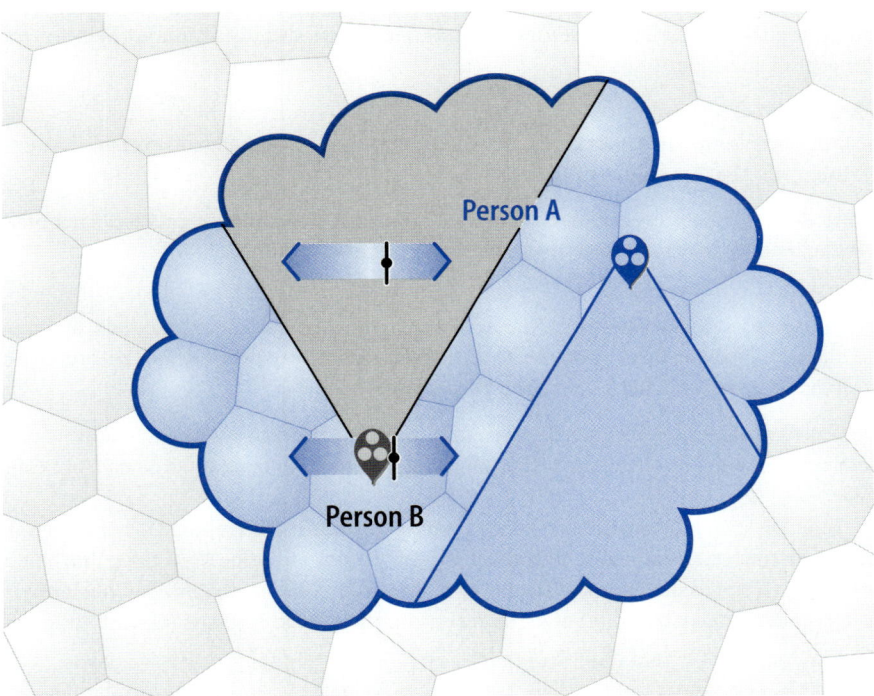

◘ Abb. 1.19 **Beispiel für die Unmöglichkeit des Nachvollziehens von Phänomenen.** Person A befindet sich mit ihrer konkreten Erscheinung so weit außerhalb ihrer Spannbreite, dass sie weder ihren eigenen Orientierungspunkt wahrnehmen kann, noch die andere Person. Zwar ist die Perspektive jeder Person unverändert (vgl. Abb. 1.17), aber durch die Verschiebung der Perspektive von Person A kommt keine Perspektivensynthese zustande. Person B kann die konkrete Erscheinung von Person A nicht nachvollziehen

1.3.4 Handlungsmöglichkeiten professioneller Pflege

Entwicklung von Diskrepanzen

Um die Handlungsmöglichkeiten professioneller Pflege zu verstehen, ist es notwendig, zunächst die mögliche Entwicklung der Diskrepanzen zu definieren:

- Verringerung oder Beendigung der Diskrepanz,
- Vergrößerung der Diskrepanz,
- Neuorientierung oder Neuausprägung,
- unverändert anhaltende Diskrepanz,
- Auftreten zusätzlicher Diskrepanzen bei anderen Phänomenen.

Entwicklungsrichtungen

> **Beispiel**
> Versuchen Sie bitte selbst, aus den bisherigen Ausführungen die Entwicklung der Diskrepan-
> zen eines Phänomens abzuleiten: Benennen Sie für jedes Element der obigen Aufzählung
> ganz konkret, wie sich Orientierungspunkt und konkrete Erscheinung entwickeln.

Verringerung, Beendigung oder Vergrößerung der Diskrepanz

Die Annäherung von konkreter Erscheinung und Orientierungspunkt, besonders bei geringfügigen Diskrepanzen, führt zu einer Verringerung oder Beendigung des Zustandes. Diese Entwicklung kann ohne weiteres Zutun vonstatten gehen. Im umgekehrten Fall wäre eine
entsprechende Vergrößerung der Diskrepanz die Folge.

Neuorientierung oder Neuausprägung

Neuorientierung bedeutet, dass es einer Person gelingt, ihren Orientierungspunkt in Bezug auf die konkrete Erscheinung neu zu bestimmen. Dies ist besonders dann wichtig, wenn
es unmöglich ist, die konkrete Erscheinung jemals wieder auf ihren vorherigen Ausprä-
gungsgrad zurückzuführen.

> **Beispiel**
> Wer einen Arm oder ein Bein verliert, wird zeitlebens ein völlig anderes körperliches Erschei-
> nungsbild besitzen als zuvor.

Wenn der Orientierungspunkt sich von der konkreten Erscheinung entfernt hat, besteht die
Möglichkeit einer **Neuausprägung** der konkreten Erscheinung.

> **Beispiel**
> Als der Schauspieler Robert de Niro für den Film »Raging Bull« einen alternden, übergewich-
> tigen ehemaligen Boxer verkörperte, stellte er über etliche Wochen seine Ernährungsweise
> um, sodass er tatsächlich über 20 kg zunahm.

Unverändert anhaltende Diskrepanz

Die Entfernung von konkreter Erscheinung und Orientierungspunkt verändert sich nicht,
sodass sich keine Verringerung, Vergrößerung, Neuorientierung oder Neuausprägung einstellt.

Auftreten zusätzlicher Diskrepanzen

Eine Diskrepanz hinsichtlich eines Phänomens kann Diskrepanzen bei anderen Phänomenen nach sich ziehen, schlimmstenfalls einer ganzen Reihe konkreter Erscheinungen
und ihrer Orientierungspunkte. Da alle Kategorien der Person in ständiger Wechselwirkung
miteinander stehen, tritt die Entwicklung zusätzlicher Diskrepanzen relativ häufig auf.

> **Beispiel**
> Angenommen, eine Person macht innerhalb kürzester Zeit eine drastische körperliche
> Veränderung durch, etwa den Verlust einer Extremität. Dann kann es sein, dass sie an-
> schließend eine starke Einschränkung ihres Selbstwertgefühls erlebt, sich ganz allgemein
> unwohl fühlt und den Kontakt mit anderen Menschen meidet.

Aufgaben der Medizin

Grundlagen

Das Wesen der Pflege lässt sich durch einen Vergleich mit der Medizin veranschaulichen.
Zunächst klagt ein Patient über ein bestimmtes Symptom, oder der Arzt erhebt im Rahmen
einer allgemeinen Untersuchung einen Befund. Er wird verschiedene diagnostische Maß-
nahmen durchführen, um die Ursache des Symptoms festzustellen. Dabei wird er auch die
Gesamtsituation des Patienten in seine Überlegungen einbeziehen. Zwei zentrale **naturwis-
senschaftliche Überlegungen** haben einen medizinisch relevanten Charakter:
- »Jedes Symptom hat eine bestimmte Ursache« und
- »Die Behebung der Ursache führt zum Verschwinden des Symptoms.«

Kausalitätsprinzip

Dieses Verfahren beruht entscheidend auf dem so genannten Kausalitätsprinzip. Es besagt,
dass bestimmten Sachverhalten stets eine Ursache zugrunde liegt und bestimmte Maßnah-

men zwangsläufig zu spezifischen Ergebnissen führen. Folglich bestehen die Aufgaben der Medizin in

- Feststellung des Symptoms,
- Ursachenforschung, also Diagnose,
- Ursachenbehebung, also kausale Therapie,
- Behandlung eines Symptoms, dessen Ursache nicht auffindbar ist, also symptomatische Therapie,
- Linderung eines Symptoms, sofern es nicht ursächlich therapierbar ist, also palliative Therapie.

In **Abhängigkeit von vorgegebenen Maßstäben,** etwa Laborwerten, klassifiziert der Arzt einen Menschen als gesund oder krank. Seine vorrangige Aufgabe ist die Wiederherstellung der Gesundheit, sodass sich die gemessenen Werte wieder im vorgegebenen Toleranzbereich bewegen. Ist Gesundung im Sinne der Ursachenbeseitigung nicht möglich, kann symptomatisch oder palliativ therapiert werden, oder aber die Therapiemöglichkeiten sind gänzlich erschöpft.

Zentrale Aufgabe der Medizin

Ansatzpunkt und Aufgaben professioneller Pflege

Im Unterschied dazu geht **professionelle Pflege** davon aus, dass ein Mensch, auch der im medizinischen Sinne Kranke, zu jedem Zeitpunkt entsprechend seinen Möglichkeiten optimal entfaltet ist. Deshalb wird professionelle Pflege immer im Zusammenhang mit individueller Hilfsbedürftigkeit unterschiedlicher Qualität und unterschiedlichen Ausmaßes erforderlich, auch dort, wo der Mediziner nicht mehr tätig werden kann oder noch keinen Anlass für Handlungen sieht. Pflegekräfte müssen die pflegerelevante **Hilfsbedürftigkeit** feststellen und auf sie reagieren.

Feststellen der Hilfsbedürftigkeit

Dies geschieht, indem sie zunächst Lebensphänomene möglichst unvoreingenommen, direkt und ganzheitlich nachvollziehen. Der **Maßstab für Art und Umfang des weiteren Handelns ist** aber kein vorgegebener Normwert, wie in der Medizin, sondern **die Person mit ihrem aktuellen Befinden.** Dieser subjektive Wertmaßstab des Betroffenen ist mitunter schwieriger zu ermitteln als ein statistisch festgelegter.

Ermitteln individueller Maßstäbe

Nach dem Ermitteln von Diskrepanzen und dem Feststellen ihrer Art besteht die nächste Aufgabe darin zu erschließen, inwieweit das Befinden des Betroffenen beeinträchtigt ist und ob er mit der Diskrepanz alleine angemessen umgehen kann.

Orientierung an Diskrepanzen und individuellen Handlungsmöglichkeiten

> **Hilfsbedürftigkeit.**
> Sie ist gegeben, wenn eine oder mehrere Diskrepanzen vorliegen, die das Befinden des Betroffenen beeinträchtigen und mit denen er nicht allein zurecht kommt.

Anschließend bestimmt die Art der Diskrepanz und ihre mögliche Entwicklung die weiteren **Handlungsmöglichkeiten** (◘ Tabelle 1.1).

Tabelle 1.1 gibt lediglich eine **Richtung** des möglichen Handelns vor. Sie bedient sich eher abstrakter Begriffe und legt in keiner Weise konkrete Maßnahmen fest. Diese können von Situation zu Situation unterschiedlich sein. Deshalb muss eine professionelle Pflegekraft die jeweilige Maßnahme, an pflegerischen Prinzipien orientiert, strategisch bestimmen (s. dazu Kap. 4 – Prinzipien und Kap. 5 – Pflegestrategien).

1

■ Tabelle 1.1 **Handlungsmöglichkeiten professioneller Pflege,** orientiert an den Diskrepanzen zwischen konkreter Erscheinung und Orientierungspunkt

Entwicklung von Diskrepanzen	Handlungsmöglichkeiten der Pflege
Verringerung, Aufhebung	Unterstützung bei der Verringerung, Aufhebung
Vergrößerung	Verhindern der Vergrößerung
Neuorientierung oder Neuausprägung	Unterstützung bei Neuorientierung und Neuausprägung
Weiterbestehen	Hilfe zur Akzeptanz
Auftreten zusätzlicher Diskrepanzen bei anderen Phänomenen	Verhindern des Auftretens zusätzlicher Diskrepanzen und Unterstützung wie oben, falls es zum Auftreten kommt

> **Beispiel**

Exemplarische Handlungs-
möglichkeiten

Stellen Sie sich vor, das Bein einer Person sei durch eine Versteifung im Kniegelenk beeinträchtigt. Gleichgültig, worauf die Versteifung beruht, sie führt in jedem Fall zu veränderten Bewegungsmustern, die häufig falsch sind, weil der Betroffene einerseits bestimmte Teile seines Bewegungsapparats unangemessen schont, andere wiederum übermäßig belastet. Dies kann bis zu ursprünglich nicht vorhandenen Fehlhaltungen gehen, die den Betroffenen zusätzlich beeinträchtigen. Deshalb ist es für ihn sinnvoll, möglichst früh neue und richtige Bewegungsabläufe zu erlernen.

Mehrdimensionalität
konkreter Maßnahmen

Angemessene Pflegestrategien unterstützen das Neulernen oder mindern die Beeinträchtigung. **Ein und dieselbe Maßnahme kann verschiedene Handlungsmöglichkeiten realisieren**:

- Professionelle Pflegekräfte leisten einen Beitrag, die **Vergrößerung** der Diskrepanz zu **verhindern**.
- Gezieltes Neulernen von Bewegungsabläufen bedeutet, dass sich eine **neue konkrete Erscheinung** ausprägt. Diese kann sich dem Orientierungspunkt des Betroffenen annähern.
- Denkbar ist aber auch, dass die dauerhafte Gelenkversteifung eine bleibende Diskrepanz zwischen konkreter Erscheinung und Orientierungspunkt darstellt, sodass die Aufgabe professioneller Pflege darin besteht, **Hilfe zur Akzeptanz** zu leisten.
- Schließlich sorgt die Kontrolle und Korrektur der Bewegungsabläufe dafür, dass **weitere Diskrepanzen verhindert** werden können.

Begriff der Handlung und der professionellen Pflege

Verständnis von Handlung

Pflegerisches Handeln bezieht neben den »körpernahen« Tätigkeiten weitere Maßnahmen ein, etwa die Beratung. Handeln bedeutet aber auch, Tätigkeiten zu unterlassen und weitere Entwicklungen abzuwarten. Es besteht grundsätzlich nicht nur in sichtbaren Verrichtungen.

Zu den »unsichtbaren« Anteilen pflegerischen Handelns gehören das Wahrnehmen und Nachvollziehen von Phänomenen und weitere, in Abschn. 1.4 beschriebene Entscheidungsschritte.

Hilfsbedürftigkeit

Pflege beschäftigt sich nicht nur mit Menschen, die im medizinischen Sinn krank sind, sondern hat grundsätzlich die Aufgabe, durch das Nachvollziehen von Phänomenen festzustellen, ob und inwieweit eine pflegerelevante Hilfsbedürftigkeit vorliegt.

Der Begriff Hilfsbedürftigkeit ist neutraler und umfassender als der Ausdruck Pflegebedürftigkeit. Dennoch werden in diesem Buch beide Begriffe gleich bedeutend verwendet, weil das Modell von einem weiten Begriff von professioneller Pflege ausgeht.

Der Begriff pflegerelevante Hilfsbedürftigkeit ersetzt in diesem Buch den Begriff Krankheit aus medizinischer oder sozialwissenschaftlicher Sicht. Ein eng auf Krankheit, Behinderung oder sonstige Defizite bezogenes Verständnis von Pflege ist mit dem hier entwickelten Konzept nicht vereinbar.

Hilfsbedürftigkeit kann schon bei geringen Diskrepanzen vorliegen. Sie muss nicht erst bei großen Abweichungen von Orientierungspunkt und konkreter Erscheinung gegeben sein, sondern kann bereits dann bestehen, wenn es hinsichtlich eines Phänomens nicht die geringste Diskrepanz gibt. Dies ist bei einer **objektiven Hilfsbedürftigkeit** der Fall, wie sie in bestimmten Lebensaltern vorkommt, etwa bei Säuglingen oder Kindern, aber auch bei Menschen mit bleibenden Erkrankungen.

Dimensionen der Hilfsbedürftigkeit

> **Beispiel**
> Ein querschnittgelähmter Mensch kann sich nicht bewegen, aber trotzdem über einen vollkommen mit dieser konkreten Erscheinung übereinstimmenden Orientierungspunkt verfügen. Auch er muss selbstverständlich gepflegt werden, da er sich in verschiedenen Bereichen nicht selbstständig versorgen kann.

Vorliegen objektiver Hilfsbedürftigkeit

> **Objektive Hilfsbedürftigkeit.**
> Sie liegt unabhängig von Diskrepanzen in bestimmten Lebensaltern und bei Menschen mit bleibenden Erkrankungen vor. Ein Säugling benötigt objektiv Hilfe, damit sein Überleben gesichert ist.

Die Aufgabe professioneller Pflege beschränkt sich nicht auf die Begleitung bei einer Krankheit oder beim Gesundungsprozess. Sie besteht auch in der Unterstützung einer gesunden Lebensweise, die vom Vorliegen einer Erkrankung unabhängig ist. Sie bezieht sich darüber hinaus potenziell auf **alle Menschen**, seien es Patienten, Heimbewohner oder Angehörige.

Aufgabenbereich professioneller Pflege

Schließlich findet professionelle Pflege in den verschiedensten **Umgebungen und Einrichtungen** statt: im häuslichen Umfeld, in der Werksambulanz, im Pflegeheim, in einer psychiatrischen Tagesklinik, im Krankenhaus, aber auch in anderen Einrichtungen des Gesundheitswesens, selbst als Referent bei Bildungsveranstaltungen für Betroffene.

Professionelles pflegerisches Handeln orientiert sich immer unmittelbar an der pflegebedürftigen Person und ist deshalb **personbezogen**. Es muss aber zugleich den Erfordernissen des benötigten Materials oder der korrekten Anwendung von Pflegestrategien gerecht werden. Insofern ist es **sachbezogen**. Außerdem ist es eingebettet in ein gesellschaftliches Umfeld, dessen Auswirkungen in der Pflegesituation nur indirekt bemerkbar sind. Dadurch ist es immer auch **gesellschaftsbezogen**.

Dimensionen professionellen Handelns

Die bisherigen Ausführungen liefern den theoretischen Hintergrund für die Vorstellungen von professioneller Pflege:

Pflegeverständnis

- Die Definition der Situation und der sie konstituierenden Elemente (s. Abschnitt 1.1) lässt verschiedene Umgebungen und Institutionen zu, in denen Pflegekräfte handeln.
- Die Kombination der Umgebung oder Institution mit dem Begriff Betroffener geschieht vor dem Hintergrund der in Abschn. 1.1 ausgeführten Elemente des Menschenwissens. Sie bringt zum Ausdruck, dass professionelle Pflegekräfte sowohl mit einzelnen Menschen, aber auch mit ihnen nahe stehenden Personen oder mit Gruppen umgehen.

1

1.3.5 Erläuterung anhand eines Beispiels

Die folgende Situation wurde ausgewählt, um den Prozess der Entscheidungsfindung auf der Basis des Nachvollziehens zu verdeutlichen. Das Gesprächsprotokoll gibt nicht nur Aufschluss über den äußeren Ablauf, sondern, wenngleich stark verkürzt, auch über die Wahrnehmungen der Pflegeperson, ihre Interpretationen und Gedankengänge.

> **Beispiel**
>
> Frau Acht: »Ich möchte etwas trinken«.
> Sie spricht mit fordernder Stimme und schaut mir direkt ins Gesicht. Diesen Wunsch äußert sie zum ersten Mal. Es ist erfreulich, dass sie so wach ist, und ich möchte ihre Selbständigkeit unterstützen. Liegend zu trinken funktioniert nicht gut, aber sitzend wird sie sich kaum verschlucken.
> »Das freut mich, dass Sie mir das sagen. Was möchten Sie denn trinken?«
> Frau Acht: »Am liebsten ein Glas Milch.«
> Sie sagt dies sehnsuchtsvoll und schaut mich fast verklärt dabei an. Sicherheit und Freiheit sind übergeordnet und müssen gewährleistet sein; die Risiken sind gering; im Kühlschrank müsste Milch sein; Frau Acht dürfte Milch zusätzlich zur Sondenkost vertragen und keine Beschwerden bekommen; die Selbständigkeit wird gefördert; die Lebensqualität wird optimiert.
> »Ich gehe und hole ein Glas Milch für Sie.«

> **Beispiel**
>
> Die **Spannbreite** für die konkrete Erscheinung »Trinken« liegt für Frau Acht zwischen: »nicht selbst trinken können« und »selbstständig trinken können«.
> Der **Orientierungspunkt** von Frau Acht befindet sich bei: »selbstständig trinken können«. Selbst etwas trinken zu können, ist für Frau Acht normal.
> Die **konkrete Erscheinung** ist bei Frau Acht an dem Punkt: »nicht selbstständig trinken können«; sie kann nicht aufstehen und hat keine Milch.

Es besteht eine Diskrepanz zwischen Orientierungspunkt und konkreter Erscheinung. Die **Perspektivensynthese** wird hergestellt auf der Basis von:

- **Allgemeinen menschlichen Grundlagen:** Ich verstehe, was Frau Acht sagt. Ich kann mir vorstellen, dass sie Durst hat.
- **Selbstwahrnehmung:** Ich persönlich würde in dieser Situation lieber eine kühle Limonade trinken.
- **Reflexionsfähigkeit:** Frau Acht trinkt Milch genauso gerne, wie ich Limonade.
- **Pflegespezifischen Fachkenntnisse:** Das Trinken funktioniert liegend nicht, sitzen ist möglich und förderlich, Frau Acht verträgt die Milch.

Die **Handlungsmöglichkeiten** der Pflege sind in diesem Fall folgende:

- Unterstützung bei der Aufhebung der Diskrepanz: Ich werde Frau Acht die Milch holen und ihr beim Sitzen behilflich sein.
- Verhinderung einer Vergrößerung der Diskrepanz: Die Bewegung wirkt sich günstig auf die Kreislaufsituation aus, verbessert das Befinden von Frau Acht, fördert die Selbständigkeit und die Möglichkeit der Nahrungsaufnahme.
- Verhinderung des Auftretens zusätzlicher Diskrepanzen: durch Verbesserung der Aktivität, der Vitalität, der Kommunikation und der Flüssigkeitsbilanz.

Zusammenfassung

Abschnitt 1.3 vervollständigt die Darstellung des Nachvollziehens und ermöglicht einen Überblick über die Aufgaben professioneller Pflege:

Das Nachvollziehen von Phänomenen ist der Kernpunkt professionellen pflegerischen Handelns. Das Ziel des Nachvollziehens ist das Minimieren verfälschender Einflüsse auf die unmittelbare spontane Wahrnehmung und die Wahrnehmung der Realität des Betroffenen. Es beinhaltet die Ermittlung des Orientierungspunkts unter Einbeziehung pflegespezifischen Fachwissens und reflexiver Distanzierung. Konkrete Erscheinung, Spannbreite und Orientierungspunkt des Betroffenen müssen zueinander in Beziehung gesetzt werden. Dadurch sind professionelle Pflegekräfte in der Lage die Hilfsbedürftigkeit des Betroffenen zu erkennen.

Professionelle Pflege orientiert sich an individuellen, subjektiven Normwerten des Betroffenen. Ihr stehen je nach Art und Entwicklung der Diskrepanzen zwischen konkreter Erscheinung und Orientierungspunkt unterschiedliche Handlungsmöglichkeiten zur Verfügung.

1.4 Prozess des professionellen pflegerischen Handelns

1.4.1 Ablauf von Situationen
1.4.2 Formen professioneller Pflege
1.4.3 Pflegerische Verantwortung
1.4.4 Grundsätzliche Vorgehensweisen
1.4.5 Pflegerische Prinzipien, Strategien und das Ziel pflegerischen Handelns
1.4.6 Bedingungsfelder professioneller Pflege
1.4.7 Erweiterung des Begriffs Situation
Literatur

Zentrale Inhalte

- Die Schritte und Bedingungen pflegerischen Handelns beschreiben und an Beispielen erläutern.
- Unter Berücksichtigung der vorigen Abschnitte den Handlungsbegriff definieren und seine Reichweite bestimmen.
- Zusammenfassend die Unterschiede zwischen professioneller Pflege, Laienpflege und Medizin benennen.

Schlüsselbegriffe

Pflegerisches Handeln – Verantwortung – grundsätzliche Vorgehensweisen – Prinzipien – Pflegestrategien – Lebensqualität – Bedingungsfelder

1.4.1 Ablauf von Situationen

Auch wenn sich eine professionelle Pflegekraft zum wiederholten Mal in einer Situation befindet, in der es eine scheinbar gleiche Maßnahme durchzuführen gilt, darf sie sich bei ihrer Wahrnehmung nicht von falscher Routine oder vorgefertigten Meinungen leiten lassen, son-

Anspruch an professionelle Pflegekräfte

1

dern benötigt eine **professionelle Unbefangenheit**. Die Ursachen einer Erscheinung können variieren, wenn man sie in verschiedenen Situationen wahrnimmt.

Vielfalt der Situationen

> **Beispiel**
> Angenommen, ein Betroffener lässt wiederholt sein Mittagessen unberührt stehen. Dann kann es sein, dass er sich am ersten Tag an seine neue Umgebung erst gewöhnen muss und in dieser Phase keine Nahrung zu sich nehmen möchte. Am nächsten Tag wird eine Speise angeboten, die er spontan verabscheut. Am dritten Tag vergeht ihm angesichts seines neuen Zimmernachbarn der Appetit, der vor dem Essen seine Zahnprothese aus dem Mund nimmt.

1.4.2 Formen professioneller Pflege

Ebenen der Verständigung

Im Anschluss an das Nachvollziehen konkreter Erscheinungen werden Handlungen notwendig, die von der jeweiligen Ausgangssituation abhängen. Grundsätzlich ist dabei vorauszuschicken, dass **pflegerisches Handeln** entweder **einvernehmlich** mit dem Betroffenen stattfindet, oder aber, in Ausnahmefällen, als **Zwangsmaßnahme**, die sich unter bestimmten, streng definierten Bedingungen über seinen Willen hinwegsetzt.

> **Pflegerisches Handeln.**
> Es umfasst die Gesamtheit dessen, was professionelle Pflegekräfte innerhalb einer Situation leisten. Es erstreckt sich auf alle zum Handeln gehörenden Prozesse der Wahrnehmung, Verarbeitung und Reaktion.

Die Formen professioneller Pflege sind:
- Pflege mit Einverständnis des Betroffenen,
- Pflege bei Verweigerung durch den Betroffenen,
- Pflege als Zwangsmaßnahme.

Nachvollziehen konkreter Erscheinungen als Beginn pflegerischen Handelns

In vielen stationären Pflegeeinrichtungen können die Bewohner oder Patienten selbstständig ihre alltäglichen Aktivitäten ausüben, etwa ihre Mahlzeiten einnehmen. Die Aufgabe professioneller Pflegekräfte besteht darin sich zu vergewissern, ob die einzelnen Personen dazu in der Lage sind. Ist dies der Fall, liegt für dieses Phänomen keine Hilfsbedürftigkeit vor, denn es existiert keine Diskrepanz zwischen konkreter Erscheinung und Orientierungspunkt des Betroffenen. Pflege hat trotzdem stattgefunden, weil eine Pflegekraft durch Nachvollziehen das Fehlen der Hilfsbedürftigkeit festgestellt hat.

Pflege mit Einverständnis des Betroffenen

Einverständnis am Beispiel der Nahrungsaufnahme

Wenn eine Person bei der Nahrungsaufnahme Hilfe braucht und das angebotene Essen entgegennimmt, ist davon auszugehen, dass der Betroffene mit dem **Angebot** einverstanden ist. Das weitere Handeln der Pflegekraft orientiert sich in diesem Fall an der Art der Hilfsbedürftigkeit: Kann der Betroffene die Speisen nicht zerkleinern, wird sie dies für ihn tun, vermag er die Nahrung nicht zum Mund zu führen, reicht sie sie ihm.

Pflege bei Verweigerung durch den Betroffenen

Akzeptanz einer Verweigerung

Wenn ein Pflegebedürftiger nicht essen will, sollte unabhängig vom Grad seiner Hilfsbedürftigkeit die Möglichkeit in Betracht gezogen werden, diesen Willen zu akzeptieren. Die Pflegekraft sollte aber unbedingt nach seinem Beweggrund fragen und deutlich machen, dass sie das Nahrungsangebot aufrecht erhält. Sie sollte seine Willensäußerung grundsätzlich respektieren, denn gegen seinen erklärten Willen darf die Pflegekraft nur unter bestimmten Bedingungen handeln.

Die Akzeptanz der Verweigerung fällt leichter, wenn sich der Betroffene in einem guten Ernährungszustand befindet. Außerdem ist es nicht unbedingt ungewöhnlich, dass eine Person eine Mahlzeit nicht einnehmen möchte. Der Vorgang muss jedoch dokumentiert und die entsprechende Information an andere Pflegekräfte weitergegeben werden.

Auch das **Gewährenlassen** entspricht **pflegerischem Handeln**, weil eine Handlung nicht nur in der Durchführung oder Durchsetzung notwendiger Maßnahmen besteht, sondern auch im **begründeten Unterlassen**.

Wenn eine pflegebedürftige Person die Nahrungsaufnahme dauerhaft ablehnt oder sie trotz erheblichen Untergewichts verweigert, würde ein Gewährenlassen zu ernsthaften Komplikationen führen. Dies könnte erhebliche körperliche Beeinträchtigungen oder gar den Tod des Betroffenen nach sich ziehen.

Deshalb darf eine professionelle Pflegekraft es in diesem Fall nicht beim Ermitteln der Ursache für die Verweigerung belassen. Sie ist vielmehr aufgrund ihrer **Fürsorgepflicht**, die auch die **Abwehr von Gefahren** beinhaltet, dazu gezwungen, geeignete Maßnahmen zu ergreifen, um die Nährstoffversorgung des Betroffenen aufrecht zu erhalten. Auch hier darf sie grundsätzlich nicht gegen seinen Willen handeln, selbst dann, wenn der Betroffene trotz Einsichtsfähigkeit und ausreichender Aufklärung bei seiner Ablehnung bleibt.

Pflege als Zwangsmaßnahme

Die zwangsweise Versorgung eines Pflegebedürftigen gegen seinen erklärten Willen darf nur unter exakt definierten rechtlichen Bedingungen erfolgen. Relativ oft ereignet sich Pflege unter Zwang im Zusammenhang mit der vorübergehenden Freiheitsbeschränkung oder -entziehung des Pflegebedürftigen, etwa durch das Fixieren mit einem Gurt. Häufig finden auch Zwangsmedikationen oder -ernährung statt.

Besonders wichtig ist hier, dass die Entscheidung zur zwangsweisen Ausübung der Pflege **unter keinen Umständen durch die Pflegekraft alleine** erfolgen darf. Laut Unterbringungsgesetz sind die Voraussetzungen hierfür genau definiert, etwa das Vorliegen einer Eigen- oder Fremdgefährdung des Betroffenen.

Da jedes Bundesland eigene Regelungen vorsieht, kann in diesem Rahmen nicht näher darauf eingegangen werden.

Fest steht jedoch, dass Pflege unter Zwang eine äußerst schwierige und frustrierende Aufgabe darstellt, besonders dann, wenn der Betroffene sich gegen die Maßnahmen zu wehren versucht. Dies ist ein ethisches Dilemma, dem man sich als professionelle Pflegekraft stellen muss. Wichtig ist ferner, dass Zwangsmaßnahmen grundsätzlich neben der Gefahrenabwehr auch zum Selbstschutz der Pflegekräfte stattfinden können.

Einvernehmliches Handeln

Der Großteil pflegerischen Handelns findet einvernehmlich mit dem Betroffenen statt. Er umfasst alle Maßnahmen, die unter die Begriffe **Einverständnis** und **Verweigerung** fallen. Für die Verweigerung trifft dies deshalb zu, weil der Betroffene grundsätzlich ein mündiger Mensch ist. Deshalb hat er das Recht, eine Entscheidung zu treffen, die sich von der Sichtweise der Pflege oder Medizin unterscheidet.

Einvernehmlich bedeutet in diesem Sinne die Akzeptanz einer Entscheidung, die der Betroffene für sich selbst fällt, selbst wenn sie nicht mit dem übereinstimmt, was aus Exper-

Verweigerung
ohne Konsequenzen

Auch Unterlassen ist eine Form des Handelns (Habermas 2002, S. 24).

Verweigerung
mit Konsequenzen

Gesetzliche Grundlage

Abwehr von Gefahren,
Fremd- und Selbstschutz

Entscheidungsfreiheit
des Betroffenen

Akzeptanz
von Entscheidungen

tensicht geboten ist. Dies gilt ebenso, wenn andere Personen an Stelle des Betroffenen entscheiden: Erziehungsberechtigte statt ihrer Kinder, gesetzliche Betreuer für die von ihnen Betreuten.

◻ Abbildung 1.20 veranschaulicht die bisher geschilderten Stationen pflegerischen Handelns.

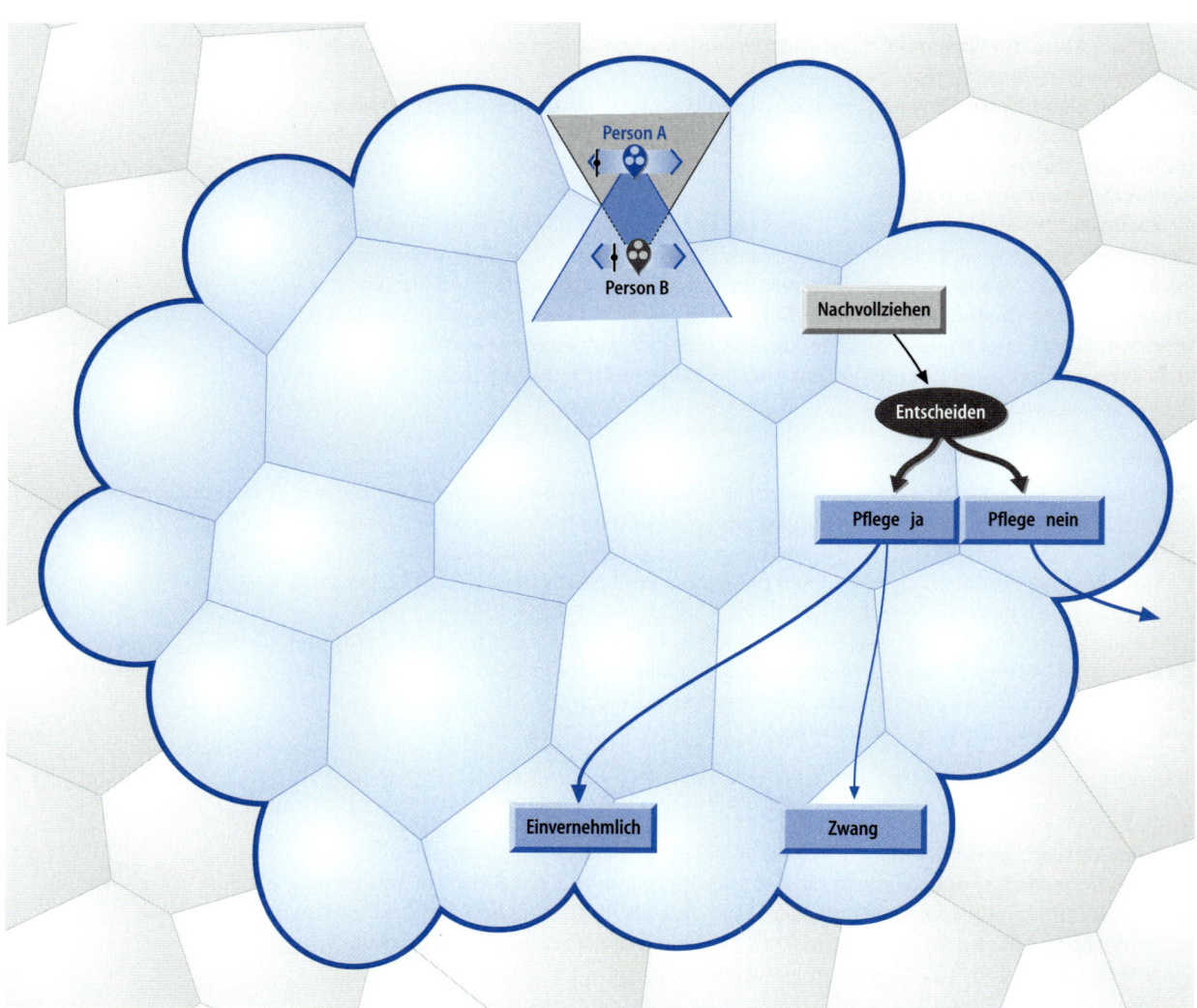

◻ **Abb. 1.20   Pflegerisches Handeln I – Nachvollziehen von Phänomenen und Entscheidung über das weitere Vorgehen.** Pflegerisches Handeln erstreckt sich über mehrere aufeinander folgende Situationen. Den Ausgangspunkt bildet das Nachvollziehen von Phänomenen, das darüber hinaus die gesamte Situation durchzieht. Es liefert die Grundlage für alle weiteren Entscheidungsschritte. An deren Beginn steht die Feststellung der Einvernehmlichkeit mit dem Betroffenen

1.4.3 Pflegerische Verantwortung

In jeder Situation handeln Pflegekräfte verantwortlich. Sie haben nicht nur Sorge zu tragen für die Qualität des Nachvollziehens, ihre Verantwortung beinhaltet darüber hinaus das **gesamte Handeln** in jeder Situation:

Umfang der Verantwortung

- Jeder Handgriff muss korrekt ausgeführt werden.
- Die Handlung muss einen kommunikativen Zweck erfüllen.
- Das Material ist sachgerecht, ökologisch und ökonomisch einzusetzen.

All dies zusammen dient letztlich dem Ziel, die Lebensqualität des Betroffenen zu verbessern.
Folgende drei Verantwortungsbereiche sind zu unterscheiden:

- Interdisziplinärer Bereich,
- mitverantwortlicher Bereich,
- eigenverantwortlicher Bereich.

Der Begriff Verantwortung ist praktisch orientiert. Er bezieht sich darauf, wie weit das Handeln von Pflegekräften in die Arbeitsgebiete anderer Berufsgruppen eingreift oder umgekehrt von diesen mitbestimmt wird. Jeder **Verantwortungsbereich** wird in einer Situation mehr oder weniger stark ausgefüllt. Die einzelnen Anteile hängen von der Situation und von der Umgebung ab (◘ Abb. 1.21).

Reichweite

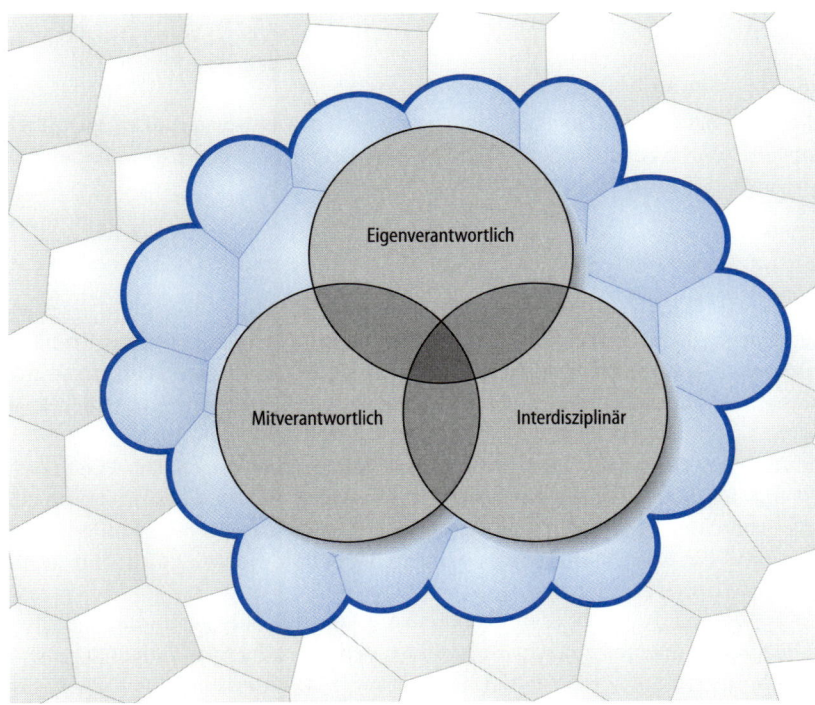

◘ Abb. 1.21 **Die drei Verantwortungsbereiche professioneller Pflege.** Die Verantwortungsbereiche beziehen sich auf das Ausmaß der berufseigenen Dimensionen des Handelns. Eine Ausgewogenheit der Bereiche, wie hier dargestellt, ist selten anzutreffen. Je nach Institution und Charakter der Situation liegt der Schwerpunkt in einem oder zwei der Verantwortungsbereiche, wobei die Überschneidung mehr oder weniger stark ausgeprägt ist

> **Verantwortungsbereiche.**
> Wesentlicher Bestandteil pflegerischen Handelns, der sich darauf bezieht, wie weit das
> Handeln professioneller Pflegekräfte in die Arbeitsgebiete anderer Berufsgruppen eingreift
> oder von diesen mitbestimmt wird.

Interdisziplinärer Bereich

Der interdisziplinäre Verantwortungsbereich erstreckt sich auf die **Zusammenarbeit mit den Mitarbeitern anderer Berufsgruppen und Abteilungen** wie Hauswirtschaft, Sozialdienst oder Labor.

> **Beispiel**
> Einen Heimbewohner zum Speisesaal zu begleiten, bedeutet interdisziplinär zu handeln,
> weil sich nach der eigenen Handlung Angehörige anderer Arbeitsbereiche um diesen
> Bewohner kümmern werden. Berufsübergreifend handelt eine professionelle Pflegekraft
> auch dann, wenn sie z. B. einem Arzt das Material für einen Verbandwechsel anreicht.
> Hier agiert sie gemeinsam mit dem Vertreter einer anderen Berufsgruppe in derselben
> Situation.

Berufsübergreifendes Handeln

Viele Tätigkeiten der Pflege, besonders im stationären Bereich, werden im Zusammenhang mit den Handlungen anderer Berufsgruppen ausgeübt. Dies ist Zeichen einer stark **arbeitsteilig organisierten Gesundheitsversorgung,** auch wenn sich Pflegekräfte dabei oft an Bedingungen orientieren müssen, die von Arbeitsabläufen anderer Berufsgruppen mitbestimmt werden.

Mitverantwortlicher Bereich

Delegation

Eine erhebliche Zahl von Tätigkeiten der Pflege wird darüber hinaus auf Pflegekräfte delegiert, entweder durch ausdrückliche ärztliche Anordnung oder durch gewohnheitsmäßige Arbeitsorganisation einer Institution.

> **Beispiel**
> Eine berufsübergreifende Aufgabe übernimmt die Pflegekraft, wenn sie selbstständig einen
> Verbandwechsel durchführt.

Rechtliche Beziehungen im Krankenhaus

Die Delegation ärztlicher Tätigkeiten auf Pflegekräfte kommt in der Institution Krankenhaus in besonderem Maße vor. Durch den Versorgungsauftrag von Krankenhäusern sind ärztliche Mitarbeiter befugt unter bestimmten Voraussetzungen Kompetenzen auf Pflegekräfte zu übertragen.

Grundlage der Delegation sind folgende vertragliche Regelungen: Der Patient schließt zunächst mit dem Krankenhaus einen **Aufnahmevertrag** ab, der die Einrichtung zur Abrechnung erbrachter Leistungen mit den Trägern der Krankenversicherung berechtigt. Außerdem wird ein **Behandlungsvertrag** abgeschlossen, mit dem er sich dem fachlichen Können der Mediziner anvertraut.

Folgen für die professionelle Pflege

Mit den Pflegekräften gibt es im Krankenhaus **keine direkte vertragliche Beziehung.** Folglich beeinflusst die medizinische Behandlung den Aufenthalt des Patienten in besonderem Ausmaß.

Eigenverantwortlichkeit in Heimen und ambulanter Pflege

In den Institutionen der **Altenpflege und der ambulanten Pflege** herrscht dagegen eine **größere Eigenverantwortlichkeit.** Altenpflegeheime sind keine Einrichtungen zur Behandlung kranker Menschen; die medizinische Betreuung erfolgt hier nicht rund um die Uhr. Deshalb haben Pflegekräfte einen erheblich größeren Spielraum bei der Gestaltung ihrer Maßnahmen. Sie können ihre eigene Kompetenz zum Maß vieler Dinge machen.

In den nicht stationären Arbeitsfeldern wie der **häuslichen Pflege** benötigen professionelle Pflegekräfte eine rechtliche Absicherung: Sobald sie als Anbieter pflegerischer Dienstleistungen Verträge mit den Pflegebedürftigen und den Kostenträgern schließen, liegt eine direkte Vertragsbeziehung vor, die ihnen einen juristisch einwandfreien eigenverantwortlichen Bereich eröffnet.

Eigenverantwortlicher Bereich

Tatsächlich haben Pflegekräfte einen eigenverantwortlichen Handlungsbereich, in dem sie kraft ihrer Fachkompetenz eigenständig über das weitere Vorgehen entscheiden. Die Eigenverantwortlichkeit zeigt sich in vielen konkreten Handlungsschritten und setzt bereits mit dem Nachvollziehen ein, das nur von professionellen Pflegekräften geleistet werden kann.

Die Eigenverantwortlichkeit setzt sich fort in vielen konkreten Beobachtungen und Aktivitäten. In der aktuellen Situation muss eine Pflegekraft viele Teilschritte professionell bewältigen, indem sie die weiteren Handlungsschritte spontan auswählt. Allein aus arbeitsorganisatorischen Gründen kann sie nicht immer einen Arzt fragen.

Die einzelnen Elemente pflegerischen Handelns folgen nicht streng aufeinander. Sie finden z. T. gleichzeitig statt und sind voneinander abhängig (◐ Abb. 1.22). Erst in ihrer Gesamtheit machen sie das pflegerische Handeln aus.

Eigenverantwortlicher Bereich

Ablauf pflegerischen Handelns

> **Beispiel**
> Bei einem Verbandwechsel muss die Pflegekraft eine ganze Reihe von Phänomenen eigenverantwortlich feststellen. Gleichzeitig übernimmt sie eine von ärztlicher Seite delegierte Aufgabe mitverantwortlich.

Interdependenz der Schritte des pflegerischen Handelns

Die Verantwortungsbereiche sind dem Nachvollziehen und der anschließenden Entscheidung nachgeordnet:
- **Das Nachvollziehen ist Ausgangspunkt pflegerischen Handelns und bestimmt durch das Element der Wahrnehmung von Phänomenen die gesamte Situation.**
- **Anschließend erfolgt immer eine Entscheidung, ob weitere Handlungsschritte erfolgen müssen und wie sie zu gestalten sind.**

1.4.4 Grundsätzliche Vorgehensweisen

In jeder Situation stehen der professionellen Pflegekraft drei **grundsätzliche Vorgehensweisen** zur Verfügung, zwischen denen fließende Übergänge existieren.

Typischerweise handelt es sich um folgende Vorgehensweisen:
- Handeln als Gegenüber,
- Handeln als Vermittler,
- Handeln als Stellvertreter.

> **Grundsätzliche Vorgehensweisen.**
> Die Aufgabe professioneller Pflegekräfte als Gegenüber, Vermittler oder Stellvertreter wird während des gesamten pflegerischen Handelns in unterschiedlicher Weise ausgeführt.

Handeln als Gegenüber

Gegenüber sein heißt, sich als **professioneller Mitmensch** in die Situation einzubringen. Das bedeutet konkret:

1

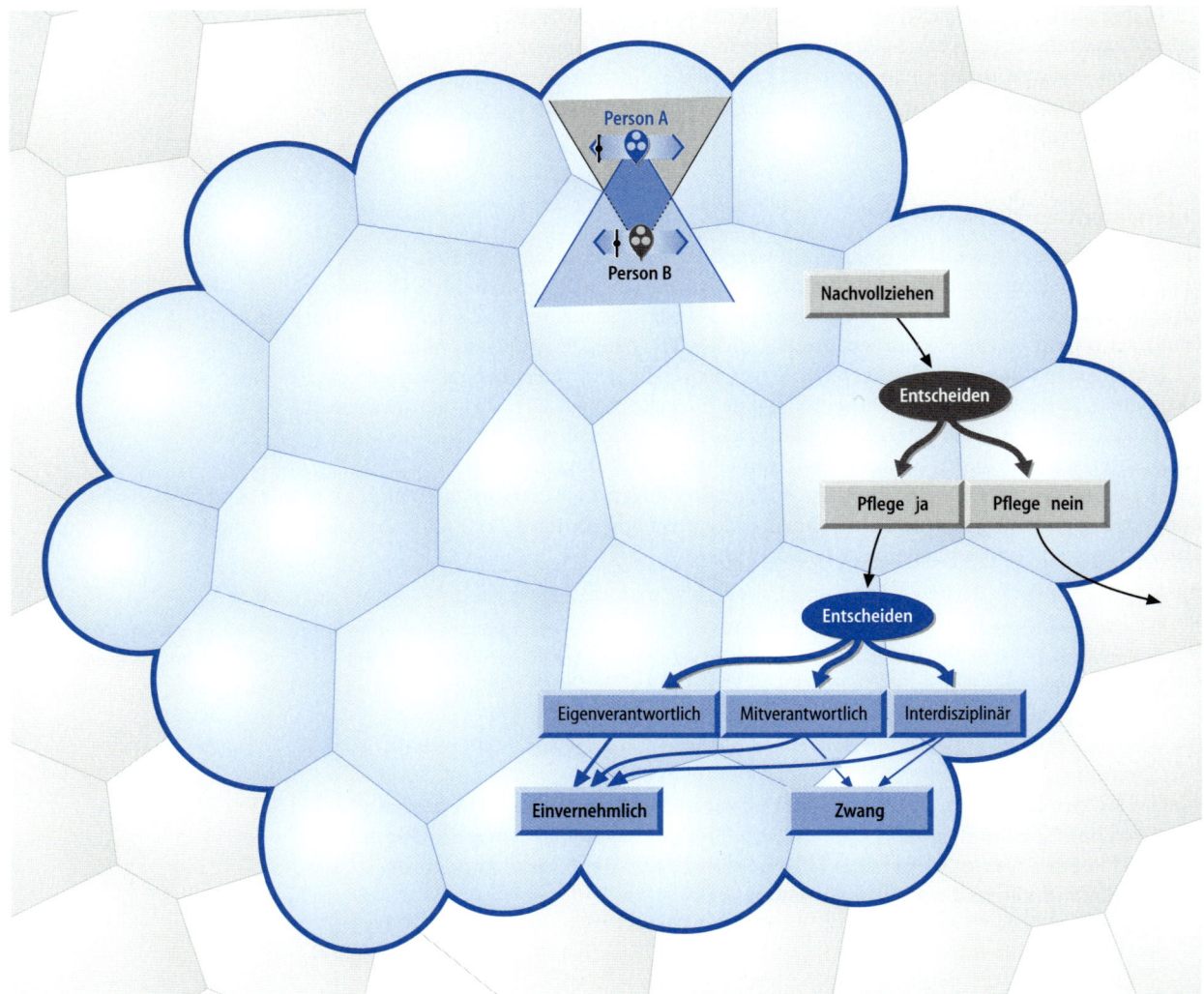

□ Abb. 1.22 **Pflegerisches Handeln II – Verantwortungsbereiche der Pflege.** Jede pflegerische Handlung beinhaltet verschieden große eigenverantwortliche, mitverantwortliche und interdisziplinäre Anteile

Funktionen

— Die bloße **Anwesenheit** der Pflegekraft kann **Sicherheit vermitteln**.
— Der Pflegebedürftige kann die Pflegeperson als **Kommunikationspartner** in Anspruch nehmen.
— Der Pflegebedürftige kann diese Funktion der Pflegekraft in Anspruch nehmen, um seine Gefühle zum Ausdruck zu bringen. Sie wird dadurch für ihn zum **Widerpart**.
— Die Pflegekraft kann als **Katalysator** wirken, d. h. , sie kann Anstoß geben für Bewusstwerdungsprozesse des Pflegebedürftigen.

Als Gegenüber fungiert die Pflegekraft **bei jedem Zusammentreffen** mit dem Pflegebedürftigen, ganz gleich, welche der zwei übrigen grundsätzlichen Vorgehensweisen sie zusätzlich ausübt.

Das Vermitteln von Sicherheit steht an erster Stelle, weil die Betroffenen den Pflegekräften oft positive Erwartungen entgegen bringen. Häufig realisieren die Betroffenen ihre Hilfsbedürftigkeit und hoffen deshalb, auf entsprechend qualifizierte Personen zu treffen, die ihnen weiterhelfen. Diese Erwartungen sind in Bezug auf die Pflegekraft ein **Vertrauensvorschuss,** der schon vor dem ersten Zusammentreffen besteht.

Sicherheit vermitteln

Die Funktion des Kommunikationspartners beginnt genau genommen bereits mit dem Nachvollziehen. Sobald eine Pflegekraft Phänomene überhaupt wahrnimmt, sind grundlegende Voraussetzungen für die Kommunikation geschaffen. Dies gilt auch dann, wenn sie mit einem bewusstlosen Menschen kommuniziert. Sie muss auch hier beachten, dass er grundsätzlich, wenn auch in stark reduzierter Weise, in der Lage ist, die Pflegekraft und ihre Handlungen zu registrieren.

Kommunikationspartner sein

Die Funktion des Widerparts ist in der Praxis häufig gegeben. Allerdings wird sich kaum eine Pflegekraft gern als Zielscheibe verbaler oder nonverbaler Attacken von Betroffenen sehen, auch wenn sie Verständnis für diese Reaktionen aufbringt. Tatsächlich liegt die Ursache in vielen Fällen nicht bei der Pflegekraft persönlich, sondern in **aufgestauten Gefühlsregungen** des Betroffenen, mit denen sie konfrontiert wird, weil sie am häufigsten in Kontakt mit ihm steht.

Als Widerpart fungieren

In der Rolle des Katalysators kann die professionelle Pflegekraft Prozesse des Bewusstwerdens und der Verhaltensänderung des Betroffenen gezielt unterstützen. Da es sich jedoch um langwierige Veränderungen handelt, ist das Ergebnis v. a. im Krankenhaus, aufgrund der kurzen Verweildauer, nicht mehr festzustellen.

Als Katalysator wirken

Kennzeichen von **Professionalität** in der Pflege ist, dass die Pflegekraft eine situations- und personengerechte **Nähe** zulässt und zugleich die nötige **Distanz** wahren kann.

Handeln als Vermittler

Vermittler sein bedeutet:

- Als **Sprachrohr für den Pflegebedürftigen** zu fungieren, und zwar gegenüber
  - anderen Einzelpersonen wie Arzt, Angehörigen und anderen,
  - Institutionen, also Pflegeheim, Sozialstation und anderen,
  - gesellschaftlichen Gruppierungen und politischen Entscheidungsträgern. Da professionelle Pflege in institutionalisierter Form für die Gesellschaft zur Verfügung steht, muss sie sich mit deren Gegebenheiten auseinandersetzen.
- Als **Mentor** handeln bedeutet, den Pflegebedürftigen oder seine Angehörigen zu informieren und ihm dadurch die Möglichkeit zur Selbsthilfe zu geben. Dazu gehört:
  - die **Anleitung** des Pflegebedürftigen, z. B. beim Erlernen der Selbstinjektion oder
  - die **Beratung,** etwa hinsichtlich des Zusammenhangs von Krankheiten und Lebensgewohnheiten.

Funktionen

Kennzeichen von **Professionalität** in der Pflege ist, dass die Pflegeperson das richtige Maß an **Vernachlässigung** einerseits und der **Bevormundung des Pflegebedürftigen,** etwa durch das Überbehüten (Overprotection) andererseits, findet. Unter Berücksichtigung dieses Gleichgewichts vermittelt sie zwischen Pflegebedürftigem, sozialer und materieller Umwelt.

Handeln als Stellvertreter

Stellvertreter sein, beinhaltet, folgende Funktionen:

- **persönlicher Anwalt** und
- **Sachwalter.**

Funktionen

Dimensionen
des Stellvertreterseins

Jede professionelle Pflegeperson ist gefordert, soweit wie möglich und soviel wie nötig **für die betreffende Person** zu entscheiden, sofern diese ihre Ansicht nicht mitteilen kann oder wenn sie aufgrund mangelnder Kenntnisse oder Einsicht nicht verantwortlich zu entscheiden vermag. Außerdem muss die Pflegekraft **anstelle der betreffenden Person** dort tätig werden, wo diese körperlich, geistig oder psychisch hierzu nicht in der Lage ist.

Kennzeichen von **Professionalität** ist eine **Integrationsleistung der Pflegekraft**: Kenntnisse und Fähigkeiten sollen so eingesetzt werden, dass sie einerseits den Sachzwängen genügen und andererseits den persönlichen Bedürfnissen des Pflegebedürftigen nach Sicherheit und Freiheit gerecht werden (◘ Abb. 1.23).

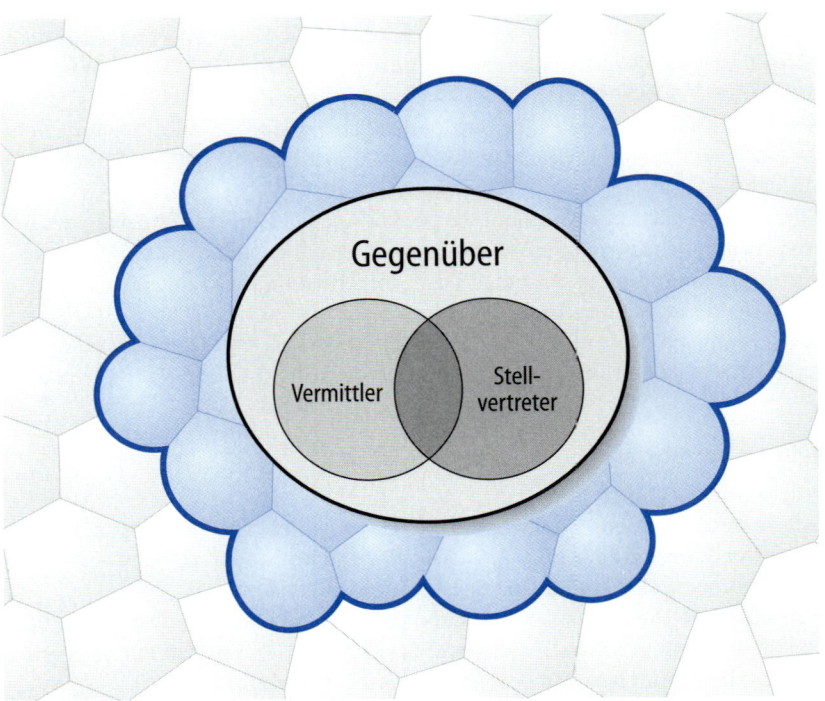

◘ Abb. 1.23 **Die drei grundsätzlichen Vorgehensweisen professioneller Pflege.** Die Kernfunktion professioneller Pflegekräfte besteht in der Aufgabe des Gegenübers und wird immer ausgeübt. Darüber hinaus können, je nach Erfordernis der Situation, Anteile des Vermittlers oder Stellvertreters kommen

Kombination der drei grundsätzlichen Vorgehensweisen

Die drei grundsätzlichen Vorgehensweisen werden während des gesamten pflegerischen Handelns in unterschiedlichem Ausmaß benötigt.

❯ **Beispiel**

Kombination
bei einem Verletzten

Im Zusammenhang mit einem Unfall kann der Bedarf an professioneller Pflege die Kombination der drei grundsätzlichen Vorgehensweisen erforderlich machen:
- Als **Gegenüber** vermitteln Pflegekräfte durch ihre bloße Anwesenheit Sicherheit und stehen als Gesprächspartner zur Verfügung. Sie berühren den Verunfallten, klären ihn über den Unfallhergang auf oder liefern Zusatzinformationen über eine bevorstehende Therapie.

- Als **Vermittler** sprechen sie für den Verletzten, indem sie Angehörige informieren. Ferner unterweisen sie den Betroffenen, etwa im Gebrauch von Gehhilfen oder in der Nutzung der Patienten-Rufanlage.
- Als **Stellvertreter** übernehmen sie für den Verletzten bestimmte Handlungen wie Transportieren, Entkleiden, Waschen. Sie treffen Entscheidungen für ihn, z. B. die Entfernung von Schmuck oder die Verweigerung von Getränken vor einer erforderlichen Operation.

Aufgabe

Überlegen Sie bitte, inwiefern Sie bei einem bewusstlosen Menschen als Gegenüber, Vermittler und Stellvertreter handeln.

Die Bedeutung der grundsätzlichen Vorgehensweisen im Ablauf des pflegerischen Handelns verdeutlicht ◻ Abb. 1.24.

◻ Abb. 1.24
Pflegerisches Handeln III – Die drei grundsätzlichen Vorgehensweisen.
Professionelle Pflegekräfte handeln, soweit dies erforderlich ist, als Gegenüber, Vermittler oder Stellvertreter

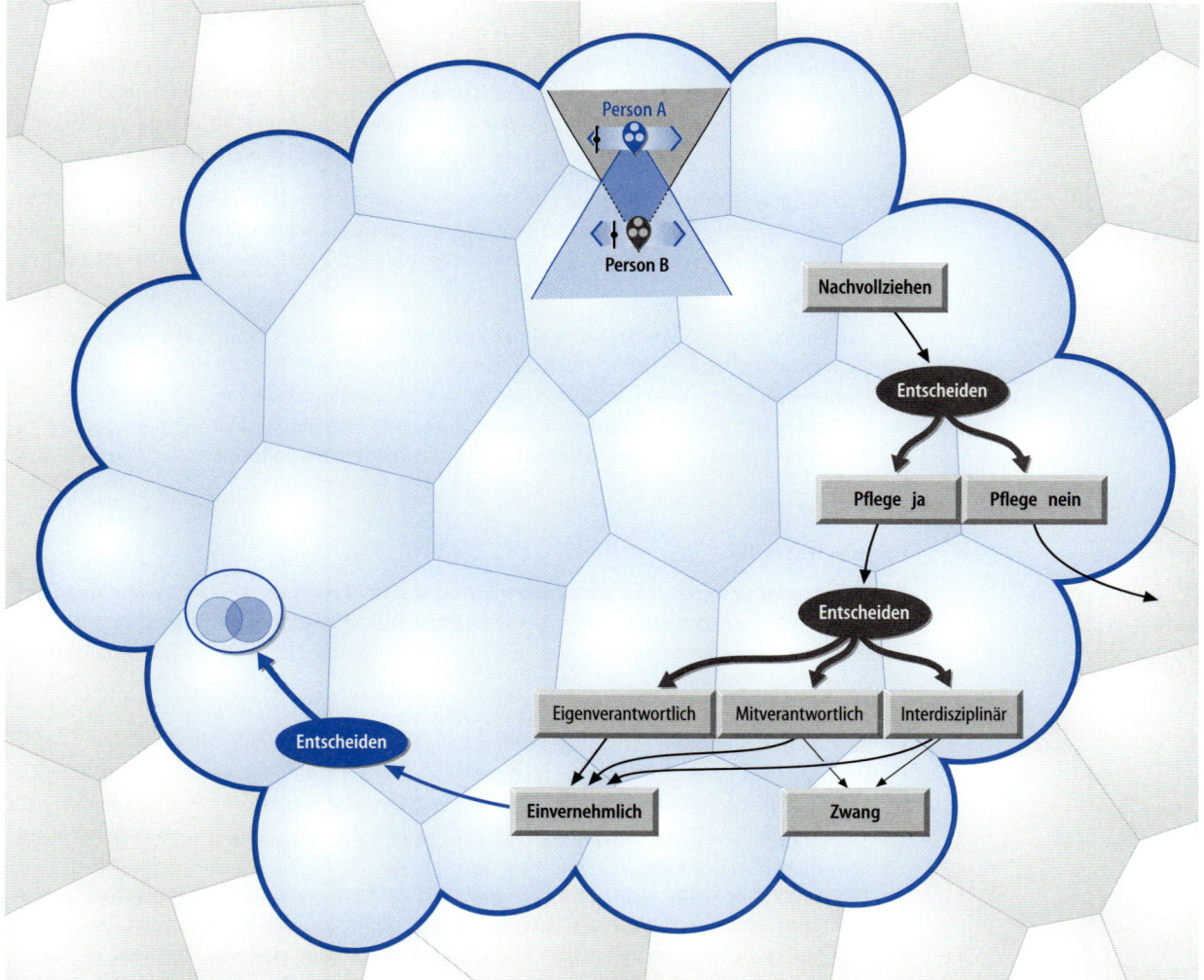

1

1.4.5 Pflegerische Prinzipien, Pflegestrategien und das Ziel pflegerischen Handelns

Prinzipien

Rückblick auf den Begriff
Situation

Die Zahl möglicher Handlungsalternativen ist unüberschaubar, weil

- jede Situation einzigartig und einmalig ist und
- sich innerhalb der Situationen zahlreiche Phänomene in einer großen Vielfalt beobachten lassen.

Immer wieder variabel handeln heißt nicht, beliebig handeln.

Normative Funktion
der Prinzipien

Um ein beliebiges Handeln mit ungewissem Ausgang zu verhindern, existieren **Leitlinien**, die das Handeln begründen und dafür sorgen, dass die Wahrscheinlichkeit eines erfolgreichen Ergebnisses möglichst groß ist. Diese **Prinzipien** geben unabhängig von der Situation die **Richtung des Handelns** vor. Sie sind **Soll-Vorschriften,** also Normen, die den Rahmen der Handlung abstecken. Dieser Rahmen muss in jeder Situation neu überprüft werden.

> **Beispiel**
>
> Die Hygiene spielt eine wichtige Rolle im Handlungsablauf. Das Ausmaß, in dem eine Pflegekraft die Hygienevorschriften beachten muss, ist von Situation zu Situation verschieden. Das Stillen einer akuten Blutung wird während einer Operation völlig anders erfolgen, als in einem Notfall, bei dem keinerlei steriles Material zur Verfügung steht.

Die handlungsleitenden Prinzipien üben ihren Einfluss während der gesamten Situation aus, stehen also mit den übrigen Elementen pflegerischen Handelns in einer Beziehung der Gleichzeitigkeit. Wer sie kennt und situationsangepasst umsetzt, zeigt **Verantwortung.**

> **Prinzipien.**
>
> Allgemeine Grundsätze der Durchführung einer pflegerischen Handlung. Prinzipien geben die Richtung pflegerischen Handelns an und nehmen dadurch Einfluss auf den gesamten Vorgang. Sie gelten unabhängig von den stets wechselnden Situationen.
>
> Im Gegensatz zu den deskriptiven Phänomenen sind Prinzipien normativ. Sie ermöglichen flexibles Handeln, ohne Details festzulegen, und erfordern deshalb Verantwortungsbewusstsein.

Pflegestrategien

Bedeutung
von Pflegestrategien

Diese Verantwortung erweist sich auch beim nächsten Schritt des pflegerischen Handelns, dem Anwenden einer Strategie. **Pflegestrategien** sind die erkennbaren Aktivitäten der professionellen Pflege, also das, was man üblicherweise als die Tätigkeit einer Pflegekraft bezeichnet.

Pflegestrategien beinhalten jedoch noch etliches mehr:

- Sie machen nur einen Teil der gesamten Pflegehandlung aus.
- Pflegerisches Handeln bedeutet nicht nur sichtbare Aktivitäten, sondern auch den Verzicht auf pflegerische Maßnahmen. Abhängig von der Situation kann es sinnvoll sein Tätigkeiten dem Pflegebedürftigen zu überlassen und zu beobachten, ob er diese selbstständig ausführen kann.
- Pflegestrategien sind keine starr festgelegten, automatisierten Handlungsschritte, sondern müssen immer durch Nachvollziehen und Reflexion den wechselnden Situationen und individuellen Erfordernissen jedes Pflegebedürftigen angepasst werden.

In diesem Zusammenhang wird deutlich, dass professionelle Pflege mehr beinhaltet, als sichtbare Verrichtungen. Von besonderer Wichtigkeit sind auch Denk- und Entscheidungsprozesse, Reflexion und Intuition.

Im Unterschied zu den Prinzipien, die unabhängig von der jeweiligen Situation gelten, sind Pflegestrategien **situationsspezifisch**. Es sind konkrete Maßnahmen, bei denen Prinzipien situationsgerecht und dem Pflegebedürftigen entsprechend zur Anwendung kommen (◘ Abb. 1.25).

Unterschied zwischen Prinzipien und Pflegestrategien

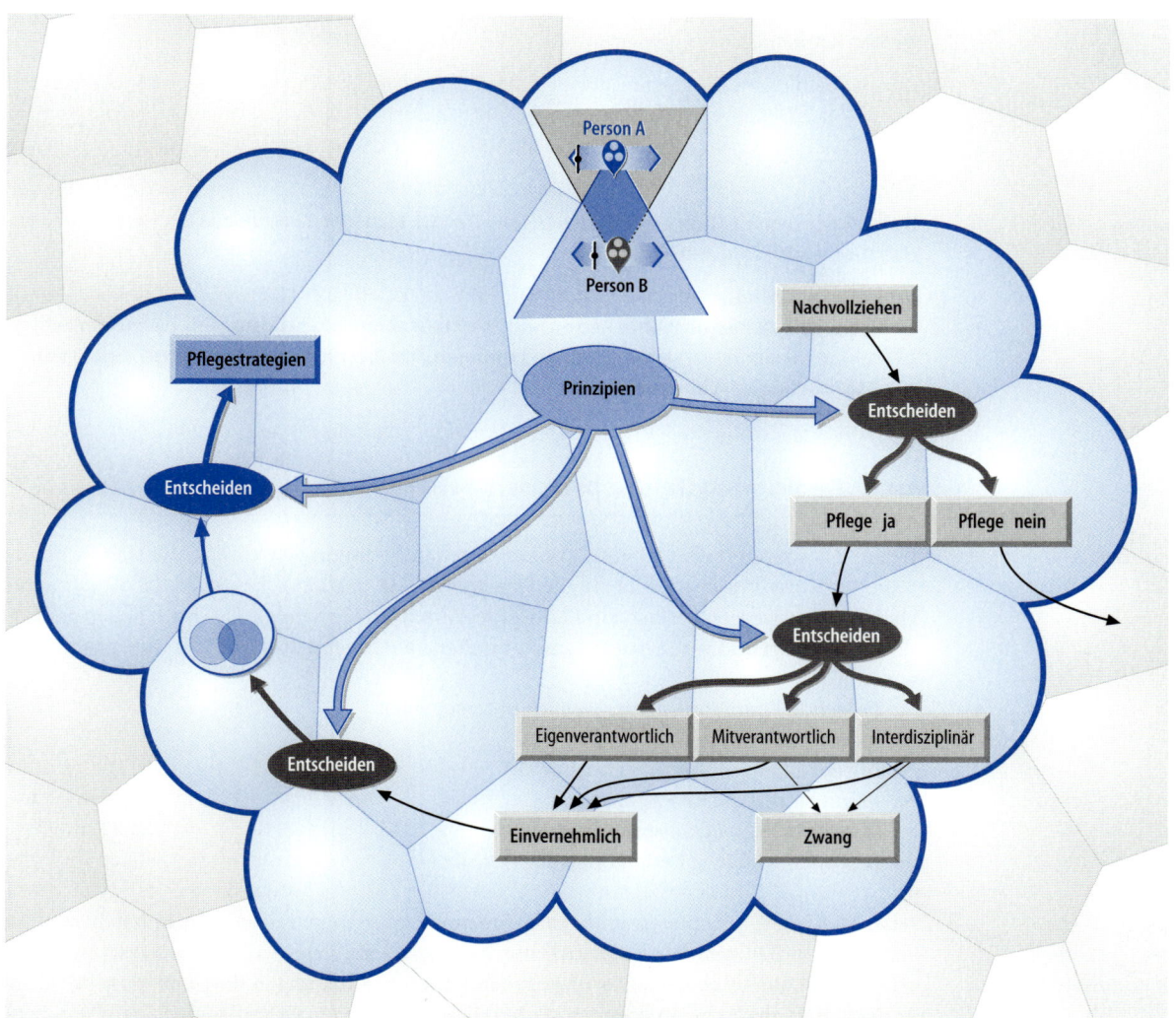

◘ Abb. 1.25 **Pflegerisches Handeln IV – Prinzipien und Pflegestrategien.** Prinzipien gelten als Leitlinien des Handelns unabhängig von der aktuellen Situation. Sie bestimmen über Art und Ausmaß der einzelnen Handlungsschritte. Deshalb sind Verbindungslinien zu allen Entscheidungen pflegerischen Handelns gezogen. Pflegestrategien dagegen sind situationsspezifische konkrete Maßnahmen, bei deren Durchführung die Prinzipien situationsgerecht angepasst und angewendet werden

1

> **Pflegestrategien.**
> Pflegestrategien stellen konkrete Maßnahmen der professionellen Pflege dar. Sie werden in Abhängigkeit von der Hilfsbedürftigkeit ausgewählt und unter Berücksichtigung relevanter Prinzipien situationsspezifisch angepasst.

Ziel pflegerischen Handelns

Begriff der Lebensqualität

Entscheidendes Ziel der professionellen Pflege ist die **Optimierung der Lebensqualität** des Pflegebedürftigen. Bei jeder Maßnahme muss deshalb berücksichtigt werden, ob sie einen positiven Effekt für den Betroffenen hat und somit die Optimierung der Lebensqualität bewirken kann.

Lebensqualität nimmt in diesem Modell die Stelle des in der Literatur verbreiteten Begriffs Gesundheit ein. Dies bedeutet, dass sich das Modell nicht an der WHO-Definition orientiert. Im Unterschied zur Gesundheit bezieht sich Lebensqualität auch auf bleibende Beeinträchtigungen und schwere Erkrankungen bis hin zum Sterben.

Reichweite

Damit ist Lebensqualität keine feststehende, für alle Menschen identische Größe, sondern variabel und situationsbezogen.

> **Lebensqualität.**
> Subjektive Auffassung einer Person von den Maßnahmen und Umständen, die zur Verbesserung der aktuellen Lebenssituation beitragen. Das Ziel professioneller Pflege liegt in der Optimierung der Lebensqualität.

1.4.6 Bedingungsfelder professioneller Pflege

Einzelne Bedingungsfelder

Jedem Zusammentreffen in einer Situation gehen Bedingungen voraus, die sich in unterschiedliche **Bedingungsfelder** eingliedern lassen (s. Abb. 1.26). Sie stehen der Situation relativ fern und werden deshalb am Ende dieses Abschnitts behandelt. Dennoch haben sie Einfluss auf die Art und Weise des Zusammentreffens, auch wenn dies oft nicht wahrgenommen wird.

Folgende Bedingungsfelder werden unterschieden:
- juristische Einflüsse,
- pflegewissenschaftliche Erkenntnisse,
- organisatorische Bedingungen,
- wirtschaftliche Faktoren,
- personenbezogene Bedingungen.

Bedingungsfelder als sozial generierte Bestimmungsgrößen

Jeder Mensch ist gezwungen, unter vorgegebenen Bedingungen zu agieren. Er hat diese nicht selbst geschaffen und kann sie auch nur bedingt beeinflussen. »Die Sozialgesetzgebung« oder »die Krankenhausfinanzierung« geben Rahmenbedingungen für professionelle Pflege in der Gesellschaft vor, umgekehrt werden diese gesetzlichen Grundlagen letztendlich auch durch die Gesellschaft beeinflusst.

Einfluss der Bedingungsfelder

Bedingungsfelder können die Handlungsspielräume des Einzelnen in Abhängigkeit von der Situation begrenzen oder erweitern.

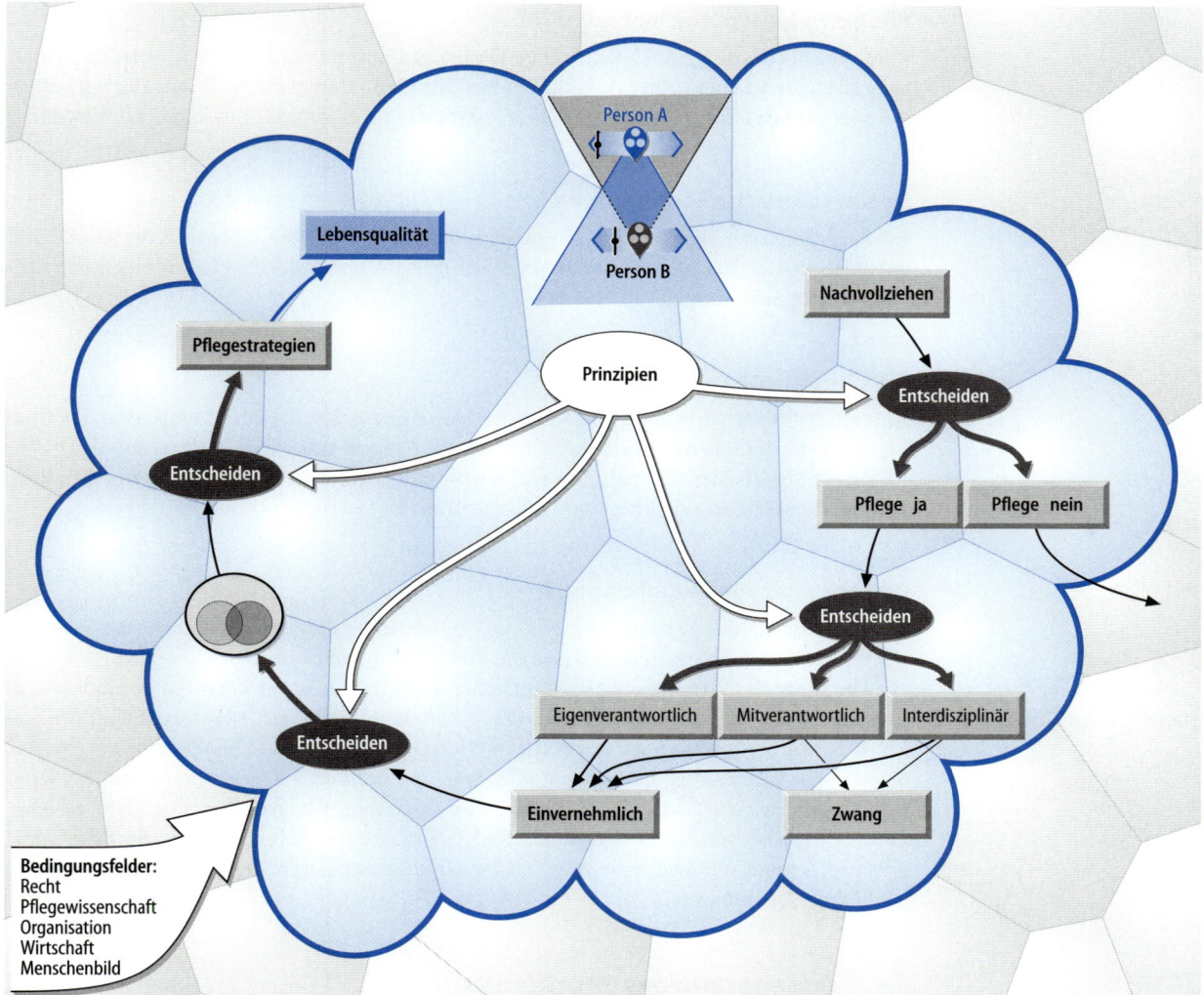

□ **Abb. 1.26 Pflegerisches Handeln V – Komplette Darstellung einschließlich des Ziels und der Beding-**
ungsfelder professioneller Pflege. Die Bedingungsfelder liegen jenseits der Situation und gehen ihr voraus.
Sie ermöglichen die Gestaltungsspielräume und -begrenzungen. Damit haben sie letztlich auch einen Einfluss
auf das Ziel allen pflegerischen Handelns: die Optimierung der Lebensqualität des Betroffenen. Der Einfachheit
halber ist der gesamte Prozess so dargestellt, als würde er innerhalb derselben Situation stattfinden, dies muss
aber nicht zutreffen. Möglicherweise kann pflegerisches Handeln bereits mit dem Nachvollziehen von Phänomenen abgeschlossen sein (vgl. Abb. 1.20)

Juristische Einflüsse

Die Bedeutung juristischer Bedingungen für die professionelle Pflege lässt sich am Beispiel
des Gesetzes zur sozialen Pflegeversicherung, Sozialgesetzbuch (SGB) XI, verdeutlichen. Die
Einführung hatte große Veränderungen im Bereich der ambulanten Pflege zur Folge. Umgekehrt wird auch ein Einfluss auf die Gesellschaft durch dieses Gesetz bemerkbar.

1

Pflegewissenschaftliche Erkenntnisse

Pflegewissenschaftliche Erkenntnisse gewinnen in Deutschland mehr und mehr an Bedeutung. Sie haben dazu geführt, dass althergebrachte Maßnahmen überprüft und als wirkungslos oder gar schädlich erkannt wurden und deshalb immer seltener durchgeführt werden.

Organisatorische Bedingungen

Zu den organisatorischen Bedingungen der professionellen Pflege zählen z. B. die Anzahl und die Qualifikation der Mitarbeiter. Deshalb haben sie verständlicherweise einen großen Einfluss auf die Ausübung der Pflege.

Wirtschaftliche Faktoren

Ähnliches gilt für wirtschaftliche Faktoren. Sie zeigen sich v. a. in der Menge und der Qualität des erforderlichen Materials und üben deshalb einen indirekten Einfluss auf die Durchführung pflegerischer Maßnahmen aus. Wirtschaftliche Faktoren hängen im Übrigen auch eng mit organisatorischen Bedingungen zusammen.

Personenbezogene Bedingungen

Dazu zählen neben dem zugrunde liegenden Menschenbild auch biografische Faktoren wie z. B. religiöse Überzeugungen und die Vielzahl der Erfahrungen.

Zeitweilige Dominanz pflegefremder Einflüsse

Vor allem das Zusammenspiel juristischer und ökonomischer Faktoren dominiert mitunter stark die Rahmenbedingungen der professionellen Pflege. Deshalb müssen Pflegekräfte häufig im **Spannungsfeld zwischen Wünschenswertem und Realisierbarem** agieren. So wird die vollständige Umsetzung pflegewissenschaftlicher Erkenntnisse immer wieder durch ökonomische Zwänge behindert. Diese Sachzwänge begründen eine nicht zu leugnende Quelle beruflicher Frustrationen. Sie machen es darüber hinaus um so wichtiger, dass sich professionelle Pflegekräfte möglichst optimal qualifizieren, denn dadurch wächst ihre berufliche Souveränität.

1.4.7   Erweiterung des Begriffs »Situation«

Pflegerisches Handeln in verschiedenen Situationen

Die bisherige Darstellung bezog sich fast ausschließlich auf Situationen, in denen Pflegekräfte mit Pflegebedürftigen zusammentreffen. Dies sind alle Handlungen, die die Pflegewissenschaftlerin Monika Krohwinkel als **direkte Pflege** bezeichnet. Professionelle Pflege beinhaltet aber auch Maßnahmen, die nur indirekt mit pflegerischen Handlungen im Zusammenhang stehen. Damit sind hauptsächlich folgende Situationen gemeint:

Schwerpunkte

- **vor- und nachbereitende Handlungen,** die außerhalb des Zusammentreffens mit dem Pflegebedürftigen stattfinden, also z. B. das Bereitstellen und Entsorgen des benötigten Materials;
- sämtliche Maßnahmen, die die **Organisation des Arbeitsablaufs** betreffen, etwa die Verteilung der erforderlichen Arbeit oder die Dienstplanung;
- die **Dokumentation** pflegerischen Handelns, also die Planung und der Nachweis durchgeführter Maßnahmen;
- die **Kooperation** mit anderen Pflegekräften und den Angehörigen anderer Berufsgruppen, die sich mit dem Pflegebedürftigen befassen;
- der **Kontakt mit den persönlichen Bezugspersonen des Betroffenen.**

Die Aufzählung hat nur Beispielcharakter, macht aber die Spannweite pflegerischen Handelns deutlich. Auch wenn nicht in allen aufgeführten Tätigkeiten das Nachvollziehen menschlicher Phänomene im Vordergrund steht, lässt sich dennoch der Begriff Situation anwenden, da die konstituierenden Elemente der Situation (vgl. Abschn. 1.1) stets vorhanden sind.

Selbst wenn Pflegekräfte einzelne der genannten Handlungen für sich allein durchführen, stehen diese Tätigkeiten zumindest in indirektem Zusammenhang mit dem Betroffenen und der Optimierung seiner Lebensqualität. Es kommt also nicht nur darauf an, die Situation des Zusammentreffens mit dem Betroffenen kompetent zu bewältigen. Es geht auch darum, alle anderen Situationen mit den nötigen professionellen Qualifikationen zu meistern. Wahrnehmen und Denken, Beurteilen und Entscheiden sowie die Reflexion sind neben den »handwerklichen« Tätigkeiten in sämtlichen aufgezählten Situationen gefragt.

Umfassende Person-bezogenheit

Zusammenfassung

Abschnitt 1.4 befasste sich mit der Komplexität pflegerischen Handelns:

Pflegerisches Handeln findet im Ablauf von Situationen statt und wird nachhaltig durch drei elementare Verantwortungsbereiche, interdisziplinärer, mitverantwortlicher und eigenverantwortlicher Bereich, mitbestimmt. Diese werden bei der Entscheidung wirksam, ob pflegerisches Handeln einvernehmlich erfolgt oder, in seltenen Fällen, zwangsweise stattfindet. Professionelle Pflegekräfte müssen immer wieder aufs Neue Phänomene nachvollziehen und daraufhin entscheiden, ob Hilfsbedürftigkeit vorliegt und in welcher der drei grundsätzlichen Vorgehensweisen sie verfahren.

Das gesamte pflegerische Handeln hat die Optimierung der Lebensqualität des Betroffenen zum Ziel. Es wird bestimmt von pflegerischen Prinzipien, die sich besonders auf die Auswahl und situationsgerechte Anpassung der Pflegestrategien auswirken. Jenseits der Situation liegen die Bedingungsfelder der Pflege, die die Gestaltungsspielräume der Situation ermöglichen und zugleich begrenzen.

Literatur

(1994) dtv-Atlas zur Philosophie. 4. Aufl, Deutscher Taschenbuchverlag, München

(1999) Meyers großes Taschenlexikon. 7. Aufl, Meyer, Mannheim

Allmer G (2001) Eigen- und mitverantwortliche Tätigkeitsbereiche in der Gesundheits- und Krankenpflege Österreichs. Die Schwester/Der Pfleger 40:876–880

Antonovsky A (1997) Salutogenese. Zur Entmystifizierung der Gesundheit. Deutsche Gesellschaft für Verhaltenstherapie Tübingen, Tübingen

Draper P (1997) Eine Kritik an Fawcetts »Konzeptionelle Modelle und die Praxis der Pflege: ihre Wechselbeziehung«. In: Drerup E, Schröck R (Hrsg) Pflegewissenschaft in Theorie, Ausbildung und Praxis. Lambertus, Freiburg, S 71–83

Elias N (1986) Was ist Soziologie? 5. Aufl, Juventa, München

Elias N, Lepenies W (1977) Zwei Reden anlässlich der Verleihung des Theodor W. Adorno-Preises 1977. Suhrkamp, Frankfurt/M

Ende M (1967) Jim Knopf und Lukas der Lokomotivführer. 10. Aufl, Thienemann, Stuttgart

Fawcett J (1997) Konzeptionelle Modelle und die Praxis der Pflege: ihre Wechselbeziehung. In: Drerup E, Schröck R (Hrsg) Pflegewissenschaft in Theorie, Ausbildung und Praxis. Lambertus, Freiburg, S 61–70

Fiechter V, Meier M (1980) Pflegeplanung. Recom, Basel

Flechsig KH (1980) Über didaktische Modelle und ihre Katalogisierung. In: Stachowiak H (Hrsg) Modelle und Modelldenken im Unterricht. Anwendung der Allgemeinen Modelltheorie auf die Unterrichtspraxis. Klinkhardt, Bad Heilbrunn, S 74–91

Freud S (1975) Abriss der Psychoanalyse. Das Unbehagen in der Kultur. 551.–570. Tsd, Fischer, Frankfurt/M

Fuchs W (Hrsg) (1978) Lexikon zur Soziologie, 2. Aufl. Westdeutscher Verlag, Opladen

Glöckel H (1996) Vom Unterricht. 2. Aufl, Klinkhardt, Bad Heilbrunn

Güntner J (1999) Der neue Mensch – und die neue Moral. Die Brücke zur Welt. (Stuttgarter Zeitung, Wochenendbeilage, 16./17. Januar 1999, S 51)

Habermas J (2002) Auf schiefer Ebene. Ein Gespräch über Gefahren der Gentechnik und neue Menschenbilder. Die Zeit Nr. 5, S 33–34

Jank W, Meyer H (1994) Didaktische Modelle. 3. Aufl, Cornelsen Scriptor, Frankfurt/M

Kesselring A (1990) Unser Körper, der große Unbekannte. Pflege. Bd 3, Huber, Bern, S 4–12

Korte H (1988) Über Norbert Elias. Das Werden eines Menschenwissenschaftlers. Suhrkamp, Frankfurt/M

Korte H (1992) Einführung in die Geschichte der Soziologie. Leske + Budrich, Opladen

Krohwinkel M (1993) Der Pflegeprozess am Beispiel von Apoplexiekranken. Eine Studie zur Erfassung und Entwicklung ganzheitlich-rehabilitativer Prozesspflege. Nomos, Baden-Baden

Kuhn TS (1988) Neue Überlegungen zum Begriff des Paradigma. In: Ders. (Hrsg) Die Entstehung des Neuen. Studien zur Struktur der Wissenschaftsgeschichte. 3. Aufl, Suhrkamp, Frankfurt/M, S 389–420

Kuhn TS (1989) Die Struktur wissenschaftlicher Revolutionen. 9. Aufl, Suhrkamp, Frankfurt/M

Lämmle B, Reinlassöder R, Vialkowitsh N (1997) Lämmle live: Psycho-Logisch! Zehn Grundfragen aus Therapie und Lebenshife. Carl-Auer-Systeme, Heidelberg

Leininger M (1998) Kulturelle Dimensionen menschlicher Pflege. Lambertus, Freiburg/Br

Leithäuser T, Volmerg B (1987) Psychoanalyse in der Sozialforschung. Am Beispiel einer Sozialpsychologie der Arbeit. FernUniversität, Hagen

Lutz B (Hrsg) (1995) Metzler Philosophen Lexikon. Von den Vorsokratikern bis zu den Neuen Philosophen. 2. Aufl, Metzler, Stuttgart

Maslow A (1981) Psychologie des Seins. Ein Entwurf. 2. Aufl, Kindler, München

Rattner J (1995) Klassiker der Psychoanalyse. 2. Aufl, PsychologieVerlagsUnion, Weinheim

Russell B (1973) Probleme der Philosophie. 5. Aufl, Suhrkamp, Frankfurt/M

Seiffert H (1991) Geisteswissenchaftliche Methoden: Phänomenologie – Hermeneutik und historische Methode – Dialektik. Beck, München (Einführung in die Wissenschaftstheorie, 9. Aufl, Bd 2)

Stegmüller W (1987) Hauptströmungen der Gegenwartsphilosophie. Eine kritische Einführung, Bd 3. 8. Aufl, Kröner, Stuttgart

Strässner H, Ill-Gross M (2000) Das Recht der Stationsleitung. Ein Leitfaden für Alten- und Krankenpflegepersonal. Kohlhammer, Stuttgart

Wittneben K (1992) Pflegekonzepte in der Weiterbildung zur Pflegelehrkraft. Über Voraussetzungen und Perspektiven einer kritisch-konstruktiven Didaktik der Krankenpflege. 2. Aufl, Lang, Frankfurt/M

Einleitung in die Phänomene

2.1   **Auswahl und Hierarchie der komplexen Phänomene   60**
2.1.1   Auswahl und Anordnung der konkreten Erscheinungen   60
2.1.2   Reihenfolge der komplexen Phänomene   61

2.2   **Begründung und Beschreibung   62**
2.2.1   Kriterien der Setzung   62
2.2.2   Aufbau der Darstellung   65

2.3   **Setzung der komplexen Phänomene   66**
2.3.1   Begründung für »Gestalt«   66
2.3.2   Begründung für »Geschlechtlichkeit«   69
2.3.3   Begründung für »Kommunikation«   72
2.3.4   Begründung für »Aktivität«   75
2.3.5   Begründung für »Vitalität«   78
2.3.6   Begründung für »Ernährungsweise«   79
2.3.7   Begründung für »Ausscheidungen«   82

Literatur   84

2.1   Auswahl und Hierarchie der komplexen Phänomene

2.1.1   Auswahl und Anordnung der konkreten Erscheinungen
2.1.2   Reihenfolge der komplexen Phänomene

Zentrale Inhalte

- Das Ordnungsschema der komplexen Phänomene und ihrer Elemente erklären.
- Die Kriterien darstellen, die dem hierarchischen Aufbau der komplexen Phänomene zugrunde liegen.
- Die Setzung der einzelnen komplexen Phänomen und ihrer Elemente begründen.
- Die Wahrnehmbarkeit und die Unmittelbarkeit des Zusammenhangs verdeutlichen und die Einteilung der Elemente erklären.
- Die Bedeutung der komplexen Phänomene für die Pflege und den Bezug zu den verschiedenen Wissenschaften darstellen.
- Die Beziehung der komplexen Phänomene untereinander aufzeigen.

Schlüsselbegriffe

Konkrete Erscheinung – komplexes Phänomen – Einzelphänomen – Elemente – Begründung der Setzung – Wahrnehmbarkeit – Unmittelbarkeit des Zusammenhangs – überschaubare Zahl – Pflegerelevanz – Belegbarkeit durch Bezugswissenschaften

2.1.1   Auswahl und Anordnung der konkreten Erscheinungen

Lehrbuchwissen als Zerlegung und Rekonstruktion der Realität

Sobald man ein Phänomen beschreibt oder erklärt, entfernt man sich von ihm, denn die Beschreibung und die Erklärung sind nicht mit dem Phänomen identisch. Zerlegung und Beschreibung führen zwangsläufig zum Verlust der Gesamtheit eines Phänomens. Eine Beschreibung muss den Funktionsweisen des menschlichen Verstandes folgen, der eine Gesamtheit nur aus der Verknüpfung einzelner Elementen aufbauen kann. Im Gegensatz dazu ist das Grundgesetz der Wahrnehmung die Erfassung einer Gesamtheit, und dort, wo ein Mensch nur Teile wahrnimmt, ergänzt er automatisch das Fehlende zu einem Ganzen.

Die beispielhafte Auswahl der dargestellten Phänomene bezieht extreme Ausprägungen mit ein und gibt darüber hinaus auch besonders eindrücklichen Erscheinungen Raum. Die Darstellung konzentriert sich auf ausgewählte konkrete Erscheinungen (◘ Abb. 2.1).

Auswahl der konkreten Erscheinungen

Weil die Gesamtzahl der beobachtbaren menschlichen Phänomene nicht darstellbar ist, bedarf es neben der exemplarischen Auswahl einer Systematik, die bei aller notwendigen Reduktion einen immer noch vollständigen Überblick ermöglicht und im Idealfall die Integration aller weiteren, hier nicht dargestellten Fakten gewährleistet.

Setzung

Bei der Klassifikation der Phänomene handelt es sich weder um eine aus empirischer Forschung abgeleitete Systematik, noch um die Kopie eines Ordnungsschemas aus der Literatur, sondern um eine **Setzung**. Sie orientiert sich an der spontanen Wahrnehmung und ist in Abschn. 2.3 zu jedem einzelnen Komplex näher erläutert.

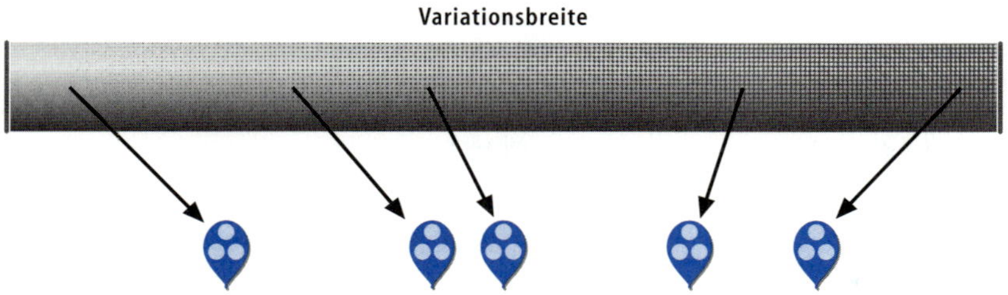

□ Abb. 2.1 Auswahl der konkreten Erscheinungen. Um die Fülle der konkreten Erscheinungen *(gepunktete Linien)* überschaubar zu halten, wird beispielhaft jeweils eine begrenzte Anzahl (🔵) dargestellt. Sie orientiert sich an den extremen Ausprägungen der Variationsbreite *(linke und rechte Begrenzungslinie)*

An der Spitze der Hierarchie steht die Person in ihrer Gesamtheit. Auf der nächsten Stufe folgen sieben umfassende Gruppen, komplexe Phänomene genannt.

Komplexe Phänomene

Die sieben komplexen Phänomene auf einen Blick

1. Gestalt
2. Geschlechtlichkeit
3. Kommunikation
4. Aktivität
5. Vitalität
6. Ernährungsweise
7. Ausscheidungen

2.1.2 Reihenfolge der komplexen Phänomene

Die Reihenfolge der komplexen Phänomene ist hierarchischer Natur. Bezieht man alle Menschen ein, dann ist, phänomenologisch betrachtet, die Gestalt am direktesten wahrnehmbar. Bei den Ausscheidungen dagegen gibt es nicht annähernd so viele spontane Möglichkeiten der Wahrnehmung.

▶ **Beispiel**

Der Versuch, zehn beliebige Personen allein an ihrem Speichel zu erkennen, dürfte mit den Mitteln normaler menschlicher Wahrnehmung relativ aussichtslos verlaufen. Gesichter dagegen, die zum komplexen Phänomen Gestalt gehören, sind sehr unterschiedlich und können deshalb mühelos auseinander gehalten werden.

Eine Stufe unterhalb der komplexen Phänomene befinden sich **Einzelphänomene**, die ebenfalls in eine Reihe von **Elementen** verzweigt werden. Beispielhaft folgt zur Veranschaulichung ein Ausschnitt aus der Übersicht über das komplexe Phänomen Ausscheidungen (□ Abb. 2.2).

Einzelphänomene und Elemente

Die Bezeichnungen für komplexe Phänomene, Einzelphänomene und Elemente wurden so umfassend wie möglich gewählt. Sie sollen viele Erscheinungen repräsentieren. Das hat z. B. zur Folge, dass beim komplexen Phänomen Ausscheidungen (s. Abb. 2.2) auf die eigenständige Nennung des Blutes verzichtet wird. Folgende Gründe sind dafür maßgeblich:

Bezeichnung der komplexen Phänomene, Einzelphänomene und Elemente

2

»
Die Natur schafft keine
genera und species,
sie schafft individua und
unsere Kurzsichtigkeit
muss sich Ähnlichkeiten
aufsuchen, um vieles auf
einmal behalten zu kön-
nen. Diese Begriffe werden
immer unrichtiger je
größer die Geschlechter
sind, die wir uns machen
(Lichtenberg o. J., S. 13).

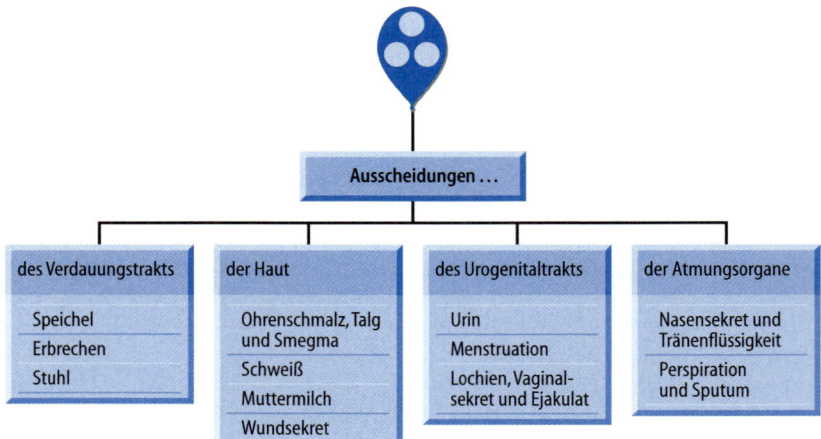

□ Abb. 2.2 **Das komplexe Phänomen Ausscheidungen mit Einzelphänomenen und Elementen (Ausschnitt).** Das komplette Bild findet sich in Abschn. 3.7

1. Die aufgeführten Ausscheidungen sind allen Menschen gemein, die Beimengung von Blut kommt
   jedoch nicht zwangsläufig bei jedem vor.
2. Blutbeimengungen und Blutungen müssen immer bei einem Element des komplexen Phänomens zugeordnet werden, bei dem sie phänomenologisch tatsächlich auftreten: z. B. Blutungen
   ins Gewebe bei der Hautfarbe unter dem komplexen Phänomen Gestalt (s. Abschn. 3.1). Lediglich
   die Menstruation wird als eigenständiges Element bei den Ausscheidungen aufgeführt.
3. Blutungen stellen zwar oft eine pathologische Erscheinung dar, sind aber nicht die einzigen derartigen Erscheinungen. Auch bei eitrigen Absonderungen handelt es sich um Abweichungen, die
   sich unterschiedlichen Elementen und komplexen Phänomenen zuordnen lassen. Die Berücksichtigung all dieser Erscheinungen hätte die Systematik sehr unübersichtlich gemacht.

Umgekehrt war das Erbrechen in die Übersicht einzubeziehen, weil es eine Ausscheidung ist, die ausschließlich aus dem Verdauungstrakt stammt.

2.2   Begründung und Beschreibung

2.2.1   Kriterien der Setzung
2.2.2   Aufbau der Darstellung

2.2.1   Kriterien der Setzung

Grundlagen der Setzung

Anzahl und Bezeichnung der komplexen Phänomene, der Einzelphänomene und der
Elemente sowie ihre Zuordnung zueinander sind nach mehreren Kriterien festgelegt. Als
Grundlage für die Ordnung der komplexen Phänomene, der Einzelphänomene und der
Elemente dienen die in Abschn. 1.3 erläuterten **Elemente des Menschenwissens**: das ka-

tegoriale Modell der Person sowie die soziale und materielle Umwelt. Deshalb sind bei der Darstellung der komplexen Phänomene immer endogene und von außen einwirkende Einflüsse dargestellt.

Die Kriterien der Setzung sind:
- Wahrnehmbarkeit und unmittelbarer Zusammenhang,
- überschaubare Zahl,
- Pflegerelevanz,
- Belegbarkeit durch Bezugswissenschaften.

Wahrnehmbarkeit und unmittelbarer Zusammenhang

Die in diesem Buch beschriebenen Phänomene sind der allgemeinen menschlichen **Wahrnehmung** zugänglich. Die Wahrnehmung findet mit allen Sinnen statt. Außerdem können technische Hilfsmittel wie Blutdruckmessgerät, Thermometer und ähnliches eingesetzt oder Erkenntnisse durch Nachvollziehen gewonnen werden.

Die Zusammenhänge von komplexem Phänomen, Einzelphänomenen und Elementen werden in den einzelnen Abschnitten zusätzlich erläutert.

Überschaubare Zahl

Die Zahl der beschriebenen komplexen Phänomene muss überschaubar bleiben. Dazu sollten die komplexen Phänomene sich gedanklich zu einer Einheit zusammenfügen lassen. Dies ist bei sieben Begriffen aufgrund lernpsychologischer Erkenntnisse möglich. Dasselbe gilt für die Zuordnung der Einzelphänomene und ihrer Elemente.

Pflegerelevanz

Für die Setzung wurde als Grundlage die Bedeutsamkeit der komplexen Phänomene aus pflegerischer Sicht gewählt. Dies Verständnis hat zur Folge, dass z. B. die Ausscheidungen als eigenständiges komplexes Phänomen behandelt werden. In einem Buch für Psychotherapeuten müsste das komplexe Phänomen Kommunikation bei Weitem ausführlicher besprochen werden, während auf die Ausscheidungen völlig verzichtet werden könnte.

Belegbarkeit durch Bezugswissenschaften

Das dargestellte Wissen lässt sich vollständig belegen. Einerseits können persönliche Erfahrungen des Einzelnen als Bestätigung dienen, andererseits werden am Ende jedes Kapitels **Literaturhinweise** auf die Quellen der Erkenntnisse gegeben. Die Auswahl der Inhalte aus den Bezugswissenschaften orientiert sich dabei ausdrücklich an der pflegerischen Bedeutung.

An erster Stelle der Bezugswissenschaften steht die Pflegewissenschaft. Sie ist in Deutschland eine junge Disziplin im Kanon der akademischen Fächer und weiterhin um Anerkennung bemüht. Dennoch spielt sie als Basis der Pflege eine bedeutende Rolle.

Pflegewissenschaft

Die Pflegewissenschaft und ihre Forschungsinhalte bilden ein breites Spektrum, dessen Grenzen sich nicht genau bestimmen lassen. Wenn menschliche Gesellschaften immer komplexer werden, hat das zur Folge, dass sich immer wieder neue Forschungsbereiche entwickeln. Die Geschichte der Wissenschaften hat dies bisher deutlich gezeigt.

Durch Pflegeforschung konnten Erkenntnisse gewonnen werden, die unmittelbar für die praktische Tätigkeit professioneller Pflegepersonen von Bedeutung sind. Dennoch besteht noch immer ein enormer Forschungsbedarf.

2

Sozialwissenschaften

Die Sozialwissenschaften beinhalten eine ganze Reihe von Erkenntnissen, die für pflegerisches Handeln von Bedeutung sind. Die Soziologie und die Psychologie sind von großem Interesse, da sie sich mit den Kategorien der Person, ihren Wechselwirkungen untereinander sowie den Wechselwirkungen mit der sozialen und materiellen Umwelt befassen. Nicht zuletzt deshalb haben US-amerikanische Pflegewissenschaftler immer wieder Anleihen bei den Sozialwissenschaften gemacht.

Sozialwissenschaftliche Kenntnisse sind für die einzelnen komplexen Phänomene von unterschiedlicher Bedeutung. Einen großen Einfluss haben sie auf die Darstellung von Geschlechtlichkeit und Kommunikation, den geringsten auf die Beschreibung von Vitalität und Ausscheidungen.

Naturwissenschaften

Verschiedene Zweige der Naturwissenschaften haben wesentliche Grundlagen für pflegespezifisches Fachwissen beigesteuert. Stellvertretend seien Biologie, Physik und Chemie für die Kenntnisse über die Vererbung, den Stoffwechsel und vieles andere genannt.

Medizin

Die Medizin befasst sich mit der Krankheitsentstehung und -bekämpfung. Sie ist ihrem Selbstverständnis zufolge eine Naturwissenschaft und hat sich seit dem 19. Jahrhundert in diese Richtung entwickelt. Ihre Rolle als Bezugswissenschaft beruht auf der besonderen Verflechtung mit der professionellen Pflege (vgl. Abschn. 1.4).

Ausdrücklich sei an dieser Stelle betont, dass Pflege und Pflegebedürftigkeit sich nicht nur aus medizinischen Erkenntnissen ergeben. Der in vielen Pflegelehrbüchern vertretene Ansatz, es werde »aus jedem Krankheitsbild die entsprechende Pflege abgeleitet«, ist überholt.

Philosophie

Am Ende des Kanons der Bezugswissenschaften steht die Philosophie. Sie geht der Frage nach, was »den« Menschen ausmacht, und befasst sich mit Aspekten der Vernetzung von Psyche und Geist. Darüber hinaus sind ethische Fragestellungen relevant.

Den Abschluss der **Begründung der Setzung** bilden Ausführungen, in denen das aktuelle komplexe Phänomen mit den übrigen verbunden wird (Abb. 2.3), um nicht den Bezug zur Person als Ganzes zu verlieren.

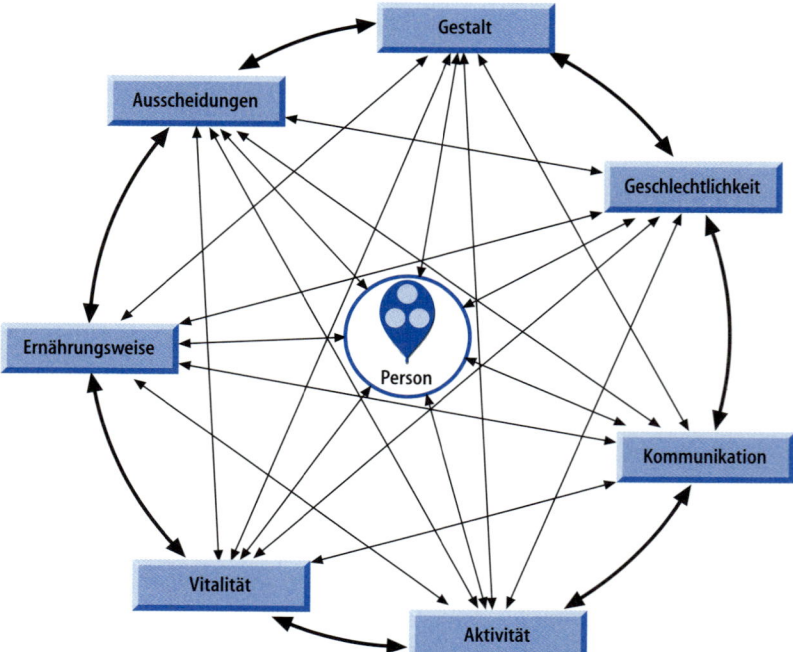

 Abb. 2.3 **Der Zusammenhang aller komplexen Phänomene.** Alle sieben komplexen Phänomene machen die für dieses Buch wesentlichen Anteile der Person aus. Sie stehen miteinander in wechselseitiger Verbindung, weil jede Person eine Gesamtheit ist

2.2.2 Aufbau der Darstellung

Die folgende Übersicht bietet das vollständige Schema der Darstellung aller komplexen Phänomene (■ Abb. 2.4).

Zu Beginn der Abschn. 3.1–3.7 werden komplexe Phänomene zunächst im Überblick dargestellt. Wesentlicher Bestandteil dessen sind Kenntnisse aus den Sozial- und Naturwissenschaften, wobei auch der Bezug zur Veränderung der Person und zu anderen Kulturen hergestellt wird.

Überblick

Dies hat verschiedene Gründe:
- Jede Person hat mit Menschen aller Lebensalter zu tun.
- Zusätzlich geht sie mit Personen aus anderen Kulturen um.
- Es sind gerade die Kenntnisse über die fremden Gesellschaften, die die eigene mitunter besser verständlich machen.

Das Detailwissen bezieht diese grundlegenden Beziehungen ebenso mit ein. Es berücksichtigt zusätzlich erkrankungsbedingte Ausprägungen konkreter Erscheinungen, die Anteil an den Ursachen von Pflegebedürftigkeit haben.

Detailwissen

Jede Gliederung ordnet Fakten in einer ganz bestimmten Art und Weise an, so auch das hier vorliegende Schema der sieben komplexen Phänomene. In Kap. 4, Prinzipien, werden jedoch auch andere Kriterien herangezogen um eine Matrix zu entwickeln, deren Elemente sich nicht aus dem deskriptiven Ansatz der Phänomene ableiten lassen.

Parallelität verschiedener berufsrelevanter Systematiken

Das Nebeneinander unterschiedlicher Denkmuster ist keineswegs neu und für Pflegekräfte alltäglich, denn auch bisher müssen berufseigene Denkmuster mit den Systematiken anderer Berufe zu einem handlungsleitenden Ganzen verbunden werden.

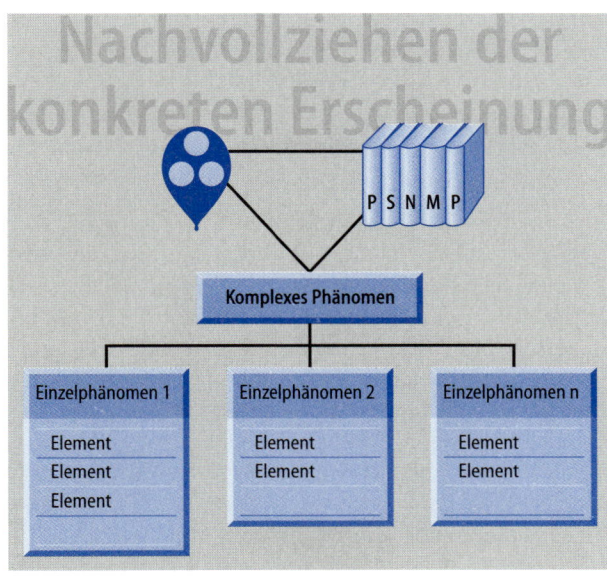

■ Abb. 2.4 **Grundschema zur Darstellung der komplexen Phänomene.** Es stellt die Hierarchie der Phänomene dar und versinnbildlicht, dass die Darstellung der komplexen Phänomene auf die Bezugswissenschaften der Pflege zurückgreift. Beim Zusammentreffen mit den Betroffenen ist in der realen Situation das Nachvollziehen konkreter Erscheinungen für professionelle Pflege unabdingbar

2

Querschnittswissen

Aufgaben

Wenn Sie die Kap. 3.1–3.7 durchgearbeitet haben, können Sie an einem Beispiel versuchen, Informationen aus den komplexen Phänomenen zu gewinnen: Stellen Sie sich eine schwangere Frau kurz vor dem Entbindungstermin vor. Sammeln Sie alle Informationen, die die sieben komplexen Phänomene betreffen.

Sie werden zumindest bei der Gestalt, der Geschlechtlichkeit, der Ernährungsweise und den Ausscheidungen Besonderheiten finden. Überlegen Sie, inwiefern sich konkrete Erscheinungen auch in den Bereichen Kommunikation, Aktivität und Vitalität verändern.

2.3 Setzung der komplexen Phänomene

2.3.1 Begründung für »Gestalt«
2.3.2 Begründung für »Geschlechtlichkeit«
2.3.3 Begründung für »Kommunikation«
2.3.4 Begründung für »Aktivität«
2.3.5 Begründung für »Vitalität«
2.3.6 Begründung für »Ernährungsweise«
2.3.7 Begründung für »Ausscheidungen«
Literatur

2.3.1 Begründung für »Gestalt«

Wahrnehmbarkeit und unmittelbarer Zusammenhang

Wahrnehmung

Ringkampf
...Wo sind die Beine
von Schulze?
Wem gehört denn das Knie?
Wirr wie lebendige Sulze
Mengt sich die Anatomie
(Ringelnatz 1997, S. 153).

Komplexität

Interpretation
des Wahrgenommenen

Wenn man mit einem anderen Menschen zusammentrifft, nimmt man zuerst spontan und unmittelbar seine Gestalt wahr. Man tut dies überwiegend mit den Augen, während die übrigen Sinne, wie Tasten und Riechen, eine eher nachrangige Bedeutung haben. Dennoch sind auch sie selbstverständlich an der Wahrnehmung beteiligt. Sie tragen in nicht zu unterschätzender Weise dazu bei, dass die Gestalt innerhalb weniger Augenblicke als eine **Gesamtheit** wahrgenommen wird, bevor die Wahrnehmung auf Einzelheiten überwechselt.

Von allen komplexen Phänomenen ist die Gestalt am vielschichtigsten. Sie ist die materielle **Form der Person mitsamt ihren Kategorien** (vgl. Abschn. 1.2). Sie ist geprägt durch:
- genetische Anlagen des Körpers sowie entwickelte und erworbene Veränderungen,
- Einflüsse, die von Geist und Psyche im Lauf des gesamten Lebens ausgeübt werden.

Unmittelbar nach der Wahrnehmung der Gestalt erfolgt die Interpretation. Die Kombination aus spontaner Wahrnehmung und Interpretation löst beim Beobachter eine bestimmte **Wirkung** aus. Diese ist bei jedem Beobachter verschieden, abhängig von seinen **persönlichen Erfahrungen**.

❯ **Beispiel**
Ein großer Mensch kann einem Beobachter deswegen besonders groß und auffällig erscheinen, weil er sich normalerweise zwischen kleineren Menschen bewegt oder weil er sich selbst als eher klein empfindet. Möglicherweise empfindet der Beobachter ihn sogar als bedrohlich, auch wenn dies nicht in sein Bewusstsein vordringt.

Überschaubare Zahl

Die systematische Darstellung des komplexen Phänomens Gestalt äußert sich in den Einzel-phänomenen Äußeres und Körpersprache mit ihren Elementen:

Einzelphänomene

- Das **Äußere** steht für die Kombination von Phänomenen, die unabhängig von einem Beobachter vorhanden sind. Die weitere Unterteilung in drei Elemente repräsentiert
  - den Körper: Körperteile und Proportionen,
  - seine Hülle, bestehend aus der Haut, sichtbaren Schleimhäuten, Haaren, Nägeln und Zähnen
  - sowie die »künstlichen« Ergänzungen wie Kleidung oder Schmuck.
- Die **Körpersprache** dagegen drückt mit ihrem Element verharrende Körperhaltung/Gestalt, im weiterführenden Text von den Autoren als »Standbild« bezeichnet, die Wirkung der ruhenden Person auf den Betrachter aus.

Die Bezeichnung »Standbild« hebt hervor, dass die Gestalt eines Menschen immer kommunikative Aspekte in sich trägt. Dadurch weist das Einzelphänomen Standbild einen **großen Überschnei-dungsbereich mit dem komplexen Phänomen Kommunikation** auf. Dieses Kapitel bleibt deswegen dem rein materiellen Teil der Körpersprache vorbehalten, vergleichbar der Betrachtung eines Fotos. Die ausgelösten Empfindungen und Interpretationen werden in Abschn. 3.3, Kommunikation, ab-gehandelt. Weitere Besonderheiten resultieren aus dem Einzelphänomen Beweglichkeit, das in Ab-schn. 3.4 beim komplexen Phänomen Aktivität zu finden ist.

Gliederung

Man findet bei der üblichen anatomischen Unterteilung in der Rubrik »Haut und Hautanhangsgebil-de« gleichzeitig Haare, Nägel und die Brustdrüse zusammengefasst, weil dies der histologischen Ver-wandtschaft der Gewebe entspricht. Nach der hier vorgenommenen phänomenologischen Syste-matisierung gehört die Brust zu den geformten und formenden Körperteilen. Die sichtbaren Schleim-häute, wie Lippen oder Augenbindehaut, sind wegen ihrer spontanen Wahrnehmbarkeit dem Einzelphänomen Äußeres zugeordnet.

Besonderheiten

Pflegerelevanz

Ein großer Teil der Tätigkeiten der professionellen Pflege beschäftigt sich mit der Gestalt in ihrer Gesamtheit und ihren Details. Stellvertretend seien hier lediglich die **Beobachtung** der Gestalt und ihrer Veränderungen erwähnt sowie Handlungen, die im Zusammenhang mit der **Körperpflege** stehen.

Körpernahe Tätigkeiten

Belegbarkeit durch Bezugswissenschaften

Im Interesse pflegewissenschaftlicher Forschung steht auch das Gebiet der«Kinästhetik«. Es untersucht den Zusammenhang zwischen Körpermassen und der Körperhaltung, die eine Person einnimmt. Unterschiedliche Proportionen von Rumpf und Gliedmaßen wirken sich auf die Gestalt aus und beeinflussen die Interpretationen ihrer Wahrnehmung. Auch extre-me Ausprägungen äußern sich in der Gestalt: Das Fehlen einer Extremität hat einen Einfluss auf die Statik des Körpers.

Pflegewissenschaft

2

Sozialwissenschaften

Sozialwissenschaftlich gesichert ist, dass Normwerte der Körpermaße kulturabhängig sind. Unterschiede in Körpergröße, Proportionen und Gewicht wurden durch vergleichende Studien ermittelt, ebenso die sozialen Einflüsse auf die Wahl der Kleidung oder des Schmucks.

Naturwissenschaften

Naturwissenschaftliche Einsichten kommen z. B. aus der Biochemie. Sie liefert Kenntnisse über den Zusammenhang von Körpergröße und Ernährungsweise.

Medizin

Aus der Medizin stammen Normwerte wie Normal- oder Idealgewicht und der BMI (body-mass-index), außerdem Untersuchungen über den Zusammenhang von Lebenserwartung und Körpergewicht. Da eine Vielzahl von Erkrankungen zu Veränderungen der Gestalt führen können, ist auch die Krankheitslehre von Bedeutung.

Philosophie

Philosophische Aspekte spielen eine Rolle im Zusammenhang mit der Ästhetik der Gestalt.

**Verknüpfung
der Bezugswissenschaften
an einem Beispiel**

Dass eine eiweißreiche Ernährung zu einer Zunahme des Längenwachstums führt, ist eine physiologische Erkenntnis. Die Berücksichtigung des sozialen Umfeldes ist in diesem Zusammenhang von Bedeutung, weil dadurch Erkenntnisse gewonnen werden, ob eine eiweißreiche Ernährung überhaupt ermöglicht oder als notwendig erachtet wird.

Zusammenhang aller komplexen Phänomene

**Gestalt
und Geschlechtlichkeit**

Die Beziehungen der Gestalt zu den übrigen komplexen Phänomenen sind eng und vielfältig. Deshalb seien einige Aspekte genannt.

In der Gestalt werden die Unterschiede zwischen den Geschlechtern deutlich. Dies äußert sich in einer Vielzahl von geschlechtsspezifischen Unterschieden, z. B. in den Körperproportionen und geschlechtsbedingten Veränderungen, etwa in der Pubertät oder während einer Schwangerschaft.

**Gestalt
und Kommunikation**

Die Körperfülle eines Menschen beeinflusst die Kommunikation. So ist das Vorurteil verbreitet, Dicke seien dümmer, ganz anders, als dies die nebenstehenden Verszeilen zum Ausdruck bringen. Eine asymmetrische Kommunikation kann auch durch Größenunterschiede bedingt sein: Steht eine große Person einer kleineren gegenüber, kann sich diese durchaus »von oben herab behandelt« fühlen, wie der im Bett liegende Pflegebedürftige, vor dem die Pflegekraft steht.

Und wer alt war galt als weise
und wer dick war galt als stark,
und den fetten Greisen
glaubte man
aufs Wort und ohne arg
(Degenhardt o. J.).

Gestalt und Aktivität

Der Handlungsspielraum kleiner Menschen unterscheidet sich durchaus von dem durchschnittlich großer Personen. Kinder und Minderwüchsige entwickeln deshalb mitunter eigene Strategien, um alltägliche Dinge zu bewältigen. Umgekehrt wird eine zwei Meter lange Person von Verkehrsteilnehmern mühelos wahrgenommen, auch wenn sie hinter parkenden Autos hervortritt, um die Straße zu überqueren. Bei einem Kind ist dies nicht der Fall.

Gestalt und Vitalität

Wenn eine professionelle Pflegekraft die Vitalwerte eines Patienten ermittelt, muss Sie Abweichungen in Abhängigkeit von der Gestalt des Betroffenen berücksichtigen. Es ist davon auszugehen, dass bei einem Leistungssportler eine geringere Herzfrequenz gemessen wird und übergewichtige Menschen eher zu Bluthochdruck neigen.

**Gestalt
und Ernährungsweise**

Die Ernährungsweise spiegelt sich deutlich in der Gestalt eines Menschen wider. Die schieren Mengen, die ein Sumo-Ringer täglich zu sich nimmt, entsprechen vielleicht der Wochenration einer kleinen alten Frau mit einem Körpergewicht von 40 kg. Ein Mangel an Flüssigkeit lässt sich – bei Kleinkindern besonders rasch – am verminderten Spannungszustand der Haut direkt ablesen.

**Gestalt
und Ausscheidungen**

Ein Zusammenhang zwischen der Gestalt und den Ausscheidungen einer Person lässt sich lediglich dahingehend belegen, dass dicke Menschen bei gleicher körperlicher Bewegung eher schwitzen als schlanke.

2.3.2 Begründung für »Geschlechtlichkeit«

Wahrnehmbarkeit und unmittelbarer Zusammenhang

Bei der spontanen zwischenmenschlichen Wahrnehmung bildet, wie zu Beginn von Abschn. 2.3.1 dargestellt, die Gestalt den ersten Anknüpfungspunkt, unmittelbar danach wird das Geschlecht der Person wahrgenommen. Durch seine direkte Zugehörigkeit zur Gestalt ist das Geschlecht der sofortige zweite Eindruck, den man von einem Menschen erhält. Der Beobachter ordnet bereits der Silhouette eines anderen Menschen das Geschlecht zu.

Reihenfolge der Wahrnehmung

Das Geschlecht ist allerdings nur ein Aspekt des komplexen Phänomens Geschlechtlichkeit. Es besagt zunächst nichts anderes, als dass eine Person äußerlich spontan als Mädchen oder Junge, Frau oder Mann eingeordnet werden kann. Diese Zugehörigkeit ist in allen Kategorien der Person wirksam, denn sie bestimmt einen Großteil ihrer körperlichen, psychischen, geistigen und sozialen Entwicklung. Geschlechtlichkeit geht deshalb weit über das biologische Geschlecht hinaus.

Komplexität der Geschlechtlichkeit

Der aufgrund der zwischenmenschlichen Wahrnehmung entstehende Eindruck, den man von einer anderen Person gewinnt, löst wie bei der Gestalt eine spontane Interpretation aus. Ihr **Ziel** ist ein **möglichst sicheres Verhalten** dieser anderen Person gegenüber. Verunsicherung im Umgang mit anderen Menschen kann sich einstellen, wenn man nicht weiß, welchem Geschlecht eine Person angehört.

Wahrnehmung als Verhaltensgrundlage

> **Beispiel**
> Wie bei der Gestalt erfolgt die Wahrnehmung vorwiegend optisch, der Hörsinn hat jedoch eine zusätzliche Bedeutung. Eine erwachsene Person mit hoher Sprechstimme wird als Frau identifiziert, eine mit tiefer Stimmlage als Mann. Irritierend wirken Personen, deren Erscheinung diesem üblichen Schema widerspricht.

Überschaubare Zahl

Rein biologisch werden Menschen zwar als weibliche oder männliche Wesen geboren, aber die Ausprägung ihrer Geschlechtlichkeit findet über einen langen Zeitraum statt und zeigt sich in vielen Facetten ihres Verhaltens, sodass auch bei diesem komplexen Phänomen eine Reduktion und Systematisierung der Erscheinungen notwendig ist.

Die Unterscheidung der Einzelphänomene Sexualität, Intimität und Geschlechterrolle ist vorwiegend an den Kategorien der Person sowie an der Integration von Menschen in ihre soziale Umwelt orientiert. Diese Gliederung ist im Gegensatz zu den Einzelphänomenen des komplexen Phänomens Gestalt nicht ohne weiteres verständlich. Die Einzelphänomene setzen folgende Schwerpunkte:

Einzelphänomene

- Bei der **Sexualität** richtet sich der Blick in erster Linie auf körperliche Vorgänge.
- Die **Intimität** geht hauptsächlich von den psychischen Mechanismen aus, die sich im Umkreis der engsten sozialen Beziehungen einer Person entfalten.
- Die **Geschlechterrolle** erklärt an ausgewählten Lebensbereichen, weshalb Mädchen und Jungen, Frauen und Männer in geschlechtsspezifisch unterschiedlicher Weise mit sich selbst und anderen Menschen umgehen.

Das Einzelphänomen Sexualität bildet den Auftakt, weil es die größte Überschneidung mit den biologischen Aspekten aufweist, die als »Geschlecht« der Person bezeichnet werden und die dazu führen, dass die Person in dieser Hinsicht spontan und unmittelbar wahrgenommen werden kann. Dies gilt in besonderer Weise für das **Element Schwangerschaft**, das aus folgenden Gründen **als eigenständiger Inhalt** aufgenommen ist:

Sexualität

2

— Die Gestalt einer Schwangeren verändert sich häufig deutlich.
— Sie ist relevant für die **praktische Ausbildung** in der Krankenpflege, die einen Pflicht-einsatz in der Gynäkologie und Geburtshilfe beinhaltet, der einzigen geschlechtsspezifi-schen Fachrichtung der Medizin.
— Schwangerschaft ist ein Aspekt der persönlichen **Lebensbewältigung**: Alle Frauen kön-nen selbst schwanger werden; sie sollten sich deshalb mit der Möglichkeit einer Schwan-gerschaft genauso auseinandersetzen wie mit der Tatsache, dass eine Schwangerschaft ge-wollt oder ungewollt ausbleibt.

Die unmittelbare Wahrnehmbarkeit ist bei Intimität und Geschlechterrolle weniger gegeben, weil diese beiden Einzelphänomene in hohem Maß durch psychische und geistige Vorgänge bestimmt werden und in schwer überschaubare gesellschaftliche Zusammenhänge einge-bettet sind. Deshalb erschließen sie sich auch einer professionellen Pflegekraft erst allmäh-lich durch umfassende Beobachtung, Deutung und Klärung.

Intimität

Intimität bezieht sich auf die Bindungen, die eine Person mit anderen eingeht und die ihr Leben bestimmen. Intimität beruht auf tief verankerten Erfahrungen und Fähigkeiten, die die Person in früher Kindheit erworben hat und die ihr selbst weitgehend unbewusst sind. Sie prägen die Beziehung der Person zu sich selbst und drücken sich auch in dem Stellenwert aus, den Partner, Angehörige und Freunde in ihrem Leben haben.

Die Bedeutung dieser Menschen füreinander ist aber nicht an der Zahl der Krankenhaus- oder Heimbesuche Nahestehender abzulesen, sondern an der **Qualität der Bindung**. Um sie zu erkennen und ihre Bedeutung zu ermessen, benötigt eine professionelle Pflegekraft Zeit, umfassende Kenntnisse und die Bereitschaft, sich auf einen Betroffenen einzulassen. Wich-tig ist auch die Fähigkeit, sich selbst in seiner Geschlechtlichkeit zu begegnen.

Geschlechterrolle

Eine professionelle Pflegekraft wird darüber hinaus bei Kindern, Bewusstlosen und Lang-zeit-Pflegebedürftigen zu einer sehr engen Begleiterin, die in erheblichem Maß Funktionen aus dem Beziehungsmuster der Familie übernimmt oder eine intime Rolle im Leben des Be-troffenen spielen kann. Dies bedeutet auch, sich mit den weiblichen und männlichen Ge-schlechterrollen auseinanderzusetzen. Mädchen und Jungen, Frauen und Männer nehmen die Welt unterschiedlich wahr. Ihre Einstellungen zu sich selbst und zur sozialen wie materi-ellen Umwelt weichen voneinander ab, ebenso ihr Handeln.

Berufsrolle

Das komplexe Phänomen Geschlechtlichkeit ist deshalb Anlass zu einer Reflexion des Be-rufs Pflege als typischem Frauenberuf.

Pflegerelevanz

Sämtliche Situationen, in denen Menschen zusammentreffen, spiegeln Aspekte der Einzel-phänomene wider, die das komplexe Phänomen Geschlechtlichkeit ausmachen. Dies betrifft auch den Stellenwert des überwiegend weiblichen Pflegeberufs.

Universalität
der Geschlechtlichkeit

Damit ist nicht allein gemeint, dass Pflegestrategien wie Waschen, Einreiben oder Ver-bandwechsel, von den Betroffenen als sexuell erregend erlebt werden können. Viel funda-mentaler ist die Tatsache, dass jedes Zusammentreffen von Menschen potenziell eine ero-tische Komponente enthält, besonders dann, wenn eine Person gegenüber einer anderen in einem Abhängigkeitsverhältnis steht, sei es als Kind gegenüber einem Erwachsenen, als Pfle-gebedürftiger gegenüber einer Pflegekraft, als nachgeordneter gegenüber einem vorgesetz-ten Mitarbeiter.

Alltägliche Barrieren

Gerade der Umstand, dass Gefühle des Wohlbefindens, der Erotik und der Lust einerseits oft gegenwärtig sind und andererseits immer wieder unterdrückt werden müssen, macht den **Zugang zur eigenen Geschlechtlichkeit** schwer, v. a. im Umgang mit weniger nahe stehenden Personen. Aus diesem Grund können professionelle Pflegekräfte ihre Vermittlerfunktion nur schwer durchführen, und es ist ihnen letzten Endes unklar, ob sie überhaupt für die Vermittlung zuständig sind.

Belegbarkeit durch Bezugswissenschaften

Die Darstellung des komplexen Phänomens Geschlechtlichkeit ist ohne die Erkenntnisse aus den Bezugswissenschaften nicht denkbar:

In der Pflegewissenschaft existieren bislang vorwiegend einzelne empirische Vergleichsstudien, besonders über das Stillen oder andere typisch weibliche Phänomene.   *Pflegewissenschaft*

Sozialwissenschaftliche Untersuchungen gibt es in reicher Zahl. Sie befassen sich mit Familien- und Partnerbeziehungen, der Geschlechterrolle und vielem mehr.   *Sozialwissenschaften*

Die Genetik ist z. B. eine naturwissenschaftliche Teildisziplin, die Einsichten über die Vererbung liefert.   *Naturwissenschaften*

Eine Reihe dieser und anderer Erkenntnisse wurde von der Medizin übernommen und weiterentwickelt. So existieren geschlechtsspezifische Normalwerte, wobei der Vergleich zwischen Frauen und Männern sich u. a. auf die Lebenserwartung und die Häufigkeit von Erkrankungen erstreckt oder die geschlechtsspezifische Reaktion auf Alkohol untersucht.   *Medizin*

Die Philosophie beschäftigt sich schon lange mit der Geschlechtlichkeit. Stichworte hierzu sind die Dualität von Körper und Geist, wobei der Körper das weibliche Prinzip repräsentiert, Leben zu spenden und zu erhalten, der Geist für das männliche Prinzip steht, die Welt gedanklich zu durchdringen und zu gestalten.   *Philosophie*

Am Beispiel der Schwangerschaft wird die Verknüpfung der Bezugswissenschaften deutlich: rein naturwissenschaftlich betrachtet, handelt es sich um eine Kombination von Genen, nimmt man den sozialpsychologischen Blickwinkel hinzu, gelangt man zu Erkenntnissen über die einzigartige Bindung der Mutter zu ihrem heranwachsenden Kind. Durch diese enge Bindung sind, philosophisch gesehen, Mütter Trägerinnen der Kultur, weil sie die nachwachsende Generation wesentlich prägen. Natürlich darf dabei nicht vergessen werden, dass kulturellen Vorstellungen und praktizierte Riten der Väter oder anderer männlicher Gesellschaftsmitglieder gleichermaßen prägend wirken können.   *Verknüpfung der Bezugswissenschaften an einem Beispiel*

Zusammenhang aller komplexen Phänomene

Selbstverständlich muss man auch beim Nachvollziehen des komplexen Phänomens Geschlechtlichkeit die Totalität der Person berücksichtigen und mit ihr die Zusammenhänge aller komplexen Phänomene.

Auf die Bedeutung von Geschlechtlichkeit und Gestalt ist schon in Abschn. 2.3.1, hingewiesen worden.   *Geschlechtlichkeit und Gestalt*

Besonders hervorzuheben ist, dass Frauen und Männer unterschiedlich miteinander kommunizieren. Männer diskutieren häufiger über Sachthemen, sie rivalisieren und konkurrieren miteinander durch Kommunikation. Frauen dagegen argumentieren aus dem Gefühl heraus, niemanden verletzen zu wollen, und schließen deshalb häufiger Kompromisse.   *Geschlechtlichkeit und Kommunikation*

Unterschiede gibt es auch beim komplexen Phänomen Aktivität. Männer bevorzugen in ihrer Freizeit Sportarten, die mit einem größeren gesundheitlichen Risiko verbunden sind. Möglicherweise ist ihre gesamte Lebensweise durch eine höhere Bereitschaft geprägt, sich körperlichen, psychischen und emotionalen Belastungen auszusetzen.   *Geschlechtlichkeit und Aktivität*

Geradezu klassisch für die Abweichungen der Geschlechter voneinander ist das unterschiedliche Risiko, einen Herzinfarkt zu erleiden. Frauen sind vor der Menopause immer   *Geschlechtlichkeit und Vitalität*

2

noch deutlich seltener betroffen als Männer, obwohl die Erkrankungshäufigkeit bei Frauen seit einigen Jahren zunimmt.

Geschlechtlichkeit
und Ausscheidungen

Beim komplexen Phänomen Ausscheidungen sind geschlechtsspezifische Unterschiede deutlich erkennbar. Die Produktion von Menstruationsblut oder Ejakulat ist durch die unterschiedliche Physiologie der weiblichen und männlichen Geschlechtsorgane bedingt.

2.3.3   Begründung für »Kommunikation«

Wahrnehmbarkeit und unmittelbarer Zusammenhang

Wahrnehmung
und Kommunikation

Bereits wenn Menschen einander wahrnehmen, findet Kommunikation statt: Durch Sinneswahrnehmungen werden Signale empfangen. Diese Eindrücke werden vom Beobachter aufgenommen, verarbeitet und interpretiert. Damit ist der Wahrnehmungsvorgang Bestandteil jeder Kommunikation.

Sonderstellung
von Kommunikation,
Geschlechtlichkeit, Gestalt

Innerhalb von Sekundenbruchteilen wird dabei die Gestalt einer anderen Person wahrgenommen. Meist kann auch die Geschlechtszugehörigkeit spontan erkannt werden. Da die Gestalt einer Person durch ihre Körpersprache von vornherein auch kommunikative Aspekte in sich birgt, nimmt der Beobachter vom ersten Moment an viele Impulse auf.

Gestalt, Geschlechtlichkeit und Kommunikation bilden damit eine Einheit, die den ersten Eindruck einer Person vermittelt, auch dann, wenn man noch nie zuvor mit ihr zusammengetroffen ist. Damit nehmen **die drei ersten komplexen Phänomene** eine Sonderstellung in der Wahrnehmung einer Person ein. Sie sind bereits im ersten Moment des Zusammentreffens unmittelbar präsent. Im Gegensatz dazu sind Einzelheiten der übrigen komplexen Phänomene Aktivität, Vitalität, Ernährungsweise und Ausscheidungen eines Menschen nicht sofort zu beurteilen.

Ausprägung
der Kommunikation

Bei einigen komplexen Phänomen ist, wie etwa bei der Gestalt, vieles genetisch festgelegt, sodass die Spannbreite, in der sich die konkreten Erscheinungen einer Person bewegen, gering ausfällt. Nicht so bei der Kommunikation: Sie ist in ihrer Ausprägung und Differenzierung **zum größten Teil erworben**. Besonders deutlich wird dies am Beispiel der Sprache.

Einheit von Beobachter
und Beobachtetem

Kommunikation ist immer ein wechselseitiger Vorgang, bei dem Menschen sich ausdrücken und bei ihrem Kommunikationspartner einen bestimmten Eindruck auslösen. Das wechselseitige Verhältnis von Ausdruck und Eindruck ist an alle der in Abschn. 1.2 erläuterten Elemente der Situation gebunden. Alle Wahrnehmungen in der Situation werden, sobald sie ins Bewusstsein gelangen, vom Beobachter interpretiert. Dadurch **ordnet er ihnen einen Informationsgehalt zu**. Darum bindet Kommunikation den Beobachter und den Beobachteten zu einer unauflöslichen Einheit zusammen.

Individuelle Wirklichkeit

Die Wirklichkeit, in der die Kommunikationspartner leben, ist überwiegend subjektiver Natur und kaum objektivierbar. Die Bedeutung jeder konkreten Erscheinung für den Betroffenen ist ausschließlich für den einzelnen gültig. Sie ist keine statistisch ermittelbare Größe und muss von einer professionellen Pflegekraft in jeder Situation des Zusammentreffens aufs Neue nachvollzogen werden.

Überschaubare Zahl

Die Kommunikation ist modellhaft auf zwei Einzelphänomene und ihre Elemente reduziert. Beide Mechanismen sind stets gleichzeitig vorhanden:

- **Ausdruck** bezeichnet diejenigen aktiven Anteile, die von einer Person auf sich selbst und in die Welt gerichtet sind.
- **Eindruck** benennt alles, was von einem Beobachter aufgenommen, verarbeitet und interpretiert wird.

Am Ausdruck einer Person sind fünf Elemente beteiligt:

- 1. Von der **Körpersprache** als Ausdruckselement sind die materiellen Grundlagen bereits als Einzelphänomen beim komplexen Phänomen Gestalt beschrieben, und zwar als deren überwiegend **statische Anteile**.
- 2. **Körpersprache** als Element der Kommunikation bezieht sich auf die **beweglichen Aspekte**. Diese beruhen auf materiellen Grundlagen der Gestalt.
- 3. Die Interpretation von **Gesten** und **mimischem Ausdruck** ist ein geistiger Vorgang, der sehr stark an den Beobachter gebunden ist.
- 4. **Gesprochene** und **geschriebene Sprache** sind für Menschen das wichtigste Kommunikationsmittel. Auch in der Pflege werden Beziehungen sehr stark von Worten bestimmt, und darüber hinaus besteht eine Pflicht zur schriftlichen Dokumentation.
- 5. Die **künstlerischen Ausdrucksweisen** stellen eine Besonderheit von Menschen dar. In jeder Kultur findet man spezielle Formen: körperliche, modellierende, bildliche, musische und andere. Sie repräsentieren gesellschaftliche Beziehungen, sind individueller Bestandteil jeder Person und helfen, ihre Identität zum Ausdruck zu bringen oder zu entwickeln.

Ausdruck

Körpersprache, gesprochene und geschriebene Sprache sowie die künstlerischen Ausdrucksweisen basieren auf **Codes**. Sie gelten für einen bestimmten Personenkreis und werden ausschließlich von jenen verstanden, die in die Bedeutung der Zeichen und die Art der Kombinationsregeln eingeweiht sind.

> **Beispiel**
>
> Professionelle Pflegekräfte kommunizieren durch zahlreiche Fachbegriffe, oft aus der Medizin, die von Außenstehenden nur schwer zu verstehen sind. Sie müssen jedoch verwendet werden, um sich im therapeutischen Team zu verständigen. Häufig verkürzen Codes komplizierte Zusammenhänge und erleichtern so den fachlichen Austausch. Aufgabe der professionellen Pflege ist es, diese Fachsprache für die Pflegebedürftigen zu übersetzen.

Auch dieses Buch verwendet im Übrigen Begriffe, die sich zunächst nur denjenigen erschließen, die damit umgehen.

Das Problem des Verstehens gilt für Sprache ganz allgemein. Eine Fremdsprache kann man vollständig nur begreifen, wenn man die Bedeutung der einzelnen Wörter und die grammatikalischen Regeln ihrer Verknüpfung kennt.

Der Eindruck bezeichnet alles, was bewusst oder unbewusst wahrgenommen wird und in der wahrnehmenden Person bestimmte Gefühle, Gedanken und Bewegungen in Gang setzt. Hier unterscheidet man drei Elemente:

Eindruck

- Aufnahme,
- Verarbeitung und
- Interpretation

von Informationen als Leistungen körperlicher, geistiger und psychischer Natur. Für die **Aufnahme von Ausdruckselementen** bedarf es bestimmter Bedingungen, die zu einer störungsfreien Wahrnehmung gehören. Danach folgt die **Verarbeitung**, also v. a. die Weiterleitung der aufgenommenen Reize. Ohne sie kann es nicht zur **Interpretation** im zentralen Nervensystem kommen. Unabhängig davon sind bei der Interpretation Missdeutungen und Verzerrungen möglich.

Die **analytische Trennung** der Einzelphänomene Ausdruck und Eindruck ist für das Nachvollziehen notwendig, obwohl beide sich zwischen den beteiligten Personen, aber auch bei der Selbstwahrnehmung parallel abspielen.

2

Pflegerelevanz

Die Pflegerelevanz der Kommunikation ist offensichtlich. Kenntnisse über die zwischenmenschliche Kommunikation sind unabdingbar, weil professionelle Pflegekräfte immer als Gegenüber des Pflegebedürftigen auftreten und weil sie kommunizieren müssen, um Phänomene nachvollziehen und Pflegebedürftigkeit ermitteln zu können.

Belegbarkeit durch Bezugswissenschaften

Das komplexe Phänomen Kommunikation enthält eine große Zahl von Informationen, die den Bezugswissenschaften entstammen:

Pflegewissenschaft
Neue pflegewissenschaftliche Erkenntnisse sind unter dem Einfluss des Konzepts der basalen Stimulation entstanden. Dieser Ansatz geht davon aus, dass auch Bewusstlose zumindest einen Teil der Sinnesreize aufnehmen können. Dies zieht bedeutende Veränderungen im Umgang mit den Betroffenen nach sich.

Sozialwissenschaften
Psychologie und Soziologie beschäftigen sich in unzähligen Untersuchungen mit Aspekten der Kommunikation, etwa ihren schichtspezifischen Besonderheiten oder dem Ablauf der sprachlichen Sozialisation.

Naturwissenschaften
Biologische Anthropologie und Informationstheorie liefern weitere Grundlagen. Es wurden die stimmbildenden Organe untersucht und der Zusammenhang zwischen Spracherwerb und Hirnentwicklung erforscht. Häufig bedienen sich die Naturwissenschaften hierbei der Vergleiche zwischen Menschen und Tieren.

Medizin
Aus der Medizin seien beispielhaft die Teildisziplinen Neurologie und Psychiatrie genannt. Sie befassen sich mit Kommunikationsstörungen als Krankheitserscheinungen: die Neurologie mit den verschiedenen Formen des Verlusts der sprachlichen Ausdrucksmöglichkeit, die Psychiatrie mit den spezifischen Veränderungen der Sprache z. B. bei schizophrenen Menschen.

Philosophie
Die Philosophie hat sich besonders im 20. Jahrhundert mit der Sprache auseinandergesetzt, v. a. im Zusammenhang mit der Suche nach der Wahrheit von Erkenntnissen. Außerdem beschäftigt sie sich mit der Ästhetik des sprachlichen und körperlichen Ausdrucks.

Verknüpfung der Bezugswissenschaften an einem Beispiel
Die Beiträge, die die Bezugswissenschaften zu professionellem pflegerischem Handeln liefern, seien am Beispiel eines Menschen veranschaulicht, dem aufgrund einer Krebserkrankung der Kehlkopf operativ entfernt wird. Die Besonderheit des Eingriffs besteht darin, dass die Person nicht mehr in der Lage ist zu sprechen und deshalb mit einem entsprechenden Mikrofon versorgt wird. Um dieses Gerät zu handhaben, kann man seine Funktion rein physikalisch betrachten. Viel schwerer wiegt für den Betroffenen allerdings der Verlust seiner Sprechfähigkeit und das Bewusstsein der Krebserkrankung. Hier bieten Erkenntnisse aus der Psychologie Einsicht in die Mechanismen der Verarbeitung des Traumas.

Zusammenhang aller komplexen Phänomene

Kommunikation und Gestalt
In Abschn. 2.3.1 wurden die Beziehungen zwischen Gestalt und Kommunikation bereits dargestellt.

Kommunikation und Geschlechtlichkeit
Die Verschiedenheiten der Geschlechter beim Wahrnehmen körperlicher Signale und beim Umgang mit ihnen spielen, wie gezeigt, beim gesundheitsbezogenen Verhalten eine besondere Rolle: Frauen und Männer nehmen die Signale ihres Körpers unterschiedlich wahr und kommunizieren in verschiedener Qualität darüber.

Kommunikation und Aktivität
Das sprachliche Ausdrucksvermögen selbst hängt von der Bewusstseinslage des Betroffenen ab. Eine verwaschene Sprache bei ansonsten funktionierendem Sprachapparat kann z. B. auf zunehmende Einschränkung des Bewusstseins hindeuten.

Die Vitalität einer Person ist ebenfalls durch Aspekte der Kommunikation berührt. Viele Menschen kennen die unmittelbare Phase vor einer Prüfung, in der bereits der Gedanke, vor einer Kommission sprechen zu müssen, Herzschlag und Blutdruck erhöht. Weiterhin ist nachgewiesen worden, dass sich bei »Patienten« sowohl die Pulsfrequenz verlangsamte als auch der Blutdruck senkte, wenn sie von einer Pflegekraft in vertrauensvoller Atmosphäre berührt wurden.

Kommunikation und Vitalität

Die Zusammenhänge von Kommunikation und Ernährung sind vielfältig. So ist für viele Menschen das Einnehmen einer Mahlzeit mit der Gesellschaft anderer Personen verbunden. Gerade in Familien ist ein gemeinsames Essen oft die einzige Gelegenheit miteinander ins Gespräch zu kommen.

Kommunikation und Ernährungsweise

Wie und worüber Menschen kommunizieren, zeigt sich auch beim komplexen Phänomen Ausscheidungen. Diese sind, genau wie bestimmte Aspekte der Geschlechtlichkeit, mit einem mehr oder weniger starken Tabu belegt. So werden auch bestimmte Ausdrücke als Schimpfworte verwendet oder die Sachverhalte nicht direkt benannt, sondern lediglich umschrieben. Bedeutsam sind ferner die altersspezifischen Unterschiede: Während Kinder noch ohne Scham auf der Toilette miteinander reden, ist dies Erwachsenen eher peinlich.

Kommunikation und Ausscheidungen

2.3.4 Begründung für »Aktivität«

Wahrnehmbarkeit und unmittelbarer Zusammenhang

Solange Menschen leben, sind sie in irgendeiner Weise aktiv: Sie erhalten über ihre Sinnesorgane Impulse von der eigenen Person und von der Umwelt, sie befinden sich in einem bestimmten Bewusstseinszustand, bewegen sich oder ruhen. Für all diese Aktivitäten ist das Zusammenspiel differenzierter Funktionen erforderlich, die hauptsächlich vom Nervensystem und über hormonelle Regulationsmechanismen gesteuert werden. Es handelt sich um biologische, also körperliche Vorgänge. Sie werden jedoch von Geist und Psyche erheblich beeinflusst, weil sich Personen ständig mit sich selbst und mit ihrer materiellen und sozialen Umwelt auseinandersetzen.

Reichweite der Aktivität

Menschen müssen aktiv sein, um
- sich in der Welt zu orientieren,
- sie nach ihren Vorstellungen zu formen,
- sich selbst als Persönlichkeiten in ihren sozialen Beziehungen zu entwickeln und
- zu guter Letzt immer wieder, wie im Schlaf, für weitere Aktivitäten zu neuen Kräften zu kommen.

Zweck

Die soziale Komponente und der Einfluss von Geist und Psyche haben zur Folge, dass die Elemente des komplexen Phänomens Aktivität nicht künstlich aufrecht erhalten werden können. Kein Ersatzteil ist dazu in der Lage, die Funktion eines ausgefallenen Sinnesorgans so zu ersetzen, dass es auch nur annähernd die Qualität des Originals erreicht. Keine Maschine ist fähig, menschliche Gedanken zu produzieren oder die Bewegungen des Körpers so vollkommen zu übernehmen, wie der lebendige menschliche Organismus es kann. Ganz anders verhält es sich in dieser Hinsicht beim komplexen Phänomen Vitalität (s. Abschn. 2.3.5 und 3.5).

Unersetzbarkeit

Überschaubare Zahl

Drei Einzelphänomene sind bei der Aktivität zu unterscheiden:
- **Der aufnehmende, rezeptive Teil** ist **auf die Welt**, also die materielle und soziale Umwelt sowie die eigene Person und die von ihnen ausgehenden Reize **gerichtet**. Nur über ihn ist der Kontakt zur Welt möglich.

2

➡ **Der verarbeitende, assoziative Teil** ist zuständig für **Auswahl und Zuordnung** der Reize. Beispielsweise gelangen sie ins **Gedächtnis**.

➡ **Der ausführende, effektive Teil reagiert** auf die Reize und formt durch Bewegung oder Betätigung die Persönlichkeit und ihre subjektive und objektive Welt.

Diese Aufteilung gleicht der Systematik, die beim komplexen Phänomen Kommunikation für das Einzelphänomen Eindruck erläutert wurde. Beide komplexen Phänomene hängen in dieser Hinsicht eng zusammen.

Dies zeigt sich auch daran, dass es bei der Aktivität zu einem ähnlichen wechselseitigen Vorgang kommt, wie bei der Kommunikation: Das Aufnehmen von Reizen ist eigentlich ein ausführender Prozess, denn ein Mensch muss, um die Welt wahrzunehmen, seine Sinne wie Antennen aktiv in die Welt richten. Trotz dieser Überschneidung werden im Folgenden die entsprechenden Elemente eindeutig zugeordnet.

Aufnehmen

An die **Sinnesorgane** ist die **Reizleitung** gekoppelt, mit der Sinneseindrücke über Nervenbahnen transportiert werden. Beide ermöglichen den Zugang zur Welt und zum Selbst. Ihre physiologische Beschaffenheit und ihre Funktion spielen eine wesentliche Rolle für das Selbst- und Weltbild einer Person.

Verarbeiten

Einige Informationen über Wahrnehmungsvorgänge wurden bereits im Abschn. 2.3.2, Begründung für Kommunikation, dargestellt. In den Bereich der Aktivität gehören intellektuelle Leistungen wie Denken und Denkstörungen, typische Wahrnehmungsmuster bei bettlägerigen Menschen und der Schmerz als ein zentrales Phänomen von Befindlichkeit und Krankheit. All diese Vorgänge sind an bestimmte **Bewusstseinszustände** gekoppelt, die sich als unterschiedliche Grade der Wachheit und damit der Aufmerksamkeit und der Reaktionsfähigkeit definieren lassen.

Da Menschen über eine breite Palette emotionaler Regungen verfügen, werden **Emotionen**, wie Trauer und Angst, in einem eigenen Abschnitt behandelt. Die langfristig angelegten Prozesse des selbstvergewissernden Erlebens und Denkens sowie intellektuellen Verarbeitens gehören zum Bereich der **existenziellen Erfahrungen**, weil alle Menschen sich in ihrem Leben mit einschneidenden Themen auseinandersetzen müssen. Zu diesen immer wiederkehrenden Fragen gehören Verlusterlebnisse, schwere Krankheiten oder Behinderungen, das Alter und der Tod.

Die meisten Elemente der Einzelphänomene Aufnahme und Verarbeitung, etwa die Bewusstseinsphasen Schlaf oder Bewusstlosigkeit, sind der Fremdbeobachtung nur bedingt zugänglich.

Ausführen

Das ausführende Einzelphänomen mit den Elementen **Bewegungen** und **Betätigung** kann jeder Mensch phänomenologisch an sich selbst und an anderen Menschen unmittelbar wahrnehmen. Beweglichkeit und Bewegung ergänzen die Beschreibungen des körperlichen Ausdrucks, die bei den komplexen Phänomenen Gestalt und Kommunikation ihren Anfang genommen haben.

Haushaltsführung, Erwerbstätigkeit und Hobby sind wesentliche Bereiche des Elements Betätigung, die erst durch Gegebenheiten der Gesellschaft zustande kommen. Es sind primär soziale Handlungen, während die Leistungen der Sinnesorgane überwiegend vom Körper ausgehen und angeboren sind.

Pflegerelevanz

Für die Pflege hat das komplexe Phänomen Aktivität viele Bedeutungen. So müssen professionelle Pflegekräfte ihr Handeln nicht nur auf die Pflegebedürftigen ausrichten, sondern immer sich selbst als Personen berücksichtigen.

Belegbarkeit durch Bezugswissenschaften

Die Bezugswissenschaften haben eine ganze Reihe von Erkenntnissen zusammengetragen.

In Bezug auf Wahrnehmungsvorgänge seien stellvertretend Untersuchungen genannt, die sich aus pflegewissenschaftlicher Sicht mit dem Erleben von Schmerzen befassen. Als Beispiel für Emotionen und Empfindungen wurden die Ekelgefühle erforscht, die der Umgang mit Ausscheidungen beim Pflegepersonal hervorruft.

Pflegewissenschaft

Sozialwissenschaftliche Forschung befasst sich mit Organisationsstrukturen in Institutionen der Arbeitswelt und analysiert deren positive und negative Auswirkungen auf die Beteiligten.

Sozialwissenschaften

In den Naturwissenschaften werden auf dem Gebiet der Neurophysiologie umfangreiche Forschungen betrieben, die die Wahrnehmung und Verarbeitung von Impulsen betreffen. Sie führen teilweise bis zu praktischen Trainingsprogrammen, in denen Menschen mit Epilepsie erlernen, einen bevorstehenden Anfall abzuwenden.

Naturwissenschaften

An solchen angewandten Forschungen zeigt sich die enge Verbindung von naturwissenschaftlichen Disziplinen mit der Medizin und einem ihrer Fachgebiete, der Neurologie. Viele der hier gewonnenen Erkenntnisse resultieren aus Untersuchungen an Menschen mit bestimmten Ausfallerscheinungen wie Gesichtsfeldverlusten.

Medizin

Aus der Philosophie müssen wesentliche Erkenntnisse erst noch für die professionelle Pflege nutzbar gemacht werden; am ehesten wird dies zurzeit in Bezug auf ethische Problemstellungen unternommen, die an den Sinn und an das Ende des Lebens gekoppelt sind.

Philosophie

Interdisziplinäres Denken und Handeln verhilft zu einem besseren Nachvollziehen, z. B. von Schmerzen. Diese lassen sich rein physiologisch gut erklären und werden therapeutisch oft mit Medikamenten angegangen, deren Auswahl sich nach der Schmerzart und -intensität richtet. Es ist aber genauso wichtig zu wissen, dass die Äußerung von Schmerzen stark von persönlichen und kulturellen Eigenarten geprägt ist und dass körperlicher Schmerz auch ein Zeichen für unbewusste Konflikte sein kann.

Verknüpfung der Bezugswissenschaften an einem Beispiel

Diese psychosozialen Einsichten bewirken, dass Menschen mit Schmerzen bestimmte, ihrer Persönlichkeit angemessene Formen der Zuwendung brauchen.

Zusammenhang aller komplexen Phänomene

Die Betrachtung aller komplexen Phänomene schärft das Bewusstsein für die Person in ihrer Gesamtheit:

Im Abschnitt Gestalt wurde bereits ausgeführt, dass die Körpergröße einen Einfluss auf Aktivitäten ausübt.

Aktivität und Gestalt

Männer verfügen aufgrund ihrer größeren Muskelmasse über mehr Körperkräfte als Frauen und erzielen z. B. beim Laufen höhere Geschwindigkeiten. Auf weitere Unterschiede wurde auf S. 68 hingewiesen.

Aktivität und Geschlechtlichkeit

Eine zunehmende Einschränkung des Bewusstseins führt zu verwaschener Sprache. Bei starker Müdigkeit können verschiedene Formen von Kommunikationsstörungen auftreten.

Aktivität und Kommunikation

Die Zusammenhänge von Aktivität und Vitalität zeigen sich am Beispiel körperlicher Bewegung und Herz-Kreislauf-Tätigkeit: körperliche Anstrengung führt zu einer Beschleunigung von Puls und Atmung, lang anhaltender Körpereinsatz, wie etwa beim Langstreckenlauf, bewirkt eine Erhöhung der Körpertemperatur. Im Schlaf dagegen sinken Puls und Blutdruck normalerweise ab.

Aktivität und Vitalität

Ähnlich eindeutig sind die Verbindungen zwischen Aktivität und Ernährung: Der höhere Energieverbrauch bei starker körperlicher Betätigung erfordert eine gesteigerte Nahrungszufuhr. Menschen, die eine überwiegend sitzende Tätigkeit ausüben, wären mit demselben Nahrungsangebot über kurz oder lang übergewichtig.

Aktivität und Ernährungsweise

**Aktivität
und Ausscheidungen**

Die Zusammenhänge zwischen Aktivität und Ausscheidungen sind analog denen der Vitalität. Die meisten Menschen schwitzen z. B. bei körperlicher Belastung, die länger anhält oder kurz und intensiv ist.

2.3.5 Begründung für »Vitalität«

Wahrnehmbarkeit und unmittelbarer Zusammenhang

Sonderstellung der Vitalität

Der menschliche Organismus wird von elementaren körperlichen Funktionen am Leben erhalten, die die biologische Grundlage für die Existenz der gesamten Person darstellen. Fallen sie extrem aus der Norm, ist das Leben unmittelbar bedroht, ob langsam oder in Sekundenschnelle.

Die körperlichen **Prozesse**, die die Vitalität ausmachen, laufen **großenteils autonom** ab. Ein Mensch kann sie nicht beliebig an- und abschalten. Von Geist und Psyche sind sie nur im Rahmen enger biologischer Toleranzgrenzen beeinflussbar.

Die elementaren Funktionen der Vitalität sind nicht spontan wahrzunehmen, sondern nur indirekt. Die Atmung wird sichtbar am Heben und Senken des Brustkorbs oder der Bauchdecke, also an einer Aktivität, die die Gestalt der Person verändert. Dasselbe gilt für ein sichtbar pulsierendes Blutgefäß. Zur Ermittlung der Vitalwerte werden Geräte, wie Blutdruckgerät oder Thermometer, eingesetzt. Bei keinem anderen komplexen Phänomen findet die **Wahrnehmung** in solchem Umfang **mittelbar** statt.

**Wechselspiel
der Einzelphänomene**

Die zur Vitalität gehörenden Einzelphänomene stehen in enger Wechselbeziehung zueinander. Eine deutliche Erhöhung der Körpertemperatur führt physiologisch zu einer Beschleunigung von Herzfrequenz und Atmung.

Überschaubare Zahl

Gliederung

Die Gliederung der Einzelphänomene ist vertraut durch ihre Herkunft aus dem Bereich der Anatomie und Physiologie:

- Die **Herz-Kreislauf-Tätigkeit** gewährleistet den Transport lebenswichtiger Substanzen. Sie ist über Puls, Blutdruck und Durchblutung zu erschließen.
- Die **Atmung** liefert den zur Energiegewinnung notwendigen Sauerstoff.
- Die **Körpertemperatur** ist Resultat der Stoffwechselvorgänge und zugleich deren Bedingung.

Damit ist die Vitalität das dynamischste aller sieben komplexen Phänomene.

Pflegerelevanz

Die exakte Messung der Vitalwerte ist eine unerlässliche Aufgabe der professionellen Pflege. Außerdem müssen Pflegekräfte in vital bedrohlichen Situationen angemessen handeln können. Die Tätigkeiten des Messens und Zählens sind wesentlich durch das Erkenntnisinteresse der Medizin veranlasst und gehören damit aus Sicht der Pflegekräfte in den Bereich des interdisziplinären Handelns.

Belegbarkeit durch Bezugswissenschaften

Pflegewissenschaft

Das komplexe Phänomen Vitalität ist pflegewissenschaftlich noch kaum erschlossen.

Die Psychologie befasst sich vorwiegend mit den Wechselwirkungen zwischen Psyche, Geist und Körper. Direkte Aussagen über die Vitalität sind daraus aber nicht ableitbar.

Die Naturwissenschaften haben grundsätzliche Erkenntnisse über physikalische Gesetze im Bereich der Vitalität gewonnen. Besonders biokybernetische Modelle in Form von Regelkreisen haben Eingang in die Pflegeausbildung gefunden.

Die Medizin ist bis zu praktischen Anwendungen vorgestoßen. Im Fachgebiet der Medizintechnologie werden seit Jahrzehnten Geräte entwickelt, mit deren Hilfe man Vitalfunktionen künstlich aufrechterhalten kann.

Die Philosophie hat sich besonders mit Fragen des Todes, der Lebenserhaltung, -verlängerung und -beendigung sowie der Organentnahme bei Verstorbenen beschäftigt.

Gerade am Beispiel des Todes zeigt sich die Wichtigkeit interdisziplinärer Kenntnisse. Rein biologisch ist das Lebensende mit dem vollständigen Erlöschen der Vitalfunktionen und der einsetzenden Verwesung zu beschreiben. Medizinisch dagegen wurde die Todesdefinition inzwischen mit dem Hirntod gleichgesetzt. Diese Definition eröffnet weitreichende Möglichkeiten der Transplantationschirurgie, macht aber zugleich die Entwicklung immer leistungsfähigerer medizinisch-technischer Geräte erforderlich, mit denen sich vitale Funktionen eines Hirntoten aufrecht erhalten lassen.

Professionelle Pflegekräfte stehen vor der Aufgabe, diese »künstlich am Leben gehaltenen Menschen« zu versorgen. Sie sollten in der Auseinandersetzung mit den hierbei auftauchenden ethischen Fragestellungen zu einem eigenen Standpunkt gelangen.

Sozialwissenschaften

Naturwissenschaften

Medizin

Philosophie

Verknüpfung der Bezugswissenschaften an einem Beispiel

Zusammenhang aller komplexen Phänomene

Zusammenhänge zwischen Gestalt und Vitalität sind bereits in Abschn. 2.3.1 beispielhaft erwähnt worden. Ergänzend ist zu erwähnen, dass bestimmte Erkrankungen im Bereich der Vitalität zu Veränderungen der Gestalt führen. Beispielsweise resultieren aus bestimmten chronischen Herz- und Lungenkrankheiten spezifische Symptome wie Zyanose und Trommelschlägelfinger.

Sehr direkt ist der Zusammenhang von Vitalität und Geschlechtlichkeit beim Geschlechtsakt. Hier beschleunigen sich Puls und Atmung einer Person.

Die Kommunikation kann durch drastische Veränderung von Vitalwerten beeinflusst werden. Bei Kurzatmigkeit ist normales Sprechen nicht möglich, bei massiver Atemnot verändert sich die Mimik, weil die Betroffenen nach Luft ringen oder Angst haben.

Die Zusammenhänge mit dem komplexen Phänomen Aktivität kann jeder Mensch an sich selbst erfahren. Wenn er sich lange oder intensiv körperlich betätigt, beschleunigen sich Puls und Atmung. Herz-Kreislauf-Erkrankungen führen zu einer Einschränkung der körperlichen Belastbarkeit.

Für die Ernährungsweise gilt, dass die Atemfrequenz sich in Abhängigkeit von der Stoffwechselsituation verändert.

Eine Reihe von Atemwegserkrankungen führt zur Ansammlung von Sekret, das abgehustet wird. Eine Herzinsuffizienz kann eine Verminderung oder, im Extremfall, das Ausbleiben der Harnausscheidung bewirken.

Vitalität und Gestalt

Vitalität und Geschlechtlichkeit

Vitalität und Kommunikation

Vitalität und Aktivität

Vitalität und Ernährungsweise

Vitalität und Ausscheidungen

2.3.6 Begründung für »Ernährungsweise«

Wahrnehmbarkeit und unmittelbarer Zusammenhang

Zu den elementaren Erfordernissen des menschlichen Überlebens gehört die Ernährung. Sie liefert die materiellen Bausteine für das Wachstum und die Funktionen des Organismus'.

Lebensnotwendigkeit

2

Außerdem spiegelt sie die aktuelle sowie die dauerhafte physische und psychische Verfassung einer Person wider, denn sie ist in komplexe soziale Zusammenhänge eingebettet. Diese tragen maßgeblich zu Gesundheit und Wohlbefinden eines Menschen bei.

> **Beispiel**
> Jeder Mensch ist täglich mit unterschiedlichen Elementen der Ernährungsweise konfrontiert: vom eigenen Hunger- und Durstgefühl über die Wahrnehmung der Ernährungsweise anderer Personen bis hin zur materiellen Umwelt, die in der Produktion und Entsorgung von Lebensmitteln eine wichtige Rolle spielt.

Diese soziokulturellen Zusammenhänge haben zu der Wortwahl »Ernährungsweise« geführt, da Begriffe wie »Essen und Trinken« sich lediglich auf die individuellen Aktivitäten bei der Nahrungsaufnahme beschränken.

Überschaubare Zahl

Einzelphänomene

Auch bei diesem komplexen Phänomen hängen die Einzelphänomene und ihre Elemente sehr stark zusammen:
- Der **Nahrungshaushalt** ist durch die materielle und die soziale Umwelt bedingt. Zum einen beeinflussen klimatische Unterschiede die Ernährungsweise, zum anderen zeigen die Elemente Beschaffung und Vorratshaltung sozial entwickelte Handlungsmuster, die von der Nahrungsaufnahme unabhängig sind.
- Die **Esskultur** ist unmittelbar auf den Vorgang der individuellen oder gemeinschaftlichen Nahrungsaufnahme bezogen.
- Die **Nahrungsverwertung** ist ein Prozess, der auf bestimmten physiologischen und biochemischen Funktionen beruht.

Nahrungshaushalt

Im Einzelnen bedeutet dies:
Die Verkettung von Herkunft, Herstellung, Verteilungswegen und Entsorgung der Lebensmittel, die vorwiegend sozialer Natur sind, erhalten den Begriff **Beschaffung. Vorratshaltung** ist ein sozialer und persönlicher Bereich, bei dem die eigenen ökonomischen Möglichkeiten, wie finanzielle Mittel und Einkaufswege, eine Rolle spielen, aber auch das Bewusstsein für ökologische Aspekte.

Esskultur

Der **Vorgang** des Essens und Trinkens ist in allen Gesellschaften **ritualisiert**. Anlass, Ort, Gegebenheiten und Ablauf der Nahrungsaufnahme sind Ausdruck der Integration eines Menschen in seine soziale Umwelt. Einzelne **Kostformen** lassen sich von diesen Ritualen abgrenzen, indem sie sich deutlich von gesellschaftlichen Normen unterscheiden. Dazu zählen z. B. spezielle Diäten.

Nahrungsverwertung

Die Nahrungsverwertung findet innerhalb des Organismus' statt und wird von diesem weitgehend selbst gesteuert. Lediglich die **Nahrungsaufnahme** lässt sich unmittelbar beobachten, Verdauung und Stoffwechsel kann man dagegen nur anhand verschiedener Kriterien erschließen. Die **Verdauung**, also alles, was sich im gesamten Verdauungstrakt abspielt, wird für eine Person meist dann zum Gesprächsthema, wenn eine Störung vorliegt. Der **Stoffwechsel** im Blut und in den Organen kann anhand anderer komplexer Phänomene, wie der Gestalt und der Aktivität einer Person, abgeleitet werden.

Pflegerelevanz

Für eine professionelle Pflegekraft hat die Ernährungsweise eine große Bedeutung. Sie stellt für alle Beteiligten eine feste Größe im Tagesablauf dar. In stationären Pflegeeinrichtungen kommt es immer wieder zu Konflikten, weil hier die Ernährung vieler Menschen gleichzeitig bewältigt werden muss und sich die institutionellen Regelungen nicht immer mit den individuellen Vorlieben decken.

Belegbarkeit durch Bezugswissenschaften

In der Pflegewissenschaft sind bislang nur einzelne Studien zur Ernährungsweise vorhanden. Eine von ihnen beschäftigt sich mit dem Eingeben der Nahrung und untersucht, wie verschiedene Vorgehensweisen der Pflegepersonen auf die Pflegebedürftigen wirken und wie sich die Pflegekräfte selbst bei den unterschiedlichen Verfahren fühlen.

Pflegewissenschaft

Die Sozialwissenschaften liefern eine Reihe von Erkenntnissen über den Wandel der Ernährungsweise und über ihren Zusammenhang mit der Schichtzugehörigkeit einer Person.

Sozialwissenschaften

In den Naturwissenschaften hat die Ernährungslehre eine Systematik der Nahrungsbestandteile wie Fette, Eiweiße, Kohlenhydrate und andere erstellt, wenngleich andere Ansätze diese Klassifikation inzwischen ergänzen.

Naturwissenschaften

Zwischen Ernährungslehre und Medizin bestehen große Überschneidungen. Medizinische Fachdisziplinen widmen sich speziell den Erkrankungen des Stoffwechsels und deren Behandlung, z. B. die Diabetologie.

Medizin

In der Philosophie spielt das komplexe Phänomen Ernährungsweise insofern eine Rolle, dass verschiedene Religionen Aussagen zum Verzehr bestimmter Nahrungsmittel machen.

Philosophie

Die Erkenntnisse aus den Bezugswissenschaften lassen sich bereits im Zusammenhang mit der individuellen Normalität der Ernährungsweise anwenden. Jeder Mensch hat bestimmte Gewohnheiten sozial erlernt und verfügt über Gestaltungsspielräume, die ihm den Erwerb von Nahrungsmitteln ermöglichen und über Ort und Zeitpunkt seiner Nahrungsaufnahme mitentscheiden.

Verknüpfung der Bezugswissenschaften an einem Beispiel

Die Aufklärung über eine gesunde Ernährung durch naturwissenschaftliche Erkenntnisse erfolgt zum Teil schon früh in der Kindheit. Die Bestätigung oder Widerlegung von persönlichen Strategien kann bei einer ärztlichen Routineuntersuchung stattfinden. Beurteilt werden kann dabei der Allgemeinzustand durch die Begutachtung der Gestalt, der Vitalität und der Messwerte des Stoffwechsels.

Zu guter Letzt kann eine Person darüber nachdenken, inwieweit sie durch ihre Ernährung den Schönheitsidealen der Gesellschaft entspricht.

Zusammenhang aller komplexen Phänomene

Die Verbindungen zwischen der Ernährungsweise und den übrigen komplexen Phänomenen wird hier beispielhaft dargestellt:

Verschiedene extreme Verhaltensformen wirken sich unmittelbar auf die Gestalt einer Person aus: Esssucht und Magersucht verändern das Körpergewicht und die Proportionen von Körperteilen.

Ernährungsweise und Gestalt

Beim komplexen Phänomen Geschlechtlichkeit wurde bereits dargestellt, dass Männer eher zu einem risikoreichen Gesundheitsverhalten neigen als Frauen, was sich auch auf die Ernährungsweise auswirken kann.

Ernährungsweise und Geschlechtlichkeit

Aus den Ritualen des Einzelphänomens kann man direkt ableiten, dass Essen und Trinken oft eine kommunikative Funktion erfüllen.

Ernährungsweise und Kommunikation

Streng genommen gehört die Nahrungsaufnahme selbst zum komplexen Phänomen Aktivität; sie wäre dort dem Element Beweglichkeit zuzuordnen. Allerdings wirken sich Essen und Trinken direkt auf bestimmte Aspekte der Aktivität aus: Eine üppige Mahlzeit kann trä-

Ernährungsweise und Aktivität

2

ge und müde machen, bestimmte Getränke wirken anregend oder verschaffen ein Gefühl der Erfrischung.

Ernährungsweise
und Vitalität

Unmittelbar damit verbunden sind die Auswirkungen der Ernährung auf die Herz- und Kreislauffunktion: Aufputschende Getränke beschleunigen den Puls und erhöhen teilweise den Blutdruck, extrem scharfe Speisen führen oft kurzfristig zu Veränderungen der Atmung.

Ernährungsweise
und Ausscheidungen

Die Ernährungsweise hat einen direkten Einfluss auf die Ausscheidungen: Appetit erhöht den Speichelfluss, ballaststoffreiche Nahrung erhöht das Stuhlvolumen, und z. T. ist dies auch umgekehrt der Fall: z. B. führt Flüssigkeitsverlust zu Durstgefühl.

2.3.7 Begründung für »Ausscheidungen«

Wahrnehmbarkeit und unmittelbarer Zusammenhang

Individualität

Der Körper eines Menschen nimmt nicht nur Stoffe aus der materiellen Umwelt in sich auf, sondern scheidet sie in veränderter Form wieder aus oder gibt Substanzen nach außen ab, die er selbst produziert hat. Jede Person kann diese Erscheinungen bei sich selbst wahrnehmen. Bei anderen ist die Wahrnehmbarkeit jedoch eingeschränkt, da Ausscheidungen meist zur Intimsphäre einer Person gehören. Dennoch gehören sie zu den natürlichen und unmittelbar sichtbaren Lebensäußerungen.

Überschaubare Zahl

Einzelphänomene

Die Setzung der Einzelphänomene, ihre Anordnung und die Zuordnung der entsprechenden Elemente erfolgt anhand der aus der Physiologie bekannten **Gliederung**:
- Verdauungstrakt,
- Haut,
- Urogenitaltrakt,
- Atmungsorgane.

Die Zuordnung zu den Organsystemen ist auch deshalb sinnvoll, weil die einzelnen Substanzen aus der jeweils zugehörigen Körperöffnung austreten. Darüber hinaus bietet sich die Zusammenfassung einiger Ausscheidungen zu einem Element an, weil sie sich phänomenologisch kaum unterscheiden, wie z. B. Vermengungen von Nasen- und Tränensekret.

Bestimmte Substanzen, wie Eiter, sind pathologisch und kommen bei jedem der vier Einzelphänomene vor. Deshalb sind sie jeweils bei der Darstellung der einzelnen Elemente berücksichtigt. Dasselbe gilt für die Absonderung von Blut, sofern es sich nicht um den physiologischen Vorgang der Menstruation handelt.

Pflegerelevanz

Hilfestellungen im Zusammenhang mit Ausscheidungen gehören zum Aufgabengebiet professioneller Pflegekräfte. Als Gegenüber, Vermittler und Stellvertreter muss jede Pflegeperson aber auch berücksichtigen, dass der Umgang mit Ausscheidungen tabuisiert ist.

Belegbarkeit durch Bezugswissenschaften

Pflegewissenschaft

Pflegewissenschaftliche Erkenntnisse sind bislang kaum vorhanden, sodass auf diesem Gebiet ein großer Nachholbedarf besteht.

In den Sozialwissenschaften sind die Erkenntnisse reichlich. Beispielsweise spielt im tiefenpsychologischen Modell der Persönlichkeitsentwicklung der Umgang mit Ausscheidungen eine große Rolle. Die Soziologie hat herausgefunden, wie sich in der Auseinandersetzung von Menschen miteinander typische Muster des Verhaltens und Empfindens hinsichtlich der Ausscheidungen entwickelt haben.

Stellvertretend für die Naturwissenschaften seien hier die Biologie und Biochemie genannt. So ist ein Beitrag der Biochemie das vertiefte Wissen um Bestandteile und deren Wechselwirkungen im menschlichen Körper.

Die Medizin hat beim komplexen Phänomen Ausscheidungen eine Domäne des Wissens geschaffen. Beurteilungen von Ausscheidungsprodukten wurden wegen der leichten Zugänglichkeit bereits im Altertum durchgeführt. Seither sind viele labortechnische Untersuchungen hinzugekommen.

Die Philosophie wiederum hat sich nur punktuell mit den Ausscheidungen beschäftigt und diesen Lebensbereich weitgehend bei ihren Betrachtungen ausgespart.

Auch bei den Ausscheidungen lassen sich die Beiträge der Bezugswissenschaften als Gesamtkomplex betrachten. Wenn eine Erkrankung der Atemwege zu einer Ansammlung von Sputum führt, stellen Kenntnisse über pathophysiologische Mechanismen einen Teil des pflegerischen Wissens dar, der durch andere Bereiche ergänzt wird.

Aus der Kommunikationswissenschaft etwa ist bekannt, dass Menschen eher über tabuisierte Themen sprechen, wenn sich diese in Besorgnis erregender Weise verändern. Außerdem ist sozialpsychologisches Wissen über Tabus und die mit ihnen verbundenen Empfindungen für eine professionellen Pflegekraft wichtig, da dies den Umgang möglicherweise erleichtert.

Sozialwissenschaften

Naturwissenschaften

Medizin

Philosophie

Verknüpfung der Bezugswissenschaften an einem Beispiel

Zusammenhang aller komplexen Phänomene

Der Zusammenhang von Ausscheidungen und der Gestalt wurde bereits in Abschn. 2.3.1 erwähnt.

In Bezug auf die Geschlechtlichkeit wurden die Ausscheidungen von Menstruationsblut und Ejakulat ebenfalls schon genannt.

Der Zusammenhang von Tabu und Sprache wurde in Abschn. 2.3.3, Begründung für Kommunikation, dargestellt.

Die Beziehungen von Ausscheidungen und Aktivität sind vielfältig. Körperliche Bewegung beschleunigt die Passage von Nahrung im Magen-Darm-Trakt, führt zu Schweißproduktion und setzt gleichzeitig die Urinproduktion herab. Treten im Zusammenhang mit Ausscheidungen Schmerzen auf, kann dies dazu führen, dass der Betroffene seine Ausscheidungen so lange wie möglich zurückhält.

Das unkontrollierte Herauspressen des Stuhlgangs erhöht den Blutdruck und sollte von Menschen nach einem Herzinfarkt vermieden werden, um das geschädigte Organ zu schonen.

Je größer die Nahrungsmengen sind, die eine Person zu sich nimmt, desto größer sind physiologischerweise die Mengen des ausgeschiedenen Stuhls. Gleiches gilt für den Zusammenhang von Flüssigkeitszufuhr und Harnproduktion.

Ausscheidungen und Gestalt

Ausscheidungen und Geschlechtlichkeit

Ausscheidungen und Kommunikation

Ausscheidungen und Aktivität

Ausscheidungen und Vitalität

Ausscheidungen und Ernährungsweise

2

Literatur

Blok A (1982) Hinter Kulissen. In: Gleichmann PR et al. (Hrsg) Materialien zu Norbert Elias' Zivilisationstheorie. 2. Aufl, Suhrkamp, Frankfurt/M, S 170–193

Bründel H, Hurrelmann K (1999) Konkurrenz, Karriere, Kollaps. Männerforschung und der Abschied vom Mythos Mann. Kohlhammer, Stuttgart

Degenhardt FJ (o. J.) In den guten alten Zeiten. Auf: Portrait, Polydor

Elias N (1976) Über den Prozess der Zivilisation. Soziogenetische und psychogenetische Untersuchungen (2 Bde). Suhrkamp, Frankfurt/M

Gleichmann PR (1979) Städte reinigen und geruchlos machen, menschliche Körperentleerungen, ihre Geräte und ihre Verhäuslichung. In: Sturm H (Hrsg) Ästhetik und Umwelt. Wahrnehmung, ästhetische Aktivität und ästhetisches Urteil als Momente des Umgangs mit der Umwelt. Narr, Tübingen, S 99–132

Jecklin E (1988) Arbeitsbuch Krankenbeobachtung. Fischer, Stuttgart

Kappelmüller I (1980) Die Überwachung des Patienten als Aufgabe der Krankenschwester. 3. Aufl, Urban & Schwarzenberg, München

Lichtenberg GC (o. J.) Schriften und Briefe. Bd 1: Sudelbücher I. Zweitausendeins, Frankfurt/M

Lippert H (1989) Anatomie am Lebenden. Springer, Berlin Heidelberg New York Tokyo

Ringelnatz J (1997) Sämtliche Gedichte. Diogenes, Zürich

Seel M (1998) Die Pflege des Menschen. 3. Aufl, Kunz, Hagen

Komplexe Phänomene

3.1   Gestalt   87
3.1.1   Die Einzelphänomene »Äußeres« und »Körpersprache«   88
3.1.2   Das Element »Körperteile und Proportionen«   91
3.1.3   Das Element »Haut, Haare, Nägel, Lippen,
         sichtbare Schleimhäute und Zähne«   102
3.1.4   Das Element »Kleidung, Schmuck und Hilfsmittel«   115
3.1.5   Das Element »Standbild«   117

3.2   Geschlechtlichkeit   120
3.2.1   Die Einzelphänomene »Sexualität«, »Intimität«
         und »Geschlechterrolle«   120
3.2.2   Das Element »Libido und Erotik«   127
3.2.3   Das Element »Fertilität«   133
3.2.4   Exkurs: Schwangerschaft   133
3.2.5   Das Element »Beziehungsmuster«   137
3.2.6   Das Element »essenzielle Bindungen«   139
3.2.7   Das Element »Geschlechterrolle – weiblich«   141
3.2.8   Das Element »Geschlechterrolle – männlich«   142

3.3   Kommunikation   144
3.3.1   Die Einzelphänomene »Ausdruck« und »Eindruck«   144
3.3.2   Das Element »Körpersprache«   150
3.3.3   Das Element »gesprochene Sprache«   155
3.3.4   Exkurs: Kommuniktionsrituale   157
3.3.5   Das Element »geschriebene Sprache«   160
3.3.6   Das Element »künstlerische Ausdrucksweisen«   161
3.3.7   Das Element »Codes«   162
3.3.8   Das Element »Aufnahme von Ausdruckselementen«   162
3.3.9   Das Element »Verarbeitung von Ausdruckselementen«   163
3.3.10   Das Element »Interpretation von Ausdruckselementen«   164

3.4   Aktivität   166
3.4.1   Die Einzelphänomene »Aufnahme«, »Verarbeitung«
         und »Ausführung«   166
3.4.2   Das Element »Sinnesorgane und Reizleitung«   176
3.4.3   Das Element »Impulse und Wahrnehmungsvorgänge«   183
3.4.4   Das Element »Bewusstseinszustände«   188
3.4.5   Das Element »Emotionen und Befinden«   193

3.4.6   Das Element »existenzielle Erfahrungen«   195

3.4.7   Das Element »Bewegungen und Bewegungselemente«   199

3.4.8   Das Element »Betätigung«   206

3.5   **Vitalität   207**

3.5.1   Die Einzelphänomene »Herz-Kreislauf-Tätigkeit«, »Atmung«
        und »Körpertemperatur«   208

3.5.2   Das Element »Puls«   210

3.5.3   Das Element »Blutdruck«   213

3.5.4   Das Element »Durchblutung (arteriell und venös)«   214

3.5.5   Das Element »Atmung – Tiefe, Rhythmus, Frequenz, Typ«   217

3.5.6   Das Element »Atmung – Geräusch«   221

3.5.7   Das Element »Atmung – Geruch«   223

3.5.8   Das Element »Körpertemperatur«   223

3.6   **Ernährungsweise   226**

3.6.1   Die Einzelphänomene »Nahrungshaushalt«, »Esskultur«
        und »Nahrungsverwertung«   226

3.6.2   Das Element »Beschaffung und Vorratshaltung«   230

3.6.3   Das Element »Rituale«   231

3.6.4   Das Element »Kostformen«   232

3.6.5   Das Element »Nahrungsaufnahme, Verdauung
        und Stoffwechsel«   235

3.7   **Ausscheidungen   240**

3.7.1   Die Einzelphänomene »Verdauungstrakt«, »Haut«,
        »Urogenitaltrakt« und »Atmungsorgane«   240

3.7.2   Das Element »Speichel«   242

3.7.3   Das Element »Erbrechen«   243

3.7.4   Das Element »Stuhl«   245

3.7.5   Das Element »Ohrenschmalz, Talg und Smegma«   248

3.7.6   Das Element »Schweiß«   250

3.7.7   Das Element »Muttermilch«   251

3.7.8   Das Element »Wundsekret«   251

3.7.9   Das Element »Urin«   252

3.7.10 Das Element »Menstruation«   257

3.7.11 Das Element »Vaginalsekret, Lochien und Ejakulat«   258

3.7.12 Das Element »Nasensekret und Tränenflüssigkeit«   260

3.7.13 Das Element »Perspiration und Sputum«   261

Literatur   262

3.1 Gestalt (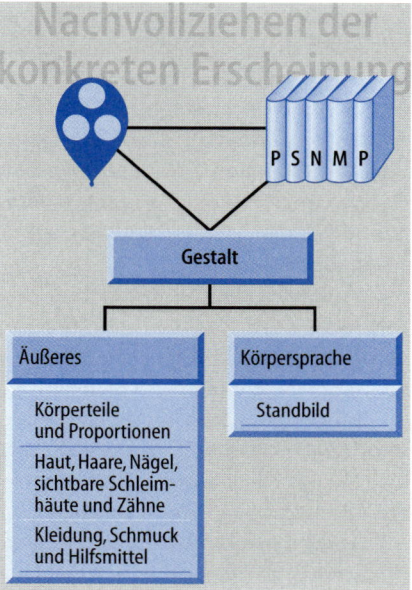 Abb. 3.1)

3.1.1   Die Einzelphänomene »Äußeres« und »Körpersprache«
3.1.2   Das Element »Körperteile und Proportionen«
3.1.3   Das Element »Haut, Haare, Nägel, sichtbare Schleimhäute
        und Zähne«
3.1.4   Das Element »Kleidung, Schmuck und Hilfsmittel«
3.1.5   Das Element »Standbild«

Zentrale Inhalte

- Die sieben komplexen Phänomene in ihre jeweiligen Einzelphänomene und deren Elemente unterteilen.
- Jedes Einzelphänomen als Element der Person in Abhängigkeit von Lebenszeit und sozialer sowie materieller Umwelt darstellen.
- Kenntnisse aus pflegerelevanten Bezugswissenschaften integrieren.

Schlüsselwörter

Normwerte – Einflussfaktoren – Wandel

Motto: Was man phäno-menologisch als Gestalt bezeichnet, ist nichts an-deres als eine geformte Masse, die aus Knochen, Muskeln und Fett be-steht, von Haut umhüllt und mit mehr oder weni-ger vielen Haaren und Kleidungsstücken bedeckt ist.

◼ Abb. 3.1 **Das komplexe Phänomen Gestalt mit Einzelphänomenen und Elementen**

3

3.1.1   Die Einzelphänomene »Äußeres« und »Körpersprache«

Äußeres

Normen

Es gibt so viele Gestalten, wie Menschen auf der Erde leben. Für all diese Menschen gleichermaßen gültige Normwerte festzulegen, fällt angesichts der Tatsache schwer, dass so unterschiedliche Bevölkerungsgruppen wie Pygmäen und Massai existieren. Allerdings besteht ein mit der Komplexität menschlicher **Gesellschaften wachsender sozialer Druck der Normierung**. Mediziner wollen die Zusammenhänge von Körperbau und Erkrankung erforschen, Fahrstuhlhersteller die Belastung ihrer Kabinen begrenzen, und Kleiderfabrikanten müssen ihre Konfektionsgrößen bestimmen. Gerade sie werden allerdings in besonderem Maße konfrontiert mit den **Differenzen in unterschiedlichen Kulturen** und mit den Auswirkungen allmählicher **Veränderungen innerhalb der jeweiligen Kultur**. Kulturelle Unterschiede schlagen sich in der Gestalt nieder und zeigen sich auch in der Art der Bekleidung und des Schmucks.

> **Beispiel**
>
> Seit Einführung der Nudel in Japan ist die Durchschnittsgröße der Japaner gestiegen. Nordafrikaner sind von größerem Wuchs als die Südeuropäer. Rein statistisch gibt es aber nicht nur dort ein Nord-Süd-Gefälle. Auch innerhalb Deutschlands sind die im Norden lebenden Personen allgemein größer als die aus dem Süden.

Wandel der menschlichen Gestalt im kulturellen Vergleich

Normalmaße

Normalmaße entstehen, weil ein Großteil der Menschen einer bestimmten Gesellschaft diesen **rechnerisch ermittelten Werten** entspricht. Bei statistischen, also nicht für einzelne Personen gültigen Normwerten, kommt es entscheidend auf die **Bezugsgrößen** an. Wichtig sind folgende Zusammenhänge:

- Normwert und **Lebensalter**: 2 kg Körpergewicht mehr oder weniger sind bei einem Säugling ganz anders einzustufen als bei einem erwachsenen Menschen.
- Normwert und **Anzahl der Personen**, die in die Berechnung eingeflossen sind: Die durchschnittliche Körpergröße einer europäischen Frau beträgt 1,62 m.
- Normwert und **Zugehörigkeit zu ethnischen Gruppen**: Veränderungen der Hautfarbe kommen bei Weißen oft nur als Ausdruck eines pathologischen Zustandes vor.

Mit diesen Bestimmungsgrößen ist allerdings in keiner Weise ausgesagt, was in der betreffenden Gesellschaft als schön oder erstrebenswert bezeichnet wird.

Ausprägung der sozialen Herkunft in der Gestalt

Die Gestalt und ihre Elemente geben auch Auskunft über die soziale Herkunft einer Person. In Deutschland z. B. wird zwar bei vielen Kindern die Zahnstellung künstlich korrigiert, dennoch haben gerade Menschen aus unteren sozialen Schichten oftmals ein behandlungsbedürftiges Gebiss.

Wandel sozialer Einflussfaktoren

Noch Ende des 19. Jahrhunderts konnte man anhand des Gebisses das Alter eines Menschen erkennen. Zahnersatz fehlte seinerzeit weitgehend, und Zahnerkrankungen gehörten zu den häufigen Todesursachen, weil Bakterien aus Eiterherden in den gesamten Blutkreislauf gelangen konnten und medizinische Behandlung schwierig war.

Gestaltentwicklung

Ein Großteil der Gestalt jedes Menschen ist **genetisch festgelegt**, doch bestehen **Entwicklungsmöglichkeiten** innerhalb eines gewissen Spielraums. Die Spanne, innerhalb derer sich Körperteile, Formen und Proportionen entwickeln können, steht zwar fest. Die tatsächliche Entwicklung hängt aber sehr stark von **körperlichem Training und Ernährungsweise** ab.

Einige dieser Entwicklungen verlaufen **langfristig**. Dazu gehört der Zahnwechsel von den Milchzähnen zum bleibenden Gebiss, der erst nach einem gewissen Wachstum des Gesichtsschädels einsetzen kann, oder die geschlechtsspezifischen Ausprägungen, die während der Pubertät entstehen.

> **Beispiel**
Über das ganze Leben hinweg ändert sich die Körperlänge. Die Wachstumsphasen verlaufen schubweise: Im ersten Lebenshalbjahr beträgt die Zunahme durchschnittlich 8 cm, vom zweiten Halbjahr bis zur Pubertät ca. 6–7 cm im Jahr. Der Wachstumsschub in der Pubertät setzt bei Mädchen ab 11 Jahren, bei Jungen ab 13 ein. Mit dem Ende des Längenwachstums erreichen Frauen um das 16., Männer um das 19. Lebensjahr ihre größte Körperlänge. Sie nimmt dann bis zum 40. Lebensjahr um 1 cm und in den folgenden Jahrzehnten um jeweils 1 bis 2 cm ab.

Langfristige Änderung der Körperlänge

> **Beispiel**
Das Körpergewicht eines Menschen variiert innerhalb eines Tages durch Essen und Trinken, Ausscheidung von Harn und Stuhl sowie Schwitzen. Über längere Zeiträume wird es bestimmt durch das Verhältnis von Energiezufuhr zu Energieverbrauch.

Kurz- und langfristige Gewichtsveränderungen

Der deutsche Psychiater Ernst Kretschmer entwickelte die Theorie, dass ein Zusammenhang zwischen Körperbau und bestimmten Charaktereigenschaften eines Menschen einerseits und seiner Neigung zu bestimmten psychischen Krankheiten andererseits bestehe. Er beschrieb dazu drei **klassisch gewordene Körperbautypen**:

Medizinische Bedeutung

— Pykniker, breiter Typ, klein, dick und rundlich,
— Athlet, normaler Typ, kräftig, muskulös und groß,
— Leptosom, schmaler Typ, schlank und hochgewachsen.

Kretschmers Theorie des Zusammenhangs von Körperbau und psychiatrischen Auffälligkeiten ist wissenschaftlich nicht bewiesen. Sie hat allerdings eine außerordentlich weite Verbreitung gefunden, etwa im allgemeinen Sprachgebrauch oder in anderen Bereichen. Unabhängig davon treten bestimmte Krankheiten vermehrt bei Personen eines bestimmten Körperbautyps auf: Magengeschwüre bei schlanken Menschen, Thrombosen bei Menschen mit einem birnenförmigen Körper, also verhältnismäßig breit ausladenden Hüften.

Fragwürdigkeit

Körpersprache

Da der Körper das einzige Ausdrucksorgan der Person ist, zeigen sich nicht nur rein körperliche, sondern auch psychische und geistige Vorgänge in der Körpersprache. Zu bedenken ist dabei, dass es sich einerseits um kurzfristige Empfindungen handeln kann, andererseits um Einstellungen und Anzeichen geistiger und psychischer Aktivität, die sich dauerhaft in einer Person manifestieren und **als Wesen dieser Person** bezeichnet werden können. Sie zählen neben anderen körperlichen Merkmalen wie dem Körperbautyp (s. oben) zur **Konstitution** und entsprechen dem Element »Standbild«.

Kurzfristige Ausdrucksweisen und dauerhafte Prägungen

Die Gesamtverfassung eines Menschen drückt sich auf diese Weise in seiner Gestalt aus. Dominiergehabe und Unterwerfung, fröhliche oder bedrückte Stimmung und andere Emotionen zeigen sich durch den körperlichen Ausdruck.

Viele Menschen verändern ihr äußeres Erscheinungsbild durch unterschiedliche Aktivitäten, um die eigene individuelle Ausprägung allgemein gültiger Schönheitsideale zu erzielen.

Schönheit spielt in Philosophie, Religion, bildender Kunst und Literatur sowie in der Volkskultur, etwa im Märchen, eine bedeutende Rolle. **Schönheitsideale** sind in menschlichen Gesellschaften stark verankert und werden vom Einzelnen in unterschiedlichem Maß zum Bestandteil seines Selbstbildes gemacht. Durch die Allgegenwärtigkeit wird das persönliche Verständnis von Schönheit zu einer wesentlichen Bestimmungsgröße der eigenen Einstellung zur materiellen Umwelt, zu anderen Menschen und zur eigenen Person.

Begriff der Schönheit

> **Beispiel**
>
> »Papa, wie seh' ich aus: gut oder cool?« (Jens Hertkorn, 2 $1/2$ Jahre alt).

**Folgen für Selbst-
und Fremdbild**

Schönheit wird sehr häufig mit **körperlicher Attraktivität** gleichgesetzt und ist ein Symbol für Erfolg und Leistungsfähigkeit. Sie wird als Mittel der Befriedigung von Grundbedürfnissen wie Anerkennung, Kommunikation, Erotik und Liebe erlebt und verwendet. Das Streben nach einem perfekten Erscheinungsbild ist weltweit verbreitet. Es bewegt Frauen und Männer gleichermaßen und beschäftigt ganze Industrie- und Dienstleistungszweige: Hersteller von Kosmetik und Körperpflegemitteln ebenso wie Model- und Werbeagenturen, Schönheitsfarmen und Fittnesscenter, Solariumbesitzer und Produzenten von Schlankheitsmitteln, bis hin zu plastischen Chirurgen.

Schönheitsideale sind zeitgebunden und kulturspezifisch, allerdings haben viele Menschen ein **negatives Schönheitsurteil verinnerlicht**. Eine Studie belegt, dass 80% der Frauen mit ihrem Körper unzufrieden sind. Einer weiteren Untersuchung kann man entnehmen, dass umgekehrt 70% der Männer sich Frauen mit weicher, makelloser Haut wünschen. Reine glatte Haut wirkt anziehend und sympathisch, wogegen man bei sichtbaren oder entstellenden Hautveränderungen auf Ablehnung stößt oder sich selbst ablehnt. Eigen- und Fremdbild gehen in diesem Punkt eine enge Verbindung ein.

**Gesellschaftlicher Zwang
zum Selbstzwang**

Die Gestalt eines Menschen ist ein sensibler Indikator dafür, wie Menschen miteinander umgehen. Ein symmetrisches Gesicht wirkt attraktiver, extreme Ungleichheiten stoßen ab. Männer mögen überwiegend Frauen mit größeren Augen, volleren Lippen, kleinerer Nase, schmalem Kinn. Diese Eigenschaften sind verlässliche Hinweise auf Jugend, Gesundheit und Fruchtbarkeit. Attraktive Menschen werden in der Schule häufiger aufgerufen und weniger hart bestraft und verdienen später mehr. Gutes Aussehen öffnet die Türen zu befriedigenden privaten Kontakten und zu Erfolg versprechenden beruflichen Positionen.

Die umgekehrte Perspektive allerdings zeigt die **Auswirkungen** der beschriebenen Zuschreibungen und Vorurteile: Menschen werden wegen bestimmter, als ungünstig erlebter Ausprägungen ihrer Gestalt in ihren Lebensmöglichkeiten beschnitten. Eine tiefe Kluft tut sich auf zwischen den Jungen, Attraktiven, Makellosen auf der einen und den Hässlichen, Entstellten, Behinderten, Alten auf der anderen Seite.

**Persönlicher Umgang
mit Attraktivität**

Fragen

Beantworten Sie sich angesichts der Informationen über den Zusammenhang von Gestalt und Vorurteilen folgende Fragen:

— Wann empfinde ich das Aussehen eines anderen Menschen als schön, wann als hässlich?
— Was erlebe ich beim Anblick einer »schönen« oder einer »hässlichen« Person?
— Wie unterschiedlich gehe ich mit »schönen« oder »hässlichen« Menschen um?

Bitte bedenken Sie hier mögliche Unterschiede zwischen Ihnen begegnenden Frauen und Männern.

3.1.2 Das Element »Körperteile und Proportionen«

Körperteile

Man kann den menschlichen Körper in zwei Hauptabschnitte gliedern: Gliederung des Körpers
- den **Stamm** mit Kopf, Hals und Rumpf,
- die **Gliedmaßen oder Extremitäten**, also Arme und Beine.

Muskeln

Alle Körperteile werden von verschiedenen Gewebearten gebildet und geformt, hauptsächlich von Muskeln, Knochen, Fett und Bindegewebe. Diese sorgen für die **äußere Kontur der Körperhülle**. Die **Skelettmuskulatur** beeinflusst v. a. die Form von Brust und Bauch sowie den rumpfnahen Teil der Arme und Beine.

Knochen und Sehnen

Menschen weisen gut sichtbare oder tastbare Knochenstrukturen auf. Von oben nach unten sind dies: Knochenstrukturen
- Schädel,
- Dornfortsätze der Wirbel, besonders vom 7. Halswirbel bis zur Lendenwirbelsäule,
- Schulterhöhe mit dem Rabenschnabelfortsatz,
- Ellenbogenwalze des Oberarmknochens,
- an der Hand besonders die Fingergrundgelenke,
- Darmbeinstachel im ventralen Beckenbereich,
- Schienbein und distal gelegene Innen- und Außenknöchel.

Das männliche Skelett enthält längere und schwerere Knochen. Seine Knochenvorsprünge sind größer, weil größere Muskeln ansetzen. Das weibliche Becken ist breiter als das männliche, weil es Platz bieten muss für das Austragen eines Kindes.

Eine den Knochenstrukturen vergleichbare Formgebung kommt durch bestimmte Sehnen zustande. Bekanntestes Beispiel ist die Achillessehne, die den Wadenmuskel mit dem Fersenbein verbindet.   Sehnen

Knochenstrukturen in verschiedenen Lebensaltern

Neugeborene und Kleinkinder besitzen ein biegsameres Skelett als Erwachsene. Ein leichtes und biegsames Skelett hält kurzfristigen Verformungen flexibler Stand. Dies ist für den Geburtsvorgang von großer Bedeutung.   Biegsameres Skelett von Neugeborenen und Kleinkindern

Die Kopfform meiner Verlobten kam so zu Stande: Ihr Jahrgang lag gewöhnlich bäuchlings im Krippenkörbchen, Kopf seitlich mal links, mal rechts, alle halbe Stunde wurde gewendet. Zum Raushieven hat man ... links und rechts am Kopf mit beiden Händen flach gepackt ... Lagerung und Heben haben zur Folge, dass diese Schädel schmal wachsen, ... und es gibt einen ausgeprägten Hinterkopf, wie bei Nubierinnen oder Nofreteten. ... Unsere Kopfformen sind Resultat ... kultureller Arbeit am Körper
(Kapielski 2000, S. 35f).

Gleichzeitig trägt die gering ausgeprägte Skelettmuskulatur und damit die noch fehlende Fähigkeit des Säuglings, seine eigene Lage zu verändern, zur Formgebung des Körpers bei.

Formung der Gestalt

 Beispiel

Besonders der Kopf von Neugeborenen ist relativ schwer. Kinder, die häufig und lange auf dem Rücken gelagert werden, weisen eher einen flachen Hinterkopf auf als diejenigen, die oft auf der Seite liegen. Ansonsten aber verhindert das niedrige Körpergewicht weitere vergleichbare Erscheinungen dieser Art.

Prozess der Verknöcherung

Der Prozess der Verknöcherung dauert Monate bis Jahre. Er geht mit der Zunahme des Körpergewichts und der wachsenden Ausbildung der Skelettmuskulatur einher, die zu vermehrten Eigenbewegungen befähigt. Dies wiederum ermöglicht dem Kind eine Ausweitung seines Aktionsradius', was die vermehrte Aufnahme von Reizen aus der Umwelt nach sich zieht und so die Entwicklung des Gehirns fördert.

Fettgewebe

Während Knochen die Gestalt eher kantig machen und Muskeln ihr ein vergleichsweise markantes Aussehen verleihen, ist das Fettgewebe für die Rundungen des Körpers verantwortlich. Im Durchschnitt besteht der Körper eines Erwachsenen zu 16% aus Fett, wobei die individuellen Schwankungen enorm sind: Sie liegen zwischen 6% und 50%.

Das reife Neugeborene hat ein verhältnismäßig dickes Fettpolster unter der Haut. Dadurch sind an den Gliedmaßen einige Furchen vorhanden, an den Oberschenkeln gewöhnlich eine oder mehrere symmetrisch verlaufende. Eine Asymmetrie kann hier Anhaltspunkt für eine angeborene Hüftgelenksverrenkung sein.

Speicherfett

Man unterscheidet zwischen Speicherfett und Baufett. Grundsätzlich findet sich Speicherfett am gesamten Körper, wobei die Verteilung stark von der Konstitution der Person abhängt. Es entsteht aus dem Überschuss der zugeführten Energie. Die Verteilung ist

- **altersabhängig;** Speicherfett nimmt mit zunehmendem Alter zu.
- **geschlechtsabhängig;** Frauen haben duchschnittlich mehr Fett, weil das Speicherfett auch zur Ausprägung der weiblichen Geschlechtsmerkmale beiträgt.

Baufett

Das Baufett ist demgegenüber an wenigen prominenten Stellen lokalisiert. Beim Säugling bildet es z. B. die Wangen, sog. Pausbacken. An Gesäß und Fußsohlen dient es zur Polsterung und schützt vor mechanischer Belastung. Der Körper greift die Energievorräte des Baufetts im Hungerzustand erst ganz zum Schluss an.

Die Ausführungen über Aufbau und Form des Körpers durch die verschiedenen Gewebearten sowie über die Vielfalt der Gestalt und ihre unterschiedlichen Proportionen gelten auch für jeden einzelnen Körperteil in gleicher Weise.

Proportionen

 Proportionen.

Das Verhältnis von Knochen-, Muskel- und Fettmassen sowie deren unterschiedliche Form und Verteilung, ferner die Größen- und Längenverhältnisse der Hauptabschnitte des Körpers.

Unterschiedliche Proportionen

Kopf und Hals, Rumpf und Extremitäten sind vielfältig proportioniert und stehen nicht in einer festen Relation zur Gesamtlänge des Körpers. Es gibt Menschen mit relativ langen oder kurzen Armen und Beinen. Ein »Sitzriese« bringt im Kino seine Hinterleute zur Verzweiflung, obwohl er im Stehen womöglich kleiner ist als sie.

Proportionen in verschiedenen Lebensaltern

Beim Erwachsenen entspricht die Stammlänge in etwa der Beinlänge, beim Kind ist der Stamm deutlich länger als die Beine. Die Spannweite der Arme ist im Durchschnitt kaum größer als die Körperlänge. Die Vielfalt der Proportionen verhindert, dass die genormte Kleidung jedem Menschen gleichermaßen gut passt.

Der **Kopf** kann ebenfalls klein oder groß sein. Beim Neugeborenen macht die Kopfhöhe etwa 1/4 der **Körperlänge** aus. Dafür sind seine **Gliedmaßen** relativ kurz. Ein Kleinkind kann, wenn es mit einer Hand über seinen Scheitel greift, nicht das Ohr auf der gegenüber liegenden Seite seines Schädels erreichen.

Größenverhältnisse der Körperteile

Ursache des großen Kopfes ist das Gehirn, das schon mit etwa drei Jahren seine endgültige Größe erreicht. Der Kopfumfang wächst nach dem zehnten Lebensjahr nur noch um etwa 3 cm. Er ist bei Mädchen durchschnittlich etwas kleiner als bei Jungen.

Das biologisch wichtige Kindchenschema, das für den Brutpflegetrieb verantwortlich ist, setzt sich zusammen aus den Merkmalen: großer Kopf, große Augen, kurze Extremitäten.

Kindchenschema

Aus den rundlichen Formen des Säuglings und Kleinkinds entwickeln sich die typischen Körperformen des Schulkinds. Das **Ende des Kleinkindalters** wird als **erster Gestaltwandel** bezeichnet. Zur Zeit der Einschulung »schießen« die Kinder durch das rasche Wachstum der Extremitäten in die Höhe und wirken schlank oder sogar ausgesprochen mager. Folglich wird der Kopf im Lauf des Wachstums relativ kleiner; er macht beim Erwachsenen nur mehr 1/8 der Körperlänge aus. Der Rumpf behält seine Länge in etwa bei.

Wandlungen der Gestalt

Der **zweite Gestaltwandel** setzt ungefähr mit dem **Ende des Schulkindalters** ein. Er beginnt mit dem Pubertätswachstumsschub und vollzieht sich während der körperlichen Reifung des Jugendlichen.

Die Geschlechtshormone hemmen das Längenwachstum. Dadurch erklärt sich die Beendigung des Längenwachstums nach Abschluss der Pubertät. Die Einnahme künstlicher Geschlechtshormone, etwa als »Pille«, kann bei Mädchen zu einem vorzeitigen Ende des Längenwachstums führen.

Körperlänge

Die **endgültige Körperlänge** ist individuell sehr verschieden. Als Faustregel gilt, dass die Körperlänge, die ein Kind am Ende des zweiten Lebensjahres erreicht hat, sich bis zum Abschluss seines Längenwachstums verdoppelt.

Abweichungen von der Normgröße

Je nach Definition versteht man unter Groß- oder **Riesenwuchs** ein Überschreiten der altersentsprechenden Durchschnittslänge um 20–40%; ähnlich ist der Klein- oder Minderwuchs definiert. Zum Riesenwuchs kommt es bei einer Überproduktion von Wachstumshormon, solange die Epiphysenfugen der Röhrenknochen noch nicht geschlossen sind. Sobald diese geschlossen sind, kommt es bei zu hoher Somatotropin-Ausschüttung zur Akromegalie, also zum Wachstum der Körperendglieder Gesichtsknochen, Hände und Füße.

Für den **Kleinwuchs** gilt: Kinder, denen keine oder unzureichende Zuneigung gewährt wurde, verkümmerten nicht nur emotional, sondern blieben auch in ihrem Wachstum zurück. Eine weitere Besonderheit des Kleinwuchses ist, dass er **proportioniert oder nichtproportioniert** auftreten kann. Beim hypophysären Minderwuchs bleiben die Körperproportionen erhalten. Angeborene Störungen der Schilddrüsenfunktion dagegen führen zu disproportioniertem Zwergwuchs. Die Beine sind besonders kurz bei Erkrankungen der Epiphysenfugen.

Die Muskelmasse kann sich physiologisch durch körperliches Training vermehren, es kommt zur **Muskelhypertrophie.** Hierbei nimmt die Dicke der einzelnen Muskelfasern zu, ihre Anzahl bleibt jedoch gleich. Bei pathologischen Hypertrophien geht Muskelmasse zugrunde; sie wird jedoch durch Fettablagerungen ersetzt, die den Muskel größer aussehen lassen, obwohl sie seine Masse und Leistungsfähigkeit herabsetzen. Wegen des Gewebsunterganges spricht man von einer Dystrophie.

Veränderungen der Muskulatur

3

Jede Muskelinaktivität über einen längeren Zeitraum, führt zur sog. **Muskelatrophie**. Hier nimmt die Dicke der Muskelfasern ab, die Fasern selbst bleiben aber erhalten. Ursache können Immobilität, Gipsverbände oder Lähmungen sein.

Verhältnis von Gewicht und Größe

Da eine Reihe von Erkrankungen auch ernährungs- oder gewichtsbedingt ist, haben Ernährungswissenschaft und Medizin einen Maßstab entwickelt, der das Verhältnis von Gewicht und Größe bestimmt. Weil es sich um rein rechnerische Werte handelt, sind sie in Kap. 4, Prinzipien, aufgeführt.

Körpergewicht

Das **Körpergewicht eines Erwachsenen** ist abhängig von Geschlecht, Alter, Körpergröße, Ernährung, endokriner Funktion und körperlicher Tätigkeit. Anders verhält es sich beim **Geburtsgewicht**. Es wird maßgeblich durch drei Faktoren beeinflusst:
- Rauchen: rauchende Mütter bringen leichtere Kinder zur Welt.
- Körpergröße der Mutter: pro 10 cm über der Durchschnittsgröße nimmt das Gewicht des Neugeborenen um ungefähr 170 g zu.
- Aufnahme von Vitamin C in der Frühschwangerschaft: dies ist der einzige Ernährungsfaktor, der in einer englischen Studie isoliert werden konnte.

Das Geburtsgewicht eines Menschen nimmt in den ersten Lebenstagen um durchschnittlich 10% ab und wird nach zwei Wochen wieder erreicht. Etwa mit fünf Monaten wiegt ein Säugling doppelt, am Ende des ersten Lebensjahrs dreimal so viel wie bei seiner Geburt.

Medizinisch definierter Normalwert

Für das Verhältnis von Alter, Körpergröße und Gewicht von Kindern gibt es spezielle Tabellen. Bei diesen Perzentilenkurven ist zu berücksichtigen, dass es sich um rein statistische Werte handelt.

Sozial bedingter Wandel des Normwerts

Unter dem Norm- bzw. Durchschnittsgewicht versteht man den Mittelwert des Körpergewichtes einer bestimmten Bevölkerungsgruppe. Es ist ein Maß für die Ernährungssituation dieser Population. Deshalb ist dieses **Normalmaß zeitlichen Schwankungen unterworfen** und beruht auf drastischen Veränderungen der sozialen Umwelt, wie Hungerzeiten und Überernährungsphasen.

Individuelle Abweichungen vom Durchschnittsgewicht

Adipositas

Ein starkes Übergewicht wird als Adipositas bezeichnet. Sie resultiert grundsätzlich aus einem **Missverhältnis zwischen Kalorienangebot und -verwertung** mit der Folge, dass der Organismus überflüssige Kohlenhydrate und Fette in Form von Depotfett speichert. Die Adipositas ist entweder Folge übermäßiger Nahrungsaufnahme oder kommt durch Stoffwechselstörungen zustande. Teilweise geht sie mit Störungen der Fettverteilung einher. Charakteristisch hierfür ist die Fettsucht des Körperstamms als Folge einer Überproduktion von Glukokortikoiden.

Kachexie

Bei Unter- oder Mangelernährung kommt es zunächst zum **Untergewicht**. Wenn dies mit einer allgemeinen Auszehrung des Organismus' oder einem Kräfteverfall kombiniert ist, spricht man von Kachexie. Auch sie beruht auf einem **Missverhältnis zwischen Nahrungsaufnahme und -bedarf**.

Anorexia nervosa

Ursächlich sind einerseits Hunger, andererseits Aufnahme- und Verwertungsstörungen, wie chronisch-entzündliche Darmerkrankungen oder chronische Leber- und Nierenerkrankungen, die zu Störungen des Stoffwechsels führen. Darüber hinaus sind konsumierende Erkrankungen wie Tuberkulose oder Tumoren für die Kachexie verantwortlich. Eine psychisch bedingte Gewichtsabnahme bei Anorexia nervosa betrifft Menschen beiderlei Geschlechts, allerdings Frauen deutlich häufiger.

Eine weitere Ursache für die Erhöhung des Körpergewichts können Erkrankungen sein, die zur **Einlagerung von Gewebsflüssigkeit in Körpergeweben oder Körperhöhlen** führen. Bei massivem Auftreten steigt das Körpergewicht merklich und unabhängig von der Ernährung; es sinkt, wenn die Grundkrankheit behandelt wird.

Ödeme sind Ansammlungen von Gewebsflüssigkeit, die man vorrangig an **Gestaltver-** **änderungen der Körperteile** beobachten kann. Sie beruhen auf physikalischen oder chemischen Reizen und führen zu Schwellungen des umgebenden Gewebes. Auftreten können sie generalisiert oder lokal. Da viele Ödeme von Lage und Druck abhängen und sich folglich immer an den tiefsten Stellen des Körpers bilden, kann man sie beim stehenden Menschen bevorzugt an den Beinen beobachten, beim Liegenden an Gesäß und Rücken.

Ödeme

Ein generalisiertes Ödem kann bei Herzinsuffizienz, Niereninsuffizienz oder schweren allergischen Reaktionen entstehen. Bei der Niereninsuffizienz können Ödeme primär als **Lidödeme** auftreten, weil dort das Bindegewebe besonders empfindlich ist. Ein Lidödem ist die lokale Ausprägung eines generalisierten Ödems. Es ist bei der Niereninsuffizienz typischerweise auch nach dem Schlafen zu beobachten, wohingegen ein Lidödem bei einer Herzinsuffizienz am Morgen verstrichen ist, da hier das Herz trotz verminderter Pumpleistung die nächtliche Erholungsphase zum Abtransport der Flüssigkeit nutzen kann.

Generalisierte Ödeme

Lokale Ödeme kommen überall am Körper vor, und zwar als Folge von Insektenstichen oder im Zuge anderer umschriebener Haut- und Gewebsschädigungen, Verletzungen, Entzündungen oder Verbrennungen.

Lokale Ödeme

Eine lokale Flüssigkeitsansammlung im Bauchraum wird Ascites genannt. Er tritt entweder bei Eiweißmangel auf, etwa durch Hungerzustände, durch eine das Körpereiweiß verbrauchende Tumorerkrankung oder infolge einer Lebererkrankung. All dies sind schwere Krankheiten, die langfristig zu einer Auszehrung des gesamten Körpers führen.

Ascites

> **Beispiel**
> Im Extremfall haben die Betroffenen sehr dünne Arme und Beine, weil infolge des Eiweiß-mangels Muskelgewebe abgebaut wird. Gesicht und Brust sind schmal, der aufgedunsene Bauch ragt wie gebläht aus dem mageren, knochigen Körper hervor und täuscht möglicherweise über die Schwere der Kachexie hinweg. Auch das Allgemeinbefinden ist in diesen Fällen erheblich beeinträchtigt.

Gesamterscheinung bei ausgeprägtem Ascites

Aufgaben

Alle konkreten Erscheinungen hängen wegen der Gesamtheit der Person zusammen.
- Entnehmen Sie unter diesem Gesichtspunkt einem Lehrbuch der Krankheitslehre Informationen über die Entstehungsmechanismen und Folgen eines Ascites.
- Beschreiben Sie, wie sich ein massiver Ascites und die ihm zugrunde liegenden pathophysiologischen Mechanismen auf das komplexe Phänomen Gestalt und die übrigen komplexen Phänomene wirkt.
- Versuchen Sie sich bei der Lektüre der Abschn. 3.1–3.7 immer wieder an diese gedankliche Kombination zu erinnern.

Kopf

Grundsätzlich ist der Kopf neben den Händen der einzige Körperteil, den die meisten Menschen zu fast jedem Zeitpunkt ihrer Umgebung darbieten. In einigen Kulturen ist es, abhängig von religiös-moralischen Überzeugungen, vorgeschrieben, dass Frauen in der Öffentlichkeit ihren Kopf bedecken. Er ist dadurch einer genaueren Betrachtung entzogen, und seine Gestalt kann nur noch schemenhaft wahrgenommen werden.

Wahrnehmbarkeit

3

Vollmondgesicht

Langfristig erhöhte Kortisonspiegel, durch Erkrankungen, wie M. Cushing oder durch medikamentöse Therapie, führen zu einer charakteristischen **Fettsucht**, die sich auch im Gesicht manifestiert. Es entsteht das sog. »Vollmondgesicht«, das sogar die Zuordnung des Geschlechts der betroffenen Person erschweren kann, mit den entsprechenden Folgen für das Selbst- und Fremdbild der Betroffenen.

> **Beispiel**
> Die Grunderkrankung bewirkt erhebliche Veränderungen im gesamten Hormonhaushalt und wirkt sich auch auf andere komplexe Phänomene aus: Im Bereich der Geschlechtlichkeit kann es zu einer Amenorrhoe kommen, die Aktivität ist durch allgemeines Schwächegefühl und rasche Ermüdbarkeit gekennzeichnet.

Auswirkungen der Erkrankung

Hydrozephalus

Eine Besonderheit der Gestaltbildung des Schädels ist der Hydrozephalus. Man kann ihn v. a. in der Kinderheilkunde beobachten. Es kommt je nach Ausmaß der Abflussbehinderung des Liquors zu einem mehr oder weniger starken Anschwellen des Hirnschädels, solange dessen Knochen noch nicht fest sind. In extremen Fällen dominiert der Hirnschädel die gesamte Gestalt des Kopfes, der Gesichtsschädel wirkt dagegen winzig.

Augen

Augapfel

Der prall-elastische Augapfel überragt den Rand der Augenhöhle um einige Millimeter. Dadurch kann man seine Bewegungen auch beim Schlafenden sehen. Der Augapfel glänzt und ist feucht. Dieser Glanz kann sich nach übermäßigem Alkoholgenuss verstärken. Bei Fieber können die Augen ebenfalls glänzend aussehen, aber auch matt und trübe.

Exophthalmus

Ragt der Augapfel zu weit heraus, spricht man von einem Exophthalmus. In diesem Fall wird auch das Augenweiß um die Iris herum vermehrt sichtbar. Diese Erscheinung kann **beidseitig** auftreten, v. a. als eines der klassischen Zeichen des M. Basedow. Ein **einseitiger** Exophthalmus kommt meist durch Tumoren hinter dem Auge zu Stande.

Enophthalmus

Der Augapfel kann umgekehrt tief in die Augenhöhle eingesunken sein, etwa bei ausgeprägter Exsikkose. Bei einer Kachexie tritt dieses Symptom auf, wenn auch der Fettkörper hinter dem Augapfel abgebaut ist.

Augenlider

Da die Augen ein zentraler Punkt bei der zwischenmenschlichen Wahrnehmung sind, fallen Gestaltveränderungen an den Lidern besonders ins Auge, wie etwa Ödeme oder das **Herabhängen** eines Lides, die **Ptose**. Sie kann ein- oder doppelseitig auftreten, angeboren sein oder aufgrund neurologischer Erkrankungen, einer Entzündung oder eines Narbenzugs entstehen. Die Augenlider können auch nach innen oder außen gedreht sein. Das herunterhängende, nach außen gedrehte Lid ist häufig entzündet und gerötet.

»

Sie haben mich nämlich schon in der Schule gequält ... Weil mein Auge den kleinen Defekt hat und weil das Lid runterhängt ... Und ... haben immer gefragt, ob ich schon schliefe. Mein eines Auge wäre ja schon halb zu
(Borchert 1974, S. 62)

Wenn der Augenringmuskel gelähmt ist, kann die Lidspalte nicht vollständig geschlossen werden. Dabei fällt auf, dass beim Versuch des Lidschlusses der Augapfel nach oben gedreht und somit die Sklera unterhalb der farbigen Regenbogenhaut sichtbar wird.

Augenbindehaut

Die Augenbindehaut stülpt sich am Übergang zu den Augenlidern um und bedeckt als sog. **Bindehautsack** auch die Innenseiten der Augenlider. Da im feinen Gewebe des Bindehautsacks die Blutgefäße durchscheinen, lässt dessen Rötung einen Rückschluss auf die Menge des Hämoglobins zu. Ein blasser Bindehautsack weist auf eine Anämie hin.

Eine Entzündung der gesamten Bindehaut lässt das Auge mehr oder weniger anschwellen, es ist gerötet und tränt. Schon heftiges Weinen kann diese Erscheinung hervorrufen, aber auch Überanstrengung der Augen, Fremdkörper oder allergische Reaktionen.

Lederhaut des Auges

Besonders auffällig an der normalerweise weißen Sklera sind Farbveränderungen. In den ersten Lebensmonaten kann man bei Säuglingen oft eine entwicklungsbedingte **bläuliche Färbung** sehen. Bläuliche Skleren kommen auch bei bestimmten angeborenen Störungen des Binde- und Stützgewebes vor, etwa bei der Osteogenesis imperfecta.

Eine **gelbliche Verfärbung,** der Skleren-Ikterus unterschiedlicher Intensität, tritt immer dann auf, wenn der Farbstoff Bilirubin im Blut erhöht ist: bei Hämolyse sowie bei Erkrankungen der Leber oder der Gallenwege.

Der Sklerenikterus tritt in den ersten Lebenstagen eines Neugeborenen häufig auf, weil in dieser Zeit überzählige Erythrozyten abgebaut werden. Eine anhaltende Gelbfärbung kann jedoch Zeichen für eine Unverträglichkeit von kindlichem und mütterlichem Rhesusfaktor sein und muss ggf. behandelt werden.

Da sich alle Gelbfärbungen nicht nur an den Skleren, sondern auch an der Haut manifestieren, wird der Hautikterus in Abschn. 3.1.3 gesondert dargestellt.

Die Skleren können bei Entzündungsprozessen **rötlich** erscheinen. Bei manchen Menschen sind die Skleren nach anstrengender »Seharbeit« gerötet. Auch Weinen oder allergisch bedingtes Tränen führen zu einer Rötung. Durch Verletzungen kann es zur Zerreißung von Blutgefäßen kommen, sodass der Bulbus blutunterlaufen ist.

Eine harmlose Alterserscheinung, den Arcus senilis, kann man gelegentlich am äußeren Rand der Hornhaut, am Übergang zur Lederhaut in Form eines weißen Rings beobachten. Er kommt durch die Ablagerung von Fetten zustande.

Die **Iris** bildet den farbigen Anteil des Augapfels. Bis zum fünften Lebensmonat erscheint sie bläulich oder graubraun. Je nach Menge des Pigments entstehen blaue, grüne, graue oder braune Augen. Bei absolutem Pigmentmangel erscheint die Iris rot, weil die rote Aderhaut des Augenhintergrundes hindurchscheint.   **Augenfarbe**

Die Augenfarbe ist ein wesentliches Merkmal einer Person. Bei manchen Menschen haben die Augen eine unterschiedliche Farbe. Erwähnenswert sind auch farbige Kontaktlinsen, die die natürliche Augenfarbe verändern.

Die Iris regelt die Pupillenweite (◘ Tabelle 3.1).   **Pupillenweite**

Durch Unfälle oder Tumoren kann man ein Auge verlieren. Das Gesicht wirkt dadurch mehr oder weniger verändert. Wenn lediglich der Bulbus fehlt und ansonsten die Lider sowie das Fettpolster der Augenhöhle erhalten bleiben, sieht das Auge eher wie eingesunken und dabei dauerhaft geschlossen aus. In seltenen Fällen muss die gesamte Augenhöhle operativ ausgeräumt werden, sodass ein deutlich sichtbares Loch zurückbleibt, das durch eine getönte Brille oder eine Augenklappe bedeckt werden kann.   **Augenverlust**

Um in diesen Fällen den Gesichtsausdruck auszugleichen, werden **Prothesen** eingepasst. Ihre Formen reichen je nach Erfordernis von einer flachen Schale bis zu einem voll ausgestalteten »künstlichen Auge«. Es gibt Prothesen, die die Augenbewegung des anderen Auges mitmachen. Man kann sie nur noch an der Pupille erkennen, die nicht auf einfallendes Licht reagiert. Allgemein bekannte Hilfsmittel zum Ausgleich von Fehlsichtigkeiten sind Brillen und Kontaktlinsen.   **Hilfsmittel**

◘ Tabelle 3.1 **Eng- und Weitstellung der Pupillen unter verschiedenen Einflussfaktoren**

Faktoren	Auslöser für Engstellung	Auslöser für Weitstellung
Lichtverhältnisse der Umgebung	Helligkeit	Dämmerung, Dunkelheit
Gemütszustände	Erregung	Entspannung
Medikamente und Drogen	Morphinhaltige Augentropfen, systemische Morphindosis	Atropinhaltige Augentropfen

Ohren

Für die Gestalt der knorpeligen Ohrmuscheln gilt, dass sie individuell verschieden geformt ist und nur bei eineiigen Zwillingen Ähnlichkeiten aufweist. Ansonsten gibt es auch hier eine große Variationsbreite. Besonders auffallend sind abstehende Ohren und knorpelige Deformierungen wie das sog. »Blumenkohlohr«, das nach Traumen infolge von Knorpelrissen auftreten kann.

Nase

»
Bei welchem Organ liegt die Wurzel oben, die Flügel unten und der Rücken vorn (Kinderrätsel – mündliche Überlieferung)

Die Nasenform ist ein charakteristisches Merkmal eines Menschen. Unterschiede zwischen ethnischen Gruppen sind genetisch bedingt. Menschen aus dem östlichen Asien haben eine flache kleine Nase, Menschen aus Schwarzafrika eine breite Nase mit stark ausladenden Nasenflügeln.

Die ohnehin schon sehr verschiedenartigen Formen der Nase können zusätzlich durch unterschiedliche Einflüsse wie Verletzungen, Entzündungen oder Tumoren genauso verändert sein wie alle anderen Körperteile.

Hals

Halsform

Auch die Form des Halses differiert individuell. Der Hals erscheint kurz, wenn ein Mensch (dauerhaft) die Schultern hoch- oder den Kopf einzieht. Wenn das Unterhautfettgewebe nicht zu stark ausgebildet ist, kann man deutlich den **Kopfwendermuskel** sehen. Er wölbt schon in Ruhe die Haut nach außen und tritt hervor, wenn man mit der Hand der gleichen Seite gegen die Schläfen drückt. Eine einseitige Verkürzung des Kopfwenders führt zum Schiefhals. Dieser kann angeboren oder durch eine Erkrankung erworben sein.

Halsprofil

Ein sichtbarer Unterschied zwischen Frauen und Männern ist der **Adamsapfel**. Verantwortlich dafür ist der größere Schildknorpel, nicht aber die auf beiden Seiten des Schildknorpels aufliegende **Schilddrüse**. Sie wird nur sichtbar, wenn sie vergrößert ist.

Struma

Da die Schilddrüse aus zwei Lappen besteht, kann die Vergrößerung einseitig oder beidseitig auftreten. Eine der Ursachen liegt in einem Mangel an Jod. In manchen Regionen kommt die Struma durch Jodmangel endemisch vor, z. B. in Bayern. Dort wurde mit Hilfe eines »Kropfbanderls«, einem Modeaccessoire, die Erscheinung kaschiert.

Rumpf

Rumpfabschnitte

Die unterschiedlichen Formen des Rumpfes entsprechen den in Abschn. 3.1.1 beschriebenen Körperbautypen und sind außerdem abhängig von individuellen Faktoren.

Der gesamte Rumpf wird, wie auch der Hals, an der Rückseite von der Wirbelsäule durchzogen und gestützt. Er ist in drei Abschnitte untergliedert:

- 1. starrer, von knorpeligen und knöchernen Rippen umspannter **Thorax,**
- 2. **Abdomen** und
- 3. knöchernes **Becken.**

Rücken

Physiologische Krümmungen der Wirbelsäule

Bei Neugeborenen hat die Wirbelsäule, seitlich betrachtet, eine C-förmige Krümmung. Die erste sekundäre Krümmung entsteht, wenn das Kind den Kopf heben kann; die zweite, sobald es stehen kann. Die gesamte Wirbelsäule des Erwachsenen ist deshalb doppelt S-förmig gebogen, wobei konvexe Krümmungen nach ventral, die sog. Lordose, und nach dorsal, die

Kyphose, unterschieden werden. Dadurch kommt es zur Halslordose, Brustkyphose und Lenden-Kreuzbein-Lordose. Durch diese physiologischen Krümmungen wird jede Belastung gleichmäßig auf alle Wirbel verteilt. Bei Ermüdung werden die Krümmungen verstärkt, bei aktiver Aufrichtung vermindert.

Fehlhaltungen der Wirbelsäule entstehen, wenn sich durch Fehlbelastungen die physiologischen Krümmungen verstärken. Haltungsschäden werden in Deutschland bereits bei Schulkindern in steigendem Maße festgestellt. Hauptsächlich handelt es sich um folgende Erscheinungen:

— **Flachrücken** mit generell verminderten Krümmungen,
— **Rundrücken** mit verstärkter Brustkyphose und verminderter Lendenlordose.

Ein **Buckel** (Gibbus) dagegen entsteht durch eine Knickbildung, nach dem Zusammenbruch von Wirbelkörpern, der durch ein Trauma, eitrige Entzündungen oder eine Neubildung zustande kommen kann. Skoliosen sind seitliche Verkrümmungen der Wirbelsäule, z. B. bei einem Beinlängenunterschied. Ungleich hoch stehende Schultern können auf eine Skoliose hinweisen. Wichtig ist die Symmetrie der sog. Taillendreiecke und das gleichmäßige Anliegen beider Arme am Rumpf.

Becken

Die Lendenraute oder Michaelis-Raute ist eine Hauteinziehung zwischen der Lendenwirbelsäule und den hinteren Darmbeinstacheln. Je nach Körperbautyp ist sie längs gestreckt oder in die Breite gezogen. Die Lendenraute spielt in der Geburtshilfe bei der Beurteilung der Beckenform eine Rolle. Eine Asymmetrie weist auf eine Beckendeformität hin, wie etwa bei der frühkindlichen Rachitis.

Brust

Die Form der Brust unterscheidet sich deutlich. Allen gemein ist die symmetrische Anlage der **Brustwarzen**, bei denen es überzählige Exemplare geben kann. Sie bilden sich im Bereich der doppelseitigen Milchleiste an einer oder mehreren Stellen zwischen Leiste und Hals aus. Die Farbe der Brustwarze korreliert mit der Hautfarbe, ist also bei blonden Menschen eher rosa. Während einer Schwangerschaft wird der Warzenhof dunkler. Eine Berührung löst reflexhaft die Erektion der Brustwarze aus.

Beide Geschlechter verfügen über beidseitige **Brustdrüsen**. Diese spielen bei erwachsenen Männern keine gestaltbildende Rolle. Nur bei einer Gynäkomastie haben Männer ausgebildete Brüste. In der weit überwiegenden Zahl wird die Gestalt der männlichen Brust von der Wölbung des großen Brustmuskels oder dem ihm aufliegenden Fettgewebe dominiert.

Die weibliche Brust gehört zu den sekundären Geschlechtsmerkmalen. Ihr Drüsen-, Fett- und Bindegewebe formt die Gestalt der Frau erheblich.

Die **Ausbildung des Brustdrüsengewebes** setzt in der Pubertät unter dem Einfluss der Geschlechtshormone, v. a. des Östrogens, ein. Die Größe der voll ausgebildeten Brust ist variabel. Zwischen einer Mikromastie, also einer unzureichenden Brustentwicklung, und einer Mammahypertrophie, einer abnorm großen Brust, gibt es unzählige Formen und Volumina, die je nach kulturellen und persönlichen Auffassungen als ästhetisch gelten.

Im Verlauf einer **Schwangerschaft** nimmt das Volumen der Brust zu. Dieser Prozess beginnt schon kurz nach der Empfängnis. **Nach der Entbindung** wird die Milchbildung ausgelöst, die Milchproduktion beginnt. Die Brust schwillt dabei stark und gelegentlich auch schmerzhaft an. Nach der Stillzeit sind Veränderungen der Größe oder Form der Brust möglich.

Fehlhaltungen
der Wirbelsäule

Deformierungen

Lendenraute

Männliche Brust

Weibliche Brust

3

Es existieren verschiedene, mehr oder weniger radikale chirurgische Verfahren zur Behandlung der weiblichen Brust. Die radikalste Maßnahme besteht in der vollständigen **Entfernung** der gesamten Brustdrüse einschließlich Haut, Fettgewebe, Brustmuskulatur und Achsellymphknoten. Noch bis vor wenigen Jahren wurde dieses Verfahren auch in frühen Stadien eines Mammakarzinoms vorgenommen, heute ist jedoch die brusterhaltende Operation die Methode der Wahl.

Wenn dies nicht möglich ist oder eine deutliche Differenz zur nichtoperierten Brust besteht, wird eine **Rekonstruktion** der teilweise oder vollständig entfernten Brust vorgenommen. Alternativ kommen externe Brustprothesen zum Einsatz. Wird keines dieser Verfahren angewendet, bleibt an Stelle der geformten Brust ein flaches Hautareal mit einer deutlich sichtbaren Narbe zurück.

Bei der nichtbekleideten Frau sind fast all diese Korrekturmaßnahmen mühelos zu erkennen. Einzig Silikonimplantate ergeben unter kosmetischem Gesichtspunkt ein erheblich besseres Resultat. Aus diesem Grund werden sie in steigender Zahl auch dann eingesetzt, wenn eine Frau ihre Brust als zu klein empfindet.

Bauch

Die krankheitsbedingten Veränderungen der Gestalt des Bauches sind auf wenige Beispiele zu reduzieren. Zum einen handelt es sich um den Ascites (s. Abschn. 3.1.2), zum anderen kann es an Schwachstellen der Bauchmuskulatur zu **Hernien** kommen. Sie fallen durch ihre runde, mehr oder weniger ausladende Größe und deutliche Wölbung auf. Je nach Lokalisation und Durchtrittsstelle spricht man von Nabel-, Leisten- oder Schenkelhernie. Ihre Größe beruht auf zwei Faktoren:

- 1. Es kann außer dem Peritoneum noch weiteres Gewebe, etwa Darmschlingen, in den Bruchsack eintreten.
- 2. Im Bruchsack kann sich Gewebsflüssigkeit ansammeln.

Manche Hernien lassen sich in die freie Bauchhöhle zurückschieben, nicht nur manuell, sondern auch mit Hilfe eines Bruchbandes. Weil Hernien heute bereits im Kindesalter operativ beseitigt werden, bzw. möglichst frühzeitig nach ihrem Auftreten, findet man Bruchbänder am häufigsten bei alten Menschen.

Extremitäten

Der unterschiedliche Umfang eines Armes oder Beins kann durch Zunahme der Muskulatur bei körperlichen Tätigkeiten oder durch die bereits erwähnten Ansammlungen von Gewebsflüssigkeit entstehen. Primär ist der Umfang einer Extremität, genau wie der des Körpers insgesamt, hauptsächlich hormonell gesteuert und in gewissem Maß auch von der Ernährung abhängig.

Arme/Hände

Eine Sonderform ist die Verbreiterung der Fingerendglieder, deren charakteristische Form diesem Phänomen den Namen Trommelschlägelfinger verliehen hat. Sie treten hereditär oder als Folge einer chronischen Sauerstoffverminderung auf, wobei bis heute die genaue Ursache nicht bekannt ist.

Beine/Füße

Eine weitere Besonderheit der Gestaltbildung an den Beinen, v. a. an den Unterschenkeln, sind Varizen. Ursache ist eine Insuffizienz der Venenklappen, die normalerweise den Rückfluss des herzwärts fließenden Blutes verhindern.

Varizen

Häufig treten X-Beine, auch Knickbeine, Genu valgum, oder O-Beine, auch Säbelbeine, Genu varum, auf. Sie entstehen durch eine Abweichung des Kniegelenkes aus der Achse des gestreckten Beines nach außen bzw. nach innen. Die Beine von Säuglingen weisen häufig eine physiologische O-Stellung auf, die mit dem zweiten Lebensjahr verschwindet. Mit Beginn des Laufenlernens kann es zu einer X-Bein-Stellung kommen, die sich ebenfalls wieder ausgleicht.

X- und O-Beine

Die Füße bilden beim Stehen und Gehen den tiefsten Punkt des Körpers. Sie sind häufig von angeborenen oder erworbenen Veränderungen betroffen.

Füße

Ein Mensch, der mit nassen Füßen über einen trockenen Untergrund geht, hinterlässt einen charakteristischen **Fußabdruck**: Der innere Fußrand wird ausgespart, weil sich zwischen den Mittelfußknochen und dem Fersenbein das Fußgewölbe befindet; von der Ferse zieht ein schmaler Streifen am äußeren Fußrand zum Bereich der Mittelfußköpfchen; außerdem erkennt man die fünf Abdrücke der Zehenkuppen.

Physiologische Form

Extreme Fußstellungen werden, sofern sie nicht angeboren sind, hauptsächlich durch eine Schwäche der Fußmuskulatur verursacht. Man unterscheidet folgende Veränderungen des Fußabdrucks:

Fußdeformationen

- Hackenfuß: nur die Ferse wird abgedrückt.
- Hohlfuß: die Verbindung zwischen Ferse und Vorfuß fehlt durch die Ausbildung eines Gewölbes auch am äußeren Fußrand.
- Klumpfuß: Fußdeformation mit Inversionskontraktur, Spitzfußstellung und Fersenhochstand. Der äußere Fußrand ist stark belastet. Die Aussparung ist schmal und länger.
- Knickfuß: Durch die Einwärtsneigung des Rückfußes wird der innere Fußrand stärker belastet, daher ist die Aussparung vermindert.
- Plattfuß : Überbegriff für Senk- und Spreizfuß, wobei jeweils ein Fußgewölbe eingesunken ist, sodass die Aussparung am inneren Fußrand fehlt. Beim Senkfuß ist das Längsgewölbe des Fußes betroffen, beim Spreizfuß das Quergewölbe. Außerdem können beide Formen auch kombiniert auftreten und zusätzlich mit dem Knickfuß vergesellschaftet sein.
- Spitzfuß: Nur der Vorfuß und die Zehen erscheinen im Fußabdruck.

Extremitäten im Allgemeinen

Die Extremitäten können durch Erkrankungen deformiert, vergrößert oder verkleinert sein oder sogar völlig fehlen. Selten kann auch ein überzähliges Körperglied auftreten, etwa ein angeborener sechster Finger (Polydaktylie).

Zu Fehlstellungen der Extremitäten kann es z. B. nach Frakturen kommen. Man unterscheidet hierbei:

Fehlstellungen durch Frakturen

- Die **traumatischen Frakturen** durch Gewalteinwirkung oder Fehlbelastung.
- Die **pathologischen Frakturen**, die spontan ausgelöst werden, ohne dass eine entsprechende Einwirkung vorhanden ist. Spontanfrakturen entstehen durch Brüchigkeit des Knochens aufgrund von Erkrankungen, wie Osteoporose, Osteomyelitis oder Tumoren.

Bleibende Fehlstellungen sind selten, da Frakturen operativ oder durch äußeren manuellen Eingriff reponiert werden.

Ein bekanntes Beispiel für angeborene Missbildungen ist die Thalidomid-Embryopathie, die vor etwa 40 Jahren bei Kindern auftrat, deren Mütter während der Frühschwangerschaft

Angeborene Missbildungen

3

das Schlafmittel »Contergan« eingenommen hatten. Bei den Kindern führte dies zu einer unzureichenden Entwicklung der Gliedmaßen mit Arm- oder Beinfehlbildungen, sodass Hände oder Füße direkt am Rumpf ansetzen.

Amputationen

Zu einem Fehlen von Gliedmaßen kann es auch durch Amputationen kommen, entweder als Verletzung oder als operative Maßnahme infolge bestimmter Erkrankungen oder Unfälle.

Prothesen

In solchen Fällen kann es durch den Ersatz der betroffenen Extremität zu Veränderungen der Gestalt kommen. Prothesen übernehmen die ursprüngliche **Form** des verlorenen oder nicht vollständig ausgebildeten Körperteils bzw. dessen fehlende **Funktion** mehr oder weniger vollkommen.

3.1.3   Das Element »Haut, Haare, Nägel, Lippen, sichtbare Schleimhäute und Zähne«

Systematik

Die phänomenologisch begründete Informationssammlung führt dazu, dass dieser Abschnitt Aussagen über die Nägel an Händen und Füßen genauso enthält wie über die Zähne, obwohl es sich bei beiden histologisch um völlig verschiedene Gewebe handelt, die auch funktional nichts miteinander zu tun haben.

Geruch der Haut

Die Tatsache, dass man einen Menschen riecht, bevor man ihn sieht, ist den meisten Menschen nicht bewusst, denn der Geruchssinn hat aufgrund des Zivilisationsprozesses an Bedeutung verloren. Stattdessen hat das Sehen an Wichtigkeit gewonnen. Der Geruch eines Menschen kommt durch die **Kombination aus** seinem **Haut- und Mundgeruch und** dem **Geruch der Ausatmungsluft** zustande. Er ist ein individuelles Merkmal einer Person und so einmalig wie ihre Fingerabdrücke, außer bei eineiigen Zwillingen.

Ursachen des Hautgeruchs

Verantwortlich für den Geruch der Haut sind die Duft- und die Schweißdrüsen sowie die von Mensch zu Mensch unterschiedliche Hautflora.

> **Duftdrüsen.**
> Diese sind über den ganzen Körper verteilt und v. a. im Gesicht, in den Achselhöhlen, im Bereich der Brustwarzen und in der Schamregion zu finden. Ihre Sekretproduktion nimmt in der Pubertät unter dem Einfluss der Geschlechtshormone zu.

> **Schweißdrüsen.**
> Sie sind ebenfalls am gesamten Körper vorhanden, geben ihr Sekret allerdings schon in der Kindheit in größeren Mengen ab. Jedoch riecht der sich an der Luft zersetzende Schweiß erst mit Eintritt der Pubertät, weil er dann stärker mit Duftstoffen durchmischt wird. Auch die Hautflora bestimmt den Körpergeruch mit, da durch bakterielle Zersetzung riechende Substanzen freigesetzt werden.

Einflüsse auf den Geruch

Der Geruch einer Person wird von verschiedenen Faktoren beeinflusst, in der Hauptsache durch folgende:

- körperlicher und psychischer Zustand,
- Nahrungs- und Genussmittel,
- Körperpflege,
- Umgebungseinflüsse,
- Erkrankungen.

> **Körperlicher und psychischer Zustand.**
Zu den körperlichen und psychischen Faktoren zählen Zustände, die mit einer Veränderung der Schweiß- und Duftsekretion einhergehen. Die Altersabhängigkeit zeigt sich während der Pubertät und mit zunehmendem Alter besonders deutlich.
Der Geruch des Sekrets hat eine Signalwirkung für das Sexualverhalten, weil Frauen z. Z. des Eisprungs andere Duftstoffe produzieren, um ihre Befruchtungsfähigkeit zu signalisieren. Veränderungen kommen ferner durch gesteigerte körperliche Aktivitäten zustande, die mit vermehrter Schweißbildung einher gehen. Sie können darüber hinaus durch psychische Faktoren ausgelöst werden, was sich am sog. Angstschweiß belegen lässt.

> **Nahrungs- und Genussmittel.**
Nahrungs- und Genussmittel führen zu einer übermäßigen Anreicherung flüchtiger Stoffwechselprodukte im Körper, die vom Magen über die Speiseröhre oder von der Lunge über die Luftröhre zur Mundhöhle gelangen. Zur Entstehung von Mundgeruch führen in diesem Zusammenhang stark gewürzte und entsprechend riechende Speisen, etwa Knoblauch und Zwiebeln, aber auch Alkohol und Nikotin. Umgekehrt entsteht nach zwölfstündiger Nahrungskarenz aufgrund fehlender Spülung des Mundes immer Mundgeruch.

> **Körperpflege.**
Art und Ausmaß der Körperpflege beeinflussen den Geruch von Mund und Haut. Künstliche Duftstoffe, die in Körperpflegemitteln und Kosmetika enthalten sind, werden in Abhängigkeit von der Mode eingesetzt.

> **Umgebungseinflüsse.**
Der Aufenthalt in einer stark riechenden Umgebung bewirkt, dass Gerüche von der Haut und der Kleidung aufgenommen werden und dadurch den Körpergeruch verändern. Beispiele hierfür finden sich überall in der Arbeitswelt und in der Freizeit, etwa nach einem Restaurantbesuch.

> **Erkrankungen.**
Bei Erkrankungen kann es zusätzlich zum individuellen Körpergeruch auch zur direkten Ausdünstung von Zersetzungsprodukten wie etwa Eiter kommen. Dadurch entstehen teilweise charakteristische Veränderungen des Körpergeruchs. Auch Erkrankungen der Mundschleimhaut gehen oft mit Mundgeruch einher (◘ Tabelle 3.2).

Oberflächenbeschaffenheit der Haut

Die Oberflächenbeschaffenheit der Haut lässt zunächst optische Auffälligkeiten erkennen. Ein Beispiel dafür ist die Haut eines **Neugeborenen**. Sie ist mit der sog. **Käseschmiere** bedeckt, die sie im Mutterleib vor der Aufweichung durch das Fruchtwasser bewahrt und die Körperoberfläche während der Geburt gleitfähiger macht. Nach Entfernung der Käseschmiere kommt es in den ersten Lebenstagen zu einer mehr oder weniger starken Schuppung der Haut, und verschieden große Hautlamellen lösen sich ab.

Ein weiteres für Neugeborene typisches Phänomen findet sich auf dem Nasenrücken, teils auch an anderen Stellen des Körpers: kleine, weiße, derbe Knötchen, sog. **Milien**, die durch Verstopfung der Talgdrüsenausführungsgänge entstehen und in den ersten Lebenswochen von selbst verschwinden.

Eine **Gänsehaut** ist Zeichen dafür, dass der Organismus versucht Wärmeverluste zu verhindern. Er tut dies bevorzugt dann, wenn eine Person fröstelt oder friert, unabhängig da-

Optischer Eindruck

3

◘ Tabelle 3.2 Typische Körpergerüche bei Erkrankungen

Geruch	Ursache	Entstehungsmechanismus	Bezeichnung
Urinös	Chronische Niereninsuffizienz	Harnstoff und Harnsäure werden nicht ausreichend von der Niere eliminiert und reichern sich im Blut an	Foetor uraemicus
Wie frische Leber oder Lehmerde	Leberkoma oder -präkoma	Das beim Abbau von Aminosäuren anfallende Ammoniak kann nicht mehr in der Leber entgiftet werden	Foetor hepaticus
Azetonartig, ähnlich wie Nagellackentferner	Ausgeprägte Hyperglykämie	Durch den Insulinmangel wird der Blutzucker nicht normal verstoffwechselt, es fallen Ketonkörper an	Foetor diabeticus
Wie Mandeln (1) bzw. wie Lauch (2)	Vergiftung mit Blausäure (1) bzw. E 605 (2)	Über die Haut wird der Eigengeruch der Giftstoffe freigesetzt	k. A.
Faulig	Entzündete Nasennebenhöhlen oder Zähne sowie Erkrankungen im Magen-Darm-Trakt	Der Eigengeruch der Zersetzungsprodukte dringt nach außen	k. A.

k. A. keine Angaben

von, ob dies auf dem Temperaturgefälle zwischen dem Körper und seiner Umgebung beruht oder psychisch verursacht ist.

Haptischer Eindruck

Bei der Wahrnehmung der Oberflächenbeschaffenheit spielt auch die Berührung der Haut eine wichtige Rolle. Sie kann sich zart anfühlen, wie bei einem Säugling, oder aber derb und rau, wie bei Erwachsenen anzutreffen, deren Haut »von Wind und Wetter gegerbt« ist.

Das Berühren vermittelt einen vollkommen eigenständigen Qualitätseindruck: Mag das Gewebe zweier Personen noch so identisch aussehen, die Tasterfahrung kann völlig unterschiedlich sein.

> **Beispiel**

Spannungszustand

Hebt man eine Hautfalte an irgendeiner Stelle des Körpers ab und lässt sie wieder los, vergeht eine gewisse Zeit, bis sich die Falte einebnet. Bei jungen Menschen ist die Zeitspanne meist sehr kurz, weil ihre Haut und das darin enthaltene Bindegewebe **elastisch** ist und der Flüssigkeitsgehalt ihres Körpers ausreicht. Die Haut von Säuglingen und Kleinkindern ist sogar derart straff, dass das Abheben einer Hautfalte gar nicht möglich ist.

Mit zunehmendem Alter nimmt der Spannungszustand der Haut ab, und die Haut wird weicher und verliert an Elastizität, v. a. bei älteren Menschen.

Veränderungen des Spannungszustands

Durch starken und raschen **Flüssigkeitsverlust** nimmt der Spannungszustand der Haut rapide ab. Durchfall und Erbrechen können bei Säuglingen oder alten Menschen zu derart hohen Flüssigkeitsverlusten führen, dass ihr Leben akut bedroht ist. Schlaffe Haut ist in diesem Fall ein Alarmzeichen.

Eine gespannte, glänzende Haut trifft man auch an, wenn eine **Verdickung unter der Haut** vorliegt, etwa eine Geschwulst. Beim Vorhandensein eines **Ödems** bildet sich beim Eindrücken eine Delle, die eine gewisse Zeit bestehen bleibt. Bei einem Ödem kann die Hautoberfläche zusätzlich glänzend und gespannt aussehen.

Es gibt in Abgrenzung dazu **ödemähnliche Veränderungen**, bei denen sich keine verbleibende Delle eindrücken lässt. Dies ist der Fall, wenn das Unterhautfettgewebe eiweißgebundene Kohlenhydrate eingelagert hat, wie bei einem Myxödem. Dies tritt v. a. im Rahmen einer Schilddrüsenunterfunktion auf.

Veränderungen der Haut

Eine raue, lederartige Haut entsteht bei häufigem Aufenthalt und Arbeit im Freien. Eine starke Beanspruchung der Haut resultiert auch aus anderen Umgebungsreizen, z. B. chemischen, physikalischen und thermischen. In den modernen Industriestaaten wird immer größerer Wert auf Hygiene im Sinne von Reinigung und Pflege der Haut gelegt, und das Angebot an Hautpflegemitteln ist groß. Durch übertriebene Hygiene kann die Haut geschädigt werden.

> **Beispiel**
> Speziell Pflegepersonal in Krankenhäusern, das häufig Kontakt mit Desinfektionsmitteln hat, kann von Veränderungen der normalen Hautbeschaffenheit teilweise so massiv betroffen sein, dass eine weitere Ausübung des Berufs nicht mehr möglich ist.

Beim Abtasten, Einreiben und Massieren der Haut kann man den **Spannungszustand der Muskulatur** ertasten. Frauen führen die Selbstuntersuchung ihrer **Brüste** durch, um knotige Veränderungen festzustellen. Ärzte betasten den **Bauch** eines Patienten, um Auskunft über den Zustand innerer Organe zu erhalten.

Bei der Tastuntersuchung kann es zu einer Anspannung der Bauchmuskulatur kommen, die als Schutzmaßnahme dient. Ein harter, dauerhaft gespannter Bauch deutet auf Blähungen hin. Die »brettharte Bauchdecke« ist Ausdruck der Reizung oder Entzündung des Peritoneums und kommt z. B. bei einem Ileus oder einer perforierten Gallenblase vor.

Größere Ascitesmengen kann man durch Beklopfen der Bauchdecke feststellen.

In der Medizin wird die Haut zur Diagnose von Hautkrankheiten auf mechanische Weise gereizt. Hierbei fährt man mit einem Fingernagel oder einem Instrument kräftig über die Innenseite eines Unterarms, ohne dabei jedoch eine Hautabschürfung zu provozieren. Die Haut kann auf diese **Provokation** unterschiedlich reagieren:

- Sie wird an der gereizten Stelle weiß und bleibt es.
- Sie wird zunächst weiß und nach kurzer Zeit rot, wobei die Rötung bald wieder verschwindet.
- Sie wird sofort rot und behält diese Färbung längere Zeit.

Die sofortige und überdauernde Ausbildung eines roten Streifens wird **Dermographismus** genannt. Die Erscheinung tritt bevorzugt bei Menschen auf, die zu Allergien neigen.

Durch seitliches Zusammenschieben von Hautbezirken und Unterhautfettgewebe kann man die sog. **Orangenhaut** sehen. Sie entsteht häufig im Bereich der Oberschenkel, Oberarme und Bauchdecke als typische, gebuckelte Oberfläche, wobei die Hautporen als Grübchen erscheinen. Die orangenschalenähnliche Hautstruktur beruht am häufigsten auf einer Schwäche des Bindegewebes. Bei Erkrankungen, die mit einem Lymphödem einhergehen, kommt es ebenfalls zum Orangenhautzeichen. Außerdem ist dies ein typisches Zeichen eines Mammakarzinoms.

Lokale Veränderungen

Es gibt eine Vielzahl von lokalen Veränderungen der Hautoberfläche. Umschriebene Veränderungen werden allgemein als Hautblüte, also Effloreszenz, bezeichnet.

Die Abschilferung von Hautzellen ist ein physiologischer Vorgang. Die in der Keimschicht gebildeten Zellen werden innerhalb von sechs bis acht Wochen in Richtung Hautoberfläche geschoben. Während dieser Wanderung verschwindet der Zellinhalt dieser Zellen und wird durch den Hornstoff Keratin ersetzt. In der Hornschicht findet deshalb kein Stoffwechsel mehr statt. Die Zellen werden zuletzt an der Oberfläche abgerieben bzw. lösen sich als Schuppen. Übermäßige Schuppenbildung tritt bei trockener Haut oder als Folge eines Hautdefekts

Umgebungsreize

Desinfektionsmittel

Tastbefund

Zusätzliche Untersuchungen

Effloreszenz

Schuppenbildung

3

auf, v. a. in der Heilungsphase. Durch eine Schuppenschicht kann der Zustand der darunter liegenden Haut nicht korrekt beurteilt werden.

Schwielen, Hühneraugen

An stark belasteten Körperstellen bilden sich zum Schutz der Haut Schwielen aus, etwa an den Fußsohlen oder Handflächen. Hühneraugen treten fast ausschließlich an den Füßen auf und dort besonders an den Zehenrücken. Diese kleinen, nach innen kegelförmigen Hornhautvermehrungen können sehr schmerzhaft sein. Ursache für ihre Entstehung ist meist lokaler Druck.

Warzen

Warzen sind Wucherungen der Epidermis, die durch Papillomaviren hervorgerufen werden. An der Fußsohle ragen sie wie ein Dorn nach innen und können Schmerzen verursachen.

Komedonen

Komedonen, sog. Mitesser, entstehen, wenn die Ausführungsgänge der Talgdrüsen verstopfen und der Talg sich anstaut. Die Neigung zu Pickeln bei Jugendlichen beruht auf einer vorübergehenden Zunahme der Talgproduktion in der Pubertät. Von Akne spricht man, wenn viele, z. T. entzündete Mitesser vorliegen. Die Entzündungen kommen durch die Bakterien der normalen Hautflora zu Stande.

Parasitenbefall

Flöhe, Läuse

Die Haut kann auch durch Parasiten befallen werden. Flöhe und Läuse verursachen durch ihre Bisse kleine rote Flecken, aber auch Quaddeln oder juckende Knötchen. Filzläuse halten sich in der Schambehaarung auf, Kleiderläuse v. a. an Körperstellen, an denen die Kleidung eng anliegt. Die Nissen der Kopfläuse verkleben zusätzlich die Haare.

Krätzmilbe, Insektenstiche, Spinnenbisse

Die Krätzmilbe gräbt in der Epidermis ihre Gänge. Sie befällt bevorzugt Finger, Handgelenke, obere und untere Extremitäten sowie Achselhöhlen, Brustwarzenhof, Nabel und Gesäß. Der durch Parasiten ausgelöste Juckreiz kann so stark sein, dass die Betroffenen sich die Haut aufkratzen und sich an den entsprechenden Stellen **Sekundärinfektionen** bilden. Dies gilt auch für Insektenstiche und Spinnenbisse. Stiche von Mücken, Bremsen oder Wespen rufen juckende oder schmerzende, gerötete oder weißliche Erhebungen hervor. Im Zentrum ragt mitunter noch der Stachel des Insekts heraus.

Pilzerkrankung

Dermatomykose

Die häufigste Infektion der Haut ist der Pilzbefall, auch Dermatomykose. Am häufigsten lassen sich nässende oder schuppende Rötungen beobachten, die nicht nur jucken, sondern auch sehr schmerzhaft sein können. Sie entstehen meist in Körperfalten, also an aufeinander liegenden Hautstellen, etwa in der Achselhöhle, unter den Brüsten, am Skrotum und am After und können darüber hinaus auch die Schleimhäute befallen, wo sie als weißliche Beläge sichtbar werden.

Wundsein

Intertrigo

Das Wundsein, Intertrigo, aufeinander liegender Hautstellen kann durch Reibung der Kleidung und Feuchtigkeit hervorgerufen werden. Ursachen der dauerhaften Feuchtigkeit sind:
- Schweißbildung,
- mangelhaftes Abtrocknen nach dem Kontakt mit Wasser,
- lang dauernder Kontakt der Haut mit Urin oder Stuhlgang, v. a. bei Säuglingen und Kleinkindern und bei inkontinenten Erwachsenen.

Nekrose

Das Wundsein ist eine Erosion, also ein Hautdefekt, der nur die Oberhaut betrifft. Geschwüre dagegen reichen mindestens bis in die Lederhaut. Zumindest die oberflächlichen Hautschichten sterben ab. Jedes Absterben von Hautzellen wird Nekrose genannt.

Geschwüre

Zwei Arten von Ulzera sind recht häufig anzutreffen:

- 1. Druckgeschwüre, sog. Dekubitalulzera, die bei Immobilität oder durch zu eng angepasste Gipsverbände entstehen können.
- 2. Unterschenkelgeschwüre, Ulcera cruria, die bevorzugt am Innenknöchel auftreten und Folge venöser Durchblutungsstörungen oder vorangegangener Thrombosen sind.

Ein Ulkus kann bis in tiefer liegende Gewebsschichten reichen, dabei sogar Muskelgewebe zerstören und die darunter liegenden Knochen freilegen.

Druckgeschwüre

Unterschenkelgeschwüre

Blasen

Mitunter bilden sich auch Blasen auf der Haut. Dies sind Flüssigkeitsansammlungen zwischen Epidermis und Korium, die auf chemischer, thermischer oder mechanischer Reizung beruhen.

Flüssigkeitsansammlungen

Wunden

Durch Gewalteinwirkung kann die Haut unterschiedliche, nach der jeweiligen Ursache benannte Verletzungswunden davontragen: Schnittwunden, Stichwunden, Schürfwunden, Quetschungen und andere.

Operationswunden sind Verletzungen, die mit dem Einverständnis des Betroffenen vorgenommen werden. Dabei werden mehrere Gewebsschichten künstlich durchtrennt und nach dem Eingriff wieder verschlossen. Dies kann praktisch überall am Körper geschehen.

Mitunter werden natürliche Körperöffnungen dauerhaft oder vorübergehend an andere Körperstellen verlegt. Man nennt einen solchen künstlichen Ausgang Stoma. Es gibt:

Operationswunden

Stomata

- Tracheostoma,
- Ileostoma,
- Colostoma,
- Urostoma.

Alle Hilfsmittel, die zur Versorgung von Stomata zum Einsatz kommen, also Kanülen, Auffangbeutel und Stomakappen, gehören streng genommen genauso zur Gestalt der Betroffenen, wie Prothesen, zum Ersatz von Gliedmaßen.

Narben

Eine weitere Gestaltveränderung wird durch Narben verursacht. Sie bilden sich bei der Abheilung tiefreichender Haut- und Gewebsdefekte und bestehen aus bindegewebig umgewandeltem Granulationsgewebe, das zur Schrumpfung neigt. Daher sind sie derb zu tasten und von der umgebenden Haut durch ihr Aussehen zu unterscheiden. Frische Narben sind gerötet, ältere hautfarben hell oder dunkel.

Bindegewebig umgewandeltes Granulationsgewebe

Ausgedehnte Narben, die sich über Gelenke erstrecken, können infolge ihrer Schrumpfung die Beweglichkeit des Gelenks beeinträchtigen. Mitunter bildet sich überschießendes Narbengewebe, sodass mehr Bindegewebe gebildet wird, als unter rein funktionellem Gesichtspunkt für den Verschluss des Defekts nötig wäre. Dieses sog. Keloid kann zu regelrechten Wülsten auswachsen.

Ausgedehnte Narben, Keloid

Narbenartige Streifenbildungen der Haut, die durch das Reißen der elastischen Fasern infolge von Überdehnung zustande kommen können, werden Striae cutis genannt. Sie kommen bei starker Gewichtszunahme oder im Verlauf einer Schwangerschaft vor.

Streifenbildungen

Hautmale

Naevus
Feuermal, Lebersternchen

Ein Hautmal, Naevus, ist die bei der Geburt vorhandene oder später auftretende Fehlbildung von Haut oder Schleimhaut. Sie tritt flächenhaft oder tumorförmig auf und ist i. Allg. von konstanter Form. Naevi sind sowohl an ihrer Oberflächenbeschaffenheit als auch an ihrer Farbe zu erkennen. Am bekanntesten sind das Feuermal und das Lebersternchen.

Das Feuermal ist eine gutartige Veränderung, die allerdings für die Betroffenen je nach Lokalisation ein erhebliches kosmetisches Problem darstellt. Der Name Lebersternchen steht für ein Phänomen, das hauptsächlich bei chronischer Hepatitis oder Leberzirrhose auftritt.

Hautfarbe

Auslöser der Hautfarbe

Die Hautfarbe wird durch drei Faktoren bestimmt:
- 1. Melanin, ein von speziellen Zellen der Epidermis, den Melanozyten, gebildetes Pigment der Lederhaut,
- 2. Karotin als zweites Lederhautpigment,
- 3. Durchblutung.

Ethnische Unterschiede und ihre Konsequenzen

Unterschiedliche Pigmentmenge

Je nach Melaninanteil variiert die Farbe zwischen blassgelb und schwarz. Die Zahl der Melanozyten ist bei allen Menschen etwa gleich, jedoch unterscheidet sich die produzierte Pigmentmenge stark. Bei den Mittel- und Ostasiaten überwiegt die Karotinproduktion, bei den Schwarzafrikanern die des Melanins. Bei Europäern und Nordamerikanern ist im Großen und Ganzen weder das eine noch das andere besonders stark ausgeprägt. Deswegen ist bei ihnen die Haut durchscheinender, und es lässt sich die Variationsbreite der Durchblutungsstärke, von rosig bis rot, verhältnismäßig gut unterscheiden.

Farbveränderungen

Gleichmäßig, fleckig, scharf umgrenzt oder verlaufend

Farbveränderungen können generalisiert oder lokal auftreten und dabei gleichmäßig oder fleckig, scharf umgrenzt oder verlaufend sein.

 Blässe.
Als Blässe bezeichnet man das Fehlen des normalen Hautkolorits. Sie kann plötzlich oder langsam entstehen. **Plötzliche Blässe** wird durch Schreck, Angst oder Kälteeinwirkung verursacht. Auslöser ist eine Minderdurchblutung des betreffenden Hautbezirks. **Langsam auftretende Blässe** findet sich bei chronischem Blutverlust und schlechtem Ernährungszustand.

Eine typische Ursache für die **Blässe bestimmter Hautbezirke** ist der arterielle Verschluss, besonders an den Extremitäten. Eine weitere eng umschriebene Blässe, die sog. periorale Blässe, tritt als Symptom der Scharlachinfektion im Bereich des Mund-Kinn-Dreiecks auf.

Pigmentmangel

Als weitere Ursache kommt ein Pigmentmangel in Frage. Beim sog. Albinismus ist die Bildung des Melanins vollkommen gestört (vgl. die Farbe der Iris).

Rötung.
Gesteigerte Durchblutung

Die zahlreichen Ursachen einer Hautrötung beruhen letzten Endes auf gesteigerter Durchblutung der betreffenden Hautareale.

Die generell starke **Hautrötung von Neugeborenen** verschwindet nach etwa 24 h. Bei Frühgeborenen ist die Erscheinung noch ausgeprägter, und das Abblassen dauert länger.

Psychisch bedingt ist das Erröten des Gesichts oder der Ohren bei Verlegenheit oder Scham, rot werden kann man aber auch bei wütender Erregung. Neben diesen flächenhaften Ausbreitungen können auch fleckige Rötungen auftreten, etwa am Hals.

Psychische Faktoren

Die Erhöhung der Körpertemperatur hat häufig ebenfalls eine Rötung der Haut zur Folge, egal, ob sie von intensiver körperlicher Tätigkeit herrührt oder auf Fieber beruht. Auch bei hoher Außentemperatur stellt sich eine Hautrötung ein.

Erhöhung der Körpertemperatur

Einen besonderen Außenreiz stellt die direkte Sonneneinstrahlung dar. Ein häufiger kurzzeitiger Aufenthalt in der Sonne regt die Melaninbildung an und führt zu allmählicher Hautbräunung, die wiederum einen gewissen Schutz vor der Sonnenstrahlung bietet. Bei länger andauernder Einstrahlung kann die Haut diese natürliche Schutzfunktion gegen die UV-Strahlen nicht rechtzeitig mobilisieren. Die Folge ist ein Sonnenbrand, eine Verbrennung der oberen Hautschichten.

Sonnenbrand

Verbrennungen der Haut sehen je nach Stärke der Einwirkung unterschiedlich aus: Von der einfachen Rötung über die Rötung mit Schwellung bis zur Blasenbildung sind alle Verbrennungsgrade zu beobachten. Dies gilt auch für eine Verbrühung durch heiße Flüssigkeiten.

Verbrennungen

Flächenhafte Rötungen können auch durch Gefäßweitstellung unterschiedlicher Ursache auftreten, etwa durch Alkohol oder Medikamenteneinnahme.

Eine häufig vorkommende, im Niveau der Haut liegende blassrote Hautveränderung, der sog. Storchenbiss, ist ein angeborenes Feuermal, das in der Mitte des Nackens, an beiden Oberlidern, an der Nasenwurzel sowie in der Mitte der Stirn auftreten kann. Im Allgemeinen verschwindet es innerhalb des ersten Lebensjahres, bleibt jedoch in seltenen Fällen ein Leben lang bestehen.

Storchenbiss

Rote Hautflecke treten darüber hinaus bei vielen Infektionskrankheiten, wie etwa Masern, auf und verteilen sich dann in charakteristischer Weise über bestimmte Körperareale. Sie können auch Zeichen einer lokalen Infektion sein, z. B. einem Erysipel, und dann zusammen mit Schuppen, Schmerzen, Juckreiz und Schwellung auftreten.

Rote Hautflecke

Viele Neugeborene weisen umschriebene Hautrötungen in Form von Papeln oder Pusteln auf, die in der Umgebung von Talgdrüsen liegen. Es handelt sich um das toxische Erythem, eine harmlose Erscheinung.

❯ Vorboten von Druckgeschwüren.

Im Gegensatz dazu sind gerötete Stellen, die nach Lageveränderungen Betroffener an den entlasteten Hautarealen zurückbleiben, außerordentlich ernst zu nehmen. Sie sind ein Alarmzeichen für eine zu lang andauernde Druckeinwirkung und müssen deshalb unbedingt Konsequenzen für das weitere Handeln nach sich ziehen.

Gerötete Stellen nach Lageveränderungen

❯ Strich- und punktförmige Rötungen.

Strichförmige Rötungen können durch Kratzspuren oder entlang entzündeter Gefäße auftreten, aber auch als Folge von Misshandlungen. Gelegentlich kann man auch punktförmige Rötungen beobachten, sog. Petechien. Dabei handelt es sich um Mikroblutaustritte durch Kapillarblutungen über kleinere oder größere Areale. Sie entstehen auf dem Boden einer Gerinnungsstörung, etwa bei einem Mangel an Thrombozyten.

Petechien

❯ »Bunte« Haut.

Blut kann auch direkt in das Gewebe austreten. Bei jeder Verletzung eines Blutgefäßes, sei es durch Gewalteinwirkung oder den Stich einer Kanüle, entsteht ein Hämatom. Das auslaufende Blut bewirkt zunächst noch keine Verfärbung, sondern eine lokale Schwellung. Erst wenn das Blut gerinnt, erscheinen bläuliche Farbveränderungen. Sobald der Organismus das geronnene Blut abbaut, verschiebt sich die Färbung in typischer Weise über Grün bis hin zu Gelb und manchmal sogar Braun.

Hämatom

3

Abgesehen davon, dass »blaue Flecke« überall am Körper auftreten können, sind Verfärbungen im Gesicht besonders auffällig. Das berüchtigte »blaue Auge« kann dabei auf Gewalteinwirkung hindeuten, aber auch auf Stürze. Besonders charakteristisch sind das **Brillenhämatom** und das **Monokelhämatom**. Sie kommen durch Austritt von Blut über das Sehnervenloch in der knöchernen Augenhöhle zustande, v. a. bei einem Schädelbasisbruch.

Blutergüsse an stark belasteten Gelenken treten häufig bei Menschen auf, die an der Bluterkrankheit, der Hämophilie, erkrankt sind, da ihnen bestimmte Blutgerinnungsfaktoren fehlen.

Zyanose

Neben bläulichen Verfärbungen durch Hämatome gibt es bläuliche Farbveränderungen der Haut und Schleimhäute, die auf **mangelnder Sauerstoffsättigung des Kapillarblutes** beruhen. Diese Zyanose genannte »Blausucht« kann, wie alle anderen Farberscheinungen auch, generalisiert oder partiell vorkommen. **Generalisiert** tritt sie bei Atemstörungen, Herz- und Lungenerkrankungen auf, **partiell** v. a. an Nägeln, Lippen, Nasenspitze und Ohrläppchen als Akrozyanose, wo sie hauptsächlich Zeichen für einen Sauerstoffmangel durch eine Blutzirkulationsstörung ist.

Marmorierung

Eine netzförmige Hautzyanose ist eine Erscheinung, die man nicht selten als normale Hautzeichnung bei hellhäutigen Menschen beobachten kann. Sie kommt ferner bei einer Dermatitis vor, bei angeborenen **Gefäßzeichnungen** der Hautkapillaren, den Teleangiektasien, aber auch beim nahenden Tod, weil hier die normale Blutzirkulation allmählich versagt.

Auch andere Gefäßzeichnungen erscheinen bläulich: physiologisch sichtbare Gefäße ebenso wie Krampfadern, die dicht unter der Hautoberfläche verlaufen. Bei einem Rückstau des Blutes in die Pfortader, meist infolge einer Leberzirrhose, sucht sich das Blut neue Abflusswege. Es entstehen Umgehungskreisläufe, deren erweiterte und geschlängelte Venen als »Medusenhaupt« in der Nabelgegend gut zu sehen sind.

Braunfärbung

Im Gegensatz zu diesen pathologischen Befunden tritt eine Braunfärbung der Haut am häufigsten durch Sonneneinwirkung bzw. UV-Strahlung auf. Dieser Anpassungs- und Schutzmechanismus wird meist mit einer bestimmten Wertvorstellung belegt. Polarisierungen sind dabei nicht selten: vom Vorherrschen der Auffassung, Bräunung sei mit Gesundheit gleichzusetzen, bis zur gegenteiligen Überzeugung, die »vornehme Blässe« sei das eigentlich Erstrebenswerte.

Fleckenhafte bräunliche Verfärbungen entstehen:
- durch körperliche Dispositionen, etwa Leberflecke,
- durch Sonneneinstrahlung als Sommersprossen,
- im hohen Alter als Altersflecke,
- während einer Schwangerschaft, dann hauptsächlich an der Stirn, am Nasenrücken und am Kinn,
- durch Krankheiten, z. B. als Pigmentflecke bei Lebererkrankungen.

Ikterus und andere Gelbfärbungen

Von der Gelbfärbung und ihren Ursachen war bereits im Zusammenhang mit dem Sklerenikterus die Rede. Im Blut vermehrt vorhandenes Bilirubin wird unter der Haut abgelagert und führt zu Gelbfärbungen unterschiedlichster Ausprägung. Der Ikterus des Neugeborenen kann bis zur orangenen Tönung verfärbt sein und sieht deshalb besonders »gesund« aus. Der Neugeborenenikterus stellt sich bei etwa 80% aller Neugeborenen am zweiten bis dritten Tag nach der Geburt mit leichter Gelbfärbung ein und erreicht dann am vierten oder fünften Tag seinen Höhepunkt. In der zweiten Lebenswoche verschwindet er wieder. Wenn er schon am ersten Lebenstag vorhanden ist oder die Haut sich bereits am zweiten Tag deutlich verfärbt, handelt es sich um eine ernst zu nehmende Erkrankung. Das gleiche gilt für einen länger als zwei Wochen andauernden Ikterus.

Eine deutliche Gelbfärbung der Haut findet man auch **bei Rauchern** häufig an den Fingern. Weitere Ursachen sind die Verwendung von **Selbstbräunungscremes** oder die Aufnahme von **Farbstoffen**, wie dem Beta-Karotin, das vielen Lebensmitteln zugesetzt ist.

Darüber hinaus ist auch das **Eindringen von Schmutzpartikeln** in die Haut möglich, doch muss es sich dabei um traumatische Affektionen handeln, bei denen die Teilchen dauerhaft in die Lederhaut gelangen. Die meisten Hautverschmutzungen, die eine schwärzliche Verfärbung hervorrufen, sind nur oberflächlich und durch entsprechende Reinigung entfernbar.

Verätzungen durch Säuren oder Laugen verursachen eine Weiß- oder Grau- bis Schwarzfärbung. Bei fortgeschrittenen Nieren- oder Krebsleiden erscheint die Haut oft fahl oder grau. Schließlich können auch Verbrennungen die Haut und das darunter liegende Gewebe verkohlen und dadurch eine Schwarzfärbung verursachen.

Weiß-, Grau- und Schwarzfärbung

Kopfhaare

Ebenso wie die Farbe der Haut ist auch die **Haarfarbe und die Art der Körperbehaarung** einer Person **genetisch festgelegt**. Die Haarfarbe hängt vom Gehalt an Melanin ab. Eine verminderte Melaninproduktion und gleichzeitige Lufteinschlüsse im Haarschaft sind für den grau- weißen Haarton älter werdender Menschen verantwortlich.

Beschaffenheit und Aussehen v. a. der Kopfhaare unterliegen großen individuellen Unterschieden. Es gibt **familiär und ethnologisch bedingte** Besonderheiten, die Haaransatz, Dichte, Struktur, Farbe und Haarausfall betreffen. Festes, kurzes, krauses Haar kommt bei bestimmten Schwarzafrikanern vor und geht bei ihnen mit einem kaum vorhandenen Bartwuchs einher. Dunkles, glattes, festes Haar ist v. a. bei Asiaten und einigen Indianerstämmen zu beobachten.

Kopfbehaarung

Ein gesunder Erwachsener verliert durchschnittlich 70–100 Haare pro Tag. Der Verlust wird durch den natürlichen Regenerationszyklus kompensiert. Stärkerer Haarausfall führt zu Glatzenbildung. Da er unter dem Einfluss des Sexualhormons Testosteron zustande kommt, betrifft er v. a. Männer und beginnt typischerweise im Schläfenbereich mit den sog. Geheimratsecken.

Haarausfall

Zu einem Haarausfall kann es auch durch Infektionen kommen, durch die Einwirkung von Radioaktivität oder im Zuge einer Behandlung mit Chemotherapeutika. Nach Abklingen der Infektion oder Beendigung der Chemotherapie wachsen bisweilen die Haare stärker als zuvor.

Der Verlust der Kopfhaare kann durch künstliche **Haarteile** wie Toupets oder Perücken kaschiert werden. Hier spielt die Qualität eine entscheidende Rolle, da der künstliche Haarersatz sich in Struktur und Farbe evtl. deutlich von der natürlichen Behaarung unterscheidet.

Haarersatz

Altersbedingte Veränderungen des Haarwuchses werden durch hormonelle Veränderungen ausgelöst: So kann bei Frauen mit zunehmendem Alter eine mehr oder weniger deutliche Gesichtsbehaarung entstehen. Bei Männern kommt es oft zu vermehrtem Wuchs der Augenbrauen und Wimpern, sowie der Haare an den Öffnungen des äußeren Gehörgangs und der Nase.

Körperbehaarung

Die normale Körperbehaarung zeigt viele Variationen, hängt jedoch ebenfalls hauptsächlich von Alter und Geschlecht ab. Die erste Körperbehaarung eines Menschen stellen die Wollhaare dar. Bei Frühgeborenen bedeckt diese dichte **Lanugobehaarung** noch mehr oder weniger die gesamte Körperoberfläche, beim reifen Neugeborenen findet man sie nur noch an

Neugeborenen-Behaarung

3

Behaarung
von Heranwachsenden
und Erwachsenen

Schultern, Streckseiten der Oberarme und oberem Teil des Rückens. In ganz seltenen Fällen bleibt sie das ganze Leben über bestehen.

Unter dem Einfluss der Geschlechtshormone wird die Körperbehaarung mit dem **Einsetzen der Pubertät** typisch weiblich oder männlich. Einzelne Körperstellen sind beim Mann dichter behaart, v. a. das Gesicht, der Stamm und die Extremitäten. Die männliche Schambehaarung ist nach oben rund begrenzt und zieht in einem mittleren Streifen bis zum Nabel. Bei der Frau ist die Schambehaarung normalerweise weniger dicht. Sie formt ein auf die Spitze gestelltes, nach oben glatt abgeschnittenes Dreieck, das meist nicht über den Schamberg hinausreicht.

Mangelhaft ausgebildete Scham-, Bart- und Körperbehaarung kann durch eine Hormonstörung verursacht sein.

Nägel

Die Außenseiten der Endglieder von Fingern und Zehen werden von den Fingernägeln und Fußnägeln bedeckt. Der überwiegende Teil des sichtbaren Nagels, die Nagelplatte, erscheint rosafarben, weil das darunter liegende Nagelbett gut durchblutet ist. Nur das proximale Nagelende sieht weißlich aus und trägt wegen seiner Halbmondform den Namen Lunula unguis.

Nagelfarbe

Die üblicherweise durchsichtigen Nägel können aufgrund verschiedener Faktoren **verfärbt** sein. Weiße Flecken entstehen aufgrund einer Luftdurchlässigkeit der Nagelplatte, es kann sich aber auch um eine Pilzerkrankung oder eine Verletzung handeln. Oft ist die Ursache nicht auszumachen. Eine schwarze Verfärbung beruht auf einem Bluterguss im Nagelbett. Wenn Menschen beruflich mit bestimmten Farbstoffen zu tun haben, kann die Farbe in den Nagel einziehen und nicht entfernt werden. Nikotin verfärbt den Nagel gelb.

Nagelform

Die Form des Nagels ist erblich bedingt. Form und Länge des freien Randes der Nägel hängen von der Nagelpflege ab. Bei Fehlernährung, Schilddrüsenunterfunktion und nach Chemikalieneinwirkung splittern die Nagelplatten am freien Rand auf, weil sie brüchig und dünn werden und schließlich einreißen.

Nägel sind normalerweise leicht gewölbt. Stark gewölbte Nägel findet man bei Menschen mit einem chronischen Sauerstoffmangel. Sie treten meist gemeinsam mit Trommelschlägelfingern auf. Dellen oder verstärkte Quer- oder Längsrillen der Nägel werden durch Entzündungen, Pilzbefall oder schwere Allgemeinerkrankungen verursacht. Die Querrille wird mit einer Geschwindigkeit von etwa 3 mm pro Monat zum freien Rand vorgeschoben, so dass man die Entstehungszeit der Störung berechnen kann. Die komplette Erneuerung eines Nagels dauert etwa sechs Monate.

Entzündungen des Nagelbetts, das für das Nagelwachstum verantwortlich ist, entstehen oft durch Verletzungen bei der Nagelpflege.

Weitere Wachstumsstörungen sind:

Wachstumsstörungen

- Verdickte, am Finger- oder Zehenende nach unten wachsende Nägel, sog. Krallennägel. Sie können familiär auftreten oder durch Verletzung des Nagelbetts entstehen.
- Eingewachsene Nägel durch unsachgemäße Nagelpflege oder zu enges Schuhwerk.

Sichtbare Schleimhäute

Mund

Bei der Beschreibung des Körpers wurde bislang der Mund ausgespart, obwohl er als Teil des Gesichts gut wahrnehmbar ist. Die allgemeine zwischenmenschliche Wahrnehmung erfasst zunächst nur die Lippen und einen Ausschnitt des Gebisses, da die meisten Areale des Mundes der Selbstinspektion vorbehalten sind. Die Inspektion der Mundhöhle ist für eine professionelle Pflegekraft jedoch unerlässlich.

Lippen

An den Lippen geht die äußere Gesichtshaut in die Mundschleimhaut über. Die Lippen er- Lippenfarbe
scheinen üblicherweise deutlich rot, weil sie reich an Blutgefäßen sind, die durch die dünne
Epithelschicht hindurchschimmern. Die **Rötung** der Lippen ist bei Fieber und Hypertonie
verstärkt. Umgekehrt können **blasse Lippen** auf eine Anämie oder eine Hypotonie hindeuten. Eine an der übrigen Haut zu beobachtende **Zyanose** kann man an den Lippen besonders
gut erkennen. Ursache hierfür ist ein Sauerstoffmangel im Blut.

Ober- und Unterlippe einer Person können ganz unterschiedlich geformt und ausgebil- Lippenform
det sein. Unabhängig davon werden sie im Alter schmaler.

Trockene Lippen können leicht aufplatzen, und besonders in den Mundwinkeln kann es Veränderungen der Lippen
zu Schleimhauteinrissen, den Rhagaden, kommen. Bläschen entstehen bei hohem Fieber
oder in Folge von Virusinfektionen, die bei starker körperlicher oder psychischer Belastung
und geschwächter Abwehrlage in Erscheinung treten

Auch an den Lippen kann es zu Missbildungen kommen, sog. **Gesichtsspalten** unterschiedlicher Form und Schweregrade. Ihre Variationsbreite reicht von der isolierten ein-
oder beidseitigen Lippenspalte, die man bedauerlicherweise umgangssprachlich Hasen-
scharte nennt, bis hin zur Lippen-Kiefer-Gaumen-Spalte, die den gesamten harten Gaumen
bis zum Rachen durchzieht und auch als Wolfsrachen bezeichnet wird. Diese Missbildungen
werden i. Allg. schon im Säuglingsalter operativ behandelt, weil tiefer reichende Spaltbil-
dungen das Saugen behindern und die Ausbildung der normalen sprachlichen Artikulation
beeinträchtigen.

Mundschleimhaut

Die innere Oberfläche der Mundhöhle wird von einer Schleimhaut gebildet, deren Absonderungen das Mundinnere feucht und glänzend erscheinen lassen. Im Bereich der Zahn-
fortsätze von Ober- und Unterkiefer ist die Mundschleimhaut fest mit der Knochenhaut verwachsen und wird dort als Zahnfleisch oder Gingiva bezeichnet.

Für deutlich sichtbare Veränderungen der Mundschleimhaut sind zwei Ursachen verantwortlich:

- Nicht ausreichende Flüssigkeitszufuhr oder das dauernde Atmen durch den geöffneten
  Mund führen zu einer Austrocknung der Schleimhaut.
- Eine Mundschleimhautentzündung, die Stomatitis, kann als Begleiterscheinung bei fieberhaften Erkrankungen auftreten oder durch Infektionen mit Viren, Bakterien oder Pil-
  zen hervorgerufen werden.

Bekanntester Verursacher einer Pilzinfektion ist der **Soorpilz.** Der Soorbefall ruft weißliche, Infektionen
der Mundschleimhaut
stippchen- bis flächenförmige Schleimhautbeläge hervor, unter denen die entzündete Mundschleimhaut bluten kann. Die Pilzinfektion wird durch einen Diabetes mellitus, durch eine
Veränderung der natürlichen Keimbesiedlung oder durch Abwehrschwäche begünstigt.

Eine umschriebene weißliche Verhornung, die sowohl an der Mundschleimhaut als auch
auf der Zunge auftreten kann, nennt man **Leukoplakie.**

Rachen

Als Ursache für die Austrocknung des Rachens kommt außer den genannten Faktoren auch Austrocknung, Angina
eine länger dauernde Sauerstoffverabreichung in Frage. Entzündungen, die man an der ge-
schwollenen und geröteten Schleimhaut erkennen kann, werden in akuten Fällen meist durch
eine Infektion ausgelöst, in chronischen auch durch angestrengtes Sprechen. Eitrige Entzündungen finden sich häufig an den Gaumen- und Rachenmandeln. Die akute Angina ist
durch weißliche oder eitrige Beläge charakterisiert.

3

Zunge

Die Zunge füllt bei geschlossenem Mund die eigentliche Mundhöhle fast vollständig aus. Der Zungenrücken ist durch zahlreiche warzenförmige Erhebungen der Schleimhaut, den Papillen, rau.

Zungenbelag

Die Zunge ist normalerweise frei von Belägen, denn sie wird vornehmlich durch die beim Kauen fester Nahrung entstehende Reibung von abschilferndem Oberflächenepithel, Schleim und Nahrungsbestandteilen gereinigt. Eine stärkere Belagbildung tritt folglich dann auf, wenn die mechanische Reinigung vermindert ist oder ganz fehlt.

> **Beispiel**
>
> Bei fehlender Nahrungs- und Flüssigkeitsaufnahme trocknet und verbackt der Schleim, die nicht abgeriebenen Schleimhautzellen mischen sich in diesen zäh werdenden Überzug und führen im Extremfall zur Bildung ausgeprägter Borken, die an ihrer Oberfläche rissig werden. Zu stärkerer Belagbildung kommt es auch bei flüssiger Ernährung, oder wenn das Essen schnell heruntergeschlungen wird. Atmet eine Person im Schlaf mit offenem Mund, so fällt am Morgen oft eine trockene und belegte Zunge auf.

Krankheiten

Häufig gehen bestimmte Krankheiten mit einer belegten oder veränderten Zunge einher. Die Beläge können weißlich, grau-weißlich oder bräunlich sein, werden als pelzig, trocken oder borkig beschrieben und haften fest oder lassen sich abstreifen. Eine **Pilzerkrankung** der Mundschleimhaut kann sich auch auf die Zunge ausdehnen und bildet dort weißliche flächenförmige Beläge, die fest haften. Überwiegend betroffen sind Menschen, deren Immunabwehr nicht ausreichend funktioniert, etwa alte Menschen und Säuglinge. Auch bei Antibiotikatherapie und bei Menschen mit schweren, die körperliche Abwehr schwächenden Allgemeinerkrankungen wie AIDS, Karzinomen oder Leukämien treten häufig Pilzinfektionen auf.

Bei der Infektionskrankheit **Scharlach** kommt es am Anfang zu einer belegten Zunge, später treten die geröteten entzündeten Papillen stark hervor, sodass diese als Himbeerzunge bezeichnet wird. Eine auffällig glatte, rote, glänzende Zunge, die von den Betroffenen zusätzlich als brennend empfunden wird, kann auf das Vorliegen einer **perniziösen Anämie** hinweisen. Ein brauner, borkiger Zungenbelag findet sich bei einer **Urämie**, und die sog. **Lackzunge** ist eine Begleiterscheinung der Leberzirrhose.

Veränderungen der Zungenoberfläche

Schwellungen, aber auch Erosionen der Zungenschleimhaut können durch Allergien, Nahrungs- und Arzneimittelüberempfindlichkeit hervorgerufen werden. Narben entstehen durch abgeheilte Zungenbisse nach Unfällen oder bei Krampfleiden.

Verfärbungen der Zunge

Der hintere Zungenrücken kann braun bis schwarz verfärbt sein. Diese Erscheinung ist teilweise physiologisch, da die Hornfäden in diesem Bereich dunkler und länger sind. Sie kann aber auch durch desinfizierende Maßnahmen und durch den Gebrauch von Mundwasser hervorgerufen werden und verschwindet, sobald auf den Einsatz der entsprechenden Substanz verzichtet wird. Diese Zungenverfärbung tritt gelegentlich auch bei einer Antibiotikabehandlung auf, beruht auf der Wucherung der fadenförmigen Papillen und wird Lingua nigra genannt.

Zähne

Die Zähne nehmen eine Sonderstellung bei den gestaltbildenden Elementen ein, da sie nach der Geburt noch nicht sichtbar sind und das erste Gebiss, das Milchgebiss, schon während der Kindheit vollständig verloren geht. Der Wandel der Gestalt findet also in zwei deutlich wahrnehmbaren Schüben statt.

Die ersten Zähne gelangen ungefähr zwischen dem sechsten Lebensmonat und dem zweiten Lebensjahr zum Durchbruch. In Ausnahmefällen tritt der Zahndurchbruch auch früher auf; einer oder mehrere Zähne können sogar schon bei der Geburt durchgebrochen sein. Das **Milchgebiss** besteht aus 20 Zähnen, die meist mit schmalen Zwischenräumen in Ober- und Unterkiefer stehen.

Der **Zahnwechsel** setzt etwa mit dem sechsten Lebensjahr ein. Die Milchzähne fallen nach und nach aus, und in den entstehenden Lücken brechen die bleibenden Zähne, die zu diesem Zeitpunkt bereits vollständig vorgebildet sind, ebenso sukzessive durch.

Das vollständige **Erwachsenengebiss** umfasst im Ober- und Unterkiefer jeweils 16 Zähne, also insgesamt 32. Jeder Kiefer besitzt in der Mitte vier scharfkantige Schneidezähne, an die sich beidseits ein Eckzahn anschließt. Es folgen je zwei Backenzähne und drei Mahlzähne. Die letzten Mahlzähne heißen Weisheitszähne, weil sie meist erst nach dem 17. Lebensjahr auswachsen.

Stellung und Zustand der Zähne hängen stark von der Konstitution und der Ernährungsweise einer Person ab. Bei einem schmalen Gesicht z. B. stehen die Zähne enger beieinander, eine dauerhaft geringe Kautätigkeit, die etwa auf der Zufuhr entsprechender Nahrungsmittel beruht, kann den Zahnhalteapparat schwächen und den Ausfall von Zähnen begünstigen.

Besonders im Dauergebiss kann man Fehlstellungen mehrerer Zähne oder eines einzelnen Zahns beobachten, etwa schräg gewachsene Zähne, die sich nach vorn, hinten oder zu einer Seite neigen und dadurch die daneben stehenden Zähne allmählich verdrängen. Sie können auch von Beginn an hintereinander durchbrechen oder gar nicht zum Durchbruch kommen und hinterlassen dann durch ihre **Retention** eine deutliche Zahnlücke.

Zahnlücken können außerdem entstehen, wenn vorhandene Zähne wieder verlorengehen. Dies kann Folge von Entzündungen oder Schwund des Wurzel- und Halteapparates sein, Parodontose, durch Verletzungen zustande kommen oder auf Karies beruhen.

Karies ist eine Erweichung der Hartsubstanzen der Zähne, deren Ursache man nur teilweise kennt. Geklärt ist, dass durch die Bakterien der normalen Mundflora beim Abbau von Kohlehydraten Säuren entstehen, die den Zahnschmelz angreifen.

Das Erscheinungsbild der Zähne kann von Farbveränderungen betroffen sein. Die Karies beginnt mit einer bräunlichen oder grünlichen Zahnverfärbung. Grünlich verfärbt sind die Zähne auch nach schwerem Neugeborenenikterus. Eine Braunfärbung wird darüber hinaus durch übermäßige Aufnahme von Fluor bewirkt. Eine gelblich-braune Verfärbung kann Folge einer Antibiotikabehandlung mit Tetrazyklinen sein.

Stellungsanomalien lassen sich im Kindesalter erheblich leichter korrigieren als bei Erwachsenen. Zu diesem Zweck werden Zahnspangen angepasst. Verschiedene Korrekturmaßnahmen für schadhafte oder fehlende Zähne stehen zur Verfügung, etwa Füllungen, Überkronungen und Brücken sowie Teil- oder Vollprothesen.

Schlecht sitzende Prothesen können zu Druckstellen am benachbarten Gewebe führen oder sich lösen. Verformungen des Kieferknochens entstehen, wenn Zahnprothesen unregelmäßig getragen werden, sodass die Prothese leicht ihren Halt verliert.

3.1.4 Das Element »Kleidung, Schmuck und Hilfsmittel«

Kleidung, Schmuck und Hilfsmittel beeinflussen das Erscheinungsbild einer Person. Sie verändern die Gestalt eines Menschen, indem sie bestimmte Körperformen betonen oder verdecken, bestimmte Haltungen provozieren und mit ihrer Beschaffenheit das Aussehen, den

Zwei Wandlungsschübe

Zahnstellung und Zustand

Fehlstellungen und Zahnlücken

Karies

Farbveränderungen der Zähne

Zahnprothesen und andere Hilfsmittel

Einfluss

Geruch und den Berührungseindruck ihres Trägers prägen. Außerdem beinflussen sie die Interpretation des Wahrgenommenen durch den Beobachter.

Kleidung

Individuelle Abhängigkeit von der sozialen und materiellen Umwelt

Die Kleidung wird durch unterschiedliche Faktoren beeinflusst, die von den Kategorien der Person und von ihrem Verhältnis zu sich selbst und zu ihrer sozialen und materiellen Umwelt abhängig sind. Es gibt Völker, deren Angehörige nicht in der Lage sind, textile Gewebe herzustellen, weil sie nicht über die dazugehörigen technischen Möglichkeiten verfügen und keinen Bedarf an solchen Erzeugnissen haben. Sie leben in Regionen mit einem günstigen, warmen und gleich bleibenden Klima und kommen ohne ein einziges Kleidungsstück aus. Die »Kleiderordnung« dieser Menschen hat sich über Jahrhunderte oder gar Jahrtausende kaum gewandelt. Die Struktur ihrer Gesellschaft ist einfach und überschaubar; es gibt die komplexe Differenzierung unterschiedlicher Gesellschaftsformen und Lebensbereiche nicht, die verschiedenartige Kleidungsstücke überhaupt nötig macht.

In den industrialisierten Gesellschaften des europäischen und nordamerikanischen Kulturkreises liegen dagegen völlig andere Bedingungen vor. Die Trennung von Berufs- und Privatsphäre und die dadurch bedingte Unterscheidung von öffentlichem und privatem Bereich spielen im Hinblick auf Kleidung und Schmuck eine prägende Rolle. Sie beeinflusst auch, inwieweit eine Person ihren eigenen Stil entwickelt und dadurch ihre Zugehörigkeit zu einer bestimmten gesellschaftlichen Schicht betont.

Individualisierung sozialer Interdependenzen

Hinzu kommen die **Fremderwartungen und das Selbstverständnis**. Diese Entscheidungen trifft eine Person bewusst oder unbewusst, um sich inner- oder außerhalb gesellschaftlicher Konventionen zu bewegen. Letzten Endes geht es in hohem Maß darum, sich situationsgerecht zu kleiden. Dies bedeutet, Kleidung und Schmuck folgenden Gegebenheiten anzupassen:

- Witterungseinflüssen,
- Lebensalter,
- aktuell ausgeübter Tätigkeit,
- Situation, in der man sich befindet,
- Stand der Mode.

Zur Kleidung gehören aber nicht nur die verschiedenartigsten Textilien, die auf dem Körper getragen werden, sondern auch Accessoires wie Hüte, Krawatten, Handschuhe, Handtaschen und Gürtel.

Für viele Menschen ist eine situationsgerechte Kleidung Voraussetzung für ihr Wohlbefinden. Unangemessene Bekleidung kann v. a. in fremder Umgebung und bei Abhängigkeit Unwohlsein und Schamgefühl hervorrufen, sei es, dass sich der Träger deplatziert fühlt, sei es, dass er Befremden bei Anderen auslöst, sei es eine gemeinsam von allen Beteiligten empfundene Peinlichkeit.

Schmuck

Die Abgrenzung zwischen Körper, Kleidung und Schmuck ist mitunter schwierig. Zum Schmuck zählen folgende Bereiche:

- Kosmetika,
- Schmuckstücke einschließlich Uhren, Piercing und Tätowierungen.

Besonders an Tätowierungen ist zu erkennen, dass die Erscheinung selbst die Grenzen von Schmuck und Körper überschreitet. Außerdem wird deutlich, dass sie eine bestimmte innere Haltung widerspiegelt. Kleidung und Schmuck sind demnach nicht allein die »zweite Haut« einer Person, sondern zugleich ihre »zweite Natur« und Mittel der nonverbalen Kommunikation, die eine Person bewusst einsetzen kann, die zugleich unbewusste Anteile umfasst und in dieser Gesamtheit Eindrücke über die Person vermittelt.

> **Beispiel**
> Die Anwendung kosmetischer Produkte kann zu dem Eindruck führen, eine Person habe eine »gepflegte« Erscheinung. Genau betrachtet liegt hier allerdings ein Missverständnis vor: Farbig lackierte Fingernägel etwa sind nichts anderes als geschminkte Fingernägel. Ob sie darüber hinaus auch noch gepflegt sind, hängt von anderen Faktoren ab.

Wahrnehmbarkeit und Interpretation

Hilfsmittel

Auch für die Hilfsmittel gilt das bisher Ausgeführte. Hilfsmittel sind alle Gegenstände, die in medizinischem Sinn tatsächlich zur Unterstützung oder zum Ersatz körperlicher Funktionen dienen, etwa Prothesen.

3.1.5   Das Element »Standbild«

Haltung

Haltung entsteht aus dem komplexen Zusammenspiel der Elemente des gesamten Bewegungsapparates. Sie kommt hauptsächlich durch die Funktionsweise von Muskeln, Sehnen und Bändern zustande. Doch bestehen neben den körperlichen Wirkungsmechanismen ständige Einflüsse aller anderen Kategorien der Person. Diese äußern sich sowohl darin, dass manche Menschen bewusst auf ihre Haltung achten, als auch darin, dass die Haltung stets Auskunft über die Gesamtverfassung einer Person gibt.

Interdependenz der Erscheinungen

Man kann einerseits etwas über die aktuelle Stimmung erfahren, andererseits Aspekte der dauerhaften Verfassung einer Person erschließen. Die Haltung ist der Gesamtausdruck der Person, mitgeteilt durch ihren gesamten Körper.

Zur Analyse der Haltung kann man auf die in der Kinästhetik entwickelte Einteilung des Körpers zurückgreifen. Während die Unterteilung in Stamm und Extremitäten sich nach den Körperteilen und ihren Formen richtet, unterscheidet die Kinästhetik die Funktion einzelner Körperglieder. Sie unterteilt den Körper

Kinästhetisches Körperschema

- 1. in sieben von Knochen dominierte **Massen**, nämlich Kopf, Brustkorb, Becken und die vier Extremitäten, und grenzt von diesen
- 2. sechs bewegliche **Zwischenräume** ab: Hals, Bauch und die vier rumpfnahen Gelenke der Arme und Beine.

Im Wechselspiel der Massen nehmen Menschen bestimmte Haltungen oder Positionen ein. Mithilfe dieser Positionen stellen sie den Kontakt zur umgebenden Welt her, denn sie bieten der Umgebung eine mehr oder weniger große Kontaktfläche. Das Gewicht der Massen wird dabei in einer bestimmten Form auf die jeweilige Unterstützungsfläche übertragen.

Positionen

Mit den folgenden sieben **Grundpositionen** sind die stabilsten Kombinationen zur Organisation der Körpermassen in unterschiedlichen Haltungen gegeben: Rückenlage, Bauchlage mit Ellbogenstütze, Sitzen, Hand-Knie-Stand, Einbein-Knie-Stand, Einbeinstand mit Unterstützung des anderen Beines, Zweibeinstand. Eine verbreiterte Standfläche erhöht dabei die Standsicherheit.

3

Neben diesen Grundpositionen gibt es zahlreiche **weitere Positionen**. Menschen können die Massen einzeln oder gemeinsam innerhalb der Beweglichkeitsgrenzen der Zwischenräume bewegen. Die Massen können im Gleichgewicht miteinander bewegt werden, sodass sie schwerelos erscheinen. Sie können auch miteinander verstrebt sein, wodurch sie unbeweglich werden.

Haltung als Ausdruck aktueller oder dauerhafter Befindlichkeit

In der Haltung können sich psychische und geistige Einflüsse ausdrücken: Nachdenklichkeit, Angst, Überlegenheit, Kummer, Zorn, Gelöstheit und vieles andere. Beispielsweise geht bei Niedergeschlagenheit die aufrechte Haltung der Wirbelsäule verloren. Sie weicht einem zunehmend rund werdenden Rücken, die Schultern hängen, der Kopf ist nach vorn gebeugt.

Haltung bei Störungen des Wohlbefindens

Veränderungen der Körperhaltung sind auch Folge und Ausdruck von gesundheitlichen Störungen. Bestimmte Krankheiten, insbesondere des Bewegungsapparats und des Nervensystems sowie psychische Erkrankungen können von typischen Erscheinungen begleitet sein.

Exemplarische Veränderungen

Zwar können Haltungsveränderungen einen eingeschränkten Bereich des Körpers betreffen, oft sind aber mehrere Körperteile oder der gesamte Körper betroffen, sodass sich die Art der Störung nur aus dem Gesamtbild erschließen lässt. Folgende Faktoren sind von Interesse:
- **schmerzbedingte Schonhaltungen, weil Schmerz ein universelles und verbreitetes Phänomen ist,**
- **die Schädigung einzelner Areale des Bewegungsapparats.**

Schmerzen

Die Redewendung, ein Mensch krümme sich vor Schmerzen, macht deutlich, dass die Betroffenen eine Position einnehmen möchten, um das schmerzende Organ oder Gebiet zu **entlasten**. Die Schonhaltung bewirkt jedoch nicht nur eine Entlastung, sondern auch eine **Bewegungseinschränkung**.

Schädigungen des Bewegungsapparats

Die **Kontraktur** ist eine anhaltende Funktions- und Bewegungseinschränkung von Gelenken. Sie beruht auf einer Verkürzung von Muskeln, Sehnen, Bändern, Schrumpfung der Gelenkkapsel oder Verwachsungen der Gelenkflächen. Schließlich kann es zu völligen Gelenkversteifungen kommen. Klassisches Beispiel hierfür ist der **Spitzfuß**: Hier ist der Vorfuß in Richtung Fußsohle gebeugt, der Fußinnenrand wird nach oben gezogen; eine Streckung in Richtung Fußrücken ist weder aktiv noch passiv möglich.

Die typische Körperhaltung beim **M. Parkinson** besteht aus folgenden Besonderheiten:
- Kopf und Rumpf sind vornüber gebeugt.
- Die Schultern fallen nach vorn innen.
- Die Arme sind leicht nach innen gedreht, an den Oberkörper herangezogen und im Ellenbogengelenk leicht gebeugt.
- Handgelenke und Grundgelenke der Finger sind leicht gebeugt, die Fingerendgelenke gestreckt, die Daumen liegen am Zeigefinger an.
- Hüft- und Kniegelenke sind leicht gebeugt.

All diese Erscheinungen beruhen auf folgenden Ursachen: einer Erhöhung des Muskeltonus, dem Rigor, und einer gleichzeitigen Bewegungshemmung, der Akinese.

Gesichtsausdruck

Unter dem Blickwinkel des komplexen Phänomens Gestalt sind Aspekte des **ruhenden Gesichtsausdrucks** bedeutsam. Er kommt durch das Zusammenspiel verschiedener Gesichtsteile, Gewebe und muskulärer Anspannungen zustande. Die für den Gesichtsausdruck wich-

tigen Hautmuskeln sind um die drei großen Körperöffnungen des Gesichts angeordnet: Lidspalten, Nasenlöcher und Mundspalte. Der Gesichtsausdruck selbst hat seine Schwerpunkte im Bereich der Augen und des Mundes. Daraus ergibt sich eine Gliederung des Gesichts in Obergesicht und Untergesicht. Von besonderer Ausdrucksbedeutung sind
– im **Obergesicht**: Weite der Lidspalte, Blickrichtung, Blickbewegungen und Stirnfalten;
– im **Untergesicht**: Art des Lippenschlusses und Stellung der Mundwinkel.

Für den Gesichtsausdruck des Kindes sind die voll geöffneten Augen kennzeichnend. Sie gelten auch bei Erwachsenen als Ausdruck der Zuwendung zur Welt und der Offenheit. Aufgerissen werden die Augen bei Erstaunen, Bestürzung, Schreck, Entsetzen und Angst. Eine übersteigerte Öffnung der Lidspalte wird als »stechender Blick« bezeichnet. Die Augen können auch aktiv »abgeblendet« werden, d. h. die Lidspalten werden verengt, etwa beim kritischen Beobachten und bei Reserviertheit. Ein eher passives Herabsinken des Oberlids tritt auf bei Müdigkeit, Desinteresse oder Trauer, aber auch bei Genuss.

Lidspalte

Der Blickkontakt ist beim **Schielen** erschwert, weil die Augen eine unterschiedliche Blickrichtung haben. Das Schielen beruht auf einer Störung der Augenbeweglichkeit oder der Koordination beider Augen. Bei Neugeborenen oder Kleinkindern ist das Schielen Ausdruck der noch nicht ausgereiften Koordination der untrainierten Augen und tritt v. a. bei Müdigkeit und intensiver Fixierung eines Gegenstandes auf. Es ist somit Zeichen nachlassender oder gesteigerter Konzentration.

Blickrichtung

Ein auffälliges Merkmal des Obergesichtes sind Stirnfalten:
– **Horizontalfalten** resultieren aus der Kontraktion des großen Stirnmuskels und stehen für passive Aufmerksamkeit. Manchmal sind sie gekoppelt mit aufgerissenen Augen.
– **Vertikalfalten** entstehen an der Nasenwurzel bei Bewegungen der Augenbrauen nach innen unten. Sie treten auf bei aktiver, beobachtender Aufmerksamkeit, innerer Anspannung bis hin zum Zorn, auch bei Willensanstrengung und sind oft gekoppelt mit dem abgedeckten Auge.

Stirnfalten

Der Ausdruck der Nase kommt in einer Fülle von Redewendungen zum Vorschein, etwa »die Nase hoch tragen«, »die Nase über etwas rümpfen«, »Jemandem etwas unter die Nase reiben« und dergleichen mehr.

Die vom knöchernen und knorpeligen Skelett geprägte Nasenform wird nicht von Gefühlen und Stimmungen verändert. Trotzdem beeinflusst die Form der Nase das Bild eines Menschen. Von einer Person mit markanter Hakennase erwartet man z. B. Willensstärke und Tatendrang.

Nase

Dem Öffnungs- und Spannungszustand der Lippen kann man ebenfalls verschiedene Ausdrücke und Ursachen zuordnen. Viele Menschen lassen ihren **Mund offen** stehen, weil die Nasenatmung behindert ist, sei es durch Erkältungen, vergrößerte Gaumenmandeln oder Verkrümmung der Nasenscheidewand, also Septumdeviation. In Frage kommen aber auch Störungen der geistigen Entwicklung. Je nach Lebensalter unterscheiden sich die Zuordnungen, die aus diesem Phänomen abgeleitet werden: Ein Kleinkind wird mit seinem offenstehenden Mund oft als »niedlich« bezeichnet, ein Erwachsener erweckt dagegen den Eindruck von Stumpfsinn oder Unentschlossenheit.

Ein **betont verschlossener Mund** lässt andere Rückschlüsse zu, etwa Entschiedenheit oder Unterdrückung von Schmerz. Bei dieser Art den Mund zu verschließen sind die Mundwinkel meist gerade.

Durch Vorgänge, die sich häufig wiederholen, kommt es zur Prägung einer mimischen Spur im Gesicht. Vom mittleren Lebensalter an bildet sich in dem weniger elastisch werdenden Gewebe auf diese Weise die im Zitat erwähnten »bleibenden Spuren« z. B. bei Menschen,

Lippenschluss

Die festen Züge waren ursprünglich nichts als Bewegungen, die endlich bei oftmaliger Erneuerung habituell wurden und bleibende Spuren eindrückten (Schiller 1966, S. 153).

Dauerhafter Gesichtsausdruck

die viel lachen und lächeln. Wer häufig ein trauriges Gesicht macht und die Mundwinkel nach unten zieht, hat im Lauf der Zeit auch dann ein traurig wirkendes Gesicht, wenn er gar nicht traurig ist (◘ Abb. 3.2).

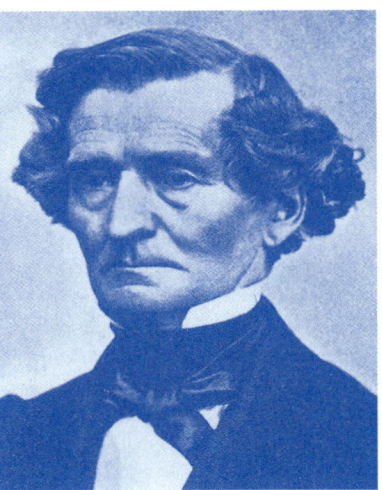

◘ Abb. 3.2 **Mimische Prägung im ruhenden Gesicht.** Diese Aufnahme wurde 1867 angefertigt. Sie zeigt den damals 63-jährigen Komponisten Hector Berlioz zwei Jahre vor seinem Tod. Die letzten anderthalb Jahrzehnte seines Lebens litt er unter heftigen Schmerzen.

Bereits 1865 hatte er notiert:

»

Ich stehe am Ende meiner Bahn ... Ich komponiere nichts mehr, ich schreibe weder Verse noch Prosa mehr. Ich habe meine Stellung als Kritiker aufgegeben. Alle musikalischen Arbeiten, die ich begonnen hatte, sind beendet. Ich will keine neue Beschäftigung mehr, und ich habe keine andere Beschäftigung als Lesen, Nachdenken, Kämpfen gegen die tödliche Langeweile und gegen die Schmerzen einer unheilbaren Neuralgie, die mich Tag und Nacht peinigt

(Berlioz 1979, S. 486)

3.2 Geschlechtlichkeit (◘ Abb. 3.3)

Motto: Zur Geschlechtlichkeit gehören viele nackte Tatsachen. Eine von ihnen ist, dass sie die Welt spaltet, weil sie mit Lust und Arterhaltung zu tun hat.

3.2.1   Die Einzelphänomene »Sexualität«, »Intimität« und »Geschlechterrolle«

3.2.2   Das Element »Libido und Erotik«

3.2.3   Das Element »Fertilität«

3.2.4   Exkurs: Schwangerschaft

3.2.5   Das Element »Beziehungsmuster«

3.2.6   Das Element »essenzielle Bindungen«

3.2.7   Das Element »Geschlechterrolle – weiblich«

3.2.8   Das Element »Geschlechterrolle – männlich«

3.2.1   Die Einzelphänomene »Sexualität«, »Intimität« und »Geschlechterrolle«

Sexualität

Geschlechtszugehörigkeit

Mädchen oder Junge, Frau oder Mann, biologisch ist eine Person meist eindeutig einem der beiden Geschlechter zu zuordnen. Insgesamt existieren **fünf biologische Faktoren** zur Definition der Geschlechter (◘ Tabelle 3.3).

Differenzierung der Geschlechter

Die in Tabelle 3.3 dargestellte Zuordnung des komplexen Phänomens Geschlechtlichkeit trifft jedoch schon beim Einzelphänomen Sexualität nicht in vollem Umfang zu. Zwar wird das Geschlecht eines Menschen bei der Zeugung festgelegt, allerdings sind weibliche und männliche Embryonen phänomenologisch in den ersten Entwicklungswochen noch nicht zu unterscheiden.

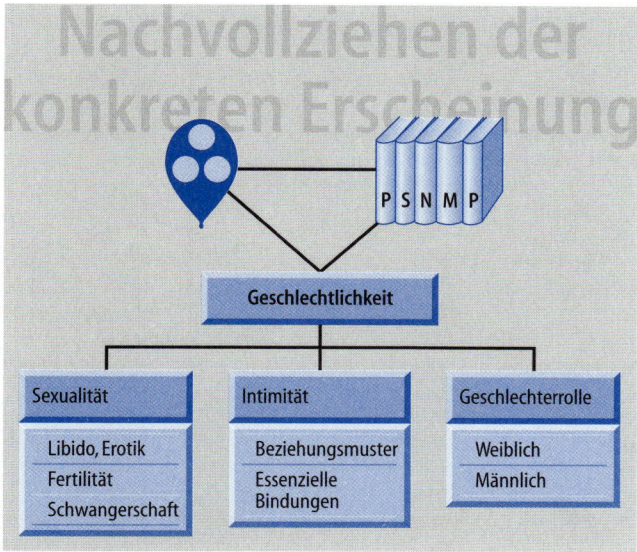

Erst im zweiten Entwicklungsmonat differenziert sich der Embryo zu einem sichtbar weiblichen oder männlichen Lebewesen mit eindeutigen primären Geschlechtsmerkmalen, die sich unter dem Einfluss der Sexualhormone entwickeln. Die Ausprägung der Geschlechtszugehörigkeit wird jedoch noch nicht vollständig in der Kindheit erkennbar, sondern erst nach Abschluss der Geschlechtsreife beim Erwachsenen. Die Produktion der Geschlechtshormone bleibt bis ins hohe Alter bestehen, wenn auch in reduzierter Form.

Embryonalentwicklung

Nicht alle Menschen durchlaufen die Entwicklung zur eindeutigen Geschlechtszugehörigkeit. Eine Minderheit verfügt als biologischer Zwitter oder Hermaphrodit über weibliche und männliche Geschlechtsorgane und ist nicht eindeutig zuzuordnen.

Die Ausprägung der Geschlechtszugehörigkeit verläuft nicht gleichmäßig, sondern **sprunghaft**. Dieser Wandel ist einerseits eng verknüpft mit dem komplexen Phänomen Gestalt, was sich besonders gut in der Phase der **Pubertät** beobachten lässt. Hier kommt es zu einem enormen Wandlungsschub, bei dem die Produktion der Geschlechtshormone um ein Vielfaches steigt. Die sekundären Geschlechtsmerkmale bilden sich aus.

Jugendliche und Erwachsene

Darüber hinaus gibt es Lebensphasen, wie der Eintritt der **Menopause**, während derer es nur zu geringen Veränderungen der Gestalt kommt, da der Einfluss der Psyche die Entwicklung stark prägt.

Das chromosomale und gonadale Geschlecht (Tabelle 3.3) steht in enger Wechselbeziehung mit den hormonellen Entwicklungs- und Steuerungsmechanismen der Sexualität. Beide sind außerdem für das Vorhandensein und den Gestaltwandel der inneren und äußeren Geschlechtsorgane verantwortlich.

Erbausstattung und Keimzellen

Geschlechtsorgane

Zu den inneren und äußeren weiblichen und männlichen Geschlechtsorganen seien exemplarisch drei Erscheinungen herausgegriffen. Sie stehen der Reihenfolge nach in Verbindung

- zum Lebensalter,
- zum komplexen Phänomen Gestalt sowie
- zu den einzelnen Elementen des Einzelphänomens Sexualität.

3

▣ Tabelle 3.3 Die biologischen Bestimmungsgrößen der Geschlechter		
Merkmal	**Ausprägung bei Frauen**	**Ausprägung bei Männern**
Chromosomales Geschlecht = Erbausstattung der Körperzellen	Zwei X-Chromosomen	Ein X-Chromosom und ein Y-Chromosom
Gonadales Geschlecht = Organe für die Keimzellen	Eierstöcke	Hoden
Innere Geschlechtsorgane	Eierstöcke, Eileiter, Gebärmutter, Scheide	Hoden + Samenleiter, Samenbläschen, Prostata
Äußere Geschlechtsorgane	Vulva mit Klitoris, großen und kleinen Schamlippen	Penis und Hodensack
Hormonales Geschlecht = Einfluss auf Anatomie und Physiologie	Weibliche Geschlechtshormone Gonadenhormone: Östrogene und Progesteron Hormone der Hirnanhangsdrüse (Hypophysenhormone): FSH und LH	Männliche Geschlechtshormone Gonadenhormone: Androgene Hormone der Hirnanhangsdrüse (Hypophysenhormone): Zwischenzellen stimulierendes Hormon (FSH und LH)

FSH Follikel stimulierendes Hormon, LH luteinisierendes Hormon

> **Reifezeichen eines Neugeborenen.**

Verbindung mit dem Lebensalter

Zu den Reifezeichen eines Neugeborenen gehört die Ausbildung der äußeren Geschlechtsorgane: Bei Mädchen überdecken die großen Schamlippen die kleinen, bei Jungen befinden sich beide Hoden im Skrotum. Meist steht ein Hoden tiefer als der andere. Bei Frühgeborenen ist der Hodensack leer.

> **Hodensack.**

Verbindung zum komplexen Phänomen Gestalt

Der Hodensack enthält normalerweise die Hoden und Nebenhoden sowie den Samenstrang und hat als äußeres Geschlechtsorgan zugleich eine gestaltbildende Funktion. Sie ist von seinem Füllungszustand abhängig. Bei etwa 1% der erwachsenen Männer ist der Hodensack auf einer oder beiden Seiten leer. Außerdem können auch andere Strukturen in den Hodensack gelangen: Darmschlingen beim Leistenbruch, als Hernia inguinalis, Flüssigkeitsansammlung in einem Fortsatz des Bauchfells beim Wasserbruch, der Hydrozele, oder Krampfadern des Venengeflechts von Hoden und Nebenhoden beim Venenbruch, der Varikozele.

> **Hymen.**

Verbindung zum Einzelphänomen Sexualität

Der Scheideneingang kann zum Teil vom Hymen verschlossen sein. Eine physiologische Funktion des Hymen ist nicht bekannt; trotzdem wird bereits an der deutschen Bezeichnung »Jungfernhäutchen« deutlich, dass man ihm in verschiedenen Kulturen als Beweis der Jungfräulichkeit erhebliche Bedeutung beimisst. Tatsächlich aber kann man aus dem Zustand des Hymens gar nicht unbedingt auf vorangegangene sexuelle Erfahrung zurückschließen, denn bei manchen Frauen fehlt es ganz, bei anderen ist es wegen starker Dehnbarkeit auch nach Geschlechtsverkehr noch intakt.

Hormone

Die wissenschaftliche Erforschung der Hormondrüsen und der durch sie produzierten Substanzen ist noch nicht abgeschlossen. Klar ist, dass die **Gonadenhormone** bereits von Geburt an eine wesentliche Rolle beim **geschlechtlichen Reifungsprozess** spielen. Zwar sind im weiblichen Körper mehr Östrogene und im männlichen mehr Androgene vorhanden, jedoch verfügt jedes Geschlecht immer über eine geringe Menge des jeweils anderen Hormons. Zwischen Geburt und Pubertät sind Östrogen- und Androgenspiegel niedrig und bei Mädchen und Jungen fast gleich. Ungefähr im Alter von acht Jahren beginnen die Hormonspiegel zu steigen. Die Hypophyse schüttet in zunehmendem Maße follikelstimulierende Hormone (FSH) und luteinisierende Hormone (LH) aus und bewirkt damit die Entwicklung der sekundären Geschlechtsmerkmale.

Einfluss der Hormone

Entwicklung in der Pubertät

Mädchen

Die Pubertät setzt bei Mädchen gewöhnlich früher ein und dauert kürzer als bei Jungen. Für die meisten physischen Veränderungen sind die Östrogene verantwortlich:

- Wachstum und Entwicklung der Brüste,
- Entwicklung der inneren Geschlechtsorgane,
- Einsetzen des Menstruationszyklus',
- Veränderung der Vaginalschleimhaut und Entstehung eines sauren Milieus,
- Ausbildung der typischen Körperbehaarung in der Achselhöhle und in der Schamregion,
- Entwicklung des weiblichen Körperbaus mit typischer Beckenform und Fettablagerungen sowie Wachstumsschübe, die mit dem 15.–17. Lebensjahr abgeschlossen sind.

Östrogene

Jungen

Testosteron ist für das Einsetzen der Veränderungen in der Pubertät der Jungen verantwortlich. Es führt zu folgenden Veränderungen:

- Vergrößerung von Hoden, Penis und Samenbläschen,
- Wachstum der Samenleiter,
- Spermatogenese,
- Vergrößerung des Kehlkopfes und Sinken der Stimmlage,
- Wachstum der typischen Behaarung in Gesicht, Achsel-, Brust- und Schamregion,
- Wachstumsschübe und Bildung des männlichen Körperbaus mit breiteren Schultern, schmaleren Hüften und Zunahme der Muskelmasse,
- Libidoentwicklung, spontane Erektionen und nächtliches Ausstoßen von Samenflüssigkeit.

Testosteron

Manche Forscher gehen davon aus, dass auch das Gehirn und das Verhalten sich durch die Wirkung der Sexualhormone verändern. Erwiesen ist, dass eine höhere Produktion von Testosteron mit einer gesteigerten Aggressivität einhergeht. Untersuchungen belegen für Jungen und Männer eine kulturübergreifend höhere Disposition zu aggressivem Verhalten.

Außerdem kommt es unter dem Einfluss der Geschlechtshormone während der Pubertät zu einer vermehrten Aktivität des Talgdrüsenapparates, die sich in Form der Akne äußert und bei beiden Geschlechtern weit verbreitet ist.

Phasen der Geschlechtsreife

Bei Jungen beginnt **Geschlechtsreife**, wenn es zum ersten Samenerguss, der Pollution, kommt. Bei Mädchen führt die hormonelle Umstellung während der Pubertät zum Einsetzen der Regelblutung, der **Menstruation**. Die erste Menstruation, **Menarche** genannt, tritt

Menstruationszyklus

zwischen dem 11. und 13. Lebensjahr auf. Erst im Lauf der weiteren Entwicklung stellt sich ein regelmäßiger Zyklus ein, der 28–35 Tage dauert, wobei gewisse Schwankungen häufig sind. Während der Menstruation kann sich eine Frau körperlich unwohl fühlen, mitunter auch ein paar Tage zuvor. Diese Beschwerden werden als prämenstruelles Syndrom bezeichnet.

Der Menstruationszyklus und damit die potenzielle Möglichkeit einer Empfängnis und Schwangerschaft spielen eine wichtige Rolle im Leben vieler Frauen. Die zeitlichen Schwankungen des Zyklus' nehmen mit dem Alter einer Frau zu. Der Zyklus wird zwischen dem 45. und 50. Lebensjahr unregelmäßig, bis die Regelblutung schließlich ganz ausbleibt.

Ende des Menstruationszyklus'

Die letzte auftretende Menstruation heißt **Menopause**. Sie stellt sich in Deutschland zwischen dem 45. und 57. Lebensjahr ein. Danach folgt als sog. Postmenopause der Lebensabschnitt, in dem es zu keiner Regelblutung mehr kommt. Erst ein Jahr nach der Menopause kann eine Frau sicher sein, dass sie endgültig nicht mehr fruchtbar ist.

Klimakterium

Diese Umstellung wird auch **Wechseljahre** genannt. Sie bringen nicht nur **einschneidende körperliche**, sondern auch **psychische Veränderungen** mit sich. Bei manchen Frauen können vorübergehend Erscheinungen wie Kopfschmerzen, Schwindelgefühl, Schlaflosigkeit und Depressionen auftreten. Andere fühlen sich reizbar oder klagen über Muskelschmerzen und Konzentrationsmangel. Ein häufig auftretendes Symptom sind Hitzewellen, die plötzlich den ganzen Körper erfassen und in Schweißausbrüche münden.

Auswirkungen

Die veränderten Hormonspiegel ziehen auch körperliche Erscheinungen nach sich:

- Die inneren und äußeren Geschlechtsorgane bilden sich zurück.
- Die Stützapparate des Genitales und der Harnblase werden schwächer, wodurch bei manchen Frauen ein Prolaps von Uterus und Vagina entsteht.
- Die Kopf- und Körperbehaarung nimmt ab, dafür können sich die Gesichtshaare vermehren, v. a. an der Oberlippe.
- Die Vaginalschleimhaut wird dünner und trocken. Durch das Fehlen des sauren Milieus erhöht sich die Infektanfälligkeit, es kann zu Schmerzen oder Behinderung beim Geschlechtsverkehr kommen.
- Der Kalkgehalt der Knochen nimmt ab, die Knochen können brüchig werden, es kommt zur Osteoporose.
- Die Blutspiegel von Cholesterin und Triglyzeriden steigen an. Dadurch entstehen dieselben Risikofaktoren für eine koronare Herzkrankheit wie bei Männern gleichen Alters.

Auch bei Männern kommt es im höheren Lebensalter zu einer hormonellen Umstellung. Deshalb sollte man, den Begriff »Wechseljahre« auch auf das männliche Geschlecht beziehen.

Intimität

 Intimität.
Menschen sind in der Lage, anderen Menschen dauerhaft Gefühle, wie Vertrauen und Zuneigung, entgegenzubringen. Intimität ist die Position, die eine Person auf der Skala zwischenmenschlicher **Nähe und Distanz** einnimmt.

Bedeutung der Intimität

Die Fähigkeit, sich an andere Personen zu binden und aus diesen Beziehungen Wohlbefinden, Kraft und Sicherheit zu schöpfen, trägt wesentlich zur **Lebensqualität** einer Person bei. Bezugspersonen leisten einen Beitrag zu einem positiven Selbstwertgefühl, stärken die Person in ihrer Fähigkeit, krisenhafte Situationen zu bewältigen und unterstützen in Krankheitsphasen die Wiederherstellung der Gesundheit. Positive Beziehungsmuster führen dazu, dass gemeinsam ertragene Belastungen als weniger schwerwiegend erlebt werden.

Die Fähigkeit, intime Bindungen einzugehen, beruht auf **frühkindlichen Prägungen**, die innerhalb der Familie entstehen und zunächst ganz und gar von der Qualität des Verhältnisses einer Bezugsperson zu ihrem Kind abhängen. Innerhalb der ersten $2\,^1/_2$ Lebensjahre ist die **sensible Phase** der Entstehung von Bindungsfähigkeit angesiedelt. Hier internalisieren die Kinder das, was ihnen meist von der Mutter als wichtigster Bezugsperson entgegengebracht wird. Wesentlich ist dabei die Stabilität des mütterlichen Verhaltens. Idealtypisch kann man drei Formen unterscheiden:

Entstehung

- Mütter, die gleichmäßig mit Zuwendung und Liebe auf die Bedürfnisse ihrer Kinder reagieren, lösen bei ihnen entsprechend positive Empfindungen und Verhaltensweisen aus. Die Kinder entwickeln, in der Sprache der Tiefenpsychologie, ein **»gutes inneres Objekt«**, da sie die Hinwendung der Bezugsperson als wertvoll, befriedigend und förderlich erfahren. Entsprechend hoch ist der Stellenwert, den andere Personen für sie auch im späteren Leben haben.

Formen

- Wenn es an Mutterliebe und -zuwendung fehlt, werden die Kinder in ihrer psychischen und sozialen **Entwicklung beeinträchtigt**, weil die volle Befriedigung ihrer Bedürfnisse ausbleibt. Diese Kinder sind später seltener in der Lage, tiefes Vertrauen zu anderen Menschen auszubilden und Gefühle positiver Bindung zu erleben und die damit einhergehenden Verhaltensweisen zu zeigen.
- Als dritte Variante legen Mütter ein wechselhaftes Verhalten an den Tag, reagieren also einmal zugewandt, ein anderes Mal ablehnend. Die Kinder erleben das mütterliche Verhalten als instabil und schwankend und können die Reaktion ihrer wichtigsten Bezugsperson nicht einschätzen. Dadurch werden sie in ihrer Beziehung verunsichert und bleiben auch später **gegenüber anderen Personen ambivalent.**

Verschiedene Untersuchungen belegen, dass die Festigung der Mutter-Kind-Bindung und damit die Entwicklung des Urvertrauens stark durch intensiven Körperkontakt im Säuglingsalter unterstützt werden kann. Bedeutsam für die Ausprägung von Intimität sind darüber hinaus auch die Wohnverhältnisse: Räumliche Enge führt zu einer Verminderung der Rückzugsmöglichkeiten und ist gleichbedeutend mit einem Mangel an Intimität.

Bedeutung enger Körperkontakte

Innerhalb einer Familie wirken neben der Mutter auch die übrigen Bezugspersonen, wie Vater, Geschwister und Großeltern, an der Persönlichkeitsformung und Ausprägung von Gefühlsbindungen mit. Damit ist die Familie nach wie vor die wichtigste Sozialisationsinstanz. Die **Qualität der Beziehungen**, die eine Person innerhalb der Familie erfährt, **spiegelt sich auch in ihrem späteren Leben wider.**

Bedeutung familiärer Beziehungsmuster

In Deutschland wird inzwischen mehr als jede dritte Ehe geschieden, in Ballungsgebieten sogar über die Hälfte. Die Tendenz ist weiter steigend. Über eine Million Kinder sind sog. »Scheidungswaisen«, denen nach der Trennung ein Elternteil fehlt.

Langfristige Folgen sozialer Entwicklungen

Geschlechterrolle

Die Familie als Ort der primären Beziehungen von Menschen trägt wesentlich dazu bei, dass Mädchen und Jungen sich geschlechtsspezifisch, d. h. unterschiedlich, entwickeln. Die Geschlechtlichkeit jedes Menschen ist zwar durch die fünf biologischen Faktoren (s. Tabelle 3.3) festgelegt und in ihrer Ausprägung vorbestimmt. Jedoch findet die **Entwicklung** zum Mädchen oder Jungen bzw. zur Frau oder zum Mann unter starkem **Einfluss sozialer Wechselwirkungen** statt.

Ursprung der Geschlechterrollen

Von Geburt an werden beide Geschlechter unterschiedlich behandelt. Der Umgang mit einer Person orientiert sich zunächst an der Geschlechtszugehörigkeit; erst an zweiter Stelle steht die Individualität. Deshalb sind die biologischen Faktoren der Geschlechtlichkeit um

3

zwei weitere, sozial geprägte, zu ergänzen, in denen die zwischenmenschliche Wechselwirkung ihren Ausdruck findet:

- Das **zugewiesene oder anerzogene Geschlecht** bezeichnet die Perspektive der Bezugspersonen des Kindes. Ein Kind wird üblicherweise entsprechend seines anatomischen Geschlechts erzogen.
- Die **geschlechtliche Selbstidentifizierung** geht umgekehrt von den Heranwachsenden aus. Ein Kind, das weibliche Geschlechtsmerkmale aufweist und das dazu erzogen wird, eine weibliche Rolle anzunehmen, wird sich auch meist selbst als weiblich identifizieren.

Gesellschaftliche Einflüsse

Normen

Es gibt einige kulturübergreifende Unterschiede in Teilbereichen intellektueller Fähigkeiten: Mädchen sind den Jungen bei der verbalen Intelligenz überlegen, Jungen wiederum bei der räumlich-visuellen Vorstellungsfähigkeit. Dennoch haben sich viele männliche und weibliche Eigenschaften, die man früher als angeboren und unveränderlich betrachtet hat, als Ergebnis kultureller Einflüsse erwiesen, denen **Normen rollenspezifischen Verhaltens** zugrunde liegen.

Diese Normen werden maßgeblich durch die Erziehung im Kindesalter geprägt. Sie sind aber auch zeitgeschichtlichen Schwankungen ausgesetzt. Bezugspersonen, Vorbilder, Kindergarten, Schule und Medien vermitteln die gesellschaftlichen Erwartungen. Sie beeinflussen die Einstellungen der Heranwachsenden zum eigenen und zum anderen Geschlecht sowie deren Akzeptanz.

»**Geschlecht**« ist darum bei weitem nicht nur ein biologisches, sondern ein **soziales Phänomen**. Offensichtliche biologische Verschiedenheiten zwischen weiblichen und männlichen Individuen werden dazu benutzt, soziale Unterschiede zu definieren.

Geschlechterdominanz

In unserer Gesellschaft hat das männliche Geschlecht häufig eine sozial dominante Rolle. Die einschlägigen Prägungen beginnen früh. Trotz allem bleibt jede Person einzigartig, und die als weiblich oder männlich geltenden Normen bilden sich individuell unterschiedlich stark in den Menschen aus. Das gilt nicht nur für die biologischen Merkmale, sondern gerade für die sozial entstandenen Erscheinungen.

Einflüsse auf die Entwicklung

Schon von früher Kindheit an kann es **Unterschiede** bei der Behandlung von Mädchen und Jungen geben, etwa in der Förderung der motorischen Entwicklung: Mädchen werden von Anfang an eher feinmotorisch und ästhetisch angeregt, Jungen mehr grobmotorisch. Toben und Raufen spielen bei ihnen eine viel größere Rolle. Zugespitzt bedeutet dies: Der Umgang mit Mädchen betont die Körper**empfindung**, bei den Jungen steht die Körper**bewegung** im Vordergrund.

Körperlichkeit und Emotionalität

Darüber hinaus ist der Umgang mit **Mädchen** oftmals stärker auf **emotionale Bindungen** ausgerichtet. Meist dürfen Mädchen länger in zärtlicher Beziehung zur Mutter verweilen und werden vorsichtiger aus ihr entlassen. Jungen erhalten als Ersatz für die zeitigere Ablösung von der Mutter möglicherweise kein anderes emotionales Angebot, sodass sie in dieser Hinsicht auf sich selbst gestellt sind.

Väter sind in vielen Fällen aufgrund der Erwerbstätigkeit in die familiäre Beziehungsarbeit weniger involviert. Durch die Betonung des starken Mannes in den Medien wird dieses Rollenbild akzeptiert und übernommen. In der Auseinandersetzung mit Gleichaltrigen können Jungen sowohl vom Vater als auch von der Mutter direkt und indirekt zur Durchsetzung, zur Konkurrenz, zum Siegen und Gewinnen angehalten und darin unterstützt werden.

> **Beispiel**

Wenn Jungen und Mädchen mit drei bis vier Jahren in den **Kindergarten** gehen, haben sie möglicherweise schon einen Großteil ihres geschlechtsspezifischen Rollenverhaltens verinnerlicht. Jungen üben schon jetzt Gruppenverhalten, während Mädchen Zweierbeziehungen vorziehen.

Viele der im Kindergarten angetroffenen Verhaltensweisen wiederholen und festigen sich in der **Schule**.

Aufgrund dieser Faktoren entwickeln Mädchen und Jungen in Abhängigkeit von ihrer Erziehung und ihrem sozialen Umfeld evtl. eine unterschiedliche Emotionalität und ein eigenes Körperbewusstsein.

Diese Unterschiede erklären typische Verhaltensweisen, mit denen professionelle Pflegekräfte konfrontiert werden. Jedes Zusammentreffen mit weiblichen oder männlichen Pflegebedürftigen und deren Angehörigen, beinhaltet eine Komponente, die mit den erworbenen Geschlechterrollen und den geschlechtstypischen Empfindungen zu tun hat. Die Auswirkungen lassen sich z. B. beim gesundheitsbezogenen Verhalten beobachten.

Beispiele für geschlechtsspezifisches Verhalten

Auswirkungen

Aufgabe

Schreiben Sie in Form einer Gegenüberstellung auf, was Sie selbst als typisch weiblich und typisch männlich ansehen. Beginnen Sie mit dem jeweils anderen Geschlecht.

3.2.2   Das Element »Libido und Erotik«

Sexuelles Empfinden und Verhalten

Geschlechtsspezifische soziale Prägungen haben auch für das Sexualverhalten eine Bedeutung. Die Entwicklung und das Ausleben der Sexualität, also das an den Geschlechtstrieb sowie an das sexuelle Empfinden und Erleben gebundene Verhalten, sind für das weibliche und männliche Geschlecht verschieden.

Geschlechtsunterschiede

Das menschliche Sexualverhalten umfasst drei Bereiche:

- 1. Jedes Verhalten, bei dem eine sexuelle Reaktion des Körpers zu beobachten ist.
- 2. Handlungen und Reaktionen, die der Lustbefriedigung dienen.
- 3. Alle Handlungen und Reaktionen, die zu einer Befruchtung führen können.

Bereiche des Sexualverhaltens

»

Sexualität ist, was wir daraus machen: eine teure oder billige Ware, Mittel der Fortpflanzung, Abwehr der Einsamkeit, eine Kommunikationsform, eine Waffe der Aggression (Herrschaft, Macht, Strafe, Unterwerfung), ein Sport, Liebe, Kunst, Schönheit, ein idealer Zustand, das Böse, das Gute, Luxus oder Entspannung, Belohnung, Flucht, ein Grund der Selbstachtung, ein Ausdruck der Zuneigung, eine Art der Rebellion, eine Quelle der Freiheit, Pflicht, Vergnügen, Vereinigung mit dem All, mystische Ekstase, indirekter Todeswunsch oder Todeserleben, ein Weg zum Frieden, eine juristische Streitsache, eine Art, menschliches Neuland zu erkunden, eine Technik, eine biologische Funktion, Ausdruck psychischer Gesundheit oder Krankheit, oder einfach eine sinnliche Erfahrung (Offit, zit. nach Zettl 2000, S. 15).

Dieses Verhalten wird rein biologisch durch die **Libido** bestimmt, steht unter großem **hormonellem Einfluss** und ist im Wesentlichen triebgesteuert. Sexuelles Verlangen beruht damit auf unbewussten Mechanismen, deren Ziel in der sexuellen Vereinigung besteht, die letztlich auf Fortpflanzung und Arterhaltung hinausläuft

Gleichzeitig wird das sexuelle Verhalten einer Person durch **psychische, geistige und soziale Dimensionen** ergänzt und in hohem Maß kulturell und religiös geprägt. Menschen verinnerlichen die Einflüsse ihrer Ursprungsgesellschaft und entwickeln z. B. sozial verursachte Erlebnisfähigkeiten, die sich mit dem Begriff **Erotik** bezeichnen lassen. Die Erotik umfasst Erlebnisqualitäten, die mit dem persönlichen Ästhetikempfinden eines einzelnen Menschen zu tun haben, mit Sinnlichkeit einhergehen und Begehren auslösen.

Auslöser erotischer Empfindungen

Auslöser erotischer Empfindungen können nicht nur Menschen oder einzelne **menschliche Phänomene** sein, sondern auch bestimmte **Gegenstände**, deren Form, Geruch usw. Das Spannungsgefühl kann durch die unterschiedlichsten Auslöser angesprochen werden und muss nicht notwendigerweise an die Berührung des Begehrten gekoppelt sein. Sie kann sich im Gegenteil gerade dadurch aufbauen, dass der ersehnte Kontakt nicht hergestellt wird.

Sexuelle Reaktionen

Libidinöse und erotische Impulse lösen sexuelle Reaktionen aus. Körperliche Erregung ist allerdings kein Automatismus, sondern hängt davon ab, welche **Erfahrung** ein Mensch gemacht hat und unter welchen **Umständen** die Stimulation erfolgt. Menschen reagieren ganz **individuell** auf sexuelle Reize, jedoch ist das physiologische Grundprinzip bei allen sehr ähnlich. Beim weiblichen Geschlecht ist die sexuelle Reaktion weniger deutlich wahrnehmbar als beim männlichen, denn hier besteht das auffälligste Zeichen in der Erektion des Penis. Die sexuelle Erregung kann ganz unerwartet und schnell auftreten oder über eine längere Zeitspanne hinweg allmählich entstehen.

Entwicklung des Sexualverhaltens

Schon **Kinder** sind zu sexuellen Reaktionen fähig und erfahren durch frühe Erlebnisse einen entscheidenden Einfluss auf ihre spätere sexuelle Entwicklung. Weibliches und männliches Verhalten, die Ansprechbarkeit auf sexuelle Stimulatoren, die Bevorzugung bestimmter Sexualpartner oder bestimmte Formen des Sexualverhaltens entwickeln sich allmählich. Im Alter von ungefähr vier Jahren ist die sexuelle Selbstidentifikation als weiblich oder männlich unwiderruflich festgelegt.

Bei **Jugendlichen** zeigen sich Art und Bedeutung sexueller Einstellungen und Reaktionen, die in der Kindheit erworben wurden. Jugendliche durchlaufen eine Phase der Orientierung. Sie entwickeln das zielgerichtete erwachsene Sexualverhalten, wobei heranwachsende Mädchen sexuell weit seltener aktiv sind als gleichaltrige Jungen. Dies betrifft nicht nur sexuelle Aktivitäten, die sich auf das jeweils andere Geschlecht beziehen, sondern umfasst auch die sexuelle Selbststimulation und die Tatsache, dass gleichgeschlechtliche Erfahrungen im Jugendalter häufiger auftreten als bei Erwachsenen.

Individuelle Sexualität

Bedeutung der Sexualität

Sexualität kann Ausdruck von Zärtlichkeit, Lust, Intimität und intensiver zwischenmenschlicher Zuwendung sein. Sie ermöglicht das Erleben höchster Glücksgefühle, die weit über die rein biologische Ebene hinausgehen. Manche Menschen verspüren vorwiegend während eines sexuellen Austausches Lebenserfüllung.

Das Liebesleben eines Menschen ist ein empfindlicher Indikator für sein Befinden. Personen mit einem erfüllten Sexualleben sind ausgeglichener und verfügen über ein gestärktes Immunsystem. Man kann deshalb so weit gehen, von einer heilenden Wirkung der Erotik zu sprechen.

Sexuelle Orientierung

Hinsichtlich der sexuellen Orientierung, also der **Vorliebe für** weibliche oder männliche **Geschlechtspartner**, existieren die verschiedensten Zwischenstufen und Schattierungen. Am häufigsten bevorzugen Menschen Partner des anderen Geschlechts, man spricht von Heterosexualität. Seltener fühlen sie sich von beiden Geschlechtern angezogen (Ambisexualität) oder von Personen desselben Geschlechts (Homosexualität).

Die meisten Menschen übernehmen die ihrem biologischen Geschlecht entsprechende Identifikation und damit das Verhalten. Eine Minderheit steht jedoch mit ihrem Verhalten im Widerspruch zum biologischen Geschlecht. Folge dessen ist der Transvestismus und die Transsexualität. Auch hier sind die Grenzen fließend. Sie reichen von der Anpassung einzelner körperlicher Erscheinungen, wie der Frisur, über das Tragen der Kleidung des anderen Geschlechts, bis hin zur operativen Geschlechtsumwandlung.

Geschlechtliche Identifikation

Sexualität und Gesellschaft

Das sexuelle Verhalten jeder Person und die Reaktionen anderer sind von Gesellschaft zu Gesellschaft verschieden. Die **Moral eines Einzelnen** spielt sich immer in einer bestimmten Kultur ab und ist abhängig von seinem persönlichen Glauben. Die sexuellen Normen einer Kultur beruhen auf Traditionen und existieren teilweise als verbindliche rechtliche Vorschriften. Einen zunehmenden Einfluss auf das Sexualverhalten üben in den industrialisierten Gesellschaften die Medien aus. Die wichtigsten Normen betreffen folgende Bereiche:

Moral, Normen

- Bestimmte **Formen sexueller Beziehungen** oder Handlungen sind gesetzlich verboten, etwa sexuelle Aktivitäten mit Minderjährigen und Abhängigen, der Beischlaf mit leiblich in direkter Linie Verwandten, also der Inzest, die sexuelle Nötigung und Vergewaltigung, die Zuhälterei und der Exhibitionismus.
- Gewisse **sexuelle Praktiken** gelten als normal, andere dagegen werden als sexuelle Perversionen bezeichnet, und zwar unabhängig davon, ob sie verboten sind oder nicht.
- **Religiöse Normen** können bei Angehörigen der jeweiligen Konfession reglementierend auf das individuelle Sexualverhalten einwirken. Sie beziehen sich auf die bereits genannten Bereiche, umfassen aber auch andere, wie die Anwendung bestimmter Verhütungsmethoden.
- Reglementierungen entstehen darüber hinaus durch **traditionelle Ansichten**, etwa dadurch, dass Frauen während ihrer Regelblutung als unrein gelten und darum der Geschlechtsverkehr während der Menstruation streng untersagt ist.

Die Verinnerlichung von Normen führt dazu, dass Menschen ihr gesamtes Sexualverhalten in hohem Maß der **Selbstkontrolle** unterwerfen. Dies betrifft den Beginn der Aktivitäten in einem bestimmten Lebensabschnitt, die Art der Aktivitäten, die Orte, an denen sie ausgeübt werden, den Zeitpunkt, die Häufigkeit oder den Verzicht in höherem Alter. Hierzu gehören auch Vorstellungen über die sexuelle Leistungsfähigkeit und die Zahl der Sexualpartner. Einige Beispiele sollen dies illustrieren:

Beispiele für die Orientierung an Normen

Normenwandel in der Gesellschaft

> **Beispiel**
> Seit Anfang der 70er Jahre des vorigen Jahrhunderts fühlen sich immer mehr Menschen durch die Veröffentlichung von Befragungsergebnissen **bzgl. sexueller Praktiken verunsichert**. Sie meinen, ihr individuelles Sexualleben den ermittelten Durchschnittswerten anpassen zu müssen. Ein erheblicher Leistungsdruck kann die Folge sein. Umgekehrt kann der Verzicht auf ein bestimmtes Sexualverhalten aus religiösen oder anderen Gründen zu Partnerschaftskonflikten führen. Und grundsätzlich ist ein Verstoß gegen Normen geeignet, Schuld- und Schamgefühle zu produzieren.

In bestimmten Kulturen sind **Frauen** mit gesellschaftlichen Einstellungen konfrontiert, die es ihnen unmöglich machen, ihre Sexualität auszuleben. Ihnen wird dort einzig die biologische Funktion des Gebärens zugeschrieben. Männern sind größere sexuelle Freiheiten eingeräumt. Dies führt dazu, dass Frauen häufiger als Männer unter Orgasmusschwierigkeiten leiden.

Kulturelle Normen

3

Sexualität
nach Operationen

Sexualität im Alter

Wenn Gebräuche einmal
festgefahren sind, vermö-
gen sie die Vorstellungs-
welt so zu beeinflussen,
dass man sie als unabdingbar hinnimmt. Die Vorstellung vermag dann nicht
mehr über sie hinaus zu
gehen
(Rosendorfer 1999, S. 318).

Identitätsverlust

> **Beispiel**
>
> In der **muslimischen Welt** glauben viele Frauen und Männer, dass ein befriedigendes
> Geschlechtsleben allein von der Anwesenheit der Gebärmutter abhängt. Die Menstruation
> einer Frau gilt als eindeutiger Beweis ihrer Fruchtbarkeit. Die Gefühle, die sich bei beiden
> Partnern einstellen, wenn die Gebärmutter operativ entfernt werden muss, kommen einer
> Vernichtung weiblicher Identität gleich.

Veränderungen in der Sexualität

Viele Menschen sind der Ansicht, dass die Sexualhormone die unmittelbare Ursache für **sexuelles Verlangen** seien, dass also eine Zunahme dieser Hormone automatisch zur Steigerung des Geschlechtstriebs führe. Das ist aber nicht der Fall, denn viele sexuelle Empfindungs- und Verhaltensweisen sind sozial erworben. Eine Frau muss deshalb nicht befürchten, sie könnte nach der Menopause oder nach einer operativen Entfernung ihrer Ovarien ihre sexuelle Ansprechbarkeit verlieren.

Der Zusammenhang zwischen gesellschaftlichen Reglementierungen und individuellen Einstellungen bzw. eigenem Erleben und Verhalten zeigt sich auch im Bereich des Sexualverhaltens älterer Menschen. Häufig wird alten Menschen **kein aktives Sexualleben mehr zugestanden.** Dies wird deutlich in der Tendenz, Sexualität im Alter zu verniedlichen oder Sexualität mit der Attraktivität einer Person gleichzusetzen. Die als nicht mehr ansprechend geltende Erscheinung eines alten Menschen wird dann mit dem Verlust seiner Sexualität gleichgesetzt.

Diese Einstellungen und Meinungen haben noch immer Bestand, obwohl sich das Verhältnis der Menschen zur Sexualität seit den späten 60er Jahren des vorigen Jahrhunderts erheblich gewandelt hat. Die gültigen Normen sorgen dafür, dass Sexualität im Alter immer noch mit einem **Tabu** belegt wird.

Sexualität gehört zum unabdingbaren **Bestandteil menschlicher Identität**. Wenn alte Menschen alltäglich erfahren, dass sie nicht mehr in ihren sexuellen Bedürfnissen wahrgenommen werden, fördert dies den Identitätsverlust, da sie der Möglichkeit beraubt sind, Gefühle der Lust und der positiven Reaktion zu empfinden und auszuleben.

Sexualität und Sprache

Grundsätzlich ist der Umgang mit der Sexualität in unserer Gesellschaft durch Ausblendung und Abgrenzung der eigenen und fremden Regungen und der Erlebens- und Verhaltensweisen gekennzeichnet. Sichtbar wird dies z. B. an den Worten, die die Sprache für alle Phänomene im Zusammenhang mit der Sexualität benutzt.

Intimbereich

Schon die Bezeichnung Intimbereich für die Geschlechtsorgane drückt aus, dass bestimmte Körperteile als persönlicher anzusehen sind als andere. Sie müssen vor den Blicken, dem Zugriff und der Manipulation durch andere Personen geschützt werden. Dieser Schutz hat viel mit der individuellen Würde einer Person und ihrem Recht auf freie Entfaltung, Selbstbestimmung und Unversehrtheit zu tun.

Neben dem räumlichen Intimbereich kommt der **Privatsphäre** einer Person besondere Bedeutung zu. Sie erstreckt sich auf die unmittelbare materielle Umwelt, etwa in Form von persönlichen Gegenständen, bezieht Räume ein, in denen die Person sich aufhält, aber auch Menschen, die der Person nahestehen. Sexualverhalten, Intimbereich und Privatsphäre einer Person stehen in unmittelbarem Zusammenhang.

Sexualität und Pflege

Intimsphäre in Institutionen

In der Öffentlichkeit werden sexuelle Handlungen kaum ausgelebt. Da **pflegerisch-medizinische Einrichtungen**, wie Bewohnerzimmer im Altenheim oder Patientenzimmer im Krankenhaus, **öffentliche Räume** sind, dringen Pflegekräfte in den Intimbereich und die Privatsphäre einer Person ein. Die Zimmer der Pflegebedürftigen stehen ihnen rund um die Uhr offen, die Betroffen selbst können sich einer Kontrolle kaum entziehen. So durchmischen sich die verstärkte Zurückhaltung der eigenen sexuellen Regungen der Betroffenen mit dem möglichen Zwang, das nicht unterdrückbare Sexualverhalten in einer potenziellen Öffentlichkeit zu praktizieren. Dies gilt besonders für Einrichtungen, in denen Pflegebedürftige sich über einen längeren Zeitraum aufhalten, also Heime und Rehabilitationskliniken; es betrifft auch die häusliche Umgebung.

Das Sexualverhalten kann mitunter einen frustrierenden, zwanghaften Charakter annehmen und sogar zu Brutalität und Gewalttätigkeiten führen. Psychischer und physischer sexueller Missbrauch der Pflegekräfte durch Bewohner ist dabei ebenso wenig ausgeschlossen wie umgekehrt. Solche Vorkommnisse in der Pflege werden oft als peinliche Entgleisung abgetan und tabuisiert.

Missbrauch

Sexuelle Reaktionen werden in der Pflege wesentlich dadurch ausgelöst, dass Pflegekräfte einen körperlich besonders engen Kontakt mit den Pflegebedürftigen aufnehmen müssen. Pflegestrategien, wie Waschen, Verbinden, Einreiben, können von Pflegebedürftigen als sexuell erregend erlebt werden. **Pflegerische Berührungen** sind dabei durchaus nicht erotisch gemeint und können völlig losgelöst von der Sexualität eine positive Qualität entfalten. Insgesamt ist es aber nicht ausgeschlossen, dass es durch den häufigen und engen Kontakt zwischen Pflegebedürftigen und Pflegekräften zu einer erotischen Ansprechbarkeit auf beiden Seiten kommt.

Auslöser sexueller Reaktionen

Sexuelle Reaktionen von Pflegebedürftigen sind einerseits Ausdruck elementarer menschlicher Eigenschaften. Ihre Entstehung wird andererseits gefördert, wenn die Betroffenen durch bestimmte **Erkrankungen** ihre eigenen, von den Mitmenschen erwarteten Mechanismen der Selbstkontrolle verlieren oder gar nicht erst entwickeln. Erkrankungen und **Verletzungen** bestimmter Hirnregionen können mit sexueller Enthemmung einhergehen. Sie kann auch durch Alkohol und andere **Rauschmittel** herbeigeführt werden.

Sexuelle Enthemmung

Nach Unfällen mit Schädel-Hirn-Verletzung entwickeln sich diese Erscheinungen mitunter **vorübergehend** als Bestandteil des sog. Durchgangssyndroms. Bei dauerhaften Schäden, wie sie infolge von Hirndurchblutungsstörungen oder degenerativen Prozessen sowie geistigen Behinderungen vorkommen, bleiben die Phänomene möglicherweise **bestehen**.

Sexuelle Funktionsstörungen

Pflegekräfte haben gelegentlich mit Menschen zu tun, die in ihrem sexuellen Erleben, Empfinden und Verhalten beeinträchtigt sind. Zu den sexuellen Funktionsstörungen zählen die verminderte Libido und Orgasmusstörungen bei der Frau. Beim Mann können Impotenz, vorzeitiger Samenerguss und die Ejakulationsunfähigkeit auftreten.

Die Ursachen für diese Erscheinungen sind vielfältig. Sexuelle Funktionsstörungen gründen überwiegend in strenger Erziehung, traumatischen Erlebnissen, Unwissenheit, einengender Religiosität oder falscher Anleitung. Zunächst ist wichtig, dass weniger als die Hälfte der Frauen vor dem 30. Lebensjahr einen Orgasmus erlebt. Orgasmusstörungen werden häufiger durch falsche Vorstellungen über die weibliche Sexualität verursacht, als durch körperliche Beeinträchtigungen.

Gründe

Verbreitet sind **psychische Blockaden**. Manchmal fehlt über längere Zeit jegliches sexuelle Verlangen. Leistungsdruck, hervorgerufen durch die eigenen Erwartungen oder durch

3

die des Partners, kann das sexuelle Erleben und Verhalten maßgeblich hemmen. Stress, Niedergeschlagenheit und Depression setzen die Libido meist herab. Negative Erlebnisse, wie sexueller Missbrauch und Vergewaltigung, können lang andauernde, tief sitzende Störungen im Sexualleben bedingen und sich darüber hinaus negativ auf die Fähigkeit auswirken, anderen Menschen Vertrauen entgegenzubringen.

Außerdem können körperliche Fehlbildungen, Behinderungen, Krankheiten oder Unfallfolgen sowie therapeutische Maßnahmen Menschen in ihrem sexuellen Ausdrucksvermögen einschränken. Dazu zählen folgende Faktoren:

Die Einnahme einer ganzen Reihe von **Medikamenten**, wie Hypnotika, Betarezeptorenblocker, Antihypertonika u. a., kann zur Verminderung von Libido oder Potenz führen. Chronischer **Alkoholismus** bewirkt Erektionsstörungen und Impotenz. Chronischer **Nitkotinmissbrauch** verringert den arteriellen Blutstrom zu den Schwellkörpern des Penis, sodass starke Raucher unter Impotenz leiden können.

Operationen an den äußeren und inneren **Geschlechtsorganen** und therapeutische Maßnahmen, die diese Organe beeinträchtigen, können das sexuelle Erleben und Verhalten einer Person und dadurch auch ihr Selbstwertgefühl beeinträchtigen. Mögliche Folgen sind Angst, das Gefühl der Verstümmelung oder des geschlechtsbezogenen Identitätsverlustes.

Als eher harmlos ist die **Beschneidung**, oder Zirkumzision **der Vorhaut des Penis** einzustufen. Sie wird in einigen Kulturen aus rituellen Gründen schon bei Säuglingen oder Kleinkindern durchgeführt. Dieser Eingriff erfolgt auch als therapeutische Maßnahme bei der Vorhautverengung.

Bei einer **Querschnittslähmung** kommt es zum Verlust von Willkürmotorik und Sensibilität sowie zu Funktionsstörungen der Geschlechtsorgane. Der Geschlechtsverkehr ist, je nach Höhe und Ausmaß der Rückenmarkschädigung, stark eingeschränkt oder unmöglich. Betroffen sind sowohl die Erektions- und Ejakulationsfähigkeit als auch die Orgasmusfähigkeit.

Kulturspezifische Perspektiven

Beschneidungen der weiblichen Genitalien sind in Afrika verbreitet, kommen aber auch auf der arabischen Halbinsel und in Teilen Asiens vor. Die Hintergründe dieser Maßnahmen liegen, unabhängig von der Religionszugehörigkeit, in einer Kombination aus magischen Vorstellungen und patriarchalischen Gesellschaftsstrukturen:

> **Beispiel**
>
> Durch die Beschneidung wird das weibliche Geschlecht eindeutig definiert. Die Beschneidung steigert die Fruchtbarkeit. Über den Eingriff wird das Mädchen von der Gesellschaft als Frau anerkannt und nicht mehr als Kind behandelt. Nicht beschnittene Frauen sind sexuell leicht zugänglich und müssen deshalb in ihrer eigenen Jungfräulichkeit beschützt werden.

Aus der Perspektive der betroffenen Menschen sind dies plausible Gründe, wenngleich sie an Einfluss zu verlieren beginnen. Aus der Sicht unserer Gesellschaft werden Frauen durch Genitalverstümmelungen eines Teils ihrer weiblichen Identität beraubt.

Geschlechtskrankheiten

Geschlechtsverkehr ist immer wieder Ursache von Krankheiten. Unter dem Begriff Geschlechtskrankheiten werden Infektionen zusammengefasst, die ausschließlich durch sexuelle Kontakte übertragen werden. An Syphilis und Gonorrhoe erkranken weltweit jährlich 70 Mio Menschen. Weitere Erreger sind Trichomonaden, Chlamydien und HIV, das »human immunodeficiency virus«, das für das Auftreten von Aids verantwortlich ist.

Geschlechtskrankheiten führen zu unterschiedlichen Symptomen, können aber auch symptomlos verlaufen. Sie lassen keine Immunität zurück, man kann daher immer wieder erkranken. Es ist möglich, mehrere Geschlechtskrankheiten gleichzeitig zu haben. Geschlechtskrankheiten sind immer **ernst zu nehmen,** da sie evtl. tödlich verlaufen oder zu lebenslangen Folgeschäden und bleibender Unfruchtbarkeit führen können.

3.2.3 Das Element »Fertilität«

 Fertilität.
Die Fruchtbarkeit bzw. **Fortpflanzungsfähigkeit**.

Ein Mann, dessen Hoden Spermien produzieren (wobei schon einer der beiden Hoden genügt), kann eine Frau potenziell mit jeder Ejakulation befruchten. Er muss über eine vorhandene Libido und damit Orgasmusfähigkeit sowie über intakte Geschlechtsorgane verfügen. Eine Frau kann auch dann befruchtet werden, wenn die Libido beim Geschlechtsakt keine Rolle spielt; eine Schwangerschaft nach Vergewaltigung ist der traurigste Beweis dafür. Voraussetzungen auf weiblicher Seite sind funktionierende Organe und der Ovarialzyklus.

    Neben dem **Koitus** haben sich seit Anfang der 80er Jahre des vorigen Jahrhunderts Maßnahmen der künstlichen Befruchtung etabliert, die von immer mehr Paaren mit unerfülltem Kinderwunsch in Anspruch genommen werden. Eine **künstliche Befruchtung** führt häufiger zu Mehrlingsschwangerschaften, als die natürliche Empfängnis.

    Von **Sterilität** spricht man, wenn innerhalb eines Jahres mit regelmäßigem und ungeschütztem Geschlechtsverkehrs keine Schwangerschaft eingetreten ist. Kinderlosigkeit kann aus verschiedenen Gründen auftreten, die **die Frau, den Mann oder beide Partner** betreffen. Die Ursachen reichen von sexueller Unerfahrenheit, mangelhafter Ernährung, psychischen Problemen, bis hin zu Störungen der männlichen und weiblichen Fortpflanzungsorgane. Sterilität kann angeboren sein und z. B. bei Frauen durch Anomalien des Uterus zu spontanen Fehlgeburten führen. Sie kann auch erworben werden, etwa als Folge von Infektionskrankheiten.

    Bei Frauen kann die Eireifung, der Eisprung, der Eitransport oder die Einnistung des befruchteten Eis in den Uterus gestört sein, bei Männern die Anzahl der Samenzellen zu gering, deren Entwicklung beeinträchtigt oder die Beweglichkeit der Samenzellen vermindert sein. Häufige Ursache beim Mann ist die Orchitis nach Mumpserkrankung, bei der Frau v. a. die vorangegangene Adnexitis.

    Von der ungewollten muss man die gewollte Kinderlosigkeit unterscheiden, wofür unterschiedliche Methoden der Empfängnisverhütung zur Verfügung stehen.

3.2.4 Exkurs: Schwangerschaft

Von der Empfängnis bis zur Geburt
Empfängnis und Schwangerschaft
Biologische Voraussetzung für eine Schwangerschaft ist die Befruchtung und die Implantation des entwickelten Keimes in der Schleimhaut des Uterus; mit dem Abschluss der Implantation beginnt aus medizinischer Sicht die Schwangerschaft (Gravidität).

    In der Geburtshilfe wird die Dauer einer Schwangerschaft nicht vom Zeitpunkt der Implantation an gerechnet, sondern vom ersten Tag der letzten Menstruation. Der errechnete Geburtstermin ist 280 Tage danach, folglich dauert die Schwangerschaft normalerweise neun

Grundbegriffe

Künstliche Befruchtung

Sterilität

Empfängnisverhütung

Schwangerschaftsdauer

3

bis zehn Monate und wird der Genauigkeit halber in 40 Schwangerschaftswochen, abgekürzt SSW, eingeteilt.

Sichere Schwangerschafts-zeichen

Beweisend für eine Schwangerschaft sind allein der Nachweis des **Schwangerschafthor-mons** HCG im Urin, die Ermittlung kindlicher **Herztöne** sowie die **Bewegungen** des Fetus, die bei einer Ultraschalluntersuchung sichtbar werden.

Die Schwangerschaft wird auf verschiedene Arten in Stadien eingeteilt. Eine Einteilung orientiert sich an der Entwicklung der befruchteten Eizelle über das Embryonalstadium, das bis zum Abschluss der 12. SSW dauert, zum Fetus. Das Fetalstadium beginnt mit der 13. SSW und endet mit der Geburt.

Sehr verbreitet ist die Unterteilung in drei gleichmäßige Perioden von je drei Monaten Dauer, mit der Bezeichnung erstes, zweites und drittes **Trimenon**. Jedes Trimenon ist gekennzeichnet durch schwangerschaftsbedingte Veränderungen des mütterlichen Organismus':

Stadien der Schwangerschaft

- Im ersten Drittel, dem **Stadium der Anpassung**, kommt es für die Schwangere zu einer Umstellung physischer und psychischer Art. Hier finden sich Erscheinungen, die man unter dem Begriff der unsicheren Schwangerschaftszeichen zusammenfasst: das Ausbleiben der Menstruation, ein Ziehen in der Brust, Übelkeit, v. a. morgens, Kreislaufschwankungen, die Entstehung bestimmter Gelüste und Abneigungen bzgl. Ernährung oder Gerüchen.
- Im zweiten Schwangerschaftsdrittel, dem **Stadium der Gewöhnung**, nehmen die Schwangerschaftsbeschwerden ab, während der Bauchumfang der Mutter deutlich zunimmt. Ferner werden die Bewegungen des Kindes spürbar und verstärken sich allmählich.
- Das letzte Drittel, **Stadium der Belastung** genannt, ist gekennzeichnet durch zunehmende körperliche Erschwernisse, wie Störungen der Blasen- und Darmfunktion, vermehrte Anstrengung bei körperlicher Belastung, Schlafstörungen und andere Beschwerden.

Eine Schwangerschaft bedeutet erhebliche emotionale, körperliche und soziale Veränderungen für eine Frau. Je nach Einstellung zur Schwangerschaft bewerten sie und ihre soziale Umwelt diese Veränderungen positiv oder negativ.

Kulturelle Differenzen

Frauen anderer Kulturen gehen mit einer Schwangerschaft in mancher Hinsicht anders um. Beispielsweise teilen Frauen muslimischen Glaubens eine Schwangerschaft dem Vater meist erst spät mit. Sie tun dies aus Rücksicht auf seinen Stolz, denn sollten sie sich irren, ist die Ehre ihres Mannes verletzt, weil er doch kein Kind gezeugt hat.

Geburt

Üblicherweise findet die Geburt im Kreißsaal unter der Leitung einer Hebamme und eines Arztes für Geburtshilfe statt. Hausgeburten oder die Entbindung in sog. Geburtshäusern, die von Hebammen geführt werden, nehmen jedoch zu.

Deutliche **Zeichen der bevorstehenden Geburt** sind das Einsetzen regelmäßiger Wehen sowie der Abgang von Fruchtwasser. Der Geburtsvorgang selbst wird in drei Abschnitte eingeteilt:

Abschnitte des Geburtsvorgangs

- Die **Eröffnungsperiode**, die sich bis zur vollständigen Eröffnung des Gebärmuttermundes erstreckt und bis zu zwölf Stunden dauern kann, v. a. bei Erstgebärenden.
- Die **Austreibungsperiode**, die ungefähr eine Stunde dauert. Sie beinhaltet die Pressperiode und endet mit der Geburt des Kindes.
- Die **Nachgeburtsperiode**, in der Plazenta und Eihäute ausgestoßen werden. Sie setzt etwa 15 min nach der Geburt ein und dauert ebenfalls eine Stunde.

Der Geburtskanal wird durch den Geburtsvorgang starken Belastungen ausgesetzt. Es kann deshalb zu Verletzungen kommen, z. B. zu Hämatomen im Bereich der Vulva.

Schwere Verletzungen in Form des Scheidenrisses oder Scheiden-Damm-Risses sind selten. Oft wird vorbeugend eine Episiotomie vorgenommen, die nach Abschluss der Nachgeburtsperiode mit einer Naht verschlossen wird. Wenn das Kind nicht auf natürlichem Weg entbunden werden kann, wird ein Kaiserschnitt durchgeführt.

Geburtsverletzungen

Neugeborenenphase

Die Geburt ist für Mutter und Kind gleichermaßen anstrengend. Die letzte Phase unmittelbar vor der Geburt, die Zeit der Geburt selbst und die ersten sieben Tage nach der Geburt werden unter der Bezeichnung **Perinatalperiode** zusammengefasst. Sie stellt einen besonders kritischen Zeitraum dar.

Die Neugeborenenphase umfasst den Zeitraum bis zur vierten Lebenswoche. Das Neugeborene muss sich vom ersten Lebenstag an die Bedingungen außerhalb der Gebärmutter anpassen. Unmittelbar nach der Geburt wird sein **Reifezustand** anhand folgender Merkmale beurteilt:

Reifezeichen

- Länge, Kopfumfang und Geburtsgewicht werden ermittelt:
  - Die Körperlänge soll mindestens 48 cm betragen, der Mittelwert liegt bei 53 cm.
  - Der Mittelwert des Kopfumfangs liegt bei 35 cm.
  - Das Neugeborene soll über 2.500 g schwer sein, der Durchschnittswert beträgt 3.400 g.
- Es sollte kaum noch Käseschmiere auf der Haut vorhanden sein.
- Das Kind hat keine Lanugobehaarung mehr oder sie findet sich höchstens noch an den Streckseiten des Oberarmes, des Schultergürtels und des oberen Rückenbereichs.
- Die Hautfarbe ist rosig.
- Die Fettpolster des Kindes sind ausreichend entwickelt.
- Ohr- und Nasenknorpel sind gut ausgebildet und tastbar.
- Finger- und Zehennägel sind bis an die Kuppen gewachsen.
- Die gesamte Fußsohle ist gefurcht.
- Schluck- und Saugreflex funktionieren gut.
- Die äußeren Geschlechtsorgane sind ausgebildet: bei Mädchen überdecken die großen Schamlippen die kleinen, bei Jungen sind die Hoden ins Skrotum gewandert.

Die Gestalt des Neugeborenen weist einige Besonderheiten auf:

Gestalt des Neugeborenen

Die Haut über den Knochenlücken der noch nicht geschlossenen Schädelnähte, den Fontanellen, ist weich und leicht eindrückbar. Durch den Geburtsvorgang kann es zu einer Geburtsgeschwulst kommen, also einer Weichteilschwellung der Kopfhaut, die nach einigen Tagen wieder verschwindet. Der kindliche **Kopf** kann außerdem nach einer Entbindung mittels Zangen- oder Vakuumextraktion verformt sein. Ein Kephalhämatom ist Folge einer Zerreißung von Gefäßen und verschwindet innerhalb weniger Wochen.

Bei Mädchen und Jungen können die **Brustdrüsen** geschwollen sein, weil die in der Schwangerschaft gebildeten Hormone der Mutter auch auf den Fetus übergehen. Auf dem **Bauch** des Neugeborenen bleibt nach der Abnabelung ein 1–2 cm langer Nabelschnurrest, der innerhalb von 7–10 Tagen eintrocknet und danach abfällt. Bei männlichen Neugeborenen kann die Vorhaut des **Penis** mit der Eichel verklebt und der vordere Teil der Vorhaut recht eng sein. Dies kann sich auch noch in den ersten Lebensjahren fortsetzen.

Menschen aus unterschiedlichen Kulturen haben mitunter spezielle Bräuche und Sitten beim Umgang mit dem Baby, die bereits unmittelbar nach der Geburt zum Tragen kommen. Im Islam etwa legt man Neugeborenen Geister beschwörende Gegenstände wie Amulette an, und die Eltern männlicher Kinder äußern den Wunsch nach Beschneidung der Vorhaut.

Kulturelle Besonderheiten

3

Veränderungen der Mutter nach der Geburt

Wochenbett

Das Wochenbett dauert ungefähr sechs Wochen. In dieser Zeit benötigt die Wöchnerin ausreichend Ruhe, aber auch genügend Bewegung, um die Muskulatur von Bauchdecke und Beckenboden zu trainieren.

Organische Veränderungen

Die Rückbildung der Gebärmutter heißt **Involution** und beruht auf Nachwehen und hormonellen Veränderungen, die durch das Stillen begünstigt werden. Der Fundus der Gebärmutter, der am Ende der Schwangerschaft bis auf der Höhe des Bauchnabels gestanden hat, ist schließlich an der Oberkante der Symphyse tastbar. Die Uterusschleimhaut löst sich ab und wird mit dem sog. Wochenfluss ausgestoßen (s. Abschn. 3.7.11).

Das **Körpergewicht** vermindert sich nicht nur durch die Entleerung des Uterus durch das Kind, das Fruchtwasser und die Plazenta, die zusammen etwa 5 kg wiegen, sondern auch durch die vermehrte Ausscheidung des in der Schwangerschaft angesammelten Gewebewassers. Im Verlauf des Wochenbetts führt dies zu einer weiteren Gewichtsabnahme von etwa 5 kg.

Die hormonellen Umstellungen im Wochenbett führen darüber hinaus zum **Einschuss der Muttermilch** und zur **Unterdrückung eines erneuten Eisprungs**. Andere Organsysteme und Organe, wie Kreislauf, Blase und Darm, erlangen allmählich ihren normalen, durch die Schwangerschaft verminderten Tonus und damit ihre normale Funktion zurück.

Psychische Situation

Die psychische Situation der Wöchnerin ist durch Stimmungsschwankungen charakterisiert. In den ersten Stunden und Tagen stehen nach glücklicher Beendigung der Schwangerschaft Gefühle der Erleichterung und des Glücks im Vordergrund, die bis zu Euphorien reichen können. Vor allem das Absinken der Schwangerschaftshormone kann zu depressiven Verstimmungen führen. In einzelnen Fällen kommt es zum Auftreten von Wochenbettpsychosen.

»

Mutterns Hände

Hast uns Stulln jeschnitten
un Kaffee jekocht
un de Töppe rübajeschom –
hast jewischt und jenäht
un jemacht un jedreht …
alles mit deine Hände.

Hast de Milch zujedeckt,
uns Bonbons zujesteckt
un Zeitungen ausjetragen –
hast die Hemden jezählt
un Kartoffeln jeschält …
alles mit deine Hände.

Heiß warn se un kalt.
Nu sind se alt.
Nu bist du bald am Ende.
Da stehn wa nu hier,
und denn komm wir bei dir
und streicheln deine Hände
(Tucholsky 1978, S. 171).

Bedeutung der Schwangerschaft

Die **Bedeutung** einer Schwangerschaft für Frauen unserer Gesellschaft ist vor dem Hintergrund **des Wandels der sozialen Umwelt** besser zu verstehen.

Noch im 19. Jahrhundert stellte sich die Situation einer Schwangeren völlig anders dar. Einerseits war die durchschnittliche Zahl der Kinder deutlich größer, nicht zuletzt deshalb, weil kaum Verhütungsmethoden zum Einsatz kamen. Parallel zu der hohen Geburtenrate gab es eine enorme Säuglings- und Kindersterblichkeit, v. a. durch Infektionskrankheiten und schlechte hygienische Bedingungen, sodass auch das Leben der Mutter gefährdet war, am häufigsten in Form des gefürchteten Kindbettfiebers.

Man kann deshalb davon ausgehen, dass eine Schwangerschaft vermehrt angstbesetzt war, zumal die betroffenen Frauen kaum Kenntnisse über ihre körperlichen Funktionen besaßen, oder einen Einfluss auf die Empfängnis ausüben konnten. Andererseits gehörten Schwangerschaft, Geburt und Tod eines Kindes zu den Selbstverständlichkeiten, weil dies viel häufiger vorkam. Heute bringt eine deutsche Frau im Durchschnitt 1,3 Kinder zur Welt. Die Geburtenziffer von türkischen Frauen ist fast doppelt und die von marokkanischen Frauen mehr als doppelt so hoch. Im Vergleich dazu ist die Geburtenziffer in Afghanistan mit 6,9 sogar fünfmal höher.

Schwangerschaft und Geburt gehören heute noch meistens zum Lebensentwurf einer Frau. An der **aktiven Geburtsvorbereitung**, zu der auch die **Einbeziehung des Partners** gehört, oder an der Inanspruchnahme alternativer Geburtsmethoden erkennt man den bewussten Umgang mit Schwangerschaft und Geburt.

Risiken und Gefahren einer Schwangerschaft

Vom normalen Verlauf einer Schwangerschaft und Geburt gibt es eine Reihe von Abweichungen. In seltenen Fällen kann es vorkommen, dass sich das befruchtete und weiterentwickelte Ei nicht in der Uterusschleimhaut einnistet, sondern im Eileiter oder an einer anderen Stelle außerhalb der Gebärmutter. Solche Schwangerschaften müssen operativ abgebrochen werden, da sie potenziell das Leben der Frau gefährden.

Die körperlichen Umstellungen während einer Schwangerschaft sind zahlreich. Bedingt durch eine Zunahme des Blutplasmas kommt es zu einer leichten Anämie. Auch die umgangssprachliche Aussage, jede Schwangerschaft koste die Mutter einen Zahn, lässt sich empirisch belegen, denn tatsächlich sind Schädigungen der Zähne bei schwangeren Frauen häufiger als bei nichtschwangeren.

Schwangerschaftserkrankungen

Bereits bestehende Erkrankungen der Mutter, wie eine arterielle Hypertonie, **können verstärkt werden,** oder die Disposition, eine entsprechende Erkrankung zu bekommen, kann sich in konkreten Symptomen manifestieren.

Von diesen Erscheinungen sind die **Erkrankungen** zu unterscheiden, die **durch eine Schwangerschaft** entstehen. Vor allem im ersten Trimenon der Gravidität kann es zu übersteigertem Erbrechen kommen. Bei fortgeschrittener Schwangerschaft tritt möglicherweise eine zuvor nicht vorhandene Hypertonie auf. Die Schwangerschaftserkrankungen bedrohen die Gesundheit von Mutter und Kind und können im schlimmsten Fall tödliche Auswirkungen haben.

Tritt die Geburt **über 14 Tage** nach dem errechneten Termin ein, spricht man von Übertragung oder Spätgeburt, erfolgt sie dagegen **mehr als 21 Tage vor** dem errechneten Termin, handelt es sich um eine Frühgeburt.

Spät- und Frühgeburt

Der Tod des eigenen Kindes gehört zu den schrecklichsten Erfahrungen einer Schwangeren oder Wöchnerin. Ein Kind gilt in Deutschland als totgeboren, wenn es nach der Geburt nicht atmet, sein Herz nicht schlägt, die Nabelschnur nicht pulsiert und das Körpergewicht mindestens 500 g beträgt. In allen anderen Fällen des Abgangs der Leibesfrucht spricht man von einer Fehlgeburt, einem Abort.

Fehl- und Totgeburt

Einer Totgeburt geht der intrauterine Tod des Kindes voran. Oft bemerkt die Schwangere, dass sich das Kind nicht mehr bewegt. Möglicherweise kann der Bauchumfang abnehmen, oder Bauch und Brüste werden weicher. Die Ursache für einen Abort oder eine Totgeburt bleibt in vielen Fällen unbekannt. Mitunter sind nachweisbar kindliche Fehlbildungen verantwortlich oder eine Rhesusinkompatibilität.

3.2.5   Das Element »Beziehungsmuster«

Die Beziehungsmuster, in denen Menschen leben, erstrecken sich weit über die Privatsphäre hinaus und umfassen auch die Art ihres Umgangs am Arbeitsplatz und die Qualität der Kontakte, die sie in der Öffentlichkeit pflegen. Alle Menschen sind von Geburt an in vorgeprägte Muster eingebunden und verinnerlichen durch sie bestimmte Umgangsformen, die abhängig vom Milieu, in dem sie sich bewegen, variieren. Das individuelle Verhalten wird zu einem festen Bestandteil der eigenen Person, sodass es schwer ist zu erkennen, wie stark persönliche Eigenheiten durch die soziale Umwelt herbeigeführt werden.

Lebensbereiche

Zur Veranschaulichung der umfassenden Beziehungsmuster dienen folgende Beispiele.

Ehe und Familie

Kulturspezifisch existieren unterschiedliche **Formen** der Ehe. Weltweit herrscht die Monogamie vor, bei der ein Mann eine Frau heiratet. Die Polygamie sowie die Eheschließung von

3

mehreren Partnern beider Geschlechter in Form von Gruppenehen werden dagegen immer seltener. In einigen Ländern ist auch die gleichgeschlechtliche Ehe möglich.

Funktionen der Ehe

Eine Ehe ist meistens die einzig legitime Lebensgemeinschaft, durch die die Nachkommen mit allen persönlichen Rechten ausgestattet werden, etwa Besitz- oder Erbanspruch. Dieser ökonomische Faktor ist ein gemeinsamer Nenner trotz unterschiedlicher Bräuche. Er gilt in gleicher Weise auch für die verheirateten Partner, was in der Gewährung steuerlicher Vergünstigungen deutlich wird.

Bedeutung der Ehe

Die Ehe muss nicht unbedingt mit Glück, Liebe und Geschlechtsverkehr oder Fortpflanzung gleichgesetzt werden. Sie muss auch nicht zur Gründung eines gemeinsamen Haushalts führen und kann durchaus von Anfang an zeitlich begrenzt sein. Es gibt Kulturen, in denen die Partner schon im Kindesalter durch elterliche Absprachen aneinander gebunden werden. In anderen Gesellschaften sind die Menschen bei der Suche nach einem Lebenspartner auf sich selbst gestellt und heiraten evtl. erst spät. In einigen Ländern gelten Ehen aus religiösen Gründen als unauflöslich, anderswo wird die Scheidung einer Ehe zunehmend zu einer Selbstverständlichkeit.

Wandel der Beziehungsmuster

Die Ehe büßt bei uns an Bedeutung ein. In Deutschland leben in steigender Zahl unverheiratete Paare miteinander, deren gemeinsame Kinder inzwischen mit ehelichen Paaren rechtlich weitgehend gleichgestellt sind. Dennoch spricht man i. Allg. erst dann von einer Familie, wenn zu einem Haushalt auch Kinder gehören. Streng genommen muss die Bezeichnung jedoch für die kinderlosen Ehepaare genauso verwendet werden.

Kinderlosigkeit

Die kleinste Einheit einer Familie sind zwei Partner. Sie leben in einer **geschlossenen Beziehung**, dadurch orientieren sie ihr Verhalten, Erleben und Empfinden viel stärker aneinander, als dies in einer Familie mit mehreren Personen der Fall ist. Je länger eine Paarbeziehung dauert, desto mehr sind beide Partner aufeinander fixiert, sodass man in manchen Fällen geradezu von einer Symbiose sprechen kann, die sich von der Gesellschaft isoliert.

Wenn dann einer der Partner stirbt, bleibt der Überlebende häufig alleine. Da Kinderlose statistisch geringere **soziale Kontakte** pflegen als Eltern und darüber hinaus mit der eigenen Person unzufriedener sind, können sich **Tendenzen der Isolierung und negativen Einstellung zum Leben** verstärken. Die normalen Alterungsvorgänge und die Zunahme organischer Krankheiten im Alter verschlechtert die Situation.

Die Befunde sozialwissenschaftlicher Untersuchungen sind an dieser Stelle widersprüchlich. Aussagen wie »Kaum Unterschiede im Lebensglück bei Eltern und Kinderlosen« oder die These, dass Menschen mit Kindern in vergleichbarem Maß wie Kinderlose über Einsamkeit im Alter klagen, sprechen eher dafür, dass die Qualität der Beziehungen wichtiger ist als die Häufigkeit des Kontakts.

Folgen der Kinderlosigkeit

Statistisch führen die Deutschen die Weltrangliste der Kinderlosen an, obwohl nur wenige von ihnen diese Lebensform als Idealvorstellung ansehen. Erhebungen ergeben darüber hinaus, dass etwa ein Drittel der heute 30-Jährigen kinderlos bleiben wird. Einzelkinder und Erstgeborene sind häufiger betroffen, ebenso Frauen, die in ihrem Beruf besonders erfolgreich sind. Suchterkrankungen, Scheidungen und psychosomatische Beschwerden treten gehäuft bei ungewollt sterilen Frauen auf.

Familien mit Kindern

Die Zahl der sozialen Kontakte der **Eltern** nimmt mit steigender Kinderzahl zu, besonders dann, wenn die Kinder sich in unterschiedlichen Lebensbereichen wie Kindergarten, Schule oder Sportverein bewegen.

Für die **Kinder** selbst ist die Einschätzung der eigenen Persönlichkeit unabhängig vom Geschlecht. Bedeutsam ist jedoch, an welcher Stelle der Geburtenfolge sie sich befinden. Erstgeborene stufen sich in ihrer Selbsteinschätzung niedriger ein. Sie müssen sich gegen die nachfolgenden Geschwister behaupten und erleben zugleich, dass ihre Eltern den Jüngeren mehr Aufmerksamkeit und Zuwendung widmen. Deshalb haben sie häufiger das Gefühl, zu kurz gekommen zu sein. Außerdem übernehmen sie früh Verantwortung für sich selbst und für ihre jüngeren Geschwister, woraus sich eine dauerhaft Lebenseinstellung entwickeln kann.

Alleinstehende

Die Zahl der allein lebenden Menschen nimmt in Deutschland stetig zu. Zu dieser Gruppe gehören auch die sog. Singles, also Alleinstehende, nicht verheiratete Personen und getrennt lebende oder geschiedene Personen. Die Lebensform sagt jedoch nichts über bestehende Partnerschaften aus.

Es stellt sich allerdings die Frage, wie weit Alleinstehende in persönlichen Krisenzeiten oder bei gesundheitlichen Problemen in ein soziales Umfeld eingebunden sind. Dies ist von Bedeutung, weil z. B. erwiesen ist, dass Männer nach Scheidungen für ernsthafte Erkrankungen deutlich anfälliger sind.

Mögliche Probleme

Weitere Beziehungsmuster

In zunehmendem Maße suchen Menschen nach alternativen Lebensformen. Sie leben vorübergehend oder dauerhaft in Wohngemeinschaften, in denen sie ein angemessenes Verhältnis von Nähe und Distanz finden oder ökonomische Vorteile nutzen können. Typisch für diese häuslichen Gemeinschaften sind bestimmte Lebensphasen wie die Zeit des Studiums.

Für geistig behinderte Menschen sind diese Wohnformen oft der einzige Weg, ihre Beeinträchtigung mit ihren Bedürfnissen und Fähigkeiten zu vereinbaren.

Familie als Krankheitsrisiko

Die Familie ist nicht nur ein Ort positiver Beziehungen, schützender Rückzugsmöglichkeiten und stärkender Energien, sie kann auch Quelle dauerhafter Belastungen und Auslöser von Krisen und Krankheiten sein. So existiert einerseits die **erbliche Veranlagung** körperlicher Erkrankungen, die an das Geschlecht einer Person gebunden sein kann. Andererseits können **psychische Krankheiten** durch Beziehungsmuster gefördert oder ausgelöst werden, wie das nebenstehende Zitat andeutet.

Erbanlagen

3.2.6 Das Element »essenzielle Bindungen«

Unter essenziellen Bindungen verstehen die Autoren lebensbestimmende und persönlichkeitsprägende zwischenmenschliche Beziehungen. In ihrer extremsten Ausprägung, also in früher Kindheit, sind sie wörtlich zu verstehen, nämlich lebensnotwendig.

Die Frage, welche Faktoren eine Person gegenüber Belastungen, Stress, Verlust von Lebensenergie und gegenüber Krankheit widerstandsfähig machen, ist kaum erforscht. Deshalb muss eine professionelle Pflegekraft Erkenntnisse einbeziehen, die aus den **Sozialwissenschaften** kommen. Bei der Interpretation der Forschungsergebnisse ist allerdings zu beachten, dass die Sozialforschung mit zwei grundsätzlichen Problemen zu kämpfen hat, die es unmöglich machen allgemeingültige Aussagen zu treffen:

1. Bei den Ergebnissen handelt es sich fast ausschließlich um **Momentaufnahme**n, die eine Person zu einem bestimmten Zeitpunkt ihres Lebens erfassen. Sie sagen nichts darüber aus, wie ihre Lebenssituation in der Vergangenheit war oder in Zukunft sein wird.
2. Die Erkenntnisse beruhen immer auf Rahmenbedingungen wie Geschlecht, soziale Herkunft und **Einbindung in eine bestimmte Kultur**. Ob die Forschungsresultate auch für Angehörige des jeweils anderen Geschlechts gelten, für Menschen anderer sozialer Schichten oder anderer Kulturen, ist also fraglich.

»
Die Mutter
Die Mutter ist eine Milch, eine schön warme.
Aber in der man ertrinkt.
...
Die Strafe der Mutter war, mich, hatte ich gefehlt, nicht mehr zu bemerken. Sie sah mich nicht, sie hörte mich nicht, wenn ich mich auf den Boden legte, war ich kein Hindernis. Da ich für sie nicht da war, war ich für mich diese Lücke (Kipphardt 1981, S. 11, 19).

Schwierigkeiten der Interpretation

3

Der Bereich der essenziellen Bindungen lässt sich von Außenstehenden nur schwer erschließen. Normalerweise ist eine längere Beziehung zwischen Pflegekraft und Betroffenem nötig, um ein Vertrauensverhältnis zu schaffen.

Auswirkungen essenzieller Bindungen

Produktive Auswirkungen

Essenzielle Bindungen können eine Quelle des Wohlbefindens, der Kraft und der Sicherheit sein und wesentlich zu **Lebensqualität, Gesundheit und Genesung** einer Person beitragen. Sie basieren auf Vertrauen in die eigenen Energien, auf der Gewissheit, künftige Ereignisse und Probleme aus eigener Kraft zu beherrschen und auf der Gewissheit, dass das eigene Leben in sicheren Bahnen verlaufen wird. Sie gehen mit einem hohen Maß an Selbstsicherheit einher, vermitteln Zuversicht, persönliche Stärke und Ausgeglichenheit. Auf diese Weise lenken sie die Beziehungen der Person zu sich selbst und zu ihrer sozialen und materiellen Umwelt in positive Bahnen (■ Abb. 3.4).

Destruktive Auswirkungen

Fehlen essenzielle Bindungen, können Frustrationen und eine negative Lebenseinstellung entstehen und dadurch zu erhöhter Krankheitsanfälligkeit und verzögerter Genesung führen. Dies muss jedoch nicht bedeuten, dass eine Person diese Situation verändern möchte. Sie kann durchaus einen Nutzen aus ihrer negativistischen Lebenseinstellung ziehen.

Äußere Formen essenzieller Bindungen

Essenzielle Bindungen gibt es in vielen verschiedenen Variationen. Von der frühkindlichen Prägung durch familiäre Beziehungsmuster und dem engen Verhältnis zwischen Mutter und Kind ausgehend entwickeln sich Fähigkeiten, die sich in Liebesbeziehungen, Freundschaften, Nachbarschaft und kollegialen Beziehungen widerspiegeln.

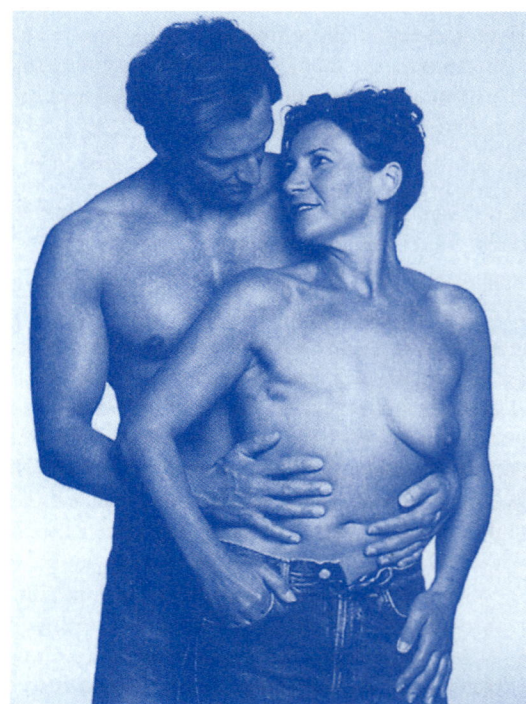

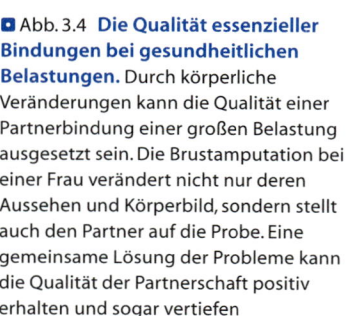

■ Abb. 3.4 **Die Qualität essenzieller Bindungen bei gesundheitlichen Belastungen.** Durch körperliche Veränderungen kann die Qualität einer Partnerbindung einer großen Belastung ausgesetzt sein. Die Brustamputation bei einer Frau verändert nicht nur deren Aussehen und Körperbild, sondern stellt auch den Partner auf die Probe. Eine gemeinsame Lösung der Probleme kann die Qualität der Partnerschaft positiv erhalten und sogar vertiefen

> **Beispiel**
>
> Beim **Tod eines langjährigen Partners** kann die Bindung des Überlebenden so stark sein, dass der Verstorbene in der Fantasie lebendig bleibt und sich das Bedürfnis, eine neue Partnerschaft einzugehen, nicht mehr einstellt. Für manche Menschen kann der Verzicht auf Sexualität auch eine Erleichterung darstellen, wenn sie während einer Ehe auf Sexualität reduziert wurden.

3.2.7 Das Element »Geschlechterrolle – weiblich«

Gesundheitsbezogenes Verhalten

Ein Aspekt von Gesundheit und Gesundheitsförderung ist der sorgsame **Umgang mit dem eigenen Körper** sowie die Fähigkeit, Körpersignale wahrzunehmen. In dieser Hinsicht haben Frauen ein anderes Gesundheitsverhalten als Männer. Sie achten mehr auf ihren Körper, nehmen Körpersignale früher wahr und teilen dies auch mit.

Frauen sind meist durch eine Mehrfachbelastung chronischem **Stress** ausgesetzt und deshalb weniger belastbar als Männer. Männer können einzelne Belastungsspitzen mit einer verfügbaren Reserve abfangen, Frauen operieren ständig am Rande ihrer Kraft.

Möglicherweise führen die Normen unserer Gesellschaft zu einer **Benachteiligung weiblicher Lebensformen**, da der Gelderwerb als wesentlicher Wert betrachtet wird.

Frauen stehen außerdem unter dem Druck, das »schöne Geschlecht« zu sein, sodass ihre Identität stark vom Aussehen beeinflusst wird. Da sich dies im Laufe des Lebens unweigerlich ändert und mit dem Verlust von Attraktivität gleichgesetzt wird, ist ihre **Identität besonders gefährdet**.

Berufstätige Frauen mit Kindern sind gesellschaftlichen **Vorurteilen** genauso ausgesetzt, wie Männer, die die Aufgabe der Haushaltsführung übernehmen. Hier zeigt sich, dass die Auswirkungen geschlechtstypischer Attribute immer noch vorhanden sind.

In der islamischen Kultur ist die Rollenverteilung zwischen Mann und Frau genau festgelegt. Der Mann arbeitet meist außer Haus und ist nach außen hin die verantwortliche und ansprechbare Person. Das gilt auch für Fragen der Gesundheit. Die Frau darf sich nur dem eigenen Mann gegenüber unverhüllt zeigen. Sie muss den Körper in der Öffentlichkeit so weit wie möglich bedeckt lassen. Die Identität der Frau gewinnt ihren Wert v. a. durch ihre Fruchtbarkeit. Durch die Geburt vieler Kinder dient die Frau der Gesellschaft. Besonders die Geburt von Söhnen vergrößert ihren gesellschaftlichen Einfluss.

(Randnotizen: Auswirkungen auf Gesundheit und Gesundheitsförderung / Beispiel für andere Kulturen)

Berufsrolle

Geschlechtsspezifische Unterschiede zeigen sich auch in der beruflichen Sozialisation. Dies führt dazu, dass Mädchen überwiegend »weibliche Berufe« auswählen und Jungen typisch »männliche«.

Auch das Verhältnis von Pflegekräften und Ärzten wurde in der Vergangenheit durch geschlechtsbezogene Aspekte charakterisiert. Dies bedeutet:

- In der beruflichen **Pflege** arbeiten hauptsächlich **Frauen**, im **Arztberuf** überwiegend **Männer**. Die Medizin genießt allgemein ein höheres Ansehen als die Pflege. Da diese Einstellung auf die Angehörigen der Berufsgruppen übertragen wird, besitzt nicht nur die Pflege ein geringes Ansehen, sondern auch professionelle Pflegekräfte, während Ärzte in der Öffentlichkeit einen hohen Stellenwert haben.
- Für die Ausübung der Pflege sind in hohem Maß sog. »weibliche Tugenden« gefragt, also Eigenschaften, die für Frauen als typisch gelten, wie etwa Einfühlungsvermögen, Rücksichtnahme oder Verzicht auf eigene Ansprüche. In der Medizin dagegen spielen typisch »männliche« Fähigkeiten wie Durchsetzungskraft und Dominanz eine Rolle.

(Randnotiz: Verhältnis von Pflege und Medizin)

3

━ Pflegerische Tätigkeiten gelten als »hausarbeitsnah« und werden mit weiblichen Rollen der Mutter und Hausfrau assoziiert. Dadurch wird die im 19. Jahrhundert unter dem Einfluss der Industrialisierung entstandene **Aufgabenteilung der Geschlechter** beibehalten.

Pflege als weiblicher Beruf

Diese Aufzählung ist nicht vollständig, zeigt aber, dass der Pflegeberuf auch in seinem Verhältnis zum Arztberuf gesellschaftlich beeinflusst wird.

> **Beispiele**
> Männliche Pflegekräfte werden in Krankenhäusern häufig als »Herr Doktor« angesprochen; in bestimmten Publikationen treten weibliche Pflegekräfte als willige Sexualpartnerinnen in Erscheinung; bei einer Visite stehen die Aussagen der Ärzte im Vordergrund.

Typisch für den Pflegeberuf ist auch, dass der **Anteil der Männer in gehobenen Positionen überproportional** groß ist. Während in Deutschland nur etwa jeder siebte Auszubildende in der Krankenpflege männlich ist, liegt der Anteil der Männer am weitergebildeten Fachpersonal der Funktionsabteilungen bei einem Viertel. Vergleichbares gilt für Stations-, Abteilungs- und Pflegedienstleitungen.

Abschnitt 3.3.4 Kommunikation wird unter dem Stichwort Macht nochmals Aspekte der Pflege als Beruf thematisieren.

3.2.8   Das Element »Geschlechterrolle – männlich«

Gesundheitsbezogenes Verhalten

Sozialer Einfluss auf biologische Grundlagen

Auswirkungen auf Gesundheit und Gesundheitsförderung

Bedeutung des Körpers

Männer baggern wie blöde
Männer stehen ständig
unter Strom
Männer rauchen Pfeife
Männer lügen am Telefon ...
(Grönemeyer 1984).

Einige der im Folgenden genannten Geschlechtsunterschiede sind biologischer Natur. Sie durchmischen sich aber mit den Auswirkungen der geschlechtsspezifischen beruflichen Sozialisation.

Die Lebenserwartung von **Männern** ist geringer als die von Frauen. Bereits bis zum Ende des ersten Lebensjahres sterben mehr Jungen als Mädchen. Im Kindesalter sind die Jungen anfälliger für psychische Störungen und weisen stärkere Verhaltensauffälligkeiten auf. Im Jugend- und Erwachsenenalter schätzen sie ihre Gesundheit positiver ein als Mädchen und Frauen, obwohl sie wesentlich unsensibler und sorgloser mit ihrem Körper umgehen. Dies zeigt sich v. a. im höheren Drogenkonsum, aber auch durch die höhere Rate von HIV-Infektionen.

Männer sind es nicht gewohnt, ihrem Körper Aufmerksamkeit zu widmen, sondern neigen dazu körperliche Signale zu ignorieren. Sie halten sich häufig für gesund und tun deshalb wenig zur Aufrechterhaltung der Gesundheit.

Ihren Körper sehen sie meist funktionell, und der Aspekt der Steigerung der Leistungsfähigkeit steht im Vordergrund. Gruppen-, Wettkampf- und Mannschaftsspiele, in denen es um den Einsatz körperlicher Kräfte geht und in denen das Messen der Körperkraft an oberster Stelle steht, stehen stellvertretend für ihr Interesse an bewegungsintensiven sportlichen, aber auch waghalsigen Aktivitäten.

Die stärkere Gesundheitsgefährdung von Männern ist auch auf die Ausübung anstrengender Berufe zurückzuführen.

Die Erkrankungs- und Todeszahlen belegen die hohe Sterblichkeit von Männern bei allen Todesursachen, die für beide Geschlechter relevant sind: Lungenkrebs, Leberzirrhose, Herzkrankheiten, Unfälle, Selbsttötung und Gewalteinwirkungen. Die Aussage von der höheren **Mortalitätsrate** der Männer gilt zwar für die Lebenserwartung generell, bezieht sich jedoch v. a. auf die krankheitsbedingten Todesursachen.

Männer nehmen im Vergleich zu Frauen seltener medizinische und psychologische Hilfe in Anspruch, oft erst dann, wenn es fast schon zu spät ist. Ihre Bereitschaft, den beruflichen oder privaten Stress mit fachlicher Hilfe zu bewältigen, ist geringer. Probleme werden daher häufig nicht produktiv gelöst, sondern verdrängt und bleiben damit unterschwellig bestehen.

Krankheit und Tod

Berufsrolle

Im Mittelpunkt des Lebens von Männern steht eindeutig die Erwerbsarbeit. Bei Frauen steht immer gleichzeitig die Familie im Vordergrund. Die soziale Orientierung der Frauen richtet sich auf Personen, die der Männer auf Positionen. Interessanterweise haben Väter Karrierevorteile, denn sie gelten als psychisch robuster und sozial kompetenter.

Männer verfügen durch die Erwerbstätigkeit über Macht, Kontrolle und Unabhängigkeit. Sie akzeptieren Hierarchien leichter als Frauen, haben aber häufig Probleme im Umgang mit Frauen, die eine höhere Position einnehmen oder ihnen intellektuell überlegen sind.

In Führungspositionen befinden sich deutlich mehr Männer als Frauen.

Zu berücksichtigen bleibt, dass gegenwärtig ein gesellschaftlicher Wandel zu beobachten ist, dessen Ausmaß und Auswirkungen noch nicht absehbar ist. Gerade in leitenden beruflichen Positionen werden zunehmend Fähigkeiten verlangt, die als typisch weiblich gelten. Es bleibt abzuwarten, welche Veränderungen sich für die Pflege daraus ergeben.

Männliche Prioritäten

Weitere Entwicklung

3.3   Kommunikation (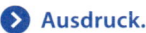 s. Abb. 3.5)

3.3.1   Die Einzelphänomene »Ausdruck« und »Eindruck«

3.3.2   Das Element »Körpersprache«

3.3.3   Das Element »gesprochene Sprache«

3.3.4   Exkurs: Kommunikationsrituale

3.3.5   Das Element »geschriebene Sprache«

3.3.6   Das Element »künstlerische Ausdrucksweisen«

3.3.7   Das Element »Codes«

3.3.8   Das Element »Aufnahme von Ausdruckselementen«

3.3.9   Das Element »Verarbeitung von Ausdruckselementen«

3.3.10 Das Element »Interpretation von Ausdruckselementen«

*Motto: Kommunikation ist
wie ein Ozean, in dem jeder
einzelne Mensch Tropfen
und Welle zugleich ist.*

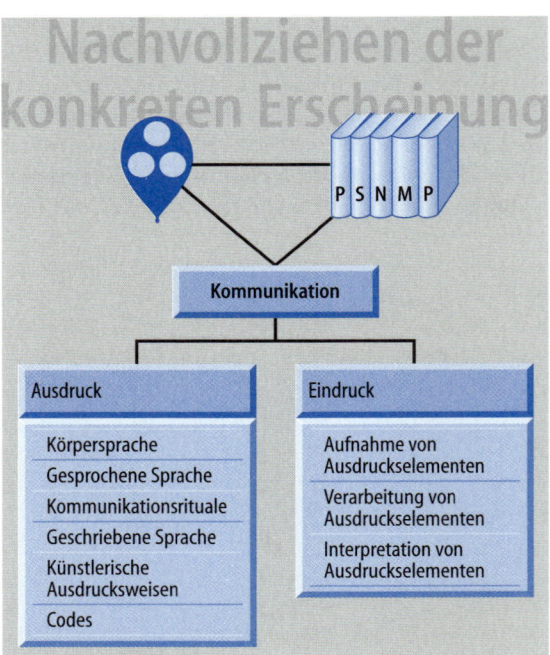

**Abb. 3.5 Das komplexe
Phänomen Kommunikation
mit Einzelphänomenen
und Elementen**

3.3.1   Die Einzelphänomene »Ausdruck« und »Eindruck«

Ausdruck

❯ Ausdruck.

Alle **Regungen**, die der Fremdbeobachtung zugänglich sind und in denen sich körperliche,
psychische, seelische und geistige Zustände und Veränderungen der Person erkennen
lassen.

Aus der Perspektive des Betroffenen kommen die Zustände und ihre Veränderungen auf zwei verschiedene Arten zustande:

- Entweder entstehen sie **spontan und unkontrolliert**,
- oder die Person erzeugt sie **willkürlich und gelenkt**.

Der spontane, nicht willentlich beeinflussbare Ausdruck wird durch die **Körpersprache** deutlich. In Sekundenbruchteilen bewirken Gefühle, wie Freude oder Erschrecken, eine Veränderung der Mimik, ohne dass es in dieser kurzen Zeit überhaupt zu einer kontrollierten Bewegung oder einer sprachlichen Äußerung kommen könnte. Es spielt also keine Rolle, ob sich die Person der entsprechenden Erscheinung bewusst ist oder nicht, und ob sie im Anschluss an die spontane Regung versucht, den unbeeinflussten ersten Impuls durch eine willkürliche Bewegung oder eine sprachliche Äußerung zu korrigieren.

Spontaner, unkontrollierter Ausdruck

> **Beispiel**
> Spontane und unkontrollierte Regungen gibt es auch in der gesprochenen Sprache. Klassisches Beispiel hierfür sind die unwillkürlichen Versprecher, die hinter die Fassade des Sprechenden blicken und seine wahren Absichten ahnen lassen.

Die zweite Gruppe der Ausdrucksformen wird willentlich erzeugt und ist Ausdruck der Mitteilung an sich selbst und an andere. Sie umfasst alle kontrolliert eingesetzten Regungen der Körpersprache, der gesprochenen und geschriebenen Sprache, der Verwendung von Codes und den Formen künstlerischer Ausdrucksweisen.

Willkürlicher, gelenkter Ausdruck

Spontane und nichtspontane Ausdrucksweisen durchmischen sich. Darüber hinaus enthält fast jeder menschliche Ausdruck **gleichzeitig bewusste und unbewusste Anteile**, wobei das Ausmaß der Anteile verschieden ist. In einigen Bewusstseinszuständen, wie etwa im Schlaf, gibt es keine bewusst herbeigeführten Regungen.

Körpersprache

Die Körpersprache ist die ursprüngliche menschliche Ausdrucksweise. Alle anderen Elemente wie Sprache, Schrift, Codes und künstlerische Ausdrucksweisen werden erst im Lauf der Sozialisation erworben. Die Körpersprache ist, abhängig von der Situation, verschieden stark ausgeprägt und bleibt als Kommunikationsmittel **lebenslang erhalten**, wenn auch manchmal auf ein Minimum reduziert. Sie ist **nur bedingt willentlich beeinflussbar**. Außerdem ist sie die Ausdrucksweise mit der **höchsten Geschwindigkeit**: Menschen reagieren mit einer spontanen körperlichen Regung viel häufiger als mit einer spontanen verbalen Äußerung.

Ursprüngliche menschliche Ausdrucksweise

Gesprochene und geschriebene Sprache

Von der Körpersprache unterscheidet sich die gesprochene Sprache in allen Kriterien. Die sprachliche Kommunikation **entwickelt sich** normalerweise von vorsprachlichen Lautäußerungen des Neugeborenen zur verbalen Kommunikationsfähigkeit. Sie kann fast nur **in wachem Zustand** zum Einsatz kommen und ist größtenteils **dem Willen unterworfen**. Ihre Geschwindigkeit ist allerdings geringer als die der Körpersprache. Außerdem kann im Laufe des Lebens das **Sprachvermögen** durch Erkrankungen **wieder verlorengehen**.

Sprachliche Kommunikation

Die Stimmbildung selbst ist angeboren, die Bildung von Lauten findet bei Säuglingen universell etwa ab dem dritten Lebensmonat statt. Sie entsteht durch ein komplexes System der Sprach- und Lauterzeugung, an dem Kehlkopf, Zunge, Lippen und Gehirn beteiligt sind. Nach dem dritten Lebensmonat erfolgt das kulturspezifische Üben, d. h., das Kind erwirbt allmählich die muttersprachlichen Signale. Der passive, gespeicherte Wortschatz, ist dabei größer als der aktiv genutzte.

Spracherwerb

3

Sprache wird unterschiedlich schnell und mit individuellen Variationen in Wortschatz und Grammatik erlernt. Die Sprachentwicklung hängt von genetischen Programmen und von der Reife entsprechender Hirnstrukturen ab. Ein durchschnittlicher Erwachsener verfügt über etwa 6.000–10.000 Begriffe. Von Anfang an ist die Kommunikation untrennbar in soziale Beziehungen integriert. Fehlen die Kontakte im frühen Lebensalter, ist der Spracherwerb nachhaltig gefährdet oder unmöglich.

Die sprachlichen Ausdrucksfähigkeiten von Menschen sind so **vielseitig wie bei keinem anderen Lebewesen**. Der Reichtum an Lauten und die feinen Nuancen der Stimmführung machen einerseits eine Besonderheit der Spezies Mensch aus und sind andererseits Ausdruck der Persönlichkeit.

Gesprochene Sprache enthält immer auch kreative Elemente. Dies zeigt sich an der großen Zahl neuer Begriffe, die im Lauf der Geschichte für die Benennung von Gegenständen oder Gedanken gefunden wurden.

Schriftliche Kommunikation

Die für die gesprochene Sprache genannten Besonderheiten gelten gleichermaßen für die geschriebene Sprache. Die Fähigkeit zur schriftlichen Kommunikation umfasst neben dem Gebrauch der **Schriftzeichen** die Verwendung **mathematischer Zeichen** und **grafischer Symbole**. Der Gebrauch der Schrift ermöglicht es, menschliches Wissen dauerhaft weiterzugeben.

Schriftliche Kommunikation prägt sich im Leben einer Person später aus als die mündliche und kann nur in Kulturen erfolgen, die über ein Schriftsystem verfügen. Der Gebrauch der Schrift findet in menschlichen Gesellschaften jedoch erst seit etwa 6.000 Jahren statt. Jahrtausendelang haben Menschen ohne Schrift gelebt, und eine Reihe von Kulturen hat bis heute keine Schrift entwickelt.

Es gibt aber auch in den Schriftgesellschaften eine mehr oder weniger große, in Deutschland gegenwärtig steigende, Zahl von Menschen, die nicht oder kaum in der Lage ist, zu schreiben und zu lesen. Als Analphabeten sind sie gezwungen, Kompensationsstrategien zu entwickeln, um sich in ihrer Umwelt zurecht zu finden und ihren Mitmenschen gegenüber ihr Handicap zu verbergen.

Aufgaben

Man kann sich heute nur noch schwer vorstellen, dass in Deutschland über viele Jahrhunderte lediglich eine sehr kleine Zahl von Personen überhaupt lesen und schreiben konnte. Selbst Kaiser Karl V. (1500–1558) war noch Analphabet.

Mittlerweile ist der Umgang mit der Schrift und schriftlichen Symbolen für einen Erwachsenen selbstverständlich, sodass dieser häufig unbewusst erfolgt (man denke nur an Plakate oder andere Werbeträger, deren Information unbewusst auf uns einfließen) und oft vergessen wird, wie viele Informationen in schriftlicher Form aufgenommen werden.

— Versuchen Sie, einen ganzen Tag, bewusst sämtliche Schriftzeichen zu ignorieren. Können Sie alltägliche Aufgaben, etwa am Arbeitsplatz bewältigen und welche Probleme treten dabei auf? Wie beschaffen Sie sich benötigte Informationen?

Codes

Unter dem Begriff Codes sind alle mündlichen und schriftlichen **Zeichen** zusammengefasst, mit deren Hilfe Menschen kommunizieren: Buchstaben und Wörter, Zahlen und grafische Symbole, wie z. B. stilisierte Figuren an Toilettentüren, haben eine **Bedeutung**, die von allen Menschen verstanden werden, die diese Bedeutung kennen. Codes haben folgende Funktionen:

- Verständigungs- und Orientierungsfunktion,
- Ausdruck der Gefühls- und Beziehungsebene der Beteiligten,
- Selbstoffenbarung.

Die vordergründige Funktion von Symbolen besteht in der Verständigung von Personen und in der Orientierung, die sie aus dem Informationsgehalt der Zeichen gewinnen. Dies kann in schriftlicher Form geschehen oder durch Symbole, die einen hohen Wiedererkennungswert besitzen, wie etwa Hinweisschilder, Wegweiser oder andere grafische Darstellungen.

Weitere Funktionen von Codes spielen sich auf der Gefühls- und Beziehungsebene ab. Sie können Empfindungen und Stimmungen auslösen, und seien sie noch so schwach.

> **Beispiel**
> Die Kommunikation mit einer anderen Person wird immer durch das Verhältnis beeinflusst, das die beteiligten Personen zueinander haben. Hier zeigen sich Faktoren wie Sympathie und Antipathie, Nähe und Distanz oder Hierarchieebenen, die die Beteiligten einnehmen. Der Einfluss dieser Faktoren äußert sich in der Art und Weise der Kommunikation, etwa in Inhalten, Wortwahl, Körperhaltung und räumlicher Position der Kommunikationspartner.

Wenn eine Person kommuniziert, teilt sie willentlich oder unwillkürlich Anteile ihrer Persönlichkeit mit, etwa wie sie sich fühlt, wie souverän sie agiert oder wie groß ihr Wortschatz ist. Die Selbstoffenbarung kann darauf ausgerichtet sein, dem Gegenüber etwas direkt zu vermitteln, sodass dieser es möglichst eindeutig verstehen kann. Sie kann aber auch zum Ziel haben, den Charakter der Mitteilung möglichst indirekt oder diffus zu halten.

Vor allem der Beziehungsaspekt und die Selbstoffenbarung beziehen sich nicht nur auf die Bedeutung sprachlicher oder schriftlicher Zeichen. Vielmehr ist es sinnvoll, den Begriff »Code« zu erweitern und ihn auch für das Element **Körpersprache** oder **Gegenstände der materiellen Umwelt** anzuwenden, denn auch Gesten oder Dinge können interpretiert werden.

> **Beispiele**
> Ein Schulterzucken steht stellvertretend für eine verbale Aussage, die Desinteresse, Ratlosigkeit oder Unentschlossenheit bedeutet. Kopfnicken oder Kopfschütteln bringen Zustimmung oder Ablehnung zum Ausdruck. In gleicher Weise können Objekte durch ihre Bedeutung bei der Kommunikation verwendet werden.

Die erweiterte Definition von Codes spielt in der professionellen Pflege eine Rolle. Die Entschlüsselung der Bedeutung von Codes ist ein wichtiger Schritt beim Nachvollziehen konkreter Erscheinungen. Entscheidend ist, dass diese Bedeutung für jede Person individuell und damit verschieden ist und innerhalb der Situation nachvollzogen werden muss.

Künstlerische Ausdrucksweisen

Mit künstlerischen Ausdrucksweisen haben professionelle Pflegekräfte wenig zu tun. Am häufigsten begegnen sie ihnen in der Privatsphäre eines Pflegebedürftigen und im Zusammenhang mit therapeutischen Maßnahmen, etwa bei der Maltherapie. Künstlerische Ausdrucksweisen spielen auch bei der Gestaltung von Räumen eine Rolle und bei Pflegestrategien, bei denen Lebensgewohnheiten von Pflegebedürftigen einbezogen werden. Dazu zählen das Vorspielen der bevorzugten Musik, das gemeinsame Singen, das Vorlesen oder die Gestaltung von Festen.

Marginalien (rechte Spalte):

Funktionen von Codes

Verständigungs- und Orientierungsfunktion

Ausdruck der Gefühls- und Beziehungsebene der Beteiligten

Selbstoffenbarung

Erweiterte Definition des Symbolgehalts

Konsequenzen für die professionelle Pflege

Künstlerische Ausdrucksweisen bedeuten in dem hier vorgelegten Modell nicht die mitunter in der Literatur nachzulesende Behauptung, Pflege sei »eine Kunst und eine Wissenschaft«. Die Definition pflegerischen Handelns verwendet den Begriff »Kunst« nicht und benutzt ihn stattdessen für die phänomenologische Beschreibung spezieller menschlicher Lebensäußerungen.

Eindruck

Wechselwirkung von Ausdruck und Eindruck

Als Reaktion auf sämtliche Formen des Ausdrucks entsteht beim Kommunikationspartner zunächst ein Eindruck des Wahrgenommenen. Gefühle sind Eindrücke, die als Ergebnis interpretierter Ausdruckselemente zustande kommen. Dieser Vorgang dauert zwar nur einen kurzen Moment, er ist aber Voraussetzung für jede Art von wechselseitiger Kommunikation:

- 1. Voraussetzung ist ein auslösender äußerer Reiz in Form eines **Ausdrucks**.
- 2. Dieser muss wahrgenommen, verarbeitet und interpretiert werden. Dadurch entsteht ein **Eindruck**.
- 3. Dann erst kann sich die **Reaktion**, z. B. eine Veränderung der Mimik, einstellen.

Einfluss auf das Verhalten

Die Wahrnehmung beeinflusst das Verhalten des Beobachters, sodass dieser seinen eigenen Ausdruck mehr oder weniger deutlich verändert. Da eine Person immer gleichzeitig die andere wahrnimmt und umgekehrt, findet ein Wechselspiel von Ausdruck und Eindruck mit nachfolgender Modifikation des Verhaltens statt.

> **Beispiel**
> Eine Person begrüßt eine andere weniger überschwänglich, als es ihrer Stimmung entspricht, weil sie die andere weinen sieht. Die weinende Person wird vielleicht versuchen, ihre Tränen zu verbergen oder kann sie angesichts ihres Gegenübers jetzt erst recht laufen lassen.

Zusammenhang von Eindruck und Ausdruck

Die Aussage, dass Beobachter und beobachtetes Objekt eine Einheit bilden, findet hier erneut ihre Bestätigung. Dies **gilt auch für die Selbstwahrnehmung**, bei der der Ausdruck eigener Gefühle und der Eindruck zeitgleich stattfinden.

Aufnahme von Ausdruckselementen

Die Informationen werden in Form von **physikalisch-chemischen Reizen** aufgenommen. Voraussetzung dafür sind neben funktionsfähigen Sinnesorganen einige weitere Bedingungen, die an entsprechender Stelle dargestellt werden. Die Sinnesorgane selbst sind als Bestandteil des komplexen Phänomens Aktivität in Abschn. 3.3.4 abgehandelt, weil die Wahrnehmung entscheidend vom Bewusstseinszustand des Beobachters abhängt.

Verarbeitung von Ausdruckselementen

Auch die Verarbeitung von Ausdruckselementen läuft zunächst **auf biochemischem Weg** ab. Die Impulse gelangen über Nervenbahnen in das zentrale Nervensystem. Hier wird unter dem Einfluss von Geist und Psyche in bestimmten Abschnitten des Gehirns geprüft, ob es sich um bekannte Reize handelt und ob sie stark genug sind, die Schwelle ins Bewusstsein zu überschreiten. Viele Impulse werden durch diese Prüfung von vornherein als unbedeutend herausgefiltert.

Interpretation von Ausdruckselementen

Erst nachdem ein Reiz aufgenommen und verarbeitet ist, kann er interpretiert werden: Der ins Bewusstsein gelangte Ausdruck löst bestimmte Gedanken und Gefühle aus. Diese Interpretation ist individuell und damit von Mensch zu Mensch verschieden.

> **Beispiel**
> Die Beobachtung einer weinenden Person kann Betroffenheit oder Mitleid auslösen. Genauso können aber auch aggressive Impulse oder Schadenfreude entstehen. Diese Reaktionen sind abhängig von der Situation und vom Beobachter.

Die Interpretation ist immer an die Zugehörigkeit zu einer bestimmten **Kultur** gebunden, da körpersprachliche Signale mit unterschiedlichen Bedeutungen verbunden werden. Innerhalb einer Kultur findet die Interpretation **schichtspezifisch** statt. In zweiter Linie erfolgt sie **geschlechtsspezifisch** und schließlich auch **altersabhängig**.

Bestimmungsgrößen der Interpretation

Zwischen den einzelnen Ausdruckselementen, v. a. zwischen der gesprochenen Sprache und der Körpersprache, kann es zu **Abweichungen des Informationsgehalts** kommen. Die nonverbale Kommunikation arbeitet dabei schneller als die verbale, und sie ist echter, mitunter sogar entlarvend.

Widersprüchlichkeit

> ● **Beispiel**
>
> Eine Person kann bemüht sein den Eindruck zu erwecken, dass sie ihre Äußerungen ehrlich meint. Die Körpersprache drückt möglicherweise das Gegenteil aus.

Der Körper lügt nicht.

Da Wahrnehmungen immer subjektiv und an eine Situation gebunden sind, und weil der Beobachter normalerweise seine eigene Person zum **Maßstab der Bewertung** macht, kann es bei der Interpretation von Ausdruckselementen schnell zu Fehlern kommen. Die Psychologie untersucht solche Fehler, weil sie z. B. bei der Bewertung von Schulleistungen eine Rolle spielen. Negativ gefärbte Vorinformationen über eine Person führen beim Beobachter, auch gegen seinen Willen, zu einer negativen Bewertungstendenz.

Interpretationsfehler

In der psychologischen Literatur findet man dieses Phänomen unter dem Stichwort »Wahrnehmungsfehler« oder »Wahrnehmungsverzerrung«. Nach der hier vorgelegten Betrachtung handelt es sich jedoch um Fehler der Interpretation. Dieser Begriff ermöglicht die Abgrenzung von Fehlern, die bereits bei der Aufnahme und Verarbeitung zustande kommen.

Kultur- und Schichtzugehörigkeit

Diese Faktoren werden am Beispiel des Weinens deutlich. Die Intensität des Weinens als universelle Ausdrucksform des Menschen wird durch die Zugehörigkeit zu einer Kultur mehr oder weniger stark beeinflusst. Das Ausmaß der **erlernten Affekt- und Verhaltenskontrolle** unterscheidet sich erheblich.

> ● **Beispiel**
>
> In unserer Gesellschaft sind die Menschen hinsichtlich des Weinens sehr zurückhaltend, in anderen Kulturen lebt man Trauer in einer für unser Empfinden derart heftigen Weise aus, dass es unverständlich oder peinlich erscheint.

Darüber hinaus besteht die Erkenntnis, dass Personen der Mittel- und Oberschicht ihre Gefühle stärker unter Kontrolle halten. Diese **schichtspezifischen Verhaltensmuster** sind über einen langen Zeitraum gesellschaftlicher Entwicklung gewachsen und entstammen den wechselseitigen Abhängigkeiten und Zwängen, in denen Menschen leben.

In höheren Gesellschaftsschichten war es von Vorteil, spontane Impulse zurückzuhalten und die Heftigkeit der eigenen Emotionen zu kontrollieren. Die dadurch demonstrierte Überlegenheit erleichterte die Abgrenzung zu Mitgliedern niederer Schichten und gleichzeitig den **Umgang** mit Angehörigen der eigenen gesellschaftlichen Schicht. Die Unterschiede sind heute nicht mehr so gravierend wie vor ein paar hundert Jahren, bestehen aber weiter.

Veränderung des Verhaltens

3

»

Als die Welt noch ein hal-
bes Jahrtausend jünger
war, hatten alle Gescheh-
nisse im Leben der Men-
schen viel schärfer umris-
sene äußere Formen als
heute. Zwischen Leid und
Freude, zwischen Unheil
und Glück schien der Ab-
stand größer als für uns;
alles, was man erlebte,
hatte noch jenen Grad
von Unmittelbarkeit und
Ausschließlichkeit, den die
Freude und das Leid im
Gemüt der Kinder heute
noch besitzen
(Huizinga 1975, S. 1)

Lebensalter und Geschlecht

Das Ausmaß der Verhaltensänderungen in Abhängigkeit vom Lebensalter wird bei der Beobachtung **von kleinen Kindern** deutlich. Sie sind in der Lage, innerhalb eines Augenblicks
vom Ausdruck heftigster Trauer oder Wut in freudiges Lachen auszubrechen. Während der
Sozialisation geht diese Fähigkeit mehr und mehr verloren. Bei einem **Erwachsenen** gelten
spontane und heftige Ausdrücke emotionaler Regungen nur in wenigen Situationen als angebracht. Unterschiede bestehen auch zwischen den Geschlechtern: Der Unterschied zwischen Frauen und Männern in Bezug auf emotionale Regungen wird wieder am obigen Beispiel des Weinens erkennbar.

3.3.2 Das Element »Körpersprache«

Systematik

Die Sprache des Körpers umfasst viele Ausdrucksformen menschlicher Kommunikation.
Die statischen Anteile der Körpersprache wurden bereits beim komplexen Phänomen Gestalt
(Abschn. 3.1) behandelt. Die im Folgenden dargestellten Bestimmungsgrößen sind Ausdruck
der Person in ihrer Individualität, aber auch der Beziehung der Kommunikationspartner.

Bestimmungsgrößen des Elements Körpersprache:
- räumliche Position der Kommunikationspartner,
- Mimik,
- Gesten, Berührungen und Bewegungen.

Eine **zusätzliche Signalwirkung** geht **von Geräuschen und Gerüchen** der Beteiligten aus.

Kommunikation
durch Gerüche

Der Geruch spielt in der zwischenmenschlichen Beziehung eine große Rolle. Der Duft
einer Person ist so individuell wie ihr Fingerabdruck. Die menschliche Wahrnehmung zeichnet sich dadurch aus, dass man einen Menschen riechen kann, bevor seine Anwesenheit
bewusst wird.

Identifikation

Vertraute Menschen wie Mutter und Kind oder Ehepartner können einander am Geruch
identifizieren. Bestimmte Geruchsstoffe bewirken eine erhöhte Kontaktbereitschaft.
Während des Eisprungs verändert sich der Geruch einer Frau, wodurch ihre Empfängnis-
bereitschaft signalisiert wird.

Geräusche können positive, negative oder neutrale Empfindungen auslösen, was auch in der
professionellen Pflege eine Rolle spielt.

> **Beispiel**

Ausgelöste Empfindungen

> Ein Zimmer zu betreten, in dem es nach Urin oder Stuhl riecht, wird als unangenehm
> empfunden. Umgekehrt kann der Geruch der Pflegekraft für den Pflegebedürftigen
> angenehm oder abstoßend sein.

Räumliche Position der Kommunikationspartner

Der räumliche Abstand zwischen den an einer Situation beteiligten Personen und die Körperhaltung, die sie einnehmen, drückt ihre Beziehung zueinander aus und hat wesentlichen
Einfluss auf die Kommunikation. Von Bedeutung ist auch die Gestaltung der Umgebung. Sie
kann für Manipulationen ausgenutzt werden.

> **Beispiel**
Zwei einander körperlich zugewandte Personen, die sich räumlich nah sind und Blickkontakt halten, ohne dass sich irgendein Gegenstand zwischen ihnen befindet, bilden eine geschlossene Einheit. Sie sind für weitere Personen nicht offen, ein Dritter muss sich den Zutritt zu dieser **Dyade** erst verschaffen. Die Intensität des wechselseitigen Ausdrucks der beiden Beteiligten ist hoch, deshalb bedarf auch das Verlassen dieser Konstellation einer entsprechenden Neuorientierung.

Zwei Personen

> **Beispiel**
Befinden sich dagegen mehrere Menschen in einer Situation, bilden sie für Außenstehende ebenfalls eine geschlossene **Gruppe**. Das Maß, in dem sie aufeinander eingehen können, ist aber völlig anders als im ersten Beispiel, denn keiner der Beteiligten kann sich gleichzeitig frontal zu allen anderen positionieren. Er wird immer nur einem Teil der übrigen Personen seine Zuwendung geben oder sie im Blick behalten können.
Es ist für den Einzelnen leichter möglich, sich von anderen abzuwenden, sich nur mit sich selbst zu beschäftigen oder gar die Gruppe zu verlassen. Neue Personen können schneller zur Gruppe dazukommen, und die Bildung von Untergruppen ist einfach.

Mehrere Personen

Dies sind nur zwei Möglichkeiten aus dem Spektrum der **Kommunikationsrituale**.
Das Grüßen ist ein alltägliches kommunikatives Ritual. Es drückt eine **Verbindung zwischen den Beteiligten** aus oder stellt sie her. Die Formen des Grüßens sind kulturell verschieden. Sie reichen vom Anheben der Augenbrauen oder Lächeln, über Zunicken, Lüften der Kopfbedeckung und Reichen der Hand bis zur Berührung von Körperstellen der anderen Person, Umarmen oder Küssen.
Der **Gruß und seine Erwiderung** signalisieren Kontaktbereitschaft. Die friedenstiftende Bedeutung des Grußes ist unmittelbar einsichtig: Eine fehlende Erwiderung kann Aggressionen auslösen oder Ablehnung vermitteln. Deshalb steht das **Nichtgrüßen** für die Missachtung der Person.
Menschen versuchen sich selbst, ihren Intimbereich und die Privatsphäre zu schützen. Diese Bemühungen werden unter dem Begriff des territorialen Verhaltens zusammengefasst.
Einen besonderen territorialen Wert hat die **eigene Wohnung**, weil sie als Eigentum betrachtet und mit persönlichen Besitztümern ausgestattet ist. Betritt ein Fremder das Territorium, trägt er durch sein Verhalten, also durch verbale oder mimische Gesten der Zurückhaltung, aber auch durch Geschenke dem **territorialen Anspruch** des Inhabers Rechnung.

Rituale

»
Das Ritual zeigt, was es verbirgt
(Clausen 1988, S. 39).

Grüßen

Territoriales Verhalten

> **Beispiel**
Eine vergleichbare Bedeutung besitzt das Bewohnerzimmer im Altenheim oder das Patientenzimmer im Krankenhaus.

Territoriales Verhalten in Pflegeeinrichtungen

Mimik und Gesichtsausdruck

> **Mimik.**
Mimik ist der vorübergehende Ausdruck von Empfindungen durch die Bewegung der mimischen Muskulatur. Die Mimik spielt die größte Rolle in der nonverbalen Mitteilung, weil das Gesicht der zentrale Fixierungspunkt der Wahrnehmung ist.

Die Gesichtsbewegungen gleichen sich bei den Menschen verschiedener Kulturen sehr, obwohl die Ausdifferenzierung der Gesichtsmuskulatur Unterschiede aufweist. Bei Australiern und Chinesen etwa sind die Muskeln grob gebündelt, im Gegensatz zu den Gesichtsmuskeln von Europäern.

Anatomische Grundlagen

3

Die meisten **mimischen Muskeln** sind sog. Hautmuskeln, die nicht über Gelenke hinweg ziehen, sondern direkt an der Gesichtshaut ansetzen, oft ohne Zwischenschaltung von Sehnen. Der mimische Ausdruck stammt teilweise aus angeborenen Programmen. Man hat bei der Untersuchung von taubblinden Menschen belegen können, dass bestimmte Teile des menschlichen Gehirns, nämlich die für **Gefühle und Stimmungen** zuständigen, mit anderen Hirnzentren **fest verschaltet** sind, die **Nervenimpulse zur mimischen Muskulatur** senden.

Aspekte des Gesichtsausdrucks

Oft ist die Regulierung der Lidspalte mit einer Bewegung der Augenbrauen verknüpft. Das Heben der Augenbrauen tritt als Begleiterscheinung interessierten Fragens und neugierigen Interesses auf. Auch bei Überraschung kommt es vor. Allerdings muss man hier zwei Formen unterscheiden:

Lidschluss

- 1. Schnelles Brauenheben ist ein Augengruß und somit Ausdruck freudiger Überraschung und Ausdruck von Sozialkontakten wie Grüßen, Flirten, Schäkern mit Kleinkindern, Zustimmen, Danken, Betonen.
- 2. Das Brauenheben kommt auch bei ärgerlicher Überraschung vor und ist dann Zeichen von Unmut, Arroganz und Ablehnung.

Blickrichtung

Der Kontrast zwischen Augenweiß und der Farbe der Iris gestattet es, jede Augenbewegung des Gegenüber wahrzunehmen. Dabei ist der **gerade Blick** als volle Zuwendung zum Gegenüber anzusehen. Je sympathischer eine Person empfunden wird, desto stärker ist der Blickkontakt mit ihr. Beim Sprechen wird der Eindruck der Authentizität und Glaubwürdigkeit vermittelt. Ein besonders lange dauernder Blickkontakt gilt als Zeichen für gesteigertes Interesse, kann aber auch als belastend empfunden werden. Wegblicken kann Unsicherheit zum Ausdruck bringen.

Beim **seitlich schrägen Blick** unterbleibt die zuwendende Kopfbewegung. Dies kann aus Bequemlichkeit geschehen, aber auch bei heimlicher Beobachtung oder bei der verhaltenen Kontaktaufnahme. Ein stirnwärts schräger Blick lässt zwei Deutungen zu: als »Blick nach oben« bei religiöser Hingabe, als »Blick von unten« bei Unterwürfigkeit und Demut. Auch für den kinnwärts schrägen Blick existieren je nach Kopfhaltung zwei Deutungsmuster: den »Blick von oben« trifft man bei Überheblichkeit und Stolz an, dem »Blick nach unten« begegnet man bei Scham und Schüchternheit.

Blickbewegungen

Auch die Geschwindigkeit der **Veränderungen der Blickrichtung** wird wesentlich von Geist und Psyche mitbestimmt. Ein ruhiger Blick ist Ausdruck von Ausgeglichenheit, ein lebhafter von geistiger Beweglichkeit. Er kann sich auch zum unruhigen Blick bei Nervosität und Ängstlichkeit wandeln. Ein träger Blick tritt auf bei mangelndem Interesse und Müdigkeit, deutlich ausgeprägt ist er bei Bewusstseinstrübungen zu sehen.

Mundwinkel

Hochgezogene Mundwinkel sind Ausdruck von Fröhlichkeit und Lachen. Ein offenes Lachen drückt uneingeschränkte Heiterkeit aus, das geschlossene Lachen oder Schmunzeln kann auch für verschwiegenes Wissen stehen, das verzerrte Lachen für Ironie, das einseitige für kritische Distanz und Abwertung.

Als besondere Formen des Lachens sind das »Feixen« und »Grinsen« anzusehen. Einige Menschen grinsen, wenn sie in schwierigen Situationen sind. In asiatischen Kulturen ist es peinlich, einem Fremden eine Frage nicht beantworten zu können. Deshalb reagieren die Menschen dort mit grinsendem Bedauern.

Herabgezogene Mundwinkel bringen das Gegenteil der hochgezogenen zum Ausdruck: Trauer und Enttäuschung. Bei gleichzeitig zugepresstem Mund lassen sie sich als Zeichen der Abwertung und Verachtung auffassen.

Komplexität des Gesichtsausdrucks

Die im komplexen Phänomen Gestalt bereits aufgezählten Aspekte sind Ausdrucksdetails, auf die man sich bei genauer Wahrnehmung konzentrieren kann. Der mimische Ausdruck muss aber stets in seiner Gesamtheit erfasst werden. Dazu sind die einzelnen Beobachtungsmerkmale zueinander und zur Bewegung in Beziehung zu setzen. Sie behalten ihre Gültigkeit teilweise über Landesgrenzen hinweg oder gar weltweit.

Folgende **sechs Grundemotionen** sind inzwischen als **in allen Kulturen existent** anerkannt: **Freude, Trauer, Ekel, Überraschung, Wut, Angst**. An diesen Ausdrucksformen sind viele mimische Muskeln in spezifischer Weise beteiligt. Dabei kann man häufig echte Emotionen von gespielten unterscheiden.

> **Beispiel**

Die Mitbewegung des Augenringmuskels beim Lächeln erfolgt nur dann, wenn das Lächeln »aus dem Herzen kommt«. Die »Krähenfüßchen« entstehen dadurch, dass beim Lächeln mit den Mundwinkeln auch die Wangen angehoben werden, sodass sich die Haut an den Augenwinkeln in Falten zusammenschiebt. Dieser Effekt unterbleibt beim »gekünstelten« Lächeln, das Menschen in vielen Situationen ohne echte emotionale Beteiligung aufsetzen.

Bei der Kommunikation sind immer schichtspezifische Aspekte zu berücksichtigen (s. Abschn. 3.3.1). Dies gilt auch für entsprechende Unterschiede bzgl. der Mimik, die genau wie Gesten erlernt und geübt werden können.

Die Mimik eines Menschen wird von der Großhirnrinde und anderen Hirnregionen gesteuert. Störungen in diesem Bereich, etwa raumfordernde Prozesse, können Veränderungen des Gesichtsausdrucks hervorrufen. Außerdem gehen bestimmte Erkrankungen und Zustände mit einem spezifischen Gesichtsausdruck einher (◘ Tabelle 3.4). Bitte bedenken Sie, dass eine Reihe von Eigenschaften wie »ängstlicher Gesichtsausdruck« bereits der **Interpretation der Beobachtung** entspricht.

Gesichtsausdruck in Bezug auf gesellschaftliche Schichten

Gesichtsausdruck bei Erkrankungen

◘ Tabelle 3.4 **Typische Gesichtsausdrücke bei bestimmten Zuständen und Erkrankungen**

Aussehen	Vorkommen	Bezeichnung
Verfallenes Ausehen, ängstlicher Gesichtsausdruck, spitze Nase, eingefallene Augen, periorale Blässe, kalter Schweiß	Bei Menschen mit akuten Bauchfellerkrankungen Bei Sterbenden	Facies abdominalis bzw. Facies hippocratica
Bekümmerter Blick, magere eingefallene Wangen, tiefe Nasolabialfalte	Bei Patienten mit chronischem Magenleiden	Facies gastrica
Aufgetriebenes rundliches Gesicht	Bei Nebennierenerkrankungen Bei lang dauernder Kortisontherapie	Vollmondgesicht, Facies lunata
Schlaffe Gesichtszüge	Bei Lähmungen von Gesichtsmuskeln, etwa durch progressive Muskelkrankheiten	Facies paralytica bzw. Facies myopathica bzw. Sphinxgesicht
Grinsend verzerrter Gesichtsausdruck, auch: sardonisches Lachen	Bei Patienten mit Wundstarrkrampf (Tetanus)	Facies tetanica, auch: Risus sardonicus
Maskenhaftes Gesicht mit fettig glänzender Haut	Bei Menschen mit M. Parkinson	Salbengesicht
Scharf abgegrenztes blasses Kinn-Mund-Dreieck bei sonst gleichmäßig geröteten Wangen	Bei Patienten mit Scharlach	Facies scarlatinosa

3

Eine besondere Belastung entsteht für Menschen, die ihren Gesichtsausdruck nicht mehr steuern können, da sie von ihrer Umgebung oft falsch interpretiert werden. Der Beobachter kann dann Zustimmung, Ablehnung oder Freude nicht mehr oder nur vage erkennen und wird womöglich verunsichert.

Gesten, Berührungen und Bewegungen

Die Beispiele ritueller Kommunikation zeigen, dass komplexe körpersprachliche Muster mehr signalisieren als gesprochene Worte. Dies trifft gleichermaßen auf Gesten, Bewegungen und Berührungen zu.

 Geste.

In engerem Sinn eine **bedeutungsvolle Bewegung** von Armen und Händen. Etwas weiter gefasst, sind bestimmte Bewegungen des Kopfes und der Beine mit einbezogen.

Entstehung

Der größte Teil der Gesten ist kulturell geformt, und zwar noch mehr als die Mimik. Einschlägige Gesten sind für bestimmte Regionen so kennzeichnend wie Dialekte. Gesten **begleiten das gesprochene Wort**, werden aber auch unabhängig von der Sprache verwendet. Eine Sonderstellung nehmen Gesten ein, die an die Stelle der gesprochenen Sprache treten, wie etwa die **Zeichensprache** beim Unvermögen, sich der Lautsprache zu bedienen.

Individualität und Gemeinsamkeiten

Die Verwendung von Gesten erfolgt zunächst unbewusst und individuell, sie kann aber auch erlernt und trainiert werden, bis die eingeübten Gesten spontan ausgeführt werden. Erlernte Gesten kommen bei bestimmten Berufen wie Schauspielern, Dirigenten, Schiedsrichtern, Fluglotsen und anderen zum Einsatz.

Trotz der großen Zahl von Gesten gibt es Gemeinsamkeiten: z.B. gelten vor der Brust verschränkte oder in die Seite gestemmte Arme als Zeichen des Dominanzanspruchs, können aber auch Abwehr oder Abgrenzung bedeuten.

Da auch Gesten die **Beziehung der Menschen** untereinander verdeutlichen, ist ihr Auftreten dem **Wandel** dieser Beziehungen unterworfen. Es treten aber auch Gesten auf, die die Zeit überdauern und über Landesgrenzen hinweg gelten.

Kulturübergreifende Gesten

Bei starken Gefühlen, wie Freude oder Trauer, neigen Menschen in allen Kulturen dazu, einander zu **umarmen**. In nahezu allen Kulturen der Welt heißt **Kopfschütteln** »nein« und Kopfnicken »ja«. Eine plausible Erklärung für den Ursprung des Kopfschüttelns liegt darin, dass schon Säuglinge den Kopf zur Seite drehen, wenn sie einem Reiz ausweichen wollen, der ja in den meisten Fällen von vorn kommt. Das **Kopfnicken** wiederum ist eine Demutsgeste, die in vielen Ländern auch als Gruß dient. Das Neigen des Kopfes stellt das Gegenteil des herrischen Kopfreckens dar, denn es macht einen Menschen kleiner.

Bei allen Menschen sind Bewegungen, wie das Kopfkratzen bei Verlegenheit und das Beißen der Fingernägel oder Lippen bei Anspannung, zu beobachten. Nestelnde Bewegungen bedeuten Unruhe, Unsicherheit oder Angst. Hierbei handelt es sich um sog. **Übersprungsbewegungen**, also Aktivitäten, die der Abfuhr angestauter Energie dienen.

Berührungen

Berührende Gesten können zwischen den Polen »heftige Aggression« und »absolute Friedfertigkeit« eingeordnet werden. **Friedfertig**, weil zärtlich, beruhigend oder tröstend, sind Umarmungen, das Streicheln von Körperstellen einer anderen Person oder das Halten ihrer Hand. Sie gehören zu den universellen Signalen, weil sie der kulturübergreifenden Mutter-Kind-Kommunikation entstammen.

Aggressive Berührungen unterscheiden sich von friedfertigen in erster Linie durch die **Kraft**, mit der sie ausgeführt werden, darüber hinaus auch durch die **Geschwindigkeit.**

Zu aggressiven Berührungen kommt es im Umgang zwischen Pflegekräften und Pflegebedürftigen immer wieder. Gewalttätige Handlungen können von beiden Seiten ausgelöst werden.

Gesten sind nichts anderes als Bewegungen einzelner Körperteile mit einer primär kommunikativen Funktion. Die Aufgabe anderer Bewegungen des Körpers besteht vorwiegend darin, die **Position eines Menschen im Raum zu verändern oder zu bewahren**. Letztlich ist auch dem Laufen, Gehen, Stehen, Sitzen oder Liegen ein kommunikativer Aspekt eigen. Selbst das Heben und Senken von Brustkorb oder Bauch beim Atmen, hauptsächlich **Ausdruck vitaler Körperfunktion**, besitzt kommunikative Anteile, etwa dann, wenn einem »vor Schreck die Luft wegbleibt«. Diese Anteile stehen jedoch längst nicht so im Vordergrund wie bei den Bewegungen des Gesichts.

Bewegungen

3.3.3 Das Element »gesprochene Sprache«

Das Sprechen ist eine komplexe Verknüpfung von Körper, Seele, Geist und Psyche. Zur Erzeugung von Worten und anderen Lauten wie Ächzen, Stöhnen, Wimmern ist neben dem **Gehirn** als zentraler Steuerungseinheit ein System von Nerven und Muskeln erforderlich, das eine hoch differenzierte Koordinationsleistung zustande bringen muss und sich in **drei Regionen** gliedert:
- 1. Im **Brustkorb** wird mit Hilfe der Sprechatmung der nötige **Schalldruck** erzeugt, der sich v. a. auf die **Lautstärke** der Stimme auswirkt.
- 2. Der **Kehlkopf** ist durch Eng- und Weitstellung sowie durch die Schwingungsfrequenz der Stimmbänder für die Stimmgebung, also die **Phonation** verantwortlich; sie bezieht sich auf **Tonqualität und Tonhöhe**.
- 3. Der **Mund** mit seiner Kaumuskulatur, mit Lippen und Zähnen, sowie der weiche und harte **Gaumen** sorgen für die **Artikulation**, also die **Deutlichkeit** von Aussprache und Lauten.

Sprechapparat

Alle drei Regionen beeinflussen als **Resonanzräume** auch die Qualität der Stimme. Als Resonanzraum dienen ferner die Nasennebenhöhlen und der knöcherne Schädel. Der übrige Körper spielt eine untergeordnete Rolle.

Stimme und Sprache lassen sich nach Kriterien beurteilen, die auch in der Musikwissenschaft mit denselben Begriffen bezeichnet werden:
- Tonhöhe,
- Frequenz und ihre Veränderung bei der Stimmführung,
- Modulation,
- Stimmsitz, etwa nasal oder kehlig,
- Tempo,
- Rhythmus,
- Lautstärke (Dynamik) und ihre Veränderungen sowie
- Deutlichkeit und Artikulation.

Beurteilungskriterien

Die Synthese dieser Merkmale ergibt zahllose Kombinationsmöglichkeiten.

Bei der Interpretation gesprochener Sprache spielt neben anderen Merkmalen die Sprachmelodie eine Rolle. Wenn der Tonfall zum Ende eines Satzes hin absinkt, nennt man dies einen verkündenden Tonfall. Der zunächst absinkende, gegen Ende wieder steigende Tonfall wird vereisend genannt und ist bei Aussagen zu beobachten, die der Zuhörer schon kennt. Eine flache, farblose Intonation gilt als Zeichen von Unsicherheit, ein scharfer Tonfall kennzeichnet den Sarkasmus.

Tonfall der Sprache

3

Gesprochene Sprache in verschiedenen Lebensaltern

Neugeborene

Neugeborene können zunächst lediglich schreien und sich durch unterschiedliche Qualitäten des Schreiens artikulieren. Die Durchtrennung der Nabelschnur nach der Geburt bewirkt den ersten tiefen Atemzug. Die dann folgende Ausatmung geht meist mit einem lauten Schrei einher. Der Schrei eines gesunden Neugeborenen ist kräftig. Schwaches Schreien oder Wimmern deutet auf eine Störung hin. Neugeborene mit einer Schädigung des Gehirns schreien häufig schrill.

Kinder

Kinder haben wegen des geringeren Volumens ihres Brustkorbs eine leisere Stimme als Erwachsene. Sie sind aber aufgrund ihrer kürzeren Stimmbänder noch in der Lage, höhere Töne zu erzeugen, sodass sie zu sehr schrillen Lauten fähig sind. In der Pubertät kommt es bei vielen Jungen zum **Stimmbruch**, weil ihr Kehlkopf durch den Einfluss der männlichen Geschlechtshormone stärker wächst und ein größeres Volumen erreicht als der von Mädchen. Wegen des größeren Schildknorpels und des damit längeren Stimmbandes ist die Stimme von Männern normalerweise tiefer als die von Frauen.

Höheres Alter

In höherem Alter verändert sich die Sprache: die Aussprache wird undeutlicher, das Sprachtempo verlangsamt sich, der Grundton wird höher und die Stimme kann zu zittern beginnen. Zurzeit ist noch nicht klar, ob diese Alterungserscheinungen auf organischen Ursachen beruhen, oder ob eher psychische Prozesse dahinter stehen.

Schwierigkeiten bei der verbalen Kommunikation

Gesichert ist der **Einfluss der Psyche** im Zusammenhang mit anderen Erscheinungen: Erregung und Angst lassen einen Menschen nicht die richtigen Worte finden. Psychische Einflüsse können Stottern oder Lispeln hervorrufen oder verstärken.

Organisch bedingte Veränderungen sind vielfältig: Zahnlücken oder ein völlig fehlendes Gebiss führen zu einer undeutlichen Sprache; Menschen, die eine ungünstige Körperhaltung einnehmen, sind in ihrer Atmung und damit in der Stimmerzeugung beeinträchtigt.

Erkrankungsbedingte Veränderungen

Von Erkrankungen kann die Sprechatmung ebenso betroffen sein wie die Funktion der Phonation und Artikulation oder die Resonanzräume. Die Ursache einer schwereren Sprachstörung liegen entweder in den Sprachzentren oder in einem der Sprechwerkzeuge.

Ein zu weit nach vorn ziehendes oder zu straffes Zungenbändchen kann die Zungenbewegung beim Sprechen erheblich behindern. Besonders bei Kindern führen Wucherungen der Gaumen- und Rachenmandeln zu kloßiger Sprache. Bei Erkrankungen der Nasennebenhöhlen wird die Stimme nasal. Heiserkeit bis hin zur Stimmlosigkeit, Aphonie, tritt bei Erkrankungen des Kehlkopfes auf. Hierbei sind Erkältungskrankheiten eine harmlose Ursache, ebenso psychisch bedingte Heiserkeit, etwa bei dauerhafter Anspannung. Kehlkopfkrebs dagegen stellt einen schwerwiegenden Grund für eine Heiserkeit dar.

Für stark geschwächte und schwerkranke Menschen kann das Sprechen anstrengend sein; ihre Stimme ist schwach bis flüsternd und schwer zu verstehen. Neurologische Krankheiten, die **Lähmungen** der Sprachmuskeln zu Folge haben, führen zu kloßiger Sprache. Lähmungen an Zunge und mimischer Muskulatur erschweren oder verhindern das Sprechen.

Sobald bei einer Erkrankung das Kleinhirn beteiligt ist, wie etwa bei der multiplen Sklerose, scheinen die Worte langsam, schleppend und zerhackt: die Betroffenen sprechen skandierend. Eine monotone und verwaschene Sprache kann man im Spätstadium der Syphilis, der progressiven Paralyse, beobachten, weil hier die Muskelkontrolle über den Sprachmechanismus gestört ist.

Hilfsmittel

Das Sprechen kann sich bei einer Person durch den Einsatz von Hilfsmitteln verändern. **Zahnspangen** und schlecht sitzende **Zahnprothesen**, besonders zu lockere, führen zu Beeinträchtigungen wie Lispeln, Zischlauten oder undeutlicher Artikulation. Nach operativer

Entfernung des Kehlkopfs wird verständliches Sprechen nur dadurch möglich, dass der Betroffene ein **Kehlkopfmikrofon** verwendet oder ihm eine **Sprechkanüle** über einen Trachealschnitt eingeführt wird. Die Sprache verändert sich massiv: besonders ältere Kehlkopfmikrofone sind durch charakteristische schnarrende Laute mit immer gleichem Grundton gekennzeichnet, der keine Modulation der Tonhöhe ermöglicht.

Sprachliche Aphasie

Bei einigen neurologischen Erkrankungen, etwa einem Apoplex oder einer Hirnarteriosklerose, kann das Sprachvermögen auf nachhaltige Weise beeinträchtigt sein: Die Betroffenen können überhaupt nicht mehr sprechen oder drücken sich trotz normaler Artikulation unverständlich aus, sodass sich der Sinn ihrer Aussage nicht ermitteln lässt, wie bei der nebenstehenden Äußerung einer Altenheimbewohnerin. Es ist aber nicht nur das Sprechen gestört, sondern ebenso das Verstehen, Schreiben und Lesen.

Die klassische Einteilung verwendet hierfür den Begriff »Aphasie«, der aus dem Griechischen kommt und »Sprachlosigkeit« oder »Verstummen« bedeutet. Sie unterscheidet zwei Formen der Störung und ordnet sie entweder einer Schädigung des Sprechapparates bei erhaltenem Sprachverständnis zu, motorische Aphasie, oder dem Fehlen des Sprachverständnisses bei intakter Phonation und Artikulation, sensorische Aphasie. Außerdem liegen Sprachstörungen häufig in Verbindung mit anderen Beeinträchtigungen der motorischen Hirnrinde vor. Es kommt zu einer Sprechanstrengung mit Einschränkungen der Artikulation und der Phonation, die als Sprechapraxie bezeichnet wird. Alle Formen können kombiniert auftreten.

Eine eindeutige Diagnostik sprachlicher Aphasie ist schwer, weil die Betroffenen bestimmte **Kompensationsstrategien** anwenden. Häufig nicken sie sofort, wenn man fragt, ob sie verstanden haben, und kommen so um den anstrengenden Sprechakt selbst herum. Insbesondere nach dem akuten Krankheitsbeginn fehlt es ihnen deshalb an Möglichkeiten, sich verständlich zu machen.

Die Situation von Menschen, die ihre Sprachfähigkeit eingebüßt haben, ist von Abhängigkeit und Hilflosigkeit geprägt. Die Betroffenen nehmen wahr, was um sie herum geschieht, sind aber unfähig, sich dazu zu äußern oder darauf zu reagieren. Bei Außenstehenden führt dies oft zu der Fehleinschätzung, die nicht Sprechenden seien orientierungslos. Umgekehrt wissen die Betroffenen lange nicht, ob ihre Äußerungen verstanden werden. Sie können deshalb resignieren oder in depressive Stimmungen verfallen.

3.3.4 Exkurs: Kommuniktionsrituale

Kommunikationspartner

Menschen sprechen mit unterschiedlichen Kommunikationspartnern, am häufigsten mit anderen Menschen. Möglicherweise ist auch ein Tier der Ansprechpartner, manchmal sogar der einzige. Mitunter führen Menschen Selbstgespräche oder reden zu Personen, die vorübergehend oder dauerhaft abwesend sind, z. B. verstorbene Ehepartner.

Normalerweise sind die Kommunikationspartner real vorhanden. Bei Erkrankungen, die geistige oder psychische Funktionen beeinträchtigen, können Menschen, Tiere und Gegenstände auch halluziniert werden. Bei anderen Erkrankungen kann die verbale Kommunikation mit der Außenwelt völlig unterbleiben, ohne dass nachzuvollziehen ist, worin der Grund für dieses Stummsein liegt.

Auch der gesprochenen Sprache liegen erlernte Einstellungen zugrunde. Empfindungen und Gefühle, Meinungen und Überzeugungen entstehen durch soziale Beziehungsmuster, die

» Hörense mal zu, das wollt ich Ihnen noch sagen: Der eine fünfzehn fünfundzwanzig und der andere firlafara (Frau H., Altenheimbewohnerin)

Situation der Betroffenen

Gesprochene Sprache und Kommunikationsrituale

3

sich in körpersprachlichen Ritualen (Abschn. 3.3.2), aber auch in sprachlichen Handlungen niederschlagen. Sprachliche Kommunikationsrituale drücken bewusst oder unbewusst **die Beziehung** aus, **die die Beteiligten miteinander verbindet.** Man kann sie unter verschiedenen Aspekten betrachten.

Macht

Macht spielt in der Beziehung von Menschen eine große Rolle: Konkurrenz und Rivalität, sozialer Aufstieg und Abstieg sowie deren Förderung und Verhinderung sind wesentliche Motoren gesellschaftlicher Entwicklungen.

Das Wort Macht wird häufig gebraucht, als sei es ein Gegenstand, den eine Person oder Gruppe besitzt. Tatsächlich besteht Macht in den mehr oder weniger großen Chancen, gestaltend auf den Verlauf von Beziehungen einzuwirken, also eine möglichst große Dominanz herzustellen.

Machtquellen

Die Machtquellen, über die eine Person oder Gruppe verfügt, sind unterschiedlich und nicht einseitig in wirtschaftlichen oder politischen Gestaltungschancen der sozialen Beziehungen zu sehen. Vielmehr handelt es sich um **Faktoren**, wie die nachfolgend aufgelisteten, die **einzeln oder in unterschiedlicher Kombination** auftreten:

> **Beispiel**
> — Physische Überlegenheit spielt im Umgang von Älteren mit Jüngeren, von Männern mit Frauen und von Pflegekräften mit Pflegebedürftigen eine Rolle.
> — Der privilegierte Zugang zu wichtigen Informationen oder Ausbildungsstätten hat das Machtgefüge von Medizinern und Pflegekräften lange Zeit zugunsten der ärztlichen Gruppe mitgeprägt.
> — Die Position einer alteingesessenen Bevölkerungsgruppe zeichnet sich durch gemeinsame Erfahrungen, Gruppennormen und -identitäten sowie die angestammten Gestaltungsspielräume aus. All dies wird gegenüber neu hinzu gezogenen Menschen verteidigt, wie man das bei »inländischen« und »ausländischen« Einwohnern schon lange beobachten kann.

Auswirkungen auf das Verhalten

Größere Machtchancen verschaffen eine verstandes- und gefühlsmäßige **Überlegenheit** gegenüber den mit weniger Macht ausgestatteten Personen. Dies trägt wesentlich zur Aufrechterhaltung der **persönlichen Identität** und der **Gruppenidentität** bei. Es macht Menschen im Umgang mit sich selbst und mit den Angehörigen ihrer Gruppe sicherer und grenzt sie zugleich gegenüber anderen Mitgliedern ab.

Für Personen aus den stigmatisierten Gruppen verhält es sich genau umgekehrt: Vom Zugang zu größeren Machtchancen fern gehalten, nehmen sie sich selbst als die Unterlegenen wahr und entdecken an sich negative Eigenschaften. Diese lassen es ihnen im Extremfall sogar gerechtfertigt erscheinen, dass sie von den anderen restriktiv behandelt werden. Sie bleiben wie die Mitglieder der überlegenen Gruppe in ihrer Wahrnehmung und Handlung von Einflüssen gefangen, die nicht ihrer Erbmasse oder Persönlichkeitsstruktur entspringen, sondern einzig dem **Beziehungsprozess voneinander abhängiger Gesellschaften.**

Macht und Sprache

Neben direkt aggressiven Ausdrücken bieten Kommunikationsrituale eine Reihe von Mechanismen, mit denen ein Kommunikationspartner dem anderen seine Überlegenheit demonstrieren kann. Die ausgiebige Verwendung einer **Fachsprache** gegenüber einem nicht eingeweihten Menschen, etwa in einem Gespräch zwischen Arzt und Patient, kann letzterem das Gefühl der Unterlegenheit verschaffen und ihn ratlos zurücklassen.

Infinitivsprache

Ähnliches kann sich in Gesprächen mit Personen ereignen, die der **einheimischen Sprache** nicht mächtig sind oder sich nur schlecht verständigen können. Ein bewährtes Mittel der

Abgrenzung ist die Benutzung der Infinitivsprache oder einer damit verwandten reduzierten Ausdrucksweise.

Wenn die sog. Babysprache für den **Umgang mit Säuglingen** eingesetzt wird, hat sie primär eine andere Funktion als die der Machtausübung: Sie signalisiert, dass die betreffende Person sich dem Kind ganz zuwendet. Diese Sprechweise passt sich der begrenzten Wahrnehmungsfähigkeit des Säuglings an und erregt außerdem seine **Aufmerksamkeit** dadurch, dass sie sich in so auffallender Weise vom übrigen Sprechen abhebt. Mütter und Väter verwenden offenbar weltweit die gleichen Sprachmelodien, um ihre Babies anzuregen und zu beruhigen: Sie erhöhen ihre Stimmlage und erweitern den Stimmumfang.

Beobachtungen haben ergeben, dass vollkommen hilflose **alte Menschen** oft für eine solche Art der Ansprache dankbar sind, denn sie fühlen sich damit eingebettet in eine weitgehende Fürsorge. Alte oder kranke Menschen hingegen, die zwar körperlich hilflos sind, aber ihrem Wesen nach autonom, empfinden es dagegen als anmaßend und entwürdigend, wenn man in dieser Form mit ihnen spricht.

Kommunikation als Teil pflegerischen Handelns

Mündliche Kommunikation ist häufig eng gekoppelt an pflegerische Tätigkeiten, nach deren Beendigung auch das Gespräch nicht mehr fortgesetzt wird. Pflegekräfte begreifen persönliche Gespräche immer noch zu selten als Bestandteil pflegerischen Handelns. Sie entschuldigen dies oft mit dem Argument, ihnen fehle die Zeit.

Dennoch fühlen sich in Befragungen insgesamt zwei Drittel der Betroffenen gut informiert, und zwar unabhängig von der Schulbildung, aber signifikant abhängig vom Alter: Jüngere Personen hielten sich für weniger gut unterrichtet. Pflegekräfte ihrerseits hatten den Eindruck, dass »Patienten«   *Informationsgehalt*

- den von ihnen gegebenen Informationen reserviert gegenüberstehen oder
- die Information als Eingriff in ihre Privatsphäre auffassen und ablehnen.

Zudem berichten Pflegekräfte immer wieder, dass Patienten gar nicht informiert werden möchten, sondern sich versorgen lassen wollen, oder dass sie entsprechende Hinweise scheinbar annehmen, jedoch nicht befolgen. Durch diese Aussagen zeigt sich, dass schon die ungestörte mündliche Kommunikation Probleme mit sich bringt.

Mitunter ist die Kommunikation zwischen Pflegekräften und Pflegebedürftigen vom Ausdruck der eigenen oder **beidseitigen Ohnmacht** geprägt, insbesondere im Zusammenhang mit Angstzuständen der Betroffenen, schweren Erkrankungen und dem Sterben oder dem Tod. Hier ist die Vermeidung persönlicher Gespräche zu beobachten.   *Probleme*

Obwohl verbale Kommunikation eine stressreduzierende Wirkung hat, dominieren bei vielen Pflegekräften und bei Betroffenen **blockierende Verhaltensweisen**, die sich in fehlender mündlicher Äußerung genauso zeigen, wie im übermäßigen Gebrauch von Floskeln. Oft wird Belastendes nicht angesprochen, oder die Beteiligten reden vage um das Thema herum.

Gerade bei schweren Erkrankungen dominieren Ungewissheit, Ängste, Ungeduld und Hoffnungen. Betroffene suchen meist nach einer **Möglichkeit, sich auf die Krankheit einzustellen** und die Krise gemeinsam mit Angehörigen zu bewältigen.   *Kommunikation bei Tumorerkrankungen*

> **Beispiel**
> Bei einer bösartigen Tumorerkrankung haben fast alle Betroffenen den Wunsch nach Aufklärung. Die meisten ahnen ihre Krankheit und nehmen das Verhalten ihrer Mitmenschen sehr sensibel wahr. Sie signalisieren häufig, wie detailliert sie Informationen wünschen. Nur 5% der Krebskranken lehnen einen offenen Umgang mit der Diagnose ab, um sich vor einer Überforderung zu schützen.

3

Bei der kommunikativen Auseinandersetzung von Sterbenden mit ihren Kontaktpersonen gibt es folgende Konstellationen:

— Alle Beteiligten wissen um den bevorstehenden Tod und kommunizieren darüber.
— Der Sterbende und die Bezugspersonen wissen jeweils für sich um den bevorstehenden Tod, nehmen aber an, dass der andere es nicht weiß bzw. verdrängt.
— Der Sterbende vermutet, dass andere um seinen lebensbedrohlichen Zustand wissen, und will seine Vermutung bestätigt oder widerlegt haben.
— Der Sterbende weiß nichts von seinem bevorstehenden Tod, wohl aber die anderen.

Der Verdacht oder die Gewissheit einer Krebserkrankung ist zunächst ein Trauma und löst meist eine Krise aus, in der der Betroffene Orientierungshilfen braucht. Den meisten Erkrankten ist nicht bekannt, dass in vielen Fällen eine Heilung oder Remissionen möglich sind.

Klatsch

Wenn Pflegekräfte untereinander oder mit Angehörigen anderer Berufe sprechen, thematisieren sie immer wieder die positiven und negativen Aspekte ihrer Arbeit. Da der Pflegeberuf nicht nur Erfolgserlebnisse bietet, sondern auch psychische Belastungen mit sich bringt, benutzen die Mitarbeiter bestimmte Ventile, um die Spannung zwischen den produktiven und destruktiven Anteilen ihrer Arbeit erträglich zu machen. Eines dieser Ventile ist der Klatsch, bei dem Begebenheiten weitergetragen und mehr oder weniger stark verändert und ausgeschmückt werden. Hierbei kommt es, je nach Lage der Dinge, auch zu Lob und Beschimpfung abwesender Personen.

Klatsch ist eine **wesentliche Informationsquelle** innerhalb einer Institution und **Mittel der Identifizierung**. Er trägt zur Aufrechterhaltung des eigenen Selbst- und Fremdbildes bei.

3.3.5 Das Element »geschriebene Sprache«

Funktionen geschriebener Sprache in der Pflege

Schriftliche Dokumente dienen in der professionellen Pflege in erster Linie zur Fixierung und Übermittlung von Informationen in Bezug auf den **Arbeitsablauf**. Alle Berufsgruppen, die an der Betreuung und Versorgung Pflegebedürftiger beteiligt sind, müssen auf Papier oder in elektronischer Form festhalten und lesen, was sie untereinander, für die Betroffenen und in Bezug auf Dritte bewirken: Arbeitsverträge, Dienstpläne, Untersuchungsergebnisse und die pflegerische Dokumentation sind nur einige Beispiele.

Entsprechend umfassend sind die Anforderungen an die schriftliche Dokumentation und ihre sprachliche Gestaltung (Kap. 4 – Prinzipien).

Auch für die Pflegebedürftigen spielt die schriftliche Kommunikation eine Rolle, etwa beim Ausfüllen von Formularen oder bei der Unterschrift von Einverständniserklärungen. Darüber hinaus hat die Schriftsprache auch den Charakter einer **persönlichen Gestaltung des Lebens**.

> **Beispiel**
> Schriftliche Elemente finden sich bei der Gestaltung der Freizeit und bei sozialen Kontakten, z. B. ein Tagebuch führen, Briefe schreiben, Kreuzworträtsel lösen, die Zeitschriften studieren oder ein Buch lesen.

Aufgaben professioneller Pflegekräfte

Einige schriftliche Äußerungen gehören in den Bereich der **Privatsphäre**, von der Pflegekräfte üblicherweise ferngehalten werden. Zutritt erlangen sie z. B. bei der Betreuung sehbehinderter Menschen, denen sie ihre Post oder die Zeitung vorlesen oder für die sie etwas aufschreiben. Manchmal kommen sie mit persönlichen Dokumenten eines Pflegebedürftigen in Berührung, etwa als Zeuge bei der Errichtung eines Nottestaments.

3.3.6   Das Element »künstlerische Ausdrucksweisen«

Auch künstlerische Ausdrucksweisen gehören zu den Errungenschaften der Gattung Mensch. Menschliche Kunstwerke können Jahrhunderte oder Jahrtausende überdauern und gehören zum traditionellen Erbe von Kulturen.

Allgegenwärtigkeit menschlicher Kunstwerke

> **Beispiel**
> Ob ein Kind ein Bild malt, ein Schüler über der Interpretation von Goethes »Faust« brütet, ein Jugendlicher im Gospelchor mitsingt, ein Erwachsener kopfschüttelnd an der abstrakten Skulptur auf dem Marktplatz vorbeiläuft: Menschen drücken sich künstlerisch aus und sind von »Produkten« künstlerischer Ausdrucksweisen umgeben. **Kunst reicht bis weit in den Alltag hinein**, bietet Substanz für positive Identifikation oder dauerhafte Auseinandersetzung.

In der professionellen Pflege existieren kaum Berührungspunkte zwischen künstlerischer Ausdrucksweise und pflegerischem Handeln. Viele Gebäude, in denen Pflegebedürftige untergebracht sind, wurden in der Vergangenheit unter rein funktionalen Gesichtspunkten errichtet und gestaltet. Dementsprechend vernachlässigen sie die künstlerische Anregung der Sinne.

Künstlerische Ausdrucksweisen und pflegerisches Handeln

Mit künstlerischer Betätigung **drücken Menschen individuelle Aspekte ihrer Persönlichkeit aus.** Dasselbe gilt für Kunstobjekte, mit denen sie sich umgeben. Kunst spricht ein weites Spektrum der Gefühle an, aber auch Aspekte des Verstandes.

Gesellschaftliche und individuelle Bedeutung

Bei psychischen oder geistigen Erkrankungen äußern sich die Betroffenen mitunter auf der künstlerischen Ebene. **Kinder** verarbeiten Erlebnisse grundsätzlich nicht nur im Spiel, sondern z. B. auch in Zeichnungen (◘ Abb. 3.6).

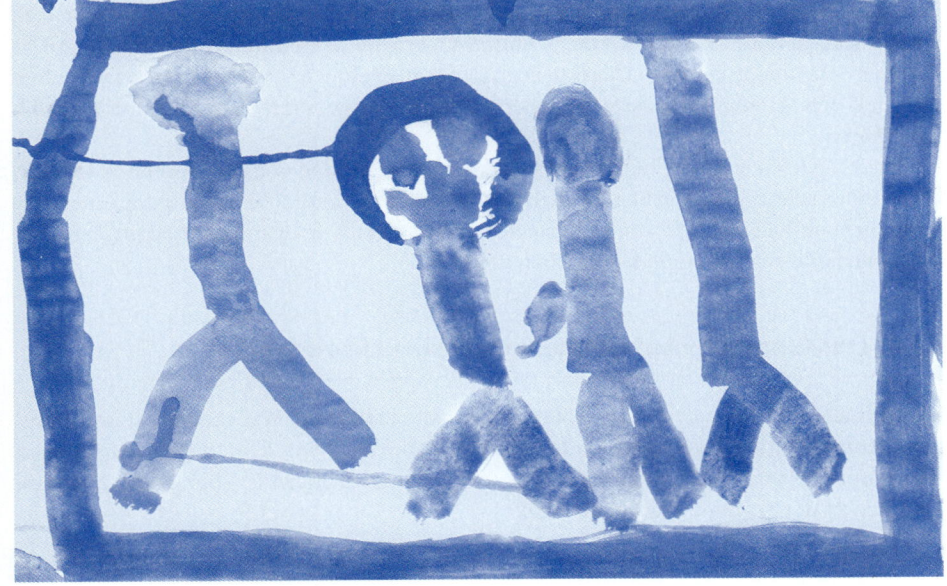

»

Alle Menschen
sind Künstler
(Beuys 1969, zit. nach
Grasskamp 1986 S. 476).

◘ Abb. 3.6 **Bildliche Verarbeitung kindlicher Erlebnisse.** Über künstlerische Ausdrucksweisen, wie Malerei, können Menschen Dinge mitteilen, die sie sprachlich nicht ausdrücken. Dieses Wasserfarbenbild eines 5-jährigen Mädchens weist eine alterstypische Gestaltung auf und lässt zugleich Rückschlüsse auf den Entwicklungsstand des Kindes zu

3

3.3.7   Das Element »Codes«

Alle kommunikativen Ausdrucksmittel wie Körpersprache, gesprochene und geschriebene Sprache und künstlerische Ausdrucksweisen verwenden bestimmte Zeichen und Symbole, die die Kommunikationspartner bei der Interpretation mit einer Bedeutung versehen. Diese Bedeutung kann in Abhängigkeit von der Situation variieren.

> **Beispiel**
> Der Satz »Ich verstehe Sie gut« kann einmal heißen, dass jemand laut genug spricht,
> ein anderes Mal kann er bedeuten, dass der Gesprächspartner ein ähnliches Erlebnis hatte.

Bedingungen der Verständigung

Verständigung beruht darüber hinaus auf den individuellen **Fähigkeiten der Beteiligten**. Bestimmte Codes müssen erlernt werden, etwa Wörter und Schriftzeichen. Ebenso spielt die **Zugehörigkeit zu einer bestimmten Kultur und Gesellschaftsschicht** eine Rolle. Beides gehört untrennbar zusammen.

Restringierter Code

Der englische Soziologe Basil Bernstein hat in den 50er Jahren vorigen Jahrhunderts den Zusammenhang von gesellschaftlicher Herkunft und Sprachvermögen untersucht. Er stellte fest, dass Angehörige der Arbeiterschicht eher einen restringierten Code verwendeten, also kurze, grammatisch einfache Sätze, bei denen Nebensätze selten sind und der Wortschatz gering ist.

Elaborierter Code

Den Gegensatz dazu bildet die Kommunikationsform des elaborierten Codes. Er unterscheidet sich in Wortschatz, Grammatik und Satzbau und wird Angehörigen höherer Gesellschaftsschichten zugeschrieben.

Das Zusammentreffen zweier Personen, die über verschiedene Sprachcodes verfügen, kann dazu führen, Vorurteile zu untermauern und gegenseitige Diskriminierungen zu produzieren.

Dialekte

Dasselbe kann passieren, wenn zwei Menschen kommunizieren, von denen der eine Dialekt spricht oder eine mundartliche Einfärbung in der Lautbildung aufweist, der andere dagegen Schriftdeutsch redet. Dialekte kennzeichnen räumlich begrenztes Sprachverhalten und sind den Personen einzelner Regionen zu eigen, zu deren unverwechselbarer Identität sie gehören.

Fachsprachen

Die Möglichkeit einer präzisen und exakten Beschreibung von Sachverhalten ist auch durch eine Fachsprache gegeben. Sie dient in besonderem Maß der Verständigung unter Eingeweihten; deshalb wird sie von Außenstehenden häufig als arrogant empfunden, denn der Umgang damit schließt andere Menschen aus.

3.3.8   Das Element »Aufnahme von Ausdruckselementen«

Organische Voraussetzungen

Die Aufnahme von Ausdruckselementen ist die erste Etappe der Wahrnehmung und damit der Kommunikation. Sie bedarf **mindestens eines Sinnesorgans**, denn die Reize müssen in den Körper gelangen und im Körper weitergeleitet werden. Meist ist eine ganze Reihe von Organen an der Kommunikation beteiligt.

> **Beispiel**
> Für die Wahrnehmung sprachlicher Kommunikation ist die ständige **Kontrolle** des geordneten Sprachablaufs durch die physiologische Hörfunktion erforderlich. Das Zusammenspiel von Ohr, Hörbahn und Sprachwahrnehmung im sensorischen Sprachzentrum des Gehirns und die Einbeziehung von Psyche und Intelligenz nennt man **Hör-Sprach-Kreis**.

Die bewusste Wahrnehmung erfordert einen Bewusstseinszustand, der Aufmerksamkeit und Konzentration beinhaltet. Zwar nehmen Menschen immer nur einen kleinen Ausschnitt der Reize wahr, doch folgt eine weitere Einschränkung bei Müdigkeit oder Erregungszuständen.

> **Beispiel**
> Beim Konsum von Drogen kommt es zu einer Intensivierung der Reizeindrücke oder zu deren völliger Unterdrückung. Bei bestimmten psychischen Erkrankungen werden außerdem Sinneseindrücke halluziniert.

Die Qualität der Reizaufnahme steigt, je weniger ein Reiz von störenden oder schwächenden Impulsen überlagert ist. **Wie weit sich ein Reiz von seinem Hintergrund abhebt**, hängt auch von der räumlichen Entfernung zum Wahrzunehmenden ab und von der betreffenden Person.

> **Beispiel**
> Das Sehen wird nicht nur in der Dämmerung oder in der Dunkelheit erschwert, sondern schon bei künstlicher Beleuchtung stellen sich optische Eindrücke verändert dar.

Für die Entwicklung der Wahrnehmungsfähigkeit ist die **Phase der frühen Kindheit entscheidend**. Besonders bedeutsam für die psychische und geistige Leistungsfähigkeit sind Anzahl und Art der Verknüpfung von Nervenfasern. Drei Faktoren üben in diesem Zusammenhang einen Einfluss aus:
- 1. genetische Grundausstattung,
- 2. Stoffwechsellage und
- 3. sensorische Stimulation.

Bewegung und Veränderung sind Grundlage für die Wahrnehmung. Gleichbleibende Sinnesreize dagegen werden langsam aus der aktiven Wahrnehmung ausgeblendet. Dieser Vorgang wird als Reizadaption bezeichnet und ist eine Schutzfunktion, die den Organismus vor der Penetranz einseitiger Impulse bewahrt. Je mehr Sinne angesprochen werden und je variabler die Sinnesreize erfolgen, desto exakter wird wahrgenommen.

Die Wahrnehmungsfähigkeit wird bereits durch enge körperliche Nähe beim Wiegen, Tragen, Schaukeln und Stillen angeregt. Kinder, die häufig gestreichelt werden, gedeihen besser. Das zeigt sich auch bei Frühgeborenen. Untersuchungen belegen, dass bei intensiver direkter Zuwendung die Nahrungsaufnahme früher gelingt, sie eher selbstständig atmen und seltener Komplikationen auftreten.

Wird in einer frühen Phase das intensive körperliche Verhältnis zwischen Bezugsperson und Kind eingeschränkt oder unterbrochen, kommt es zu Verzögerungen in der Entwicklung.

Im Erwachsenenalter zeigt sich deutlicher, dass weitere Unterschiede hinsichtlich der Aufnahme von Ausdruckselementen bestehen. Beide Geschlechter unterscheidet, dass Frauen eher für Stimmungen innerhalb einer Situation empfänglich sind, während Männer bevorzugt deren inhaltliche Vorgänge wahrnehmen.

Marginalien:
- Bewusstseinszustand
- Figur-Grund-Beziehung
- Entwicklung der Wahrnehmungsfähigkeit
- Fördernde Faktoren
- Hemmende Faktoren
- Einfluss des Geschlechts

3.3.9   Das Element »Verarbeitung von Ausdruckselementen«

Die Verarbeitung von Ausdruckselementen setzt sich zusammen aus der Weiterleitung der eingetroffenen Reize über die entsprechenden Nervenbahnen sowie aus der Prüfung der eingetroffenen Impulse. Die Bedingungen und die Entwicklung der Verarbeitung entsprechen denen der Aufnahme. Deshalb sind in diesem Abschnitt lediglich einige durch Erkrankungen oder Reizarmut verursachte Besonderheiten aufgenommen.

Reizarmut

Wie schon bei der Entwicklung der Wahrnehmungsfähigkeit, zieht auch im Erwachsenenalter eine fehlende oder mangelhafte Reizstimulation eine Beeinträchtigung psychischer und geistiger Funktionen nach sich. Bereits der normale Alterungsprozess führt oft zu einem Nachlassen der körperlichen Kräfte und der Sinnesfunktionen. Dies kann zur Folge haben, dass die Betreffenden ihren Aktionsradius einschränken. Es kann auch dazu führen, dass sie in geringerem Maß Informationen aus der Umwelt aufnehmen, weil ihre Fähigkeit zu lesen oder zu hören nachlässt. Folge ist eine Reduzierung der Persönlichkeitsentfaltung.

Reizarme Pflege

Der Aufenthalt in Pflegeeinrichtungen zeichnet sich für die Betroffenen oft durch ein **einseitiges Reizangebot einerseits bei massivem Reizentzug andererseits** aus.

> **Beispiel**
>
> Im Intensivpflegebereich überwiegen Sinneseindrücke wie die Geräusche medizinischer Geräte und der krankenhaustypische Geruch von Desinfektionsmitteln, während gleichzeitig vertraute Reize fehlen. Die Betroffenen sind häufig in ihrer Beweglichkeit massiv eingeschränkt. Da sie ihre räumliche Lage nicht verändern können, erfahren sie keine Stimulation der Tastempfindungen oder der Tiefensensibilität. Auch gustatorische Reize entfallen meistens aufgrund der künstlichen Ernährung.

3.3.10 Das Element »Interpretation von Ausdruckselementen«

Reichweite und Abgrenzung

Wegen des engen Zusammenhangs der Einzelphänomene Ausdruck und Eindruck sind fast alle wesentlichen Informationen zur Interpretation von Ausdruckselementen schon beim Ausdruck besprochen worden. Deshalb wird in diesem Abschnitt nur noch die Wirkung von räumlicher Nähe und Distanz behandelt sowie die Interpretationsfehler, die eine professionelle Pflegekraft vermeiden sollte.

Nähe und Distanz

Tabelle 3.5 gibt zunächst Durchschnittswerte räumlicher Distanz für Menschen des europäischen und nordamerikanischen Kulturkreises wieder. Bei der Interpretation der Tabelle ist zu beachten, dass räumliche Nähe absolut gesehen keine eindeutige Botschaft übermittelt. Sie steht immer im Zusammenhang mit der Situation.

Tabelle 3.5 **Werte für die kritische Distanz beim Zusammentreffen von Personen**

Abstand (cm)	Bezeichnung	Kontaktperson
Über 300	Öffentliche Distanz	Fremde
150–400	Gesellschaftliche Distanz	Bekannte
40–150	Persönliche Distanz	Gute Freunde
0–40	Intime Distanz	Partner, Kinder

> **Beispiele**
>
> So wird ein weinender Mensch es vielleicht als wohltuend empfinden, wenn man ihn in den Arm nimmt, auch wenn dies durch eine fremde Person geschieht. Dennoch muss eine professionelle Pflegekraft davon ausgehen, dass sie bei der Berührung eines Pflegebedürftigen oftmals eine kritische Distanz – hier: der Intimität – unterschreitet.
>
> Sich über eine andere Person zu beugen oder sie in anderer Weise aus erhöhter Position anzusprechen, kann als Dominanzanspruch und auch als potenzielle Bedrohung aufgefasst werden. Im Gegensatz dazu wird es als unbedrohlich empfunden, sich zu einer Person zu setzen oder sich auf gleichem Niveau zu bewegen.

Interpretationsfehler

Die Interpretation von Ausdruckselementen ist immer mit der Gefahr verbunden, fehlerhaft zu sein, da fälschlicherweise vom körperlichen Ausdruck auf bestimmte psychische oder geistige Zustände und Eigenschaften geschlossen wird. Diese Problematik wird durch zusätzliche Interpretationsfehler verstärkt, die durch das Nachvollziehen konkreter Erscheinungen minimiert werden sollen. Die **wichtigsten Fehler** sind:

- Sympathie und Antipathie,
- Halo-Effekt,
- Kontrastfehler und
- logische Fehler.

Sympathie und Antipathie wurden bereits in Abschnitt 1.1 dargestellt.

Der Halo-Effekt besagt, dass aus einzelnen hervorstechenden Merkmalen ein Rückschluss auf die gesamte Persönlichkeit gezogen wird. Ein Mensch, der auf eine Gehhilfe angewiesen ist, kann als grundsätzlich hilfsbedürftig wahrgenommen werden, obwohl er z. B. geistig in keiner Weise beeinträchtigt ist.

Kontrastfehler entstehen, wenn Menschen aufeinanderfolgende ähnliche Situationen oder Personen wahrnehmen. Wenn man aus einem Raum mit verhältnismäßig lauter Geräuschkulisse in ein ruhiges Zimmer kommt, hält man den niedrigen Schallpegel für besonders ruhig und umgekehrt. Dasselbe gilt für alle anderen extremen Kontraste.

Logische Fehler entstehen durch bestimmte Vorstellungen oder Vorurteile, bei denen eine Person einzelne Elemente zu einem falschen Bild zusammenfügt. Unter diese Kategorie fällt z. B. die Assoziation, dicke Menschen seien dümmer als schlanke.

Jede Interpretation von Ausdruckselementen, egal wie richtig oder falsch sie ist, zieht als Reaktion bestimmte Ausdrucksweisen der beobachtenden Person nach sich. Damit schließt sich der Kreis von Eindruck und Ausdruck.

Sympathie und Antipathie

Halo-Effekt

Kontrastfehler

Logische Fehler

3.4   Aktivität (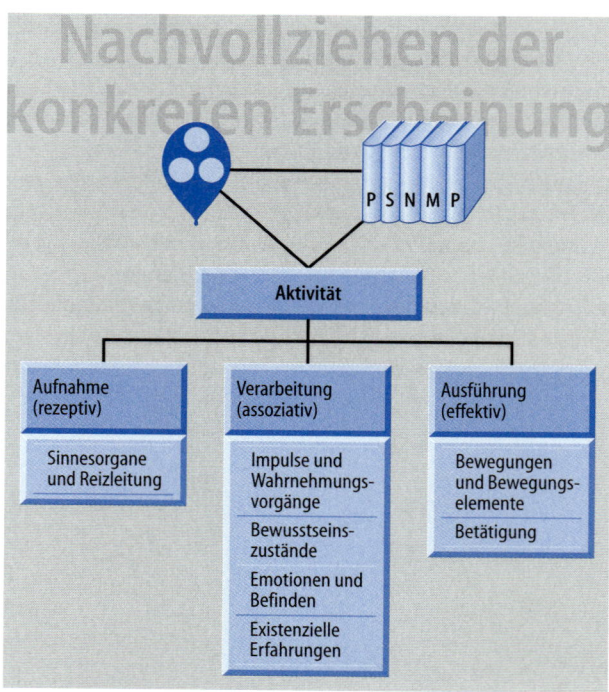 s. Abb. 3.7)

3.4.1   Die Einzelphänomene »Aufnahme«, »Verarbeitung« und »Ausführung«

3.4.2   Das Element »Sinnesorgane und Reizleitung«

3.4.3   Das Element »Impulse und Wahrnehmungsvorgänge«

3.4.4   Das Element »Bewusstseinszustände«

3.4.5   Das Element »Emotionen und Befinden«

3.4.6   Das Element »existenzielle Erfahrungen«

3.4.7   Das Element »Bewegungen und Bewegungselemente«

3.4.8   Das Element »Betätigung«

Motto: Ein Mensch, der im Lehnstuhl sitzend zum Fenster hinausschaut, kann aktiver sein als ein Hundertmeter-Sprinter.

3.4.1   Die Einzelphänomene Aufnahme, Verarbeitung und Ausführung

Sinnesorgane und Reizleitung

Durch die Sinnesorgane nehmen Menschen Zustände und Veränderungen in ihrem Körper und in der sozialen und materiellen Umwelt wahr. Rein physiologisch werden dabei spezielle Rezeptoren durch entsprechende Reize erregt. Diese Reize sind physikalischen, chemischen, thermischen, mechanischen, propriozeptiven oder vegetativen Ursprungs.

■ Abb. 3.7 **Das komplexe Phänomen Aktivität mit Einzelphänomenen und Elementen**

Die Sinnesorgane können Reize **ausschließlich innerhalb eines bestimmten Impulsspektrums** aufnehmen. Die **Reizstärke**, die für die bewusste Wahrnehmung nötig ist, kann variieren. Von einigen Duftstoffen genügt ein einziges Molekül, andere müssen in höherer Konzentration einwirken. Es kommt zu einer **Reizanpassung**, auch Reizadaptation genannt, wenn viele Rezeptoren von Impulsen gleichbleibender Stärke nicht mehr so intensiv angesprochen werden.

Sobald ein Reiz einen Sinnesrezeptor erregt, werden Nervenimpulse ausgelöst und zum Rückenmark sowie zum Gehirn weitergeleitet. Im Großhirn können sie zu bewussten Empfindungen verarbeitet werden. Die beiden Hirnhälften sind dabei motorisch und sensibel für die jeweils andere Körperhälfte zuständig. Rückenmark und Hirnstamm können Reize unbewusst als Reflexe beantworten.

Selbsterfahrung und Kontakt mit der Welt sind nur mithilfe der Sinnesorgane und nachgeschalteten Verarbeitungsprozessen möglich, den visuellen, auditiven, taktilen, gustatorischen, olfaktorischen und propriozeptiven Sinnessystemen. Jeder Sinn registriert unterschiedliche Informationen. Um Unterschiede festzustellen, müssen **Veränderungen** vorliegen.

Reizschwellen

Reizleitung

> **Beispiele**
> Nach dem Genuss von Knoblauch riecht man nicht, dass der Gesprächspartner auch Knoblauch gegessen hat.
> Die Oberflächensensibilität der Haut wird durch das Reiben der Kleidung oder anderer Gewebe stimuliert.

Entwicklung der Wahrnehmungsfähigkeit

Die volle Leistungsfähigkeit der Sinnesorgane entwickelt sich erst nach der Geburt. Die Organentwicklung erfolgt zeitlich versetzt und geht schubweise vonstatten. Es gibt sensible Perioden für die Ausformung des Sehens, Hörens, Schmeckens, Riechens und Tastens, die eng mit der Entwicklung der entsprechenden Hirnfunktionen zusammenhängen. Daher machen sich Entwicklungsstörungen zu verschiedenen Zeiten bemerkbar.

Sensible Perioden

Findet die Ausprägung in der sensiblen Periode gar nicht oder nur unvollkommen statt, kann dies zu einem späteren Zeitpunkt nicht mehr vollständig nachgeholt werden, und der betroffene Bereich bleibt defizitär. Die ausgefallenen Funktionen können von den übrigen Organen durch Mobilisierung zusätzlicher Reserven bis zu einem gewissen Maß kompensiert werden, nicht aber ersetzt.

Unverzichtbar für die **Differenzierung der Wahrnehmung** ist eine ausreichende **Stimulation aller Sinne**. Ihre Wirkung reicht weit über die Förderung einer einzigen Reizqualität hinaus. Am deutlichsten ist dies für die Haut nachgewiesen. Deren frühzeitige, bereits unmittelbar bei und nach der Geburt einsetzende Anregung durch Körperkontakt mit dem Kind, durch Streicheln, Tragen und Wiegen wirkt sich positiv auf die gesamte Person mit Körper, Geist, Psyche und Seele aus:

Bedeutung von Fürsorge und Hautberührung

- Förderung der normalen Verdauung,
- Beschleunigung der Gewichtszunahme,
- Anregung der Nierentätigkeit,
- Stimulation der Atmung,
- Unterstützung bei der Ausbildung der Abwehrkräfte.

Besonders eindrucksvoll wurden diese Beobachtungen bei Frühgeborenen bestätigt, sie treffen aber auf alle Neugeborenen gleichermaßen zu. Die Stimulation der Haut, des größten und bei Säuglingen sensibelsten Wahrnehmungsorgans, ist für die **Entwicklung des kinästheti-**

3

schen Sinnes und der muskulären Ausbildung enorm wichtig. Im Vergleich von Neugeborenen, die per Kaiserschnitt zur Welt kamen, mit vaginal entbundenen Kindern zeigte sich, dass die auf normalem Weg Geborenen deshalb insgesamt reaktionsfreudiger waren und einen höheren Muskeltonus hatten. In diesem Zusammenhang spielt auch die vermehrte Ausschüttung von Stresshormonen bei Spontangeburten eine Rolle.

Manche Forschungsergebnisse deuten darauf hin, dass sogar der Umgang mit Stressoren wie Kältereiz, Lärm oder Licht bei regelmäßigem Hautkontakt besser bewältigt werden kann und dass die Hautstimulation darüber hinaus die Neugier, die Lernfähigkeit und eine stabile Gefühlslage positiv beeinflusst.

Diese **Wirkung der Hautstimulation** rührt daher, dass die Haut sich schon zu einem sehr frühen Zeitpunkt der embryonalen Entwicklung ausbildet. Je früher die Entwicklung eines Organsystems oder Organs beginnt, desto wichtiger ist seine Funktion. Das Bedürfnis nach Stimulation der Haut ist offenbar ein **existenzielles Grundbedürfnis**, und frühkindliche Prägungen üben ihren Einfluss das ganze Leben hindurch aus.

Organische Strukturen

Objektiv tragen die Sinnesorgane in ganz unterschiedlichem Maß zur Informationsaufnahme bei. Allein die Augen liefern über die Hälfte aller Reize. Sie sind mit der größten Reichweite und Anpassungsfähigkeit sämtlicher Sinnesorgane und außerdem mit einem eigenen Bewegungsapparat ausgestattet.

Trotz dieses reichhaltigen Inventars ist nicht das Auge, sondern das Ohr das Sinnesorgan mit der genauesten Messtechnik: Es kann Schallereignisse unterscheiden, die zeitlich nur $1/100$ s auseinander liegen, während für das Auge zwei verschiedene Zustände bereits dann zu einem einzigen Bild verschmelzen, wenn sie in nur $1/25$ s Abstand aufeinander folgen.

Obwohl alle Sinneseindrücke funktionell nur für einen Eingangskanal bestimmt sind, kommt es in seltenen Fällen zu einer Vermischung von Sinneswahrnehmungen, die man **Synästhesie** nennt. Dabei führt die Reizung eines Sinnesorgans zu gleichzeitigen Wahrnehmungen anderer Sinnesorgane, am häufigsten das Hören von optischen Reizen.

Stressoren und Stress

Alle Reize kann man auch als Stressoren bezeichnen. Der Begriff bedeutet wörtlich übersetzt »Erreger«, ist aber in der Umgangssprache meist negativ besetzt. Er beschreibt die übersteigerte Reaktion der Sinnesorgane oder der ganzen Person und beinhaltet deshalb die Bedrohung des Individuums.

Die enge Koppelung von Aufnahme, Verarbeitung und Ausführung zeigt sich an der Reaktion des Organismus' auf Stress und bedrohliche Stressoren (◻ Tabelle 3.6).

Impulse und Wahrnehmungsvorgänge

Die Verarbeitung der über die Sinnesorgane und die zuführenden Nerven eintreffenden Impulse ist vielschichtig, und die dabei stattfindenden Mechanismen sind noch nicht vollständig erforscht. Die Neurophysiologie liefert gerade in den letzten Jahren neue Erkenntnisse der Funktionen des Gehirns, der »Schaltzentrale« des Nervensystems und des Bewusstseins.

Wahrnehmung von Schmerzen

Einer der Untersuchungsgegenstände, die für die professionelle Pflege eine Rolle spielen, ist die Entstehung von Schmerzen. Die Schmerztoleranz unterscheidet sich von Person zu Person. Außerdem kann ein und dieselbe Person unter bestimmten Umständen Schmerzen gut oder weniger gut tolerieren.

> ❯ **Beispiel**
> Bei intensiver körperlicher Betätigung kommt es oft zur weitgehenden Unterdrückung des Schmerzempfindens. Selbst schwere Verletzungen wie das Amputieren von Fingern beim Holz hacken werden von den Betroffenen gar nicht bemerkt. Dieselbe Person kann in einer anderen Situation ein geringes Schmerzereignis, wie etwa eine Spritze beim Zahnarzt, als schwere Beeinträchtigung erleben.

▶ Tabelle 3.6 Stressreaktionen und ihre Auswirkungen auf den Organismus		
Reaktionsdauer	**Reaktionsweise**	**Zweck**
Sofortreaktionen	Abschwächung des Schmerzempfindens Schärfung des Denk- und Erinnerungsvermögens Erhöhung von Atem- und Pulsfrequenz sowie Blutdruck Mobilisierung der Zuckerreserven Herabsetzung der Verdauung Erhöhte Durchblutung der Skelettmuskulatur Aufrichten der Körperhaare Erhöhte Blutgerinnung Mobilisierung der in der Milz gespeicherten roten Blutkörperchen	Mobilisierung der Kraft- und Schnelligkeitsreserven als Reaktion auf die aktuelle Bedrohung
Verzögerte Reaktion	Aktivierung des Erinnerungs- und Lernvermögens Drosselung des Immunsystems Herabsetzung der Verdauung Mobilisierung der Fettreserven	Verarbeitung von Stress
Chronische Auswirkungen, schädigend	Gereiztheit und Erschöpfung Drosselung der Produktion der Geschlechtshormone Schwächung des Immunsystems Erhöhte Anfälligkeit des Magen-Darm-Traktes für Ulzera Erhöhung von Blutdruck und Pulsfrequenz	k. A.

k. A. keine Angaben

Verarbeitungsmechanismen

Im Wesentlichen ist das **zentrale Nervensystem** (ZNS) für die unterschiedlichen Empfindungsqualitäten verantwortlich. Es **steuert, überwacht und koordiniert** alle Abläufe, die im Organismus vor sich gehen. Die Sinnesorgane liefern in jeder Sekunde etwa eine Million Rezeptorreize, die nur zum geringsten Teil bewusst verarbeitet werden. Deshalb reduziert das ZNS diese Informationsflut, filtert die wichtigsten Daten heraus und leitet sie an die Großhirnrinde weiter. Dort gelangen sie ins Bewusstsein und können Bestandteil der individuellen Erinnerung werden. Auch nicht bewusst gewordene Reize fügen sich in das komplexe Geflecht der vom Gehirn gespeicherten Informationen ein.

Komplexität

Die gesamte Wahrnehmung besteht immer aus Impulsen und ihrer subjektiven Verarbeitung. Das Gehirn wählt aktiv die eingetroffenen Signale aus, ordnet sie in vorhandene Muster ein oder erschafft neue und ermöglicht so das gesamte Denken, Erinnern, Empfinden und Erleben. **Das Gehirn erzeugt ein komplettes Modell der Welt**, eine kognitive, assoziative, sinnliche und emotionale Landkarte. Während seine linke Hälfte v. a. symbolisch-analytische Informationen verarbeitet, etwa für das Erkennen und den Umgang mit Symbolen und Sprache zuständig ist, rekonstruiert die rechte die dreidimensionale Welt.

Alle Sinneseindrücke, Beobachtungen und Erfahrungen werden zu der **ganz persönlichen Wirklichkeit**, also zu dem Welt-, Fremd- und Selbstbild geformt, in dem jeder Mensch lebt und das sich von Individuum zu Individuum unterscheidet.

Sinnestäuschungen

Die Funktion des Gehirns zeigt sich in besonderer Weise bei den sog. **Halluzinationen** optischer, akustischer und anderer Natur, die nicht auf objektiven physikalischen Erscheinungen beruhen. Sie treten bei psychischen Erkrankungen wie Psychosen auf, können aber auch nach Einnahme von halluzinogenen Drogen wie LSD oder beim Alkoholentzug vorkommen. Welche Inhalte auch immer im Bewusstsein erscheinen, sie sind für den Betroffenen Realität.

Sinnestäuschungen können auch auf den **Grenzen der Verarbeitungsfähigkeit des Gehirns** beruhen.

> **Beispiele**
> Eine berühmte optische Täuschung ist die Zeichnung einer Treppe, die zwar in sich zu einem Quadrat geschlossen ist, deren Stufen aber so schattiert sind, dass der Betrachter nach der ersten vollen Umrundung scheinbar immer weiter gehen kann und niemals ans Ende kommt. Bei Untersuchungen blieben Kleinkinder vor einem nur optisch vorhandenen Abgrund stehen, obwohl ihre gleichzeitige Tasterfahrung ihnen den wirklichen Eindruck von der Durchgängigkeit des Weges vermittelte.

Angeborene Muster

Als angeboren gelten auch bestimmte Wahrnehmungsmuster: die Fähigkeit zur räumlichen Wahrnehmung, zur Wahrnehmung von Gesichtern und zum Erinnern von Melodien. Darüber hinaus ist die Wahrnehmung mit dem emotionalen Zustand verknüpft.

Körperbild

Wesentlicher Bestandteil des Selbstbildes einer Person ist ihr Körperbild. Für dessen Aufbau und Beibehaltung ist es nötig, dass es ständig aktualisiert wird. Man geht davon aus, dass nicht einzelne, eng umgrenzte Hirnregionen für die Verarbeitung von Sinneseindrücken oder die intellektuellen Leistungen zuständig sind, sondern dass sich diese Vorgänge in einem **Netz** verschiedener, **untereinander verschalteter Hirnareale** abspielen. So sind die Gebiete, in denen die taktilen Informationen der Haut repräsentiert sind, über die gesamte Großhirnrinde verteilt und wesentlich umfassender als die Bereiche der anderen Sinne. Diese Tatsache erklärt, dass umschriebene lokale Schädigungen des Gehirns diesbzgl. teilweise kompensiert werden können. Einseitige Stimulation von Körperteilen kann zur Dominanz ihrer Repräsentation innerhalb des Gesamtkörperbildes führen, mangelnde Stimulation zu fehlender Repräsentation.

Bewusstseinszustände

Bewusstsein

Die Qualität geistiger und psychischer Prozesse, die zum verarbeitenden Einzelphänomen gehören, hängt eng mit dem Bewusstsein einer Person zusammen. Man kann das Bewusstsein zwar **nicht direkt beobachten**, es aber mithilfe verschiedener Merkmale erschließen. Diese beziehen sich darauf, wie eine Person sich selbst und die Reize aus ihrer Umwelt wahrnimmt und wie sie darauf reagiert. Einige der Merkmale gehören in das rezeptive oder effektive Einzelphänomen, sind jedoch der Vollständigkeit halber hier aufgelistet:
- Wahrnehmen,
- Denken und Erinnern,
- Sich-Orientieren: räumlich, zeitlich, situativ und zur Person,
- Reagieren und Handeln.

Bewusstseinszustände

Das Bewusstsein ist mit unterschiedlichen Faktoren wie dem Gedächtnis, der Steuerung der Aufmerksamkeit und der Fähigkeit verbunden, Zusammenhänge zu interpretieren. Es besteht unabhängig vom Funktionieren einzelner Sinnesorgane. Außerdem lassen sich verschiedene Bewusstseinsphasen unterscheiden wie
- Wachsein,
- Schlaf,
- Bewusstseinstrübungen und
- Koma.

Menschen können in wenigen Sekunden aus der Wachheit in einen mehr oder weniger tiefen Zustand des Bewusstseinsverlustes geraten, etwa bei einer akuten Mangelversorgung des

Gehirns mit nachfolgendem Koma. Umgekehrt können sie aber nicht immer durch entsprechend starke Reize in den Wachzustand zurück gelangen: Aus tiefem Schlaf ist das Erwecken möglich, aus dem Koma nicht.

Ein Teil der intellektuellen Leistungen, zu denen eine Person in der Lage ist, wird unter dem Begriff »Intelligenz« zusammengefasst. Sie bezeichnet die Fähigkeit, Probleme geistig zu lösen oder kreativ zu sein. Man unterscheidet unter Rückgriff auf hirnphysiologische Erkenntnisse zwei **Formen der Intelligenz**:

— 1. Die sog. **flüssige Intelligenz** ist an den Kurzzeitspeicher des Gehirns gebunden und ermöglicht die Problemlösung ohne Rückgriff auf länger zurückliegende Erfahrungen.
— 2. Die sog. **kristallisierte Intelligenz** beruht auf Erfahrungen, die ein Mensch im Lauf seines Lebens gewonnen hat. Sie spiegelt sich in seinem Wortschatz und seinem Wissen wider.

Neben dem Alter, der Mobilität und der Funktion der Sinne spielt die Intelligenz eine große Rolle dabei, wie ein Mensch sein Leben gestaltet. Diese Faktoren beeinflussen z. B. die Anpassung an belastende Lebenssituationen und existenzielle Erfahrungen.

Manche der geistigen und psychischen Fähigkeiten sind von den Bewusstseinsphasen unabhängig. So kann das Vermögen, geistige Schlussfolgerungen zu ziehen, durchaus im Schlaf erhalten bleiben: Während eines Traums kann eine Person sich parallel zu den geträumten Geschehnissen Gedanken über ihren Traum machen.

Emotionen und Befinden

In Abhängigkeit von verschiedenen Bewusstseinsphasen sind die Qualitäten des Erlebens und Empfindens unterschiedlich ausgeprägt. Sie sind von Person zu Person verschieden und außerdem abhängig von der Situation. Alle spontanen Regungen der Freude, Begeisterung oder Erleichterung, der Betroffenheit, Angst und Verzweiflung stimmen bei erneutem Auftreten niemals ganz überein. Alle länger anhaltenden Zustände wie Freude, Trauer oder Depression unterliegen allmählichen Veränderungen.

Emotionen und Befinden entfalten sich auf dem Boden der **unveränderlichen Persönlichkeitsmerkmale**, die durch den **Einfluss der Seele** zustande kommen. Diese individuellen Einstellungen kann man als Temperament oder Persönlichkeit bezeichnen.

Existenzielle Erfahrungen

Zwischen den Elementen der Einzelphänomene gibt es fließende Übergänge. Am Beispiel des Schmerzes lässt sich dies für die Verbindung von Impulsen und Wahrnehmungsvorgängen einerseits und existenziellen Erfahrungen andererseits zeigen. Schmerz ist zunächst nichts anderes als ein Signal des Körpers für eine bestimmte Form der Schädigung oder Störung. Chronische, also dauerhafte oder häufig wiederkehrende Schmerzen haben diesen Warncharakter oft verloren. Nervenzellen sind offenbar fähig, die Erfahrung wiederholter starker Schmerzen zu speichern und werden dadurch so empfindlich, dass bereits schwache Reize Schmerzanfälle auslösen können.

Dauerhafte Schmerzen verändern die gesamte Person, sobald sie eine bestimmte Intensität erreichen. Sie überlagern alle anderen Gehirnfunktionen und stören die neuronalen Schaltkreise für die Muskelkoordination, das Gefühlsleben oder die geistige Aufmerksamkeit. Man bezeichnet chronische Schmerzen auch als Schmerzkrankheit.

Eine Schmerzkrankheit kann das gesamte Leben einer Person beherrschen. Ihr Vorhandensein wird als belastend oder unerträglich erlebt. Jährlich nehmen sich – den Angaben der

Geistige Fähigkeiten

Intelligenz

Individuelle Empfindungen

Schmerzkrankheit

Lebenslage und soziale Folgen

3

Deutschen Schmerzliga zufolge – ungefähr 2.000–3.000 Menschen in Deutschland aufgrund von Schmerzen das Leben. Neben den Schmerzen leiden die Betroffenen unter der Tatsache, dass Bedürfnisse nach Bewegung, Selbstverwirklichung, Kommunikation und gesellschaftlicher Integration oft unbefriedigt bleiben und die Lebensfreude mindern.

Acht Millionen Menschen leiden unter chronischen Schmerzen, zumeist unter Kopf- oder Rückenschmerzen. Die Betroffenen kämpfen mit dem Zwiespalt, dass viele Bewegungen Schmerzen verursachen, ein Untätigbleiben dagegen meist die Schmerzwahrnehmung verstärkt. Viele passen ihre Lebensführung so an, dass sie möglichst wenig Schmerzen erleiden müssen.

Existenzielle Bedeutung

In diesem Fall wirft die Schmerzkrankheit einen Betroffenen auf sich selbst zurück. Sie ist eine existenzielle Erfahrung, weil sie ihn an eine Grenze seiner Körperlichkeit führt. Gleichzeitig nimmt sie in seinem Erleben einen breiten Raum ein, indem sie seine geistige Auseinandersetzung mit der Frage nach dem Sinn seines Leidens oder seines Lebens erzwingt.

Grenzcharakter

Existenzielle Erfahrungen sind Grenzerfahrungen. Sie konfrontieren Menschen mit zentralen Themen wie ihrer Endlichkeit, ihrer Einsamkeit oder ihrer Abhängigkeit vom eigenen Körper, besonders dann, wenn körperliche Defizite auftreten. Sie zeigen sich in so unterschiedlichen Bereichen wie Alter, Sterben, Trennung und schwerer Krankheit. Im Zusammenhang mit existenziellen Erfahrungen können ambivalente Gefühle auftreten.

> **Beispiel**

Ambivalenz

> Der Verlust eines geliebten Menschen reißt oft eine schmerzliche Lücke in das Beziehungsgefüge der verbliebenen Person, und gleichzeitig bietet sich die Chance, das entstandene Vakuum mit anderen Bindungen zu besetzen. Oft kommt es zu widerstreitenden Gefühlen, liegen Wut und Schmerz, Freude und Trauer ganz selbstverständlich eng beieinander.

Auslöser existenzieller Erfahrungen

Die Auslöser existenzieller Erfahrungen sind mitunter wenig gravierend, kommen manchmal überraschend und haben scheinbar gar nichts mit dem eigentlichen Grund des inneren Bewegtseins zu tun.

Individualität

> **Beispiel**

> So kann die Gestalt einer fremden Person oder eine einfache Geste an den verlorenen Menschen erinnern, ein Geruch oder ein Gegenstand wird mit einem weit zurückliegenden beglückenden oder belastenden Erlebnis verbunden.

Die vielen Dinge,
die du tief versiegelt
durch deine Tage trägst
mit dir allein,
die du auch im Gespräche
nie entriegelt,
in keinen Brief und Blick
sie ließest ein,
die schweigenden,
die guten und die bösen,
die so erlittenen,
darin du gehst,
die kannst du erst in jener
Sphäre lösen,
in der du stirbst
und endend auferstehst
(Benn 1998, S. 74).

Die Art der Auseinandersetzung mit existenziellen Erfahrungen ist von Person zu Person verschieden. Oft pflegen Menschen eine individuelle Form der **Religiosität** oder anderer **sinnstiftender Denk-, Erlebens- und Handlungsweisen**.

> **Beispiele**

> Manch einer verdrängt die Auseinandersetzung lange Zeit und hat eines Tages ein nie geahntes Schlüsselerlebnis, das seinem weiteren Lebensweg eine neue Richtung verleiht. Andere suchen die Herausforderung, indem sie sich immer wieder absichtlich in Grenzsituationen begeben, etwa Extremsportarten betreiben oder Drogen konsumieren. Manch einer fühlt sich Zeit seines Lebens im Ungewissen, anderen verleiht die Aussicht auf eine Existenz nach dem Tod Sicherheit und Trost.

Bewegungen und Bewegungselemente

Die körperliche Beweglichkeit einer Person beruht auf zwei strukturellen und funktionellen Grundlagen:
- 1. dem Nerven- und Hormonsystem,
- 2. den Bewegungselementen, also hauptsächlich Knochen, Muskeln und Gelenken.

Beweglichkeit

Alle Bewegungen lassen sich mithilfe der drei Dimensionen **Raum, Zeit und Kraftaufwand** beschreiben und variieren.

Entwicklung der Motorik

Das Bewegungssystem nimmt bereits vor der Geburt seine Tätigkeit auf und differenziert sich anschließend erheblich. Dazu bedarf es der Entwicklung des Körpers und der Anregungen durch die materielle und soziale Umwelt. Übung und Training sind ebenfalls notwendig.

Säuglinge und Kleinkinder haben einen natürlich ausgeprägten **Bewegungsdrang**, reagieren aber noch relativ langsam auf Reize. Die Reaktionsgeschwindigkeit erhöht sich mit zunehmender Fähigkeit zur Ausübung willkürlicher Bewegungen.

Bei Säuglingen lassen sich noch sehr viele reflexhafte Bewegungen auslösen, etwa der Saugreflex. Die **frühkindlichen Reflexe** werden mehr und mehr durch vom Großhirn gesteuerte Bewegungen abgelöst. Dies bedeutet, dass v. a. die **Koordinationsfähigkeit** allmählich zunimmt.

> **Beispiel**
>
> Man kann das an Zeichnungen von Kindern gut beobachten. Sie entstehen anfangs nur durch Hin- und Herbewegen des gesamten Arms aus dem Schultergelenk heraus und verfeinern sich nach und nach, wenn die unabhängigen Aktivitäten von Ellenbogengelenk, Handgelenk und schließlich Fingergelenken hinzukommen.

Der **Bewegungsdrang alter Menschen** ist individuell verschieden, aber insgesamt geringer, und ihr Reaktionsvermögen lässt nach. Altersbedingte Abbauvorgänge des Körpers führen zu einer schleichenden Einschränkung der Beweglichkeit. Oft verringern die Betroffenen dann ihren Aktionsradius.

Bewegungselemente

Die einzelnen Bewegungselemente leisten jeweils einen spezifischen Beitrag zur Beweglichkeit. **Knochen** haben eine tragende und stabilisierende Aufgabe und sind deshalb nur an den Gelenken beweglich, die sie miteinander bilden.

Die unterschiedlichen Bewegungsmöglichkeiten der einzelnen **Gelenke** werden **Freiheitsgrade** genannt. Sie sind um so größer, je mehr räumliche Dimensionen eine Gelenkbewegung erreicht und je weiter die Bewegung ausschwingen kann. Die größten Freiheitsgrade besitzen die Kugelgelenke der Hüfte und, in noch höherem Maß, der Schulter. Sie können in allen drei Ebenen des Raums bewegt werden: in der Transversal-, Frontal- und Sagittalebene (◨ Tabelle 3.7).

◨ Tabelle 3.7 **Bewegungsmöglichkeiten von Gelenken**

Bewegungsvorgang	Bezeichnung
Vom Körper weg	Abduktion
Zum Körper hin	Adduktion
Streckung	Extension
Beugung	Flexion
Drehung	Rotation

3

Die willkürlich erregbare quergestreifte **Muskulatur** macht etwa 45% der Körpermasse aus. Männer haben durch die muskelaufbauende Wirkung des Testosterons durchschnittlich 30 kg Muskelgewebe, Frauen nur 24 kg. Frauen können deshalb nur zwei Drittel der Kraft aufbringen, die ein Mann entwickelt, besitzen jedoch eine größere Ausdauer.

Bedeutung der Bewegung

Alle Bewegungen lassen sich, wie das komplexe Phänomen Gestalt, unter **ästhetischen Gesichtspunkten** betrachten. Sie wirken in ihren Extremen anmutig oder steif. Körperliche Beweglichkeit wirkt sich auf die gesamte Person aus und hat einen positiven Einfluss auf folgende körperliche, psychische und geistige Funktionen:

- Beanspruchung und Training des Bewegungsapparates und des Herz-Kreislauf-Systems,
- Intensivierung der Atmung,
- Anregung von Stoffwechselvorgängen und Verdauung,
- Stärkung des Immunsystems,
- Stimulierung des Gleichgewichtssinns,
- Erweiterung der Wahrnehmung,
- Vermittlung von Unabhängigkeit und Freiheit,
- Förderung des allgemeinen Wohlbefindens, der Kreativität und des Selbstbewusstseins.

Krankheiten und Prävention

Die meisten sog. **Zivilisationskrankheiten** wie Herzinfarkt, Schlaganfall, Altersdiabetes, Rückenschmerzen oder Knochenschwund lassen sich auf Bewegungsmangel zurückführen, mehr noch als auf falsche Ernährung oder Stress. Doch nicht jede Bewegung ist gesund. Bei den meisten Sportarten bewegt man sich zu schnell, belastet die Gelenke und mobilisiert Blutfette, die als Risikofaktoren für gefäßbedingte Erkrankungen gelten. Am besten sind deshalb **langfristige Belastungen ohne Überlastung** durch langsame, ausdauernde und regelmäßige Bewegung.

Betätigung

Betätigungsfelder

Wesentliche Lebensbereiche, in denen alle Elemente der Aufnahme, Verarbeitung und Ausführung zum Einsatz kommen, sind die Bereiche

- **Haushaltsführung,**
- **Erwerbstätigkeit und**
- **Hobby.**

Ihre heutige Form hat sich im Verlauf der Entwicklung menschlicher Gesellschaften aus einem gemeinsamen Komplex heraus gebildet. Dadurch ist die ursprünglich einheitliche Funktion, die Sicherung des Überlebens, in verschiedene Bereiche gegliedert.

Funktionen

    Alle hiermit verbundenen Aktivitäten besitzen eine unterschiedliche Bedeutung für den Einzelnen, für die Beziehungen von Menschen untereinander, also die soziale Umwelt, sowie für die Beziehungen der Menschen zur materiellen Umwelt. Sie drücken die **Individualität** einer Person aus und tragen gleichzeitig zur **persönlichen Entwicklung** bei. Sie ermöglichen den **Kontakt** zu anderen Personen und helfen bei der Umgestaltung der Natur und der kulturellen Erzeugnisse.

Haushaltsführung

Die Haushaltsführung umfasst folgende **Tätigkeiten**:

- Körperpflege,
- Beschaffung, Bevorratung und Zubereitung der Nahrung,

- Erwerb und Instandhaltung der Kleidung,
- Einrichtung und Instandhaltung der Wohnung und
- Kindererziehung.

Durch diese Aufgabenkonstellation besitzt die Haushaltsführung einen **privaten Charakter** und ist von der öffentlichen Sphäre weitgehend getrennt. Dies zeigt sich an dem **geringeren Stellenwert**, den Hausarbeit im Vergleich zur Erwerbsarbeit besitzt. So gilt sie als selbstverständlich, erbringt **keinen Arbeitslohn** und ist zugleich kaum über die Sozialversicherung abgedeckt.

Stellenwert der Hausarbeit

> **Beispiel**
> Hausarbeit erbringt keine Rentenanwartschaft, da kein Einkommen erzielt wird. Einzig die Kindererziehungszeit wird mittlerweile in gewissem Umfang als beitragsfreie oder Ersatzzeit auf die Altersbezüge angerechnet.

Haushaltsführung ist bei uns noch immer überwiegend Aufgabe von Frauen. Männer übernehmen sie selten in vollem Umfang und oft nur für einen begrenzten Zeitraum, obwohl sie im Gegensatz zur Erwerbsarbeit eine lebenslange Aufgabe darstellt, die den Ausübenden oft eine **Sisyphuserfahrung** vermittelt.

Erwerbsarbeit

Während Haushaltsführung überwiegend den sozialen Zusammenhalt von Familien sichert, liefert die Erwerbsarbeit die **materielle Grundlage des Lebens**. Sie teilt die gesamte Lebensspanne eines Menschen ebenso wie einzelne Jahre und Tage in eine Arbeitszeit und eine sog. arbeitsfreie Zeit.

Der Arbeitsmarkt stellt heutzutage vielschichtige Anforderungen an die Erwerbstätigen, egal ob sie in abhängigen Verhältnissen beschäftigt oder selbstständig sind. Während noch vor 100 Jahren die lebenslange Ausübung ein und derselben beruflichen Tätigkeit bei ein und demselben Arbeitgeber die Regel war, wechselt ein deutscher Arbeitnehmer inzwischen durchschnittlich alle 16 Jahre, also drei- bis viermal im Erwerbsleben, seinen Beruf. Damit geht ein permanenter Wandel der Qualifikationen einher, der in hohem Maß **lebenslanges Lernen und dauerhafte Flexibilität** verlangt.

Wandel der Anforderungen

Mittlerweile gilt in vielen Branchen nicht mehr die Dauer der Betriebszugehörigkeit als erstes Kriterium für ein bleibendes Beschäftigungsverhältnis, sondern die Art und **Aktualität erworbener Qualifikationen**. In einer Zeit, in der sich die verfügbaren Informationen explosionsartig vermehren und sich die Halbwertszeit des Wissens permanent verkürzt, gewinnt die Ausformung sog. **Schlüsselqualifikationen** schon in der Schule und der Berufsausbildung zunehmend an Bedeutung. Fortwährende Aktualisierung und der Erwerb sozialer Kompetenzen verdrängen mehr und mehr die tradierten Wissensbestände.

Diese Tendenzen sind Ausdruck langfristiger Veränderungen der ökonomischen Zusammenhänge. Über Jahrhunderte hinweg **hat schwere körperliche Arbeit abgenommen**, vielfach sind Maschinen an die Stelle menschlicher Muskelkraft getreten. Zugenommen hat demgegenüber die Zahl der Personen in den Dienstleistungsberufen.

Trend zur Dienstleistungsgesellschaft

In Deutschland gibt es mittlerweile so viele **Arbeitslose** und Sozialhilfeempfänger, dass der Begriff der »**Zweidrittel-Gesellschaft**« zum festen Bestandteil des arbeitsmarktpolitischen Vokabulars gehört. Er bringt zum Ausdruck, dass etwa nur noch zwei Drittel der potenziell Erwerbstätigen tatsächlich in Beschäftigungsverhältnissen stehen.

Unsichere Lebenslagen

3

Hobby

Das Element Hobby ist durch den Wandel des Betätigungsspektrums überhaupt erst entstanden. Es umfasst Aktionsfelder wie Sport, Spiel, Gärtnern, Sammeln und Kleintierzucht und zeigt teilweise fließende Übergänge in die Bereiche Haushaltsführung und Erwerbstätigkeit. Seine Hauptfunktion sind der **Ausgleich** und die **Selbstverwirklichung** jenseits aller Verpflichtungen.

Bedeutung der Betätigung im Kindesalter

Bei Kindern wird der Tagesablauf über Jahre eindeutig vom **Spielen dominiert**. Es ermöglicht unterschiedliche Empfindungen, das Trainieren von Fertigkeiten, das Begreifen von Dingen und das Einüben von Verhaltensmustern. Das Spiel besitzt eine **prägende, die Entwicklung der Persönlichkeit fördernde Funktion**.

In gleichem Maß ist die Beschäftigung und das Spiel auch im Alter für die Gesamtaktivität einer Person wichtig und fördert den Erhalt von Fertigkeiten.

3.4.2 Das Element »Sinnesorgane und Reizleitung«

Systematisierung

Da die Wahrnehmung von Sinnesreizen nicht der Fremdbeobachtung zugänglich ist, ist dieser Abschnitt nach den Sinnesorganen und ihren wichtigsten Funktionen aufgebaut.

Die Sinnesorgane sind:
- Haut,
- Augen,
- Ohren,
- Zunge,
- Nase.

Haut

Die Haut vermittelt, z. T. gemeinsam mit den Haaren, eine große Zahl unterschiedlicher und voneinander unabhängiger Empfindungen. Sie ist von Bedeutung für einen erheblichen Teil der Oberflächensensibilität und den Tast- und Berührungssinn bis hin zum Schmerzempfinden.

Organische Wirkungen der Oberflächensensibilität

Obwohl die Haut über den ganzen Körper verteilt ist, sind einzelne Regionen unterschiedlich sensibel für Berührungen. So ist das Lippenrot nach der Zunge der berührungsempfindlichste Teil des menschlichen Körpers, und die Handinnenflächen sind sensibler als die Handrücken.

Psychische Wirkungen der Oberflächensensibilität

Über die Haut werden nicht nur Reize geleitet, sondern auch starke Emotionen geweckt. Berührungen wirken zehnmal stärker als verbale Reize. Deshalb verliert ein Mensch, der keine sensorischen Informationen über seine Haut bekommt, einen wichtigen Teil seiner emotionalen Ansprechbarkeit.

Veränderungen des Berührungsempfindens

Er ist darüber hinaus auch gefährdet, sich lebensbedrohlich zu verletzen, etwa bei einigen **neurologischen Erkrankungen** wie einer Querschnittlähmung. Hier gelangen die über die Haut aufgenommenen Informationen nicht zum Gehirn, deshalb ist die bewusste Wahrnehmung der schädigenden Berührungsimpulse nicht möglich.

Das Tast- und Berührungsempfinden unterliegt weiteren Veränderungen: Grundsätzlich werden Stimulationen durch **Kleidung** hindurch bei gleicher Stärke weniger intensiv wahrgenommen. Auch **Entzündungen** stören die Reizaufnahme.

Narbengewebe ist nicht berührungsempfindlich, wohl aber, oft in gesteigerter Weise, seine unmittelbare Umgebung. Manche Narben neigen zu Wettersensibilität.

Augen

Die Augen vermitteln einem Menschen das optische Bild seiner Person sowie seiner materiellen und sozialen Umwelt. Rein physikalisch handelt es sich dabei um Abstufungen unterschiedlicher **Helligkeitsgrade** und **Farben**. Die Welt wird in ausreichender **Schärfe** als verkleinertes, spiegelverkehrtes, auf dem Kopf stehendes Bild auf die Netzhäute der Augen projiziert und von der Großhirnrinde zu einem aufrechten, seitengerechten und **räumlichen** optischen Eindruck verarbeitet.

Sehen

Das Gehirn vermag über die Bildaufnahme hinaus das Gesehene durch den Vergleich von Bekanntem und Unbekanntem zu **erkennen**. Damit leistet der Sehvorgang einen wesentlichen Beitrag zur **Orientierung in der Welt**. Er hilft einer Person, sich räumlich zurechtzufinden, Lebewesen und Gegenstände zu erfassen und Bewegungen zu kontrollieren. Dies ist insbesondere bei Manipulationen mit den Händen der Fall und fördert damit von Geburt an die motorische Entwicklung.

Voraussetzungen und Bedingungen des Sehens

Für das ungestörte Sehen sind neben einigen Umgebungsbedingungen ganz allgemein der Aufbau und die Funktion von Augen, Nervenbahnen und Gehirn entscheidend. Die einzelnen Elemente sind für jeweils unterschiedliche optische Eindrücke zuständig. **Einige wesentliche Faktoren** sind:

- Die **Schutzmechanismen** der Augen, die z. B. beim Kontakt mit Fremdkörpern eine Rolle spielen.
- **Ausrichtung der Augachsen und Beweglichkeit der Augen** als Beitrag zu einem vollständigen Blickfeld.
- Die **Lichtverhältnisse der Umgebung**, weil Farben nur bei ausreichender Helligkeit wahrgenommen werden können und bei künstlicher Beleuchtung verfälscht werden, wohingegen bei zunehmender Dämmerung die Grautöne dominieren.
- Die Steuerung des Lichteinfalls durch die **Blendenfunktion der Iris**.
- Beschaffenheit und Funktion der **lichtbrechenden Teile** der Augen, um optische Eindrücke in wechselnden Entfernungen klar und scharf abbilden zu können.
- **Impulsleitung** über die Sehnerven und **Impulsverarbeitung** in der Großhirnrinde, die für die Entstehung eines kompletten Bildes sorgen.

Die Augen verfügen über verschiedene Schutzeinrichtungen: **Augenbrauen** schirmen gegen intensive Sonnenstrahlung, Fremdkörper und den salzigen Schweiß der Stirn ab, **Wimpern** bewahren die Augen vor Fremdkörpern. Gefahren werden **reflexhaft** abgehalten: Direkter Luftzug und das Berühren der Hornhaut führen zum Lidschlussreflex. Der automatische Lidschluss und das spontane Abwenden des Kopfes finden auch bei optischer Bedrohung statt.

Schutzfunktionen

Der **Lidschlag** bewahrt die Hornhaut vor dem Austrocknen. Entsprechend kommt es bei seltenem oder ausbleibendem Lidschlag zur Austrocknung der Hornhautoberfläche. Dies ist v. a. bei schwer kranken und bewusstseinsgetrübten Menschen der Fall.

Für die gleichmäßig gute Sehschärfe trotz unterschiedlicher Entfernung des Betrachteten ist eine Anpassung des optischen Apparates nötig. Je näher ein Gegenstand ist, um so stärker müssen die Lichtstrahlen, die auf die Linse des Auges fallen, gebrochen werden und umgekehrt. Bei der **Nahakkomodation** wird deshalb die Linse stärker gekrümmt und rund, bei der **Fernakkomodation** oder **Desakkomodation** wird sie abgeflacht, sodass das Bild auf die Netzhaut projiziert wird.

Sehschärfe

Die Augen sind in wachem Zustand offen und gleichweit geöffnet. Durch ihren eigenen Bewegungsapparat werden sie in die verschiedenen Bewegungsrichtungen geführt und in der erreichten Stellung positioniert. Sie bewegen sich immer koordiniert, also parallel und syn-

Beweglichkeit und Achsrichtung

3

chron. Augenbewegungen erfolgen aber nicht nur in wachem Zustand, sondern auch während bestimmter Schlafphasen.

Augenirritationen und -krankheiten

Eine **ausgetrocknete Hornhautoberfläche**, die durch einen seltenen oder ausbleibenden Lidschlag verursacht werden kann, beeinträchtigt das Sehvermögen. Auch Verletzungen, Entzündungen oder akute Bläschenbildung, etwa bei Herpes cornea, führen zu Visusverlusten. Sie äußern sich außerdem durch Lichtscheu oder Lidkrampf.

Missempfindungen   Missempfindungen am Auge treten bei verschiedenen Erkrankungen auf: Eine Konjunktivitis geht mit Juckreiz einher. Druckempfindungen in den Augen können nach anstrengenden Sehleistungen, etwa nach Bildschirmarbeit, entstehen oder durch Erkrankungen, wie dem **grünen Star**, Glaukom, hervorgerufen werden, der durch erhöhten Augeninnendruck gekennzeichnet ist. Der erhöhte Augeninnendruck schädigt auf Dauer die Netzhaut und andere Teile des Sehapparates. Lichtscheu, Tränenträufeln oder Hornhauttrübung können erste Anzeichen für diese Erkrankung sein.

Schielen   Neugeborene können physiologischerweise schielen, weil sie die Augenmuskulatur noch nicht vollständig koordinieren können. Bleibt das Schielen bestehen, liegt eine Störung der Augenbeweglichkeit oder der Koordination beider Augen vor. Schielen kann auch bei Erwachsenen im Zustand der Müdigkeit auftreten. Eine Person schielt entweder nach außen, Strabismus divergens, oder nach innen, Strabismus convergens. Das rechte und das linke Auge nehmen unterschiedliche Bilder wahr, die das Gehirn nicht mehr zu einem Bild verbinden kann.

Ausgleichsstrategien   Die daraus resultierenden Doppelbilder werden vermieden, indem das fehlstehende Auge vollständig ausgeblendet wird. Dabei entsteht eine Abnahme der Sehschärfe, insbesondere des fehlsichtigen Auges, ein Verlust des räumlichen Sehens und eine gewisse Gesichtsfeldeinschränkung.

Eine weitere Ausgleichsstrategie beim Schielen besteht darin, die Augen abwechselnd auf die Umgebung auszurichten. Bei der Kommunikation mit einer schielenden Person weiß der Gesprächspartner beim Blickkontakt oft nicht, in welches Auge er schauen soll, und kann dadurch verunsichert werden.

Doppelbilder   Zu Doppelbildern kann es bei verschiedenen neurologischen Krankheiten und Erkrankungen des optischen Apparates oder unter dem Einfluss von Drogen kommen.

Augenzittern   Eine weitere Besonderheit stellt das Augenzittern, der **Nystagmus** dar. Er kann bei Erkrankungen des Gleichgewichtsapparates auftreten und beruht auf der Verschaltung von Sehnerven und Nerven des Gleichgewichtsorgans im Gehirn.

Pupillenreaktion   Die Menge des in die Augen einfallenden Lichts wird durch Größenveränderungen der Pupillen gesteuert. Beide Pupillen sind immer gleich groß und passen sich den jeweiligen Lichtverhältnissen an. Bei Zunahme der Helligkeit verengen sie sich, es kommt zur **Miosis**, bei Abnahme erfolgt eine Erweiterung, die **Mydriasis** (vgl. Tabelle 3.1).

Eine **Pupillenungleichheit**, die Anisokorie, kann angeboren sein, kommt aber ansonsten nur bei einer Störung der nervösen Versorgung zustande. Eine **Ungleichheit der Pupillenreaktion** ist Zeichen für einen einseitig im Gehirn auftretenden Prozess, z. B. für eine Blutung oder einen Tumor. Während einer Vollnarkose bleibt die Pupillenreaktion infolge der Gabe von Muskelrelaxantien ganz aus. Darüber hinaus gilt die **komplett fehlende Pupillenreaktion** als eines der Zeichen für einen eingetretenen Hirntod.

Fehlsichtigkeit   Von der sog. Normalsichtigkeit kann man zwei Formen der Fehlsichtigkeit unterscheiden. Bei der **Kurzsichtigkeit**, der Myopie, ist das Nahsehen unbeeinträchtigt, beim Sehen in die Ferne dagegen entsteht das Bild vor der Netzhaut, und der Betroffene sieht verschwommen. Bei der **Weitsichtigkeit**, der Hyperopie, verhält es sich genau umgekehrt. Häufigste Ursache ist ein, meist erblich bedingter, zu langer oder zu kurzer Augapfel. Die altersbedingte Weitsichtigkeit oder **Alterssichtigkeit**, Presbyopie, beruht dagegen auf einem Elastizitätsverlust der Linse und dem daraus resultierenden Nachlassen der Akkommodation.

Der **graue Star**, oder die Katarakt, bezeichnet die **Trübung der Augenlinse**. Er kann angeboren, Folge einer Augenverletzung oder einer Ernährungsstörung der Linse bei Diabetes mellitus sein. Der sog. Altersstar ist seine häufigste Form und tritt meist nach dem 60. Lebensjahr auf.

Fehlsichtigkeit kann man daran erkennen, dass Menschen Gegenstände sehr nahe an die Augen halten bzw. weiter weg, oder dass sie die Augen zukneifen. Menschen mit Brechungsfehlern der Augen neigen ohne Sehhilfe dazu, die Lider als zusätzliche, willkürlich zu betätigende Blende einzusetzen. Viele Betroffene klagen zudem häufig über Kopfschmerzen und tränende Augen.

Die Netzhaut besitzt zwei Formen von Sinneszellen, Stäbchen für die Hell-Dunkel-Adaptation und Zapfen für die Farbsichtigkeit. Bei der Farbenblindheit oder **Achromatopsie** sind die Betroffenen nicht in der Lage eine der drei Grundfarben Rot, Grün oder Blau zu sehen; sie können ausschließlich verschiedene Graustufen unterscheiden. Bei der **Farbenfehlsichtigkeit** sind lediglich eine oder zwei der Grundfarben beeinträchtigt, und die Betroffenen verwechseln bestimmte Farben miteinander. Am häufigsten tritt die sog. Rot-Grün-Blindheit auf. Farbanomalien sind meistens genetisch bedingt, können aber auch erworben sein, etwa durch Netzhautschäden oder Erkrankungen der Großhirnrinde.

Störungen des Farbsehens

Im Gegensatz dazu ist bei der **Nachtblindheit** das Farbensehen nicht beeinträchtigt, da hier die Stäbchenzellen betroffen sind, sodass die Dunkeladaptation eingeschränkt ist. Bei Dämmerung oder Dunkelheit können die Betroffenen nur unscharf sehen, was meist auf einem Vitamin-A-Mangel beruht.

Die schwerwiegendste Form der Sehstörung ist die Blindheit, also die hochgradige Verminderung oder das völlige Fehlen des Sehvermögens. Die Betroffenen sind bestenfalls in der Lage, gleißende Helligkeit und totale Dunkelheit vage zu unterscheiden. Die Blindheit ist entweder angeboren oder erworben und kann allmählich oder schlagartig auftreten. Häufige Ursachen sind Netzhautschäden oder -ablösungen, Augenverletzungen, Glaukom, Katarakt und Tumoren.

Blindheit

Eine Blindheit ohne objektiven pathologischen Augenbefund bezeichnet man als funktionelle Blindheit. Sie entsteht aufgrund psychischer Faktoren und tritt gelegentlich bei einer Gehirnerschütterung oder beim Schock auf.

Funktionelle Blindheit

Bei der **Seelenblindheit**, der optischen Agnosie, können visuelle Eindrücke trotz ungestörter Funktion des Auges nicht erkannt werden. Der Betroffene vermag die Bedeutung des Gesehenen nicht zu erinnern, weiß also nicht, welche Funktion der Gegenstand besitzt, den er sieht. Außerdem ist er nicht in der Lage, die Bestandteile eines Gegenstandes zu einem Gesamtbild zusammenzufügen oder verschiedene Gegenstände voneinander abzugrenzen.

Eine weitere Form der Sehstörung beruht auf Ausfällen des Gesichtsfeldes. Bei der **Halbseitenblindheit** oder Hemianopsie ist, infolge einer Schädigung der Sehbahn, jeweils eine Hälfte des Gesichtsfelds betroffen. In Abhängigkeit von der Lokalisation der Sehbahnunterbrechung können die nasalen oder die temporalen Gesichtsfeldhälften ausgefallen sein, und zwar ein- oder beidseitig, und die nasalen oder temporalen Hälften des Gesichtsfeldes betroffen sein. Hierbei ist zu berücksichtigen, dass die Fasern des Sehnervs z. T. im Chiasma opticum kreuzen und in der gegenüberliegenden Hemisphäre des Gehirns verarbeitet werden. Die Hemianopsie kommt beim Schlaganfall und anderen Erkrankungen des Gehirns vor.

Störungen des Gesichtsfelds

Ein Teil der Sehstörungen lässt sich durch Hilfsmittel wie Brillen oder Kontaktlinsen korrigieren (vgl. Abschn. 3.1.2). Kontaktlinsen können ein Fremdkörpergefühl hervorrufen, verrutschen oder aus dem Auge herausfallen und dann leicht verloren gehen.

Hilfsmittel

3

Ohren

Hören

Über das Gehör gewinnen Menschen räumlich-akustische Eindrücke von der Welt. Die Hörimpulse setzen sich aus Lautstärke, Tonhöhe und Geräuschart sowie deren Veränderungen in zeitlicher Abfolge zusammen. Die gleichzeitige Verarbeitung der Informationen aus beiden Ohren ist für das Richtungshören und die akustische Orientierung im Raum entscheidend. Der Hörbereich liegt zwischen 20.000 Hz und 116 Hz. Niedrigere Frequenzen werden als Vibration über den Tastsinn wahrgenommen.

Grundsätzlich erfolgt die Schallweiterleitung durch Impulse, die über den Hörnerv zum Gehirn geleitet werden und über die sog. Knochenleitung, bei der Schwingungen des Schädels wahrgenommen werden. Dies ist einer der Gründe dafür, dass eine Person ihre eigene Stimme anders wahrnimmt, als wenn sie sie von einem Tonträger hört.

Hörstörungen

Störungen des Hörvermögens unterscheidet man in zwei Gruppen:

- 1. Als **Schallleitungsschwerhörigkeit** bezeichnet man alle Behinderungen der Weiterleitung der Schallwellen vom äußeren Ohr bis zum ovalen Fenster, der Grenze zum Mittelohr.
- 2. Die **Schallempfindungsschwerhörigkeit** umfasst alle Störungen der Reizumformung sowie der Weiterleitung und Verarbeitung der Impulse in Hörnerv oder zentralem Nervensystem.

**Schallleitungs-
schwerhörigkeit**

Als **Ursache** für eine Schallleitungsschwerhörigkeit kommen verschiedene Faktoren in Betracht. Bei Entzündungen des Nasen-Rachen-Raumes kann es zur Mitbeteiligung der Ohrtrompete, die für den Druckausgleich des Ohres zuständig ist, kommen. Ohrenschmalz, also Zerumen, kann den äußeren Gehörgang verstopfen. Im Kindesalter sind außerdem Mittelohrentzündungen häufig. Bei der sog. Otosklerose verknöchern die gelenkigen Verbindungen der Gehörknöchelchen, die den Schall vom Mittelohr zum Innenohr weiterleiten. Diese Erkrankung ist erblich bedingt.

Tinnitus

Ein zunehmendes Phänomen ist das Auftreten sog. Ohrgeräusche, Tinnitus genannt. Die Betroffenen geben an, störende Schallereignisse im Kopf oder in den Ohren zu hören, die sie als Ohrenklingeln, Brummen, Pfeifen oder Ohrensausen beschreiben.

Es kann sich um einzelne Töne handeln, die unterbrochen oder kontinuierlich hörbar sind. Die Geräusche können in wechselnder Intensität dauerhaft, in bestimmten Abständen oder in besonderen Situationen auftreten. Mitunter ist das Hörvermögen beeinträchtigt.

Ohrgeräusche können für die Betroffenen **quälend** sein. Als Auslöser werden Entzündungen, Erkrankungen des Hörnervs, des Innenohrs und der Hörzentren, aber auch Stress und Lärm diskutiert. Auch der arterielle Blutdruck beeinflusst den Tinnitus.

Schwerhörigkeit

Die von einer Schwerhörigkeit Betroffenen hören auf einem oder beiden Ohren bestimmte Frequenzen nicht mehr. Ihre akustische Wahrnehmung wird dadurch bruchstückhaft und verzerrt. Das Phänomen kann bis zur völligen Gehörlosigkeit oder Taubheit reichen und wie alle anderen Störungen der Wahrnehmungsorgane angeboren oder erworben sein.

Als Auslöser einer Schwerhörigkeit kommt auch ein akustisches Trauma in Frage, etwa ein lauter Knall, z. B. durch eine Explosion oder ein ohrnahes Geräusch. Für die Entstehung eines Knalltraumas genügt schon ein Kuss auf das Ohr. Die chronische Belastung mit Geräuschen von über 90 db, z. B. durch einen Presslufthammer oder Lautsprecherboxen, führt ebenfalls zur Einschränkung des Hörvermögens. Verbreitet tritt die Schwerhörigkeit im Alter als Presbyakusis auf.

Folgen für die Betroffenen

Es ist für die Betroffenen schwer, sich auf die **emotionale Ebene zwischenmenschlicher Kommunikation** einzustellen, weil sie die dazu notwendigen sprachlichen Nuancen, wie Tonfall und Stimmlage, nicht wahrnehmen können.

> **Beispiel**
Schwerhörige können einer Unterhaltung nicht mehr richtig folgen und erscheinen unaufmerksam. In Gesprächen versuchen sie oft das besser funktionierende Ohr zum Gegenüber hin zu wenden. Auf Ansprache erfolgt oft weder Antwort noch Reaktion, oder Fragen werden falsch beantwortet. Darüber hinaus sind Schwerhörige häufiger misstrauisch gegenüber anderen Menschen und ziehen sich zurück, v. a. wenn sie vermuten, dass über sie geredet wird.

Gehörlosigkeit und Sprache

Gehörlose Säuglinge fallen auf, da sie ihren Kopf nicht zur Schallquelle drehen und nicht zusammenzucken, wenn ein lautes Geräusch ertönt. Ältere Säuglinge hören auf, Laute zu formulieren.

Menschen mit angeborener Gehörlosigkeit sind nicht in der Lage, aus eigenem Vermögen die Lautsprache zu erlernen. Sie müssen sie hauptsächlich durch das Ablesen von den Lippen wahrnehmen. Ihre eigene Aussprache bleibt notgedrungen undeutlich.

Die **Hör-Sprach-Behinderung** zieht weitere Einschränkungen nach sich. Neben der Kommunikation ist die Entwicklung der Psychomotorik und des sozialen und emotionalen Verhaltens beeinträchtigt. Gehörlose Kinder, deren Behinderung erst spät entdeckt wird, haben einen schlecht entwickelten Sinn für Kausalzusammenhänge und formulieren selten Gedanken über die Zukunft.

Menschen, die nach dem Erwerb der Sprache das Gehör völlig verlieren, verfügen bereits über wichtige Hör- und Spracherfahrungen. Wenn es ihnen trotz der Hörbehinderung gelingt, sich auf soziale und berufliche Anforderungen einzustellen, bleiben sie gesellschaftlich integriert.

Hörbehinderte oder gehörlose Menschen werden von Hörenden oft als geistig behindert eingestuft, ganz anders als Blinde. Diese Tatsache beruht in erster Linie auf der Hilflosigkeit und Unsicherheit der Gesunden im Umgang mit Hörgeschädigten.

Man versucht eine Schwerhörigkeit durch Hörhilfen zu kompensieren. Die traditionellen Hinter-dem-Ohr-Geräte werden durch kleine und unauffällige Im-Ohr-Geräte ergänzt. Bei Schallempfindungsstörungen werden in zunehmendem Maß auch Cochlea-Implantate eingesetzt. Außerdem gibt es kombinierte Hör- und Sehhilfen und Tinnitus-Kontroll-Geräte.

Gleichgewichtssinn

Das Gehör hängt eng mit dem Gleichgewichtssinn zusammen. Es reagiert sensibel auf Lageveränderungen, v. a. die des Kopfes, und verdankt seine Funktion der auf der Erde vorhandenen Schwerkraft. Die Wahrnehmung der Schwerkraft ist die erste Sinnesleistung, die sich im Mutterleib entwickelt.

Schon vor der Geburt fördert der Gleichgewichtssinn Wachstum und Verknüpfung der Nervenfasern anderer Wahrnehmungssysteme. Für das Aufrechterhalten des Gleichgewichtes muss das Gehirn die Informationen aus dem Gleichgewichtsorgan mit den Impulsen aus Muskeln, Gelenken und Augen verbinden.

Der Gleichgewichtssinn dient der Orientierung im Raum sowie der Aufrechterhaltung von Kopf- und Körperhaltung in Ruhe und bei Bewegung. Das Gleichgewichtsorgan steuert darüber hinaus vegetative Funktionen. So ändern sich nach seiner Reizung der Blutdruck und die Gerinnungszeit.

Bei der sog. **Reisekrankheit**, verursacht durch die Fortbewegung im Auto, Schiff, Flugzeug oder Zug, kommt es zu Schwindel, Blässe, Übelkeit und Erbrechen, zu Blutdrucksenkung und Schweißausbruch. Erkrankungen des Gleichgewichtssinnes rufen in ersten Linie **Schwindel** hervor. Eine Schädigung des Gleichgewichtsnervs oder des Gleichgewichtsorgans führt zu Dreh- oder Schwankschwindel, Gangstörungen, Nystagmus und Übelkeit oder Erbrechen.

Gehörlosigkeit vor Eintritt des Spracherwerbs

Gehörlosigkeit nach Eintritt des Spracherwerbs

Stigmatisierung

Hörhilfen

Störungen

3

Zunge

Die menschliche Zunge ist ein Organ mit mehreren Aufgaben, das neben der maßgeblichen Beteiligung an der Lautbildung zwei **Hauptfunktionen** hat:

- 1. **Tastempfinden**, das Struktur, Konsistenz und Temperatur erfasst.
- 2. **Geschmackswahrnehmung** und damit die chemische Kontrolle der Nahrung.

Der Geschmackssinn wirkt sich auf den Verdauungsprozess aus, weil er Menge und Zusammensetzung der Verdauungssekrete steuert. Außerdem hängt er aufs engste mit dem Riechvermögen zusammen. Er ist individuell verschieden und kann durch Vermittlung neuer Reize erweitert werden.

Die Zunge ist, im Gegensatz zu den Augen und den Ohren, ein Instrument der **Nahorientierung**, weil ihre Rezeptoren nur bei direktem Kontakt gereizt werden können. Die Rezeptoren für den Geschmackssinn liegen in den sog. Geschmacksknospen, die sich besonders konzentriert im Bereich der Zunge befinden, in geringer Menge in den Schleimhäuten von Mund, Rachen und Kehldeckel.

Jede einzelne der vielen verschiedenen Geschmacksempfindungen, die Menschen mithilfe der Zunge unterscheiden können, kommt durch die Kombination von nur **vier Grundqualitäten** zustande: **süß, salzig, sauer und bitter**. Die relativ hohe Empfindlichkeit des Geschmackssinns für Bitterstoffe ist lebensnotwendig, denn die entsprechenden Substanzen sind möglicherweise giftig. Damit hat der Geschmackssinn eine unverzichtbare Warnfunktion, ähnlich wie die Nase, die selbst bei starkem Schnupfen noch Rauch zu riechen vermag und so vor Feuer warnt.

Damit eine Geschmacksempfindung entstehen kann, müssen Substanzen im Speichel gelöst sein. Der Geschmack eines Stoffs lässt sich aber nicht eindeutig seinen chemischen Eigenschaften zuordnen. Beispielsweise schmeckt nicht nur Zucker süß, sondern auch Bleisalz.

Störungen des Geschmacks findet man bei Beeinträchtigung oder Zerstörung der Schleimhaut von Nase oder Mund, also bei Entzündungen, nach Operationen und bei Verletzungen. Die völlige Aufhebung des Geschmacksvermögens tritt durch Nervenausfälle oder Tumoren des Gehirns ein.

Nase

Mit jedem Atemzug produziert der Geruchssinn ein **olfaktorisches Bild**, das durch eine Fülle von Gerüchen entsteht. Die meisten Gerüche sind Mischgerüche, doch trotz, oder wegen der Geruchsvielfalt ist es kaum möglich, Gerüche exakt zu beschreiben. Am besten nützen Vergleiche mit bekannten Substanzen oder die Wiedergabe der durch den Geruch ausgelösten Gefühle.

In verschiedenen Büchern finden sich abweichende Angaben über die genaue Zahl der Gerüche, die ein Mensch wahrnehmen kann. Deshalb genügt es zu wissen, dass die Menge in die Tausende geht und dass sich diese ohnehin schon hohe Differenzierungsfähigkeit durch Übung noch einmal enorm erweitern lässt.

Die Gefühlsregungen, die beim Riechen ausgelöst werden, sind stark. Bestimmte Gerüche regen den Appetit an und fördern die Produktion von Speichel und Magensaft. Gerüche stimulieren oder dämpfen auch die sexuelle Bereitschaft einer Person. Schlechte Gerüche können, wie schlechte Geschmacksempfindungen, Ekel oder gar Erbrechen auslösen.

Das Riechen kann durch dieselben Mechanismen gestört sein wie der Geschmack. Schon eine Erkältungskrankheit setzt das Riechvermögen deutlich herab. Bei neurologischen Erkrankungen kann der Geruchssinn ganz verloren gehen. In solchen Fällen ist auch der Geschmack aller Speisen eingeschränkt.

3.4.3 Das Element »Impulse und Wahrnehmungsvorgänge«

Das menschliche Gehirn vollbringt viele komplexe Leistungen. Im Bereich geistiger Aktivitäten sind dies das Denken, das Gedächtnis und die Kreativität, in der Kategorie Körper die Erzeugung des eigenen Körperbildes und die Fähigkeit, Schmerzen wahrzunehmen. Zwischen all diesen Bereichen gibt es eine ganze Reihe von Überschneidungen. Deshalb beschränkt sich dieser Abschnitt auf die Darstellung von Beispielen.

Geistige Fähigkeiten und ihre Veränderungen

> **Interesse.**
> Eine **geistig-psychische Betätigung**, verbunden mit Anteilnahme an den Vorgängen in der Umwelt, die eine der Bedingungen für verstandesgeleitete Prozesse darstellt. Die Pole, zwischen denen sich das Interesse bewegt, sind einerseits Aufmerksamkeit und Hinwendung und andererseits Gleichgültigkeit und Teilnahmslosigkeit.

Interesse

Eine **Apathie** findet sich häufig im Zusammenhang mit psychischen Erkrankungen, z. B. Depressionen. Die Betroffenen wirken abgestumpft, antriebsarm und lustlos.

> **Gedächtnis.**
> Die Fähigkeit, Sinneswahrnehmungen oder psychische Vorgänge zu speichern, sodass sie bei Gelegenheit aus diesem Speicher wieder ins Bewusstsein gelangen können.

Gedächtnis

Mit zunehmendem Alter kann eine Abnahme der Merkfähigkeit auftreten. Vor allem das Kurzzeitgedächtnis verliert an Leistungsfähigkeit, wohingegen Begebenheiten, die im Langzeitgedächtnis gespeichert sind und schon viele Jahrzehnte zurück liegen, gut erinnert werden.
Ein **Verlust des Gedächtnisses, die Amnesie,** kann zeitlich oder inhaltlich begrenzt sein. Nach Gehirnerschütterungen tritt meistens eine **retrograde Amnesie** auf: Die Person kann sich nicht mehr an das erinnern, was unmittelbar vor dem Unfall geschah. Weiter zurückliegende Ereignisse und das Geschehen nach dem Unfall bleiben unberührt.

> **Denken.**
> Beinhaltet das Erfassen von Sinnzusammenhängen durch Vergleich, Abstraktion und Kombination der einzelnen Inhalte mithilfe von Schlussfolgerung und Urteil.

Denken

Veränderungen geistiger Fähigkeiten

Denkstörungen können sich auf den Denkprozess, auf die Verknüpfung einzelner Denkakte und auf die Inhalte des Denkens beziehen. Sie treten besonders im Rahmen psychischer Erkrankungen auf. Das Denken kann insgesamt gehemmt, also verlangsamt und auf wenige Themen fixiert sein. Umgekehrt kann eine Ansammlung von Denkinhalten auftreten, bei der der Gegenstand des Denkens andauernd wechselt.

Denkstörungen

... Delirium, Meningen, Dura, Pleura, Liesing, Atzgersdorf, Vösendorf, Traiskirchen, Mödling, Grammat-Neusiedl, Stix-Neusiedl, Groß-Neusiedl, Brot, Rahm, Käse, Marmelade, Tee, Butter, Whisky, Eier, Wien 1, 2, 3, 4, Mariahilferstraße, Kärntnerstraße, Rotenturmstraße, 2. Bezirk, 3. Bezirk, Eiweiß, Kohlenhydrate, Fette, Mangan, Ziegel, Zement ... (Josef B. nach Navratil 1978, S. 145).

3

Beide Formen lassen sich von den Betroffenen für Außenstehende verständlich darstellen. Schwierig wird es dagegen, wenn Gedankenverbindungen nicht mehr nachvollziehbar sind, weil die Gedanken springen und ihr Zusammenhang nicht erkennbar wird.

Besonders bei psychischen Erkrankungen treten Denkstörungen gemeinsam mit Sinnestäuschungen und anderen Störungen des Realitätsbewusstseins auf.

> **Beispiel**
> Häufig kommt es zu Wahnideen wie Verfolgungswahn, Größenwahn oder Verarmunsgwahn und Halluzinationen. Der Betroffene deutet damit die für andere existierende Realität auf seine Weise. Logik und Gedankenablauf sind oft völlig erhalten und auch außerhalb des Wahns intakt. Allerdings kann sein Wahngebäude für ihn selbst und für Außenstehende belastend sein, weil er sich ängstigt oder sich seiner Umwelt gegenüber aggressiv verhält.

Orientierungsfähigkeit

Normalerweise sind Personen in der Lage, sich **örtlich, zeitlich, situativ und in Bezug auf die eigene Person** zurechtzufinden. Sie sind orientiert und ihre Angaben können objektiv bestätigt werden.

Eine Desorientierung, die zudem mit unrealistischen Wahrnehmungs- und Denkprozessen vergesellschaftet sein kann, tritt bei Hirnfunktionsstörungen unterschiedlicher Ursache auf.

In den letzten Jahren richtete sich die Aufmerksamkeit verstärkt auf die Alzheimer-Krankheit als Auslöser der Desorientierung. Sie verläuft allmählich und führt von leichten Merkfähigkeitsstörungen bis zum völligen Verlust der Persönlichkeit. Ihr Endstadium besteht in einer **Demenz** mit dem durch Abbauprozesse bedingten Verlust von Fähigkeiten, die die Person früher erworben hat. Sie beeinträchtigt außerdem das logische Denken, die Anpassungsfähigkeit an neue Situationen, das Wissen und die Urteilsfähigkeit der Betroffenen.

Bei desorientierten Menschen können diskrete oder offensichtliche Anzeichen für ihren Zustand vorhanden sein.

> **Beispiel**
> Die Anzeichen können versteckt existieren, etwa das Unvermögen der Person zu realisieren, in welcher Gegenwart sie tatsächlich lebt. Die Ausprägung kann aber offensichtlich werden, wenn Personen verkannt werden oder der Betroffene ihnen den Namen Verstorbener gibt. Außerdem besteht die Möglichkeit, dass der Betroffene aufgrund seiner Defizite mit aller Macht etwas in die Tat umsetzen möchte, was seiner Umgebung völlig unverständlich ist. Hinzu kommt der körperliche Abbau mit zunehmender Hilfsbedürftigkeit, Immobilität und häufiger Inkontinenz.

Delir

Eine rückbildungsfähige Störung des Gehirns entsteht infolge von
- Verletzungen,
- Entzündungen,
- intrazerebralen Blutungen,
- Vergiftungen,
- Narkosen oder
- anderen vorübergehenden Beeinträchtigungen des Gehirns.

Dieser Zustand wurde früher als Durchgangssyndrom bezeichnet, wird jedoch heute korrekterweise als Delir klassifiziert.

Der Zusammenhang psychischer, geistiger und körperlicher Prozesse ist auch bei den sog. »Behinderungen« gegeben, bei denen unterschiedliche Anteile von Körper, Geist und Psyche in angeborener oder erworbener Weise beeinträchtigt sind.

Stufen geistiger Begabung

Es ist zu beachten, dass auch eine schwerstbehinderte Person gemäß ihren Möglichkeiten jederzeit in all ihren Kategorien optimal entfaltet ist.

Die verschiedenen Grade geistiger Begabung reichen von überdurchschnittlicher Intelligenz über die Normalbegabung bis zur sog. Minderbegabung, die noch einmal in Debilität, Imbezillität und Idiotie unterteilt wird. Allerdings bringen diese Bezeichnungen eine Abwertung der Betroffenen zum Ausdruck.

Nicht wenige hochbegabte Kinder haben Lernschwierigkeiten im normal organisierten Schulbetrieb der Regelschule. Da sie aufgrund ihres Altersvorsprungs dauernd unterfordert sind, kann es vorkommen, dass sie »abschalten« oder sich störend benehmen.

Der Zusammenhang zwischen geistiger, psychischer und körperlicher Entwicklung zeigt sich auch bei den als minderbegabt eingestuften Menschen. Sie sind wenig aufmerksam bis teilnahmslos, lernschwach bis lernunfähig und besitzen ein eingeschränktes Urteilsvermögen. Sie können lediglich einen begrenzten Wortschatz erlernen und in eingeschränktem Maß praktische Fähigkeiten entwickeln.

Veränderungen des Körpergefühls

Einige der bisher beschriebenen Beeinträchtigungen der eigenen Körperwahrnehmung ähneln denen von Menschen, die wegen Immobilität längere Zeit bettlägerig sind. Ihrem Gehirn fehlen die Bewegungsinformationen des Körpers. Langdauerndes ruhiges Liegen verändert das Körperbild folgendermaßen: *(Folgen der Immobilität)*

- Das **Blickfeld ist eingeschränkt**. Der Blick ist überwiegend gegen die Decke gerichtet und kann weder den ganzen Raum erfassen noch andere Personen, die sich darin aufhalten und mit dem Betroffenen reden.
- Das **Empfinden für den Körper wird reduziert**. Der Körper wird als undifferenzierte Masse wahrgenommen, wobei sich die Wahrnehmung von der Peripherie zum Körperzentrum hin zurückzuziehen scheint.
- Der **Körper wirkt bruchstückhaft**. Bestimmte Körperteile, die die Unterlage berühren, können isoliert gespürt werden, ohne einen Bezug zum Körper herzustellen.
- Das **Empfinden der Körperproportionen verändert sich**. Arme und Beine können verkürzt oder im Umfang verändert empfunden werden.
- Schließlich können **Missempfindungen** auftreten, die in Orientierungsstörungen oder sogar schweren Identitätsstörungen münden. Fehlinterpretationen der Umweltreize, Störung der körperlichen Identität und Koordination, Desorientierung, Kommunikationsstörungen und Beeinträchtigung der intellektuellen Leistungsfähigkeit sind miteinander kombiniert. Man bezeichnet dies als **degenerierende Habituation**.

Zu spezifischen Störungen kann es auch bei neurologischen Erkrankungen kommen. Gerade nach einem Schlaganfall fällt es den Betroffenen oft schwer, ihre beiden Körperhälften voneinander zu unterscheiden und Bewegungen mit der nichtbetroffenen Hand auszuführen, bei denen sie die Mittellinie ihres Körpers kreuzen müssen. Im schlimmsten Fall sind die Pflegebedürftigen nicht in der Lage, die Extremitäten der betroffenen Körperseite als die eigenen zu erkennen. Für diese Vernachlässigung eigener Körperteile und die Unfähigkeit, Sinneseindrücke richtig zu deuten sowie für die daraus resultierenden Beeinträchtigungen verwendet man inzwischen den Begriff Neglekt. *(Neglekt)*

3

Schmerzen

Während Veränderungen des Körpergefühls nur selten auftreten, sind Schmerzen ein geradezu universelles Phänomen mit großen Variationsbreiten bzgl. Schmerzintensität, -qualität und -typ. Darum beschreibt man diese möglichst vollständig und präzise, um die Ursache zu ergründen.

Parästhesien

Abzugrenzen von den Schmerzen sind Missempfindungen oder Parästhesien. Diese äußern sich in Form von Kribbeln oder Brennen. An Armen oder Beinen treten sie häufig als sog. eingeschlafene Gliedmaßen auf. Außerdem werden sie durch Nervenschädigungen, etwa bei Polyneuropathien, verursacht.

Variationsbreite des Schmerzempfindens

Die Pole, zwischen denen sich das Schmerzerleben bewegt, sind die völlige Aufhebung der Schmerzempfindung, die **Anästhesie** einerseits und eine **extreme Erregbarkeit** oder Empfindlichkeit andererseits. Schmerzen können darüber hinaus durch bestimmte Substanzen wie Drogen, Gifte und Arzneimittel verstärkt oder vermindert werden.

Qualitätskriterien

Zur Beschreibung von Schmerzen dienen im Einzelnen Angaben über die folgenden Kriterien:
- Lokalisation,
- Schmerztyp,
- Schmerzcharakter,
- Begleitumstände,
- Schmerzdauer,
- Schmerzstärke.

Lokalisation

Mit der Lokalisation ist der **Empfindungsort** des Schmerzes gemeint. Schmerzen können von dem eigentlich betroffenen Areal oder Organ in andere Bereiche des Körpers ausstrahlen. Typisch sind die Schmerzen z. B. im linken Oberarm bei einem Herzinfarkt.

Schmerztyp

Man unterteilt Schmerzen unabhängig von ihrer Lokalisation in einen somatischen, viszeralen und neurogenen Schmerztyp. Der **somatische Schmerz** ist entweder als **Oberflächenschmerz** in der Haut lokalisiert oder geht als **Tiefenschmerz** von Muskeln, Gelenken, Knochen und Bindegewebe aus. Der **viszerale Schmerz** oder Eingeweideschmerz stammt aus den inneren Organen. Der **neurogene Schmerz**, auch als sog. Nervenschmerz bekannt, entsteht durch Reizung von Nervenfasern oder -bahnen, sobald diese geschädigt oder unterbrochen werden.

Die drei Schmerztypen unterscheiden sich nicht nur nach dem Ursprungsgewebe der Schmerzen, sondern auch nach ihrer Art und den Kennzeichen, mit deren Hilfe man sie **beschreiben** kann (◻ Tabelle 3.8).

Schmerzcharakter

Das **Schmerzerleben** wird je nach Schmerztyp unterschiedlich beschrieben. Häufig verwendete Eigenschaften sind die Begriffe: brennend, schneidend, stechend, bohrend oder pulsierend.

Begleitumstände

Auch die Modalitäten, unter denen sich Schmerzen einstellen, sind für die Erfassung des Schmerzgeschehens von Bedeutung. Wichtig ist der **Zeitpunkt** des Auftretens. Bei Entzündungen oder Geschwüren im Bereich des Magens und des oberen Dünndarms kann die Ermittlung des Zeitpunktes eine wertvolle Hilfe bei der Diagnosestellung sein. Der sog. Nüchternschmerz weist auf ein Duodenalulkus hin. Bei Magenulzera oder -tumoren treten Schmerzen direkt nach der Nahrungsaufnahme auf.

Schmerzen können darüber hinaus durch **Lageveränderungen oder Bewegungen** ausgelöst oder verschlimmert werden. Auch atemabhängige Schmerzen, etwa bei einer Pleuritis, gehören in diesen Bereich.

Tabelle 3.8 Beschreibung unterschiedlicher Schmerztypen

Schmerztyp	Charakteristik	Vorkommen (Bsp.)
Somatischer Schmerz oder Oberflächenschmerz	Heller Charakter Gute Lokalisierbarkeit Rasches Abklingen nach Aufhören des Reizes	Schnittwunden Prellungen Verbrennungen
Viszeraler Schmerz oder Eingeweideschmerz	Dumpfer oder brennender Charakter Diffus, schlechte Lokalisierbarkeit Langsames Abklingen	Entzündungen Frakturen Spasmen der glatten Muskulatur (auch Menstruation) Durchblutungsstörungen Blähungen Koliken
Neurogener Schmerz oder Nervenschmerz	Heller, einschießender Charakter Gute Lokalisierbarkeit Langsames Abklingen	Zahnschmerzen Lumbago Phantomschmerzen

Hinsichtlich der Schmerzdauer unterscheidet man den **akuten und den chronischen Schmerz**. Chronischer Schmerz tritt entweder als **Dauerschmerz**, z. B. bei rheumatischen Beschwerden, oder als **häufig wiederkehrender Schmerz** auf, wie dies bei der Migräne der Fall ist. Die Schmerzforschung kommt zu dem Ergebnis, dass eine zurückhaltende Schmerzbehandlung oft zur Ursache von Dauerschmerz wird.

Schmerzdauer

Schmerzen können unterschiedlich verlaufen:

Schmerzverlauf

- Bei der **Perforation** eines Organs oder bei einer Embolie kommt es anfangs zu einem äußerst heftigen Schmerz, der danach abklingt, um anschließend wieder stärker zu werden.
- Bei einer **Kolik** verlaufen die Schmerzen wellenförmig, das bedeutet, heftige Schmerzanfälle lösen sich mit schmerzfreien Intervallen ab.
- Bei einer **Entzündung** steigen die Schmerzen in mehreren Wellen kontinuierlich an.

Die Stärke oder Heftigkeit von Schmerzen ist nicht objektiv messbar, weil die Betroffenen individuell und situationsabhängig reagieren. Es hat sich aber als nützlich erwiesen, sog. **Schmerzskalen** einzusetzen, die man mit einem Lineal vergleichen kann und auf denen die Personen die empfundene Schmerzstärke ankreuzen können. Dies geschieht durch Zuordnung des Schmerzes zu einer bestimmten Ziffer, die meist zwischen Null und Zehn liegt. Null bedeutet Schmerzfreiheit, Zehn entspricht heftigsten Schmerzen.

Schmerzstärke

Wichtig ist, dass eine Schmerzskala immer nur für eine einzige betroffene Person gilt und dass dieselbe Ziffer bei einer anderen Person eine andere Bedeutung haben kann. Deshalb sind die Skalen untereinander nicht vergleichbar.

Auswirkungen von Schmerzen

Nicht direkt vergleichbar sind auch die Reaktionen auf Schmerzen, obwohl sie sich durchaus ähneln können. In Art und Ausmaß werden sie durch die empfundene Intensität, die Schmerzdauer und den Schmerztyp geprägt. Hinzu kommen die erlernten Verhaltensweisen, die wiederum von kulturellen Gegebenheiten abhängen. Neben den **verbalen Äußerungen**,

Schmerzreaktionen

also einer möglichst exakten Beschreibung, liefert die Beurteilung der **Körpersprache** wichtige Hinweise. Dies v. a. dann, wenn die Betroffenen sich aufgrund ihrer Herkunft oder ihres Alters nicht verständlich machen können.

Bei akuten Schmerzen treten folgende körperliche Reaktionen auf:

Körpersprache bei akuten Schmerzen

- mimische Regungen wie verzerrter Gesichtsausdruck, verkrampfte Mundpartie, zusammengebissene Zähne, leicht zugekniffene Augen;
- erhöhter Muskeltonus;
- Schonhaltung, etwa angewinkelte Oberschenkel bei Bauchschmerzen;
- häufiger Lagewechsel, um eine schmerzlindernde Position zu finden;
- Bedecken der betroffenen Stelle mit den Händen;
- Zurückziehen einer betroffenen Region bei Berührungen;
- Stöhnen, Weinen, Jammern, Schreien;
- Veränderungen im Bereich der Vitalität, wie Beschleunigung der Herzfrequenz, Blutdruckabfall oder -anstieg, beschleunigte Atmung, Hautblässe;
- Schweißbildung.

Die Beeinträchtigungen können zu Übelkeit und Erbrechen oder zu Schock und Bewusstseinsveränderungen führen. Mögliche Folgen sind außerdem Angst, Konzentrationsschwäche und Beeinträchtigungen von Wahrnehmung und Denkvermögen.

Veränderungen bei chronischen Schmerzen

Die Auswirkungen chronischer Schmerzen beeinflussen die gesamte Persönlichkeit und können sie nachhaltig verändern, besonders dann, wenn alle ausgeübten Tätigkeiten betroffen sind. Mögliche Auswirkung sind die Verminderung des Appetits, die Veränderung von Ruhe- und Schlafgewohnheiten oder die Verringerung sexueller Bedürfnisse. Der Gesichtsausdruck kann lang anhaltende Schmerzen widerspiegeln (vgl. Abb. 3.2).

Im Bereich der Psyche können Aggressionen, Wut, Ungeduld und Missmut entstehen. Auch die Furcht vor einer Verschlimmerung kann eine vorherrschende Stellung einnehmen. Dies ist einer der Gründe dafür, dass die Betroffenen oftmals von Arzt zu Arzt wechseln, um endlich von ihrem Leiden erlöst zu werden. Die **Persönlichkeitsveränderungen** können bis zur depressiven Verstimmung reichen und sich darüber hinaus in Selbsttötungsabsichten und -handlungen dokumentieren.

3.4.4 Das Element »Bewusstseinszustände«

Bewusstseinszustände

In ◾ Tabelle 3.9 wird eine vereinfachte Übersicht über Bewusstseinszustände dargestellt. Zu beachten ist jedoch, dass die Übergänge fließend sind.

Es stimmt nicht, dass körperliche Bewusstlosigkeit zugleich die psychische und geistige Bewusstlosigkeit mit einschließt. Untersuchungen belegen, dass Menschen, die nach naturwissenschaftlichen Maßstäben eindeutig bewusstlos waren, trotzdem das Geschehen um sich herum wahrnehmen und später exakt wiedergeben konnten.

Die tabellarisch aufgeführten Bewusstseinszustände sind um einige Informationen zu ergänzen. Dabei ergeben sich Überschneidungen mit bereits dargestellten Elementen, sodass die entsprechenden Fakten hier nicht wiederholt werden.

Wachzustand

Im Wachzustand ist der Körper auf **Freisetzung von Energie** eingestellt. Alle psychischen, geistigen und körperlichen Abläufe sind aktiv. Sie unterliegen jedoch tageszeitlichen Schwankungen. So kommen geistige Fähigkeiten morgens und am frühen Nachmittag am besten zur Entfaltung. Müdigkeit und Schwäche setzen alle Fähigkeiten mehr oder weniger stark herab.

◻ Tabelle 3.9 Bewusstseinszustände in vereinfachter Darstellung

Bewusstseinsphase	Symptome	Ursache
Wachzustand	Klares Bewusstsein Ansprechbarkeit Räumliche, zeitliche, situative und personenbezogene Orientierung Aktivität variiert zwischen Übererregbarkeit bis zur Müdigkeit oder Schläfrigkeit	Physiologische Aktivitäten des ZNS
Benommenheit	Verlangsamung von Orientierung, Denken und Handeln Eingeschränkte Reaktionsfähigkeit	Heftige Kopfschmerzen, Migräne Einnahme von Psychopharmaka, Analgetika, Antihypertonika und anderen Medikamenten Einfluss von Alkohol oder Drogen Sonnenstich
Schlaf	Aktivitäten in Abhängigkeit von den Schlafphasen Weckschwelle je nach Intensität der Stimulation	Physiologische Aktivitäten des ZNS Absinken von Vitalwerten: Atmung, Pulsfrequenz, Blutdruck, Temperatur
Kurzfristige Bewusstlosigkeit Absence Synkope	Kurze Bewusstseinstrübung oder -verlust mit nachträglicher Amnesie Sekunden bis Minuten dauernder Bewusstseinsverlust	Als Form der Anfallskrankheit, Epilepsie Minderversorgung des Gehirns, etwa bei Orthostase
Somnolenz	Schläfrigkeit Erweckbarkeit, dann jedoch Teilnahmslosigkeit, Antriebsarmut, Konzentrationsstörungen	Einfluss von Medikamenten, Alkohol oder Drogen Hohes Fieber Intoxikationen Erkrankungen des ZNS
Sopor	Tiefschlafähnlicher Zustand Schwere Erweckbarkeit, jedoch nur vorübergehend Vorstufe des Komas	Schwere Schädel-Hirn-Verletzungen Stoffwechselentgleisungen
Stupor	Geistig-körperliche Erstarrung Starke Einschränkungen im Bereich des Willens und des Denkens	Psychische Erkrankungen, etwa Depression, Schizophrenie
Koma	Ausgeprägteste Form der Bewusstseinsstörung mit unterschiedlichen Schweregraden Keine Erweckbarkeit Je nach Tiefe unterschiedliche Reaktionen auf Schmerzreize	Stoffwechselentgleisungen Schwere Schädel-Hirn-Verletzungen Hypoxie

ZNS zentrales Nervensystem

3

Die **Müdigkeit** tritt im Tagesverlauf unterschiedlich stark auf und vermindert die Leistungsfähigkeit einer Person entsprechend. Die Müdigkeit kann in **Schläfrigkeit** übergehen. Nach dem Essen, an heißen Tagen oder nach anstrengenden körperlichen Leistungen werden Menschen müde oder schläfrig, aber auch in schlaffördernden Situationen wie Langeweile, behaglich warmer Umgebung oder Entspannung. Hinzu kommt eine gesteigerte Müdigkeit, Fatigue genannt, als Begleiterscheinung schwerer Erkrankungen bzw. therapeutischer Maßnahmen (z. B. Chemotherapie).

Schlaf

Der Schlaf ist kein vollkommen passiver Vorgang, sondern scheint eine aktive Leistung des Gehirns zu sein, das den gesamten Organismus auf »Sparbetrieb« und Regeneration schaltet. In den **Tagesrhythmus** eines Menschen sind Schlafphasen eingebaut, die sich nach Zeitpunkt, Dauer und Tiefe voneinander unterscheiden. Sie wandeln sich im Lauf des Lebens deutlich und werden auch kulturell stark beeinflusst.

Altersspezifische Schlafdauer

Ein **Säugling** schläft in den ersten Lebenswochen durchschnittlich 17 h am Tag. Normalerweise erwacht er in dieser Zeit nur, wenn sich Hunger einstellt oder wenn durch Stuhl und Urin Hautreize entstehen. Von der sechsten Lebenswoche an beginnen sich bei den meisten Kindern ein Tag-Nacht-Rhythmus sowie **individuelle Schlafgewohnheiten** herauszubilden. Mit einem Vierteljahr schlafen die meisten Kinder nachts ohne Unterbrechung. Die Gesamtschlafdauer beträgt dann noch rund 15 h. Gegen Ende des ersten Lebensjahres geht das Schlafbedürfnis auf etwa 13 h und bis zum Schulalter auf ungefähr elf Stunden täglich zurück.

Die durchschnittliche Schlafdauer eines **Erwachsenen** beträgt sieben bis acht Stunden, die **individuellen Schwankungen** beim Schlafbedarf sind allerdings groß. Manche Menschen sind nach wenigen Tagen beeinträchtigt, wenn ihre Schlafdauer zehn Stunden unterschreitet, extreme Kurzschläfer kommen mit der Hälfte davon aus, ohne gesundheitlichen Schaden zu nehmen.

Die Aussage, dass **ältere Menschen** weniger Schlaf benötigen als Junge, ist nicht haltbar. Die gewohnte Schlafzeit innerhalb von 24 h ändert sich vom jungen Erwachsenen zum älteren Menschen nur unwesentlich.

Schlafrhythmus

Auch der Schlafrhythmus ist individuell verschieden. Manche Menschen gehen gerne früh ins Bett und stehen morgens früh auf, andere ziehen das späte Einschlafen und morgendliche Ausschlafen vor.

In heißen Ländern ist der Mittagsschlaf weit verbreitet. Die **kulturellen Unterschiede** gehen sogar soweit, dass Berufstätige in China ein Recht auf ihren Mittagsschlaf haben.

Die **individuellen Schlafbedürfnisse sind erblich bedingt:** als Morgen- oder Abendtyp, Kurz- oder Langschläfer. Bei vermehrtem Schlafen am Tag mit gleichzeitig stark herabgesetztem oder fehlendem Nachtschlaf spricht man von Tag-Nacht-Umkehr oder Schlafumkehr. Diese ist jedoch nicht unbedingt mit einer Abnahme der Leistungsfähigkeit verbunden.

Schlafrituale

Viele Menschen entwickeln derart feste Gewohnheiten für das Ein- und Durchschlafen, dass man von Schlafritualen spricht. Die Personen sorgen nach Möglichkeit für **schlaffördernde Bedingungen** wie die folgenden:
- räumliche Gegebenheiten: Belüftung, Temperatur, Licht- und Geräuschverhältnisse;
- Gestaltung der unmittelbaren Schlafumgebung: Bettzeug, Wäsche, Matratze, Leselampe, besonderes Kissen;
- Vorbereitungen des Zubettgehens oder Einschlafens: ein bestimmtes Getränk, Hören spezieller Musik, Ausführen gewisser Praktiken wie Entspannungsübungen, Beten, Körperpflege, Austausch von Zärtlichkeiten, Lesen;
- Einnehmen einer bevorzugten Einschlafposition.

Wesentlich ist darüber hinaus die **Akzeptanz der unbeeinflussbaren Schlafbedingungen und der möglicherweise auftretenden Schlafunterbrechungen**. So verhindert z. B. Ärger oder Stress das Wiedereinschlafen.

Schlafstadien und Schlafzyklus

Der Schlaf läuft in verschiedenen Phasen ab, in denen ein Mensch unterschiedlich tief schläft und daher auf Weckreize wie Licht, Lärm und Berührung unterschiedlich reagiert.

Phasen

Auf die Stufe entspannter Wachheit folgt das Stadium der Schläfrigkeit oder des **Einschlafens**. Die Weckschwelle ist niedrig. In diesem Stadium treten oft Muskelzuckungen und Pseudohalluzinationen auf. Daran schließt sich das **Leichtschlafstadium** an. Es geht schließlich in den Tiefschlaf über, bei der die Weckschwelle hoch ist. In einem bestimmten Abschnitt des **Tiefschlafs** kommt es zu raschen Augenbewegungen, »rapid eye movements«. Diese Phase wird deshalb auch als **REM-Phase** bezeichnet. Man vermutet, dass die Person während dieser Zeit am lebhaftesten träumt.

Dieser Abschnitt trägt auch die Bezeichnung paradoxer Schlaf, im Gegensatz zum orthodoxen Schlaf in den übrigen Stadien, weil man durch Ableitung der Hirnströme mittels eines EEG festgestellt hat, dass in der REM-Phase ähnliche Wellen sichtbar werden wie im Einschlafstadium. Schlafentzug über längere Zeit oder Entzug der REM-Phase bewirkt erhöhte emotionale Labilität, Erregbarkeit und Aggressivität. Die Aufmerksamkeit ist herabgesetzt. Mitunter kann die Wahrnehmung so gestört sein, dass es zu Halluzinationen kommt.

Die verschiedenen Schlafstadien dauern zusammen jeweils etwa $1\frac{1}{2}$ h und werden entsprechend der Gesamtschlafdauer durchlaufen. Der tiefste Schlaf wird gegen drei Uhr morgens erreicht. Gegen Ende des gesamten Schlafzyklus´ nimmt die Schlaftiefe ab, es kommt folglich zu einer immer leichteren Erweckbarkeit.

Viele Säuglinge und Kleinkinder schlafen trotz großem Geräuschpegel tief. Körperliche Aktivität fördert die Schlafqualität grundsätzlich. Gestört wird sie bei Reizüberflutung, besonders vor dem Einschlafen. Spannungen innerhalb der Familie oder in der Schule können Schlafqualität und -intensität negativ beeinflussen. Anzeichen hierfür sind Erscheinungen wie Zähneknirschen, Alpträume und Bettnässen.

Schlafqualität

Ein wichtiger Faktor der Schlafqualität, v. a. im Erwachsenenalter, ist die **Schlafwahrnehmung**, also die Einschätzung des eigenen Schlafs. Oft registrieren Menschen, dass sie aus dem Schlaf erwachen, nicht aber, dass sie zwischen den Wachzeiten tief geschlafen haben.

Subjektives Schlafempfinmden

Die **Schlafqualität alter Menschen ist gemindert**, weil sich ihr Schlafprofil ändert. Die Tiefschlafanteile werden geringer, der Anteil der REM-Phasen sinkt, die Schlafunterbrechungen nehmen an Zahl und Dauer zu. All dies hat eine subjektiv geringere Schlafeffizienz zur Folge. Hinzu kommen vermehrt organische Erkrankungen, die Schlafstörungen hervorrufen können.

Ein- und Durchschlafstörungen

Die Häufigkeit von Schlafstörungen scheint zuzunehmen. Einige Ein- und Durchschlafstörungen leiten sich aus der bereits erwähnten Schlafwahrnehmung ab. Natürlich kann auch jede Veränderung innerhalb der Schlafrituale das Einschlafen oder Durchschlafen beeinträchtigen.

Im **Kindesalter** deuten nachhaltige Ein- und Durchschlafstörungen meistens auf Ängste hin, die besonders in der Dunkelheit zum Ausdruck kommen. Im **Erwachsenenalter** sind es oft private oder berufliche Belastungen, die den Schlaf und seinen erholsamen Effekt mindern. Bei **alten Menschen** führen alle Erkrankungen, die mit Hypotonie einher gehen, im Schlaf schnell zu einer Unterversorgung des Gehirns. Als Gegenregulation kommt es zum Aufwachen, um den Kreislauf zu mobilisieren. An erster Stelle sind Herzinsuffizienz und

Ursachen

Arteriosklerose als Ursache zu nennen. Gerade aus diesem Grund kann sich bei alten Menschen auch eine Schlafumkehr einstellen.

Medikamentöse Einflüsse

Großen Einfluss auf den normalen Ablauf der verschiedenen Schlafzyklen haben **Schlafmittel und Psychopharmaka**. Amphetamine und Barbiturate vermindern die REM-Phasen. Ein Absetzen der Präparate bewirkt in den folgenden Nächten vermehrte REM-Phasen. Beim Entzug nach Medikamentenmissbrauch kann es zu Alpträumen, schreckhaftem Erwachen und gesteigerter Ängstlichkeit kommen.

Von diesen Einflüssen ist der medikamentös herbeigeführte Tiefschlaf, die **Narkose**, zu unterscheiden. Narkosemittel werden vor operativen Eingriffen verabreicht und wirken sehr schnell. Nach ihrem Absetzen ist der Patient mehr oder weniger rasch wieder wach.

Andere Abweichungen

Einige Erkrankungen führen zu einem **gesteigerten Schlafbedürfnis**. Es tritt ebenso bei Erschöpfung und in der Rekonvaleszenz auf.

Die beiden häufigsten Abweichungen vom normalen Schlaf, v. a. im Kindesalter, sind:

- Schlafwandeln, oder Somnambulismus und
- nächtliches Aufschrecken, der Pavor nocturnus.

Sie ereignen sich im Stadium der Schläfrigkeit oder des Einschlafens und während des Übergangs von einer tiefen in eine leichtere Schlafphase. Die Kinder wachen bei beiden Schlafstörungen nicht auf, auch wenn man bei oberflächlicher Betrachtung diesen Eindruck haben könnte, und die Erscheinung ist ihnen am nächsten Morgen nicht bewusst.

Beim **Schlafwandeln** stehen sie aus dem Bett auf und gehen offenbar zielstrebig umher. Nach einiger Zeit begeben sie sich ins Bett zurück und schlafen ruhig weiter. Beim **nächtlichen Aufschrecken** zeigen die Kinder plötzlich aus ruhigem Schlaf heraus alle Anzeichen größter Angst: heftiges Schreien, starkes Schwitzen und Blässe. Man kann sie nur schwer beruhigen, doch schlafen sie nach einiger Zeit ruhig weiter.

Weitere Bewusstseinsphasen

Der Schlaf und seine Besonderheiten wurden ausführlich dargestellt, weil sie physiologisch eine große Rolle spielen. Die anderen in Tabelle 3.9 aufgelisteten Bewusstseinsphasen treten eher punktuell auf, sodass nur noch einige Besonderheiten hervorzuheben sind.

Eine **kurzfristige Bewusstlosigkeit** infolge einer Fehlregulation des Kreislaufs ist eigentlich harmlos. Allerdings können sich die Betroffenen bei einem plötzlichen Sturz verletzen. Ein Schock führt ebenfalls zum Verlust des Bewusstseins. Da er auf einer massiven Beeinträchtigung von Vitalfunktionen beruht, wird in Abschn. 3.5, Vitalität, darauf eingegangen.

Störungen des Bewusstseins äußern sich auch in Form des **Deliriums**. Dabei handelt es sich um eine reversible Bewusstseinsveränderung, bei der die Betroffenen wahnhafte Vorstellungen und Halluzinationen entwickeln. Zusätzlich sind körperliche Erscheinungen wie Schwitzen, Zittern und die Beschleunigung von Puls und Atmung zu beobachten. Als **Ursache** können Medikamente, Intoxikationen und hohes Fieber in Frage kommen. Klassisch ist das Auftreten beim Alkoholentzug (Delirium tremens).

Drogeneinfluss

Neben dem **Alkohol** gibt es eine Reihe anderer Drogen, die bei Entzug ebenso wie bei Zufuhr die Bewusstseinslage der Konsumenten verändern.

Substanzen

Drogen werden hinsichtlich ihrer charakteristischen Wirkungsweise und ihrer chemischen Herkunft in verschiedene Gruppen eingeteilt. Analog den Substanzgruppen werden auch die Formen der Suchterkrankung untergliedert. Die häufigsten Typen der Drogenabhängigkeit sind:

- Opiat-Typ,
- Barbiturat-Typ, der oft mit Alkoholabhängigkeit kombiniert ist,
- Kokain-Typ,
- Cannabis-Typ,
- Halluzinogen-Typ und
- Amphetamin-Typ.

Werden mehrere Substanzen parallel konsumiert, spricht man von Polytoxikomanie. Die Hauptwirkung der meisten Substanzen beruht auf einer Euphorisierung und auf Veränderungen des Bewusstseins. Zu beachten ist, das ein Großteil der Substanzen unter das Betäubungsmittelgesetz fällt.

Der Gebrauch von Suchtmitteln unterliegt außerdem dem gesellschaftlichen Wandel sowie allen anderen Faktoren der sozialen und der materiellen Umwelt.

Soziale Zusammenhänge

> **Beispiel**
> In den letzten Jahren hat sich das Drogenspektrum deutlich zugunsten synthetischer Substanzen verschoben. Sie sind leichter herzustellen, zu vertreiben und zu beschaffen als die natürlichen Stoffe wie das Heroin. Weil die künstlichen Mittel auch in der Anschaffung deutlich billiger sind als die natürlichen, ist für ihren Erwerb weniger Beschaffungskriminalität erforderlich.

Oft geraten Süchtige ins **gesellschaftliche Abseits**. Nicht wenige verlieren Arbeit, Wohnung und Familie und bringen ihre gesamte Existenz in Gefahr.

Suchtverhalten wird nicht nur durch Drogen ausgelöst, sondern auch durch andere soziale Lebenszusammenhänge, wie Spiel, Konsum oder Arbeit.

Suchtformen

3.4.5 Das Element »Emotionen und Befinden«

Jede Person lebt in ihrer individuellen Welt der spontanen Gefühlsregungen, also der Emotionen (und der dauerhaften geistig-psychischen Haltungen.) Daraus resultiert eine Vielzahl von emotionalen Zuständen, die hier nur teilweise beschrieben werden können.

Entstehung

Physiologisch verknüpft das Nervensystem die aufgenommenen Sinnesreize mit Gefühlsqualitäten. Die emotionsauslösenden Sinnesreize stammen von der Person selbst, von anderen Personen oder aus der materiellen Umwelt. Weil diese drei Faktoren einem dauernden **Wandel** unterliegen, verändern sich die Auslöser emotionaler Regungen **im Lauf des Lebens**, wie sich am Beispiel des Ekels zeigen lässt.

Ekel

> **Ekel.**
> Eine Gefühlsregung extremer Abneigung, bei der sich deutliche körperliche Missempfindungen einstellen, die bis zu Übelkeit und Erbrechen reichen können. Auslöser sind überwiegend optische, gustatorische und olfaktorische Eindrücke, taktile Reize führen seltener zu Ekel.

> **Beispiel**
> Viele Erwachsene ekeln sich z. B. vor Stuhl und Urin. Kleinkinder dagegen verabscheuen weder deren Geruch noch die Berührung. Erst von den Erwachsenen lernen sie, was als schmutzig oder Abscheu und Ekel erregend gilt, und entwickeln die entsprechenden Gefühle.

Wandel im menschlichen Gefühlshaushalt

3

Die Standards des Erlebens und Empfindens **innerhalb menschlicher Gesellschaften** haben sich allmählich verschoben. Sie werden in Abschn. 3.7, Ausscheidungen, näher thematisiert.

Umwelteinflüsse

Grundsätzlich betrifft der Wandel das gesamte Spektrum der Empfindungen und des Befindens. Zwar verändern sich bestimmte physikalisch-chemische Einflüsse nicht. Das Wetter etwa besteht permanent aus einer Abfolge von Hoch- und Tiefdruckgebieten, aus Wind und Niederschlag und aus Veränderungen der Luftfeuchtigkeit und der Temperatur. Dennoch verändert sich das Empfinden der Menschen dafür, wie sich das Wetter auf ihre Stimmungslage auswirkt. Über die sog. Wetterfühligkeit klagen heutzutage immer mehr Personen.

Angst

Angst ist ein Gefühl, das die meisten Menschen ein Leben lang begleitet, weil seine Auslöser vielseitig sind. Da Angst ein unangenehmes Gefühl ist, wird ihre Entstehung nach Möglichkeit vermieden, indem man versucht angstauslösende Situationen zu umgehen, was nicht immer gelingt.

Menschen machen für ihre Angst oft die eigenen Handlungen und deren Folgen verantwortlich, obwohl es, im Gegenteil, die Reaktionen der anderen sind, die Ängste auslösen.

Angstquellen

Angst kann grundsätzlich durch jedes **Lebewesen** hervorgerufen werden, etwa durch Tiere. Häufig existiert Angst vor bestimmten **Personen** und speziell vor deren Handlungen. Dabei stehen körperliche Schmerzen oder psychische Verletzungen im Vordergrund. Ausgelöst wird Angst auch durch bestimmte **Gegenstände**, die mit anderen Personen und deren Handlungen verbunden sind.

> **Beispiel**
>
> Wenn der Einstich einer Kanüle schmerzhaft ist, kann das Angstgefühl schon durch den Anblick des Instrumentes oder des weißen Kittels der Untersuchungsperson ausgelöst werden.

Angst kann aus der Sorge resultieren, den engsten Angehörigen könnte etwas zustoßen. Sie kann umgekehrt darin bestehen, von einer Person allein gelassen, verlassen oder im Stich gelassen zu werden, besonders in problematischen und belastenden Situationen. Damit bezieht sich Angst im weitesten Sinn auf alles, was einem Menschen **direkt oder indirekt durch die Handlungen anderer** widerfahren kann.

Angst kann durch **räumliche Faktoren** bedingt sein. Sie kann z. B. in einer Umgebung auftreten, die eine Person mit unangenehmen Erlebnissen verbindet. So kann das Gefühl beim Betreten einer Arztpraxis oder eines Krankenhauses ausgelöst werden. Viele Menschen leiden auch unter der klassischen Angst vor räumlicher Enge, der Klaustrophobie, die in Fahrstuhlkabinen oder durch Menschenansammlungen ausgelöst wird. Im Gegensatz dazu bedeutet Platzangst oder Agoraphobie die Angst, weite Plätze zu überqueren.

Eine weitere Gruppe ist die Angst vor dem **Eintreten bestimmter Ereignisse**, die in der Körperlichkeit der Person begründet liegen: das eigene Sterben, der zweite Herzinfarkt, Krankheit und Tod lösen in besonderem Maß Ängste aus.

Angst als Krankheit

Dauerhafte Angstzustände, sog. **Phobien**, sind Erkrankungen, die der Behandlung bedürfen. Angst geht oft mit depressiven Stimmungslagen einher. In zunehmendem Maß treten Angststörungen auch in Verbindung mit Panikattacken auf.

Depression

Depressionen beeinträchtigen nachhaltig das gesamte Empfinden und Denken eines Menschen. Auch rezeptive und effektive Fähigkeiten sind herabgesetzt, etwa Sinneswahrnehmung und Motorik. Die Betroffenen sind oft nicht in der Lage, eine Entscheidung zu fällen und noch weniger dazu, Handlungen auszuführen. Der Verlust dieser Aktivitäten verstärkt vorhandene Versagensängste und Minderwertigkeitsgefühle. Hinzu kommt die **Perspektivlosigkeit**: Die Betroffenen erinnern sich weder daran, dass es ihnen einmal besser ging, noch können sie sich vorstellen, dass es ihnen jemals wieder besser gehen wird.

Depressive Menschen wirken oft apathisch und gelähmt. Ihre Körperhaltung ist eingesunken. Sie verharren lange in der gleichen Position. Fast alle Betroffenen klagen über Schlafstörungen, obwohl sie ständig müde und erschöpft sind.

Erscheinungsbild

Die klassische Depression folgt einem **zirkadianen Rhythmus**: Meist kommt es zu einem Stimmungstief am frühen Morgen mit Verbesserung von Stimmung und Antrieb im Verlauf des Nachmittags. Bei der saisonalen Depression gilt ähnliches für die Jahreszeiten mit ihren längeren und helleren bzw. kürzeren und dunkleren Tagen.

Trauer

Trauer wird allgemein als **Reaktion auf einen Verlust** definiert. Sie steht immer im Zusammenhang mit der persönlichen und sozialen Situation eines trauernden Menschen und ist darum ein sehr individueller Prozess.

Die unterschiedlichsten körperlichen, geistigen und psychischen Reaktionsweisen können sich einstellen. Manchmal treten keine Begleiterscheinungen auf, in anderen Fällen kommt es zu reduzierter Arbeitsfähigkeit, Antriebsarmut, geringer Belastbarkeit, allgemeiner Nervosität und anderen Symptomen. Auch Angst, Zittern und erhöhter Konsum von Medikamenten, Nikotin und Alkohol sind möglich.

Auswirkungen

Normalerweise bildet die Familie oder der private Lebensraum den Ort der Trauer. Die stützende Funktion der sozialen Umwelt und ihrer Normen, wie etwa die Trauerzeit oder die Trauerkleidung, ist individuell verschieden.

Rituale

Bei der Trauer gibt es ähnliche Symptome wie bei einer Depression. Sie erhält aber erst dann Krankheitscharakter, wenn im Trauerprozess Blockaden auftreten, sodass der trauernde Mensch in seinem Alltag deutlich eingeschränkt ist.

Krankhafte Traurigkeit

3.4.6 Das Element »existenzielle Erfahrungen«

Menschen sind meistens auf **der Suche nach einem Sinn** oder mit der Sinngebung beschäftigt, einem aktiven Prozess mit dem Ziel, das real gelebte Leben und dessen subjektive Bewertung zur Deckung zu bringen. Der Prozess der Sinngebung unterliegt, genau wie die Person selbst, einem ständigen Wandel.

Ziel der Verarbeitung existenzieller Erfahrungen

Nicht selten werden die Betroffenen zu regelrechten **Experten** in Bezug auf Sinngebung hinsichtlich ihres Zustandes oder ihrer Erkrankung. Sie entwickeln präzise Ansichten und Theorien darüber und äußern sehr deutlich, wie andere mit ihnen umgehen sollen.

Themen existenzieller Erfahrungen

Eine schwere Krankheit oder eine bleibende Behinderung konfrontieren den Betroffenen mit dem Verlust von körperlichen Fähigkeiten oder Körperteilen und bedeuten darüber hinaus einen tiefen Einschnitt in seine seelische, geistige und psychische Selbstwahrneh-

Krankheit

mung. Die Diagnose oder der Verdacht auf eine bösartige Krankheit stellen einen solchen Einschnitt dar.

Viele Betroffene schwanken zwischen der Hoffnung auf Heilung und der Verzweiflung über die tödliche Bedrohung. **Hoffnung** mobilisiert ihre Kraftreserven und hilft ihnen, die Phasen vor, während und nach einer Therapie zu bewältigen. Manche Menschen vertrauen einzig auf die Medizin, andere wenden sich alternativen Heilmethoden zu, gläubige Menschen können Hoffnung aus ihrer Religion beziehen.

Eine überstandene Krankheit und eine gelungene Auseinandersetzung mit der Krankheit können zu bewusster Lebensführung und einem neuen Lebensgefühl führen. Man kann diesen Prozess der produktiven Bewältigung von Lebenskrisen auch als **Reifung** bezeichnen.

Alter

In diesem Sinn ist auch das Altern für einen Menschen mit unterschiedlichen Erfahrungen verknüpft. Oft wird Alter mit körperlichem Verfall und Nachlassen der geistigen Fähigkeiten gleichgesetzt, mit zunehmender Isolation oder gar mit materieller Verarmung. Diese Entwicklungen können in der Vorstellung existieren oder tatsächlich auftreten und die Betroffenen zur Auseinandersetzung mit den Grenzen ihrer Körperlichkeit und ihrer Vergänglichkeit zwingen.

Sterben und Tod

Sterben und Tod sind die existenzielle Erfahrung schlechthin, weil jeder Mensch im Lauf seines Lebens mit dem Bewusstsein seiner eigenen Endlichkeit konfrontiert wird. Folgende Faktoren bestimmen die persönliche Auseinandersetzung mit dem Sterben:
- gesellschaftliche Einstellungen und Umgangsweisen,
- Erlebnisse innerhalb der eigenen Familie,
- Lebensalter und Lebenslage,
- Religion.

Gesellschaftliche Einstellungen und Umgangsweisen

Faktoren persönlicher Auseinandersetzung mit dem Sterben

In unserer Gesellschaft ist die **Tabuisierung des Todes** weit verbreitet. Das beutet: Sterben findet heutzutage meistens nicht mehr zu Hause statt, obwohl sich dies die meisten Menschen wünschen. Tatsächlich sterben die meisten Menschen in Krankenhäusern, Altenheimen und anderen Einrichtungen.

Der Tod ist ein Problem der Lebenden
(Elias 1987, S. 10)

Dadurch nimmt der Kontakt zu Sterbenden ab. Durch die fehlende Begegnung kann man Gefühle des Verlustes vermeiden, zugleich entstehen jedoch Unsicherheiten im Umgang mit Sterbenden. Viele Menschen assoziieren das Sterben mit Leid und Qualen, außerdem wissen sie nicht, was nach dem Tod folgt. Diese Ungewissheit kann bestehende Ängste unterstützen.

Erlebnisse innerhalb der Familie

Die gesellschaftlichen Gegebenheiten spiegeln sich in den Familien wider. Neben anderen Sozialisationsinstanzen vermitteln familiäre Bezugspersonen Begriffe, Bilder und Vorstellungen von Leben, Sterben und Tod. Ihr Inhalt kann vorwiegend religiöser Natur sein, rein biologische Informationen umfassen oder seinen Ursprung in magischen Vorstellungen haben.

Lebensalter und Lebenslage

Sehr kleine **Kinder** haben noch keine Vorstellung von der Bedeutung des Todes. Sie kennen den Gegensatz lebendig – tot nicht und fassen das Totsein als umkehrbaren Zustand auf. Sie realisieren auch keine Bedrohung für die eigene Person.

Schwer kranke, sterbende Kinder haben oft eine Todesahnung und setzen sich mit dem eigenen Tod auseinander. Nicht selten schonen sie ihre Eltern oder nahen Verwandten und tun so, als wüssten sie nicht Bescheid. Stattdessen wenden sie sich an andere vertraute Personen, die nicht zur Familie gehören.

Bei **Erwachsenen** beeinflusst die Einstellung zum eigenen Leben die Auseinandersetzung mit Sterben und Tod.

> **Typisierung der Auseinandersetzung.**

Andreas Kruse beschrieb (1988) anhand von ausführlichen Gesprächen mit Sterbenden folgende Verlaufsformen:

1. Die Akzeptanz des Sterbens und des Todes bei gleichzeitiger Suche nach den Möglichkeiten, die das Leben noch bietet.
2. Eine zunehmende Resignation und Verbitterung. Sie trägt mit dazu bei, dass das Leben nur noch als Last empfunden wird und die Endlichkeit des eigenen Daseins immer stärker in den Vordergrund des Erlebens tritt.
3. Die Linderung der Todesängste durch die Erfahrung eines neuen Lebenssinns und durch die Überzeugung, im Leben noch wichtige Aufgaben erfüllen zu können.
4. Das Bemühen, die Bedrohung der eigenen Existenz nicht ins Zentrum des Erlebens treten zu lassen.
5. Das Durchschreiten von Phasen tiefer Depression bis zu einer Akzeptanz des Todes.

Den vielen Ängsten vor dem Sterben und den unterschiedlichen Vorstellungen, was dabei geschieht, stehen nur wenige wissenschaftlich gesicherte Erkenntnisse gegenüber. Sie belegen das Nachlassen der kognitiven Leistungsfähigkeit und eine starke Ausprägung verschiedener Abwehrmechanismen. Bekannt ist ferner, dass sterbende Menschen teilweise extreme Stimmungsschwankungen zeigen und häufig auf einzelne Bereiche oder Lebensthemen fixiert sind.

Religion als Mittel der Auseinandersetzung mit existenziellen Erfahrungen

Die weltweit am meisten verbreiteten Mittel der Sinnfindung, die Menschen in der Auseinandersetzung mit existenziellen Erfahrungen nutzen, bestehen in der Ausübung religiöser und philosophischer Überzeugungen. *Religiöse Sinnsuche*

Viele Menschen praktizieren religiöse Rituale wie Gebet, Meditation und Beichte. Viele leben in religiös geprägten Verhaltensweisen, die sich auf den Umgang mit sich selbst, mit anderen Menschen und mit der materiellen Umwelt erstrecken. **Religionen geben Antworten auf die Frage, wie Menschen leben sollen, und teilweise treffen sie Aussagen über das Leben nach dem Tod.** *Lebensführung*

Die meisten Menschen auf dieser Welt gehören einigen großen Religionsgemeinschaften an, unter denen sich größere und kleinere Gruppierungen versammeln. Neben diesen sog. **Weltreligionen** existiert eine Vielzahl von Naturreligionen, in denen magische Elemente eine große Rolle spielen. Beispielhaft werden einige Aspekte folgender Glaubensrichtungen beschrieben:

- Judentum,
- Christentum,
- Islam,
- Hinduismus und
- Buddhismus.

Das Judentum erhebt den Anspruch, dass der einzige wahre Gott und Schöpfer der Welt Abraham und dessen legitime Nachkommenschaft dazu erwählt hat, den Glauben an den einen Gott in der Welt zu bekennen. Zeichen der Zugehörigkeit ist die Beschneidung des Mannes. Der Wille Gottes wurde dem Volk offenbart. Entscheidend für den gläubigen Juden ist der Gehorsam gegenüber der Thora, weshalb der weltliche und religiöse Bereich nicht unterschieden wird. *Christentum Judentum*

Die große Bedeutung religiöser Feste zeigt sich daran, dass das öffentliche Leben an Festtagen weitgehend ruht. Oft tragen Männer als Ausdruck der Ehrfurcht vor Gott selbst bei

3

Christentum

Bettlägerigkeit eine Kopfbedeckung. Händewaschen nach dem Aufstehen und vor den Mahlzeiten hat rituelle Bedeutung. Für einen gläubigen Juden ist es Pflicht nur koschere Speisen zu sich zu nehmen.

Die Unterschiede zwischen den Angehörigen der verschiedenen Gruppierungen des Judentums sind groß. Für alle ist es aber üblich, im Kreis ihrer Familie gepflegt zu werden und zu sterben. Auch die Begleitung durch den Kirchengelehrten ist dabei selbstverständlich.

Das Christentum gründet auf dem Glauben, dass der Jude Jesus Christus der im Alten Testament der Bibel prophezeite Messias ist. Christen glauben daran, dass Jesus Christus Gottes Sohn ist und durch seinen Tod am Kreuz und seine Auferstehung den Tod überwunden hat. Sie glauben an eine Auferstehung zu einem ewigen Leben. Zentrale Aussage des Neuen Testamentes ist die Achtung der Würde jedes Lebewesens und die Nächstenliebe. Die christliche Religion unterteilt sich in katholisches, evangelisches und orthodoxes Christentum. Die Aufnahme einer Person in die Gemeinschaft der Gläubigen geschieht durch die Taufe. Die Gemeinschaft mit Jesus Christus wird durch die Feier der heiligen Kommunion oder des Abendmahles bestätigt. Im Beichtgespräch wird dem Gläubigen immer wieder Vergebung seiner Schuld zugesprochen. Christen halten unterschiedliche Fastenzeiten ein, z. B. das Verbot von Fleisch an Freitagen.

Katholische Christen

Im Bereich der katholischen Christen nimmt die Verehrung von Heiligen einen großen Raum ein, besonders die Verehrung der Gottesmutter. Deshalb kann für einen Katholiken ein Heiligenbild eine besondere Bedeutung haben. Bei schweren Erkrankungen wird die Krankensalbung als Mittel der Stärkung und Zuwendung eingesetzt.

Evangelische Christen

Hier gibt es keine Heiligenverehrung und weniger rituelle Handlungen. Das regelmäßige Lesen in der Bibel und das persönliche Gebet nehmen dafür einen größeren Raum ein.

Orthodoxe Christen

Während die katholische und evangelische Religion weltweit verbreitet sind, beschränkt sich das orthodoxe Christentum v. a. auf Ost- und Südosteuropa. Die Marienverehrung und die Anbetung der Heiligen hat dort ein noch größeres Gewicht als im Katholizismus. Mehrmals täglich sind Stundengebete vorgesehen. Einen hohen Wert haben bildliche Darstellungen in Form der Ikonen.

Weitere christliche Gemeinschaften

Aus dem Christentum sind zahlreiche Glaubensgemeinschaften hervorgegangen, etwa Adventisten, Baptisten, Methodisten und viele andere. In einigen dieser Gemeinschaften wird die religiöse Lehre nicht durch beruflich ausgebildete Personen weitergegeben, sondern durch geschulte Laien. Die Betreuung durch die Gemeindeangehörigen ist oft eng, die Mechanismen der sozialen Kontrolle sind mitunter stark ausgeprägt.

Manche Glaubensvereinigungen erkennen keine weltliche Macht neben der göttlichen an. Ihre überzeugten Mitglieder verweigern demzufolge auch die Teilnahme an politischen Wahlen.

Die Zeugen Jehovas lehnen die Dreieinigkeit Gottes ab. Darüber hinaus betrachten sie das Blut als Seele der Lebenden und damit als heilig. Dies hat zur Folge, dass die Religionsmitglieder eine Fremdbluttransfusion ablehnen, jedoch nicht die Eigenblutspende. Weihnachten, Ostern, Namens- und Geburtstage werden nicht gefeiert.

Islam

Der Islam ist in Deutschland die drittgrößte Religionsgemeinschaft. Seine Grundlagen sind die Lehren des Koran und das Wirken des Propheten Mohammed. Die Religionsangehörigen bezeichnen sich als Moslems oder Muslime und verehren Allah als einzigen Gott. Der Lehre zufolge ist das gesamte menschliche Leben vorherbestimmt, Belohnung und Bestrafung einer Person im Himmel oder in der Hölle stehen fest.

Zu den fünf Säulen des Islam zählt neben dem Glaubensbekenntnis, der Almosensteuer und der Pilgerfahrt auch die Einhaltung des Fastenmonats Ramadan und das Gebet. Es erfolgt grundsätzlich auf einem Gebetsteppich. Täglich sind fünf Gebetseinheiten vorgesehen.

Da das Gebet die Reinheit des Geistes und des Körpers voraussetzt, gehen ihm, ebenso wie dem Lesen des Koran, rituelle Waschungen voraus. Außerdem ist der Verzehr von Schweinefleisch untersagt.

Hinduismus ist die europäische Bezeichnung für die religiöse Tradition Indiens. In ihr verehren die Gläubigen einen Gott, der durch mehrere Götter repräsentiert wird. Der Hinduismus unterscheidet zwischen der Welt des Scheins und der Welt der Wirklichkeit. Die Welt des Scheins ist mit der irdischen Existenz gleichzusetzen, in der alle Wesen in immer neuen Lebensformen geboren werden. Diese sind auf einer Stufenleiter – Pflanzen, Tiere, Menschen, göttliches Wesen – angesiedelt. Es gilt, den Kreislauf der Wiedergeburten zu durchbrechen und die Welt der Einheit zu erreichen, die frei ist von irdischem Ballast.

Die Überzeugung von der Wiedergeburt korrespondiert mit der Lehre vom Karma. Diese besagt, dass jedem Menschen aufgrund seiner Taten in einem früheren Leben sein Platz innerhalb der Lebensstufen zugewiesen wird. Der Weg zur Erlösung vom Kreislauf der Wiedergeburten führt über vielfältige Kulthandlungen, über verschiedene Formen des Verzichts oder über Meditation. Kühe sind ein Symbol für die Natur und daher heilig.

Die Stufenleiter der Lebensformen spiegelt sich in der strengen gesellschaftlichen Hierarchie, dem Kastenwesen, wider. Kontakte zwischen Angehörigen verschiedener Kasten sind verboten. Glaubensfragen beantworten sich aus der Tradition der jeweiligen Religionsgruppe und Kaste.

Buddhisten glauben ähnlich den Hindus an eine mehrfache Wiedergeburt nach dem Tod. Die Seele der verstorbenen Person geht in ein anderes Wesen über. Ihr gutes oder schlechtes Verhalten wird durch die Form der Wiedergeburt vergolten. Die Buddhisten verehren Buddha als vorbildlichen Menschen. Er hat den Kreislauf der Wiedergeburt durch Askese, meditative Versenkung und erlösende Erkenntnis durchbrochen und so das Nirwana als Bewusstseinszustand völliger Freiheit und des Friedens erreicht. Der Buddhismus wird in großen Teilen Asiens praktiziert.

> **Beispiel**
> Existenzielle Themen können zwar durch religiöse und philosophische Überzeugungen potenziell beantwortet werden. Dennoch führt die Konfrontation mit Lebensfragen und krisenhaften Ereignissen einen Menschen in manchen Fällen zu dem Entschluss, seinem Leben selbst ein Ende zu setzen.
> Eine Selbsttötung wird in verschiedenen Kulturen durch Moralvorstellungen und rechtliche Sanktionen unterschiedlich bewertet. Das Christentum verbietet diese Handlung, in anderen Kulturen dient sie zur Wiederherstellung der persönlichen Ehre oder zur Abwendung einer Schande für die Familie.

Hinduismus

Buddhismus

Selbsttötung

3.4.7 Das Element »Bewegungen und Bewegungselemente«

Man kann jede Bewegung und jede daraus resultierende Haltung unter folgenden Gesichtspunkten beschreiben:
- In Bezug auf die einzelnen **Körperteile und ihre Wechselwirkung untereinander**: Wie frei oder angestrengt ist die Position eines Menschen?
- In Bezug auf die **Wechselwirkung mit der unmittelbaren Umgebung**: Wie wirken Bewegungen und Haltungen im Verhältnis zur Unterstützungsfläche, auf der die Person sitzt, liegt oder steht? Wie sehr unterstützt oder behindert die Umgebung das Sitzen, Stehen oder Liegen?

Aspekte der Beschreibung

Entwicklung von Beweglichkeit und Bewegungsmustern

Neugeborenenphase

Unmittelbar nach der Geburt ist ein Mensch nicht in der Lage, die Bewegungen seines Körpers bewusst zu koordinieren, d. h. sie in den Dimensionen Raum und Zeit und dem möglichen Kraftaufwand aufeinander abzustimmen. Seine Bewegungen sind noch grob, viele erfolgen unwillkürlich oder sind in hohem Maß reflexgesteuert. Die Reflexe sind im Neugeborenen- und Säuglingsalter lebensnotwendig, sie können aber bei Frühgeborenen oder bei bestimmten Erkrankungen fehlen. Besonders hervorzuheben sind Reflexe, die nur bei Neugeborenen und jungen Säuglingen, also etwa bis zum dritten Lebensmonat, auszulösen sind (◘ Tabelle 3.10).

Zunehmende kortikale Kontrolle

Mit fortschreitendem Alter werden die Bewegungen allmählich differenzierter. Sie verfeinern sich und werden willentlich steuerbar. Die voll entwickelte Großhirnrinde überdeckt mit ihren Funktionen die unwillkürlichen und undifferenzierten Bewegungsmuster. Sie erlaubt der Person die gezielte Auswahl und Steuerung ihrer motorischen Aktivitäten. Die Entwicklung erfolgt in Phasen, die sich verschiedenen Hirnzentren zuordnen lassen.

Zur Differenzierung der Beweglichkeit gehört auch die Ausbildung sog. **reifer Reflexe**, die bestimmte Körperbewegungen kontrollieren. Mithilfe der Stellreflexe kann ein liegender Mensch sich von einer Seite auf die andere drehen und die Abschnitte seines Körpers in allen Lagen aufeinander ausrichten.

> **Beispiel**
>
> Der Nackenreflex führt dazu, dass bei seitlicher Drehung von Kopf und Nacken der Schultergürtel, die Arme und die Beine automatisch nachfolgen.

Motorische Entwicklung

Die normale Entwicklung der Bewegungsmuster kann aufgrund großer individueller Unterschiede nur grob orientierend dargestellt werden. Abweichungen von diesen Orientierungspunkten sind häufig, da die motorische Entwicklung von konstitutionellen, kulturellen, sozialen und familiären Faktoren beeinflusst wird. Demnach können Säuglinge ab dem dritten Lebensmonat ihren Kopf kontrollieren und ab dem sechsten Lebensmonat zusätzlich zur sicheren Kopfkontrolle mit Unterstützung sitzen. Die Fortbewegung in Bauchlage durch Kriechen, Drehen oder Robben sollte ab dem neunten Lebensmonat erfolgen, ebenso das freie Sitzen (◘ Abb. 3.8). Ab dem zwölften Lebensmonat sind Stehversuche durch selbstständiges

◘ Tabelle 3.10 **Wichtige frühkindliche Reflexe**

Bezeichnung	Auslöser	Reaktion
Greifreflex	Berührung der Handfläche	Schließen der Faust
Fußsohlenreflex	Berührung der Fußsohlen im Bereich der Zehengrundgelenke	Plantarflexion
Moro-Reflex	Reizung des Gleichgewichtsorgans, etwa durch Beugen des Kopfes	Umklammerungsreaktion, »Schreckreflex«, ruckartiges Spreizen der Arme, die sich anschließend einander nähern; vergleichbare Bewegung der Beine
Suchreflex (»Brust suchen«)	Berühren der Mund- und Wangengegend	Drehen des Kopfes, sodass der berührende Gegenstand mit den Lippen erfasst werden kann
Saugreflex	Berühren der Lippen	Saugen

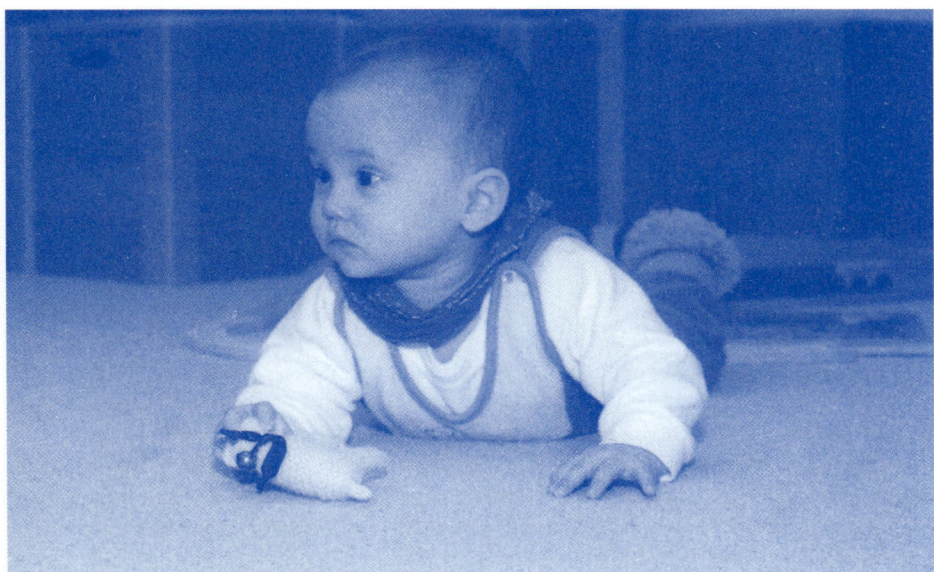

■ Abb. 3.8 **Körperliche Beweglichkeit bei einem sieben Monate alten Kind.** Das Entwicklungstempo bei der Ausbildung koordinierter Bewegungen ist sehr unterschiedlich. Deshalb geben Durchschnittswerte nur einen groben Hinweis

Hochziehen möglich. Von nun an beginnt das Laufenlernen, das mit etwa 18 Monaten beherrscht wird.

Kinder übernehmen ihre **Bewegungsmuster** in frühester Kindheit von ihren Eltern. Dass Menschen aufrecht stehen und gehen können, ist in ihrer genetischen Ausstattung angelegt, ob sie aber jemals gehen und stehen werden, ist nicht die selbstverständliche Folge dieser Voraussetzungen. Stehen und aufrechtes Gehen können nur an Vorbildern gelernt werden. Soziale und materielle Umwelt, individuelle Wahrnehmung, Bewegung und Bewusstsein bilden dabei eine unauflösliche Einheit.

❯ Beispiel
In dem Film »Der Wolfsjunge« von Francois Truffaut wird ein Kind dargestellt, dem das Lernangebot für den aufrechten Gang fehlt, weil es unter Vierbeinern aufwächst.

Bewegungsmuster und ihre Einschränkungen

Ein gesunder Mensch hält seinen Körper gerade und aufrecht, die Muskeln sind locker, Beine, Arme und Finger leicht gebeugt, die Schultern etwas zurückgenommen, der Kopf ein wenig angehoben.

Haltung

Die unverkennbare Eigenart aller Bewegungen einer Person ist durch ihre Individualität bedingt. Man kann einen Menschen an seinem Gang erkennen oder bereits am Geräusch seiner Schritte. Die Bewegungen verändern sich wie das gesamte Verhalten, wenn die Person sich beobachtet weiß.

Gehen

Der normale Gang kann durch verschiedene Zustände und Erkrankungen beeinträchtigt sein. Einige davon sind:

Einschränkungen des Gehens

- gebeugte, schlaffe Haltung und kraftloser Gang bei gedrückter Stimmung und bei Depressionen;
- kraftloser, müder und schleppender Gang bei allgemeiner Schwäche;

3

- trippelnder und schlurfender Gang infolge von Gangunsicherheit bei alten Menschen und bei neurologischen Erkrankungen wie dem M. Parkinson;
- unsicherer, schwankender Gang bei Kreislaufregulationsstörungen oder übermäßigem Alkoholkonsum;
- Ataxie, also der insgesamt unkoordinierte Bewegungsablauf, mit torkelndem Gang und unsicherem Stand, bei Funktionsstörungen des Kleinhirns oder des Rückenmarks;
- spastischer Gang mit kurzen, steifen Schritten und Schleifen der Fußspitzen am Boden;
- Entengang, ein watschelnder Bewegungsablauf bei Gangunsicherheit oder Symphysenverletzungen;
- Hinken oder Humpeln durch Verkürzung eines Beines oder bei Schmerzen unterschiedlicher Ursache;
- Nachziehen eines Beines bei Lähmungen.

Eine ähnliche Aufzählung kann man auch für alle anderen Bewegungsabläufe machen.

Selbststimulation
Erfährt ein Mensch eine erhebliche Einschränkung an sensorischer Stimulation, so kommt es gelegentlich zu Selbststimulationsmechanismen: Kleinkinder können ab dem Alter von einem halben Jahr erstmals **rhythmische Wackelbewegungen**, sog. Jaktationen, zeigen. Diese gehören zu einer Vielzahl von Erscheinungen, die unter dem Begriff **Hospitalismus** zusammengefasst werden und allgemeine Entwicklungsverzögerungen beinhalten.

Einschränkungen der Beweglichkeit
Die **Mobilität** kann teilweise oder komplett eingeschränkt sein. Eine **Immobilität** betrifft Gelenke, Gliedmaßen oder den gesamten Körper. Folgende Ursachen kommen in Frage:
- reduzierter Allgemeinzustand mit Leistungsabfall, Müdigkeit und Schwäche;
- neurologische Störungen und die daraus resultierende Einschränkung der Aufnahme, Verarbeitung oder Beantwortung von Reizen;
- bestimmte psychische Erkrankungen mit dem nachfolgenden Zustand der Erstarrung oder Störungen des Körperschemas;
- Schmerzen und die sich daraus ergebende Schonhaltung;
- Erkrankungen der Gelenke und der Muskeln;
- Knochenbrüche;
- Fehlen von Extremitäten.

Ausfallerscheinungen der Sinnesorgane können die Mobilität indirekt beeinflussen, weil sie die Orientierung erschweren.

Gelenke

Erkrankungen der Gelenke
Gelenke sind bewegliche Knochenverbindungen zwischen zwei oder mehreren Knochen. Sie werden in verschiedene Typen unterteilt. Gemeinsame Funktion aller Gelenke ist, die Beweglichkeit des Menschen zu ermöglichen. Die Beweglichkeit der Gelenke kann durch degenerative und entzündliche Erkrankungen sowie durch Unfälle beeinträchtigt sein. In der Mehrzahl kommt es dabei zu Schmerzen, die die Beweglichkeit erschweren oder völlig aufheben.

Eine Verrenkung bzw. Ausrenkung des Gelenkes, die sog. **Luxation**, stellt sich am häufigsten im Schultergelenk ein. Bei Kleinkindern wird mitunter durch abruptes Ziehen am Arm eine Luxation des Ellenbogengelenks als sog. Chassaignac-Lähmung ausgelöst. Bei manchen Menschen führt die Beschaffenheit von Gelenkpfanne oder -kapsel häufig und leicht zur Ausrenkung, der habituellen Luxation.

Zu den verbreiteten Schäden gehören die Bandscheibenvorfälle infolge von Fehlbelastungen der Wirbelsäule, die Läsionen des Meniskus bei Sportunfällen und die Bänderrisse oder -dehnungen im Sprunggelenk.

Bei chronisch degenerativen und entzündlichen Erkrankungen kann es zu einer bleibenden Bewegungsunfähigkeit kommen. Eine **Arthrose** oder eine **Arthritis** kann darüber hinaus die Gelenke deformieren. Dies ist besonders bei Erkrankungen des rheumatischen Formenkreises der Fall. Häufig sind hier die Hände betroffen, sodass die Erkrankten selbst einfache Handgriffe, wie das Schließen von Knöpfen, nicht mehr oder nur unter erheblichen Schwierigkeiten ausführen können.

Das Fehlen einer oder mehrere Gliedmaßen kann sich auf die Beweglichkeit des gesamten Körpers auswirken. Ein nicht vorhandenes Bein etwa beeinflusst die Statik und erfordert **ausgleichende Halte- und Bewegungsarbeit bestimmter Muskelgruppen**. Bei Menschen mit fehlenden Händen können die Füße eine Reihe von Greifarbeiten übernehmen. Durch entsprechendes Training erreichen die Betroffenen eine hohe Differenzierung der Aktivitätsmuster von Zehen, Füßen und Beinen.

Fehlende Gliedmaßen

Muskeln

Die Leistungsfähigkeit der Muskulatur besteht in der Kraft und Stärke der vorhandenen Muskelmasse. Eine **physiologische Hypertrophie** durch Arbeit oder Sport lässt die vorhandenen Muskelfasern dicker werden und erhöht ihre Leistungsfähigkeit. Bei der **pathologischen Hypertrophie** gehen Muskelfasern zugrunde, an deren Stelle wird Fettgewebe eingelagert. Dies mindert Kraft und Ausdauer der betroffenen Muskeln.

Muskelmasse

Ein **Muskelschwund** hat dieselben Auswirkungen. Es werden zwei Formen unterschieden:

- 1. **Muskeldystrophie** nennt man den Abbau von Muskelfasern. Sie ist genetisch bedingt, verläuft progredient und kann in eine Muskelatrophie übergehen.
- 2. Bei einer **Muskelatrophie** vermindert sich entweder der Durchmesser der einzelnen Muskelfasern oder deren Anzahl. Häufigste Ursachen sind Kachexie, Alter, Inaktivität oder ungenügende Innervation des Muskels.

Die Muskeln können bei der Inaktivitätsatrophie durch gezieltes Training wieder aufgebaut werden. Eine neurogene Atrophie ist irreversibel.

Rehabilitationsfähigkeit

Der Spannungszustand der Muskulatur kann gegenüber dem normalen Tonus herauf- oder herabgesetzt sein. **Muskelverspannungen** im Kopf-, Hals- und Schulterbereich sind meistens durch Fehlhaltungen oder psychisch verursacht. Sie führen zur Verhärtung der betroffenen Muskulatur und zu Schmerzen bei Druck, bei Bewegung oder im Ruhezustand.

Muskeltonus

Eine abnorme Kontraktion einer großen Muskelgruppe ist ein **Spasmus**. Der spastische Muskeltonus lässt bei passiven Bewegungen meist plötzlich nach, man spricht vom Taschenmesserphänomen. Bleibt die Tonuserhöhung erhalten, handelt es sich um einen **Rigor**. Rigor tritt bei Erkrankungen des extrapyramidalen Systems auf, hauptsächlich beim M. Parkinson. Bei passiven Bewegungen bieten die Muskeln einen wächsernen Widerstand, der ungleichmäßig und ruckartig nachlassen kann, dies nennt man Zahnradphänomen. Im Schlaf verringert sich der Rigor, bei bestimmten Emotionen nimmt er zu.

Eine **generalisierte Spastik** der Muskulatur durch hirnorganische Erkrankungen kann angeboren oder erworben sein. Sie betrifft Rumpf und Extremitäten und äußert sich zusätzlich in pathologischen Bewegungsabläufen der mimischen Muskulatur, durch Amimie oder Grimassieren, sowie der oralen Muskelgruppen. Hier fallen Störungen der Kau-, Schluck- und Zungenbewegungen auf.

Eine generelle **Muskelhypotonie** ist im Schlaf und bei völliger Entspannung physiologisch. Sie kommt ferner bei Säuglingen vor, die eine Großhirnschädigung erlitten haben, oder bei Muskelerkrankungen, den Myopathien.

3

Eine Gelenkversteifung in Fehlstellung, eine sog. **Kontraktur**, kann entstehen, weil die Beugemuskeln bei teilweiser oder vollständiger Lähmung oder Inaktivität zur Verkürzung neigen.

Lähmungen

Spastik und Hypotonie der Muskulatur können im Extremfall zu einer Bewegungsunfähigkeit führen, die sich von einer Lähmung kaum unterscheidet. Auch Lähmungen können spastisch oder schlaff sein. Allerdings liegt ihnen eine andere Ursache zugrunde: Die Minderung oder der Verlust der Fähigkeit, einen oder mehrere Muskeln zu bewegen, beruht auf Schädigungen des Nervensystems. Bei einer unvollständigen Lähmung, der **Parese**, sind noch schwache Bewegungen möglich, bei einer vollständigen Lähmung, der **Paralyse**, nicht.

> **Lähmungen, Plegien.**
> Es können unterschiedliche Körperareale betroffen sein. Bei einer Monoplegie ist eine Extremität gelähmt, bei der Paraplegie oder Diplegie die beiden oberen oder unteren Extremitäten, bei der Tetraplegie alle vier Extremitäten. Als Hemiplegie wird die Lähmung einer Körperhälfte bezeichnet.

Tetra- oder Paraplegien

Tetra- oder Paraplegien sind die Folge von Querschnittslähmungen. Je nach Höhe der Rückenmarksschädigung entfallen alle Bewegungen, außerdem werden Hautreize und Impulse aus inneren Organen nicht ins Gehirn geleitet. Die Betroffenen spüren, je nach Ausmaß der Schädigung, weder Berührungen noch die Füllung von Blase oder Enddarm.

Hemiplegien

Hemiplegien können bei Schlaganfällen, Schädel-Hirn-Traumen oder Hirntumoren auftreten, da diese zu Verdrängung oder Zerstörung von Hirnsubstanz führen. Sie können aber auch einen erhöhten Gehirndruck verursachen, der wiederum Nervenzellen schädigt. Die Hemiplegie tritt an der Körperhälfte auf, die dem betroffenen Hirnareal gegenüber liegt, da die motorischen Fasern kreuzen. Beeinträchtigt sein kann die Willkürmotorik von Rumpf, Arm und Bein, bei Schädigung der Hirnnerven auch die Gesichtsmuskulatur, in Form der Fazialisparese.

Der Rumpf der betroffenen Seite ist nie vollständig gelähmt, weil die Rumpfmuskeln beidseitig mit Nerven versorgt werden. Die Muskeln der Extremitäten hingegen werden nur einseitig innerviert.

Die Lähmungen sind zunächst schlaff, gehen jedoch in ein spastisches Stadium über. Die Spastik hat Fehlstellungen zur Folge und führt zu einem **typischen Haltungsmuster auf der betroffenen Seite**.

Je nach Lokalisation und Ausdehnung der geschädigten Hirnregion ergibt sich das **Bild einer spastischen Hemiplegie** mehr oder weniger deutlich: Der Kopf der Person ist zur betroffenen Seite geneigt und leicht gedreht, die Mimik der geschädigten Gesichtshälfte durch eine Fazialisparese eingeschränkt. Die Augen blicken auf die gegenüber liegende Seite, also zum Herd der Schädigung. Die Schulterpartie ist hochgezogen und nach vorn gedreht, der Oberarm an die Brust herangeführt. Die Winkel der Extremitätengelenke weichen von der physiologischen Mittelstellung ab. Insgesamt ist der Arm in Beugestellung fixiert, das Bein in Streckstellung.

Beim **Gehen** schwingen Schulter- und Armbereich der betroffenen Seite nicht mit. Die Erkrankten führen das plegische Bein aus der Hüfte heraus in halbkreisförmiger Bewegung nach außen und erst anschließend nach vorn, ohne das Knie- oder Fußgelenk aktiv zu bewegen. Sie können den betroffenen Fuß nicht abrollen, sondern nur mit der Spitze aufsetzen. Um die Balance zu halten, neigen sie den Rumpf zur gesunden Körperseite.

Weitere muskuläre Erkrankungen

Bei einigen Erkrankten tritt das **Pusher-Syndrom** auf: Die Betroffenen schieben oder drücken ihren Körper aus jeder Position heraus zur hemiplegischen Seite hin, ohne dies zu bemerken.

Ein Mensch, der durch Erkrankung oder Verletzung die kortikale Kontrolle verliert, kann Bewegungen niemals wieder so differenziert ausführen wie vor der Schädigung. Je nach dem Grad der Störung fällt er in die Bewegungsmuster zurück, die durch die Reflexe im Kleinkindalter gekennzeichnet sind (vgl. Tabelle 3.10). Diese ursprünglichen Muster werden durch die Kontrollmechanismen des Großhirns nur überdeckt, bleiben aber erhalten. Fällt die kortikale Kontrolle ganz oder teilweise aus, tauchen die verborgenen Abläufe als sog. **pathologische Muster** wieder auf.

Ausfall der kortikalen Kontrolle

Rhythmische Kontraktionen von antagonistischen Muskelgruppen, die willentlich nicht beeinflussbar sind, führen zum Zittern, dem **Tremor**. Physiologischerweise tritt das Zittern bei Kälte oder Müdigkeit auf, ebenso bei psychischer Anspannung. Zum Zittern kann es auch bei Erkrankungen kommen. Der Schüttelfrost bei raschem heftigem Fieberanstieg wird beim komplexen Phänomen Vitalität (Abschn. 3.3.5) beschrieben.

Zittern

Bei der Parkinson-Krankheit tritt der Tremor v. a. im körperlichen Ruhezustand auf. Er kann bei zielgerichteten Bewegungen abnehmen oder aufhören. Häufig sind die Muskeln von Daumen und Zeigefinger betroffen, deren typische Bewegungen Münzenzähler- oder Pillendrehertremor genannt werden. Zitterbewegungen des Kopfes werden nach ihrer Verlaufsrichtung als »Ja-« oder »Nein-Tremor« bezeichnet. Ausbreitung und Stärke der Zitterbewegungen nehmen bei emotionalen Erregungen und bei Ermüdung zu.

Parkinson-Krankheit

Die Parkinson-Krankheit ruft typischerweise auch eine allgemeine Bewegungsarmut, die **Akinese**, hervor. Sie betrifft den ganzen Körper und erstreckt sich auf sämtliche willkürlichen, reaktiven und physiologischen Mitbewegungen. Die Bewegungen sind insgesamt verlangsamt. Es fällt den Betroffenen besonders schwer, sie zu beginnen und zu beenden. Plötzliche Bewegungen können nicht durch ausgleichende Bewegungen aufgefangen werden. Stürze sind deshalb häufig. Kopfdrehungen sind nur bei gleichzeitiger Rotation von Schultern und Rumpf möglich. Beim Schreiben nimmt die Höhe der Buchstaben zum Zeilenende ab.

Apraxien sind Störungen erlernter Bewegungen. Die Betroffenen sind nicht in der Lage gezielte Bewegungen oder mehrteilige Handlungen korrekt durchzuführen. Es kommt zu Störungen von Handlungsabläufen oder Fehlhandlungen.

Apraxie

❯ Tics.

Unwillkürliche und sich unregelmäßig wiederholende Muskelzuckungen, die unter der Haut sichtbar sind.

Tics

Sie setzen rasch und abrupt ein und beschränken sich auf einen Muskel oder eine Muskelgruppe. Ihr Auftreten wird durch psychische Anspannung begünstigt.

Auch Krämpfe sind unwillkürliche Muskelkontraktionen. Sie können auf einzelne Muskelgruppen begrenzt sein oder generalisiert auftreten. Lang andauernde, schmerzhafte Kontraktionen mit starker Intensität sind **tonische Krämpfe**. Am verbreitetsten ist der Wadenkrampf, der bei Beanspruchung der Wadenmuskulatur auftritt. Ähnlich verhält es sich mit anderen sog. Beschäftigungskrämpfen, etwa dem Schreibkrampf. Generalisierte tonische Krämpfe sind für den Wundstarrkrampf, den Tetanus, typisch.

Krämpfe

Rasch aufeinander folgende kurz dauernde Zuckungen antagonistischer Muskeln nennt man **klonische Krämpfe**. Bei deren Ausbreitung über den ganzen Körper spricht man von Konvulsionen. **Tonisch-klonische Krämpfe** treten als Schwangerschaftsgestose bei der Eklampsie auf oder als generalisierte Krämpfe bei der Epilepsie. Häufige generalisierte Krampfanfälle ziehen bleibende Defekte des Gehirns nach sich.

3

Krampfanfälle kommen bei Neugeborenen häufiger vor, äußern sich jedoch selten generalisiert, wie bei älteren Säuglingen, und werden durch eine Vielzahl von Faktoren ausgelöst. Am häufigsten erfolgt dies durch hypoxisch-ischämische Hirnschädigungen oder Hypoglykämie. Vom vierten Lebensmonat bis zum fünften Lebensjahr besteht dagegen eine wesentlich höhere Krampfbereitschaft, als beim Erwachsenen. Meist handelt es sich um Gelegenheitskrämpfe, in weitaus geringerer Zahl liegt ein chronisches Anfallsleiden zugrunde.

Hilfsmittel

Die Hilfsmittel, die bei Störungen der Beweglichkeit eingesetzt werden, sind so vielseitig wie die Beeinträchtigungen selbst: Gehstützen und Rollstühle, Spezialbesteck und Anziehhilfen, Aufsätze für das Toilettenbecken und dergleichen mehr. Auch bauliche Veränderungen der Wohnung für ein rollstuhlgerechtes Leben fallen in diesen Bereich.

3.4.8 Das Element »Betätigung«

Für professionelle Pflegepersonen hat das Element Betätigung zwei wichtige Bedeutungen:
- 1. Haushaltsführung, Erwerbsarbeit und Hobby gehören auch zum Lebensinhalt von Pflegebedürftigen.
- 2. Jede professionelle Pflegekraft ist mit Auswirkungen ihrer eigenen Erwerbstätigkeit konfrontiert.

Lebenslage der Betroffenen

Schädigungen durch Betätigung

Jede Art der Betätigung kann zu negativen Folgen für eine Person führen. Ein Großteil der **Unfälle**, die eine Hilfsbedürftigkeit nach sich ziehen, ereignet sich im Zusammenhang mit der Hausarbeit, im Beruf oder in der Freizeit. Im Haushalt kommt es häufig zu Stürzen, Verbrennungen oder Vergiftungen. Hiervon sind besonders Kleinkinder betroffen.

Unfälle bei Arbeit oder Sport hängen immer von der Art der Betätigung ab. Immer häufiger kommt es in der häuslichen Umgebung, aber auch am Arbeitsplatz, zu **allergischen Reaktionen**, die durch die verschiedensten Substanzen hervorgerufen werden. Hausstaub und der Kontakt mit Tieren sind hier häufige Auslöser.

Auch das Spektrum der **berufsbedingten Erkrankungen** ist groß und beruht im Einzelnen stets auf den konkret vorliegenden Belastungen. Die Angehörigen verschiedener Berufe sind für unterschiedliche Krankheiten prädisponiert.

> **Beispiel**

Schichtarbeit

20% der Beschäftigten arbeiten mehr oder weniger regelmäßig nachts. Ein erheblicher Teil ist im Schichtbetrieb tätig. Dies hat zur Folge, dass Schichtarbeiter pro Nacht durchschnittlich nur fünf Stunden schlafen. Etwa zwei Drittel von ihnen klagen über nervöse Störungen und Störungen der Wahrnehmung. Bei Schichtarbeitern ist auch die Wahrscheinlichkeit, an einem Magengeschwür, an Bluthochdruck oder einem Herzinfarkt zu erkranken, deutlich höher. Insgesamt ist auch ihre Lebenserwartung geringer: Sie werden im Durchschnitt nur 65 Jahre alt.

Berufliche Belastungen können sich auch dann bemerkbar machen, wenn sie gar nicht Anlass der aktuellen Behandlungsbedürftigkeit sind. So kann es z. B. sein, dass ein im Baugewerbe beschäftigter Mann mit einem akuten Herzinfarkt ins Krankenhaus eingewiesen wird. Dort stellt man zusätzlich eine Schwerhörigkeit fest, die auf der dauerhaften Geräuschbelastung durch Arbeitsgeräte beruht.

Therapeutischer Einsatz

Alle Bereiche des Elements Betätigung werden bei der Betreuung Pflegebedürftiger auch zu therapeutischen Zwecken eingesetzt, üblicherweise auch im Rahmen der Ergotherapie, die auf die jeweilige Situation der Betroffenen eingeht.

Professionelle Pflege als produktive und destruktive Arbeit

Jede Arbeit beinhaltet einen **unaufhebbaren Widerspruch** zwischen produktiven und destruktiven Anteilen. Sie wirken sich auf jede einzelne Person ebenso aus wie auf die soziale und die materielle Umwelt. Die Verteilung der Anteile zeigt sich bei rückwirkender Betrachtung und Interpretation.

Arbeit vermittelt Selbstbestätigung, verschafft Sinnerfüllung, macht Spaß und ermöglicht die finanzielle Absicherung. Diese positiven Aspekte entstehen auch durch die Interaktion mit Pflegebedürftigen, Angehörigen, Kollegen und Mitgliedern anderer Berufe. Im Bezug auf die materielle Umwelt gilt, dass alle verwendeten Produkte erst einmal hergestellt und eingekauft werden müssen. Das schafft weitere Arbeit und erhöht das Bruttosozialprodukt.

Jede Arbeit verbraucht andererseits körperliche, geistige und psychische Energien. Das kann bis zu dauerhaften Schädigungen, etwa den bereits erwähnten Berufskrankheiten, gehen. Frustrationen können aus Misserfolgen bei der Arbeit resultieren oder aus dem Sachverhalt, dass statt der erstrebten Teamarbeit ein Konkurrenzverhalten das Geschehen beherrscht.

Letzten Endes muss auch das eingesetzte Material entsorgt werden, doch belastet seine Vernichtung die Umwelt.

Es existieren verschiedene Mechanismen, durch die Pflegekräfte mit dem unauflöslichen Spannungsverhältnis der produktiven und destruktiven Anteile der Arbeit umzugehen versuchen. Im Folgenden sind einige von ihnen aufgezählt, ohne sie zu bewerten. Sie gehören zum beobachtbaren Alltag der Pflege.

- Das **Vermeiden unliebsamer Situationen**, z. B. durch Tausch von Arbeitszeiten, um nicht mit dem unsympathischen Kollegen arbeiten zu müssen, oder rechtzeitiges Reagieren auf Wünsche von Pflegebedürftigen.
- Das **Schmieden von Koalitionen** und die Suche nach Verbündeten, die emotionale Entlastung verschaffen.
- Die **Teilnahme an einer Supervisionsgruppe**, die zu emotionaler Entlastung beitragen kann.

Die zwei Gesichter der Arbeit

Produktive Anteile

Destruktive Anteile

Ausgleichsstrategien

3.5 Vitalität (◘ s. Abb. 3.9)

3.5.1 Die Einzelphänomene »Herz-Kreislauf-Tätigkeit«, »Atmung« und »Körpertemperatur«

3.5.2 Das Element »Puls«

3.5.3 Das Element »Blutdruck«

3.5.4 Das Element »Durchblutung (arteriell und venös)«

3.5.5 Das Element »Atmung – Tiefe, Rhythmus, Frequenz, Typ«

3.5.6 Das Element »Atmung – Geräusch«

3.5.7 Das Element »Atmung – Geruch«

3.5.8 Das Element »Körpertemperatur«

Motto: Nirgends bietet ein Mensch so viel Anschauungsmaterial für Mechanik, Regelungstechnik und andere physikalische Disziplinen, wie in diesem Bereich. Hier kommt er einer Maschine am nächsten, und hier werden auch die meisten Maschinen eingesetzt.

3

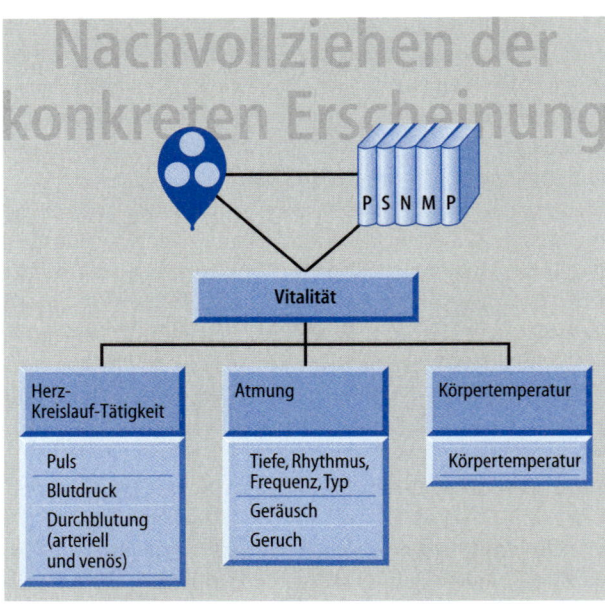

◫ Abb. 3.9 **Das komplexe Phänomen Vitalität mit Einzelphänomenen und Elementen**

3.5.1   Die Einzelphänomene »Herz-Kreislauf-Tätigkeit«, »Atmung« und »Körpertemperatur«

Entwicklung

Elementare vitale Phänomene sind angeboren und in geringem Maße entwicklungsabhängig. Deshalb variieren die Normalwerte hauptsächlich in Abhängigkeit vom Lebensalter einer Person und vom individuellen Trainingszustand. Puls und Atmung eines Neugeborenen oder Kleinkindes sind gegenüber den Frequenzen eines Erwachsenen deutlich beschleunigt. Gleichzeitig ist die Regulation der Vitalfunktionen nach der Geburt noch nicht voll entwickelt.

Biorhythmen

Zusätzlich unterliegen die Vitalwerte auch periodischen Schwankungen. Beispielsweise verändert sich die Körpertemperatur im Verlauf eines Tages, bei Frauen kommt es zusätzlich zu zyklusabhängigen Unterschieden.

Weitere Einflussfaktoren

Die Beeinflussung des Kreislaufs kann akut oder dauerhaft erfolgen. **Akute Veränderungen** beruhen auf spontanen Aktivitäten, Stressreaktionen und psychosozialen Einflüssen, etwa dem Erschrecken. Regelmäßiges körperliches Training führt zu einer **dauerhaften Veränderung** der Kreislaufparameter.

Deutungsmuster

Die kulturellen Unterschiede sind bei den Messwerten gering. Die Deutung vitaler Phänomene variiert allerdings **kulturell** sehr stark und hat sich auch im Lauf der **Geschichte** gewandelt. So kann das Atmen als mechanischer Vorgang aufgefasst werden oder als spiritueller Akt, bei dem sich eine Person mit den sie umgebenden universellen Energien vereinigt. Im europäischen Altertum hatte ein Mensch Fieber, wenn er sich warm anfühlte. Durch die Erfindung des Thermometers existiert inzwischen ein exakter Messwert, der bis auf die Zehntelstelle hinter dem Komma angibt, ab wann die Körpertemperatur einer Person als fieberhaft anzusehen ist.

Die **individuelle Deutung** der Erscheinungen folgt den kulturell geprägten Mustern. Bei uns nehmen viele Menschen ihre Atmung kaum bewusst wahr, sondern nur die akuten Abweichungen und krankheitsbedingten Störungen. Analog gilt dies für alle anderen Phänomene im Bereich der Vitalität.

Die Ermittlung der Vitalwerte findet nur teilweise über die Sinnesorgane des Betrachtenden statt und wird in erheblichem Umfang mithilfe von Instrumenten durchgeführt. Diese liefern bei richtiger Anwendung Ergebnisse, die unabhängig vom Anwender gelten und so die Objektivität der ermittelten Daten garantieren.

Datenermittlung

Herz-Kreislauf-Tätigkeit

Die Pulswelle entsteht durch die rhythmische Dehnung der Arterien, die sich, vom Herzen ausgehend, im gesamten Körper ausbreitet. Die Elastizität der Arterien bewirkt, dass das bei jedem Herzschlag stoßweise ausgeworfene Blut gleichmäßig durch die Gefäße strömt.

Puls

Das Pulsieren des Blutes kann an verschiedenen Körperstellen getastet werden. Liegen die Arterien dicht unter der Haut, ist der Puls sichtbar. Auch leichte Vibrationen der entspannten Bauchdecke sind sichtbares Zeichen der Pulswelle. Bei Verletzungen, Entzündungen oder Kopfschmerzen kann der Betroffen das Pulsieren als Klopfen oder Klopfschmerz spüren.

Jede Pulswelle wirft das Blut mit einem bestimmten Druck gegen die Gefäßwände. Dieser Druck ist in Form des Blutdrucks in allen Gefäßen messbar. Am häufigsten wird er durch externe Messung mit Hilfe des Blutdruckgeräts nach Riva-Rocci am Oberarm ermittelt.

Blutdruck

Eine ungestörte Blutzirkulation im gesamten Gefäßsystem ist eine wichtige Bedingung für die Versorgung des Körpers mit lebensnotwendigen Substanzen. Sie sichert ferner den Abtransport nicht benötigter oder schädigender Stoffe. Die Durchblutung selbst ist nicht direkt beobachtbar, sondern lässt sich **nur indirekt** über Temperatur, Puls und Farbe von Haut und Schleimhäuten **erschließen**. Bei krankhaften Veränderungen kann es je nach Lokalisation der Schädigung zum Auftreten von Verschluss- oder Stauungserscheinungen kommen.

Durchblutung

Atmung

Die Herz-Kreislauf-Tätigkeit bildet zusammen mit der Atmung eine Funktionseinheit. Das Atmen ist ein lebenswichtiger Vorgang, sodass ein Mensch nach der Geburt sofort spontan und reflektorisch seinen ersten Atemzug ausführt.

Funktionseinheiten

Die Atmung lässt sich an Bewegungen von Brustkorb und Bauchdecke beobachten. Manche Menschen ziehen beim Einatmen unbewusst ihre Schultern hoch, obwohl dies funktionell nichts mit dem Atemvorgang zu tun hat. Lediglich bei Atemnot oder erhöhten Anforderungen an die Atmung bewirkt dies, zusammen mit anderen Atemhilfsmuskeln, eine Unterstützung der Atemmuskulatur.

Die Atmung ist ein primär körperlicher Vorgang, sie ist jedoch auch von anderen Aspekten der Person abhängig. Sie wird stark von Geist und Psyche beeinflusst. Bei den meisten Menschen, die über Störungen des Wohlbefindens klagen, kann man immer auch Verspannungen der Atemmuskulatur und ein verändertes, meist flaches Atemmuster beobachten: hochgezogene Schultern, ein starrer Brustkorb und ein festgehaltenes Zwerchfell. Mögliche Ursachen sind Müdigkeit, Depressionen, körperlich-psychische Verspannungen und psychosomatische Störungen. Die Fixierung des Zwerchfells verhindert eine freie und tiefe Bauchatmung. Fernöstliche Philosophien betonen den Zusammenhang zwischen seelischen Zuständen und Merkmalen der Atmung.

Zusammenhang zwischen Atmung und anderen Phänomenen

In Abhängigkeit von der eingenommenen Körperlage sind die unterschiedlichsten Lungenareale am besten belüftet. Störungen der Atmung gehen oft mit subjektiv empfundener Atemnot einher und lösen Gefühle wie Angst und Beklemmung aus. Hochgradige Atemnot wird als existenzielle Bedrohung empfunden.

3

Altersunterschiede

Körpertemperatur

Die **normale Körpertemperatur** beträgt etwa 37°C und gewährleistet damit das optimale Funktionieren biochemischer Prozesse im Körper. Die Durchschnittstemperatur ist **bei Neugeborenen und bei alten Menschen niedriger**, denn der Körper, hauptsächlich die inneren Organe, produzieren einen geringeren Wärmeüberschuss. Außerdem ist die Körperoberfläche Neugeborener relativ groß und ihr schützendes Fettpolster noch dünn, sodass sie mehr Wärme an die Umgebung abstrahlen. Dadurch besteht bei Neugeborenen und alten Menschen ein höherer Bedarf an Wärmezufuhr.

Als Folge dauerhafter und übermäßiger Wärmezufuhr verliert der Körper die Fähigkeit, sich den Temperaturschwankungen der Umgebung rasch anzupassen.

> **Beispiel**
> Viele Menschen bei uns sorgen dafür, dass sie gerade in der kalten Jahreszeit diesen Schwankungen nicht ausgesetzt sind. So kommt es häufig zu erhöhter Anfälligkeit für Erkältungskrankheiten bei Witterungsumschwung, da eine immer wiederkehrende Anpassungsnotwendigkeit an unterschiedlichste Temperaturreize fehlt.

»

»Let's go and do my favorite thing«, sagte Glenn. Wir fuhren [in seinem Auto] ziellos durch die City von Toronto, nur um Radio zu hören und [bei der auf Hochtouren laufenden Heizung] zu schwitzen. »Machen Sie das oft?«, fragte ich. »Jeden Tag«, sagte er (Bernstein, ohne Jahr, zit. in Stegemann 1992, S. 92).

3.5.2 Das Element »Puls«

Die Beurteilung des Pulses erfolgt nach folgenden Kriterien:
- Frequenz,
- Rhythmus,
- Qualität.

Frequenz

> **Pulsfrequenz.**
> Die Anzahl der Pulsschläge in einer Minute. Sie entspricht der Anzahl der Kontraktionen des Herzmuskels.

Ihre Durchschnittswerte, bezogen auf das Lebensalter, gibt ◘ Tabelle 3.11 wieder:

Bestimmte Medikamente steigern oder senken die Pulsfrequenz. Auch Emotionen wie Ärger, Aufregung und große Freude führen zu Veränderungen. Die Normfrequenz kann nach oben oder unten abweichen.

> **Tachykardie.**
> Eine Erhöhung der Pulsfrequenz über 100 Schläge/min beim Erwachsenen. Physiologisch ist eine Pulsbeschleunigung durch körperliche Anstrengung und Stress.

◘ Tabelle 3.11 Normwerte der Pulsfrequenz in Abhängigkeit vom Alter

Lebensalter	Schläge/min
Neugeborene	120–140
Kleinkinder	100–120
Jugendliche	80–100
Erwachsene	60–80

Tachykardie

Ein Anstieg der Herzfrequenz wird auch durch Kaffee- oder Nikotinkonsum oder durch gesteigerte Stoffwechselfunktionen, etwa bei Fieber oder Hyperthyreose, hervorgerufen. Außerdem kommt eine Tachykardie bei verschiedenen Erkrankungen des Herzens vor. Beim anfallsartigen Herzjagen, der **paroxysmalen Tachykardie**, beschleunigt sich die Pulsfrequenz auf 150–220 Schläge/min. Der Anfall kann Minuten oder Tage andauern. Die Betroffenen sind anfangs blass, sie zeigen ferner eine Dyspnoe, Schwindel und gelegentlich Angina pectoris. Als Ursache kommt eine vegetative Fehlregulation infrage, die möglicherweise Folge einer Herzmuskelerkrankung ist. Auslöser können auch Intoxikationen sein.

> **Bradykardie.**
Ein verlangsamter Puls, der beim Erwachsenen bei einer Frequenz von unter 60 Schlägen/min liegt. Physiologisch ist die Bradykardie im Schlaf und bei Leistungssportlern.

Bradykardie

Medikamentös können stark sedierende Psychopharmaka, Morphium und Digitalispräparate zu einer Verlangsamung der Herzfrequenz führen. Pathologische Gründe können Störungen der Reizbildung und Reizleitung des Herzens, gesteigerter Hirndruck, ausgeprägte Darminfektionen und Vagotonien sein.

Bei weniger als 40 Pulsschlägen/min besteht Lebensgefahr, sofern die Person nicht durch körperliches Training einen physiologisch niedrigen Puls aufweist. Der sog. **Druckpuls** ist eine lebensbedrohliche Verringerung der Herzfrequenz bis auf 20 Schläge/min, die als Folge einer Reizung des N. vagus, etwa bei gesteigertem Hirndruck, auftritt.

Von **relativer Bradykardie** spricht man, wenn die Pulsfrequenz nicht im Verhältnis zur Temperaturerhöhung ansteigt. Dies ist typischerweise beim Typhus der Fall. Ein **Pulsdefizit** kann fälschlicherweise als Bradykardie interpretiert werden: Die an einer peripheren Arterie tastbare Pulsfrequenz ist geringer als die tatsächliche Herzfrequenz, wenn der Herzmuskel ungenügend kontrahiert und dadurch nicht jede Pulswelle fühlbar wird. Ein Pulsdefizit kommt hauptsächlich bei Herz- und Gefäßerkrankungen vor.

Rhythmus

Physiologisch folgen die Pulsschläge regelmäßig, also in gleich langen Zeitabständen aufeinander. Eine unregelmäßige Schlagfolge nennt man **Arrhythmie**. Die **respiratorische Arrhythmie** ist physiologisch und vegetativ bedingt. Durch Sinusreizung kommt es zum Pulsanstieg beim Einatmen und zum Abfall der Frequenz beim Ausatmen.

Kontrahiert der Herzmuskel außerhalb des normalen Rhythmus', spricht man von **Extrasystolen**, die von den Betroffenen z. T. als »Herzstolpern« beschrieben werden. Diese Erscheinung ist oft psychisch bedingt, kommt aber auch bei Herzerkrankungen oder Rauchern vor. Sie kann außerdem anfallsartig in Form von Salven auftreten und die Betroffenen stark beunruhigen.

Eine besondere Form der Extrasystolie ist der Zwillingspuls, die **Bigeminus**-Arrhythmie, bei der auf jede Systole eine Extrasystole folgt, sodass regelmäßige Doppelschläge tastbar sind. Dieses Phänomen tritt meist bei Digitalisüberdosierung, aber auch bei Herzmuskelschäden auf.

Bei einer **absoluten Arrhythmie** handelt es sich um eine vollkommen unregelmäßige Pulsfolge, die über kurze oder längere Zeit andauert. Akuter Herzinfarkt, Mitralklappenfehler, rheumatische Karditis und Koronarinsuffizienz sind mögliche Auslöser.

Qualität

Beim Tasten des Pulses lassen sich der Füllungszustand der Gefäße und die Härte oder Spannung ertasten, mit der die Gefäßwand auf den Druck der Pulswelle reagiert. Füllung und Spannung der einzelnen Pulsschläge können ungleich sein. Im Vergleich zur normalen Spannung ist bei Menschen mit einer Hypertonie der Puls eher hart, bei einer Hypotonie eher weich.

Spannung

Gegenüber der normalen Füllung kann ein Puls folgende Füllungsgrößen aufweisen:
- groß, also sehr gut fühlbar und voll, etwa beim Anstieg des Hirndrucks;
- klein, also schlecht fühlbar, häufig infolge einer starken Blutung durch Abnahme des Gefäßvolumens;

Füllung

3

— fadenförmig: klein und schlecht fühlbar, meist bei Hypotonien unterschiedlicher Ursache.

Hilfsmittel

Bei verschiedenen Erkrankungen, die die Herzfrequenz schwer beeinträchtigen, werden **Herzschrittmacher** eingesetzt. Durch den Einsatz von moderner Computertechnologie können sie auf wechselnde Beanspruchungen des Organismus reagieren und die Schrittmacherimpulse den unterschiedlichen Aktivitäten entsprechend anpassen. Durch verschiedene äußere Einwirkungen, etwa durch elektromagnetische Felder, kann es jedoch zu Funktionsstörungen der Schrittmacher kommen.

Pulslosigkeit

Das völlige Fehlen des Pulses an allen tastbaren Arterien ist ein lebensbedrohlicher Zustand. In Kombination mit dem Fehlen der Herztöne, dem Absinken des Blutdrucks auf nicht mehr messbare Werte, einer blassgrauen oder bläulichen Hautfarbe und einer schnappenden Atmung zeigt er einen Herz-Kreislauf-Stillstand an. Außerdem können kurze tonische Krämpfe, erweiterte und lichtstarre Pupillen und schließlich ein Atemstillstand hinzukommen.

Tod

Das anhaltende vollständige Erlöschen der Lebensfunktionen zeigt den Tod des Organismus' an. Doch obwohl der Tod den Charakter der Endgültigkeit hat, ist er phänomenologisch nur an unsicheren **Zeichen** wahrnehmbar: Fehlen von Puls und Blutdruck sowie Lichtstarre der Pupillen. Da der Prozess des Sterbens eine unbestimmte Zeit dauert, ist es praktisch unmöglich, exakt den Zeitpunkt zu bestimmen, nach dessen Überschreitung keine Rückkehr zum Leben mehr möglich ist. Der Tod wird darum nur per Definition oder **durch Übereinkunft bestimmt**.

Todesdefinitionen

Der Hirntod ist der vollständige und irreversible Zusammenbruch der Gesamtfunktion des Gehirns bei noch aufrechterhaltener Kreislauffunktion im übrigen Körper. Dabei handelt es sich ausnahmslos um Patienten, die wegen Fehlens der Spontanatmung kontrolliert beatmet werden müssen (Schmitz-Scherzer 1996, S. 8).

Wandel der Definition und Konsequenzen

Letztlich zeigen nur die **sicheren Todeszeichen** wie Totenstarre, Totenflecke und der Übergang in die Verwesung den »wirklichen« Tod einer Person an. Trotz aller anderen Definitionen und technischen Diagnoseverfahren ist auch heute noch die Verwesung der Leiche das einzige absolut sichere Zeichen des Individualtodes.

Klinischer Tod, oder relativer Tod, ist der Stillstand von Atmung, Herz und Kreislauf. Die Pupillen sind maximal erweitert, Haut und Schleimhäute blassgrau oder zyanotisch. Die Person befindet sich im Koma, Reflexe fehlen, die Muskeln sind atonisch. Dieser Zustand kann evtl. durch Wiederbelebungsmaßnahmen rückgängig gemacht werden. Der Tod wird in unserer Kultur im Regelfall anhand der Kriterien des Herztodes festgestellt.

Die Definition des Hirntodes wurde 1988 in Deutschland eingeführt und von den großen christlichen Kirchen in Deutschland in einer gemeinsamen Erklärung 1990 anerkannt. Grund für diese Neubestimmung waren die Entwicklungen in der Transplantationsmedizin, bei der nur lebensfrische Organe verpflanzt werden dürfen.

An dieser Definition zeigt sich die **Ambivalenz** der juristisch abgesicherten Durchführung von Transplantationen: Einerseits ist ein Mensch definitionsgemäß tot, weil einer lebenden Person nur in wenigen Ausnahmefällen Organe entnommen werden dürfen. Andererseits werden bis zur Organentnahme elementare Lebensfunktionen der Person aufrechterhalten, um lebensfähige Organe entnehmen zu können.

3.5.3 Das Element »Blutdruck«

Jede Pulswelle ruft einen messbaren arteriellen Blutdruck hervor. Der Blutdruck hängt von drei entscheidenden Einflussgrößen ab, von der:

Einfluss

- Menge des zirkulierenden Blutes,
- Beschaffenheit der Blutgefäße,
- Kraft des Herzmuskels.

Zu den weiteren Faktoren gehören die orthostatische Abhängigkeit und zentrale Einflüsse.

Der arterielle Blutdruck ist eine sich ständig ändernde Größe. Die Spanne zwischen dem **systolischen** und dem **diastolischen** Druck wird **Amplitude** genannt. Trotz der allgemeinen Verbindlichkeit internationaler Maßeinheiten hat sich die Bezeichnung Kilopascal für Blutdruck-Messwerte bisher nicht durchsetzen können. Die Werte werden überwiegend noch in Millimeter Quecksilbersäule, also **mm Hg**, angegeben.

Messwerte

Der Blutdruck im **ersten Lebensjahr** liegt durchschnittlich bei 85/60 mm Hg. Der systolische Blutdruck eines **Erwachsenen** liegt normalerweise bei 120 mm Hg und der diastolische bei 80 mm Hg. **Bei Frauen** sind die Werte durchschnittlich **etwas niedriger als bei Männern**. Die Messwerte am linken und rechten Arm können voneinander abweichen, weisen also eine Seitendifferenz auf. Es gibt Menschen, die anlagebedingt zu einem leicht erniedrigten oder erhöhten Blutdruck neigen.

Einflüsse von Lebensalter und Geschlecht

> **Blutdruckamplitude.**
> Die Differenz zwischen systolischem und diastolischem Messwert. Sie gibt Aufschluss über den Zustand der Gefäße und das Schlagvolumen des Herzens. Physiologisch geringer ist sie im Stehen, physiologisch vergrößert bei körperlicher Arbeit und psychischer Anspannung.

Blutdruck-Amplitude

Eine pathologische Erhöhung findet sich bei der Aorteninsuffizienz, da hier gleichzeitig der diastolische Druck fällt und der systolische steigt.

Ein Mensch spürt seinen Blutdruck normalerweise nicht. Er nimmt aber möglicherweise Auswirkungen wahr, die beim Abweichen von den Normalwerten nach oben, bei der Hypertonie, oder nach unten, bei der Hypotonie, auftreten.

Hypertonie

> **Hypertonie.**
> Laut Empfehlung der WHO spricht man von Hypertonie, wenn der **systolische** Blutdruckwert unabhängig vom Alter 145 mm Hg überschreitet oder eine Erhöhung des **diastolischen** Wertes auf über 95 mm Hg vorliegt. Beide Erscheinungen können isoliert oder gemeinsam auftreten.

Physiologisch ist die Erhöhung des Blutdrucks bei emotionaler Erregung oder großer körperlicher Anstrengung. Eine vorübergehende Hypertonie kann bei Patienten auftreten, die eine Blut- oder Plasmatransfusion erhalten. Dauerhaft kann die Erscheinung bei **Gefäßkrankheiten** wie der Arteriosklerose, bei endokrinen Erkrankungen, etwa dem Cushing-Syndrom, und bei Nierenkrankheiten auftreten. Stark erhöhter Blutdruck während einer Schwangerschaft ist oft ein Alarmzeichen für eine hypertensive Schwangerschaftserkrankung. **Am häufigsten**, d. h. zu etwa 80%, ist jedoch der sog. **essenzielle Hochdruck** ohne erkennbare organische Ursache.

Ursachen

Ein von Hypertonie Betroffener leidet oft an typischen Beschwerden wie Kopfdruck oder Kopfschmerzen, Ohrensausen oder -rauschen, Schwindel und Herzklopfen. Das Gesicht kann gerötet sein. Gelegentlich tritt auch Nasenbluten auf.

Subjektive Empfindungen

Zu hoher Blutdruck schädigt auf Dauer die Blutgefäße und ist ein **Risikofaktor** für viele Herz-Kreislauf-Erkrankungen, wie Herzinfarkt oder Schlaganfall. Auch die Ruptur von Gefäßen kann infolge der Hypertonie auftreten und je nach Lokalisation zu bedrohlichen Blutungen führen. Allerdings bemerken die meisten Betroffenen eine Hypertonie nicht oder zu spät, im Gegensatz zur Hypotonie, die deutlichere Symptome hervorruft.

Hypotonie

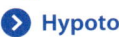 **Hypotonie.**
Liegt vor bei einem **systolischen** Wert von unter 90 mm Hg. Sie macht sich für die Betroffenen v. a. an Schwindel und Herzklopfen bemerkbar.

Ursachen

Die Wachstumsphasen der Kindheit, die Pubertät und das Klimakterium sind die **Lebensphasen**, in denen ein niedriger Blutdruck gehäuft auftritt. Auch bei Schwangeren können erniedrigte Blutdruckwerte vorliegen.

Die sog. **orthostatische Hypotonie** entsteht beim Aufstehen von der horizontalen in die vertikale Lage. Das Blut versackt insbesondere im Venenbereich der Beine, der daraus resultierende Blutdruckabfall ist begleitet von Symptomen wie Ohrensausen und Schwindel. Den Betroffenen wird es »schwarz vor den Augen« und es kann zum Kreislaufkollaps kommen. Häufig liegt der orthostatischen Hypotonie eine vegetative Fehlregulation zugrunde. Auch nach längerer Immobilität oder schweren Infektionen kommt es häufig zur orthostatischen Dysregulation.

Ansonsten ist die Hypotonie lediglich Symptom für eine **Grundkrankheit**. Sie tritt z. B. auf:
- bei Herzinsuffizienz,
- nach einem Herzinfarkt,
- bei Aortenklappenstenosen,
- bei endokrinen Erkrankungen oder
- bei bestimmten neurologischen Krankheiten.

Bei der **essenziellen Hypotonie** ist die Ursache nicht bekannt.

Der Mangel an Blutvolumen, etwa bei **großen Blutverlusten**, führt zu einer schweren Hypotonie. Sinkt der systolische Wert infolge einer Blutung unter 100 mm Hg und steigt zugleich der Puls über 100 Schläge/min, ist dies ein Alarmzeichen für einen lebensbedrohlichen Zustand, den Schock (vgl. Abschn. 3.5.4). Zu niedriger Blutdruck führt im Gehirn zu einer Hypoxie und bei längerer Dauer zum Untergang von Gewebe.

3.5.4   Das Element »Durchblutung (arteriell und venös)«

Beobachtungsmerkmale

Die Ver- und Entsorgung des gesamten Körpers wird von den arteriellen und venösen Teilen des Gefäßsystems gewährleistet. Die Funktion beider Teile lässt sich nach unterschiedlichen Kriterien beurteilen:
- Die ungestörte Durchblutung durch die **Arterien** ist aus der normalen Temperatur und Farbe von Haut und Schleimhäuten abzuleiten sowie aus der Tastbarkeit des Pulses der versorgenden Gefäße.
- Die Beurteilung des venösen Teils gelingt durch ein Ausschlussverfahren: Wenn keine Zeichen einer akuten oder chronischen Stauung vorliegen und die äußerlich sichtbaren **Venen** keine pathologischen Befunde aufweisen, kann der venöse Blutabfluss als normal gelten.

Arterielle Durchblutung

Die arterielle Durchblutung kann normal, erhöht oder vermindert sein.

Eine **Rötung** und **Erwärmung** von Haut und Schleimhäuten sind Zeichen einer gesteigerten arteriellen Durchblutung. Sie kann **lokal oder generalisiert** auftreten. Bei körperlicher Anstrengung, Wärmezufuhr und Fieber ist der gesamte Körper, v. a. an der Oberfläche, gut durchblutet. Diesen Effekt kann man auch mithilfe bestimmter Entspannungstechniken erreichen. Alkohol stellt die Gefäße ebenfalls weit.

Nach einem kurzen Kältereiz ist die Haut zunächst geringer durchblutet, anschließend erfolgt eine übermäßige Weitstellung der verengten Gefäße, eine **reaktive Hyperämie**. Lokale Durchblutungssteigerungen finden sich immer wieder im Zusammenhang mit **Entzündungen** oder bei der **Wundheilung**.

Blässe und niedrige Temperatur von Haut und Schleimhäuten lassen auf eine verminderte arterielle Durchblutung schließen. Es kann allerdings **auch** eine **Anämie** vorliegen. Die Durchblutung der Körperoberfläche ist generell bei dauerhafter **Kälteeinwirkung** erniedrigt. **Nikotin** verengt die Gefäße und bewirkt v. a. in der Körperperipherie eine verminderte arterielle Durchblutung.

Unterkühlungen stellen massive Beeinträchtigungen des gesamten Organismus' dar und können im Extremfall tödlich verlaufen. **Erfrierungen** ziehen je nach Schwere Schäden des Gewebes nach sich, die mitunter sogar zum Verlust von Körperteilen führen.

Bei Diabetikern können sich Gefäßschäden entwickeln, die die arterielle Durchblutung herabsetzen. Hierdurch kann es, bevorzugt im Bereich der Fußzehen, zu einem Untergang von Haut und Unterhautfettgewebe kommen, der sog. **diabetischen Gangrän**. Sie kann auch auf tiefere Gewebsschichten übergreifen.

Arteriosklerose

Die Arteriosklerose ist eine krankhafte oder altersbedingte Veränderung der Arterien mit Elastizitätsverlust und Lichtungseinengung. Sie kann erhebliche Störungen der Durchblutung hervorrufen. Tritt die Erscheinung an den Beinen auf, spricht man von der **Schaufensterkrankheit**. Das betroffene Bein ist blass und fühlt sich kalt an, die Pulse sind kaum oder gar nicht mehr fühlbar.

Beim Gehen entstehen Schmerzen, die sich mit fortschreitender Erkrankung immer schneller einstellen. Die Betroffenen sind dadurch nicht mehr zu ausdauerndem Gehen fähig, sondern zwischendurch immer wieder zum Stehenbleiben gezwungen. Eine Strategie, die Beeinträchtigung zu verbergen, besteht darin, vor Geschäftsauslagen stehen zu bleiben, wodurch der Name der Krankheit herrührt. Die Erkrankung ist auch unter der Bezeichnung Claudicatio intermittens bekannt, da die Fortbewegung schmerzbedingt beeinträchtigt ist.

Ein arterielles Gefäß kann sich akut vollständig verschließen, z. B. durch ein eingeschwemmtes Blutgerinnsel oder durch eine komplette Verlegung bei bestehender Schädigung. Im Bereich der **Extremitäten** führt dies zu plötzlich einschießendem heftigem Schmerz, der als peitschenhiebartig bezeichnet wird, und zu deutlicher Blässe des nachgeschalteten Bezirks. Die Symptome betroffener Organe können ähnlich dramatisch sein und der Verlauf ist potenziell tödlich: Eine **Lungenembolie** geht mit akuter Atemnot einher, weitere Gefäßverschlüsse können sich als **Schlaganfall**, **Herzinfarkt** oder beim Verschluss der Darmarterien als **Mesenterialinfarkt** darstellen.

Kreislaufversagen

Akute arterielle Durchblutungsstörungen können generalisiert auftreten und zum vollständigen Versagen des Kreislaufs führen. Unterscheiden lassen sich:
- Kreislaufkollaps und
- Schock.

Hyperämie

Verminderte arterielle Durchblutung

Embolie

3

Kreislaufkollaps

> **Kreislaufkollaps.**
> Eine plötzliche, hypotone Fehlregulation mit kurzem Bewusstseinsverlust.

Die Betroffenen werden kurzfristig blass und können unmittelbar vor dem Zusammenbruch Ohrensausen oder Schwindel angeben und einen Schweißausbruch bekommen. Es folgt ein schlaffer Sturz zu Boden. Fast immer findet sich ein erhöhter Puls. Ausgelöst werden kann das Ereignis auch psychisch, etwa durch ein plötzliches, stark emotionales Erlebnis.

Schock

> **Schock.**
> Das Versagen des peripheren Kreislaufs mit verminderter Durchblutung der Kapillaren.

Schockursachen

Die Ursachen für einen Schockzustand sind schwerwiegend:
- plötzlicher Verlust von Blut oder Flüssigkeit, der hypovolämische Schock;
- primäres Herzversagen, der kardiogene Schock;
- Intoxikation durch Krankheitserreger, der septische Schock;
- Hypoglykämie, der diabetische Schock;
- starke allergische Reaktion, der anaphylaktische Schock;
- Schreckerlebnis oder Verletzung, der traumatische Schock.

Schockzeichen

Die Betroffenen sind blass bis zyanotisch, die Zyanose bleibt allerdings bei großem Blutverlust aus, weil dann die Hämoglobinmenge zu gering ist. Die Haut des Betroffenen fühlt sich kühl an und ist von kaltem, kleinperligem Schweiß bedeckt. Der Puls ist erhöht, fadenförmig und im schweren Schock peripher nicht mehr tastbar. Auch die Atmung ist gesteigert. Der Betroffene fröstelt, er wird motorisch unruhig und ängstlich. Seine Augen liegen tief, die Nase wirkt spitz.

Anfangs kommt es zu einer leichten Bewusstseinstrübung, im fortgeschrittenen Stadium stellt sich eine Somnolenz ein, schließlich eine tiefe Bewusstlosigkeit. Die Urinausscheidung ist vermindert und versagt im schweren Schock ganz. Ein Schock kann irreversible Schäden an Herz, Hirn, Nieren und Leber zur Folge haben, wenn er nicht rechtzeitig behandelt wird.

Venöser Abfluss

Venöse Abflussbehinderungen können vorübergehender oder dauerhafter Natur sein. Sie treten bevorzugt durch Herzinsuffizienz, stauende Kleidung oder Körperhaltung und Gefäßschädigungen auf. Als Zeichen einer venösen Abflussbehinderung sind äußerlich sichtbare Gefäßveränderungen und Ödeme anzusehen (vgl. zu Ödemen in Abschn. 3.1.3).

Kleinere Venen bilden sich, meist an den Beinen, zu sog. Besenreisern um, größere formen Aussackungen, sog. Krampfadern.

Thrombose

Die Bildung eines Blutgerinnsels kann zum akuten Verschluss eines venösen Gefäßes führen. Eine **Thrombose oberflächlicher Venen** zeigt fast alle Anzeichen einer akuten Entzündung: Rötung des betroffenen Bezirks, Überwärmung, Schwellung und Schmerzen. Eine Thrombose **tiefer liegender Gefäße** äußert sich noch vor dem Auftreten von Ödemen mit typischen Schmerzerscheinungen. Neben der Druckschmerzhaftigkeit kommt es bei der tiefen Beinvenenthrombose zu Schmerzen in der Wade, sobald die Betroffenen ihren Fuß kopfwärts anspannen.

Folgen der Thrombose

Die größte Gefahr einer tief sitzenden Thrombose ist das **Abreißen des frischen Thrombus'**, der in den arteriellen Kreislauf gelangt und dort **als Embolus** zum akuten Arterienverschluss führt. **Ältere Thromben organisieren sich** und verwachsen fest mit der Gefäßwand, engen aber das Gefäßlumen ein und beeinträchtigen den venösen Rückfluss dauerhaft – mitunter, ohne dass sich die vorangegangenen Thrombose bemerkbar gemacht hätte. Besonders um die Fußknöchel herum entsteht auf diese Weise das sog. **postthrombotische Syndrom**.

3.5.5 Das Element »Atmung – Tiefe, Rhythmus, Frequenz, Typ«

Die Atmung ist grundsätzlich ein autonomer Vorgang. Sie wird zusätzlich von psychischen Faktoren beeinflusst und kann z. T. willentlich reguliert werden.

Beurteilung des Atmens

Grundsätzlich ist die Atmung nur dann angemessen zu beurteilen, wenn man alle Elemente dieses Einzelphänomens gemeinsam betrachtet. Dennoch werden zunächst einige Bestimmungsgrößen einzeln herausgehoben, weil sie teilweise unabhängig voneinander auftreten. Im Verlauf der Beschreibung nimmt die Komplexität der Fakten durch ausdrückliche Verbindung zwischen den einzelnen Elementen zu. In Tabelle 3.13 sind sie zu einer kompletten Übersicht zusammengefügt.

Die physiologische Atmung erfolgt in regelmäßigem Wechsel von **Inspiration** und **Exspiration**. Das zeitliche Verhältnis von Inspiration und Exspiration beträgt etwa 1:2, sodass die Ausatmung ungefähr doppelt so lange dauert, wie die Einatmung.

Atemvorgang

Tiefe

Die Atemtiefe kann man anhand der mehr oder weniger großen Ausdehnung des Brustkorbs beim Atemvorgang registrieren. Man kann sie ausschließlich unter **Berücksichtigung des Alters der Person** beurteilen. Absolut gesehen ist das Atemvolumen der kindlichen Lunge erheblich kleiner als das Erwachsener, die Atembewegungen sind aber in Relation zum Körper in jedem Lebensalter ausgewogen.

Das Atemvolumen der Lunge hängt neben dem Lebensalter ab von

Wahrnehmbarkeit

Bestimmungsgrößen

- Körpergröße,
- Geschlecht und
- Trainingszustand.

Unabhängig davon wird die Atmung der Stoffwechsellage angepasst.

Die Tiefe aufeinanderfolgender Atemzüge kann variieren. Häufig physiologisch bedingt sind einzelne tiefe Atemzüge, sog. Seufzer, zwischen flacheren Atemzügen.

> **Hypoventilation.**
> Eine im Verhältnis zum erforderlichen Gasaustausch **zu flache oder verlangsamte Atmung**.

Hypoventilation

Bestimmte Körperhaltungen können die Atemtiefe behindern. Außerdem kommt es bei Schmerzen im Brust- oder Bauchbereich zu einer flacheren Atmung, weil die Betroffenen zu einer Schonhaltung neigen. Auch bei Lähmungen der Atemmuskulatur kommt es zur Hypoventilation.

Ursachen

Zur Beeinträchtigung der Atmung führen auch Störungen des Atemzentrums, etwa Vergiftungen oder Erkrankungen des zentralen Nervensystems. Beim M. Parkinson sind von der generellen Bewegungsarmut auch die Kehlkopf- und Atemmuskulatur betroffen. Das daraus resultierende flache Atmen und das unzureichende Abhusten von Fremdkörpern bedingen ein erhöhtes **Risiko**, an Atemwegsinfektionen zu erkranken.

> **Hyperventilation.**
> Über den Bedarf hinaus gesteigerte Atmung mit Zunahme der Atemfrequenz oder der Atemtiefe. Die Ventilationssteigerung bei Anstrengung ist keine Hyperventilation, da sie dem Bedarf entspricht.

Hyperventilation

Die Hyperventilation tritt bei psychischer Anspannung auf und im Zusammenhang mit Erkrankungen, die die Gasaustauschfläche der Lungen verkleinern. Dadurch sind die Betroffenen gezwungen tiefer zu atmen, um die erforderliche Sauerstoffzufuhr zu gewährleisten. Ins-

Erscheinungsbild

besondere Krankheiten mit erhöhter Sekretproduktion oder das Lungenödem sind Ursachen der Hyperventilation. Grundsätzlich kommt es zur vermehrten Inspiration und zur Verkürzung der Exspiration.

Hyperventilationstetanie

Eine Sonderform ist die Hyperventilationstetanie, die **hauptsächlich psychogen** ausgelöst wird. Durch die forcierte Abatmung von Kohlendioxid kommt es zur respiratorischen Alkalose, sodass sich eine vorübergehende Mangeldurchblutung des Gehirns einstellt. Die Folgen sind ein Kribbeln an den Händen, die in Pfötchenstellung gehalten werden, ein Schneuzkrampf oder ein sog. Karpfenmund, möglicherweise auch eine Bewusstlosigkeit. Im Gegensatz dazu entsteht die Tetanie bei der Unterfunktion der Nebenschilddrüse, unabhängig von der Atmung, durch erniedrigte Blutkalziumspiegel.

Rhythmus

Während Neugeborene noch unregelmäßig atmen und ihre Atemzüge nicht willentlich kontrollieren können, ist nach endgültiger Reifung des Atemzentrums eine regelmäßige Atmung zu beobachten. Sie kann von einer Person willkürlich beeinflusst werden: Bewusst langsameres oder schnelleres Atmen sind ebenso möglich wie das Anhalten der Luft, das je nach Training mehrere Minuten dauern kann.

Eine unregelmäßige Atmung deutet immer auf schwerwiegende Störungen hin.

Frequenz

> **Atemfrequenz.**
Entspricht der Anzahl der Atemzüge/min.

Der **Normalwert** hängt vom Alter ab, wie Tabelle 3.12 zeigt – wobei die Angaben in der Literatur schwanken.

Tachypnoe

Eine beschleunigte Atmung (Tachypnoe) stellt sich bei verschiedenen physiologischen oder pathologischen Zuständen ein. Grundsätzlich ist ein erhöhter Sauerstoffbedarf oder ein erniedrigtes Sauerstoffangebot vorhanden. Körperliche Anstrengung und Fieber machen die vermehrte Aufnahme von Sauerstoff erforderlich, Aufenthalt in großen Höhen und Störungen des Gasaustauschs bedeuten ein erniedrigtes Sauerstoffangebot.

Bradypnoe

Eine verlangsamte Atmung wird Bradypnoe genannt. Sie kommt bei herabgesetztem Stoffwechsel, im Schlaf oder bei Schädigungen des Atemzentrums durch unterschiedliche Ursachen, etwa Vergiftungen, vor.

Apnoe

Im Extremfall kann ein Atemstillstand auftreten. Hierbei kann man weder Bewegungen des Brustkorbs noch Luftbewegungen aus Nase und Mund wahrnehmen. Für das vollständige Ausbleiben der Atmung gibt es mehrere **Gründe**:

▫ Tabelle 3.12 Normwerte der Atemfrequenz in Abhängigkeit vom Alter	
Lebensalter	**Atemfrequenz/min**
Neugeborene	40–50
Mit sechs Monaten	40
Einjährige	35
Sechsjährige	25
Erwachsene	16–20
Das Verhältnis von Puls- und Atemfrequenz beträgt vom dritten Lebensjahr an etwa 4:1.	

- Die **Unreife des Atemzentrums** führt bei Frühgeborenen und jungen Säuglingen häufig zu einem vorübergehenden Atemstillstand.
- **Erstickungsanfälle** durch Aspirieren von Speisen oder Flüssigkeiten. Sie kommen bei gesunden Menschen versehentlich vor, ansonsten bei Lähmungen oder bei Schwellungen im Bereich der oberen Atemwege.
- Ein **Herzstillstand** bewirkt innerhalb einiger Minuten einen Atemstillstand.

Grundsätzlich birgt jeder Atemstillstand das Risiko eines tödlichen Ausgangs in sich. Das Sterben einer Person geht immer mit einem allmählichen Nachlassen oder einem spontanen Ausbleiben der Atmung einher.

Risiko

Typ

Der Atemtyp bezeichnet dreierlei:
- die bevorzugte **Eintrittspforte** der Atemluft, also Nase oder Mund.
- den Teil des Rumpfs, der hauptsächlich an der **Atemmechanik** beteiligt ist. Hier werden Bauch-Zwerchfell-Atmung, Brust-Rippen-Atmung und Mischatmung unterschieden.
- **komplexe Atemmuster**, die sich aus dem parallelen Auftreten aller Elemente ergeben.

Bei der **Nasenatmung** kann die Atemluft besser angefeuchtet und vorgewärmt werden als bei der Mundatmung. Die **Mundatmung** trocknet die Schleimhäute von Mund, Zunge und Rachen aus. Babys und Kleinkinder atmen bevorzugt und mühelos durch die Nase. Grundsätzlich erfolgt die Aufnahme der Atemluft überwiegend durch eines der Nasenlöcher, wobei beide sich im Rhythmus von mehreren Stunden mit dieser Aufgabe abwechseln.

Eintrittspforte

Die Nasenschleimhaut schwillt bei Erkältungskrankheiten an. Bei Kindern treten gelegentlich sog. **Polypen** auf, Wucherungen des Gewebes der Gaumen- und Rachenmandeln, die den Ausgang der Nase zum Rachen hin teilweise oder ganz verlegen können. Auch eine Deformation der Nasenscheidewand erschwert die Nasenatmung. In all diesen Fällen wird automatisch die leichtere Mundatmung eingesetzt.

Eine Besonderheit stellt die **Anlage eines Tracheostomas** dar. Hier beginnt die Atmung am Hals unter Umgehung des Nasen-Rachen-Raums und des Kehlkopfes. Dadurch ist die physiologische Stimmbildung nicht mehr möglich, und die Geruchsempfindung geht zum großen Teil verloren.

Normalerweise erfolgt die Atmung **schmerzfrei**. Schmerzen treten bei Entzündungen der oberen Luftwege auf und immer dann, wenn das Rippenfell entzündlich verändert ist.

Neugeborene und Säuglinge zeigen eine reine **Bauchatmung**. Eine ausgesprochene **Brustatmung** bei einem Säugling deutet auf eine Erkrankung der Atmungsorgane oder auf eine Stoffwechselstörung hin. Bei Erwachsenen sind Bauch- und Brustatmung individuell verschieden. Sie können sich phasenweise abwechseln oder gleichzeitig, also als **Mischatmung**, vorhanden sein.

Atemmechanik

Physiologische und pathologische Atemtechniken

Das Hecheln ist eine Sonderform der Brustatmung. Es besteht in schnellen Bewegungen der **Flanken** und kommt bei Früh- und Mangelgeborenen im Zusammenhang mit einer Pneumonie vor. Darüber hinaus werden gebärende Frauen in bestimmten Phasen des Geburtsvorgangs gelegentlich zum Hecheln angehalten.

Hecheln

Bestimmte Verletzungen oder Erkrankungen können zu einer einseitigen, möglicherweise schmerzhaften Atemmechanik führen. Bei ausgedehnten **Rippenserienfrakturen** ist der Brustkorb der betroffenen Seite nicht mehr in der Lage, die Atembewegungen mitzuma-

Einseitige und verminderte Bewegungen

chen. Ein **Pleuraerguss** oder ein **Pneumothorax** kann derart ausgedehnt sein, dass er das entsprechende Lungenareal komprimiert und die Dehnung der zugehörigen Rippen verhindert.

Bei einem sog. **Fassthorax** bewegen sich die Rippen kaum, allerdings symmetrisch.

Einige Patienten mit Atemlähmungen, etwa nach Kinderlähmung, sind in der Lage durch Serien schneller Mund- und Zungenbewegungen die Luft durch den Kehlkopf bis in die Lungen zu drücken. Diese sog. **Froschatmung**, die einem Verschlucken der Luft ähnelt, ermöglicht es ihnen, während des Tages ohne künstliche Beatmung auszukommen.

Dyspnoe

Der Begriff erschwerte Atmung oder **Dyspnoe** bezeichnet pathologische Erscheinungen wie Atemnot und Kurzatmigkeit. Man kann sie in eine inspiratorische und eine exspiratorische Form unterteilen. Als Ursache kommen Störungen im Bereich der Sauerstoffaufnahme, der Sauerstoffverteilung und der zentralen Atemsteuerung infrage. Die Betroffenen leiden unter Atemnot, Beklemmungsgefühlen oder Angst.

Auffallend ist eine vermehrte Betätigung der Atemhilfsmuskulatur, die Nasenflügelatmung, eine Tachykardie und häufig eine Zyanose. Die Nasenflügelatmung, also Bewegungen der Nasenflügel bei angestrengter Atemarbeit, findet man charakteristischerweise bei Säuglingen und Kleinkindern, die an einer Pneumonie erkrankt sind.

Atemnot

Der Zustand schwerster Atemnot heißt **Orthopnoe**. Menschen mit einer Orthopnoe sitzen aufrecht und nehmen die Atemhilfsmuskeln voll in Anspruch.

Atemnot ist eine **vitale Bedrohung**, die bei den Betroffenen Todesangst auslöst. Ihr liegt eine schwere Erkrankung zugrunde. Dabei kann es sich um einen akuten Asthma-Anfall handeln, eine Lungenembolie oder eine totale Verlegung der Atemwege und unterschiedlichste Erkrankungen des Herz-Kreislauf-Systems oder ZNS.

Schnappatmung

Ein besonderer Atemtyp ist die Schnappatmung. Sie tritt z. B. **bei Frühgeborenen** nach dem Überwinden eines kurzfristigen Atemstillstands ein, um nach der Zwangspause die Sauerstoffaufnahme zu erzwingen. Das Zwerchfell kontrahiert ruckartig, parallel dazu ziehen sich auch Teile der Hals- und Mundbodenmuskulatur zusammen. Der Thorax wird tief eingezogen, der Kopf in den Nacken und zur Seite geworfen.

Die Atmung wird anschließend ruhiger, ist aber in den nächsten Stunden meist noch von unregelmäßigen Pausen durchsetzt. Gleichzeitig variiert die Atemtiefe.

Schnappatmung kann auch **bei sterbenden Menschen** kurz vor dem Tod auftreten. Hier sind die Bewegungen von Thorax oder Bauch auf ein Minimum reduziert und verlöschen zunehmend. Der Kehlkopf öffnet sich in einzelnen Rucken und lässt dabei nur noch ein Minimum an Luft passieren.

Hilfsmittel

Bestimmte Störungen der Atmung erfordern den punktuellen oder dauerhaften Einsatz technischer Hilfen, die die Atmung unterstützen. Dies können Dosier-Aerosole sein, Inhalationsgeräte, Vorrichtungen zur Sauerstoffverabreichung oder Beatmungsgeräte.

Komplexe Atemmuster

Alle bisher aufgezählten Elemente des Atemvorganges müssen gemeinsam betrachtet werden, um die Atmung korrekt zu beurteilen. Ein komplexes, vollständiges Atemmuster lässt sich nur im zeitlichen Verlauf ermitteln. Dies gilt schon für die normale Atmung, die **Eupnoe**, da auch »Normalität« sich erst nach mehreren Atemzügen feststellen lässt. ◘ Tabelle 3.13 beschreibt einige wichtige Atemmuster.

◩ Tabelle 3.13 Beschreibung komplexer Atemmuster

Charakteristik	Vorkommen	Bezeichnung
Regelmäßige Atemzüge etwa gleicher Tiefe im normalen Frequenzbereich	Physiologisch	Eupnoe
Beschleunigte regelmäßige Atmung, häufig vertieft oder geräuschhaft	Physiologisch: körperliche Anstrengung, Aufregung Pathologisch: Fieber	Tachypnoe
Regelmäßige sehr tiefe Atemzüge bei normaler Frequenz verbunden mit charakteristischem Geruch	Stoffwechselstörungen wie Urämie oder diabetisches Koma: Kompensationsversuch der Azidose durch vermehrte Abatmung von Kohlendioxid	Kussmaul-Atmung oder tiefe Säure-atmung
Regelmäßige sehr tiefe Atemzüge, normfrequent; gelegentliche plötzliche Atempausen	Schwere Störungen des Atemzentrums, etwa bei erhöhtem Hirndruck	Biot-Atmung
Periodisches An- und wieder Abschwellen der Atmung: Beginn mit kleinen flachen Atemzügen, Übergang in tiefe, keuchende Atmung, danach Verflachung und Einmündung in eine Atempause	Physiologisch im Schlaf bei Schädigungen des Atemzentrums	Cheyne-Stokes-Atmung

3.5.6 Das Element »Atmung – Geräusch«

Eine Person atmet normalerweise geräuschlos oder mit nur geringer Schallentwicklung. Grundsätzlich entstehen Atemgeräusche, wenn die Atemwege im Verhältnis zur Menge der ein- oder ausgeatmeten Luft zu eng sind.

Je nach Enge und Form des Nasenganges verursacht die Nasenatmung einen gewissen Geräuschpegel. Ein Neugeborenes verfügt über verhältnismäßig enge Nasenöffnungen, die Luftröhre ist verhältnismäßig weich und noch leicht eindrückbar. Dies trägt zur oft geräuschvollen Atmung des Neugeborenen bei.

Lebensalter

Einzelne vertiefte Atemzüge imponieren als vernehmbares Schnaufen oder Seufzen. **Körperliche Anstrengung** führt zu einem keuchenden Atemgeräusch als Zeichen der verstärkten In- und Exspiration. Eine geschwollene Nasenschleimhaut und **Schwellungen** im Rachen sowie Schleimansammlungen können die Nasenatmung behindern. Sie erschweren die Atemarbeit und rufen Atemgeräusche hervor.

Auch das Gähnen ist ein geräuschhafter Vorgang, dessen eigentliche Funktion allerdings bislang ebenso wenig geklärt ist, wie seine oft ansteckende Wirkung auf andere Menschen. Eine Person gähnt im Zustand geistiger oder psychischer Abspannung, bei Müdigkeit und Schläfrigkeit. Vermehrtes Gähnen findet man bei Menschen, die sich nach einer Schädel-Hirn-Verletzung in einem komatösen Zustand befinden.

Gähnen

Ein häufiges Atemnebengeräusch im Schlaf ist das Schnarchen, das durch **Flattern des Gaumensegels beim Einatmen** entsteht. Es kann durchgehend leise oder laut sein, auch ist eine anschwellende Lautstärke bis zum ohrenbetäubenden »Sägen« möglich.

Schnarchen

3

Schlaf-Apnoe

In vielen Fällen bleiben die Schnarchgeräusche abrupt aus, um nach einer Pause erneut einzusetzen. Das plötzliche Verstummen kann dem Beobachter den Eindruck eines Atemstillstandes vermitteln. In einigen Fällen kommt es tatsächlich zur sog. Schlaf-Apnoe und damit zu einer schweren Störung der Sauerstoffversorgung.

Schluckauf

Sehr geräuschhaft ist der Schluckauf, der Singultus. Er zeigt sich in unwillkürlichem, schnellem Zusammenziehen des Zwerchfells mit tönender Einatmung. Bei Kindern ist er relativ häufig anzutreffen. Bei Erwachsenen tritt er oft nach Operationen und bei zerebralen Erkrankungen auf. Lange andauernder Schluckauf ist für den Betroffenen störend.

Eine besondere Gruppe von Atemgeräuschen stellen folgende Erscheinungen dar:

- Räuspern,
- Hüsteln,
- Niesen,
- Husten.

Räuspern

Das Räuspern ist ein Vorgang, der zur Beseitigung einer Sekretansammlung oder eines Reizes im oberen Kehlkopf führen soll. Manche Personen räuspern sich bei psychischer Anspannung. Im Bereich der Kommunikation ist das Räuspern ein Mittel, um die Aufmerksamkeit auf die eigene Person zu lenken oder eine missbilligende Wertung zum Ausdruck zu bringen.

Hüsteln

Auch das Hüsteln kann diese Kommunikationsfunktion erfüllen. Es kann ebenso ein unterdrücktes Lachen oder Husten sein. Seine tatsächliche Funktion lässt sich nur situativ erschließen.

Niesen

Das Niesen ist ein plötzlicher Vorgang, der die Luft stoßweise aus der Lunge treibt. Es wird stets durch einen **nasalen Reiz** ausgelöst, etwa durch ein Jucken, einen Kontakt mit Staub oder einem Allergen. Das Niesen kann mehr oder weniger geräuschhaft sein. Es kommen einzelne Nieser vor, ebenso gibt es regelrechte Niesattacken mit bis zu einem Dutzend oder mehr Niesern.

Husten

Auch beim Husten, Tussis, wird Luft stoßweise und geräuschvoll ausgeatmet. Im Unterschied zum Niesen ist das Husten jedoch ein physiologischer **Abwehrmechanismus** also ein Schutzreflex. Es befördert Fremdkörper, Schleim und ähnliche Substanzen nach außen und wird durch **verschiedene Reize** ausgelöst. Schleimhautschädigungen, Reizstoffe, Entzündungen der oberen Luftwege, Fremdkörper und Sekretansammlung in den Atemwegen können Husten hervorrufen, ebenso psychische Erregung.

Hustenarten

Der Mechanismus wird, wie beim Verschlucken, reflexhaft ausgelöst, kann aber auch bewusst herbeigeführt werden oder ist infolge der Stärke des Auslösereizes nicht unterdrückbar. Je nach vorhandenem Auswurf unterscheidet man zwei Arten des Hustens:

- **Trockener Husten** geht ohne Sekretentleerung einher, etwa als Reizhusten.
- **Produktiver Husten** befördert Sputum aus den Atemwegen.

Die Hustenfolge kann, wie beim Niesen, aus einzelnen oder mehreren Stößen bestehen oder sich zu anhaltenden Salven auswachsen. Kontinuierlich tritt Husten bei Entzündung der Atemwege auf. Stakkatoartige Hustenstöße mit bis zu 50 Hustenstößen kommen beim Keuchhusten, Pertussis, vor. Pfeifend oder krächzend wird der Husten durch Kompression oder Verlegung von Bronchien. Bellend, rau und kratzig hört er sich bei Krupp und Pseudokrupp an.

Husten kann schmerzhaft sein. Bei lang dauerndem und heftigem Husten kann es zu Brechreiz und Erbrechen kommen.

Erkrankungsbedingte Atemgeräusche

Die **Unterscheidung in inspiratorische und exspiratorische Atemgeräusche** oder Stridor verhilft bei krankhaften Veränderungen zu einer korrekten Einschätzung des Phänomens. Rasselgeräusche werden durch Ansammlungen von Sekret verursacht, etwa bei Bronchitis und Lungenödem. Für einen Asthmaanfall ist der exspiratorische Stridor typisch, für den Keuchhusten die keuchende ziehende Einatmung.

3.5.7 Das Element »Atmung – Geruch«

Der Atemgeruch wurde bereits beim komplexen Phänomen Gestalt als ein Bestandteil des Geruchs einer Person dargestellt (s. Abschn. 3.1.3). Dort wurde deutlich, dass er von der Mundhygiene und der Ernährung abhängt und vom Inhalieren bestimmter Substanzen, wie Gase oder Tabakrauch.

Atemgeruch kann darüber hinaus Hinweise auf bestimmte Krankheiten geben. Typisch sind der Azetongeruch bei Übersäuerung des Blutes, der Azidose, die u. a. bei einem entgleisten Diabetes mellitus auftritt. Bei einer Urämie entsteht ein urinöser Atemgeruch. Fäulnisgeruch stellt sich bei eitrigen Atemwegserkrankungen oder bei Zerfall von Lungengewebe ein, Ammoniakgeruch beim Leberkoma. Übler Mundgeruch, Foetor ex ore, ist die Folge mangelhafter Mundhygiene oder sanierungsbedürftiger Zähne.

Krankheitsbedingter Geruch

3.5.8 Das Element »Körpertemperatur«

Die physiologische Körpertemperatur ist die Folge von Stoffwechselvorgängen und Muskelarbeit und gleichzeitig Voraussetzung für deren reibungslosen Ablauf. Auch die Funktion des Tempraturregulationszentrums spielt eine Rolle. Beeinflusst wird die Körpertemperatur außerdem von der Durchblutung und vom Temperaturgefälle zwischen Organismus und Umgebung sowie von der Möglichkeit der Wärmeabstrahlung des Körpers. Dadurch sind auch die Einflüsse der materiellen Umwelt, etwa durch das Klima, aber auch kulturelle Gepflogenheiten in Form der Kleidung von Bedeutung.

Einflüsse auf die Körpertemperatur

Während der ersten Lebenswochen verläuft die Temperaturkurve des gesunden Kindes beinahe geradlinig. Beim Erwachsenen zeigt die Durchschnittstemperatur tageszeitliche Schwankungen um ungefähr 1°C. Die niedrigste Temperatur erreicht der Körper um Mitternacht bis zum frühen Morgen, wenn der Organismus in völliger Ruhe ist, die höchste am späten Nachmittag, in der Phase der größten Aktivität. Je älter ein Mensch wird, desto niedriger ist seine durchschnittliche Körpertemperatur.

Biorhythmus

An verschiedenen Stellen der Körperoberfläche variiert die Temperatur. Einzelne Hautareale können unterschiedlich warm sein oder sich unterschiedlich warm anfühlen. Die Messwerte der **Hauttemperatur** liegen zwischen 28°C und 33°C. Viele Menschen haben z. B. relativ kalte Hände und Füße.

Temperaturzonen

Auch im **Körperinneren** ist die Temperatur einzelner Bezirke verschieden. Im Herzen misst man z. B. knapp 39°C, im Magen etwa 37,5°C, in der Lunge ungefähr 36°C, während die Leber eine Temperatur von 41°C–42°C aufweist.

Die Unterscheidung in Oberflächen- und Kerntemperatur ist somit viel zu grob. **Entscheidend ist der individuelle Messwert am jeweiligen Messort**. Er wird in ◨ Tabelle 3.14 dargestellt.

Bei einer geschlechtsreifen Frau treten Temperaturschwankung in Abhängigkeit vom Menstruationszyklus auf. Durch tägliche vaginale Messung während des Zyklus' kann der Zeitpunkt der Ovulation bestimmt werden. Während in den ersten beiden Zykluswochen die Temperatur stabil niedrig liegt, steigt sie etwa einen Tag nach der Ovulation um 0,4 bis 0,6°C an und sinkt gegen Ende der zweiten Zyklushälfte wieder ab. Geht die Temperatur nach zwei Wochen nicht zurück und bleibt zusätzlich die Regelblutung aus, liegt möglicherweise eine Schwangerschaft vor.

Abhängigkeit vom weiblichen Zyklus

3

Messort	Messdauer [min]	Normalwert [°C]
Rektal	2–4	37,0
Oral	1–10	36,8
Axillär	8–10	36,5

◘ Tabelle 3.14 **Normwerte der Körpertemperatur an verschiedenen Messorten**

Bei digitalen Thermometern dauert die Messung normalerweise weniger als eine Minute. Temperaturmessungen im Ohr werden mit Infrarotthermometern durchgeführt, die Messzeit beträgt zwei Sekunden, der Normwert liegt bei 37°C.

Hypothermie

Die normale Körpertemperatur kann erhöht oder erniedrigt sein. Bei Frühgeborenen ist das Wärmeregulationszentrum noch nicht ausgereift, daher ist ein starkes Absinken der Körpertemperatur möglich. Ein Absinken auf Werte unter 36°C kommt bei Kreislaufkollaps, Unterkühlung und Blutverlust vor.

Therapeutische Hypothermie

Eine Hypothermie wird lokal oder generalisiert auch als therapeutisches Verfahren eingesetzt. Da Nervenimpulse bei niedrigen Temperaturen reduziert werden, wendet man eine lokale Abkühlung als anästhesierendes Verfahren an. Eine generelle Absenkung wird bei anhaltend hohem Fieber durchgeführt, ebenso zur Senkung des Stoffwechsels, etwa während großer Herzoperationen.

Hyperthermie

Fieber und subfebrile Temperatur

Eine Erhöhung der Körpertemperatur über den physiologischen Normbereich hinaus wird als Hyperthermie bezeichnet. Dieser Begriff umfasst Fieber genauso wie die sog. subfebrile Temperatur. Er macht, wie die Bezeichnung Hypothermie, lediglich eine Aussage über den Messwert, jedoch nicht darüber, wie die Steigerung zustande kommt.

Physiologisch kann die Körpertemperatur durch **anhaltende körperliche Tätigkeit** erhöht sein. Bei Marathonläufern wurden Werte von über 40°C gemessen. Verantwortlich kann auch eine ungenügende Wärmeableitung bei großer Hitze sein, z. B. in Form eines Hitzestaus. Lokale Erwärmungen kommen bei Entzündungen und beim Sonnenbrand vor.

Therapeutische Hyperthermie

Eine lokale oder generalisierte Hyperthermie kann zu therapeutischen Zwecken eingesetzt werden. Tumoren versucht man durch lokale Überwärmung mittels Sonden oder durch Ganzkörperhyperthermie zu zerstören. Bei Operationen werden kleinere Blutungen durch elektrische Koagulation der Gefäße, also durch große Hitze, gestillt.

Fieber

Eine auf pathologischen Vorgängen beruhende Erhöhung der Körpertemperatur bezeichnet man je nach Höhe als subfebrile Temperatur oder als Fieber. Fieber ist somit immer **Zeichen einer Erkrankung** (◘ Tabelle 3.15).

Bei leichten, akuten Erkrankungen treten Temperaturen zwischen 37°C und 38°C auf. Auch bei einer Tuberkulose ist die Körpertemperatur zumeist nur geringfügig erhöht. Fieberhafte Werte nennt man Temperaturen über 38°C rektal. Ursachen können sein:

Ursachen des Fiebers

- **Wärmestau** im Körper, wenn bei hoher Außentemperatur keine Möglichkeit zur Wärmeabgabe besteht, besonders bei hoher Luftfeuchtigkeit.
- **Durstfieber** entsteht durch Mangel an Flüssigkeit. Es tritt besonders bei Neugeborenen und alten Menschen rasch in Erscheinung.

◨ Tabelle 3.15 Stufen erhöhter Körpertemperatur bei rektaler Messung

Messwert [°C]	Bezeichnung
37,0–38,0	Subfebrile Temperatur
38,1–38,5	Leichtes Fieber
38,6–39,5	Mäßiges Fieber
Über 39,5	Hohes Fieber

— Die Resorption von zerstörten Gewebselementen nach Operationen oder Verletzungen führt zum sog. **Resorptionsfieber**, dessen Werte nicht über 38,5°C ansteigen. Dieser Vorgang dauert etwa fünf Tage. Bei höheren oder länger andauernden Temperatursteigerungen liegt der Verdacht auf eine Wundinfektion nahe.
Ähnliches gilt für die Temperaturerhöhung durch körpereigene Abbauprodukte, die bei Verbrennungen oder beim Herzinfarkt entstehen.
— Zu **Infektfieber** kommt es durch pyrogene Stoffe, meist Bakterien und Toxine.
— **Zentrales Fieber** beruht auf direkter Schädigung des Wärmezentrums, etwa aufgrund eines Tumors.

Der **Anstieg** der Körpertemperatur auf febrile Werte kann rasch oder langsam vonstatten gehen und Stunden oder sogar Tage dauern. Bei bakteriellen Infektionen setzt Fieber meist vormittags, bei viralen Infekten am frühen Abend ein. Je nach Erkrankung nimmt das Fieber einen charakteristischen Verlauf. Nach dem **Fieberabfall** ist der Betroffene fieberfrei, oder es erfolgt nach einem fieberfreien Intervall ein erneuter Fieberschub. **Fieberverlauf**

Das Fieber kann sich langsam auflösen, als sog. **Lyse**, möglich ist aber auch ein plötzlicher Abfall, die **Krise**. Beim plötzlichen Fieberabfall schwitzt der Betroffene und die Haut ist gerötet, weil alle Gefäße weitgestellt sind. Der Kreislauf wird dadurch stark belastet, sodass es bei körperlicher Anstrengung zum Kollaps kommen kann.

Fast immer beschleunigen sich Puls und Atmung beim Temperaturanstieg. Einzig beim Typhus ist die Pulsfrequenz relativ verlangsamt. Die Haut eines fiebernden Menschen fühlt sich heiß an, seine Augen glänzen. Trotzdem muss den Betroffenen nicht unbedingt heiß sein, sie können durchaus frieren. Fiebernde Menschen fühlen sich schwach, matt und müde, sie haben keinen Appetit und häufig großen Durst. Oft sind die Augen lichtempfindlich. **Fieberzeichen**

Durch die erhöhte Abatmung von Feuchtigkeit wird der Mund trocken und die Zunge belegt. Um den Mund herum können sich Fieberbläschen zeigen. Die Harnproduktion wird vermindert und der Urin ist stark konzentriert. Bei hohem Fieber trübt sich das Bewusstsein ein, es kann eine motorische Unruhe auftreten.

Sehr häufig wird Fieber zu einem frühen Zeitpunkt medikamentös unterdrückt. Deshalb kann man die charakteristischen Fieberverläufe bei bestimmten Erkrankungen oft nur eingeschränkt beobachten. **Typische Fieberverläufe**

— Beim **kontinuierlichen Fieber**, Kontinua, bleibt die Temperatur über mehrere Tage gleich hoch, wobei die Tagesdifferenz der Fieberhöhe weniger als 1°C beträgt. Dieser Typ tritt bei einer Pneumonie oder bei Typhus auf.
— **Remittierendes Fieber** weist Tagesschwankungen von mehr als 1°C auf, wobei die niedrigste Temperatur immer noch über dem Normalwert liegt. Man findet sie bei schwerer Tuberkulose oder bei Nierenbeckenentzündung.
— Beim **intermittierenden oder septischen Fieber** sinkt die Temperatur innerhalb von 24 h immer wieder bis zu Normalwerten ab, um dann erneut anzusteigen. Hierbei kann es auch zum Schüttelfrost kommen.

- Das wechselhafte oder **rekurrierende Fieber** ist typisch für Malaria. Wiederkehrende Fieberanfälle lösen sich mit fieberfreien Tagen ab.
- Bei Geschwulstkrankheiten kann man über Wochen und Monate immer wieder einen allmählichen Fieberanstieg beobachten und nach einigen Tagen einen langsamen Abfall mit anschließendem fieberfreiem Intervall bis zum nächsten Anstieg. Wegen dieses langsamen Verlaufs bezeichnet man diesen Typ als wellenförmiges oder **ondulierendes Fieber**.

Schüttelfrost

Eine besondere Form des raschen, steilen Fieberanstiegs ist der sog. Schüttelfrost. Die Betroffenen frieren bei noch normaler Körpertemperatur, während das Temperaturregulationszentrum bereits auf einen starken Anstieg der Temperatur eingestellt ist. Es kommt zu unwillkürlichen Muskelbewegungen und heftigem, nicht unterdrückbarem Zittern, das den gesamten Körper erfasst und sich mitunter überaus heftig darstellt.

Erst wenn der Betroffene zu frieren aufhört, ist seine Körpertemperatur hoch. Der Fieberabfall erfolgt unter starkem Schwitzen und geht in einen Erschöpfungszustand über. Fieberhöhe und Fieberabfall belasten den Kreislauf enorm.

Fieberkrämpfe

Säuglinge und Kleinkinder können bei plötzlichem Fieberanstieg tonisch-klonische Krämpfe bekommen. Diese treten meist bei Temperaturen von mindestens 39°C auf. Zusätzlich kann sich eine Bewusstlosigkeit einstellen.

Fehlendes Fieber

Bei der Körpertemperatur existieren individuelle Unterschiede, sodass manche Menschen selten oder gar kein Fieber entwickeln. Gerade bei alten Menschen kommt es seltener zu Temperaturanstiegen.

3.6   Ernährungsweise (◘ s. Abb. 3.10)

Motto: Verhungern, Nulldiät und Völlerei, Tütensuppe und Edelgastronomie, die Ernährungsweise ist so bunt und vielfältig, wie die Menschen.

3.6.1   Die Einzelphänomene »Nahrungshaushalt«, »Esskultur« und »Nahrungsverwertung«
3.6.2   Das Element »Beschaffung und Vorratshaltung«
3.6.3   Das Element »Rituale«
3.6.4   Das Element »Kostformen«
3.6.5   Das Element »Nahrungsaufnahme, Verdauung und Stoffwechsel«

3.6.1   Die Einzelphänomene »Nahrungshaushalt«, »Esskultur« und »Nahrungsverwertung«

Nahrungshaushalt

Historische Entwicklung

Beschaffung und Bevorratung von Lebensmitteln haben in der menschlichen Entwicklungsgeschichte eine immense Rolle gespielt und sich seit der Frühzeit der Spezies Mensch sehr gewandelt. Die meisten Menschen dieser Erde haben den Schritt von der Entwicklungsstufe der Jäger und Sammler zu den Viehzüchtern und Ackerbauern vollzogen. Ein erheblicher Teil der Menschheit hat ihn überwunden und ist inzwischen weder mit der Erzeugung noch mit der Herstellung von Nahrungsmitteln befasst, sondern kann sich auf die Rol-

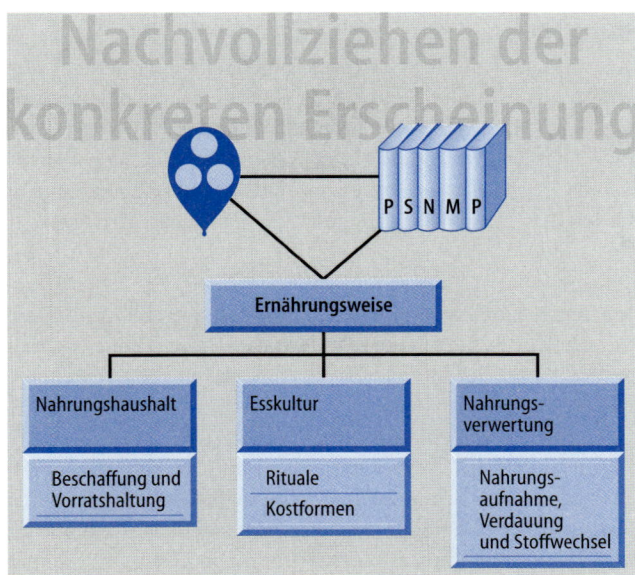

■ Abb. 3.10 **Das komplexe Phänomen Ernährungsweise mit Einzelphänomenen und Elementen**

le des Konsumenten beschränken. In Deutschland sind nur noch wenig mehr als 2% der erwerbstätigen Bevölkerung in der Landwirtschaft beschäftigt.

Es gibt eine fast endlose Vielfalt von Lebensmitteln. In manchen Gegenden beschränken klimatische und andere geografische Bedingungen Wachstum, Auswahl und Beschaffungsmöglichkeiten mehr als in anderen. Menschen in der Arktis und in trockenen Wüstengebieten steht nur eine vergleichsweise geringe Auswahl an Nahrungsmitteln zur Verfügung. In einigen Teilen der Welt herrscht ein derartiger Überfluss, dass ganze Ernten vernichtet werden, in anderen Gegenden treiben anhaltende Dürreperioden und politische Verstrickungen abertausende in den Hungertod.

Nahrung und Lebensraum

»

Es gebe ... außerdem eine »Schinkenpaste«, von den Arbeitern »Stinkepaste« genannt. Die bestehe aus Abfällen von geräuchertem Rindfleisch, ... aus Gekröse, das chemisch gefärbt ist, damit es nicht weiß durchschimmert, aus Resten von Schinken und Corned Beef, aus Kartoffeln, mit Schale und allem, und schließlich aus knorpeligen Rindergurgeln. Diese einfallsreiche Mischung werde durch den Wolf gedreht und dann stark gewürzt, damit sie nach etwas schmeckt (Sinclair 1985, S. 135).

Die Herkunft der Nahrungsmittel ist längst nicht mehr auf die Natur beschränkt. Die Entwicklung technischer Fähigkeiten hat in den Industrienationen synthetische Lebensmittel und künstlich erzeugte Nahrungsbestandteile verfügbar gemacht. Daneben findet sich eine maschinell geprägte Massenerzeugung und Tierhaltung enormen Ausmaßes. Nicht immer geht es dabei seriös und ethisch unbedenklich zu.

Nahrungserzeugung in den Industriestaaten

Wirtschaft, Politik, Umwelt und Lebensweise sind eng miteinander verzahnt. Auch die Werbung für bestimmte Produkte spielt eine nicht zu unterschätzende Rolle. Sie hat in der Überflussgesellschaft die Aufgabe, Motive im Zusammenhang mit der Ernährung aufzuspüren und neue Bedürfnisse überhaupt erst zu wecken.

Nahrungsmittelbeschaffung

Viele Lebensmittel werden nicht mehr nach dem Sinneseindruck gekauft, sondern mit Blick auf das Verfalldatum. Außerdem hat durch Anbau- und Erzeugungsmethoden sowie durch den weltumspannenden Handel eine weitgehende Entkopplung von jahreszeitlichen Einflüssen, die Jahrhunderte lang den Speisezettel bestimmten, Einzug gehalten. Zu dieser Entwicklung haben auch die nahezu unbegrenzten Einkaufsmöglichkeiten und verschiedene technische Methoden der Haltbarmachung und Bevorratung beigetragen.

»

Die Inflation hatte es mit sich gebracht, dass das Preisniveau zum höchsten in der ganzen Welt gehörte, und die jüngsten Untersuchungen zeigten, dass viele Volkspensionäre gezwungen waren, von Hunde- und Katzennahrung zu leben, um überhaupt über die Runden zu kommen (Sjöwall u. Wahlöö 1982, S. 79).

Einflüsse auf das Beschaffungsverhalten

Dennoch bestimmen jahreszeitliche und kulturelle Einflüsse über die Auswahl der Lebensmittel mit. Daneben spielen das Sozialprestige, finanzielle Ressourcen, die subjektive Bewertung einzelner Nahrungsmittel und das ernährungsbezogene Wissen eine große Rolle.

Die industrielle Erzeugung und Haltbarmachung von Lebensmitteln hat das Verhalten der Menschen entscheidend verändert. Einige Beispiele sollen das verdeutlichen:

Einkauf

> **Beispiel**
> Lebensmittel werden heute überwiegend im **Supermarkt** gekauft, wo sie oft in einer für den Verzehr weitgehend vorbereiteten Form zu bekommen sind.

Verzehr statt Verarbeitung

> **Beispiel**
> Die dramatische Zunahme von Schnellrestaurants, Imbissständen und Fast-Food-Ketten macht die eigene Zubereitung und Bevorratung von Lebensmitteln häufig überflüssig.

Veränderungen des Wissens

> **Beispiel**
> Menschen, die in großen Städten und in Ballungsgebieten leben, haben **oft keine Beziehung mehr zur Erzeugung** von Lebensmitteln: Die meisten Anbauflächen befinden sich weit außerhalb ihres Wohnorts, die eigene Haltung von »Nutztieren« findet nicht mehr statt. Die wesentlichen Informationsquellen zur Ernährung sind neben dem weit zurückliegenden Schulwissen und den in der eigenen Herkunftsfamilie erworbenen Kenntnissen die Informationen aus verschiedenen Medien und die Verlockungen der Werbung.

Ökologische Aspekte

Eine wesentliche Wirkung ergibt sich auch aus den langfristigen Folgen der weltweiten Industrialisierung: In die Umwelt eingebrachte Substanzen reichern sich in der Nahrungskette an, werden beim Verzehr vom menschlichen Organismus aufgenommen und können sich dort ansammeln. Dabei kann es sich um Gifte handeln, etwa Schwermetalle, oder um Präparate, wie Antibiotika, Digitalis und andere in der industriellen Tierhaltung verwendete Substanzen. Vergleichbares gilt für den Pflanzenanbau.

Esskultur

Die Einzelphänomene Nahrungshaushalt und Esskultur hängen eng zusammen.

Der Begriff »Esskultur« bringt zunächst die soziale Prägung der Nahrungsaufnahme zum Ausdruck. Er beinhaltet:

- Unterschiede zwischen einzelnen Kulturen;
- Wandel innerhalb der eigenen Gesellschaft.

Unterschiede zwischen einzelnen Kulturen

Bei der Art der Nahrungsaufnahme sind die kulturellen Unterschiede groß. Der Stellenwert des Essens zeigt sich im gewählten Zeitpunkt und der Geschwindigkeit der Nahrungsaufnahme. Als Esshilfen können Finger, Stäbchen oder Besteck dienen. Die Tischsitten variieren stark.

Die Auswahl der Nahrungsmittel und die Art der Zubereitung weichen ebenfalls voneinander ab.

> **Beispiel**
> Schnecken und Reptilien werden mancherorts als Leckerbissen angesehen. In einigen Kulturen verbietet es die Religion, bestimmte Tiere zu essen. So ist bei den Hindus das Verspeisen von Rindfleisch und bei den Muslimen das von Schweinefleisch verboten. Ähnliche Unterschiede existieren in der Art und Weise, wie die Menschen ihre Nahrung zubereiten.

Für Muslime gelten besondere Speisevorschriften. Verboten sind Schweinefleisch sowie Fleisch und Wurst von Tieren, die nicht im Namen Allahs geschlachtet wurden und die nicht ausgeblutet sind. Verboten ist auch Alkohol in jeglicher Form.

Islam

Im **Fastenmonat Ramadan** müssen die Gläubigen vor Sonnenaufgang ihr morgendliches Mahl beenden und dürfen erst nach Sonnenuntergang wieder essen und trinken. Dies kann das Wohlbefinden der Gläubigen beeinträchtigen. Besonders in der Umstellungsphase auf den Nahrungsentzug kann es zu Leistungsabfall oder Schwäche kommen.

Wandel innerhalb der eigenen Gesellschaft

Mehr oder weniger strenge Vorschriften in Bezug auf die Ernährungsweise existieren in vielen Gesellschaften und gehören zu den ältesten medizinischen und religiösen Empfehlungen.

Vorschriften

Selbstverständlich steht das individuelle Essverhalten unter dem Einfluss kultureller Prägungen. Es wandelt sich darüber hinaus im Lauf des Lebens einer Person, ist aber zunächst nur biologisch reguliert. Diese biologische Steuerung besteht in der Wahrnehmung innerer Signale, wie Hunger und Sättigung, und wird als **Innensteuerung** bezeichnet.

Individuelles Essverhalten

Neben den rein biologischen Aspekten der Ernährung entstehen schon in früher Kindheit **sekundäre Motive** des Essverhaltens psychischer und geistiger Natur.

Gesellschaftliche Einflüsse

Die Einflüsse außerfamiliärer Institutionen, wie Schule und Arbeitswelt, können hier zu einschneidenden Veränderungen führen. Viele Erwerbstätige etwa werden mit den wechselhaften Qualitäten des Kantinenessens konfrontiert.

Grundsätzlich ist die Nahrungsaufnahme ein **kommunikatives Geschehen**. Schon das Neugeborene und seine Mutter nehmen beim Stillen oder bei der Gabe einer Flaschennahrung unmittelbaren körperlichen, psychischen und geistigen Kontakt auf. In jedem Lebensalter bietet eine Mahlzeit die Möglichkeit, sich in Gruppen zusammenzufinden. Auch das gemeinsame Einkaufen und Zubereiten von Nahrung hat soziale Bedeutung. In einer stationären Pflegeeinrichtung kann die gemeinsame Einnahme von Mahlzeiten das Gefühl der Gemeinschaft und Zugehörigkeit fördern.

Funktionen des Essens und Trinkens

Bei Alleinstehenden büßt das Essen seine kommunikative und soziale Funktion ein. Im Alter können das Alleinsein, die Beschwerlichkeit des Einkaufens und des Kochens den sozialen Charakter der Ernährungsweise beeinträchtigen.

Die Vielfalt der Ernährungsweise spiegelt sich auch in den unterschiedlichen Kostformen wider (vgl. Abschn. 3.6.4). Mit dem Begriff »Kostformen« sind einerseits die verschiedenen **Zubereitungsarten** von Speisen gemeint, andererseits bezieht er sich auf die **Zusammen-**

Kostformen

3

setzung der Nahrung, etwa dann, wenn auf bestimmte Nahrungsbestandteile bewusst verzichtet wird.

Nahrungsverwertung

Definition

Unter dem Begriff »Nahrungsverwertung« sind folgende Elemente zusammengefasst:
- Nahrungsaufnahme,
- Verdauung,
- Stoffwechsel.

Nahrungsaufnahme

Die Nahrungsaufnahme lässt sich als einziges der drei Elemente unmittelbar beobachten, denn sie besteht aus körperlichen Aktivitäten, die vom Zugriff durch die Hand bis zum Vorgang des Schluckens reichen.

Verdauung

Die Verdauung ist der direkten Beobachtung entzogen und lediglich durch die Beurteilung der Ausscheidungen, v. a. Stuhl, Urin oder Erbrechen, zu erschließen. Abweichungen von normalen Funktionen können Hinweise auf Verdauungsstörungen geben.

Grundsätzlich besitzen Menschen die Fähigkeit, sich an unterschiedliche Nahrungsangebote anzupassen. Bei einigen ethnischen Gruppen, v. a. in Asien und Afrika, besteht eine Laktoseintoleranz. Es handelt sich um einen genetisch bedingten Enzymdefekt, der zur Folge hat, dass der Organismus Milchzucker im Darm nicht aufspalten und deshalb nicht verdauen kann.

Stoffwechsel

In der Medizin wird die auf den Stoffwechselvorgängen des Organismus beruhende Verfassung einer Person als **Ernährungszustand** bezeichnet. Er lässt sich anhand der Gestalt und durch verschiedene körperliche Funktionen beurteilen. Ein im Normbereich liegendes Körpergewicht und die altersgemäße Belastbarkeit des Kreislaufs durch körperliche Anstrengung sind wichtige Anzeichen für eine angepasste Ernährungsweise.

Eine dauerhaft zu geringe oder zu hohe Nahrungszufuhr verändert nicht nur die Gestalt, sondern kann auch gesundheitliche Beeinträchtigungen nach sich ziehen: Übergewicht ist einer der wichtigsten Risikofaktoren für Herz-Kreislauf-Erkrankungen. In Deutschland gilt mittlerweile jeder zweite Mensch als übergewichtig. Oft sind bereits Kinder betroffen.

3.6.2 Das Element »Beschaffung und Vorratshaltung«

Beschaffung und Vorratshaltung von Lebensmitteln spielen sich im Zusammenhang mit der Haushaltsführung ab. Neben den finanziellen Mitteln sind die Zeit, das Angebot und die Erreichbarkeit, die eigene Mobilität und das Wissen im Bezug auf die Ernährung wesentlich.

Einschränkung der Beschaffung

Menschen, die im häuslichen Bereich altersbedingt oder aufgrund von Erkrankungen Unterstützung benötigen, sind häufig auch im Bereich der Ernährungsweise auf Hilfestellung angewiesen. Dies äußert sich hauptsächlich in zwei Bereichen:
- Statt Lebensmittel selbst zu beschaffen, müssen andere Personen den **Einkauf** für die Betroffenen übernehmen.
- An die Stelle der eigenen **Zubereitung** tritt die Anlieferung fertiger Speisen.

Im zweiten Fall sind die **Auswahlmöglichkeiten begrenzt**, weil die Betroffenen nur aus einem vorbestimmten Angebot wählen können. Dies gilt auch für stationäre Einrichtungen, in denen von der Beschaffung über die Zubereitung bis hin zur Verteilung der Lebensmittel alles zentral geregelt ist. Jede einzelne Person, auch die Pflegekraft, muss sich innerhalb des vorgegebenen Rahmens bewegen.

Einige Pflegebedürftige, besonders ältere Menschen, haben die Angewohnheit, Lebensmittel zu **horten**. In einzelnen Fällen kann es auch zum Diebstahl von Lebensmitteln kommen. Gründe dafür können überstandene Hungerzeiten in der Vergangenheit oder Ausdruck von Verarmungsideen sein.

Besondere Formen der Vorratshaltung

Die Lebensmittel werden dabei meist versteckt. Sie können sich durch Verderben bemerkbar machen, bedeuten aber eine Gefahr, sofern der Betroffene sie doch verzehrt.

3.6.3   Das Element »Rituale«

Die gesellschaftliche Bedeutung des Essens ist in Abhängigkeit von der jeweiligen Kultur verschieden. Zubereitung, Speisenfolge, Gestaltung der Umgebung, zeitliche Faktoren und die Zusammensetzung der Anwesenden treten in den unterschiedlichsten Kombinationen auf. Dies geschieht oft in ritualisierter Form, die ein kommunikatives Geschehen beinhaltet.

Bedeutung von Ritualen

> **Beispiel**
> Bitte schlagen Sie dazu nochmals die Erläuterungen der verbalen und nonverbalen Kommunikationsrituale in Abschn. 3.3.3 nach.

Häufig existieren zusätzliche Rituale, etwa der Beginn einer Mahlzeit durch ein Gebet, Nebenbeschäftigungen, wie Zeitung lesen, oder die örtlich und zeitlich ritualisierte Aufnahme von Nahrungsmitteln, z. B. Knabbern beim Fernsehen, Alkoholkonsum vor dem zu Bett gehen. Ein **Ritual** enthüllt darüber hinaus die Qualität der Beziehung von Menschen untereinander.

Beispiele

> **Beispiel**
> In vielen stationären Pflegeeinrichtungen versammeln sich die Bewohner schon lange vor dem Beginn der Mahlzeiten und warten. Dies kann darauf hindeuten, dass die Mahlzeit eine angenehme Unterbrechung der Eintönigkeit ist.

Ernährungsgewohnheiten werden primär über die Familie vermittelt, von der Lieblingsspeise und dem »Futterneid« über das erzwungene Leeressen des Tellers bis hin zur Magersucht. Untersuchungen belegen die Rolle von Müttern bei der Entwicklung von Essstörungen: Mütter von neun- bis zwölfjährigen Mädchen, die unter Essstörungen litten, hatten selbst langjährige Erfahrung mit Diäten. Mütter von essgestörten Töchtern wünschten sich diese schlanker, und zwar unabhängig vom Gewicht der Töchter. Auch andere familiäre Faktoren, wie sexueller Missbrauch oder Misshandlungen, spielen in diesem Zusammenhang eine Rolle.

Familiäre Prägung des Essverhaltens

Psychisches Wohlbefinden und Ausgeglichenheit begünstigen ein gesundes Ernährungsverhalten, während Unwohlsein, Unzufriedenheit und Stress mögliche Ursachen von Essstörungen sind.

Grundsätzlich bedeutet die Nahrungsaufnahme in stationären Pflegeeinrichtungen für die Betroffenen eine **Umstellung ihrer Gewohnheiten**. Durch die veränderten Rahmenbedingungen können auch die Rituale in Bezug auf das Essverhalten beeinträchtigt werden. Vor allem veränderte räumliche und hygienische Bedingungen, abweichende Essenszeiten und Unterschiede in der Zusammensetzung der Mahlzeiten beeinflussen die Nahrungsaufnahme.

Nahrungsaufnahme in stationären Pflegeeinrichtungen

3.6.4   Das Element »Kostformen«

Zubereitung von Speisen

Aggregatzustände

Nahrungsmittel können eine **feste, breiförmige oder flüssige Form** haben. Viele feste Speisen lassen sich zerkleinern, in einen breiförmigen Zustand überführen oder verflüssigen. Umgekehrt kann man Flüssigkeiten durch die Zugabe bindender Substanzen eindicken.

Die Zubereitung von Speisen umfasst darüber hinaus die Veränderung durch Zufuhr oder Entzug von Wärme.

Bedeutung

Die Zubereitung der Nahrung ist auch aus **ästhetischen Gründen** wichtig, wie etwa der optische Eindruck einer Speise. Auch das Bewusstsein für die **Qualität der Nahrung** kann eine Rolle spielen: Da manche Substanzen, etwa Vitamine, durch zu große oder zu lange Hitzeeinwirkung zerstört werden, versucht man eine schonende Zubereitung durchzuführen.

Einfluss auf die Kostform

Das **Alter** und der **Gesundheitszustand** einer Person sind von Bedeutung für die Zubereitungsart und für die Bestandteile der Nahrung. Beide **beeinflussen** den Vorgang der **Nahrungsaufnahme** und die Möglichkeit der **Nahrungsverwertung**.

> **Beispiel**
> Ein Säugling kann in den ersten Lebensmonaten nur flüssige Nahrung mit bestimmten, für ihn verdaulichen Bausteinen zu sich nehmen. Er wird deshalb mit Muttermilch oder Muttermilchersatz ernährt.

Bedeutung des Stillens

Das Stillen vermittelt dem **Kind** über die Nahrungsaufnahme hinaus Qualitäten, die von keiner anderen Form der Nahrungszufuhr erreichbar sind. Der Organismus erhält die Nährstoffe in optimaler Zusammensetzung und bekommt zusätzlich Immunglobuline, die das Immunsystem unterstützen. Darüber hinaus leisten die intensive Körpernähe und die Bewegungsreize einen wesentlichen Beitrag zur Entwicklung der Gesamtpersönlichkeit des Kindes.

Breiförmige Nahrung

Breiförmige Kost stellt bei Säuglingen den Übergang zur festen Nahrung dar. Sie wird als zubereiteter Brei oder als passierte Kost angeboten, also nachträglich durch Pürieren oder Passieren zerkleinert. Jenseits des Kleinkindalters bietet passierte Kost meistens keinen optischen Anreiz und wirkt eher unappetitlich. Deshalb ist die Verwendung dieser stark aufbereiteten Kost auf Menschen mit Verletzungen, Erkrankungen oder Operationen im Mund-, Hals- und Rachenbereich beschränkt.

Mitunter muss man bei Erkrankungen auch auf flüssige Kost zurückgreifen. Eine Sonderform bilden Produkte für die künstliche enterale oder für die parenterale Ernährung (s. Abschn. 3.6.5).

Zusammensetzung der Nahrung

Viele Menschen stellen ihre Nahrung hauptsächlich oder ausschließlich aus bestimmten Nahrungsmitteln zusammen und verzichten weitgehend auf andere Bestandteile. Ursachen hierfür sind bestimmte Überzeugungen oder krankheitsbedingte Zwänge. Häufig spielt eine Kombination aus psychischen, geistigen und körperlichen Beweggründen eine Rolle.

Kostformen und ihre Zwecke

Deshalb ist es eigentlich überflüssig, zwischen der sog. Normalkost und anderen Kostformen, insbesondere Diäten, zu unterscheiden. Die Differenzierung ist nur insoweit sinnvoll, als eine Diät primär therapeutische Ziele verfolgt. Man kann aber **grundsätzlich mittels entsprechender Zusammenstellung seiner Nahrung folgende körperliche Resultate** erreichen:

- Vermeiden belastender oder krankheitsauslösender Stoffe,
- Schonung bestimmter Organe,

━ Reduktion oder Erhöhung des Körpergewichtes,
━ Eliminierung von Schlackenstoffen.

Darüber hinaus kann die bewusste Zusammenstellung der Nahrung zur Steigerung des Wohlbefindens beitragen. Jede Kostform beeinflusst bei ausschließlichem Einsatz auch das Geschmacksempfinden im Sinne einer Gewöhnung. Das bedeutet, dass eine Person, die z. B. niemals Fleisch isst, den Geschmack eher als befremdlich empfinden wird.

 Die Notwendigkeit einer langfristigen Diät kann für den Betroffenen einen tiefen Einschnitt in seine Lebensführung bedeuten. Allerdings wird heute eine Reihe von Gesundheitsstörungen nicht mehr durch eine standardisierte Diät therapiert, sondern man lässt den Betroffenen selbst herausfinden, welche Nahrungsmittel er verträgt und welche er ausspart. Dadurch wird die eigenverantwortliche Ernährungsweise einer Person gestärkt, was auch durch das unten erwähnte Motto zum Ausdruck kommt.

Auswirkungen

Erlaubt ist, was bekommt.

Verschiedene Kostformen

Einige Kostformen werden nun beispielhaft dargestellt. Vergleichsbasis ist dabei die sog. **Vollkost oder Normalkost.** Nach der Definition der Deutschen Arbeitsgemeinschaft für Ernährung deckt sie den Bedarf an essenziellen Nährstoffen, berücksichtigt in ihrem Energiegehalt den Energiebedarf der Person, setzt präventiv medizinische Erkennntnisse der Ernährungsforschung um und ist in ihrer Zusammensetzung den üblichen Ernährungsgewohnheiten angepasst.

 Eine erwachsene Person sollte ihre **tägliche Nahrungsaufnahme** auf fünf bis sieben kleine Mahlzeiten verteilen. Die tägliche Flüssigkeitszufuhr sollte 2,5 l betragen, davon ein Liter als Bestandteil der festen Nahrung.

 Oft werden Kostformen nach der Auswahl der Nahrungsmittel oder nach ihrem Verwendungszweck benannt. Zu berücksichtigen ist, dass einzelne Kostformen auch kombiniert werden können. So kann Rohkost Bestandteil der Vollkost sein. Sie sollte nach ernährungswissenschaftlichen Empfehlungen sogar ein Drittel der Kost ausmachen.

 Wunschkost bedeutet, dass ein schwerkranker oder sterbender Mensch bestimmte Speisen und Getränke entsprechend seiner individuellen Wünsche erhält. Wegen des kritischen Zustandes des Betroffenen spielen bei der Zusammenstellung der Wunschkost die ernährungsphysiologischen Bestimmungsgrößen nicht die geringste Rolle.

 Vegetarier verzichten auf Fleisch und Fleischprodukte, in der strengsten Form, als sog. Veganer, auf sämtliche Tierprodukte, also auch auf Eier, Milchprodukte oder Fisch. Im Gegensatz dazu nehmen Laktovegetarier Milchprodukte und Eier zu sich.

 Die Schonkost, auch leichte Vollkost, Basisdiät oder gastroenterologische Basisdiät genannt, unterscheidet sich von der Vollkost durch Vermeidung von Zubereitungen oder Lebensmitteln, die für die Verdauungsorgane schwer verdaulich und belastend sind. Zu diesen Produkten gehören alle fetten und blähenden Speisen wie Hülsenfrüchte, Kohlsorten, Zwiebeln, Gurkensalat, Sauerkraut und Majonäse.

 Bei der Rohkost wird der ursprüngliche Zustand der Nahrungsmittel nicht durch Erhitzen verändert, sie werden also roh verzehrt. Dies bezieht sich auch auf Fisch und Fleisch. Bei strenger Einhaltung der Rohkost wird sogar auf heiße Getränke verzichtet, stattdessen wird Tee kalt angesetzt. Außerdem sind frisch gepresste Obst- oder Gemüsesäfte und Mineralwasser erlaubt. Bei der Rohkost nimmt man häufig Nahrung zu sich, weil Brot zur Deckung des Bedarfs an Kohlenhydraten ebenfalls ausscheidet.

Vergleichsbasis für die Kostformen

Wunschkost

Vegetarische Kost

Schonkost

Rohkost

3

Reduktionskost

Unter Reduktionskost versteht man eine **kalorienarme, aber ballaststoffreiche Ernährung**, die der Gewichtsreduktion dient. Entscheidend sind aber nicht die kurzfristigen Resultate, sondern der langfristige Erfolg. Wenn alte Essgewohnheiten zurückkehren, kommt es zum sog. **Jo-Jo-Effekt**: Das Gewicht steigt schnell wieder an, weil die zugeführte Energie mangels Muskelmasse nicht verbrannt, sondern in Form von Fett gespeichert wird. Außerdem wird bei einer Reduzierung der Kost unter 1.500 kcal vorrangig Muskelgewebe abgebaut und der Grundumsatz sinkt. Das **Gegenteil** der Reduktion ist eine **hochkalorische Ernährung**, mit der man eine Gewichtszunahme erreichen will.

Nahrungskarenz

Nahrungskarenz bedeutet den absoluten **Verzicht auf feste Nahrung**. Mitunter ist sie in der Form des Fastens gesundheitlich oder religiös motiviert. Vorübergehend notwendig wird sie bei bestimmten Erkrankungen des Verdauungsapparates oder vor Operationen und Untersuchungen. Die Behandlung einiger Krankheiten, besonders von Nieren und Herz, erfordert darüber hinaus eine **Trinkbeschränkung**, also eine festgelegte Menge der täglich zugeführten Flüssigkeit.

Auswirkungen

Kurzfristige Nahrungskarenz wirkt entlastend auf den gesamten Organismus. **Lang andauerndes Hungern** dagegen führt zu Mangelerscheinungen v. a. in der Eiweiß- und Vitaminversorgung. Die sog. Nulldiät ist deshalb als Therapie einer Adipositas fragwürdig, weil der Körper den Eiweißmangel nicht ausgleichen kann.

Ein Mensch kann die Aufnahme fester Nahrung über einen längeren Zeitraum einstellen, ohne dass sein Körper einen lebensbedrohlichen Schaden erleidet. Ohne Flüssigkeitszufuhr hingegen kann er nur etwa drei Tage überleben.

Nahrungsverweigerung

Als Ursache einer bewussten Nahrungsverweigerung kommen verschiedene Faktoren infrage. Zum einen handelt es sich um eine Protestäußerung, etwa bei einem Hungerstreik, zum anderen ist die Verweigerung der Nahrung Ausdruck einer Erkrankung. Bei der Magersucht, oder **Anorexie**, tritt eine lang andauernde Nahrungsverweigerung als Leitsymptom auf. Auch andere psychische Störungen können zu kurzfristigen oder lang anhaltenden Essstörungen führen, besonders wenn Vergiftungsängste vorliegen. Die konsequente Verweigerung geschieht mitunter in suizidaler Absicht, v. a. wenn andere Handlungen wegen krankheits- oder altersbedingter Immobilität nicht mehr ausführbar sind.

Jedes Nahrungsmittel kann potenziell eine Abneigung hervorrufen, sei es durch seinen Geruch, seinen Geschmack oder den optischen Eindruck.

Ernährung und Krankheiten

Der Verzehr frischer Früchte, etwa Erdbeeren, Ananas oder Kiwi, kann die Zungenschleimhaut reizen. Zahnschäden entstehen, weil manchen Limonaden große Mengen Zitronensäure und Zucker zugesetzt werden. Allergische Reaktionen wie das Quincke-Ödem, das zu einem Anschwellen der Mund- und Rachenschleimhaut mit nachfolgender Atemnot führt und am Körper Juckreiz auslöst, können durch die meisten Lebensmittel und Nahrungsergänzungsmittel hervorgerufen werden. Darüber hinaus resultieren **Mangelerscheinungen** aus einseitigem Ernährungsverhalten.

Kulturelle Unterschiede

Der Beitrag der Ernährungsweise zu bestimmten Erkrankungen unterscheidet sich kulturell. Während in zahlreichen Ländern der westlichen Welt immer mehr Menschen an Herzinfarkt sterben, findet man diese Todesursache in Japan selbst unter extremen Stressbedingungen dortiger Großstädter nur äußerst selten. Japaner nehmen in großer Menge Kohlenhydrate in Form von Gemüseprodukten zu sich, Speisen aus Algen, sehr wenig Fleisch, dafür mehr Fisch und nur ein Drittel der Fettmenge im Vergleich zu deutschen Verbrauchern.

Umgekehrt ist die Sterberate an Magenkrebs in Japan wesentlich höher als hierzulande. Die ernährungsbedingte Hauptursache dafür liegt in der verbreiteten Kombination aus Fischeiweiß und Gemüse. Gemüse reichert Nitrat an, das im Darm mithilfe von Bakterien zu Nitrit reduziert und mit dem Fischeiweiß zum krebserregenden Stoff Nitrosamin umgewandelt wird.

3.6.5 Das Element »Nahrungsaufnahme, Verdauung und Stoffwechsel«

Auslöser der Nahrungsaufnahme

Der Nahrungsaufnahme gehen einige physiologische Erscheinungen voran, die durch körperliche, psychische und geistige Mechanismen beeinflusst werden:

- Hunger,
- Appetit und
- Durst.

Hunger

Die Trennung zwischen den Begriffen »Hunger« und »Appetit« ist in der Literatur nicht eindeutig. Am ehesten wird Hunger mit dem **körperlichen Bedürfnis nach Energiezufuhr** gleichgesetzt, Appetit mit dem psychisch dominierten Verlangen nach bestimmten Nahrungsmitteln. Hunger führt zu einer unangenehmen Leere im Magen und wird sogar als schmerzhaft wahrgenommen. Beseitigt wird er durch die Zufuhr lebensnotwendiger Nährstoffe.

Heißhunger tritt bei stark absinkendem Blutzuckerspiegel auf. Ursachen können leichte Stoffwechselschwankungen sein, die z. B. in Wachstumsphasen oder in der Rekonvaleszenz auftreten. Es kann aber auch ein Diabetes mellitus oder eine Schilddrüsenüberfunktion zugrunde liegen. Psychische Konflikte oder Störungen werden mitunter sporadisch von Heißhunger begleitet. Schließlich kann übermäßiger Hunger Hinweis auf Wurmerkrankungen, insbesondere durch Bandwürmer, sein. | **Heißhunger**

Die physiologisch benötigte Nahrungsmenge hängt hauptsächlich vom Alter und von der Art der Betätigung ab. Erwachsene und körperlich schwer arbeitende Menschen brauchen eine größere Nährstoffmenge als Kleinkinder, ältere Menschen oder Personen, die eine leichte Arbeit ausführen. | **Nahrungsmenge**

Das Stillen des Hungers bezeichnet man als **Sättigung**. Während ganz kleine Kinder noch genau wissen, wann sie genug gegessen haben, essen erwachsene Menschen gern über den Hunger hinaus. Hunger, der nicht gestillt werden kann, hat in fortgeschrittenem Stadium Mattigkeit, Magenschmerzen, Sehstörungen, Kopfschmerzen sowie Schädigungen von Organen und Organsystemen zur Folge und kann zum Tod führen.

Appetit

Unter Appetit versteht man die **lustvolle Motivation** zu essen. Appetit ist kein generalisiertes oder existenzielles Empfinden wie der Hunger, sondern meist auf bestimmte Speisen ausgerichtet. Er ist abhängig von Alter, Außentemperatur, Bewegung, Essgewohnheiten, Gesundheitszustand und hygienischen Bedingungen sowie vom Geruch, Aussehen und Geschmack der Speisen. Der Appetit kann durch Anblick oder Zubereitung von Mahlzeiten angeregt werden.

Einen **gesteigerten Appetit** weisen Jugendliche in der Pubertät auf. Vermehrte körperliche Tätigkeit erhöht den Kalorienbedarf und führt ebenfalls zu dieser Erscheinung. Gesteigerter Appetit oder besondere Essgelüste können in der Schwangerschaft oder bei Kummer vorkommen. Auch nach einem Schädel-Hirn-Trauma kann der Appetit verändert sein.

Für Appetitlosigkeit, also **Inappetenz**, gibt es verschiedene Ursachen: Unregelmäßige Mahlzeiten, psychische Faktoren, wie Angst, Aufregung und Ekel, dauerhafte Konfliktsituationen, Fieber, Erkrankungen oder deren Therapie. Zu den letztgenannten gehören die medikamentöse Behandlung mit Digitalispräparaten oder Zytostatika sowie die Bestrahlungstherapie. | **Appetitlosigkeit**

3

Eine Abneigung gegen bestimmte Speisen kann aus negativen Erfahrungen in der Kindheit herrühren. Tritt sie jedoch plötzlich im Erwachsenenalter auf, ist sie oft Hinweis auf eine Krankheit. Leber- und Gallenerkrankungen führen häufig zu einer Abneigung gegenüber Fett, Magenkarzinome zur Ablehnung von Fleisch.

Durst

Durst signalisiert das körperliche Bedürfnis nach Flüssigkeitsaufnahme und reguliert dadurch den Wasserhaushalt des menschlichen Organismus'. Nach Flüssigkeitszufuhr sinkt oder verschwindet der Durst normalerweise, bei Flüssigkeitsverlust wird er entsprechend gesteigert.

Beeinflusst wird der Durst durch die Luftfeuchtigkeit, durch Muskeltätigkeit und Schwitzen sowie durch die Menge der mit der Nahrung aufgenommenen Salze. Sie binden Flüssigkeit in der Blutbahn. Deshalb verschwindet das Durstgefühl nicht unmittelbar nach dem Trinken, sondern erst dann, wenn das Flüssigkeitsdefizit ausgeglichen ist.

Übermäßiger Durst über längere Zeit kann Symptom einer körperlichen Krankheit, wie Diabetes mellitus oder der sog. Wasserharnruhr, dem Diabetes insipidus, sein. In beiden Fällen entsteht er als Folge der vermehrten Harnausscheidung. Auch ein Hyperkalzämie-Syndrom, meist bei Überfunktion der Nebenschilddrüse, kann zu gesteigerter Harnausscheidung und somit zu vermehrtem Durst führen.

Das Durstgefühl ist bei Bewusstseinsstörungen beeinträchtigt. Auch alte Menschen haben häufig weniger Durst. Mitunter vergessen sie zu trinken oder vermeiden die Flüssigkeitsaufnahme wegen Schluckstörungen und aus Angst, v. a. bei Inkontinenz oder Harnwegsinfekten.

Folgen eines Flüssigkeitsmangels

Bei großen Flüssigkeitsverlusten oder bei mangelnder Zufuhr kommt es zur Austrocknung, der **Dehydratation** oder **Exsikkose**. Die Haut wird in diesem Fall schlaff und faltig, die Schleimhäute trocken, die Muskeln schwach. Der Betroffene wird matt und unruhig und kann schließlich Bewusstseinsstörungen bis hin zu Halluzinationen aufweisen. Gerade bei alten Menschen kann Verwirrtheit ein Zeichen eines lebensbedrohlichen Flüssigkeitsmangels sein. Auch kleine Kinder sind gefährdet. Ursächlich kommen Fieber, Durchfall, Erbrechen und Diuretikagabe sowie Stoffwechselentgleisungen infrage.

Vorgang und Formen der Nahrungsaufnahme

Entwicklung der Handlungsfähigkeit

Das selbstständige Essen und Trinken setzt bestimmte körperliche und geistige Fähigkeiten voraus, um die notwendigen Handlungen gezielt auszuführen: Bewegungs-, Kau- und Schluckfähigkeiten. Neugeborene können die Nahrung noch nicht selbstständig zum Mund führen und noch keine gezielten Kaubewegungen ausüben. Sie besitzen aber einen ausgeprägten Suchreflex und ein enormes Saugvermögen. Koordinierte Kaubewegungen beginnen etwa nach dem sechsten Lebensmonat, und mit Abschluss des ersten Zahndurchbruchs gilt das Kaumuster als komplett.

Kauen und Schlucken

Das Kauen findet unabhängig vom Schlucken statt, sodass eine Person das, was sie in den Mund genommen hat, wieder ausspucken kann. Beim Kauen bewegen Zunge, Lippen und Wangenmuskulatur die Speise, die gleichzeitig von den Zähnen zermahlen wird. So entsteht unter Mitwirkung des Speichels der Speisebrei.

Menschen kauen und schlucken normalerweise mühelos und unbewusst. Bei der Auslösung des Schluckvorganges sind sowohl willentliche als auch reflexartige Vorgänge beteiligt.

Das Schlucken wird durch zusätzliche sensorische Reize, v. a. Sehen und Riechen, erleichtert. Schwieriger ist es den Schluckvorgang ohne jegliche Substanz auszulösen, d. h. auch ohne Speichel. Ekel erregende Stoffe lassen sich allenfalls mit großem Widerwillen hinunterwürgen.

Die Passage des Bissens durch den Pharynx ist von raschen Bewegungen der Zunge, des Rachens, des Zungenbeins und des Kehlkopfes begleitet, die man von außen sehen und ertasten kann.

Normalerweise bleibt beim Schluckvorgang kaum oder nur wenig Nahrungsbrei an den Rachenwänden hängen. Zu ihrer Reinigung folgen deshalb oft eine oder zwei weitere Schluckbewegungen. Wird der Schluckreflex nicht richtig ausgelöst, können Speisereste hinter den Zungengrund fallen und in den Hauttaschen der Zunge hängenbleiben.

Schluckstörungen

Bei alten Menschen kommt es gehäuft zu Kau- und Schluckstörungen. Verantwortlich dafür ist eine Reihe von Ursachen: ein defizitärer Zustand des Gebisses, eine altersbedingt reduzierte Speichelproduktion und herabgesetzte Reflexaktivität im Kehlkopfbereich. Darüber hinaus können Beeinträchtigungen durch körperliche oder psychische Erkrankungen hinzukommen.

Als **organische Ursachen für eine** Schluckstörung, der **Dysphagie**, kommen Erkrankungen im oberen Teil der Speiseröhre, etwa Verengungen, infrage. Ein spastischer Beißreflex verhindert oder erschwert das Öffnen des Mundes und das Kauen. Beim sog. Zungenstoß stößt die Zunge nach vorne, statt im Mund zu bleiben. Deshalb wird der Speisebrei zur Mundöffnung statt zum Rachen befördert und tritt bei schwachem Lippenschluss aus dem Mund. Je nach Stärke des Zungendrucks können sogar die Schneidezähne innerhalb weniger Wochen nach vorne geschoben werden.

Die Vielzahl möglicher Ursachen und die umfassende Bedeutung des Begriffs »Schluckstörungen« erklärt die Tatsache, dass bei etwa einem Drittel der Bewohner von Altenheimen Schluckstörungen beobachtet werden.

Folgende Erscheinungen deuten auf Ess- und Schluckstörungen hin:

- Allgemeinsymptome wie raue, heisere Stimme oder Nahrungsverweigerung;
- Speichelfluss;
- Ansammlung von Speiseresten an den Zähnen oder in den Backentaschen; das Hängenbleiben von Nahrung am harten Gaumen;
- Austreten von Speise aus dem Mund;
- Auftreten primitiver Reflexe, etwa der Einstell- oder Suchreflex, der Saug- und Schluckreflex, der Beißreflex;
- Husten und Würgen.

Untersuchungen zufolge werden ungefähr ein Drittel aller Schluckstörungen in Kliniken nicht festgestellt. Häufiges Verschlucken, Gewichtsverlust, Fieberschübe und Dehydratation können auf Schluckstörungen hinweisen.

Alternative Ernährungsformen im Krankheitsfall

Als **künstliche enterale Ernährung** bezeichnet man die Nahrungszufuhr in das Verdauungssystem **mittels einer Sonde**. Diese wird durch den Mund oder die Nase eingeführt oder direkt über die Bauchdecke in den Magen eingebracht. Zum Einsatz kommen diese Verfahren bei Menschen, die aus Krankheitsgründen nicht essen und trinken sollen oder können, oder die eine ausreichende Nahrungszufuhr ablehnen. Die **physiologischen Verdauungsfunktionen** bleiben dabei **erhalten**.

Spezielle Nährlösungen, als fertige Flüssignahrung ersetzen hierbei die normalen Nahrungsmittel. Viele psychische und soziale Aspekte des Essens gehen verloren, etwa das Geschmacks- und Genusserlebnis.

Schluckstörungen bei alten Menschen

Anzeichen von Schluckstörungen

Symptomlosigkeit

Künstliche Ernährung

Dasselbe trifft auch auf die **parenterale Ernährung** zu. Sie erfolgt **über das Venensystem** und **unter Umgehung des Magen-Darm-Traktes**. Die lebensnotwendigen Nähr- und Wirkstoffe werden in gelöster Form als **Infusionslösungen** verabreicht. Dies ist der Fall, wenn eine enterale Nahrungszufuhr nicht möglich oder kontraindiziert ist, also bei Operationen, Bewusstlosigkeit oder lebensbedrohlicher Nahrungsverweigerung.

Hilfsmittel

Spezielle Esshilfen kommen bei Beeinträchtigung der körperlichen Beweglichkeit zur Anwendung, etwa Besteck mit besonders dicken Griffen bei Menschen, die ihre Hände nicht mehr vollständig schließen können. Auch Ernährungssonden, Sondennahrung und Infusionszubehör gehören zu den Hilfsmitteln im weiteren Sinn, ferner die bei vielen alten Menschen eingesetzten Zahnprothesen.

Verdauung und Stoffwechsel

Physiologie der Verdauung

Rein körperlich betrachtet liefert die Nahrung Substanzen für Aufbau und Erhaltung des Organismus'. Deshalb dominiert bei der Nahrungsverwertung die genetische Disposition, ohne dass hierbei große Spielräume vorhanden sind. Die Verdauung zugeführter Nahrung beginnt physiologisch bereits in der Mundhöhle und durchzieht die gesamte weitere Passage des Magen-Darm-Kanals (s. Abschn. 3.6.1). Sie ist eine Kombination aus mechanischen und biochemischen Prozessen. Die zugeführte Nahrung wird dabei soweit zerkleinert, dass sie über die Schleimhaut in Blut und Lymphe aufgenommen werden kann.

Stoffwechsel

Der Stoffwechsel findet in den Zellen des Körpers statt und bedeutet die Umwandlung der aufgenommenen Monosaccharide, Aminosäuren und Fettsäuren in körpereigene Stoffe. Entsprechend unterscheiden sich die **Beobachtungsmöglichkeiten**, anhand derer man **Rückschlüsse** auf Verdauung und Stoffwechsel ziehen kann:

- Die Verdauung ist durch die Beobachtung der Ausscheidungen und Befindlichkeit einer Person erschließbar.
- Auf den Stoffwechsel und seine Veränderungen kann man durch andere komplexe Phänomene, wie die Gestalt einer Person, rückschließen.

Dadurch ergeben sich direkte Verbindungen zwischen der Verdauung und dem eben dargestellten Vorgang der Nahrungsaufnahme.

Verdauung

Beeinträchtigung der Verdauung

Die Verdauung kann durch Erkrankungen und Behinderungen unterschiedlichster Art beeinträchtigt werden. Diese lösen z. B. Schmerzen, Sodbrennen, Übelkeit, Völlegefühl, Erbrechen oder Unverträglichkeiten aus.

Wie bereits beim komplexen Phänomen Aktivität in Abschn. 3.4.3 erwähnt, lässt der Zeitpunkt des Auftretens von **Schmerzen** im Zusammenhang mit der Nahrungsaufnahme Rückschlüsse auf eine mögliche Krankheit zu. **Sodbrennen** entsteht als Folge eines Rückflusses von saurem Magensaft.

Beim **Aufstoßen** entweicht Luft aus dem Magen. Dies wird bei Säuglingen als »Bäuerchen nach dem Essen« bewusst provoziert, um die mitgeschluckte Luft entweichen zu lassen. Zu Gasansammlungen im Magen kann es auch durch Gärungsprozesse kommen, die durch bestimmte Nahrungsmittel ausgelöst werden. Eine verlangsamte Nahrungspassage fördert die Gasbildung.

Gärungsbedingte Luftansammlungen, **Meteorismus** genannt, können besonders im Darmbereich entstehen. Sie können schmerzhaft sein und sogar die Atmung beeinträchtigen. Wenn sie entweichen, spricht man von **Flatulenzen**.

Unverträgliche Nahrungsmittel können **Erbrechen** hervorrufen.

Eine Verlangsamung der Magen-Darm-Passage kann zur Verstopfung, der **Obstipation**, führen, wobei Speisen nur eine ihrer möglichen Ursachen sind. Besonders quellfähige Nahrungsmittel, wie zerdrückte Bananen und geraspelte Äpfel, setzt man bewusst zur Beruhigung der Darmtätigkeit ein, wenn eine Person unter Durchfall, also **Diarrhoe**, leidet. Umgekehrt können ballaststoffreiche Speisen und eine erhöhte Flüssigkeitszufuhr für einen rascheren Transport durch den Verdauungskanal sorgen.

Alle weiteren Informationen zu den Ausscheidungen werden in Abschn. 3.7, Ausscheidungen, dargestellt.

Da die meisten konkreten Erscheinungen, die für den Zusammenhang der Ernährungsweise mit den übrigen komplexen Phänomenen bedeutend sind, bereits dargestellt wurden, sind die Informationen auf die Perspektive des Stoffwechsels begrenzt.

Äußere Anzeichen von Stoffwechsel- und Verdauungstätigkeit

Die übermäßige Zunahme des Körpergewichts, die **Adipositas** und ihr Gegenteil, der reduzierte Ernährungszustand, kennzeichnen in ihren extremen Ausprägungen die beiden Pole der Variationsbreite von Körperformen und -proportionen. Die Entstehung von Übergewicht ist zurzeit nicht völlig geklärt. Es handelt sich um ein **multifaktorielles Geschehen**, in dem die genetische Disposition eine bedeutende Rolle spielt. Daneben haben adipöse Menschen meist einen niedrigen Grundumsatz und einen erniedrigten Sympathikotonus. Fast immer findet man bei Laboruntersuchungen eine Hyperinsulinämie, die die Speicherung von Fetten begünstigt.

In wenigen Fällen ist die Adipositas durch hormonelle Störungen bedingt. Auch die Einnahme bestimmter Medikamente, etwa Kortisonpräparate, kann über eine Appetitsteigerung zu Übergewicht führen.

Schmerzen, die im Zusammenhang mit der Ernährungsweise auftreten, wurden schon in den vorangegangenen Abschnitten dargestellt. Deshalb sei für das Element Stoffwechsel lediglich der **typische Schmerz des akuten Gichtanfalls** erwähnt. Klassisch ist sein Auftreten am Großzehengrundgelenk.

Darüber hinaus wird die Qualität der körperlichen, geistigen und psychischen Leistungsfähigkeit einer Person von der Stoffwechsellage mit beeinflusst.

Magen-Darm-Passage

Verbindungen mit der Gestalt

Zusammenhang mit der Aktivität

3.7   Ausscheidungen (■ s. Abb. 3.11)

3.7.1   Die Einzelphänomene »Verdauungstrakt«, »Haut«, »Urogenitaltrakt«
        und »Atmungsorgane«
3.7.2   Das Element »Speichel«
3.7.3   Das Element »Erbrechen«
3.7.4   Das Element »Stuhl«
3.7.5   Das Element »Ohrenschmalz, Talg und Smegma«
3.7.6   Das Element »Schweiß«
3.7.7   Das Element »Muttermilch«
3.7.8   Das Element »Wundsekret«
3.7.9   Das Element »Urin«
3.7.10 Das Element »Menstruation«
3.7.11 Das Element »Vaginalsekret, Lochien und Ejakulat«
3.7.12 Das Element »Nasensekret und Tränenflüssigkeit«
3.7.13 Das Element »Perspiration und Sputum«
Literatur

Motto: Es gibt nichts, was einem Menschen bei sich selbst so vertraut ist und zugleich gegenüber anderen so peinlich, wie das, was aus seinem Körper nach außen dringt.

3.7.1   Die Einzelphänomene »Verdauungstrakt«, »Haut«, »Urogenitaltrakt« und »Atmungsorgane«

Historische Entwicklung

Alle Ausscheidungen können in unserem Kulturkreis in hohem Maß Gefühle der Scham und Peinlichkeit sowie des Ekels auslösen. Im Lauf des abendländischen Zivilisationsprozesses wurden viele der körperlichen Aktivitäten, die mit den Ausscheidungen zusammenhängen, aus der Öffentlichkeit in die häusliche Umgebung verlagert. Parallel dazu entwickelten sich kommunikative Regelungen, die das Gespräch über diese physiologischen Vorgänge nur in bestimmten Situationen zulassen.

Damit gehören Ausscheidungen für den Einzelnen von einem bestimmten Lebensalter an zu seinem Intimbereich. Dies erlernt eine Person durch Erziehung und verbirgt deshalb Aktivitäten im Zusammenhang mit Ausscheidungen vor anderen. Dementsprechend schwierig ist es dieses anerzogene Verhalten zu durchbrechen, wenn Ausscheidungen außerhalb der Intimsphäre thematisiert werden.

Kulturbedingte Tabuisierung

Das Ausmaß der Tabuisierung unterscheidet sich bei den einzelnen Ausscheidungen ebenso wie die Gründe der Missbilligung. Diese reichen von der Sauberkeitsargumentation bis hin zu Behauptungen über angebliche Gesundheitsschädigungen.

> **Beispiel**
> Die Einstellung zum Element Urin variiert innerhalb verschiedener Kulturen und Situationen enorm. So ist es z. B. in Krisengebieten oder in Gesellschaften, die extreme materielle Not leiden, nicht ungewöhnlich Urin zu trinken, oder, gerade in Kriegszeiten, zur Behandlung von Wunden zu verwenden. In unserer Gesellschaft bereitet diese Vorstellung jedoch Ekel und Abscheu.

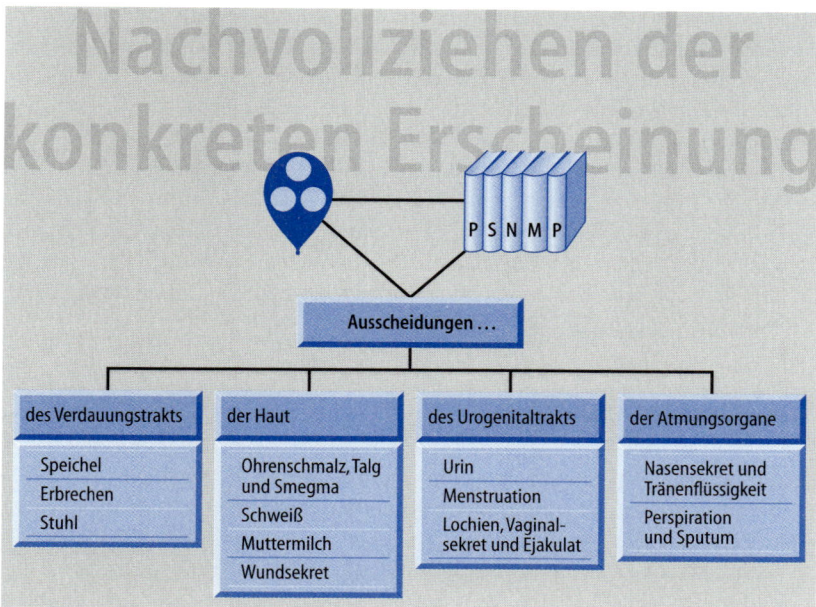

■ Abb. 3.11 **Das komplexe Phänomen Ausscheidungen mit Einzelphänomenen und Elementen**

> **Beispiel**
> Die kulturelle Verschiedenheit im Umgang mit Ausscheidungen ist groß. In manchen Gegen-   **Kulturelle Unterschiede**
> den der Welt verwenden die Menschen auch heute noch ihren Stuhl und Urin zum Düngen
> von Feldern. In Deutschland ist dies schon lange nicht mehr der Fall. In China gehört die aus-
> giebige Kommunikation über die Beschaffenheit des eigenen Stuhlganges zum normalen
> und sogar erwarteten Gesprächsstoff während gemeinsamer Mahlzeiten. In Deutschland
> vermeidet man entsprechende Äußerungen weitgehend.

Auch die noch vor Jahrhunderten gebräuchlichen Ausdrücke im Zusammenhang mit Ausscheidungen gelten heute als Fäkalsprache, wie das folgende Zitat veranschaulicht.

»

Hier finden sich all ... die Abtritte, Cabinette, Bruntzstätten, Seichwinkel, Kackhäuser, Scheiß-
cammern und Kotthaufen (Ackroyd 1992, S. 84)

> **Aufgabe**
> — Testen Sie bei sich selbst, inwieweit Ihnen auch Ihre scheinbar harmlosen Ausscheidun-   **Persönliche Ekelgefühle**
> gen peinlich sind: Welche Empfindungen löst der Gedanke aus, dass Sie Ihren Speichel
> in einem Glas sammeln und ihn anschließend trinken?

Entwicklung und krankheitsbedingte Veränderungen

Die körperlichen Lernvorgänge im Bezug auf Ausscheidungen laufen bei allen Menschen
gleich ab, denn die genetische Festlegung der Ausscheidungen lässt hier nur einen geringen
Spielraum zu. Im Kleinkindalter beginnt die willkürliche Beeinflussung der Ausscheidungs-
vorgänge, die zuvor durch Reflexe gesteuert wurde.

3

Kontrollfähigkeit
und ihr Verlust

Spätestens ab dem Schulalter kann die Stuhl- und Urinentleerung nicht nur kontrolliert, sondern über längere Zeiträume auch willentlich zurückgehalten werden. Bei allen Erwachsenen dagegen, die die Kontrolle über ihre Ausscheidungen wieder verlieren und hilfsbedürftig werden, häufig mit zunehmendem Alter, stellen sich Gefühle der Scham, der Demütigung und des Verlustes der eigenen Würde ein.

Pathologische
Ausscheidungen

Selbstverständlich bleibt von allen kulturellen und entwicklungsbezogenen Hintergründen die Tatsache unberührt, dass Substanzen, wie der Eiter, Ausdruck pathologischer Prozesse sind, dass einige Ausscheidungen mit Keimen besiedelt sind und dass es Menschen gibt, die dauerhaft Krankheitserreger ausscheiden. Dies hat selbstverständlich zur Folge, dass der Kontakt mit den entsprechenden Ausscheidungen vermieden werden sollte bzw. unter Berücksichtigung hygienischer Aspekte erfolgen muss.

3.7.2 Das Element »Speichel«

Definition

Der Speichel ist eine wässrige Substanz, die von verschiedenen Speicheldrüsen des Mund- und Halsbereichs produziert wird und den gesamten Mundraum mit einem feuchten Film überzieht. Die Speichelmenge, die Viskosität und die Zusammensetzung des Speichels hängen von verschiedenen Faktoren ab und sind deshalb variabel. Grundsätzlich wird die Speichelproduktion von verschiedenen Sinnesreizen sowie bei allen Mund- und Kaubewegungen angeregt und bei deren Herabsetzung oder Fehlen gemindert.

Entwicklung
der Kontrollfähigkeit

Die individuelle Kontrolle über den Speichel bedeutet, dass eine Person in der Lage ist, das Herausfließen aus dem Mund zu verhindern. Säuglinge und Kleinkinder können dies noch nicht durchgehend, insbesondere im Zusammenhang mit der Aufnahme fester Nahrung, solange das willkürliche Kaumuster noch nicht vollständig ausgebildet ist. Auch bei Erkältungen läuft der Speichel vermehrt aus dem Mund.

Unabhängig vom Lebensalter kann es bei allen Personen zum Speichelfluss kommen, wenn sie ihren Mund nicht vollständig schließen können. Dies ist mitunter im Schlaf der Fall, kann bei Gesichtslähmungen auftreten oder bei Menschen, die durch eine Behinderung ihrer geistig-körperlichen Entwicklung die entsprechende Kontrollfähigkeit gar nicht erst erlangen.

Vermehrter Speichelfluss

Zu einem vermehrten Speichelfluss kann es bei dem Anblick oder Geruch von Speisen kommen. Regelmäßig erhöht ist die Speichelmenge bei Kindern in den Phasen des Zahndurchbruchs. Kurz vor einem Erbrechen tritt meist eine plötzliche Zunahme des Speichelflusses auf. Eine krankhafte Steigerung bezeichnet man als **Hypersalivation** oder **Sialorrhö**. Sie kommt bei bestimmten Erkrankungen des Zentralnervensystems vor, z. B. bei Menschen mit spastischen Lähmungen oder M. Parkinson. Die Hypersalivation kann auch Anzeichen einer Vergiftung sein, etwa durch Quecksilber.

Eine vermehrte Produktion geht mit einer Verflüssigung des Speichels einher.

Verminderter Speichelfluss

Umgekehrt wird der Speichel zäher, je geringer die von den Speicheldrüsen produzierte Menge ist. Eine Abnahme der Speichelmenge ist bei Aufregung, Durst, dauernder Mundatmung, nach dem Schlafen oder nach intensiver körperlicher Betätigung zu beobachten. Ebenso findet man sie bei Erkältungen, Fieber und veränderten Stoffwechsellagen, wie beim Diabetes mellitus oder bei einer Urämie. Eine pathologisch verminderte Speichelproduktion heißt **Hyposalivation**. Bestimmte Arzneistoffe, etwa das zur Vorbereitung einer Narkose eingesetzte Atropin, setzen die Speichelmenge ebenfalls herab.

Der Speichel kann dann, v. a. bei ständig geöffnetem Mund oder fehlenden Kaubewegungen, antrocknen und zu Borkenbildungen, besonders auf der Zunge, führen.

Man kann fehlenden Speichel prinzipiell durch alle Flüssigkeiten ersetzen, die sich an seiner Stelle in den Mund einbringen und dort gut verteilen lassen. Diese Stoffe können aber, mit Ausnahme der medizinischen Produkte, nur die Befeuchtung der Mundhöhle übernehmen, nicht jedoch andere Funktionen wie die desinfizierende Wirkung oder die Remineralisierung der Zähne.

Hilfsmittel

3.7.3 Das Element »Erbrechen«

 Erbrechen, Emesis oder Vomitus.
Vorgang, bei dem der Mageninhalt durch Kontraktionen des Magens, des Zwerchfells und der gesamten Bauchmuskulatur durch die Speiseröhre und Mundhöhle nach außen befördert wird. Gesteuert wird das Erbrechen durch das Brechzentrum, das im verlängerten Mark, der Medulla oblongata, liegt.

Dem Erbrechen kann das Empfinden von Übelkeit vorausgehen. Unmittelbar vor dem Brechakt kommt es oft zu starker Speichelproduktion, Würgereiz und Würgen. Die Atmung verlangsamt sich. Nach einer tiefen Einatmung schließt sich reflektorisch der Kehldeckel, und der Mageninhalt wird durch starke Kontraktionen von Bauchmuskulatur und Zwerchfell nach oben gepresst. Während des Brechvorgangs sind meist **Würgen** und Tränenfluss zu beobachten.

Vorgang des Erbrechens

In vereinzelten Fällen kann es zu Bradykardie und zum Kreislaufkollaps kommen. Das Erbrechen kann auch **schwallartig** vonstatten gehen.

Als **Regurgitation** bezeichnet man den Rückstrom von Speisebrei in den Mund, ohne dass die Betroffenen würgen. Regurgitationen gehören zur Gruppe des **atonisch**en Erbrechens.

Kinder erbrechen i. Allg. häufiger als Erwachsene. Oft tritt **bei Säuglingen** das sog. **Spucken** kleiner Flüssigkeitsmengen nach dem Schlucken oder im Anschluss an eine Mahlzeit auf. In den ersten Lebenstagen kann es sich auch um Fruchtwasser handeln. Eine kräftige Magenkontraktion, wie beim Erbrechen, geht dem Spucken nicht voran.

Erbrechen in bestimmten Lebensphasen

Bei einigen Säuglingen kann sich das Spucken zum **habituellen Erbrechen** steigern. Die betroffenen Kinder werden in der Literatur als besonders empfindsam charakterisiert.

In den ersten zwölf Wochen einer **Schwangerschaft** kommt es bei vielen Frauen zum schwangerschaftsbedingten Erbrechen, als **Emesis gravidarum**, das besonders am Morgen auftritt.

Formen und Ursachen des Erbrechens

Auslöser des Erbrechens sind verschiedenartige Reize, die sowohl physischer als auch psychischer Natur sein können.

Gastrisches Erbrechen tritt bei Gastritis, Magen- oder Duodenalgeschwüren auf. Eine Schmerztherapie mit Opioiden kann zu Beginn der Behandlung Übelkeit und Erbrechen auslösen. Auch nach dem Verzehr von verdorbenen Nahrungsmitteln und bei Vergiftungen kommt es zum Erbrechen. Hier handelt es sich um einen wichtigen Schutzreflex zur Eliminierung schädlicher Stoffe. Meist gehen dem gastrischen Erbrechen Übelkeit und Magenschmerzen voraus.

Auslöser

Mitunter löst man bei Vergiftungen das Erbrechen bewusst aus, um die Noxe schnellstmöglich aus dem Organismus zu eliminieren. Unabdingbare Voraussetzung hierfür ist das sichere Wissen darüber, dass die geschluckte Substanz bei diesem **induzierten Erbrechen** nicht die Schleimhaut der Speiseröhre reizt oder schädigt. Starke Säuren oder Laugen müssen deshalb neutralisiert werden.

3

Nervöses Erbrechen wird durch Ärger, Angst, Aufregung, Ekel oder starke Schwindelgefühle bei Nausea ausgelöst, die bei schaukelnden Bewegungen als Reisekrankheit auftritt. Bei Tumorkranken, die mit Zytostatika behandelt werden, kann es schon vor einer erneuten Behandlung zu einem psychogenen Erbrechen, dem sog. antizipatorischen Erbrechen, kommen. Hierbei handelt es sich um eine erlernte Antwort auf die vorangegangene Zytostatikabehandlung, sofern diese bereits mit starker Übelkeit oder Erbrechen einherging. Die Menge des Erbrochenen ist bei nervösen Ursachen meist gering.

Postoperatives Erbrechen stellt sich meist durch Einwirkung des Narkosemittels ein. Bei besonders ängstlichen, nervösen Menschen tritt es verstärkt und verlängert auf. Es wird auch behauptet, dass rothaarige Personen häufiger davon betroffen seien.

Zerebrales Erbrechen resultiert aus der direkten Irritation des Brechzentrums bei Hirnverletzungen oder intrakraniellen Blutungen. Es besteht kein Zusammenhang mit der Aufnahme von Mahlzeiten. Eine Übelkeit geht nicht voraus.

Beobachtung
des Erbrochenen

Der **Zeitpunkt des Erbrechens** kann einen Hinweis auf die Ursache geben und wirkt sich direkt auf Menge und Beschaffenheit des Erbrochenen aus. Zum Erbrechen kann es unmittelbar nach einer Mahlzeit oder in zeitlichem Abstand davon kommen. Es tritt gelegentlich nüchtern oder nur nach dem Verzehr bestimmter Nahrungsmittel auf.

Die **Menge** selbst kann genauso variieren wie der **Geruch** und die **Zusammensetzung** des Erbrochenen (◘ Tabelle 3.16). Bei der Zusammensetzung spielen die sog. **Beimengungen** eine Rolle. Dieser Begriff ist allerdings unscharf und bezieht sich streng genommen nur auf pathologische Bestandteile wie Blut oder Stuhl. In seltenen Fällen können jedoch auch Zähne, Zahnprothesen oder andere Fremdkörper erbrochen werden.

◘ Tabelle 3.16 **Unterschiedliche Zusammensetzungen des Erbrochenen**

Bestandteile	Mögliche Ursachen	Bezeichnung
Angedaute Speisen, säuerlich riechend	Passagebehinderungen im Bereich des Magenausganges und des Darmes	k. A.
Unverdaute Speisen, nicht gelöste Medikamente	Verdorbene Nahrungsmittel, Arzneimittelunverträglichkeit, Ekel	k. A.
Galle, also gelbgrünliches, dünnflüssiges Sekret oder Schleim	Nüchterner Magen oder lang andauerndes Erbrechen mit leerem Magen	k. A.
Hell- bis dunkelrotes oder schwarzrotes Blut; meist in großen Mengen und ohne vorherige Beschwerden	Blutungen im Mageneingangs- oder Speiseröhrenbereich	Bluterbrechen, Hämatemesis
Braunschwarzes Blut	Blutendes Magengeschwür oder geschlucktes Blut aus dem Speiseröhrenbereich	Kaffeesatzähnliches Erbrechen
Bräunliche Substanz mit Kotbeimengungen	Darmverschluss	Koterbrechen, Miserere
Schleimhautfetzen	Verätzungen der Speiseröhre	k. A.

k. A. keine Angaben

Bei heftigem Erbrechen treten gelegentlich Einrisse und Blutungen im Bereich der Oesophagus- und Magenschleimhaut auf. Übermäßiges, lang andauerndes oder sehr häufiges Erbrechen, also **Hyperemesis**, führt zu **Wasser- und Salzverlust** und damit zu Verschiebungen des Säure-Basen-Haushaltes in den alkalischen Bereich. Es kommt zur **Alkalose**. Besonders Neugeborene, Kleinkinder und alte Menschen sind dadurch gefährdet und bedürfen rascher Behandlung.

Folgen des Erbrechens

Lebensbedrohlich kann die **Aspiration** von Erbrochenem sein. Gerade bei Personen mit verminderter zerebraler Leistungsfähigkeit stellt die Aspiration eine erhebliche Gefahr dar. An erster Stelle ist hierbei an Frühgeborene und Bewusstlose zu denken.

3.7.4 Das Element »Stuhl«

> **Stuhl, Kot oder Fäzes.**
> **Ausscheidungsprodukt**, das bei der Verdauung der Nahrung entsteht und physiologisch über den Enddarm ausgeschieden wird.

> **Stuhlgang, Defäkation.**
> Vorgang des Ausscheidens.

Stuhl ist eingedickter Verdauungssaft, der aus nichtresorbierbaren Stoffen der Nahrung und zum großen Teil aus Wasser besteht. Außerdem enthält er körpereigene Substanzen, z. B. abgestoßene Epithelien und Schleim.

Zusammensetzung

Die gesamte Beschaffenheit, also Konsistenz, Farbe, Geruch und Menge, ist individuell verschieden und unterliegt deutlichen Veränderungen. Im Wesentlichen hängt die Beschaffenheit von der **Ernährung** ab.

Einfluss

Wegen der großen Schwankungsbreite ist es nicht möglich exakte Normwerte festzulegen, es kann lediglich ein Normalbereich beschrieben werden. Die Spannbreite der Konsistenz reicht z. B. von fest bis breiig.

Der Kot ist jenseits des Säuglingsalters normalerweise braun und variiert in Abhängigkeit von der Nahrungsaufnahme. Braunschwarz wird er durch Spinat, Eisenpräparate oder kohlehaltige Medikamente. Stärkereiche Kost verursacht eine gelbbraune Färbung.

Farbe

Der Geruch des Kots und der Darmgase wird durch Gärungs- und Fäulnisprozesse im Darm verursacht. Kohlenhydratreiche Kost führt zu Gärung und einem eher säuerlichen Geruch, bei der eiweißreichen Ernährung kommt es zur Fäulnis und einem entsprechenden Geruch. Die verschiedenen bakteriellen Abbauprozesse finden im Dickdarm statt, der reichlich mit Bakterien besiedelt ist.

Geruch

Die Defäkation setzt bei Säuglingen und im Kleinkindalter noch reflektorisch ein, und die Kontrolle des Stuhldranges sowie das Zurückhalten der Entleerung bis zu einem gewünschten Zeitpunkt wird erst im Kleinkindalter erworben. Dann verhindert die Spannung der Schließmuskeln einen unwillkürlichen Stuhlabgang, und erst die bewusste Hemmung der Anspannung sowie das Einsetzen der Bauchpresse führen zur Defäkation.

Defäkation

Auslöser des Stuhldranges ist der Füllungszustand des Enddarms. Oft setzt der Stuhldrang zur selben Tageszeit ein. Die **Häufigkeit der Stuhlentleerungen** ist bei Erwachsenen von dreimal täglich bis zu einem Mal alle drei Tage als normal anzusehen. Die Defäkation kann mit verschiedenen **Ritualen** einhergehen.

3

Entwicklung

Säuglingsalter

Den ersten Stuhl entleeren Säuglinge i. Allg. innerhalb der ersten 48 h nach der Geburt, in Ausnahmefällen während des Geburtsvorganges. Eines der Zeichen für eine übertragene Schwangerschaft ist die Absonderung von Kot bereits im Uterus.

Den Stuhl der ersten zwei bis vier Lebenstage nennt man Kindspech oder **Mekonium**. Es handelt sich dabei um eine zäh-klebrige, geruchlose, grünlich-schwarze Masse, die aus **Bestandteilen des verschluckten Fruchtwassers**, wie Lanugohaaren, abgestoßenen Epidermiszellen, Käseschmiere und Sekreten des Verdauungskanals besteht. Die dunkle Farbe wird durch die Gallenfarbstoffe hervorgerufen. Der allererste Stuhl enthält gelegentlich einen Schleimpfropf.

Der Ausscheidung von Mekonium folgen nach einigen Übergangstagen die typischen Säuglingsstühle. Der **Muttermilchstuhl** ist von salbenartiger Beschaffenheit, kann aber auch zerhackt, schleimig oder dünnflüssig sein. Er riecht aromatisch und säuerlich, weil bei der Verdauung von Muttermilch die Gärungsprozesse überwiegen. Der **Kuhmilchstuhl** ist im Vergleich dazu massiger und geformter, teils auch breiig. Er hat einen intensiven, fauligen Geruch, weil der Organismus Kuhmilch schlechter verwerten kann und es deshalb im Darm zur Fäulnis kommt.

Stuhlretention

Ein gesunder Säugling hat in den ersten Lebenswochen durchschnittlich drei bis fünf Stuhlentleerungen pro Tag. Ein gestilltes Kind kann aber auch trotz ausreichender Milchmenge infolge guter Verwertung der Nahrung mehrere Tage lang keinen Stuhlgang haben. Eine Pseudoobstipation liegt in jedem Lebensalter auch im Hungerzustand vor. Die Betroffenen scheiden dann nur geringe Kotmengen aus.

Nach dem Erlernen des kontrollierten Stuhlabganges können im Kleinkindalter bestimmte psychische Mechanismen eine verlängerte Zurückhaltung des Stuhlganges bewirken, die bis zur echten Verstopfung führen kann.

Abweichungen bei Stuhl und Stuhlausscheidung

Farbveränderungen

Veränderungen der Stuhlfarbe haben verschiedene Ursachen: grünlich bei schweren Durchfallerkrankungen, grau und lehmfarben, also acholisch, bei Fehlen des Gallenfarbstoffs.

Eine größere **Blutung** im Verdauungstrakt wird ebenfalls an einer charakteristischen Farbveränderung sichtbar. Der Farbton lässt dabei einen Rückschluss auf den Ort der Läsion zu. Je näher sich die Blutungsquelle am Schließmuskel befindet, desto mehr behalten Blutbeimengungen ihre ursprüngliche Farbe. Umgekehrt verändern sie sich um so mehr, je höher die Blutung lokalisiert ist. Im Einzelnen kann man folgendes beobachten:

- hellrote Auflagen bei Blutungen im Enddarm, etwa bei Hämorrhoiden;
- rotbraune Vermengungen bei Blutungen im oberen Dickdarm;
- schwarzen Kot, auch Teerstuhl oder Meläna genannt, bei Blutungen aus dem oberen Verdauungstrakt; der Stuhl verfärbt sich durch Einwirkung von Enzymen und Salzsäure auf das Blut.

Bei Neugeborenen besteht zwischen dem zweiten und fünften Lebenstag eine physiologische Blutungsbereitschaft. Sie muss nicht äußerlich in Erscheinung treten, kann aber zu Darmblutungen führen.

Beimengungen

Der Begriff Beimengungen wird beim Stuhl ähnlich unscharf verwendet wie im Zusammenhang mit Erbrochenem (vgl. Abschn. 3.7.3). Er bezieht sich neben dem Blut auch auf unverdaute Speisereste. Eiter und Schleim sind in unterschiedlicher Menge und Kombination bei Entzündungen der Darmschleimhaut, Tumoren und Geschwüren beigemengt. Salbenförmige Fettstühle treten bei Störungen der Fettverdauung auf, etwa bei der Zöliakie, einer

Unverträglichkeit des Getreideproteins Gluten. Schließlich kommen Eingeweidewürmer, wie Maden- und Spulwürmer, oder Bandwurmglieder vor sowie verschluckte Fremdkörper.

Abweichungen

Die Stuhlentleerung geht mehr oder weniger leicht vonstatten. Sie ist, schon aus rein physikalischen Gründen, im Liegen erschwert. Bei alten Menschen kann das Schwinden der Körperkräfte zu einem Nachlassen der Bauchpresse führen und damit die Defäkation erschweren.

Der Stuhlgang kann außerdem schmerzhaft sein. Häufige Ursachen sind Hämorrhoiden, Fissuren, Fisteln und Entzündungen der Analregion. Manche Menschen verspüren einen beständigen Stuhldrang trotz geringer oder fehlender Füllung des Darmes. Dies kann entzündlich oder tumorös bedingt sein oder durch psychische Fixierung ausgelöst werden.

Obstipation

 Obstipation.

Eine verzögerte und beschwerliche Entleerung eingedickten, knolligen, trockenen und verhärteten Stuhls. Wird auch als Stuhlverhalten oder Verstopfung bezeichnet. Sie wird häufig begleitet von Druckgefühl, Blähungen und Schmerzen.

Aufgabe

Suchen Sie in Printmedien und Werbespots nach den Angeboten für Abführmittel. Vergleichen Sie deren Häufigkeit mit der Zahl der Werbungen für Schmerz- und Schlafmedikamente oder Erkältungspräparate.

Verbreitung
der Erscheinung

Der Begriff »Obstipation« wird oft in einer sehr weiten Auslegung verwendet und ist gegen die Pseudoobstipation (s. unten) nicht klar abgegrenzt. Entsprechend breit ist das Spektrum der Ursachen, die oft gebündelt auftreten und sich gegenseitig verstärken:

Ursachen

- **Willentliche Unterdrückung** des Stuhlganges, etwa in bestimmten Entwicklungsphasen, wegen Schmerzen oder aufgrund einer stressbedingten Fehlregulation.
- **Ortswechsel oder Ernährungsumstellung**.
- **Fehlernährung** wie ballaststoffarme Kost und Flüssigkeitsmangel, häufig bei älteren Menschen.
- **Verminderung von Spannung, also Tonus, und Beweglichkeit**, der sog. **Motilität**, des Darms, z. B. in der Spätschwangerschaft und nach einer Entbindung, bei jeder Form der Immobilität, bei Darmparalyse infolge einer Peritonitis, einer Vergiftung oder nach einer Operation, verstärkt durch Narkosemittel.
- **Einengungen des Dickdarms**, meist durch Tumoren. Bei ausgeprägter Stenose kann der ausgeschiedene Stuhlzylinder so dünn wie ein Bleistift sein.

Diarrhöe

Das Gegenteil der Obstipation ist der Durchfall, bei dem der Kot einen hohen Wasseranteil aufweist. Je nach Ursache können bis zu 30 Entleerungen pro Tag auftreten. Das Allgemeinbefinden kann stark beeinträchtigt sein, die Kreislaufbelastung bis zur Kollapsneigung reichen. Häufig kommt es begleitend zu heftigen Flatulenzen und Krämpfen der Darmmuskulatur. Der Stuhl ist von üblem Geruch.

Die Ursachen sind ähnlich zahlreich wie bei der Obstipation. Besonders erwähnenswert sind folgende:

Ursachen

- **allergische Reaktionen** oder **Unverträglichkeiten** von Lebensmitteln;
- **Darminfektionen**, durch verdorbene Nahrung oder Infektionskrankheiten wie Typhus, Ruhr, Cholera und andere;

- **entzündliche Darmerkrankungen**, v. a. M. Crohn oder Colitis ulcerosa;
- **extreme Flüssigkeitszufuhr**, auch zu therapeutischen Zwecken;
- **psychogene Faktoren**, etwa Aufregung, Angst und Panik;
- **Verwendung von Abführmitteln**, sog. Laxantien, insbesondere bei Überdosierung.

Sondenkost kann bei zu rascher Verabreichung ebenfalls abführend wirken. Sie bindet erhebliche Flüssigkeitsmengen im Darm und bewirkt so eine Beschleunigung der Passage. Diese Erscheinung nennt man **Dumping-Syndrom**. Es kommt auch nach Resektionen des Magens vor.

Bei einigen spezifischen Darminfektionen scheiden die Betroffenen charakteristische Stühle aus. Beim Typhus spricht man von erbsbreiähnlicher, bei der Cholera von der reiswasserähnlichen Beschaffenheit.

Gelegentlich kann es bei Darmstenosen zu sog. **paradoxen Durchfällen** kommen. Der Kot staut sich zunächst vor der Engstelle, was zu einer Pseudoobstipation führt. Er weicht dann durch Zustrom von Flüssigkeit in den Darm auf und entleert sich durchfallartig.

Stuhlinkontinenz

Bei der sog. Stuhlinkontinenz geht die Fähigkeit den Stuhl willkürlich zurückzuhalten, verloren. Die Defäkation erfolgt unkontrolliert. Verursacht wird die Inkontinenz durch alle Krankheiten, die die Funktion der Schließmuskulatur beeinträchtigen, durch Abbauprozesse des Gehirns, durch Gehirnerkrankungen sowie durch Rückenmarksschädigungen.

Künstliche Regulation der Stuhlentleerung

Stomata

Bei Operationen am Darm kann der Darmausgang künstlich auf die Bauchdecke verlegt werden, um vorübergehend oder dauerhaft den Darminhalt dort auszuleiten. Die künstliche Öffnung nennt man **Anus praeter naturalis**. Wird der Dünndarm über die Bauchdecke ausgeleitet, handelt es sich um ein **Ileostoma**, ein Stoma am Dickdarm heißt **Kolostoma**.

Die **Konsistenz des ausgeleiteten Stuhls** entspricht der Lage des Stomas. Bei einer Ileostomie ist der Stuhl dünnflüssig. Er wird um so dicker, je näher das Stoma dem Enddarm ist. Bei letzterem stimmen Häufigkeit und Zeitpunkt der Entleerung annähernd mit der Situation vor der Operation überein.

Hilfsmittel

Hilfsmittel, die im Zusammenhang mit dem Stuhlgang zum Einsatz kommen, haben entweder eine **fördernde, auffangende oder entlastende Funktion**. Zur bewussten Provokation der Stuhlentleerung setzt man Klistiere ein. Darmrohre können außerdem eine Entlastung bewirken, etwa wenn man sie zur Ausleitung von Darmgasen verwendet. Zum Auffangen von Kot dienen unterschiedliche Steckbecken, Windeln oder Versorgungssysteme für Stomata.

3.7.5   Das Element »Ohrenschmalz, Talg und Smegma«

Ohrenschmalz, Talg und Smegma sind Sekrete spezieller Drüsen. Im Vergleich zum Schweiß haben sie eine relativ **zähe, feste Konsistenz**, die mit ihrer Schutzfunktion zusammenhängt.

Ohrenschmalz

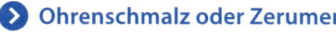 **Ohrenschmalz oder Zerumen.**

Das gelblich-bräunliche Sekret des äußeren Gehörganges. Es bildet dort zusammen mit den Härchen eine klebrige Barriere, die gegen das Eindringen von Krankheitserregern schützt.

Bei starker Sekretion kann die schnelle Nachbildung des Zerumens trotz ausreichender Pflege für Außenstehende den Eindruck erwecken, die Betroffenen würden ihre körperliche Reinlichkeit vernachlässigen.

Überschüssige Sekretmengen können sich zu einem Pfropf verdicken, der den Gehörgang völlig verstopft und dadurch Hörstörungen verursacht. Neben einer Schwerhörigkeit kann es zu unangenehmen Ohrgeräuschen kommen, besonders dann, wenn der Zerumenpfropf mit dem Trommelfell in Kontakt steht.

Pfropfbildung

Talg

 Talg.
   Das Fett der Haut, das einen wesentlichen Beitrag zu ihrer wasserabweisenden Funktion leistet.

Besonders wichtig ist die Talgproduktion als sog. **Käseschmiere** oder **Vernix caseosa** für den im Fruchtwasser schwimmenden Feten. Vernixreste können bei reifen Neugeborenen noch an einzelnen Hautfalten, wie der Achselhöhle oder der Kniekehle, vorhanden sein.

Nach der Geburt ist die Funktion der Talgdrüsen zunächst reduziert, sodass sich die Haut eines **Neugeborenen** empfindlicher gegenüber Schädigungen zeigt. An einzelnen Körperstellen, besonders an der Kopfhaut, kann die Talgproduktion jedoch dermaßen gesteigert sein, dass der Talgfilm verschorft und die Haut als sichtbare, nicht ablösbare Kruste bedeckt. Diese Erscheinung nennt man Milchschorf.

Wandel der Talgproduktion

Eine weitere Periode unausgewogener Talgproduktion und -abgabe liegt in der **Pubertät**. Durch den hormonellen Einfluss ist während dieser Zeit die Talgausscheidung vermehrt, als sog. Seborrhö. Es entstehen mehr oder weniger zahlreiche Verstopfungen von Haarfollikeln, die zur Aknebildung führen. Aknepickel treten hauptsächlich im Gesicht und am Rücken auf. Die Erscheinung kann bis etwa zum 25. Lebensjahr bestehen bleiben.

Im Alter nimmt die Talgproduktion ab, die Haut wird weniger geschmeidig, verdunstet mehr Wasser und neigt zum Jucken.

Grundsätzlich kann man infolge der produzierten Menge und Verteilung des Hautfetts drei Hauttypen unterscheiden, die sich besonders gut an den exponierten Stellen des Körpers, also im Gesicht und am Kopf erkennen lassen:

Hauttypen

1. **Normale Haut** ist glatt und geschmeidig und weist einen sichtbaren Fettschutzfilm auf, ohne »fettig« zu wirken.
2. **Fettige Haut** ist mit einem sicht- und fühlbaren Fettfilm überzogen und zusätzlich oft mit fetthaltigen Schuppen bedeckt. Sie wirkt beim Schwitzen ölig. Die Fettabsonderung kann durch häufiges Waschen sogar gefördert werden.
3. **Trockene Haut** imponiert durch ihre stumpfe, glanzlose Oberfläche. Sie wirkt dünn und gespannt und fühlt sich auch für den Betroffenen so an. Sie weist häufig kleine Risse auf.

Smegma

Unter der männlichen Vorhaut und im Bereich der kleinen Schamlippen einer Frau findet sich eine »talgige« Absonderung, die man Smegma nennt, wobei der Begriff normalerweise ausschließlich im Zusammenhang mit dem »männlichen« Sekret verwendet wird. Smegma kann zu Geruchsbildung und zu schwer entfernbaren, festen Belägen führen, wenn keine ausreichende Reinigung erfolgt.

Bei Männern behindert eine Vorhautverengung (Phimose) die Reinigung und fördert die Bildung von Smegma. Ob Smegma darüber hinaus Krebs auslöst, auch am weiblichen Gebärmutterhals, ist noch nicht restlos geklärt.

3.7.6 Das Element »Schweiß«

Über die Haut eines Menschen wird permanent eine dünnflüssige Absonderung abgegeben, die zu 99% aus Wasser besteht und außerdem verschiedene gelöste Substanzen enthält. Sie wird von den Schweißdrüsen gebildet, deren Ausführungsgänge sich über den ganzen Körper verteilen. Besonders zahlreich sind sie an den Handinnenflächen, den Fußsohlen, in den Achselhöhlen, auf der Stirn und am Nasenrücken zu finden.

Die ständig über die Schweißdrüsen erfolgende, nicht sichtbare Abgabe von Flüssigkeit nennt man **Perspiration**. Von Schwitzen, oder **Transpiration**, ist erst dann die Rede, wenn sich deutlich wahrnehmbare Tröpfchen bilden oder wenn sich die Haut feucht anfühlt.

Der typische Schweißgeruch stellt sich erst mit Beginn der Pubertät ein, wenn die Duftdrüsen unter hormonellen Einflüssen ihre Tätigkeit erheblich verstärken.

Einflüsse auf die Schweiß-sekretion

Da die Hauptaufgabe des Schweißes in der Wärmeregulation des Körpers besteht, hängt die Schweißsekretion hauptsächlich von folgenden Einflüssen ab:

- Körpertemperatur,
- körperliche Aktivität,
- Temperatur und Luftfeuchtigkeit der Umgebung,
- Bekleidung,
- Kreislaufregulation,
- Alter,
- psychische Faktoren.

Verteilungsmuster

Manche Menschen schwitzen vermehrt an Händen oder Füßen sowie in der Achselhöhle. Fuß- und Achselschweiß sind dabei oft mit deutlicher Geruchsbildung vergesellschaftet. Bei Aufregung und Bildung von sog. Angstschweiß kann man diesen v. a. auf der Stirn und an den Händen beobachten. Üblicherweise ist der Schweiß **warm und großperlig**, und vielfach findet man ihn über den ganzen Körper verteilt.

Normales und vermehrtes Schwitzen

Menschen schwitzen hauptsächlich bei vermehrter Muskelarbeit und hohen Außentemperaturen, zu denen man auch die bewusst provozierte Wärmezufuhr, etwa durch Schwitzpackungen oder Saunabesuche, zählen kann. Große Schweißmengen können in regelrechten Rinnen am Körper hinunterfließen. Auch die Einnahme bestimmter Medikamente sowie Störungen des zentralen Nervensystems können zu vermehrter Schweißsekretion, der **Hyperhidrosis**, führen. Fieberabfall und Hormonschwankungen rufen ebenfalls Schweißausbrüche hervor.

Nächtliches Schwitzen

Eine vermehrte nächtliche Schweißsekretion kann durch vegetative Störungen, aktive Tuberkulose, Schilddrüsenüberfunktion oder Störungen der Nierenfunktion hervorgerufen werden. Eine übermäßige Schweißproduktion auf nur einer Gesichts- oder Körperhälfte kommt bei Halbseitenlähmung, M. Parkinson, Entzündungen oder Tumoren im Gehirn vor.

Kalter, klebriger, kleinperliger Schweiß wird bei vegetativen Störungen und Erbrechen abgesondert. Darüber hinaus findet man ihn bei einer Hypoglykämie sowie bei beginnendem Kreislaufzusammenbruch oder im Schock, wobei sich die Lokalisation hauptsächlich auf Stirn, Hände, Füße und Achselhöhlen beschränkt.

Folgen

Dauerhaft feuchte Hautstellen, die sich immer dort bilden, wo zwei Hautschichten aufeinander liegen, führen zu einer Erweichung, oder **Mazeration**, der Haut mit anschließendem **Wundsein**. Dies ist besonders in der Achselhöhle, unter der Brust und in der Leiste der Fall. Mazerationen können aber bei entsprechender Fettverteilung und fehlender Gewebselastizität praktisch überall am Körper auftreten.

Vermindertes und fehlendes Schwitzen

Eine physiologisch herabgesetzte Schweißproduktion zeigen Neugeborene ebenso wie alte Menschen. Weitere Ursachen sind die Schilddrüsenunterfunktion und die Verabreichung bestimmter Medikamente, etwa Atropin. Bei Ekzemen und anderen Hauterkrankungen kommt es durch Verlegung der Schweißdrüsengänge zur verminderten Schweißabsonderung. Narbengewebe besitzt keine Schweißdrüsen und sondert deshalb keinen Schweiß ab.

Verlegung oder Fehlen der Schweißdrüsengänge

Ein ernstes Zeichen ist das Ausbleiben des Schwitzens trotz hoher Außentemperatur. Dies ist besonders bei hoher Luftfeuchtigkeit der Fall und kann zu einem Hitzestau führen.

3.7.7 Das Element »Muttermilch«

 Muttermilch.
Sekret, das in der Folge einer Entbindung von den weiblichen Brustdrüsen produziert wird. Verantwortlich für die Milchbildung ist die hormonelle Steuerung und das Saugen des Kindes an der Brust.

In den ersten Tagen nach der Geburt bilden die Brüste nur kleine Mengen einer gelblichen, wässrigen Flüssigkeit, die **Vormilch** oder **Kolostrum** genannt wird. **Nach etwa drei Tagen** beginnt die **eigentliche Milchproduktion**, also die Bildung und Absonderung, **Laktation**, der Muttermilch. Dabei findet eine wesentlich stärkere Durchblutung der Brüste statt, wodurch sie gespannt werden und sogar schmerzen können.

Milchbildung

Die anhaltende Milchbildung ist in erster Linie an den Saugvorgang gebunden, der auch bewirkt, dass sich die Brustdrüsen und die Milchgänge zusammenziehen und den Drüseninhalt in Richtung Brustwarze befördern. Für eine ausreichende Stillfähigkeit ist deshalb das regelmäßige Anlegen des Kindes erforderlich.

Für die **Menge** der Muttermilch ist nicht die Größe der Brust entscheidend. Frauen mit relativ kleinen Brüsten können im Einzelfall deutlich mehr Milch bilden als Frauen mit großen Brüsten.

Wenn das Kind eine Brust nicht ausreichend leer trinkt, kann sich die darin verbleibende Milch stauen und unter Einfluss von Bakterien zu einer schmerzhaften Entzündung der Brustdrüse, einer Mastitis, führen.

Milchstau

Im Zusammenhang mit dem Stillen werden einige Hilfsmittel eingesetzt. Stilleinlagen dienen zur Bedeckung der Brustwarzen und zum Aufsaugen einzelner Tropfen von Muttermilch, die nach dem Stillen oder infolge der Milchbildung austreten können. Mithilfe von Handpumpen oder maschinellen Pumpen kann man Muttermilch absaugen.

Hilfsmittel

3.7.8 Das Element »Wundsekret«

Wenn die Haut oder die Schleimhaut verletzt wird oder Defekte aufweist, sorgt der Organismus für den Verschluss der Wunde. Bis zur endgültigen Abheilung sind auf dem ungeschützten Gewebe verschiedene Ausscheidungen beobachtbar, deren Beschaffenheit in erster Linie vom Stadium der Heilung und von den hygienischen Verhältnissen der Wunde abhängt.

Bei großflächigen Verbrennungsverletzungen können große Mengen Wundsekret und damit auch Eiweiße und Elektrolyte austreten. Dies führt zu einer Verschiebung der Flüssigkeits- und Druckverhältnisse im Körper, die in schweren Fällen einen Kreislaufschock nach sich ziehen.

3

Offene Hautwunden

Je nach Menge und Größe der geschädigten Blutgefäße fließt zunächst eine mehr oder weniger große Menge **Blut**, die aufgrund der Blutgerinnung verklumpt und dadurch die Blutung zum Stillstand kommen lässt. Eine arterielle Blutung kann man genau wie eine anhaltende Blutung durch äußeren Druck zum Stehen bringen, sofern das blutende Gefäß zugänglich ist.

Geronnenes Blut bildet an der Hautoberfläche einen Schorf, der die Wunde bedeckt. Darunter tritt Blutplasma in das Wundgebiet aus, eine seröse Flüssigkeit, die man **Exsudat** nennt. Dadurch erscheinen flächenhafte Wunden immer feucht und glänzend. Auch ohne Wundschorf findet sich seröse Flüssigkeit. Das im Plasma befindliche Fibrin kann einen gelblichen Belag bilden.

Septische Wunden

Die Leukozyten sind für die Beseitigung von Gewebetrümmern und Bakterien durch Phagozytose verantwortlich und gehen dabei selbst zugrunde. Durch Ansammlung der abgestorbenen Zellen wird die Wunde schmierig. Man spricht von Eiter. Eitrige Wunden sind septisch, weil sie eine erhöhte Anzahl von pathogenen Mikroorganismen enthalten.

Vermehren sich primär eitererregende, also pyogene Bakterien, in der Wunde, wird das Wundsekret dickflüssiger und übelriechend. Typisch ist eine blaugrüne Verfärbung des Eiters und ein süßlicher Geruch, wenn die Wunde von dem Bakterium Pseudomonas aeruginosa befallen ist. Auch aus eröffneten Eiterherden, etwa Abszessen, tritt eitriges Wundsekret nach außen.

Chirurgisch versorgte Wunden

Größere frische und nicht infizierte Wunden werden chirurgisch, also mittels Wundnaht, verschlossen. Auch Operationswunden, künstlich gesetzte Verletzungen, verschließt man meistens durch eine Naht und beschleunigt damit die Wundheilung.

Hilfsmittel

Eine Reihe von aufsaugenden und abdeckenden Hilfsmitteln findet bei der Wundversorgung Verwendung. Das Spektrum reicht vom einfachen Wundschnellverband über verschiedene Wundabdeckungen und Nahtmaterialien bis hin zu sekretableitenden Schläuchen und Auffangbehältnissen. Drainagen fördern Sekret aus tieferen Gewebsschichten an die Oberfläche.

Die Beobachtung des abgeflossenen Sekrets aus Wunddrainagen lässt immer einen Rückschluss auf den Zustand der Wunde in der Tiefe zu. Das Wundsekret nach Operationen ist z. B. am Anfang noch stark blutig und wird dann serös.

3.7.9 Das Element »Urin«

Beobachtungskriterien und ihre Variationsbreite

> **Urin.**
> Die physiologisch in den Nieren produzierte, in der Harnblase gesammelte und über die Harnröhre ausgeschiedene wässrige Flüssigkeit, die der Regulation des menschlichen Wasserhaushaltes dient.

> **Miktion.**
> Urinausscheidung.

Wahrnehmbarkeit

Die konkreten Erscheinungen im Zusammenhang mit dem Urin und der Miktion ähneln bei systematischer Betrachtung denen des Stuhls. V. a. die Beobachtungskriterien Farbe, Geruch und Menge gleichen sich, ebenso das potenzielle Vermögen, von einem bestimmten Lebensalter an die Ausscheidung bewusst zu kontrollieren, die Kontinenz.

Darüber hinaus wird der Urin mittels biochemischer Verfahren untersucht. Man kann auf diesem Weg viele nicht spontan mit den Sinnen wahrnehmbare Bestandteile des Urins analysieren (vgl. Abschn. 4.4.5).

Bei Neugeborenen erfolgt die erste Harnentleerung meist kurz nach der Geburt, spätes-   **Entwicklung**
tens aber nach 48 h. Der Harn ist am Tag der Geburt meist hell, am zweiten Lebenstag i. Allg.
gelb gefärbt. Weil die Nieren erst zwischen dem ersten und zweiten Lebensjahr voll ausrei-
fen, reagieren Kinder in dieser Zeit schneller auf Störungen im Flüssigkeitshaushalt.

Die Kontrolle des Großhirns über die Urinausscheidung beginnt mit dem 18. Lebensmonat, und nach etwa zwei bis drei Lebensjahren sind die meisten Kinder »trocken«. Trotzdem
kann es noch bis zum Beginn des Schulalters in vereinzelten Situationen zu spontanem, unwillkürlichem Einnässen kommen.

Der Füllungszustand der Blase wird über sensible Nervenzellen wahrgenommen. Er-   **Harnentleerung**
wachsene empfinden ein Füllungsvolumen von durchschnittlich 250–400 ml als Druckgefühl.
Die Entleerung der Blase ist eine Kopplung aus willkürlichen und unwillkürlichen Mechanismen, die den Blasenschließmuskel entspannen und die **Miktion** bewirken.

Hierbei spielen auch psychische Prozesse eine Rolle, mit der Folge, dass viele Menschen
sich überwinden müssen, in Gegenwart anderer Wasser zu lassen. Außerdem sind die Dauer der Miktion und die dabei bevorzugte Körperhaltung geschlechtsspezifisch und individuell verschieden.

Die Häufigkeit der Miktion innerhalb von 24 h hängt ab von Alter, produzierter Harnmenge und persönlicher Gewohnheit (◘ Tabelle 3.17).

Die normale Miktion erfolgt mit einem kräftigen ununterbrochenen Harnstrahl. Verän-   **Harnstrahl**
derungen des Harnstrahls können auftreten bei entzündlichen Verengungen, Tumoren und
Steinen im Bereich der ableitenden Harnwege. Bei Männern ab dem 50. Lebensjahr kommt
auch eine Prostatahyperplasie als Abflusshindernis infrage. Dauerndes Harnträufeln ist bei
der paradoxen Inkontinenz durch eine sog. Überlaufblase zu beobachten, wenn die Blase
übervoll ist. Ein schwacher und mehrfach unterbrochener Harnstrahl kann im Kindesalter
Hinweis auf Harnröhrenklappen sein, eine Missbildung, die nur bei Jungen vorkommt. Bei
einer Phimose kann die Vorhaut vom Harnstrahl gebläht werden.

Nach der Miktion kann eine geringe Menge Harn in der Blase verbleiben. Sie wird Rest-   **Restharn**
harn genannt und gilt bis zu 20 ml als normal. Zu erhöhten Restharnmengen kommt es beim
sog. Harnverhalt (s. unten).

Frisch gelassener Urin riecht normalerweise unauffällig oder typisch aromatisch. Er ist   **Geruch**
besonders bei stark konzentriertem Urin wahrnehmbar, also dann, wenn im Urin ein höherer Anteil an gelösten Stoffen enthalten ist. Auch unter dem Einfluss bestimmter Nahrungsmittel und Medikamente ergeben sich charakteristische Gerüche.

Infolge von Zersetzung entsteht nach längerer Zeit ein stechender Ammoniakgeruch. Abweichungen ergeben sich bei Entgleisungen des Stoffwechsels, etwa bei Diabetes und bei lang
andauerndem Erbrechen. Hier riecht der Urin obstartig. Übelriechend wird er durch Bakte-
rieneinwirkung oder durch Zerfall von Gewebe.

◘ Tabelle 3.17 **Durchschnittliche Miktionshäufigkeit in 24 h**

Lebensalter	Häufigkeit
Neugeborene	8–10
Einjährige	12–16
Zehnjährige	6
Erwachsene	4–6

Bei alten Menschen nimmt die Anzahl der Miktionen meist zu.

3

Farbe

Die Farbe des Urins ist von der Konzentration abhängig. Physiologisch konzentrierter Urin ist klar und bernsteingelb. Je konzentrierter der Urin, desto dunkler erscheint er. Umgekehrt ist ein schwach konzentrierter Urin nur noch von blass-strohgelber Farbe. Nach längerem Stehen wird der Urin trübe.

Physiologische Farbveränderungen kann man nach dem Verzehr bestimmter Lebensmittel oder Medikamente beobachten.Beispielsweise färbt rote Beete den Urin rötlich, durch Vitamin-B-Präparate wird er goldgelb. Über pathologische Farbabweichungen und ihre Ursachen informiert ◘ Tabelle 3.18.

Menge

Die täglich ausgeschiedene Urinmenge ist in erster Linie abhängig vom Volumen der **zugeführten Flüssigkeit**. Sie beträgt bei einem Erwachsenen durchschnittlich zwei Liter und steht in enger Verbindung mit den **Flüssigkeitsverlusten über Haut und Atmung sowie über den Darm**. Wesentlich sind darüber hinaus folgende Einflüsse:

- **Funktion des Herz-Kreislauf-Systems und der Nieren:** Herz- oder Niereninsuffizienz bewirken eine Verminderung der Urinmenge bis zum völligen Ausbleiben der Urinproduktion.
- **Wirkung bestimmter Hormone:** Das im Hypothalamus produzierte Hormon Adiuretin bewirkt eine vermehrte Wasserrückresorption und reguliert dadurch den Flüssigkeitshaushalt. Auch das Renin-Angiotensin-Aldosteron-System beeinflusst Blutdruck, Wasser- und Elektrolythaushalt und somit die Urinausscheidung. Östrogene bewirken eine Flüssigkeitsretention im Gewebe und vermindern dadurch die Urinmenge.
- **Passage durch die ableitenden Harnwege:** Bei einer Abflussbehinderung staut sich der Urin zurück, die ausgeschiedene Menge sinkt dementsprechend.

Wird Wasser im Körper aus irgendeinem Grund zurückgehalten, nennt man dies **Wasserretention**. Während einer Migräne kommt es häufig zu einer Wasserretention. Nach Abklingen der Symptome scheiden die Betroffenen vermehrt Flüssigkeit aus.

Die **Abweichungen von der durchschnittlichen Urinmenge** erwachsener Personen ist in ◘ Tabelle 3.19 zusammengefasst. Die dort genannten Ursachen beziehen sich fast ausschließlich auf eine **erhöhte oder verminderte Urinproduktion**.

◘ Tabelle 3.18 **Makroskopisch sichtbare pathologische Farbabweichungen des Urins**

Farbabweichung	Verantwortliche Substanz	Ursache
Schlierige, flockige Trübung	Eiterbeimengungen	Entzündungen im Urogenitalbereich
Fleischfarbener bis rötlicher Urin	Beimengung von Erythrozyten, Makrohämaturie	Blutungsneigung Nieren- und Harnleitersteine Tumoren
Rötlich bis schwärzlich gefärbter Urin	Gelöster Blutfarbstoff, Hämoglobinurie	Hämolyse bei Blutgruppen-Unverträglichkeit und Vergiftungen
Bierbrauner bis grünlich-schwarzer Urin mit gelbem Schüttelschaum	Beimengungen von Bilirubin, Bilirubinurie	Erkrankungen der Leber oder Galle

Gelöste Stoffe können sich nach längerem Stehen des Urins auch als Sediment absetzen

▢ Tabelle 3.19 Abweichungen von der normalen Urinmenge bei erwachsenen Personen		
Tagesmenge	**Ursachen**	**Bezeichnung**
3–10 l	Stark erhöhte Flüssigkeitsaufnahme Nach Entbindungen Polyurische Phase nach Glomerulonephritis Diabetes mellitus Diabetes insipidus Zufuhr diuretischer Substanzen wie Nahrungsmittel oder Medikamente	Polyurie
1.000–2.000 ml	k. A.	Normalmenge
Unter 500 ml	Verringerte Flüssigkeitsaufnahme Flüssigkeitsverlust durch Erbrechen oder Durchfall Blutverlust Wassereinlagerung ins Gewebe bei Herz- oder Niereninsuffizienz	Oligurie
Unter 100 ml	Extremer Durst Hämolyse Nierenversagen mit entsprechenden Ursachen	Anurie

Störungen der Harnentleerung

Unter dem Begriff Miktionsstörungen fasst man eine Reihe von Erscheinungen zusammen, die von der normalen Harnentleerung auffällig abweichen. Ihnen liegen außer psychischen Mechanismen überwiegend pathologische zugrunde.

Bei der sog. **Pollakisurie** kommt es zu häufigem Harndrang mit Entleerung geringer Urinmengen. Sie kommt bei Entzündungen oder Irritationen im Bereich der ableitenden Harnwege vor sowie bei Schwangerschaft und Nervosität.

Häufige Miktionen

Eine schmerzhafte Harnentleerung, die **Dysurie**, stellt sich bei Entzündungen, Steinen oder Tumoren im Bereich der ableitenden Harnwege ein. Besonders beeinträchtigend ist das Auftreten bei Blaseninfektionen, weil zusätzlich ein dauernder Harndrang vorliegt.

Schmerzhafte Miktion

Nächtliche Miktionen (**Nykturie**) sind bei Kleinkindern und in der Schwangerschaft physiologisch bedingt, treten aber auch bei großer Flüssigkeitszufuhr am Abend auf. Pathologisch tritt die Nykturie v. a. bei einer Herzinsuffizienz auf. Hier ist die Herzleistung tagsüber eingeschränkt, und Flüssigkeit wird in das Gewebe eingelagert. Erst während der Nachtruhe reicht die Herzleistung aus, um die Flüssigkeit auszuschwemmen.

Nächtliches Wasserlassen

Unter Harnträufeln versteht man einen unwillkürlichen Harnabgang. Der Harn entleert sich dabei tröpfchenweise, ohne dass der Betroffene einen Harndrang verspürt. Der eigentliche Grund liegt oft in einer Urininkontinenz mit ihren entsprechenden Ursachen, z. B. der Lähmung des Blasenschließmuskels, oder bei einem Uterusprolaps. Nach Operationen kann Harnträufeln als Komplikation auftreten. Harnträufeln kann sich einstellen, ohne dass die Blase sich maximal füllt.

Harnträufeln

Oft liegt dem Harnträufeln eigentlich das Unvermögen zugrunde, den angesammelten Urin auszuscheiden: ein Harnverhalt oder eine **Harnretention**. In der Blase angesammelter Urin kann bei Erwachsenen Mengen bis zu über einem Liter annehmen. Die Blase ist dann als großer Tumor im Unterbauch zu tasten, und es besteht ein schmerzhafter Harndrang, ohne dass die Betroffenen Wasser lassen können.

Harnverhalt

Ein Harnverhalt findet sich bei Tumoren im Bereich der Harnröhre. Bei Verletzungen, nervalen Störungen und auch bei Dysurie kann es zu Harnverhalt kommen, weil die Betrof-

3

fenen den Urin wegen der Schmerzhaftigkeit der Entleerung willkürlich zurückhalten. Nach Operationen kann die Blasenmuskulatur durch die Wirkung des Narkosemittels atonisch sein und gleichzeitig der Blasenschließmuskel verkrampfen.

Nach einer Entbindung können verschieden Faktoren die spontane Miktion beeinflussen:
- Ödeme oder Blutungen im Bereich des Blasenhalses und der Harnröhre,
- fehlender Harndrang,
- Angst vor Schmerzen beim Wasserlassen nach einem Scheiden- oder Dammriss.

Harninkontinenz

Bestimmte Formen des Harnverhalts können Zeichen dafür sein, dass die Miktion nicht mehr willentlich kontrolliert werden kann. Bei zerebralen Erkrankungen wie dem Schlaganfall kann die nervöse Versorgung der Blase beeinträchtigt sein. In manchen Fällen ist anfänglich die gestörte Bewusstseinslage des Betroffenen für die Inkontinenz verantwortlich. Die als Inkontinenz betrachtete Entleerung kann auch Folge einer Sprechstörung sein, die eine Person daran hindert, ihre unmittelbaren Bedürfnisse mitzuteilen.

Vor allem bei Frauen tritt häufig eine **Stressinkontinenz** auf. Es handelt sich um einen unwillkürlichen Harnverlust, z. B. beim Lachen, Husten oder im fortgeschrittenen Stadium ohne Auslöser. Ursache ist eine Schwäche der Beckenbodenmuskulatur, hervorgerufen durch Geburten, Operationen oder schwere körperliche Belastungen. Übergewicht, schwaches Bindegewebe und Östrogenmangel sind weitere, fördernde Faktoren.

Seltener besteht eine sog. **Dranginkontinenz**. Charakteristisch ist ein starker Harndrang, bei geringer Harnmenge. Ursachen können Blasenentzündungen und neurologische Erkrankungen sein.

Einnässen

Von der Inkontinenz muss man das Einnässen bei Kindern, die **Enuresis**, abgrenzen. Dies ist ein unwillkürlicher Harnabgang in einem Alter, in dem die Kinder eigentlich schon kontinent sein sollten. Neben organischen Ursachen, etwa Harnwegsinfektionen, kommen häufig psychosoziale Mechanismen wie Ängste, lebhaftes Träumen, Rivalitäten mit den Geschwistern und traumatische Erlebnisse infrage.

Unterstützte Miktion

Selbststimulierte Miktion bei Querschnittlähmung

Bei einer Querschnittlähmung können viele Betroffene den Harndrang nicht mehr verspüren und den Blasenschießmuskel nicht mehr willentlich entspannen. Sie können aber durch entsprechendes Training erlernen, den physiologischen Reflexbogen zwischen der Hautoberfläche mit ihren sensiblen Nervenfasern und dem Rückenmark zu stimulieren. Diesen Vorgang nennt man **Triggern**. Die Betroffenen müssen ihn in regelmäßigen Abständen ausführen.

Sie beklopfen die Bauchdecke über der Blase und rufen damit einen Reiz hervor, der direkt im Rückenmark auf motorische Nerven umgeschaltet wird und den Blasenschließmuskel zum Erschlaffen bringt, sodass der Urin auslaufen kann.

Künstliche Ableitungen

Man kann den Urin auch über einen **Katheter** entleeren, den man über die Harnröhre in die Harnblase einführt. Zur dauerhaften Katheterisierung der Harnblase können suprapubische Harnableitungen eingesetzt werden. Dabei wird die Bauchhaut oberhalb des Schambeins durchstochen und der Katheter direkt in die Blase eingebracht.

Darüber hinaus kann der Urin unter Umgehung der Blase über ein **Urostoma** nach außen abgeleitet werden. Die Ableitung kann ein- oder beidseitig erfolgen und wird bei vorübergehender Anlage über die Bauchhaut durchgeführt. Eine dauerhafte künstliche Ableitung nimmt man meist über eine operativ angelegte Fistel in den Darm vor. Dies ist ein sog. Conduit: das Ileum-Conduit am Dünndarm oder das Kolon-Conduit am Dickdarm.

Ähnlich wie beim Stuhlgang haben die bei der Urinausscheidung verwendeten Hilfsmittel auffangende, aufsaugende und ableitende Funktionen. Windeln und Einlagen sollen Haut und Kleidung vor der Feuchtigkeit schützen. Katheter transportieren den Urin aus der Blase und sammeln ihn in einem Auffangbehälter.   *Hilfsmittel*

Menschen mit akutem oder chronischem Nierenversagen weisen eine eingeschränkte Urinproduktion auf, und die harnpflichtigen Substanzen reichern sich im Körper an. In diesem Fall werden verschiedene Dialyseverfahren zur Blutreinigung angewendet.

3.7.10 Das Element »Menstruation«

> **Menstruation.**
> Die bei Frauen auftretende Regelblutung. Sie ist Kennzeichen der Geschlechtsreife und Folge der Abstoßung des Endometriums durch hormonelle Einflüsse.

Die Tage vor und während der Menstruation können für eine Frau verschiedene, teilweise unangenehme Begleiterscheinungen mit sich bringen. Hierzu gehören Unlust, psychische Anspannung, Kopfschmerzen, krampfartige Bauchschmerzen, Spannungen in der Brust, eine Erhöhung der Körpertemperatur und Wasserretention.   *Begleitumstände*

In einigen Kulturen ist der Geschlechtsverkehr während der Menstruation streng untersagt. Frauen gelten dort während der Regelblutung als unrein und müssen besondere soziale und hygienische Vorschriften befolgen.

Von der Menstruation muss man alle anderen, nicht zyklusgebundenen Blutungen unterscheiden.   *Abgrenzung*

Die Menstruationsblutung ist das sichtbare Zeichen für den Beginn eines neuen Zyklus'. Die **Dauer des Zyklus'** ist individuell verschieden, durchschnittlich beträgt sie jedoch 28 Tage. Dieser Durchschnittswert wird allerdings dadurch verfälscht, dass viele Frauen durch die Einnahme von Hormonpräparaten, als sog. Pille, einen künstlich erzeugten regelmäßigen Zyklus haben.   *Menstruationszyklus*

Der Zyklus setzt zu Beginn der Geschlechtsreife mit unregelmäßigen Abständen ein. Im Klimakterium werden die Intervalle zwischen den Blutungen auch unregelmäßig. **Stärke und Länge** der einzelnen Blutungen schwanken häufig, besonders bei Mädchen in der Pubertät. Das Menstruationsblut hat zu Beginn und am Ende der Menstruation eine bräunliche Farbe.

Abweichungen von der normalen Menstruation

Abweichungen von der normalen Menstruation beziehen sich auf drei Größen:
- schmerzhafte Regelblutung,
- Veränderungen der Menge,
- Veränderungen der Häufigkeit.

Eine schmerzhafte Regelblutung wird **Dysmenorrhö** genannt und kann körperliche oder psychische Ursachen haben. Die Schmerzen sind auch verstärkt, wenn sich bei einer sog. Endometriose Uterusschleimhaut außerhalb der Gebärmutter befindet. Dieses Gewebe macht den normalen Schleimhautauf- und -abbau des Zyklus' mit.   *Schmerzhafte Regelblutung*

Eine schwache oder verstärkte Regelblutung beruht hauptsächlich auf hormonellem Einfluss. Eine Menstruation mit geringer Blutmenge nennt man **Hypomenorrhö**, eine zu starke Blutung bezeichnet man als **Hypermenorrhö**. Verstärkte Blutungen können auch bei Einnahme von gerinnungshemmenden Arzneimitteln auftreten.   *Blutungsstärke*

3

Zykluslänge

Hormonelle Einwirkungen sind außerdem verantwortlich für die Zykluslänge. Eine zu häufig auftretende Menstruation heißt **Polymenorrhö**. Die selten wiederkehrende Menstruation nennt man **Oligomenorrhö**. Sie kann bei Frauen mit einer Überfunktion der Schilddrüse vorkommen, jedoch auch durch Einnahme bestimmter Mittel bedingt sein, etwa durch die Zufuhr von Muskelaufbaupräparaten bei Hochleistungssportlerinnen.

Die Amenorrhö ist eine Zyklusstörung, die hormonelle, organische oder psychische Ursachen haben kann.

Das Ausbleiben der Regelblutung ist in der Kindheit, während der Schwangerschaft und nach der letzten Regelblutung, der Menopause, physiologisch.

3.7.11 Das Element »Vaginalsekret, Lochien und Ejakulat«

Vaginalsekret

Produktion und Beschaffenheit des Vaginalsekrets hängen vom Alter und vom Menstruationszyklus ab. Das Sekret bildet zusammen mit der normalen Bakterienflora der Scheide einen Schutz gegen die Besiedlung mit pathogenen Keimen. Seine Menge ist gering, kann aber bei sexueller Erregung deutlich ansteigen. Der normale Geruch ist als neutral zu bezeichnen.

Fluor

Die vermehrte Produktion von Sekret wird **Ausfluss** oder Fluor genannt. Sein Aussehen, die Konsistenz und der Geruch sind je nach Ursache verschieden. Als Begleiterscheinung können Juckreiz, Brennen, Rötung und Wundsein auftreten.

Weißer bis weißlichgrauer, rahmiger Fluor kommt häufig bei jungen Mädchen in der Pubertät vor. Er ist durch die hormonelle Umstellung in dieser Phase bedingt. Weißlicher Fluor und weißliche Beläge der Schleimhaut bilden sich bei Befall mit Soorpilzen. Eine Pilzinfektion tritt gehäuft während der Schwangerschaft oder beim Diabetes mellitus auf.

Gelblich-weißen oder grünlich-weißen Fluor findet man bei Entzündungen der Vagina. Der Fluor bei Infektionen am Gebärmutterhals ist schleimig und zieht Fäden. Der Befall mit Trichomonaden führt zur Produktion von schaumig-dünnflüssigem, übel riechendem Ausfluss. Eitriger Fluor stellt sich bei einer Gonorrhö ein, eitrig-blutiger Fluor tritt bei Entzündung der Gebärmutterschleimhaut aus. Bernsteingelber Ausfluss bildet sich bei Eileitertumoren und wird schubweise entleert.

Blutiger Ausfluss

Bei neugeborenen Mädchen kann es unter dem Einfluss der mütterlichen Schwangerschaftshormone zu Blutungen oder Schleimabsonderung aus der Vagina kommen. Bei geschlechtsreifen Frauen nennt man Blutungen, die nicht im Zusammenhang mit der Menstruation stehen, **Metrorrhagien**. Die Menge der Blutung ist unterschiedlich; geringe Blutmengen bezeichnet man als Schmierblutung. Metrorrhagien können auftreten bei Geschwülsten, Fehlstellungen und Entzündungen der Gebärmutter. Nach dem Ende der Geschlechtsreife, also in der Postmenopause, gelten alle blutigen Ausscheidungen als krebsverdächtig.

Auch Geschlechtsverkehr, besonders in Fällen sexuellen Missbrauchs, kann zu Blutungen führen. Darüber hinaus kann die Einnistung eines befruchteten Eis in die Gebärmutterschleimhaut eine sog. Nidationsblutung verursachen, die mitunter eine normale Regelblutung vortäuscht. Das vorzeitige Ende einer Schwangerschaft führt mit dem Abgang der Frucht zu einer Abbruchblutung.

Lochien

Entstehung und Verlauf

Nach einer Geburt entsteht durch die Ablösung der Plazenta eine großflächige Wunde an der Gebärmutterschleimhaut. Sie verschließt sich durch die Rückbildung des Uterus' und durch den Wundheilungsprozess. Bis dahin kommt es zum **Wochenfluss**, einem schwach riechenden Wundsekret. Der Wochenfluss besteht in den ersten Tagen v. a. aus Blut und ist darum dickflüssig. Die Nachwehen fördern das Abfließen der sog. Lochien. Allmählich werden sie heller und dünnflüssiger. Vom vierten Tag an wird der Wochenfluss bräunlich und innerhalb von zwei Wochen gelblich bis weißlich. Die Menge nimmt während dieser Zeit ab.

Nach etwa drei bis vier Wochen ist die Wundheilung abgeschlossen, und die Lochien versiegen endgültig. Vom medizinischen Standpunkt aus sollte so lange kein Geschlechtsverkehr stattfinden, bis der Wochenfluss beendet ist.

Bei Stauung des Wochenflusses und bei Beeinträchtigungen der Wundheilung kann sich die Gebärmutterschleimhaut entzünden. Dies führt zu einem entsprechenden Aussehen und Geruch der Lochien.   **Störungen**

Ejakulat

Der erste Samenerguss, die Pollution, zeigt den Beginn der Geschlechtsreife an. Grundsätzlich werden Ejakulationen vom vegetativen Nervensystem ausgelöst: während des Geschlechtsverkehrs, im Schlaf oder bei der Selbstbefriedigung. Die Samenflüssigkeit, das **Sperma**, setzt sich normalerweise aus Samenzellen, also Spermien, und den Sekreten von Nebenhoden, Samenblasen, Prostata und Cowper-Drüsen zusammen.

Normalerweise tritt das Ejakulat aus der Harnröhrenöffnung aus. Es weist einen charakteristischen, kastanienblütenartigen Geruch auf. Seine durchschnittliche Menge liegt zwischen zwei und sechs Milliliter.

Die Befruchtungsfähigkeit eines Mannes hängt in keiner Weise von der Menge des Ejakulats ab, sondern vom mikroskopisch feststellbaren Gehalt des Ejakulats an beweglichen Spermien.

Eine **komplette Zeugungsunfähigkeit**, die Impotentia generandi, liegt vor, wenn keine oder zu wenige Spermien produziert werden. Sie ist auch nach einer Sterilisation gegeben, weil hier zwar Spermien produziert werden, jedoch nicht in die Harnröhre gelangen können.   **Impotenz**

Die generelle Impotenz liegt auch dann vor, wenn die Ejakulation nicht aus der Harnröhrenöffnung erfolgt, sondern nach rückwärts in die Harnblase, also als retrograde Ejakulation. Eine retrograde Ejakulation beruht auf einem mangelnden Verschluss des Blasenhalses.

Von der Zeugungsunfähigkeit muss man die **Unfähigkeit zum Beischlaf**, die Impotentia coeundi, unterscheiden. Der Grund hierfür besteht entweder in einer Unmöglichkeit der Erektion oder in der unzureichenden Kontrolle über den Zeitpunkt der Ejakulation. Erektionsstörungen treten bei über 50-Jährigen häufiger auf. Sie kommen oft durch eine mangelnde Blutzufuhr in den Penis zustande. Dies kann Folge von Grundkrankheiten, wie Diabetes mellitus oder Hypertonie, sein. Ferner kann es als Nebenwirkung von Medikamenten oder durch starkes Rauchen ausgelöst werden.

Das Ejakulat ist gelegentlich mit eitrigen oder blutigen Beimengungen versehen. **Eiter** tritt bei Entzündungen der Harnröhre auf, typischerweise auch bei der Gonorrhö, einer der Geschlechtskrankheiten. **Blutige Ausscheidungen** können durch ähnliche Ursachen bedingt sein.   **Pathologische Beimengungen**

Blutiges Ejakulat und Blutungen aus der Harnröhre lösen bei den Betroffenen meist große Besorgnis aus und erleichtern den Weg zur ärztlichen Behandlung eher, als dies bei einer Geschlechtskrankheit der Fall ist.

Die im Zusammenhang mit der Ejakulation eingesetzten Hilfsmittel sollen meist den Übertritt befruchtungsfähiger Spermien in die Vagina, den Uterus und die Eileiter der Frau verhindern. Deswegen sind in diesem Zusammenhang alle physikalischen und chemischen   **Hilfsmittel**

3

Barrieren zu nennen, die von Männern und Frauen angewendet werden – vom Kondom über Protiokappe und Pessar bis hin zu spermienabtötenden Cremes. Die Einnistung eines befruchteten Eis soll durch eine Spirale verhindert werden.

Eine andere Gruppe von Hilfsmitteln hat den umgekehrten Zweck, zur **Befruchtung** beizutragen. Sie kommt bei Erektionsstörungen zum Einsatz und besteht in verschiedenen Arten von Erektionshilfen. Dies sind z. B. Penisringe oder Vakuumpumpen.

3.7.12 Das Element »Nasensekret und Tränenflüssigkeit«

Nasensekret

 Nasensekret.
Die schleimig-wässrige Absonderung der Nasenschleimhaut. Sie hat die Aufgabe, die Nasenschleimhaut zu befeuchten und eingeatmete Partikel, wie Staub- und Rußteilchen, abzufangen. Das Nasensekret vermischt sich mit der Tränenflüssigkeit und dem Nebenhöhlensekret, das durch die Nasenmuscheln in die Nase fließt.

Austrittswege

Menge

Ein Teil des Sekrets fließt in den Rachenraum ab. Ein anderer bleibt an den Nasenwänden haften und kann sich bis zum zähen Pfropf oder borkigen Belag eindicken.

Die produzierte Menge hängt von verschiedenen **Faktoren** ab, insbesondere von der Luftfeuchtigkeit und von eingeatmeten Reizstoffen. Medikamente können die Sekretion fördern oder hemmen. Beispielsweise bringen im Übermaß angewendete Nasentropfen die natürliche Sekretproduktion völlig zum Erliegen.

Zu **extrem vermehrter Schleimabsonderung** kommt es beim Schnupfen, also bei der Entzündung der Nasenschleimhaut. Beim Heuschnupfen, einer allergischen Reaktion, tritt eine vermehrte Tränenbildung hinzu, sodass die Betroffenen aussehen, als hätten sie geweint.

Nasensekret ist normalerweise klar und geruchsneutral. Bei Entzündungen kann es schleimig, eitrig oder blutig sein. **Eitrige Absonderungen** treten hauptsächlich bei akuten oder chronischen Entzündungen der Nasennebenhöhlen aus. Sie entfalten einen entsprechenden Geruch.

Zum **Nasenbluten**, oder Epistaxis, kann es als Folge einer lokalen Ursache, als Symptom einer Allgemeinerkrankung oder als Folge einer traumatischen Einwirkung kommen.

Tränenflüssigkeit

 Tränenflüssigkeit.
Eine wässrige Lösung, die von den Tränendrüsen gebildet und mit dem Lidschlag über die Augen verteilt wird. Sie schützt die Hornhaut vor dem Austrocknen und dient zum Ausschwemmen von Partikeln und Fremdkörpern, die auf die Augenoberfläche gelangen.

Vermehrte Produktion

Ursachen übermäßiger Tränensekretion
- Allgemeine physikalische Reize, etwa Luftzug oder Wind
- Verzehr scharfer Speisen
- Eindringen von Fremdkörpern, auch Wimpern
- Emotionale Regungen wie Trauer, Freude oder Wut
- Allergische Reaktionen
- Infektionen

Die häufigste Entzündung an den Augen ist die der Augenbindehaut, die **Konjunktivitis**. Sie kann verursacht sein durch heftiges Weinen, Überanstrengung der Augen, Fremdkörper, bakterielle und virale Infektion oder allergische Erkrankungen. Je nach Art der Entzündung ist das Sekret schleimig, serös, fibrinös, eitrig oder leicht blutig. Die Betroffenen leiden unter einem Fremdkörpergefühl beim Lidschlag sowie unter Lichtscheu und Schmerzen.

Übermäßige Sekretion sowie die Ansammlung von Eiter führen v. a. nachts zur Verklebung der Augen, weil hier der Lidschlag fehlt.

Wenn Tränenflüssigkeit nicht vollständig in die Nase abfließen kann, läuft sie die Wangen hinunter oder tropft aus den Augen. Wenn die untere Lidkante nach außen gestülpt ist, wie beim Ektropion, statt dem Augapfel anzuliegen, tropfen ständig Tränen aus dem Auge, denn der Tränensee findet keine vordere Barriere mehr. Dies kommt häufig bei älteren Menschen vor, wenn die Bindehaut in den Augenlidern erschlafft. | Tränenfluss

Bei schwerkranken oder bewusstseinsveränderten Menschen kommt es zu einem zu seltenen Lidschlag, ebenso bei Lähmungen des Augenringmuskels oder während einer Narkose. Dadurch entsteht die **Gefahr einer Austrocknung der Hornhaut mit nachfolgender Eintrübung und Erblindung**. | Herabgesetzte Sekretion

3.7.13 Das Element »Perspiration und Sputum«

Perspiration

Die Wasserabgabe über die Haut wird als **Perspiratio insensibilis** oder Hautatmung bezeichnet. Zusätzlich wird mit jeder Ausatmung ein Hauch Wasserdampf als **Perspiratio sensibilis** abgeatmet. Er stellt zusammen mit dem Kohlendioxid das Endprodukt der Verbrennung des eingeatmeten Sauerstoffs in den Körperzellen dar. Innerhalb eines Tages gibt der Körper eines Erwachsenen auf diese Weise 500–800 ml Flüssigkeit an die Umwelt ab.

Neben dem Wasserdampf, der aus den Lungenbläschen stammt, existiert das von der Schleimhaut der Atemwege produzierte Bronchialsekret. Normalerweise liegt es nur in geringen Mengen vor, die durch das Flimmerepithel in Richtung Luftröhre und Rachen aus der Lunge befördert werden. Diskrete körperliche Aktivitäten, wie das Räuspern, befördern das Sekret aus dem Atmungstrakt, sodass man es meist gar nicht bemerkt. Es wird zum größten Teil geschluckt. | Bronchialsekret

Sputum

Die deutlich wahrnehmbare Abgabe nach außen erfolgt erst bei erhöhter Produktion durch Hustenstöße; dann spricht man von **Auswurf** oder Sputum. Das Abhusten selbst wird als **Expektoration** bezeichnet. Es ist nur möglich, wenn das Sekret gelöst ist. Bei fest sitzendem oder zähem Sekret ist das Abhusten erschwert und kann zu Atemnot führen.

Erst nach einer Expektoration werden Menge und Geruch beobachtbar, ebenso Konsistenz, Farbe und Zusammensetzung des Sekrets.

Verantwortlich für die Entstehung von Sputum sind Reizungen und Erkrankungen des Atemtraktes. Dauerhafte **Reizungen** liegen v. a. beim Einatmen von Zigarettenrauch oder Staub vor. Deshalb sind Raucher, aber auch die Angehörigen bestimmter Berufsgruppen anfällig für die Entstehung von Sputum und die Entwicklung von Krankheiten, wie etwa der chronischen Bronchitis. | Entstehung

Erkrankungen, die zur Bildung von Sputum führen, lassen sich in folgende Gruppen einteilen: | Erkrankungen

- Entzündungen der Atemwege, z. B. Bronchitis, Pneumonie oder Tuberkulose,
- Asthma bronchiale,

- chronische Lungenerkrankungen, etwa Mukoviszidose oder Staublunge,
- Tumoren.

Veränderungen des Sputums

Die Variationsbreite der **Konsistenz** reicht von wässriger Beschaffenheit bis zu dickem, eitrigem Sputum. Typisch ist das glasige, zähflüssige Sputum beim Asthma bronchiale. Der **Geruch** des Sputums kann zwischen unauffällig und übelriechend liegen.

Die **Mengen** können ebenfalls sehr unterschiedlich sein, ebenso wie der bevorzugte **Zeitpunkt** des Abhustens. Ein Beispiel ist der starke morgendliche Auswurf bei Bronchiektasen. Hier sammeln sich während der Nacht große Sekretmengen an, die die Betroffenen nach dem Aufwachen in Form der sog. maulvollen Expektoration abhusten.

Da auch beim Sputum die Kombination verschiedener Merkmale exakter auf die Ursache schließen lässt, fasst ◻ Tabelle 3.20 die Beobachtungskriterien zusammen.

◻ Tabelle 3.20 **Beschaffenheit des Sputums**

Beschaffenheit	Ursache
Schleimig, schleimig-eitrig, gelblich-grün	Bronchitis
Eitrig, gelb	Lungenabszess
Schaumig, grob- oder feinblasig mit oder ohne Blutbeimengungen	Lungenödem
Rotbraun durch Blutbeimengungen	Pneumonie
Hellrot blutig, schaumig	Blutung ins Lungengewebe, etwa bei Lungentuberkulose
Blutig	Erosion eines großen Blutgefäßes, etwa bei Bronchuskarzinom Verletzung, etwa durch einen Messerstich

Literatur

Ackroyd P (1992) Der Fall des Baumeisters. 13.–18. Tsd, Rowohlt, Reinbek
Antonovsky A (1997) Salutogenese. Zur Entmystifizierung der Gesundheit. deutsche gesellschaft für verhaltenstherapie, Tübingen
Benn G (1998) Sämtliche Gedichte. Klett-Cotta, Stuttgart
Berlioz H (1979) Memoiren. Rogner & Bernhard, München
Bienstein C, Fröhlich A (1991) Basale Stimulation in der Pflege. selbstbestimmtes leben, Düsseldorf
Blok A (1982) Hinter Kulissen. In: Gleichmann PR, Goudsblom J, Korte H (Hrsg) Materialien zu Norbert Elias' Zivilisationstheorie. 2. Aufl, Suhrkamp, Frankfurt/M, S 170–193
Borchert W (1974) Mein bleicher Bruder. In: Ders. Draußen vor der Tür und ausgewählte Erzählungen. 1161.–1210. Tsd, Rowohlt, Reinbek
Boudjakdjian S (1999) Körperkontakt als erzieherisches Moment im Umgang mit Kleinkindern. Unveröffentlichte Hausarbeit, Schule Witte, Lehrerakademie für Gesundheitsberufe, Stuttgart
Brooker CG (1997) Struktur und Funktion des menschlichen Körpers. Ullstein Mosby, Berlin
Bründel H, Hurrelmann K (1999) Konkurrenz, Karriere, Kollaps. Männerforschung und der Abschied vom Mythos Mann. Kohlhammer, Stuttgart
Caswell C, Neill S (1996) Körpersprache im Unterricht. Techniken nonverbaler Kommunikation in Schule und Weiterbildung. Daedalus, Münster

Clausen L (1988) Produktive Arbeit, destruktive Arbeit. Soziologische Grundlagen. De Gruyter, Berlin

Danzer A (1979) Verhalten. 2., neu bearb. u.erw. Aufl, Metzler, Stuttgart

Dardier EL (1989) Der Schlaganfallpatient. Frühe physiotherapeutische Maßnahmen. 2. Aufl, Hippokrates, Stuttgart

Deltz C (1990) Krankenbeobachtung. Springer Berlin Heidelberg New York Tokyo

Dömling W (1977) Hector Berlioz in Selbstzeugnissen und Bilddokumenten. Rowohlt, Reinbek

Eibl-Eibesfeldt I, Senft G (1997) Rituelle Kommunikation. FernUniversität, Hagen

Eich W (1986) Medizinische Semiotik (1750–1850). Ein Beitrag zur Geschichte des Zeichenbegriffs in der Medizin. Schulz, Freiburg/Br

Elias N (1976) Über den Prozess der Zivilisation. Soziogenetische und psychogenetische Untersuchungen (2 Bde). Suhrkamp, Frankfurt/M

Elias N (1986) Was ist Soziologie? 5. Aufl, Juventa, München

Elias N (1987) Über die Einsamkeit der Sterbenden in unseren Tagen. 12. u. 13. Tsd, Suhrkamp, Frankfurt/M

Elias N, Scotson JL (1993) Etablierte und Außenseiter. Suhrkamp, Frankfurt/M

Evans-Pritchard EE (Hrsg) (o J) Bild der Völker. Die Brockhaus Völkerkunde, Bd 10, Brockhaus, Wiesbaden

Frieling-Sonnenberg W (1997) Pflegebeziehungen. Zur Frage der gelebten und nicht gelebten Sexualität der Pflegenden und alten Menschen in Heimen. Pflege Bd 10: 97–113

Fuchs W, Klima R, Lautmann R et al (Hrsg) (1988) Lexikon zur Soziologie. 2., verb. u. erw. Aufl., ungek. Sonderausg., Westdeutscher Verlag, Opladen

Gitt W (1996) Faszination Mensch. Christliche Literatur-Verbreitung, Bielefeld

Glaser B, Strauss A (1974) Interaktion mit Sterbenden. Beobachtungen für Ärzte, Schwestern, Seelsorger und Angehörige. Vandenhoeck & Ruprecht, Göttingen

Gleichmann PR (1979) Städte reinigen und geruchlos machen, menschliche Körperentleerungen, ihre Geräte und ihre Verhäuslichung. In: Sturm H (Hrsg) Ästhetik und Umwelt. Wahrnehmung, ästhetische Aktivität und ästhetisches Urteil als Momente des Umgangs mit der Umwelt. Narr, Tübingen, S 99–132

Grasskamp W (1986) Künstlerbiographien. In: Joachimides CM et al. Deutsche Kunst im 20. Jahrhundert. Malerei und Plastik 1905–1985. Prestel, München, S. 474–497

Grøn A (1992): Maurice Merlau-Ponty: Wahrnehmung und die Welt. In: Hügli A, Lübcke P (Hrsg) Philosophie im 20. Jahrhundert Bd 1: Phänomenologie, Hermeneutik, Existenzphilosophie und Kritische Theorie. Rowohlt, Reinbek

Grönemeyer H (1984): Männer. Auf: 4630 Bochum. Groenland

Haeberle EJ (1989) Die Sexualität des Menschen. 2. Aufl, Nikol, Hamburg

Hatch F, Maietta L (1999) Kinästhetik – Gesundheitsentwicklung und menschliche Funktionen. Ullstein Medical, Wiesbaden

Helmbold A (1998) Aphasie. Der mühsame Weg zurück ins eigene Leben. Pflege 11: 268–274

Holtmeier H-J (1985) Ernährungslehre für Krankenpflegeberufe. Thieme, Stuttgart

Huizinga J (1975) Herbst des Mittelalters. Studien über Lebens- und Geistesformen des 14. und 15. Jahrhunderts in Frankreich und in den Niederlanden. 11. Aufl, Kröner, Stuttgart

Jecklin E (1988) Arbeitsbuch Krankenbeobachtung. Fischer, Stuttgart

Kapielski T (2000) Der Einzige und sein Offenbarungseid. Verlust der Mittel. 2. Aufl, Zweitausendeins, Frankfurt/M

Käppeli S (1998) Religiosität als Untersuchungsgegenstand der Pflegewissenschaft. Pflege Bd 11: 135–141

Kappelmüller I (1980) Die Überwachung des Patienten als Aufgabe der Krankenschwester. 3. Aufl, Urban & Schwarzenberg, München

Kipphardt H (1981) März. 49.–58. Tsd, Rowohlt, Reinbek

Kruse A (1992) Konflikt- und Belastungssituationen in stationären Einrichtungen der Altenhilfe und Möglichkeiten ihrer Bewältigung. Kohlhammer, Stuttgart

Kulbe A (2001) Psychologie, Soziologie und Pädagogik. Kohlhammer, Stuttgart

Lippert H (1989) Anatomie am Lebenden. Springer, Berlin Heidelberg New York Tokyo

Martius G, Cammann U (1997) Gynäkologie, Geburtshilfe und Neonatologie. 11. Aufl, Kohlhammer, Stuttgart

Matthes J, Gildemeister R, Robert G (1981) Kommunikatives Handeln II. FernUniversität, Hagen

Molcho S (1983) Körpersprache. Mosaik, München

Navratil L (1978) Gespräche mit Schizophrenen. Deutscher Taschenbuchverlag, München

Ostner I, Beck-Gernsheim E (1979) Mitmenschlichkeit als Beruf. Eine Analyse des Alltags in der Krankenpflege. Campus, Frankfurt/M New York

Parsch K, Bay A, Noll L et al. (1999) Pflege in der Orthopädie. Lehrbuch für Krankenpflegeberufe und medizinisch-technisches Assistenzpersonal. 5. Aufl, Kohlhammer, Stuttgart

Pschyrembel (1986) Klinisches Wörterbuch mit klinischen Syndromen und nomina anatomica. 255. Aufl, de Gruyter, Berlin

Redler E (Hrsg) (1994) Der Körper als Medium zur Welt. Mabuse, Frankfurt/M

Richter G, Hulverscheidt M (2000) Fundamentale Menschenrechtsverletzung. Die weibliche Genitalverstümmelung. Dr. med. Mabuse 123: 56

Rosendorfer H (1999) Briefe in die chinesische Vergangenheit. Roman. 29. Aufl, Deutscher Taschenbuchverlag, München

Sander A (1994) Menschen des 20. Jahrhunderts. Schirmer & Mosel, München

Schäffler A, Schmidt S (Hrsg) (1993) Mensch, Körper, Krankheit. Anatomie, Physiologie, Krankheitsbilder. Jungjohann, Neckarsulm

Schalch F (1999) Schluckstörungen und Gesichtslähmung. 5. Aufl, Urban & Fischer, München

Schiefenhövel W (1992) Signale zwischen Menschen. In: Funkkolleg Der Mensch. Anthropologie heute, Studieneinheit 11. Deutsches Institut für Fernstudien, Tübingen

Schiller F (1966) Über Anmut und Würde. In: Ders. Schriften. Insel, Frankfurt/M (Schillers Werke, 4. Bd)

Schmitz-Scherzer R (1996) Grenzsituationen. Auseinandersetzung mit Sterben und Tod. In: Deutsches Institut für Fernstudien (Hrsg) Funkkolleg Altern. Studieneinheit 9. Deutsches Institut für Fernstudien, Tübingen

Schnabel U, Sentker A (1998) Wie kommt die Welt in den Kopf? Reise durch die Werkstätten der Bewusstseinsforscher. Rowohlt, Reinbek

Schneider W, Sitzmann F (1981) Krankenbeobachtung. Ein Hilfsmittel zur Schulung der Beobachtungsfähigkeit. 2. Aufl, Recom, Basel

Seel M (1998) Die Pflege des Menschen. 3. Aufl, Kunz, Hagen

Sinclair U (1985) Der Dschungel. Roman. Rowohlt, Reinbek

Sjöwall M, Wahlöö P (1982) Und die Großen lässt man laufen. 141.–155. Tsd, Rowohlt, Reinbek

Stegemann M (1992) Glenn Gould Gesamt. Eine Pianistenlegende. Süddeutscher Rundfunk, Stuttgart

Tillmann K-J (1994) Sozialisationstheorien. Eine Einführung in den Zusammenhang von Gesellschaft, Institution und Subjektwerdung, Rowohlt, Reinbek

Tschirge U, Grüber-Hrcan A (1999) Ästhetik des Alters. Der alte Körper zwischen Jugendlichkeitsideal und Alterswirklichkeit. Kohlhammer, Stuttgart

Tucholsky K (1978) Deutschland, Deutschland über alles. Ein Bilderbuch, Rowohlt, Reinbek

Vester F (1997) Neuland des Denkens. Deutscher Taschenbuchverlag, München

Weber M (1984) Soziologische Grundbegriffe. 6., ern. durchges. Aufl., Tübingen, Mohr (Siebeck)

Zettl S (2000) Krankheit, Sexualität und Pflege. Hilfestellungen für den Umgang mit einem Tabu. Kohlhammer, Stuttgart

Prinzipien

4.1   Bedeutung von Prinzipien für die professionelle Pflege   266
4.1.1   Sinn von Prinzipien   266
4.1.2   Ableitung und Aufbau der Prinzipien   271

4.2   Leitprinzipien   274
4.2.1   Sinn und Herkunft der Leitprinzipien   274
4.2.2   Berücksichtigung der Grundrechte   275
4.2.3   Öffentlicher Gesundheitsschutz   278
4.2.4   Besondere strafrechtliche Vorschriften   279

4.3   Bestimmungsgrößen der Arbeitsorganisation   281
4.3.1   Kreativität   281
4.3.2   Ökonomie und Ökologie   283
4.3.3   Koordination und Kooperation   286

4.4   Kernprinzipien   291
4.4.1   Mit den Gesetzen in Einklang handeln   291
4.4.2   Interagieren   297
4.4.3   Gefahren abwenden   302
4.4.4   Selbstermächtigung fördern   333
4.4.5   Diagnostizieren und Behandeln   336

Literatur   367

4

4.1   Bedeutung von Prinzipien für die professionelle Pflege

4.1.1   Sinn von Prinzipien
4.1.2   Ableitung und Aufbau der Prinzipien

Zentrale Inhalte
- Bedeutung und Herkunft der Prinzipien reflektieren und mit eigenen Beispielen illustrieren.
- Die verschiedenen Systematiken, die für die professionelle Pflege notwendig sind, zueinander in Beziehung setzen.

Schlüsselbegriffe
Prinzipien – Lebensqualität

4.1.1   Sinn von Prinzipien

Handlungsvielfalt

Jede Situation, in der Pflegekräfte mit einer oder mehreren anderen Personen zusammentreffen, ist einzigartig, neu und nicht wiederholbar (s. Abschn. 1.1). Außerdem treten Phänomene in einer Vielzahl von Ausprägungen auf (s. Abschn. 1.3). Die Bedeutungen, die die konkreten Erscheinungen für den Betroffenen haben, können genauso vielseitig sein und sich verändern, wie die konkreten Erscheinungen selbst. Es ist deshalb gar nicht möglich, das weitere Handeln exakt vorauszuplanen und in allen Einzelheiten festzulegen. Vielmehr existiert ein Orientierungsrahmen, der die Richtung des Handelns vorgibt, ohne seine Details zu bestimmen. Dadurch behält pflegerisches Handeln die erforderliche Flexibilität für aktuelle Abweichungen oder spontane Veränderungen.

Flexibles und kontinuierliches Handeln

Alle notwendigen Maßnahmen, etwa bei der Körperpflege oder der Ermittlung von Vitalwerten, werden nicht schematisch und routinemäßig »nach Plan« ausgeführt, sondern in Umfang, Dauer und Art situativ auf die jeweilige Individualität und das Befinden des Betroffenen abgestimmt.

Anpassung und Durchführung einer Maßnahme erfordern Leitlinien, die begründet und fundiert bewirken, dass die Wahrscheinlichkeit eines erfolgreichen Ergebnisses möglichst groß ist. Dies kann pflegerisches Handeln nur dann, wenn es angesichts der Fülle der konkreten Erscheinungen nicht nach Belieben agiert.

»

Ein ungeübter Beobachter wird nur die physische Arbeit sehen und oft den Eindruck bekommen, dass der (professionell Pflegende, d. Verf.) vor allem physische Arbeit leistet. In Wirklichkeit ist die physische Arbeit die geringste und leichteste seiner Aufgaben. Bei weitem der größte Teil ... besteht in sorgfältigem Beobachten und präzisem Denken
(Pirsig 1998, S. 163).

Deshalb geben pflegerische Prinzipien in jeder Situation die Richtung des Handelns vor. Sie bieten den wissenschaftlich fundierten Orientierungsrahmen und verhindern orientierungsloses oder zumindest ein unprofessionelles Handeln, das nur auf der eigenen Erfahrung basiert.

 Prinzipien.
Allgemeine Grundsätze der inhaltlichen und organisatorisch-methodischen Gestaltung einer pflegerischen Handlung. Prinzipien geben die Richtung des pflegerischen Handelns vor und nehmen dadurch Einfluss auf den gesamten Vorgang. Durch ihre Allgemeingültigkeit gelten sie unabhängig von den stets wechselnden Situationen (◨ s. Abb. 4.1).

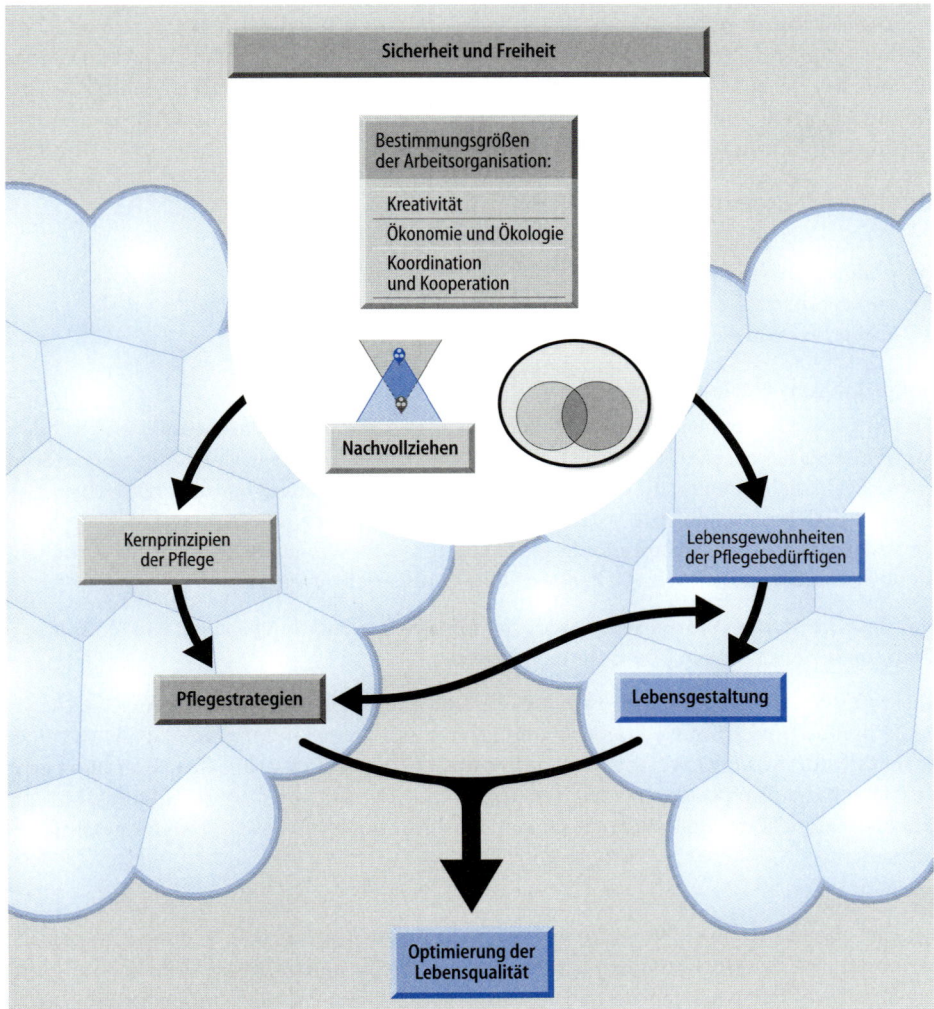

□ Abb. 4.1 **Der Einfluss pflegerischer Prinzipien auf die Gestaltung der Situation.** Alle Schritte des pflegerischen Handelns werden wesentlich durch die Prinzipien beeinflusst. Sie engen den Gestaltungsspielraum für das Zusammentreffen von professioneller Pflegekraft und Pflegebedürftigen ein, weil sie der Vielzahl beobachtbarer Phänomene Rahmenbedingungen entgegensetzen, die variables, nicht aber beliebiges Handeln ermöglichen.
Unter dem Einfluss der Prinzipien werden die Lebensgewohnheiten eines Betroffenen durch Pflegepersonen mithilfe der Pflegestrategien gestaltet. Diese Lebensgestaltung zielt bewusst auf die Veränderung der Ausgangslage ab und dient der Optimierung der Lebensqualität

4

Normativer Charakter
der Prinzipien

Im Gegensatz zu den deskriptiven Phänomenen sind Prinzipien normativ. Sie ermöglichen flexibles Handeln, ohne Details festzulegen. Mit ihrer Hilfe wird es möglich, gemäß der Situation, flexibel zu entscheiden und tätig zu sein. Prinzipien verhindern eindeutige Fehler. Dadurch sind sie eine wichtige Voraussetzung für professionelles Urteilsvermögen und verantwortungsbewusstes Handeln.

Quellen der Prinzipien

Die Herkunft der Prinzipien lässt sich in drei Bereiche aufteilen:
- philosophische Einstellungen,
- wissenschaftliche Fachkenntnisse und objektive Gesetzmäßigkeiten,
- Ziel professioneller Pflege.

Philosophische Einstellungen

Menschenbild, Werte

Philosophisch gewonnene Einstellungen hängen stark mit dem Menschenbild und mit den Werten einer Gesellschaft zusammen. Diese Werte haben sich über einen langen Zeitraum entwickelt, sind immer an die jeweilige Gesellschaft gebunden und damit veränderbar.

Sie existieren als konkrete Vorschriften, die z. B. die Würde oder Unverletzlichkeit einer Person festlegen. Sie bestehen allerdings auch in ungeschriebenen Regeln, die das Verhalten, Denken und Erleben oft viel stärker beeinflussen als geschriebene.

Handeln Sie so, dass Sie die Verantwortung für Ihre Entscheidungen und Ihre Maßnahmen sowie deren Folgen übernehmen können.

Verantwortung

Diese Konventionen beeinflussen die verschiedenen Aspekte der Verantwortung von Pflegekräften. Eine professionelle Pflegeperson übernimmt Verantwortung, sobald sie eine Entscheidung für ihr weiteres Handeln getroffen hat. Dieser unsichtbare Teil der Handlung geht dem sichtbaren Tätigwerden voraus. Erst dann folgt die Verantwortung für die Durchführung der Maßnahme. Prinzipien können so dem Missbrauch der Pflege für Fremdzwecke entgegenwirken.

> **Beispiel**
> Eine Pflegekraft, die davon erfahren würde, dass Test-Arzneimittel oder Prüfpräparate an Patienten ohne deren Kenntnis und Zustimmung verabreicht werden, würde sich fragen müssen, ob diese Prozedur mit dem Recht einer Person auf körperliche Unversehrtheit vereinbar ist.

Wissenschaftliche Fachkenntnisse und objektive Gesetzmäßigkeiten

Bezugswissenschaften
professioneller Pflege

Die Fachkenntnisse, die aus den Bezugswissenschaften professioneller Pflege stammen, sind zahlreich und unterliegen einem schnelleren Wandel als die langfristigen, philosophisch geprägten Haltungen. Dennoch lassen sich unabhängig von aktuellen Neuerungen prinzipielle Aussagen ableiten.

> **Beispiel**

Prinzipielle Aussagen

> So gibt es im Bereich der Medizin immer wieder neue Erkenntnisse über die Wirkungsweisen des Blutkreislaufs und die Funktion der Blutgerinnung. Sie ändern aber nichts daran, dass bei einer heftigen Blutung prinzipiell, also grundsätzlich, eine Blutstillung durchzuführen ist.

Eine objektive Gesetzmäßigkeit besteht z. B. darin, dass man ohne verfügbares Material bestimmte Handlungen nicht durchführen kann.

> **Beispiel**
> Wenn es an bestimmten Lagerungsmitteln fehlt und sich auch keine zusätzliche beschaffen lassen, wird man auf Hilfskonstruktionen zurückgreifen müssen.

Das Ziel professioneller Pflege

Eine allgemein menschliche Erfahrung besagt, dass sich Anfangs- und Endzustand einer Situation voneinander unterscheiden. Ebenso unterschiedlich ist die Lebenslage, also der Informationsstand, das Befinden, die körperliche Verfassung und andere Faktoren der Beteiligten nach einem längeren Zeitraum: Innerhalb von Tagen oder Wochen stellt sich normalerweise eine Reihe von Veränderungen ein.

Die wesentliche Aufgabe einer professionellen Pflegekraft besteht darin, die Lage des Betroffenen aktiv und nachhaltig zu verändern oder zu deren Änderung beizutragen. Der Zweck allen pflegerischen Handelns liegt in der Aufgabe, bewusst an der Veränderung der Ausgangslage zu arbeiten. Die Richtung dieser Veränderung ist als Optimierung der Lebensqualität zu bezeichnen (s. Abschn. 1.4 – Prozess des professionellen pflegerischen Handelns).

Der Begriff »Lebensqualität«

Der Begriff der Lebensqualität besitzt eine Vielzahl von Bedeutungen, denn eine allgemeingültige Definition der Lebensqualität existiert nicht, und das, was eine gute oder weniger gute Lebensqualität ausmacht, ist immer nur im Einzelfall zu bestimmen. Deshalb ist Lebensqualität ein neutraler Begriff. Sie bedeutet für jeden Menschen etwas anderes und unterliegt ebenso wie die Person einem Wandel innerhalb der Lebensspanne.

Im Wesentlichen hängt die Lebensqualität von folgenden Faktoren ab, von:

- der Kultur, in der eine Person lebt und in der sie verwurzelt ist. Eine von westlichen Einflüssen geprägte Frau ist selbstständiger und emanzipierter, als eine streng islamisch erzogene Frau.
- dem Alter einer Person. Dies zeigt sich u. a. in der Art der Zuwendung, die sie in verschiedenen Lebensphasen benötigt, und anhand der Distanz, die sie einzunehmen wünscht.
- dem Stand der gesellschaftlichen Entwicklung, also von den Entfaltungsmöglichkeiten und Begrenzungen, die eine Gesellschaft ihren Mitgliedern bietet. Phasen der Massenarbeitslosigkeit etwa konfrontieren viele Menschen mit bestimmten Einschränkungen.
- dem Befinden einer Person, also in erster Linie von ihren täglichen Freuden und Belastungen oder von ihrem Gesundheitszustand.

Jede Person entwickelt ihre individuellen Lebensgewohnheiten. Sie übt auf die ihr eigene Art und Weise täglich Handlungen aus, mit denen sie die Gegenwart bewältigt, auf die Zukunft hin arbeitet und mit der Vergangenheit umgeht. Dazu gehören sämtliche Aktivitäten vom Aufstehen bis zum Schlafengehen: Körperpflege und Bekleidung, Ernährung und Ausscheidung, Haushaltsführung und Erwerbsarbeit, Sport und Spiel und dergleichen mehr.

Es sind Gewohnheiten, die sich teils unbewusst einstellen, teils nachgeahmt werden, teils durch einen bewussten Lernvorgang entstehen. Wie die Phänomene entsprechen auch die Lebensgewohnheiten dem **Selbstverständnis** einer Person.

Der Begriff »Lebensgewohnheiten« ist deutlich weiter gefasst als das in der Sozialpsychologie verbreitete »Coping«. »Coping« bezeichnet die Bewältigungsstrategien, die den Umgang mit belastenden Situationen oder Lebensphasen ermöglichen. Lebensgewohnheiten beziehen sich ausdrücklich auf die Summe aller Aktivitäten, die eine Person zur Bewältigung ihres gesamten Lebens ausübt, also auch die herkömmlichen Strategien zur Bewerkstelligung des Alltags.

Normalerweise macht sich der Einzelne über seine Lebensqualität keine Gedanken. Meistens wird erst der Verlust oder die Einbuße von Lebensqualität wahrgenommen, also die Abweichung der Lebensweise von dem, was der Betroffene als förderlich oder zuträglich betrachtet. Professionelle Pflegepersonen können Defizite erkennen, wenn sie feststellen, dass zwi-

---

Marginalien:

Prinzipieller Charakter der Situation

Einfluss

Lebensgewohnheiten

Abgrenzung vom Begriff »Coping«

Normalität

schen konkreter Erscheinung und Orientierungspunkt des Betroffenen eine Diskrepanz besteht (s. Abschn. 1.3).

Lebensqualität ist immer nur an einzelnen Beispielen zu ermitteln. Hoffnung, Unabhängigkeit von der Hilfe anderer oder Mitmenschlichkeit sind entscheidende Wirkungen, die professionelles pflegerisches Handeln in diesem Zusammenhang entfalten kann.

Optimierung der Lebensqualität

Optimierung der Lebensqualität bedeutet letztlich das jeweils Bestmögliche für den Pflegebedürftigen zu bewirken. Dem Begriff Optimierung wurde der Vorzug vor dem Wiederherstellen gegeben, weil er den Prozesscharakter pflegerischen Handelns zum Ausdruck bringt. Wiederherstellen dagegen würde bedeuten, dass Lebensqualität in unterschiedlichem Ausmaß vorhanden gewesen ist.

Optimum als Utopie

Tatsächlich gibt es nur ein einziges objektives Verfahren, um zu beweisen, dass Lebewesen, in bestimmte Bedingungen versetzt, eine geringere Aussicht auf längeres Leben haben als andere, nämlich zu zeigen, dass die Mehrzahl von ihnen wirklich nur kürzere Zeit lebt
(Durkheim 1984, S. 146).

Professioneller Umgang mit Lebensgewohnheiten

Lebensgewohnheiten und Lebensgestaltung

Lebensqualität existiert in vielen Ausprägungen, und ihr Optimum ist niemals allgemeingültig zu bestimmen, sondern immer nur für einen bestimmten Menschen in seiner Lebenssituation. Es gibt nichts, was allen Menschen als gleichermaßen qualitativ hochwertig gilt.

> **Aufgaben**
>
> Verfolgen Sie bitte die gegenwärtige Diskussion um die Qualität pflegerischer Versorgung in Krankenhäusern oder Altenheimen. Sie ist zum großen Teil an Bestimmungsgrößen der Organisationsentwicklung orientiert, also auch an reibungslosen Arbeitsabläufen. Sie versucht durch Standardisierungen von Pflegemaßnahmen pflegerisches Handeln möglichst leicht auf viele Pflegebedürftige übertragbar zu machen. Standards bewirken eine unabhängig von den Bedürfnissen einzelner Personen bestehende Normierung.

Eine professionelle Pflegekraft hat drei Möglichkeiten, mit den Lebensgewohnheiten einer Person umzugehen:
- Sie akzeptiert die Vorstellungen des Betroffenen und belässt sie unkommentiert.
- Sie klärt den Betroffenen darüber auf, dass es andere Formen von Lebensqualität gibt.
- Sie bestimmt über den Willen des Betroffenen hinweg, was für ihn richtig ist.

Je nach Situation kann eine dieser Möglichkeiten richtig und sinnvoll sein.

Grundsätzlich greift eine professionelle Pflegekraft durch ihr Handeln als Gegenüber, Vermittler oder Stellvertreter in die Lebensgewohnheiten des Pflegebedürftigen ein, denn ihre persönlichen Vorstellungen treffen auf die Auffassung einer anderen Person. Dies bewirkt eine Entwicklung oder Veränderung des Betroffenen, weil es zu den beruflichen Aufgaben professioneller Pflege gehört, die Ausgangslage zu verändern und die Lebensqualität zu verbessern.

Die Handlungen der professionellen Pflegekraft engen die Handlungsmöglichkeiten des Betroffenen ein, denn die Prinzipien geben die Richtung des Handelns vor. Im Extremfall müssen gefährdende oder gesundheitsschädigende Handlungen sogar unterbunden werden.

Es ist immer davon auszugehen, dass die Lebensgewohnheiten um so festgefügter sind, je älter eine Person ist.

Beschreibung der Prinzipien

Lebensqualität besteht aus vielen Mosaiksteinchen, die in den folgenden Abschnitten bzgl. der Prinzipien im Einzelnen erläutert werden. Die vollständige Bedeutung der Lebensqualität erschließt sich erst allmählich.

4.1.2 Ableitung und Aufbau der Prinzipien

Hierarchie der Prinzipien
- Leitprinzipien (s. Abschn. 4.2)
  - Sicherheit und Freiheit
- Bestimmungsgrößen der Arbeitsorganisation (s. Abschn. 4.3)
  - Kreativität
  - Ökonomie und Ökologie
  - Koordination und Kooperation
- Kernprinzipien (s. Abschn. 4.4)
  - Mit den Gesetzen in Einklang handeln
  - Interagieren
  - Gefahren abwenden
  - Selbstermächtigung fördern
  - Diagnostizieren und Behandeln

Bei der Gliederung der Prinzipien stehen diejenigen am Anfang, die der Situation am fernsten sind. Alle nachfolgenden Prinzipien kommen der einzelnen Situation näher, stellen also die Richtung pflegerischen Handelns konkreter dar.

Begründung
der Reihenfolge

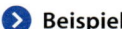 **Beispiel**

So ist z. B. die Würde des Menschen nicht nur im Bereich der Pflege, sondern in vielen anderen Situationen und von vielen anderen Berufen im Rahmen ihres professionellen Handelns zu wahren. Hygienisches Arbeiten im Rahmen der Gefahrenvermeidung ist dagegen für die Berufsgruppe Pflege bedeutsam.

Leitprinzipien

Sicherheit und Freiheit sind die höchsten, ethisch-moralisch entwickelten und gestützten Prinzipien. Sie dominieren die übrigen Prinzipien und wirken auf sie ein. Das Kernprinzip »Gefahren abwenden« z. B. ergibt sich aus den Leitprinzipien Sicherheit und Freiheit, denn: Einen anderen Menschen vor negativen Einflüssen oder Entwicklungen zu schützen, bedeutet, dem übergeordneten Prinzip der Sicherheit einer Person konkreten Ausdruck zu verleihen.

Prinzipien der Arbeitsorganisation

Eine professionelle Pflegekraft muss die erforderlichen Arbeitsabläufe planen. Hierbei nimmt sie Rücksicht auf ihr eigenes Leistungsvermögen und verfügbare Hilfen. Sie weiß außerdem, dass ihre Fähigkeit, den Arbeitsablauf reibungslos zu steuern, ständig den Einflüssen anderer Berufsgruppen ausgesetzt ist, die sich ebenfalls mit der Betreuung des Pflegebedürftigen befassen. Deshalb müssen sich viele Abläufe an berufsübergreifenden Erfordernissen orientieren oder als zusätzliche Aufgaben berücksichtigt werden, wie es z. B. bei der ärztlichen Visite der Fall ist.

Dennoch treten immer wieder unvorhergesehene Ereignisse ein, und ein noch so gut strukturierter Arbeitsablauf kann durch Störungen verschoben oder unterbrochen werden oder ganz und gar zum Erliegen kommen. Dies ist ein immer wieder auftretender normaler Vorgang, ausgelöst durch eine arbeitsteilig organisierte Gesundheitsversorgung.

4

Kreativität

Kreativität heißt in diesem Zusammenhang, bei aller vorhandenen Routine
- ungewöhnliche Wege und Lösungen zu berücksichtigen,
- Einflüsse aus ungewohnten Quellen zu akzeptieren,
- der eigenen Intuition zu folgen.

Kreative Lösungen können in den Erfahrungsschatz und die dadurch flexible Routine aufgenommen werden.

> **Beispiel**
> Ohne Kreativität wäre wohl niemand auf die Idee gekommen, einen mit Wasser gefüllten Latexhandschuh zur Druckentlastung der Ferse zu verwenden.

Ökonomie und Ökologie

Der gezielte Einsatz der eigenen Kräfte und die sparsame, bewusste Verwendung des Materials sind wesentliche Bestandteile professionellen pflegerischen Handelns.

Es ist wichtig, die persönlichen Energien sinnvoll einzusetzen, zu verteilen und zu regenerieren, um den Ansprüchen des Pflegeberufs dauerhaft gerecht werden zu können. Außerdem ist es notwendig, die Umwelt durch konzentrierten Einsatz von Hilfsmitteln zu schonen und die Kassen der Sozialversicherungsträger nicht durch Verschwendung zu belasten.

> **Beispiel**
> Die unbedachte Handhabung sterilen Materials kann dazu führen, dass man sie vor ihrer fachgerechten Anwendung versehentlich kontaminiert und unbrauchbar macht.

Koordination und Kooperation

Eine professionelle Pflegekraft gehört einer komplexen sozialen Einrichtung an, die den gesellschaftlichen Auftrag hat, Gesundheitsschäden zu beheben oder im Falle der Hilfsbedürftigkeit Unterstützung zu bieten. Durch ihr vertraglich geregeltes Arbeitsverhältnis ist sie verpflichtet, institutionelle und interdisziplinäre Teamanstrengungen aktiv zu unterstützen. Für die freiberufliche Ausübung des Pflegeberufs gelten entsprechend ähnliche Vorgaben.

Kernprinzipien

Von allen Prinzipien sind die Kernprinzipien der Situation am nächsten. Sie geben deutlich die Richtung des Handelns vor, ohne Maßnahmen bis ins Detail festzulegen. Die Reihenfolge ihrer Aufzählung hat eine – wenn auch nicht ganz strenge – hierarchische Struktur.

Mit den Gesetzen in Einklang handeln

Rechtliche Vorschriften finden sich bereits dort, wo es um die Leitprinzipien Sicherheit und Freiheit geht, die sich aus den ethisch-moralischen Wertvorstellungen von der Unverletzlichkeit der Person ableiten lassen. Viele weitere juristische Einflüsse gestalten das Zusammentreffen von Pflegebedürftigem und Pflegekraft, indem sie ihre Handlungen sichern, schützen und begrenzen. Oft geschieht dies in Form von Verboten.

> **Beispiel**
> Es ist einer professionellen Pflegekraft z. B. nicht erlaubt, unbefugt Informationen über die ihr anvertrauten Menschen an Dritte weiterzugeben.

Interagieren

Interagieren findet grundsätzlich in jeder Situation statt, denn es beinhaltet bereits die Wahrnehmung und das Nachvollziehen von Phänomenen. Es erstreckt sich darüber hinaus auf die Kommunikation mit den Pflegebedürftigen, mit Angehörigen oder Mitgliedern des therapeutischen Teams. All diese Personen sind durch wechselseitige Abhängigkeiten, direkte und indirekte Wirkungen miteinander verbunden. Deshalb findet Interaktion zwangsläufig statt.

> **Beispiel**
> Prinzipien sorgen für die Qualität der Interaktion. Sie geben z. B. an, wie im Gespräch eine verbale Rückmeldung der Pflegekraft über Aussagen von Betroffenen beschaffen sein muss, um zu signalisieren, dass und wie man sie verstanden hat.

Das Abwenden von Gefahren nimmt einen hohen Rang innerhalb der Kernprinzipien ein, sofern es um lebensbedrohliche Entwicklungen geht, wie etwa bei einem Herzstillstand, bei dem sofort Hilfe zur Lebenserhaltung einsetzen muss. Der Begriff Gefahren ist aber noch weiter zu fassen und auch auf Beeinträchtigungen zu beziehen, die als Folge von Pflegebedürftigkeit oder Krankheit auftreten können. In Tabelle 1.1 sind diese Beeinträchtigungen als zusätzliche Diskrepanzen zwischen Orientierungspunkt und konkreter Erscheinung definiert.

Gefahren abwenden

> **Beispiel**
> Eine Person kann infolge von Bettlägerigkeit in ihren sozialen Kontakten eingeschränkt sein: in ihren Fähigkeiten, sich Informationen zu beschaffen, ihren Beschäftigungen nachzugehen sowie in anderen Bereichen. Hier ist es erforderlich die Lage des Betroffenen zu erschließen und für Abhilfe zu sorgen, möglichst bevor es zu negativen Folgen kommt. Dies ist die vorbeugende, also prophylaktische Funktion einer professionellen, von Prinzipien geleiteten Pflege.

Prinzipiengeleitetes Pflegen hat immer vorbeugenden, also prophylaktischen Charakter.

Der Begriff Prophylaxe wird in der Pflege immer in einer engen, an pathophysiologischen Mechanismen ausgerichteten Bedeutung verwendet. Er reduziert Menschen dadurch auf primär körperlich ablaufende Vorgänge, wie die drohende Entstehung von Komplikationen. Seelische, geistige und psychische Prozesse bezieht er nur nachrangig ein.

Die Information und Anleitung von Pflegebedürftigen und Angehörigen fördert Kompetenzen und erleichtert den Umgang mit Krankheiten und bleibenden Beeinträchtigungen. Entsprechende Maßnahmen tragen dazu bei unnötige Abhängigkeiten zu vermindern.

Selbstermächtigung fördern

Das Wort **Selbstermächtigung** drückt aus, dass die Entwicklung der entsprechenden Fähigkeiten letztlich auf dem Willen und dem Vermögen von Pflegebedürftigen und Angehörigen beruht. Eine professionelle Pflegeperson kann diese Aufgabe nicht für den Betroffenen übernehmen, sie kann ihn lediglich dabei unterstützen.

Die Begriffe Diagnostizieren und Behandeln erinnern auf den ersten Blick an ärztliche Tätigkeiten. Da diese beiden Kernprinzipien jedoch einen großen Teil pflegerischen Handelns beinhalten, werden auch sie in diesem Zusammenhang dargestellt.

Diagnostizieren und Behandeln

Ineinandergreifen der Prinzipien

Alle Prinzipien sind in jeder Situation von Bedeutung. Sie müssen aber in unterschiedlichem Ausmaß berücksichtigt werden. Eine Hierarchie der Prinzipien muss also von der Pflegekraft in jeder Situation neu definiert werden, wobei die Priorität der einzelnen Prinzipien abzuwägen sind.

> **Beispiel**
> Bei einer lebensbedrohlichen Blutung hat die Abwendung der Gefahr durch die Blutstillung den Vorrang vor der Beachtung der Hygiene. Zur Blutstillung kann in diesem Fall auch ein verschmutzter Stoff dienen.

Eine Sichtweise, die alle Kategorien der Person berücksichtigt und in prinzipielle Handlungsanleitungen sowie Strategien umzusetzen versteht, muss erst noch voll entwickelt werden. Die gemeinsame Betrachtung von Prinzipien und den untereinander bestehenden Wechselwirkungen trägt dazu bei. So können Kommunikation und Interaktion einem Pflegebedürftigen geistige Anregungen geben, ihn umgekehrt vor »geistiger Verarmung« bewahren und letztlich eine positive Wirkung auf seine psychische und körperliche Verfassung haben.

Eine professionelle Pflegekraft muss immer in mehreren Systematiken denken und ihr Handeln sowohl voraussehen als auch reflektieren können. Die zwei in diesem Buch verwendeten Ordnungsschemata sind:

- 1. die Beschreibung menschlicher Erscheinungen anhand der sieben komplexen Phänomene und der unter ihnen bestehenden Verbindungen (s. Kap. 3),
- 2. die Gliederung der Pflegestrategien, also der Handlungsfolgen, in acht Bereiche (s. Abschn. 5.2).

Die Prinzipien stellen das Bindeglied zwischen der Beobachtung und der Handlung dar und verwenden deshalb Elemente aus beiden anderen Gliederungen. Sie zeigen die zu berücksichtigenden Handlungsgrundsätze.

4.2   Leitprinzipien

4.2.1   Sinn und Herkunft der Leitprinzipien
4.2.2   Berücksichtigung der Grundrechte
4.2.3   Öffentlicher Gesundheitsschutz
4.2.4   Besondere strafrechtliche Vorschriften

4.2.1   Sinn und Herkunft der Leitprinzipien

Beachtung von Werten

Die Tatsache auf Pflege durch Berufspersonen angewiesen zu sein, bewirkt stets ein **Abhängigkeitsverhältnis** und macht den Betroffenen dadurch verletzlich. Diese Verletzlichkeit wird noch verstärkt durch die Tatsache, dass er als Einzelperson einem Team oder einer hierarchisch strukturierten Gruppe gegenübersteht. Deshalb verpflichten die Leitprinzipien Sicherheit und Freiheit jede Pflegeperson zur Einhaltung bestimmter Werte im beruflichen Alltag.

Quellen

Die Leitprinzipien entstammen ethisch-moralischen Positionen und haben als oberstes Ziel die **Wahrung der Unversehrtheit und Würde des Pflegebedürftigen**. Um dieses Ziel zu verwirklichen, kann die Bereitschaft erforderlich werden, eigene Risiken einzugehen oder gar Opfer auf sich zu nehmen. Wenn man z. B. aus moralischer Überzeugung passive Sterbehilfe ablehnt und beruflich verweigert, kann dies berufliche Konsequenzen bis hin zum Verlust des Arbeitsplatzes haben.

Berufliches Handeln ist nicht nur als Anpassung an bestehende Standards und Erwartungen zu verstehen, sondern auch als Möglichkeit, eigene berufliche Ziele und moralische Vorstellungen umzusetzen und zu verwirklichen.

Polarität von Sicherheit und Freiheit

Beide Leitprinzipien sind nicht voneinander zu trennen. Möglicherweise entsteht dadurch ein latentes oder offenkundiges Spannungsverhältnis. Dies lässt sich an folgenden Beispielen veranschaulichen:

> **Beispiele**
> Wenn ein Betroffener die weitere medizinische Behandlung ablehnt und auf eigenen Wunsch aus dem Krankenhaus entlassen werden will, darf man ihm dies unter normalen Umständen nicht verwehren. Man kann es ihm nur dann verweigern, wenn er z. B. eine ansteckende Krankheit hat, die für andere Menschen ein Risiko darstellt. In diesem Fall muss man die Freiheit eines einzelnen Menschen einschränken, um Sicherheit für andere zu gewährleisten.

Dasselbe gilt für die Fixierung und Medikation eines Menschen, der sich in selbstzerstörerischer Absicht schwere körperliche Schäden zufügen könnte. Um die unmittelbare Lebensbedrohung abzuwenden und dadurch seine Sicherheit zu gewährleisten, muss man vorübergehend freiheitsbeschränkende Maßnahmen anwenden.

Normalerweise findet Pflege im Einvernehmen mit dem Betroffenen statt. Jegliche Verweigerung ist zu respektieren und ernst zu nehmen. Sie deutet auf eine Störung der Beziehung des Pflegebedürftigen zu den Mitgliedern des therapeutischen Teams hin. Womöglich nimmt der Betroffene die Pflege als schädlich wahr oder er besitzt keine oder nur mangelnde Krankheitseinsicht. Gegen den Willen eines Menschen darf man jedoch nur aus den oben erwähnten Gründen handeln.

Pflege bei Verweigerung

Alle Pflegeperson haben selbstverständlich ebenfalls Anspruch darauf, respektiert zu werden. Deshalb sind sie zumindest berechtigt, Gewalt abzuwehren, die durch Pflegebedürftige an ihnen ausgeübt wird.

4.2.2 Berücksichtigung der Grundrechte

Die Bundesrepublik Deutschland ist ein sozialer Rechtsstaat. Das heißt, dass jeder Staatsbürger Rechte und Pflichten hat. Das bedeutet aber auch, dass sich die Gesellschaft dazu verpflichtet, jedes ihrer Mitglieder zu unterstützen, wenn es in Not gerät. Beide Ausrichtungen sind im Grundgesetz (GG), der Verfassung der Bundesrepublik Deutschland, festgelegt. Es gewährleistet allen Bürgern **unverletzliche und unveräußerliche Menschenrechte**. Die Art. 1–20 GG regeln die einzelnen **Grundrechte**.

Verfassungsmäßige Garantie

> **Beispiel**
> Zu den Grundrechten gehören das Recht auf freie Entfaltung der Persönlichkeit, auf Leben und körperliche Unversehrtheit sowie die Unverletzlichkeit der Freiheit einer Person. Weitere wichtige Grundrechte sind die Glaubens-, Gewissens- und Religionsfreiheit, der Schutz von Ehe und Familie, die Wahrung des Briefgeheimnisses, die Unverletzlichkeit der Wohnung und das Recht auf Eigentum.

Grundrechte

Die Grundrechte stehen jeder Person zu und sind in Art. 1 GG als »**Würde des Menschen**« formuliert, die unantastbar ist. So stellt das Grundgesetz den Rahmen für jedes pflegerische Handeln dar: Die Würde des Menschen ist in jedem Fall zu achten. Nur die Wahrung der Sicherheit einer Person oder die ihrer Mitmenschen kann einen Eingriff in die persönliche Entfaltungsfreiheit einer Person rechtfertigen.

Konsequenzen für die professionelle Pflege

Obiges gilt nicht nur für Handlungen, die per Gesetz unter Strafe gestellt sind, wie etwa die Körperverletzung, sondern genauso für jede alltägliche Handlung. Professionelle Pflegekräfte müssen die Würde jedes Menschen wahren, ob es um die notwendige Entblößung seines Körpers geht oder darum, im Privateigentum eines Pflegebedürftigen etwas unaufgefordert zu suchen. Bei allen pflegerischen Handlungen sind nicht nur gute Umgangsformen erforderlich, denn man kann auch auf höfliche Art einen anderen bevormunden. Vielmehr geht es dabei um eine grundsätzliche **berufsständische Einstellung der Rücksichtnahme**. Jede Anwendung von Gewalt verbietet sich in diesem Zusammenhang von selbst.

Das uneinsichtige oder selbstzerstörerische Verhalten von Pflegebedürftigen darf man nur insofern unterbinden, als man es nicht unterstützt. Auch hier gilt, dass jede Zwangs-

Grenzen der Intervention

4

maßnahme einen Übergriff darstellt, der nicht gerechtfertigt ist, es sei denn, der Pflegebedürftige ist direkt vital bedroht.

> **Beispiel**
> Es kann sein, dass ein uneinsichtiger Diabetiker Zucker in seinen Kaffee verlangt. Die Pflegekraft verweigert ihm dies, weil sie für seine Sicherheit verantwortlich ist. Der Diabetiker lässt sich daraufhin den Zucker von einem Angehörigen bringen. Die Verwendung dieses Zuckers ist seine freie Entscheidung. Wegnehmen darf die Pflegekraft ihm das Süßungsmittel nicht, weil dies einen Übergriff in sein Recht auf persönliche Freiheit und sein Recht auf Eigentum darstellt. Die Aufgabe der Pflegeperson besteht in diesem Fall primär darin, dem Betroffenen im Gespräch zur Einsicht zu verhelfen.

Gesetzliche Rahmenbedingungen

Selbstbestimmungsrecht

Zugespitzt lässt sich das Selbstbestimmungsrecht einer Person anhand der strafrechtlichen Regelung der »Tötung auf Verlangen« darstellen. Das Strafgesetzbuch (StGB) sieht keine Bestrafung dafür vor, einem Menschen ein Mittel zur Selbsttötung zu beschaffen. Demgegenüber steht jedoch die eindeutige Straftat gemäß § 216 StGB, wonach die Verabreichung eines tödlich wirkenden Giftes auch dann eine Straftat ist, wenn sie dem Willen des Opfers entspricht. Das eigene selbstzerstörerische Verhalten unterliegt der freien Entscheidung eines Menschen; der aktive Beitrag zur Tötung ist dagegen eine Straftat.

Dies ist gerade darum so wichtig, weil Sicherheit und Freiheit eine gleichrangige Bedeutung haben. Zur Wahrung der Sicherheit lässt es sich nicht vermeiden, in bestimmten Situationen in die persönliche Freiheit eines Menschen einzugreifen. Trotzdem muss bei einem derartigen Übergriff die Würde dieses Menschen so weit wie möglich gewahrt bleiben.

Eingriffe in die persönliche Freiheit

> **Beispiel**
> »Wieso sagst du fixiert?« fragt die Pflegekraft, »der Patient ist doch nicht festgebunden.« – und macht dabei die Bettgitter hoch.

Grundsätzlich ist jeder Eingriff in die persönliche Freiheit im Sinne einer Zwangsmaßnahme nicht zulässig und nur unter Beachtung gesetzlicher Grundlagen gerechtfertigt. Besonders schwierig ist dies, wenn es um die Einschränkung der Bewegungsfreiheit geht, denn Freiheitsberaubung ist eine Straftat (§ 239 StGB). Dieser Tatbestand liegt nicht nur dann vor, wenn ein Mensch räumlich seiner Freiheit beraubt, also fixiert, oder eingesperrt wird, sondern auch dann, wenn man ihn medikamentös oder mittels psychischem Druck am Weggehen hindert.

Rechtliche Grundlagen

Zulässig ist eine Fixierung immer dann, wenn eine schriftliche Einwilligung des Betroffenen vorliegt. Ein Pflegebedürftiger kann durchaus wünschen, dass man ein Bettgitter anbringt, weil er sich dann vor dem Herausfallen sicher fühlt. Die Einschränkung der Freiheit rechtfertigt sich auch beim Vorliegen einer Fremdgefährdung durch die §§ 32 und 34 StGB. Sie regeln die rechtfertigende **Notwehr**, also die eigene Gefährdung, und den rechtfertigenden **Notstand**, also die Gefährdung Dritter.

Die zwangsweise Unterbringung eines Menschen in einer Einrichtung der Psychiatrie muss laut **Unterbringungsgesetzen der Länder** richterlich genehmigt sein. So kann ein fremdaggressiver Bürger im Notfall aufgrund einer ärztlichen Anordnung zwangseingewiesen werden. Es ist jedoch innerhalb der gesetzlich vorgeschriebenen Frist, die normalerweise zwischen einem und drei Tagen liegt, eine richterliche Genehmigung einzuholen. Auch das **Betreuungsgesetz** sieht einen richterlichen Beschluss vor, damit ein Mensch, der nicht mehr in der Lage ist, seine Angelegenheiten ausreichend zu besorgen, in ein Krankenhaus zur Behandlung oder in ein Pflegeheim eingewiesen werden kann.

Um die Ausbreitung von Seuchen zu verhindern, beschneidet das **Infektionsschutzgesetz** die Freizügigkeit von Personen, die wegen bestimmter ansteckender Krankheiten isoliert untergebracht werden müssen.

Damit Pflegebedürftige selbst zu ihrer Sicherheit beitragen können, ist es zumindest erforderlich, ihre **Einsicht** zu gewinnen. Dies geschieht in Gesprächen mit dem behandelnden Arzt, durch Beratung oder Schulung, und ist von professionellem Pflegepersonal generell zu fördern und zu ergänzen. Die Voraussetzung hierfür besteht darin, dass Pflegekräfte über den Wissensstand des Pflegebedürftigen informiert sind, um einvernehmlich handeln zu können. Dies betrifft z. B. die Einhaltung einer Diät und die Anwendung der krankengymnastischen Strategien, etwa beim Aufstehen aus dem Bett nach einer Wirbelsäulenoperation.

Kinder und Jugendliche stehen unter dem Schutz ihrer Eltern oder Erziehungsberechtigten. Mit der Vollendung des 18. Lebensjahres, also dem Erlangen der **Volljährigkeit** und damit auch der **vollen Geschäftsfähigkeit**, sind sie in der Lage, ihre Angelegenheiten selbst zu erledigen.

Selbstermächtigung Pflegebedürftiger

Kann ein Volljähriger jedoch aufgrund einer psychischen Krankheit oder einer körperlichen, geistigen oder »seelischen« Behinderung seine Angelegenheiten nicht mehr oder nur noch teilweise besorgen, so bestellt das Vormundschaftsgericht auf seinen Antrag oder von Amts wegen einen ehrenamtlichen Betreuer. Dieser hat nach dem **Betreuungsgesetz** (§ 1896ff BGB) die Angelegenheiten des Betreuten so zu besorgen, wie es dessen Wohl entspricht. Dazu gehört auch die Möglichkeit, im Rahmen der Fähigkeiten des Betreuten sein Leben nach eigenen Wünschen und Vorstellungen zu gestalten.

Betreuungsrecht

Betreuung bedeutet in diesem Zusammenhang **rechtliche Vertretung** und nicht etwa Versorgung und Hilfestellung im täglichen Leben. Der Betreuer kann in den Aufgabenkreisen, für die er durch den Gerichtsbeschluss bestellt wurde, frei zum Wohl des Betreuten entscheiden. Es gibt aber Bereiche, in denen die Entscheidung des Betreuers der vormundschaftsgerichtlichen Genehmigung bedarf.

> **Beispiel**
> Dazu gehört z. B. die Kündigung von Mietverhältnissen oder die Durchführung ärztlicher Maßnahmen. Letzteres gilt besonders dann, wenn die begründete Gefahr besteht, dass der Betreute aufgrund der Maßnahme stirbt oder einen schweren und länger dauernden gesundheitlichen Schaden erleidet.

Gemäß § 1906 BGB kann ein Betreuter grundsätzlich mit vormundschaftsgerichtlicher Genehmigung untergebracht werden. Entsprechend ist die Durchführung unterbringungsähnlicher Maßnahmen zulässig. Ohne Genehmigung des Vormundschaftsgerichts erfüllen diese Maßnahmen den Straftatbestand der Freiheitsberaubung (§ 239 StGB), sofern man sie regelmäßig oder über einen längeren Zeitraum einsetzt. **Unterbringung** bedeutet eine mit Freiheitsentziehung verbundene Einweisung einer Person gegen oder ohne ihren Willen in eine geschlossene Anstalt. Unter die **unterbringungsähnlichen Maßnahmen** fallen mechanische Vorrichtungen aller Art, aber auch Medikamente, die eingesetzt werden, um den Betreuten daran zu hindern, seinen Aufenthaltsort selbstständig und willkürlich zu wechseln.

Maßnahmen der Unterbringung

Persönlichkeitsrechte Sterbender

Die Würde eines Menschen ist auch in der letzten Lebensphase zu achten. Die Entwicklung der Medizintechnik ist möglicherweise mit einer »intensivmedizinischen Lebensverlängerung« verbunden, die dazu geführt hat, dass viele Menschen lebensverlängernde Maßnahmen ausdrücklich ablehnen. Nach den Richtlinien der Bundesärztekammer muss der Arzt bei einwilligungsfähigen »Patienten« den aktuell geäußerten Willen des Betroffenen beach-

4

ten, sofern er angemessen aufgeklärt wurde. Er muss dies auch dann tun, wenn sich dieser Wille nicht mit den aus ärztlicher Sicht gebotenen Maßnahmen deckt.

Patientenverfügungen

Die Entscheidung, eine Behandlung abzubrechen, wird ein ärztliches Problem, wenn Sterbende diesen Willen zwar irgendwann geäußert haben, ihn aber in der aktuellen Situation nicht mehr äußern können, weil sie z. B. bewusstlos sind. Es gilt dann der mutmaßliche Wille des Betroffenen. Dieser muss nachweisbar, also vor Zeugen geäußert worden oder, noch besser, schriftlich vorhanden sein. Eine schriftliche »Patientenverfügung« ist deshalb ein wirksames Hilfsmittel für die ärztliche Entscheidung. Sie ist allerdings durch den Betroffenen regelmäßig zu erneuern, um den Fortbestand seiner Auffassung zu dokumentieren.

Testamentarische Verfügungen

Da das Grundgesetz jedem Menschen den freien Entschluss zusichert, über seinen Besitz auch über den Tod hinaus zu verfügen, ist einem Pflegebedürftigen grundsätzlich die Abfassung eines Testaments zu ermöglichen. Grundsätzlich gilt jedoch immer die Testierfähigkeit als notwendige Voraussetzung. Ein **notariell erstelltes Testament** wird von einem öffentlich bestellten Notar verfasst, den man zu diesem Zweck auch nach Hause oder in eine Pflegeeinrichtung rufen kann. Ein **selbst verfasstes Testament** ist nur unter folgenden Voraussetzungen rechtsgültig:

Voraussetzungen der Rechtsgültigkeit

- eigenhändiges Verfassen durch den Betroffenen,
- handschriftliche Form,
- Dokumentation von Datum und Unterschrift.

Besteht die dringende Annahme, dass zur Errichtung eines ordentlichen Testaments keine Zeit mehr zur Verfügung steht, kann ein Testament als **Dreizeugentestament**, wegen außerordentlicher Umstände, errichtet werden. Dies ist etwa dann der Fall, wenn sich eine Person kurz vor ihrem Tod zur Abfassung entschließt, ohne dass sie selbst noch dazu fähig wäre. Werden Pflegepersonen als Zeugen berufen, dürfen sie weder mit dem Erblasser verwandt sein noch im Testament bedacht werden.

4.2.3 Öffentlicher Gesundheitsschutz

Staatliche Verpflichtung

Der öffentliche Gesundheitsschutz hat zum Ziel, die Allgemeinheit vor negativen Auswirkungen bestimmter gesundheitlicher Risiken zu schützen und Grundlagen der Gesundheitsversorgung sicherzustellen. Für die **Durchführung** des öffentlichen Gesundheitsdienstes sind die **Gesundheitsämter** verantwortlich. Zu ihren Aufgaben gehören die

- Gesundheitsaufsicht,
- gesundheitliche Volksbelehrung,
- Schulgesundheitspflege,
- Mütter-, Säuglings- und Kinderberatung,
- Fürsorge für Tuberkulöse,
- Beratung und Betreuung von Geschlechtskranken, körperlich Behinderten und Siechen, Geisteskranken und Süchtigen.

Aufgabenverteilung

An der Spitze der Gesundheitsämter steht ein **Amtsarzt**. Er hat bei der Förderung der Körperpflege und der Leibesübungen mitzuwirken und als Gerichts- und Vertrauensarzt zu fungieren. Aufgaben der Ortschaftshygiene, Lebensmittelhygiene und der Arbeitshygiene, außerdem die Verhütung und Bekämpfung übertragbarer Krankheiten gehören zu seinem Arbeitsbereich. Er muss auch kontrollieren, ob die Vorschriften über den Verkehr mit Arzneimitteln eingehalten werden.

Die Ärzte, Zahnärzte, Apotheker, Heilpraktiker sowie die Angehörigen anderer Heil- oder Pflegeberufe, deren Ausbildung staatlich geregelt ist, haben dem Amtsarzt gegenüber nachzuweisen, dass sie die entsprechende Berufsbezeichnung führen dürfen. Der Amtsarzt beaufsichtigt Hebammen und alle Angehörigen der sog. Heil- und Hilfsberufe in ihrer Tätigkeit. Wenn durch Tatsachen bewiesen wird, dass eine Person ihren Beruf aus Unfähigkeit oder wegen Unzuverlässigkeit nicht ausüben kann, hat der Amtsarzt zu beantragen, dass dem Betreffenden die Anerkennung zur Führung der Berufsbezeichnung entzogen wird. Diese Tatsache wird für die Krankenpflege durch das Krankenpflegegesetz festgelegt.

Aufgabe des Staates ist es, das Ausbrechen und die Ausbreitung von Seuchen zu verhindern. Das oben erwähnte Infektionsschutzgesetz (IFSG) benennt Krankheiten, bei denen der Ausbruch, die Erkrankung oder der Tod durch bestimmte Krankheitserreger meldepflichtig ist. Bei einigen Infektionen müssen die erkrankten Personen namentlich dem Gesundheitsamt gemeldet werden. Zusätzlich schreibt das Gesetz Maßnahmen vor, die beim Auftreten von Krankheiten getroffen werden, um die weitere Verbreitung zu vermeiden. Überwachung, Entwesung und Entseuchung können behördlich angeordnet werden. Sie können dann sogar die Grundrechte der Betroffenen einschränken, etwa die Unverletzlichkeit der Wohnung oder die Freizügigkeit.

Gestaltungsfunktionen

4.2.4 Besondere strafrechtliche Vorschriften

Durch eine Reihe von strafrechtlichen Bestimmungen wird jede Person zur Verantwortung gezogen, die die Sicherheit eines anderen Menschen in Gefahr bringt. In diesem Zusammenhang sind nachfolgend die wichtigsten Regelungen herausgegriffen:

Relevante Regelungen des StGB

- Unterlassene Hilfeleistung,
- Aussetzung und Verlassen in hilfloser Lage,
- Körperverletzung,
- Schwangerschaftsabbruch.

Unterlassene Hilfeleistung

Eine Hilfeleistung wird bei plötzlich eintretenden Ereignissen, wie persönlichen Unglücksfällen oder allgemeinen Gefahrenlagen, erforderlich, bei denen Personen oder Sachen in Gefahr geraten. Üblicherweise sind die Umstände des Falles so beschaffen, dass die Hilfe zumutbar, also leistbar ist. Zumindest kann man weitere Hilfe herbeirufen. Der Helfende muss sich aber weder selbst gefährden, noch muss er wichtige eigene Verpflichtungen zurückstellen, wenn diese gleichwertig sind.

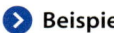 **Beispiel**
Ein Arzt, der zu einem lebensbedrohlich Erkrankten fährt, muss an der Unfallstelle nicht anhalten, die er unterwegs sieht.

Zur Hilfeleistung ist jedermann verpflichtet. Professionelle Pflegekräfte haben jedoch aufgrund ihrer Ausbildung eine besondere Verpflichtung, die als **Garantenstellung** bezeichnet wird. In lebensbedrohlichen Fällen müssen Pflegepersonen immer, also auch außerhalb ihrer Dienstzeit, geeignete lebensrettende Maßnahmen einleiten und Hilfe herbeiholen, weil sie sich sonst der unterlassenen Hilfeleistung schuldig machen.

»
Wer bei Unglücksfällen oder gemeiner Gefahr oder Not nicht Hilfe leistet, obwohl dies erforderlich und ihm den Umständen nach zuzumuten, insbesondere ohne erhebliche eigene Gefahr und ohne Verletzung anderer wichtiger Pflichten möglich ist, wird mit Freiheitsstrafe bis zu einem Jahr oder mit Geldstrafe bestraft (§ 323c StGB).

Aussetzung und Verlassen in hilfloser Lage

Wer eine wegen jugendlichen Alters, Gebrechlichkeit oder Krankheit hilflose Person aussetzt, oder wer eine solche Person, wenn sie unter seiner Obhut steht oder wenn er für ihre Unterbringung, Fortschaffung oder Aufnahme zu sorgen hat, in hilfloser Lage verlässt, wird mit Freiheitsstrafe von drei Monaten bis zu fünf Jahren bestraft (§ 221, Abs. 1 StGB).

Verlassen in hilfloser Lage

Das Verlassen in hilfloser Lage kann eine hilfsbedürftige Person möglicherweise in lebensbedrohliche Gefahr bringen. Wer eine Person in hilfloser Lage verlässt, wird bestraft. Dieser Straftat macht sich eine Pflegeperson schuldig, die sich z. B. außer Reichweite begibt, wenn sich hilflose Menschen in ihrer Obhut befinden. Strafbar ist es ferner, wenn sie sich in einen Zustand versetzt, in dem sie außerstande ist, der Überwachung von Pflegebedürftigen nachzukommen. Dies kann z. B. bei einem Rausch der Fall sein.

Aussetzung

Pflegebedürftige, die auf Hilfe angewiesen sind, werden immer als Personen in hilfloser Lage angesehen. Deshalb ist es wichtig, dass sie ein Notrufsystem in erreichbarer Nähe haben, etwa in Form einer Klingel, um Hilfe herbeizurufen. Unterbleibt diese Hilfestellung, entspricht das dem Tatbestand der Aussetzung.

Körperverletzung

Körperverletzung

Körperverletzung stellt alle Handlungen, die die körperliche Unversehrtheit beeinträchtigen oder Krankheiten herbeiführen, unter Strafe (§ 223 StGB). Bestraft wird nicht nur die **vorsätzliche**, sondern auch die **fahrlässige** Handlungsweise.

Einwilligung

Viele ärztliche und pflegerische Maßnahmen stellen eigentlich einen unrechtmäßigen Eingriff in die körperliche Unversehrtheit von Pflegebedürftigen dar. Um straffrei zu bleiben, ist deshalb die Einwilligung der Betroffenen nach § 226a StGB einzuholen. Dadurch ist die Handlung nicht strafbar, sie kann aber trotzdem rechtswidrig sein, wenn sie gegen die guten Sitten verstößt.

Mit der Aufnahme in ein Krankenhaus willigt ein Patient nicht nur in die Krankenhausaufnahme ein, sondern darüber hinaus in die allgemeinen Behandlungs- und Pflegemaßnahmen. In juristischem Sinne entspricht dies einer schlüssigen Einwilligung.

Dennoch bedeuten Maßnahmen, wie etwa das Abschneiden der Haare oder die Durchführung von endoskopischen Untersuchungen, Operationen und Injektionen, eine Körperverletzung, sofern sie ohne ausdrückliche Einwilligung des Betroffenen erfolgen. Sie werden erst recht als Körperverletzung betrachtet, wenn man sie trotz seiner ausdrücklichen Ablehnung durchführt.

Maßstab für die Durchführung

Die Einwilligung rechtfertigt lediglich die **kunstgerechte Durchführung** einer Maßnahme. Das bedeutet: Auch wenn eine Person in eine Maßnahme eingewilligt hat, bleibt deren fehlerhafte Durchführung eine Straftat.

Die Einwilligung ist nur dann wirksam, wenn der Betroffene ausreichend aufgeklärt und dadurch in die Lage versetzt wurde, sich für die Durchführung entscheiden zu können. Zur Aufklärung ist einzig der Arzt befugt. Er muss auch abschätzen, ob in besonderen Fällen eine Aufklärung unterbleiben oder reduziert werden kann, etwa wenn einem Patienten der volle Umfang der Erläuterungen vermutlich nicht zugemutet werden kann.

Vormundschaft ohne Auftrag

Kann man keine Einwilligung einholen, weil der Betroffene bewusstlos ist oder weil man die Erziehungsberechtigten von Kindern nicht schnell genug erreichen kann, so geht man davon aus, dass, aus vernünftiger Sicht, der Betroffene oder sein Erziehungsberechtigter die Einwilligung erteilen würde. Entsprechendes gilt für den Betreuer, wenn eine Betreuung eingerichtet ist.

Kann eine Person aufgrund ihres Gesundheitszustandes, wie Bewusstlosigkeit, nicht einwilligen, muss der Arzt entscheiden, ob anzunehmen ist, dass sie eingewilligt hätte. Diese Vermutung rechtfertigt dann den Eingriff.

Immer, wenn die Todesursache eines Menschen nicht natürlich erscheint, also auch beim Suizid, muss die Kriminalpolizei hinzugezogen werden. In diesem Fall darf man die aktuelle räumliche Konstellation nicht verändern. Die kriminologische Untersuchung muss abklären, ob eine Straftat auszuschließen ist. Damit werden auch die Mitarbeiter von Pflegeeinrichtungen von jedem aufkommenden Verdacht befreit.

Mutmaßliche Einwilligung

Verhalten bei ungeklärten Todesfällen

Schwangerschaftsabbruch

Nach § 218 StGB ist der Abbruch einer Schwangerschaft eine Straftat gegen das Leben. Die Rechtswidrigkeit wird aufgehoben, wenn die Maßnahme auf Verlangen der schwangeren Frau innerhalb der ersten zwölf Wochen seit der Empfängnis durchgeführt wird. Um eine verantwortungsbewusste eigene Gewissensentscheidung treffen zu können, muss sich die Frau mindestens drei Tage vor dem Eingriff entsprechend beraten lassen (§ 219 StGB). Es ist selbstverständlich nicht rechtswidrig, wenn der Abbruch vorgenommen wird, weil das Leben der Schwangeren in Gefahr oder ihre Gesundheit schwerwiegend beeinträchtigt ist. Allerdings gilt auch hier, dass der Arzt nur eingreifen darf, wenn es dem Wunsch der Schwangeren entspricht.

Im fünften Gesetz zur Reform des Strafrechtes (5. StrRG) wurde festgelegt, dass niemand verpflichtet ist, an einem Schwangerschaftsabbruch mitzuwirken, es sei denn, es besteht eine ernste Gefahr für Leben oder Gesundheit der Frau, die anders nicht abgewendet werden kann.

4.3   Bestimmungsgrößen der Arbeitsorganisation

4.3.1   Kreativität
4.3.2   Ökonomie und Ökologie
4.3.3   Koordination und Kooperation

4.3.1   Kreativität

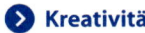 **Kreativität.**
Eine Kombination aus intellektuellen und nichtintellektuellen Persönlichkeitszügen, die als Grundlage für produktive, originale, schöpferische Leistungen dienen.

Was Kreativität genau ist und wie sie sichtbar wird, lässt sich nicht eindeutig beantworten. Man kann z. B. die Wirkung einzelner Handlungen auf ihre Kreativität hin untersuchen und dabei auf Gesetzmäßigkeiten stoßen, die aber letztendlich nur aussagen, was ein Mensch persönlich als kreativ empfindet.

Subjektivität

Um kreativ zu handeln, müssen verschiedene Kriterien erfüllt sein: Originalität, Neuartigkeit, Einfallsreichtum, Flexibilität, Fähigkeit und Bereitschaft zur Innovation, Prozesse des Entdeckens, Umordnens, Planens und Entwerfens. Kreativ sein bedeutet auch ein Pendeln zwischen dem Verknüpfen von Vergangenem und Gegenwärtigem, zwischen mehreren abstrakten Ideen oder zwischen persönlichen Erfahrungen.

Merkmale

Kreativität in der Pflege

Elemente der Kreativität

Kreativität in der Pflege ist nicht nur ein Element der persönlichen Reflexionsfähigkeit, auch nicht künstlerische Beliebigkeit im Sinne einer absoluten Unbegrenztheit, da die Realisierung der gefundenen Lösungen immer durch die Leitprinzipien Sicherheit und Freiheit begrenzt wird. Es zeichnet kreative Menschen aus, dass sie umdenken und umstrukturieren können und ihr Handeln auf diese Weise hinterfragen. Kreativität ist ein gestalterischer Vorgang, der die konkreten Gegebenheiten verändert und auf andere inspirierend wirken kann.

Im pflegerischen Arbeitsalltag ist immer wieder kreatives Handeln gefragt. Probleme, die sich mit den geläufigen Mitteln nicht lösen lassen oder das Bedürfnis nach Erweiterung des persönlichen Handlungsrepertoires der Pflegekraft, um das eigene Tun zu verbessern, führen zu kreativen Ansätzen. Kreatives Handeln wird dabei vorwiegend durch folgende Elemente gekennzeichnet:

- Problemsensibilität, also die Feststellung von und Auseinandersetzung mit Problemen,
- Ideenvielfalt,
- Flexibilität,
- Originalität.

Damit ist das kreative Handeln auch immer ein Prozess der Problemlösung. Gleichzeitig entzieht sich das Zusammenspiel zwischen Pflegekraft und Situation standardisierten Vorschriften oder Verordnungen, wodurch kreatives Handeln zugleich vor einförmiger Routine schützt.

Eigene Lösungsansätze

Das schöpferische Element kann jedoch nicht auf Befehl »produziert« werden. Deswegen ist die folgende Aufzählung, mit der die Nutzung der individuellen kreativen Potenziale angeregt werden soll, eigentlich paradox. Dennoch kann gerade die freie Kombination der dargestellten Ideen zu neuen persönlichen Einsichten führen. Es handelt sich um keine strenge Methode, sondern sie besteht

- in wach zu haltenden Zweifeln, ob die herkömmliche Lösung wirklich die Beste ist;
- in der Einsicht, dass herrschende Meinungen zu Denkblockaden führen können;
- im Bemühen, zu vorherrschenden Auffassungen Alternativen aufzubauen;
- im permanenten Vergleichen verschiedener Lösungsmöglichkeiten;
- im sorgfältigen Bedenken gegenteiliger Ansichten;
- in der Verlagerung des bisherigen Betrachtungspunktes.

Dabei reicht das kreative Handeln über das kritische Nachdenken hinaus. Kritisches Nachdenken findet innerhalb vorgegebener Strukturen statt. Kreativität versucht, diese Struktur zu überwinden, ohne das Ziel oder die Absicht, eine neue zu finden. Das Schöpferische zeigt sich nicht in der bloßen Fortführung einer Tradition oder in der kritiklosen Übernahme bestimmter Techniken oder Haltungen. Der kreative Prozess im pflegerischen Handeln erweist sich als wenig festgelegt, ständig wandelbar und fließend.

Aufgaben

Um Ihre Kreativität in der Pflege konsequenter zu nutzen, achten Sie darauf, dass Sie die Dinge auf eigene Weise tun:

- Seien Sie neugierig. Suchen Sie nach einer Menge von Ideen. Haben Sie keine Angst davor, auf Abwege geführt zu werden. Unterbrechen Sie Ihre Routine. Treten Sie einen Schritt zurück und betrachten das Gesamtbild. Suchen Sie nach Ideen und Orten, die Sie bisher gemieden haben. Erlauben Sie sich surreale Einfälle.

- Überlegen sie: Welche Regeln können verletzt werden? Was ist überflüssig, was ist tabu? Was bedeutet die Idee, was ist daran interessant und Wert, darauf aufzubauen? Wo liegen Nachteile? Wie stehen die Chancen für Erfolg? Ist das Timing für die Idee richtig? Wieviel Zeit bleibt für die Entscheidungsfindung? Sind die Voraussetzungen noch gültig?
- Fragen Sie sich immer wieder nach Ihren persönlichen Fähigkeiten: Welche Eigenschaften habe ich, um meine Idee durchzusetzen? Welche Strategie verfolge ich, um mein Ziel zu erreichen? Was bin ich bereit zu opfern? Wie ist es um meine persönliche Risikobereitschaft bestellt?
- Bleiben Sie beharrlich und setzen Sie Ihre Energie vernünftig ein.

4.3.2 Ökonomie und Ökologie

Ökonomie

Das ökonomische Prinzip umfasst zweierlei:

- volks- und betriebswirtschaftliche Gegebenheiten und Anforderungen, die zu den Bedingungsfeldern pflegerischen Handelns gehören (Abschn. 1.4 – Prozesse des professionellen pflegerischen Handelns),
- das Schaffen möglichst reibungsloser Arbeitsabläufe und das Haushalten mit den eigenen Kräften (Abschn. 4.3.3 – Koordination und Kooperation).

Gegenstand

Pflegerische Tätigkeiten sind in das Gesundheitssystem eingebettet und unterliegen damit ebenso den sog. Marktgesetzen, wie andere Dienstleistungen. Dies zeigt sich nicht nur an der Gründung und Existenz privater Pflegedienste, auch der Krankenhausbereich wird von rechtlichen Bestimmungen beeinflusst, die wirtschaftliche Aspekte umfassen. Analoges gilt für den Heimsektor.

Wirtschaftliche Faktoren

    Pflegerische Leistungen werden privat bezahlt oder durch die gesetzlichen Sozialversicherungen finanziert. Einige dieser Rechts- und Sicherungssysteme sind im Folgenden dargestellt.

Überblick über einige Rechts- und Sicherungssysteme

Das Krankenhausfinanzierungsgesetz bezweckt die wirtschaftliche Sicherung der Krankenhäuser, um eine bedarfsgerechte Versorgung der Bevölkerung mit leistungsfähigen, eigenverantwortlich wirtschaftenden Kliniken zu gewährleisten und zu sozial tragbaren Pflegesätzen beizutragen.

Krankenhausfinanzierungsgesetz

    Diese werden durch die Verordnung zur Regelung der Krankenhauspflegesätze in ihren Grundsätzen vorbestimmt. Konkret bedeutet dies, dass das Budget und die Pflegesätze medizinisch leistungsgerecht sein und den Versorgungsauftrag eines Krankenhauses bei gleichzeitiger wirtschaftlicher Betriebsführung gewährleisten müssen. Gegenwärtig werden die allgemeinen Krankenhausleistungen durch Fallpauschalen und Sonderentgelte vergütet. Der Gesamtbetrag, also das Budget, sowie tagesgleiche Pflegesätze werden den Patienten oder ihren Kostenträgern anteilig berechnet. Ab 2003 soll die Abrechnung in Krankenhäusern über die »German – Diagnosis Related Groups« (G-DRG) erfolgen. Für jeden Patienten wird pro Krankenhausaufenthalt eine G-DRG ermittelt, durch die sich ein von der Dauer des Kran-

Bundespflegesatzverordnung

4

kenhausaufenthaltes unabhängiger Pauschalpreis ergibt. Grundlage der Ermittlung sind maximal fünf Diagnosen, von denen die aufwendigste zur Hauptdiagnose erhoben wird. Pflegerische Tätigkeiten werden nicht separat berücksichtigt.

SGB V Gesetzliche Krankenversicherung

Die Krankenversicherung als **Solidargemeinschaft** hat die Aufgabe, die Gesundheit der Versicherten zu erhalten oder wiederherzustellen oder ihren Gesundheitszustand zu bessern. **Die Versicherten sind für ihre Gesundheit mitverantwortlich**; sie sollen durch ihre gesundheitsbewusste Lebensführung, durch frühzeitige Beteiligung an gesundheitlichen Vorsorgemaßnahmen sowie durch aktive Mitwirkung an Krankenbehandlung und Rehabilitation dazu beitragen, den Eintritt von Krankheit und Behinderung zu vermeiden oder ihre Folgen zu überwinden. Die Krankenkassen haben den Versicherten dabei durch Aufklärung, Beratung und Leistung zu helfen und auf gesunde Lebensverhältnisse hinzuwirken.

Über 90% der Kassenleistungen sind gesetzlich verpflichtend im Sozialgesetzbuch (SGB) vorgeschrieben. Es ist deshalb falsch anzunehmen, dass ein Versicherter durch freie Wahl seiner Kasse automatisch zu einem Mehr an Leistung kommt. Die Liberalisierung der Wahlmöglichkeiten führt in erster Linie dazu, dass er sich eine Kasse mit günstigeren Beiträgen aussuchen kann.

Anforderungen an die Kassenleistungen

Die von den Kassen angebotenen Leistungen müssen **ausreichend, zweckmäßig und wirtschaftlich** sein; sie dürfen das Maß des Notwendigen nicht überschreiten. Zu den Leistungen gehört neben der Krankenhausbehandlung auch die häusliche Krankenpflege durch geeignete Pflegekräfte. Sie kommt dann in Frage, wenn eine Krankenhausbehandlung geboten, aber nicht ausführbar ist, oder wenn sie durch die häusliche Krankenpflege vermieden oder verkürzt wird.

Auch die Betreuung in Hospizen und die Durchführung von medizinischen Rehabilitationsmaßnahmen ist im SGB V geregelt.

SGB XI Soziale Pflegeversicherung

Die soziale Pflegeversicherung stellt im Fall einer Pflegebedürftigkeit den Betroffenen Geld- oder Sachleistungen zur Verfügung. Der Grad der Pflegebedürftigkeit wird von Mitarbeitern des medizinischen Dienstes der Krankenkassen ermittelt. Sie gruppieren die Pflegebedürftigen in eine von drei vorgegebenen **Pflegestufen**. Je nach Einstufung gelten höhere oder niedrigere **Leistungssätze**.

Die Ökonomie diktiert das Machbare

In letzter Konsequenz werden wirtschaftliche Faktoren zu sog. Sachzwängen, die wünschenswerte Maßnahmen häufig durch finanzielle Bedingungen eingrenzen. Damit wird professionelle Pflege zu einer Gratwanderung zwischen dem aus pflegerischer Sicht Notwendigen und dem finanzierbaren Aufwand. Dies verlangt von jeder professionellen Pflegekraft täglich einen Balanceakt und macht es nötig, beide Pole immer wieder neu zu überdenken.

Ökologie

Auch ökologische Gesichtspunkte werden von rechtlichen Bestimmungen geschaffen und gestaltet. Umweltbewusstes Handeln wirkt seinerseits auf ökonomische Sachverhalte zurück. Der sparsame Umgang mit Verbrauchsgütern schont die finanziellen Ressourcen des Trägers, der weniger Material kaufen muss.

Abfallbeseitigungsgesetz

Eine der ökologisch wichtigen rechtlichen Größen ist das Abfallbeseitigungsgesetz. Es hat drei Ziele:

- Müllvermeidung,
- Mülltrennung,
- Recycling.

Müllvermeidung wird im Krankenhaus möglich durch den Einsatz wiederverwendbarer Artikel an Stelle von Einmalmaterialien. Bei der **Wiederaufbereitung** muss man allerdings Zeitaufwand und Personaleinsatz berücksichtigen. So würde Verpackung gespart, wenn man selbst Tupfer drehte und in einer Trommel sterilisierte, nur steht die Bezahlung der Arbeitszeit in keinem Verhältnis zu den Kosten der einzeln verpackten Sterilkompressen.

Prinzipielle Müllvermeidung

Darüber hinaus erschwert das Medizinproduktegesetz die Wiederaufbereitung von Einmalprodukten, weil durch die Wiederaufbereitung das Krankenhaus zum Hersteller des Produkts umdefiniert wird, sodass besondere Anforderungen gelten.

Bei der Wiederaufbereitung von Medizinprodukten steht die **Sicherheit für Patienten und Anwender** an erster Stelle. Hygienische Anforderungen müssen in jedem Fall sichergestellt sein. Diesem Balanceakt zwischen Qualität, Sicherheit, Ökologie und Ökonomie trägt mittlerweile eine Reihe von Firmen mit einem Dienstleistungskonzept für die Wiederaufbereitung solcher Produkte Rechnung. Sie bieten Garantien für Funktionstüchtigkeit, Qualität und Sicherheit.

Die Entsorgung von Abfall aus medizinischen Einrichtungen muss die Aspekte der Gefährdung der Gesundheit der Bevölkerung, der Umwelt und der Sicherheit berücksichtigen. Bisherige Untersuchungen haben gezeigt, dass bei sachgerechter Entsorgung der Abfälle aus medizinischen Einrichtungen keine höheren Belastungen oder Gefährdungen entstehen, als dies bei Hausmüll der Fall ist. Hauptziel, auch im Gesundheitsdienst, muss jedoch sein, alle Möglichkeiten der Reduzierung des Abfalls auszuschöpfen. Dabei ist eine Überprüfung sinnvoll, inwieweit aus infektionspräventiven Gründen medizinische Abfälle unvermeidbar sind.

Möglichkeiten der Abfallvermeidung

Eine zusätzliche Reduktion des Gesamtmülls bei gleichzeitiger Wertstofferhaltung wird durch die Wiederverwertung erreicht. Eine getrennte Erfassung der Wertstoffe ist hierfür Voraussetzung. Für die Wiederverwertung oder Wiederverwendung ist die gesamtökologische Bilanz genauso erforderlich wie die Anforderungen der Hygiene und der Patientensicherheit sowie eine praxisgerechte, überschaubare Umsetzbarkeit in den medizinischen Einrichtungen.

Anregungen

Die nachfolgenden Anregungen sind daher nach der Abfallmenge, dem Ausmaß seines potenziellen Schadens und den praktischen Lösungsmöglichkeiten gewichtet. Um eine möglichst hohe Effektivität zu erzielen, wird man dort ansetzen, wo man mit wenig Aufwand viel erreichen kann, um dann mit weiteren Schritten eine optimale Lösung der Abfallbelastung zu erzielen.

- **Altpapier:** getrennt sammeln, also Recycling;
- **Kunststoffe:** kritische Verwendung von Einmalartikeln gemäß der ökologischen Bilanz;
- **Transportverpackungen:** müssen von Lieferfirmen zurückgenommen werden;
- **Putzmittel:** Mehrwegpackungen zum Nachfüllen verwenden; nur biologisch abbaubare Reinigungsmittel einsetzen; Beschaffung von Großgebinden; kontrollierter Einsatz von Reinigungs- und Desinfektionsmitteln;
- **Patientenabdeckungen:** Ersatz von Einmalabdeckungen durch Tuchabdeckungen;
- **Infusionen:** PVC-freie Infusionsbestecke; Recycling von Polyethylenflaschen in Zusammenarbeit mit dem Hersteller;
- Beschaffung **thermoresistenter Güter** zur thermischen Sterilisation;
- **Einmal-Material generell:** Beschränkung des Gebrauchs von Kunststoff-Folien; kein unnötiger Einsatz von Wegwerf-Geschirr; Getränke in Mehrwegflaschen einkaufen; Glasbehältnisse den Kunststoffbehältnissen vorziehen;

— **Büromaterial:** nachfüllbare Schreibutensilien verwenden, Reduzierung von Formularen, Akkus anstelle von Batterien verwenden,

— **Energieverbrauch kontrollieren:** Energiesparende Glühbirnen verwenden; kontrollierter Umgang mit Wasser und Strom.

Gesundheitsschutz geht vor Umweltschutz

Die Gesundheit der Pflebebedürftigen darf durch Umweltschutzmaßnahmen nicht gefährdet werden. Stets ist ein ökologischer Bilanzansatz erforderlich, z. B. durch die Gegenüberstellung von Energieverbrauch und Abfallreduktion.

Der Einzelne muss sich der Bedeutung von Ökonomie und Ökologie bewusst sein.

4.3.3 Koordination und Kooperation

Organisatorische Rahmenbedingungen

Merkmale von Institutionen

Alle stationären, teilstationären und ambulanten Einrichtungen, die der pflegerischen und medizinischen Versorgung dienen, lassen sich als Organisationen mit spezifischen Merkmalen darstellen. Zu diesen Merkmalen gehören die Zielsetzung und die Größe der Institution sowie die interne Aufgaben- und Abteilungsgliederung.

Die Merkmale resultieren aus der **arbeitsteiligen Form** der Betreuung und aus den wechselseitigen Beziehungen, die die Angehörigen der verschiedenen Berufsgruppen miteinander verbinden. Sie ermöglichen ihnen unterschiedliche Einfluss- und Machtmöglichkeiten.

Hierarchien

Organisationen sind mit einer **Leitungsinstanz** ausgestattet, der die Vertretung nach innen und nach außen obliegt. Die Leitung ist für die Gewährleistung der Zusammenarbeit und für ihre Ausrichtung auf das Ziel verantwortlich. Sie sorgt für die Koordination der Beiträge der einzelnen Organisationsmitglieder und deren Ausrichtung auf den Organisationszweck, trotz arbeitsteiliger Gliederung.

Die Einrichtung einer Leitungsinstanz verwandelt in vielen Organisationen die Kooperation funktional gleichwertiger und gleich wichtiger Personen in ein Geflecht hierarchisch gegliederter Wechselwirkungen. In der Interaktion der beteiligten Personen werden Weisungsbefugnisse zugeteilt, Kompetenzen geregelt und Über-, Neben- und Unterordnungsbeziehungen begründet.

Spielräume

Die Mitarbeiter benötigen für ihre Position innerhalb dieses hierarchischen Systems unterschiedliche berufliche Voraussetzungen und Qualifikationen. Sie sind mit unterschiedlichen Dispositionsmöglichkeiten, Ermessens- und Entscheidungsspielräumen ausgestattet. Die verschiedenen Aufgaben bringen zugleich unterschiedliche physische, psychische, kognitive und soziale Anforderungen oder Belastungen mit sich.

Wechselseitige Beeinflussungen

Organisationen sind dadurch Instanzen der **Sozialisation und sozialer Kontrolle.** Es gehört zu ihren Aufgaben, die einzelnen Mitglieder mit den erforderlichen Fähigkeiten, Fertigkeiten, Wissensbeständen und Handlungskompetenzen sowie Motivationen auszustatten, diese zu erhalten oder zu entwickeln.

Die Organisationsmitglieder beeinflussen sich gegenseitig mit den verschiedenen für Zwecke sozialer Kontrolle geeigneten Methoden und Techniken. Dieser Prozess führt dazu, dass sie stets bereit und motiviert sind, ihre Qualifikationen für die organisatorischen Zwecke so einzusetzen, wie es ihren Aufgaben entspricht.

Bei der organisationsspezifischen sozialen Kontrolle geht es v. a. darum, die zur Organisation gehörenden Personen durch entsprechende Belohnungen und Sanktionen zu motivieren und ihre spezifische Qualifikation im Rahmen der ihnen übertragenen Aufgaben und im Interesse des Organisationsziels einzusetzen und ihre Funktion zu erfüllen. Koordinationen und Kontrolle erfolgen durch folgende Faktoren:

- **Standardisierung**, also Normung der zu verrichtenden Aufgaben;
- **Formalisierung**, also schriftliche Fixierung der zu erledigenden Aufgaben, der anzuwendenden Verfahren und ihrer Abfolge;
- **Aufsichts- oder Leitungspersonal**, das die zu verrichtenden Aufgaben bestimmt, überwacht und regelt;
- **wechselseitige Abstimmung** zwischen den jeweiligen Interaktionspartnern.

Sanktionen

Aufgabenteilung des Führungspersonals

Die Leitung des Pflegedienstes ist dafür verantwortlich, den Einsatz des Pflegepersonals und der Sachmittel zu organisieren, also zu planen, umzusetzen und zu kontrollieren. Sie trägt dazu bei, dass die Ziele der Einrichtung erreicht werden. Neben der Leistungserstellung im pflegerischen Bereich ist es für die Leitung unverzichtbar, bei Planungen von Organisationsabläufen auf das pflegerische Hintergrundwissen zurückgreifen zu können.

Aufgaben der Pflegedienstleitung

Sie hat die Aufgabe, strukturelle Rahmenbedingungen und klimatische Voraussetzungen zu schaffen, in denen sich die Leistungsfähigkeit der Mitarbeiter mit folgendem Ergebnis entfalten kann: Die fachlichen Anforderungen an eine angemessene Pflegequalität sind erfüllt, und die Betroffenen wie die Mitarbeiter der kooperierenden Berufsgruppen vertrauen den Leistungen der Pflege. Entscheidend für die **Qualität der Führung** ist nicht nur die betriebswirtschaftliche Ausrichtung, sondern auch die **erfolgreiche Vermittlung** zwischen Mitarbeiterinteressen und dem Gesamtinteresse der Institution.

Die Stationsleitung muss pflegerische Arbeitsabläufe planen, organisieren, realisieren und kontrollieren. Dabei muss sie aktuelles pflegerisches Wissen, Patientenbedürfnisse, Personalsituation und die Rahmenbedingungen der Institution berücksichtigen. Ferner gehört zu ihren Aufgaben,

Aufgaben der Stationsleitung

- die Pflegequalität in ihrem Verantwortungsbereich weiterzuentwickeln und zu sichern, z. B. durch die Einführung neuer Pflegemethoden;
- betriebswirtschaftliche, berufs- und gesundheitspolitische Perspektiven und Entwicklungen zu berücksichtigen;
- Mitarbeiter anzuleiten, zu führen, zu motivieren und zu fördern;
- bei der Zielsetzung und Koordination der verschiedenen Leistungsbereiche im Krankenhaus mitzuwirken und dabei besonders das eigene Arbeitsfeld zu berücksichtigen.

Weitere wichtige Rahmenbedingungen

Eine wichtige Voraussetzung für Arbeitszufriedenheit besteht in den sog. partizipativen Organisationsformen. Das bedeutet, dass Mitarbeiter nicht nur formale Verantwortung, sondern auch tatsächliche Kompetenzen und Handlungsspielräume erhalten. Zur Partizipation gehören folgende Bestimmungsgrößen:

Partizipation

- transparente und umfassende Information;
- institutionalisierte Formen von Einzel- und Gruppengesprächen auf allen Ebenen;
- Einbeziehen der jeweils Betroffenen in Planung, Durchführung und Auswertung neuer Maßnahmen und Projekte;
- angemessene, größtmögliche Mitentscheidungsbefugnis.

4

Der Pflegedienst kann partizipative Organisationsstrukturen nur beschränkt in seinem Sektor realisieren, wenn die anderen Bereiche, v. a. Verwaltung und Medizin, anders geführt werden.

Qualitätssicherung

Die Gesundheitsreform verlangt bis zum Jahr 2003 ein Qualitätsmanagement in allen Einrichtungen des Gesundheitswesens. Wesentliches Instrument hierbei ist das neue Qualitätssicherungsgesetz. Da Krankenhäuser sowie Vorsorge- oder Rehabilitationseinrichtungen verpflichtet sind, sich an Maßnahmen zur Qualitätssicherung zu beteiligen, ergibt sich hieraus die Verpflichtung des Pflegepersonals zur Teilname an diesen Maßnahmen. Dabei geht es um die Optimierung und Überprüfbarkeit von Behandlungen, Versorgungsabläufen und Behandlungsergebnissen. Diese ist jedoch nur dann gegeben, wenn eine entsprechende Dokumentation stattfindet.

Die Einführung eines Qualitätsmanagementsystems in Krankenhäusern dauert mindestens ein Jahr. Sie ist abgeschlossen, wenn die Mitarbeiter Qualität systematisch planen, sodass sie messbar ist und auch gemessen wird.

Dokumentation

Die Dokumentation im Krankenhaus trägt wesentlich dazu bei, Leistungen des pflegerischen und ärztlichen Personals zu objektivieren, Ziele zu formulieren, Maßnahmen zum Erreichen der Ziele festzuhalten und als Beweis der eigenen Leistung und Effizienz zu nutzen. Sie gehört zu den vertraglichen Nebenpflichten des Krankenhauses.

Zweck

Neben der rechtlichen Absicherung dient sie der Sammlung von pflegerelevanten Informationen, einer strukturierten Arbeitsablaufplanung, der Leistungserfassung und der Dienstübergabe. Sie bildet die Grundlage für die Überprüfung der Pflegequalität. Zugleich ermöglicht sie einen Überblick über durchgeführte und noch zu erledigende Tätigkeiten.

Die Pflegedokumentation ist ein allgemein übliches und etabliertes Arbeitsmittel. Sie unterliegt der **Sorgfaltspflicht** gemäß § 276 Abs. 1 Satz 2 BGB, wonach fahrlässig handelt, wer die im Verkehr erforderliche Sorgfalt außer Acht lässt.

Haftungsrechtliche Grundsätze

Für die haftungsrechtliche **Absicherung des Pflegepersonals** bestehen deshalb folgende Grundsätze: Was dokumentiert ist, gilt als ausgeführt. Was nicht dokumentiert ist, gilt als nicht ausgeführt. Da das Krankenblatt als »zusammengesetzte Urkunde« gilt, darf in ihr weder radiert noch überklebt werden. Genauso wenig darf Korrekturfüssigkeit verwendet werden. Solche harmlos anmutenden Manipulationen erfüllen den Tatbestand der Urkundenfälschung nach § 267 StGB und werden mit bis zu fünf Jahren Freiheitsentzug geahndet.

Die **Verantwortung für die Korrektheit** der Pflegedokumentation trägt in erster Linie die durchführende und dokumentierende Pflegekraft selbst. Stations- und Pflegedienstleitung haben die Pflicht der Kontrolle. Der Arzt hat das Recht, die Pflegedokumentation auf Richtigkeit und ausreichende Ausführlichkeit zu überprüfen. Diese Berechtigung erwächst aus der Tatsache, dass es im medizinisch-pflegerischen Bereich keinen arztfreien Raum gibt, was bedeutet, dass der Arzt die Letztverantwortung trägt.

Gegenstand der Dokumentation

In der laufenden Rechtsprechung nimmt die Dokumentation des Behandlungsverlaufs einen immer größeren Raum ein. Ihre Organisation obliegt den Pflegedienstleitungen in enger Abstimmung mit dem ärztlichen Dienst. In diesem Zusammenhang müssen die Medikation und deren Wirkung, Fieber-, Puls- und Blutdruckwerte und sonstige Kontrollen lückenlos nachgewiesen werden. Außerdem ist auch die Aufzeichnung von besonderen Hygienemaßnahmen unmittelbar nach der Feststellung von Auffälligkeiten auf der Station und beim Patienten aufzunehmen.

Prinzipiell ist es wichtig, die erste Wahrnehmung von Auffälligkeiten schriftlich festzuhalten. Beobachtung und ärztliche Anordnungen sind ebenfalls Bestandteil der Dokumentation. Mögliche Gefährdungen und Risiken für den Patienten und die prophylaktischen Maßnahmen müssen dokumentiert werden. Ferner gehören Ermahnungen von Pflegebedürftigen in die Akte, ebenso die Anweisungen zum Einhalten von Bettruhe, Diät und ähnlichen Anordnungen, aber auch das Nichteinhalten von Anordnungen.

Bei einer unvollständigen Dokumentation ergeben sich beim Schichtwechsel auf jeden Fall Informations- und Kommunikationsschwierigkeiten. Eine ordnungsgemäße Pflege ist nicht mehr garantiert, zu dieser verpflichtet sich das Krankenhaus jedoch im Krankenhausaufnahmevertrag.

Folgen fehlender Dokumentation

Die Eintragungen sollen **fortlaufend** sein, also täglich bzw. in jeder Schicht stattfinden. Die durchgeführten Pflegemaßnahmen sollen von der ausführenden Person **namentlich abgezeichnet** werden. Handzeichen müssen von allen Beteiligten in einer Übersicht festgehalten werden, entweder auf dem Dienstplan oder bei der Pflegedirektion.

Die Eintragungen sollen **klar, knapp, präzise und objektiv formuliert werden,** besonders bei der Beschreibung menschlichen Verhaltens. Gerade hier sollte man jede Wertung vermeiden.

Qualität der Dokumentation

»

Unter kühn und mutig kann ich mir nichts vorstellen. Du musst ein Ereignis schildern; ich muss sehen, wie er sich verhalten hat, sonst kann ich nichts sagen (Lenz 1999, S. 61).

Allgemeine, formale Arbeitsabläufe

Beim Ausfüllen von Formularen muss man immer auf eine **eindeutige Identifikation von Personen** achten. Außer dem Familiennamen ist deshalb der Vorname notwendig, um das Geschlecht der Person zum Ausdruck zu bringen. Das Geburtsdatum ist eine weitere persönliche Information, die sicherstellt, dass auch im Falle gleicher Namen die richtige Person identifiziert werden kann.

Dokumentation und Formulare

Jedes neugeborene Kind muss zum Zweck der Identifikation um beide Armgelenke ein Armbändchen bekommen, das mit dem Familiennamen der Mutter, dem Geburtstag des Kindes, der Geburtsstunde und der Geschlechtszugehörigkeit des Kindes versehen ist. Dieses Armbändchen darf sich nicht von selbst lösen können.

Auch bei Verstorbenen gelten diese Grundsätze sinngemäß.

Die elektronische Verarbeitung patientenbezogener Daten teilt sich derzeit in zwei voneinander zu unterscheidende Bereiche und eine Mischform aus den beiden Teilgebieten:
- organisationsbezogene Erfassung verschiedener Parameter,
- pflegebezogene Dokumentation unterschiedlicher Zielrichtung.

Einsatzmöglichkeiten der EDV

Pflegekräfte sind mit allen Formen konfrontiert und zur Auseinandersetzung mit technischen und inhaltlichen Aspekten aufgefordert. Ansprüche verschiedenster Art sollen erfüllt werden, auch wenn sich in der bisherigen Berufsausbildung Inhalte der elektronischen Datenverarbeitung kaum oder lediglich als mögliches Angebot finden.

Daher ist die Auseinandersetzung in Verbindung mit beruflichen Erfahrungen und bereits erworbenen Kompetenzen im Umgang mit der Datenverarbeitung Wegbegleiter beruflich professionellen Handelns. Die Kenntnis grundlegender Bedienungsinstrumente und ausführliche Informationen über systemeigene Besonderheiten und Verfahrensweisen sind elementare Voraussetzungen, um angstfrei und effizient zu arbeiten.

Formale Aufgaben des Pflegepersonals

Die Einführung der Datenverarbeitung ist in Zusammenhang mit einer Änderung der gesetzlichen Vorgaben des Gesundheitswesens zu sehen. Die zunehmende Notwendigkeit zu Leistungserfassung und -nachweis macht neben der Tendenz zur zentralen Erfassung abrechnungsrelevanter Angaben den Einsatz der EDV erforderlich. Über die ermittelten Daten

Organisationsbezogene Datenverarbeitung

4

und Zusammenhänge soll eine Kostendämpfung erreicht werden. Die dadurch erwünschten Effekte sind:

- Verminderung der laufenden Kosten,
- Verbesserung der Kommunikationsstruktur innerhalb einer Organisation,
- Optimierung der Pflegequalität.

Ein weiterer organisatorischer Aspekte ist die Planung von Arbeitsabläufen, z. B. auch bei der Gestaltung von Dienstplänen.

Pflegekräfte sind aufgefordert, komplexe Strukturen zu erfassen und koordiniert darzustellen, Nachweise kontinuierlich zu führen und neue Entscheidungen in die Wege zu leiten. Dies erfordert neben der notwendigen Rechenschaft bzgl. der eigenen Leistungen auch die Zusammenarbeit mit anderen Berufsgruppen.

Individuelle Arbeitsorganisation

Persönliche Fähigkeiten

Jeder Mensch erwirbt aufgrund seiner Konstitution und Erfahrung eine ihm eigene Arbeitsweise, die seinen Arbeitsablauf bestimmt. Dazu gehört die Vorbereitung aller zur Durchführung benötigten Gegenstände und die Eingliederung jeder Maßnahme in den täglichen Arbeitsablauf.

Eine professionelle Pflegeperson muss ihren Zeitbedarf grundsätzlich situationsbezogen einschätzen und aus der Situation heraus Gelegenheiten nutzen. Bei all dem soll sie ihr eigenes Leistungsvermögen und die verfügbaren zeitlichen Ressourcen berücksichtigen und diese im Rahmen der **Selbstorganisation der Arbeit** immer neu planen. Zum kompetenten Handeln gehören darüber hinaus ökonomisch eingesetzte Bewegungen.

Herrschende Meinungen über Arbeitsplanung und -gestaltung

Immer wieder findet man in der Literatur die Behauptung, dass professionelle Pflege durch den sog. Pflegeprozess gekennzeichnet ist, bei dem man zunächst den Betroffenen beobachtet und die bei ihm auftretenden Probleme feststellt, die es zu beheben gilt. Daraufhin sind Ziele festzulegen, pflegerische Maßnahmen systematisch vorauszuplanen und umzusetzen und anschließend auf ihren Erfolg hin zu überprüfen. Ein zweckrationales Handeln, also logisch-deduktives Denken, eine objektivierte Wahrnehmung und eine sachlich-objektive Beziehung zum Arbeitsgegenstand soll auch in der Pflege effektives und effizientes Arbeiten gewährleisten.

Kritik und Lösung

Die Wirklichkeit sieht anders aus. Eine Untersuchung des pflegerischen Handelns berufserfahrener Altenpfleger ergab, dass es keine konkrete Arbeitsplanung im Sinne einer abgeschlossenen Phase gibt, die der Durchführung der Arbeit vorgeschaltet ist.

Planen beginnt vielmehr mit dem Lesen der Dokumentation und mit den Informationen der vorhergehenden Schicht, die ein erstes Bild über das aktuelle Befinden der Pflegebedürftigen geben, etwa über die Auswirkungen einer unruhigen Nacht. Mit einem anschließenden Rundgang durch die Zimmer verschaffen sich die Pflegenden selbst einen Eindruck über den aktuellen Zustand. Sie konkretisieren ihre Planung und strukturieren erst auf dieser Grundlage den Arbeitsablauf für den Tag. Dabei entscheiden sie z. B. über die Reihenfolge, in der sie die Pflegebedürftigen versorgen. Ebenso schätzen sie ab, wo intensivere und zeitaufwändigere Arbeiten zu erwarten sind.

Obwohl sich auch diese Orientierungsplanung täglich als fiktiv herausstellt, weil immer etwas Unerwartetes dazwischenkommt, wird sie als eine wichtige Hilfe gesehen, die Arbeit »im Griff zu behalten«. Für das, was dann in der konkreten Situation tatsächlich getan wird, spielt nicht der Plan, sondern die Interaktion und Kommunikation mit dem Pflegebedürftigen die zentrale Rolle. Eigene, oft schwer planbare Aktivitäten der Pflegebedürftigen werden, auch wenn sie die Pflege erschweren, dabei nicht als Störungen empfunden, die den geplanten Ablauf durcheinanderbringen. Sie werden immer wieder neu in den Handlungsablauf integriert.

Die Zusammenarbeit im therapeutischen Team wird zunehmend wichtiger. Institutions- und situationsabhängig muss die Zusammenarbeit mit allen Bereichen geplant und unter Einbeziehung der jeweiligen Möglichkeiten durchgeführt werden.   **Teamarbeit**

So muss eine professionelle Pflegekraft im Krankenhaus z. B. auch mit dem Sozialdienst kooperieren. Dessen Aufgabe besteht darin, Versorgungssysteme zu koordinieren und Zugang zu verschaffen zu unterstützenden persönlichen, gesellschaftlichen, sozialen und materiellen Ressourcen. Er gibt Informationen und Hinweise oder vermittelt an die zuständigen Stellen.

Der Sozialdienst ist auf Angaben in Bezug auf den Pflegebedürftigen angewiesen, die er u. a. vom Pflegepersonal bekommt. In den meisten Fällen erfolgt eine Kontaktaufnahme dadurch, dass Angehörige oder Patienten durch das Pflegepersonal auf den Krankenhaussozialdienst hingewiesen werden.

Eine gute Zusammenarbeit führt meist zu einer schnelleren und komplikationslosen Entlassung des Patienten. Der Sozialdienst verfügt über die nötigen rechtlichen und fachlichen Kenntnisse, um die Weiterversorgung Betroffener zu organisieren. Hierzu gehört auch das Einleiten einer Anschlussheilbehandlung, die Anregung einer Betreuung oder die Vermittlung von Hilfen für zu Hause.   **Überleitungspflege**

4.4   Kernprinzipien

4.4.1   Mit den Gesetzen in Einklang handeln

4.4.2   Interagieren

4.4.3   Gefahren abwenden

4.4.4   Selbstermächtigung fördern

4.4.5   Diagnostizieren und Behandeln

Literatur

4.4.1   Mit den Gesetzen in Einklang handeln

Um verantwortlich handeln zu können, müssen Pflegekräfte ihr Handeln an Gesetzen orientieren, die bestimmen, was einerseits auf keinen Fall getan werden darf und womöglich unter Strafe gestellt ist und was andererseits unbedingt getan werden muss. Darüber hinaus hat jeder Angestellte zu Beginn des Arbeitsverhältnisses gemäß § 6 des Bundesangestellten-Tarifvertrags (BAT) ein Gelöbnis abzulegen, mit dem er die Beachtung der Gesetze verspricht. Dieses Versprechen beinhaltet die Verpflichtung in § 8 Abs. 1 BAT, sich jederzeit so zu verhalten, wie man es von einem Angehörigen des öffentlichen Dienstes erwartet.   **Funktionen rechtlicher Regelungen**

Das **Verhalten von Pflegepersonen** wird durch rechtliche Vorschriften **begrenzt**, die sich in letzter Konsequenz an eingetretenen Schäden durch unerlaubte oder strafbare Handlungen orientieren. Es existiert aber auch eine Reihe von Vorschriften, die die Pflegekraft in ihrer Eigenschaft **als Arbeitnehmer mit** gewissen **Schutzrechten** ausstattet.   **Rechtlich definierte Spielräume**

4

Verpflichtungen gegenüber Pflegebedürftigen

Schuldhaftes Verhalten

Fehlerhaftes, unerlaubtes und Schaden verursachendes Handeln von Pflegepersonen wird zivil- und strafrechtlich geahndet. Das individuelle **Verschulden** kann auf zwei Wegen zustande kommen, durch:

- **Vorsatz**, also absichtliches, geplantes, zielgerichtetes Handeln oder Unterlassen,
- **Fahrlässigkeit**, also eine mangelnde Sorgfalt, die der Ausübung oder dem Unterlassen einer Handlung zugrunde liegt.

Grobe Fahrlässigkeit

Grobe Fahrlässigkeit ist gegeben, wenn der Arbeitnehmer »die im Verkehr erforderliche Sorgfalt« (§ 276 BGB) grob vernachlässigt, indem er einfachste, naheliegende Überlegungen nicht anstellt.

Fahrlässigkeit

Fahrlässigkeit liegt vor, wenn der Verantwortliche entweder gar nicht an die Folgen seines Verhaltens denkt oder zumindest davon ausgeht, dass bestimmte Folgen nicht eintreten werden, obwohl er aufgrund seiner Fähigkeiten weiß, was aus seinem Verhalten resultiert.

Haftungsformen

Zusätzlich unterscheidet man zwei Bestimmungsgrößen des Fehlverhaltens. Diese determinieren, wem gegenüber die schuldhaft handelnde Person sich juristisch zu verantworten hat oder durch welche rechtlichen Beziehungen die Haftung zustande kommt. Diese Formen sind:

- deliktische Haftung und
- vertragliche Haftung.

> **Deliktische Haftung.**
> Das Pflegepersonal haftet wie jedermann wegen einer sog. »unerlaubten Handlung«
> (§ 823 BGB), wenn es durch ein Fehlverhalten Gesundheitsschäden bei Dritten verursacht.
> Es handelt sich dabei i. Allg. um abgrenzbares Fehlverhalten, wie die weisungswidrige Gabe
> des falschen Medikaments, eine Geräte-Fehlbedienung oder einen »Übergriff« in den ärztlichen Tätigkeitsbereich. In diesem Fall spricht man von einem Übernahmeverschulden.
> Ein **Übernahmeverschulden** kann als grober Behandlungsfehler gewertet werden, also
> als ein Behandlungsfehler, der der Person grundsätzlich nicht unterlaufen darf.

> **Beispiel**
> Dem Geschädigten kann dadurch z. B. ein zivilrechtlicher Anspruch auf Schadensersatz
> entstehen. Bestimmte Handlungen erfüllen darüber hinaus einen Straftatbestand, und der
> Handelnde muss sich zusätzlich vor dem Strafrichter für sein Verschulden verantworten.

> **Vertragliche Haftung.**
> Durch den Krankenhaus-Aufnahmevertrag oder durch einen Heimvertrag wird eine Person
> Vertragspartner des Trägers der jeweiligen medizinisch-pflegerischen Einrichtung. Sie hat damit Anspruch auf alle vertraglichen Leistungen, insbesondere auf fachgerechte Versorgung
> und Behandlung.

Alle angestellten Mitglieder des therapeutischen Teams haben zu den Betroffenen keine direkte vertragliche Beziehung. Sie gelten als **Erfüllungsgehilfen** des Trägers, derer er sich zur Erfüllung seiner vertraglich zugesicherten Leistungen bedient.

Verpflichtungen des Trägers

Wenn eine pflegebedürftige Person durch unerlaubte Handlungen oder durch Straftaten von Mitarbeitern des Trägers zu Schaden kommt, hat nicht nur der »Täter« ein Delikt begangen, sondern der Träger hat zugleich seine vertragliche Verpflichtung verletzt. Als Vertragspartner des Betroffenen haftet er für jedes schuldhafte Fehlverhalten von Erfüllungsgehilfen im Rahmen des Vertrags. Allerdings müssen die Erfüllungsgehilfen je nach Umfang ihres Verschuldens aus ihrem Arbeitsvertrag heraus für ihre Fehler einstehen (§ 278 BGB).

> **Beispiel**
> Krankenhäuser müssen für Geld und sonstige Wertsachen eine sichere Aufbewahrungs-
> möglichkeit bieten. Wenn dies nicht der Fall ist und Wertgegenstände durch Diebstahl
> verschwinden, ist das Krankenhaus gegenüber dem Betroffenen zum Schadensersatz
> verpflichtet.

Trifft den Arbeitgeber ein Mitverschulden, etwa durch fehlerhafte Organisation, so ist dies selbstverständlich zu berücksichtigen (§ 254 BGB).

Mitverschulden des Arbeitgebers

Die Haftung des Arbeitnehmers ist nach einer Änderung der Rechtsprechung 1994 beschränkt:

Haftung und Haftungsbeschränkung

- Sie entfällt ausnahmslos bei fehlendem Verschulden und ist umgekehrt stets gegeben bei **Vorsatz**.
- Bei **leichter Fahrlässigkeit** haftet der Arbeitnehmer nicht.
- Bei **normaler Fahrlässigkeit** wird der Schaden normalerweise aufgegliedert. Hierbei sind Schadensanlass und Schadensfolgen nach Billigkeitsgrundsätzen und Zumutbarkeitsgesichtspunkten gegeneinander abzuwägen.
- Bei **grober Fahrlässigkeit** haftet der Arbeitnehmer voll. Aber auch hier trägt der Arbeitgeber das Betriebsrisiko, was zu einer nicht unerheblichen Herabsetzung der Schadenersatzpflicht führen kann.

Ein »arztfreier Bereich« der Krankenpflege wird von der Rechtsprechung bislang nicht akzeptiert, da diese sich weigert, die einheitliche Krankenhausbehandlung des Patienten in unterschiedliche Sektoren zu unterteilen. Werden z. B. Pflegemaßnahmen, die aus ärztlicher Sicht geboten sind, nicht durchgeführt, lastet man sie dem Arzt als Behandlungsfehler an.

Grundsatzfrage

Pflegepersonen haben immer eine Durchführungsverantwortung, der die Anordnungs- und Überwachungsverantwortung des Arztes gegenübersteht. Durchführungsverantwortung bedeutet, dass die Pflegekräfte für den technisch korrekten Ablauf verantwortlich sind, aber keine Verantwortung dafür tragen, ob die Maßnahme medizinisch richtig oder gar schädlich ist. Bei offensichtlichen Fehlverordnungen besteht jedoch eine Protest- oder Anzeigepflicht, die **Remonstrationspflicht** des Pflegepersonals.

Durchführungsverantwortung

Bei der **Delegation** von strittigen Tätigkeiten, etwa Injektionen, gilt immer, dass der Anweisende die Delegationsfähigkeit des Adressaten prüfen muss, also die konkreten Fähigkeiten der zur Ausführung vorgesehenen Pflegeperson zu prüfen hat. Pflegepersonen können eine Tätigkeit zurückweisen, die sie aufgrund ihrer Ausbildung nicht sachgerecht ausführen können.

Die Fähigkeiten von Pflegepersonen sind durch ihre Ausbildungen vorgegeben: Das Krankenpflegegesetz legt fest, dass die dreijährige Ausbildung Kenntnisse, Fähigkeiten und Fertigkeiten zur verantwortlichen Mitwirkung bei der Verhütung, Erkennung und Heilung von Krankheiten vermitteln soll. Für Krankenpflegehelfer besteht das Ausbildungsziel in Kenntnissen, Fähigkeiten und Fertigkeiten für die Versorgung der Kranken sowie für die damit verbundenen hauswirtschaftlichen und übrigen Assistenzaufgaben in Stations-, Funktions- und sonstigen Bereichen des Gesundheitswesens.

Subjektive Kenntnisse und Fähigkeiten

Die derzeit noch gültigen Altenpflegegesetze der Bundesländer formulieren unterschiedliche **Ausbildungsziele**. Sinngemäß sollen in der Altenpflege Kenntnisse, Fähigkeiten und Fertigkeiten vermittelt werden, die zur selbstständigen und eigenverantwortlichen Pflege einschließlich der Beratung, Begleitung und Betreuung alter Menschen erforderlich sind.

4

Informationsweitergabe und ihre Grenzen

Pflegekräfte müssen interdisziplinär informiert sein und auch untereinander Informationen über Pflegebedürftige austauschen. Die Informationsweitergabe an Außenstehende ohne diesen professionellen Hintergrund steht jedoch unter Strafe (§ 203 StGB), bedingt durch die **Schweigepflicht**. Die Informationsweitergabe an Dritte, die nicht mit der Pflege oder Behandlung des Betroffenen betraut sind, darf nur aufgrund bestimmter Gesetze, z. B. des Infektionsschutzgesetzes, erfolgen oder dann, wenn der Pflegebedürftige selbst eingewilligt hat.

Die Schweigepflicht muss auch nach dem Tod der betreffenden Person weiter gewahrt werden. Das gleiche gilt für das Briefgeheimnis (§ 202 StGB), wonach es unter Strafe gestellt ist, die Post eines Pflegebedürftigen zu öffnen, ohne den Auftrag durch den Postempfänger dafür zu besitzen. **In Ausnahmefällen** geraten Pflegekräfte in die Situation, Vorwürfe gegen sich selbst nur abwenden zu können, indem sie Einzelheiten über Pflegebedürftige vor Gericht preisgeben. Dies ist ebenso zulässig wie der Umstand, dass durch die Offenbarung solcher Geheimnisse ein Verbrechen verhindert werden kann.

Im Gegensatz zur Schweigepflicht, die das Vertrauensverhältnis zwischen Pflegebedürftigen und Pflegepersonal schützt, soll das **Bundesdatenschutzgesetz** den einzelnen Bürger dagegen absichern, dass er durch den Umgang mit seinen personenbezogenen Daten in seinem Persönlichkeitsrecht beeinträchtigt wird. Jede Pflegekraft wird in diesem Zusammenhang bei der Aufnahme ihres Beschäftigungsverältnisses in einer Einrichtung, die Daten automatisiert verarbeitet, auf das **Datengeheimnis** verpflichtet. Diese Verpflichtung besteht auch nach Beendigung des Arbeitsverhältnisses fort.

Informationsrecht Pflegebedürftiger

Das Recht zum Erhalt von Informationen steht auch Pflegebedürftigen zu, denn es ist mit der Menschenwürde nicht vereinbar, einer Person lediglich die Rolle als Objekt des Geschehens zuzuweisen. Deshalb sind Pflegebedürftige berechtigt, **Einsicht in ihre Krankenunterlagen** zu nehmen. Es verstößt gegen das Selbstbestimmungsrecht eines Menschen, ihm Unterlagen über seine Behandlung vorzuenthalten.

Informationsrechte Dritter

Die Einsichtnahme durch Dritte dagegen läuft der Schweigepflicht zuwider. Angehörigen ist die Einsicht nur dann zu gewähren, wenn sie ausdrücklich als Vertreter des Pflegebedürftigen dazu bestimmt sind. Dies gilt auch gegenüber Trägern der privaten Versicherungen. Die **Träger der Sozialversicherung** allerdings haben eigenständige gesetzliche Einsichtnahmerechte. Ärzte und Pflegepersonal sind laut § 100 des 10. Sozialgesetzbuchs (SGB X) zu einer allgemeinen Auskunft **im Rahmen der rechtlich zulässigen Datenübermittlung** verpflichtet. Jeder hat Anspruch darauf, dass die ihn betreffenden Sozialdaten von den Leistungsträgern nicht unbefugt erhoben, verarbeitet oder genutzt werden.

Dokumentationspflicht

Pflegerisches Handeln muss in Streitfällen nachweisbar sein. Deshalb müssen pflegerische Leistungen mit Begründung dokumentiert werden, zumal ein Teil der pflegerischen Tätigkeiten nicht offensichtlich ist, sondern aus Entscheidungen besteht, die auch zum begründeten Unterlassen einer Tätigkeit führen. Liegt im Streitfall keine Dokumentation vor, zieht dies eine **Umkehr der Beweislast** nach sich.

Urkundencharakter

Die **pflegerische Dokumentation** ist eine Urkunde und besitzt damit Beweiswert. Nach § 247 StGB wird jeder Dokumentation unterstellt, **dass ihr Inhalt der Wahrheit entspricht**.

Wird eine Dokumentation im Voraus geschrieben oder werden nachträglich Zusätze eingefügt, handelt es sich strafrechtlich gesehen um Urkundenfälschung (§ 267 StGB), möglicherweise auch um Betrug (§ 263 StGB). Zivilrechtlich folgt daraus, dass eine derartige Dokumentation als Beweismittel nicht mehr brauchbar ist. Des Weiteren wird in einem solchen Fall die Dokumentation aller Maßnahmen infrage gestellt.

Regelungen für den Umgang mit medizinischen Materialien

Der sichere Umgang mit Arzneimitteln wird durch das **Arzneimittelgesetz** geregelt. Danach ist es verboten, bedenkliche Arzneimittel abzugeben. Pflegepersonen müssen deshalb immer darauf achten, dass die Arzneimittelvorräte rechtzeitig aufgebraucht oder zurückgegeben werden. Arzneimittel müssen in den Originalverpackungen aufbewahrt werden. Beipackzettel dürfen nicht entfernt werden. Damit wird sichergestellt, dass alle Informationen über das Medikament jederzeit verfügbar sind.

Umgang mit Arzneimitteln

Das Arzneimittelgesetz legt auch die Voraussetzungen fest, unter denen Arzneimittel an Menschen klinisch geprüft werden. Solche Prüfungen dürfen nur dann erfolgen, wenn die Betroffenen ihre Einwilligung gegeben haben, nachdem sie über die Tragweite des Versuchs von einem Arzt aufgeklärt worden sind.

Der weitere Umgang mit Arzneimitteln durch das Pflegepersonal leitet sich aus strafrechtlichen Bestimmungen und aus der laufenden Rechtsprechung ab. Beide regeln insbesondere die sog. »im Verkehr erforderliche Sorgfalt« und damit das korrekte Verhalten bei der Bevorratung, dem Richten und Verteilen von Medikamenten sowie bei der Wirkungskontrolle.

Nach dem **Betäubungsmittelgesetz** sind Pflegepersonen dafür verantwortlich, dass Betäubungsmittel gesondert in dafür vorgesehenen Schränken unter Verschluss aufbewahrt werden. Den Schlüssel erhält die verantwortliche Pflegeperson. Sie muss ihn bei Dienstschluss persönlich weitergeben.

Besonderheiten bei Betäubungsmitteln

Über den Verbleib der Betäubungsmittel ist laufend Buch zu führen. Dazu darf man ausschließlich die vom Bundesinstitut für Arzneimittel und Medizinprodukte herausgegebenen Bücher verwenden. Pflegekräfte müssen darin die Abgabe von Betäubungsmitteln sofort mit Datum und Name des Pflegebedürftigen vermerken, sodass die letzte Zeile des Eintrags unmittelbar dem aktuellen Lagerbestand entspricht. Buchführung und Bestand sind in regelmäßigen Abständen von einem dafür bestimmten Arzt zu kontrollieren. Die Richtigkeit der Angaben ist mit Datum und Unterschrift des Überprüfenden im Buch zu bestätigen.

Betäubungsmittel können nur gegen Vorlage der Teile I und II des dreiteiligen, nummerierten Betäubungsmittelanforderungsscheins in der Apotheke ausgehändigt werden.

Das **Transfusionsgesetz** soll für eine sichere Gewinnung von und Versorgung der Bevölkerung mit Blutprodukten sorgen und die Selbstversorgung mit Blut und Plasma fördern.

Besonderheiten bei Blut und Blutprodukten

Die gesetzlich vorgegebenen Maßnahmen des Infektionsschutzes, wie Isolierung von Menschen, Desinfektionsmaßnahmen und Meldung, müssen immer dann eingehalten werden, wenn Infektionskrankheiten auftreten, die das **Infektionsschutzgesetz** ausdrücklich beschreibt. Es handelt sich dabei um Krankheiten, die durch Krankheitserreger verursacht und unmittelbar oder mittelbar auf den Menschen übertragen werden können. Um die Ausbreitung von Seuchen zu verhindern, müssen diese Krankheiten oder das Vorhandensein von Krankheitserregern dem Gesundheitsamt gemeldet werden.

Infektionsschutz

Zur Meldung verpflichtet ist vorrangig der Arzt, aber auch jede sonstige mit der Behandlung oder der Pflege des Betroffenen berufsmäßig beschäftigte Person. Die Meldung ist dem zuständigen Gesundheitsamt unverzüglich, spätestens innerhalb von 24 h nach erlangter Kenntnis zu erstatten.

Auf den Arbeitnehmer bezogene Bestimmungen

Pflegetätigkeiten sind rund um die Uhr erforderlich, deshalb schützt das Arbeitsschutzgesetz Pflegende vor übermäßiger Belastung. Bei Nichteinhaltung drohen dem Arbeitgeber Strafen. Für die Pflege wesentliche Regelungen betreffen Ruhepausen und die Nachtarbeit. Durch die Führung eines Dienstplans, der zwei Jahre aufbewahrt werden muss, wird der Nachweis der

Arbeitsschutzgesetze

4

Einhaltung der Vorschriften erbracht. Die von den Landesregierungen bestimmten Aufsichtsbehörden haben das Recht, Betriebe während der Arbeitszeit zu besuchen.

Bitte beachten Sie: Das Arbeitsrecht unterliegt häufigen Änderungen.

Für Schüler in der Kranken- und Kinderkrankenpflege sind zusätzlich die Vorgaben aus den einschlägigen **Ausbildungs- und Prüfungsverordnungen** zu beachten. Dort ist z. B. vorgeschrieben, dass im 2. und 3. Ausbildungsjahr mindestens 120 h, aber höchstens 160 h im Nachtdienst unter Aufsicht einer ausgebildeten Krankenpflegeperson abzuleisten sind.

Das geplante bundeseinheitliche **Altenpflegegesetz** trifft ähnliche Bestimmungen. Dies nicht zuletzt deshalb, weil man den Gesetzestext z. T. aus dem Krankenpflegegesetz übernommen hat.

Jugendarbeitsschutzgesetz

Personen, die in der Krankenpflege arbeiten und noch keine 18 Jahre alt sind, dürfen in der Zeit zwischen 20.00 Uhr und 6.00 Uhr nicht beschäftigt werden. Sie müssen täglich eine **Nachtruhe** von zwölf Stunden und regelmäßige, im **Jugendarbeitsschutzgesetz** vorgeschriebene Pausen einhalten. Auch an bestimmten Feiertagen dürfen sie nicht beschäftigt werden.

Mutterschutzgesetz

Eine Schwangerschaft soll dem Arbeitgeber sofort gemeldet werden, denn er ist verpflichtet, das **Mutterschutzgesetz** einzuhalten. Schwangere Frauen dürfen in der Krankenpflege zwar an Wochenenden und Feiertagen tätig sein, müssen dafür aber in der darauffolgenden Woche einen freien Arbeitstag bekommen. Sie dürfen grundsätzlich nicht in der Nacht arbeiten. Zum Schutz der Gesundheit von Mutter und Kind darf die Schwangere keine schweren Lasten heben und nicht mit gefährlichen Stoffen umgehen, muss also z. B. Narkose- oder Röntgengeräte meiden.

Die Beschäftigung sechs Wochen vor dem Entbindungstermin kann auf Wunsch der Frau gestattet werden, die Schutzfrist nach der Entbindung ist in jedem Fall einzuhalten. Sie beträgt acht Wochen, bei Früh- und Mehrlingsgeburten zwölf Wochen. Solange eine Mutter ihr Kind stillt, ist ihr dafür täglich mindestens eine Stunde Freizeit zu gewähren.

Die Kündigung gegenüber einer Frau während der Schwangerschaft und bis vier Monate nach der Entbindung ist unzulässig. Dagegen kann die Frau ihrerseits jederzeit ohne Einhaltung einer Frist zum Ende des Schutzzeitraums nach der Entbindung kündigen.

Gesetzliche Unfallversicherung

In Deutschland muss jeder Arbeitnehmer und jeder Auszubildende bei der für seinen Betrieb zuständigen Berufsgenossenschaft gesetzlich unfallversichert werden. Für Personenschäden, die ein Arbeitnehmer im Zusammenhang mit seiner Arbeit erlitten hat (§§ 104, 105 SGB VII), tritt die gesetzliche Unfallversicherung ein, allerdings nur dann, wenn entweder ein Arbeitsunfall oder eine Berufskrankheit vorliegt.

Arbeitsunfälle

Arbeitsunfälle werden durch § 8 Abs. 1 Satz 2 SGB VII definiert als zeitlich begrenzte, von außen auf den Körper einwirkende Ereignisse, die zu einem Gesundheitsschaden oder zum Tod führen. Dies sind einerseits die typischen **Wegeunfälle**, andererseits **Unfälle am Arbeitsplatz**.

Berufskrankheiten

Gemäß § 9 Abs. 1 SGB VII kann eine Berufskrankheit grundsätzlich nur dann vorliegen, wenn diese Krankheit zuvor durch Rechtsverordnung der Bundesregierung als Berufskrankheit anerkannt wurde. Für eine Anerkennung kommen nur durch besondere Einwirkungen verursachte Krankheiten infrage, denen bestimmte Personengruppen durch ihre versicherte Tätigkeit in erheblich höherem Grade als die übrige Bevölkerung ausgesetzt sind.

> **Beispiel**
> Für professionelle Pflegekräfte gelten u. a. berufsbedingte Wirbelsäulenschäden und HIV-Infektionen als anerkannte Berufskrankheiten.

Weitere gesetzliche Vorschriften zum Schutz der Beschäftigten

Unfallverhütungsvorschriften sind **zwingendes Recht**, das von den Arbeitnehmern zu beachten ist. Institutionen im Gesundheitsdienst sind verpflichtet, für eine **arbeitsmedizinische Vorsorge und Überwachung** zu sorgen. Sie müssen gewährleisten, dass hygienische Maßnahmen, etwa Hygienepläne oder persönliche Hygienevorschriften, eingehalten werden, und die dafür notwendigen Voraussetzungen schaffen, z. B. durch die Bereitstellung von Schutzkleidung. Außerdem müssen Hilfsmittel zur Umlagerung von Pflegebedürftigen, also Hebevorrichtungen, bereitgestellt werden, und es ist für eine gefahrlose Anwendung von Geräten zu sorgen.

Das Pflegepersonal ist verpflichtet, die dienstlich angeordneten Unfallverhütungsvorschriften einzuhalten.

Da über die Gesundheitsgefährdung durch den Umgang mit Zytostatika noch keine ausreichenden Kenntnisse vorhanden sind, müssen Pflegepersonen zu ihrem eigenen Schutz besonders von der Berufsgenossenschaft vorgeschriebene Schutzmaßnahmen einhalten. Sie müssen außerdem regelmäßig vom Arbeitgeber unterwiesen werden. Schwangeren und Jugendlichen ist der Umgang mit Zytostatika verboten.

Pflegepersonen, die regelmäßig in einem strahlenexponierten Bereich arbeiten, müssen sich jährlich von einem dafür ermächtigten Arzt untersuchen lassen und halbjährlich eine Belehrung über Strahlenschutzmaßnahmen besuchen, wie in der **Röntgenverordnung** vorgesehen.

Das **Medizinproduktegesetz** will sicherstellen, dass weder Behandelte noch Behandelnde durch medizinische Geräte zu Schaden kommen. Deshalb schreibt es vor, dass Pflegepersonen nur dann Geräte bedienen dürfen, wenn sie offiziell in deren Handhabung eingewiesen wurden. Für diese **Einweisung** müssen sie selbst sorgen. Andere Pflegepersonen einweisen darf nur derjenige, der eine sog. Ersteinweisung durch einen vom Hersteller beauftragten Anleiter bekommen hat. Die Pflegepersonen müssen dafür sorgen, dass an jedem Gerät eine **Gebrauchsanweisung** angebracht ist. Bevor ein Gerät benutzt wird, muss eine Pflegekraft sich davon überzeugen, dass es in **ordnungsgemäßem Zustand** und funktionsfähig ist. Beschädigte Geräte dürfen nicht von der Pflegeperson repariert werden, sondern müssen von dazu autorisierten Personen instand gesetzt werden, so die **Medizingeräte-Betreiberverordnung**.

Unfallverhütungs-vorschriften

Regelungen über den Umgang mit Medizinprodukten

4.4.2 Interagieren

Alles, was Menschen tun, ist von **Bedeutungen** durchsetzt und durch sie strukturiert. Der **Sinn** und die Bedeutung, die einzelne Personen ihrem eigenen Handeln und dem Handeln anderer verleihen, sind nicht subjektiv und beliebig verfügbar, sondern werden in Prozessen der Kommunikation erzeugt, zugeschrieben, übertragen und verändert.

Die unabdingbaren menschlichen Kommunikationsprozesse in der Pflege sind immer eine soziale Handlung, deren primäres Ziel die **Verständigung** mit dem Gegenüber ist.

Der Umgang mit anderen zeigt sich in der Bewegung, der Wahrnehmung und der Kommunikation. Die Bedeutungen entstehen in der Wechselwirkung der gegenseitigen Beeinflussungen: Bewegung macht Wahrnehmung erst möglich. Umgekehrt wirkt die Kommunikation auf menschliche Wahrnehmung und Bewegung ein. Ohne Wahrnehmung finden weder geistiges Wachstum, noch emotionale Verbindung zur Umwelt statt.

Fast jeder Mensch entwickelt dabei eine Vorliebe für einen bestimmten Sinneskanal, über den er Informationen und Erinnerungen bevorzugt speichert und abruft. So lassen sich drei Kommunikationstypen und ihre bevorzugten Ausdrucksmittel unterscheiden:

Interaktion und Kommunikation

Kommunikationskanäle

4

- **auditiver Kanal**, also die Sprache als Element der verbalen Kommunikation,
- **visueller Kanal**, der die Körpersprache oder die nonverbale Kommunikation beinhaltet und
- **kinästhetischer Kanal**, also die Berührung oder ebenfalls die nonverbale Kommunikation.

Der auditive Kanal

Die Sprache ist das wichtigste Zeichensystem, über das Menschen verfügen. Sie wird im Umgang mit anderen erlernt, angewendet und weiterentwickelt. Über die Sprache versuchen Menschen ihr Erfahrungswissen sich selbst und anderen zu erklären und zu vermitteln. Vergangenheit, Gegenwart und Zukunft werden darstellbar, aber auch imaginäre oder nicht selbst erlebte Begebenheiten.

Die Sprache wird beeinflusst von Interesse, Gefühlen, Informationen, Erfahrungshorizonten und den konkreten sozialen Beziehungen der Kommunikationspartner untereinander, z. B. der gesellschaftlichen Stellung. **Kommunikative Kompetenz** bedeutet, kommunikative Handlungen anderer situationsangemessen zu verstehen, darauf einzugehen und sich selbst verständlich zu machen. Die sozialen Dimensionen der Sprache gehören wesentlich zu diesem Verständnis.

Sprache im Kontext

Allein die Anwendung grammatikalisch korrekter Sätze ist jedoch nicht ausreichend. Um sich mittels Sprache verständigen zu können, müssen Menschen lernen oder wissen, was die einzelnen Sätze im entsprechenden Kontext bedeuten können. Sprache ist also mehr als die reine Sprachkompetenz oder ein abstraktes System grammatikalischer Regeln. Sprache und Sprachverhalten sind immer eingebettet in soziale Prozesse.

Der visuelle Kanal

Verbale und nonverbale Zeichen werden immer gleichzeitig verwendet, dabei ist aber jeweils eine Art dominant. Die Kombination der Zeichen unterscheidet sich dabei je nach Anlass, Art der Vertrauensbeziehung und Distanz zwischen den kommunizierenden Personen. Im Wechselspiel von verbaler und nonverbaler Kommunikation vervollständigen die einzelnen Zeichen den jeweils anderen Teil. In der professionellen Pflege müssen mögliche Widersprüche zwischen verbalen Aussagen und nonverbalen Zeichen erkannt werden.

Prinzipien des Handelns

Zu beachten sind daher die folgenden Dimensionen nonverbaler Ausdrucksmöglichkeiten:

- **Gestik**: Im weiteren Sinne kann man Gestik oder Gebärden als die Gesamtheit aller Formen körpermotorischer Zeichensetzung beschreiben. Sie betrifft vorwiegend die Körperextremitäten, besonders Arme, Hände und Finger.
- **Mimik**: Die zeichenhafte Aktion der Gesichtsmuskulatur wird als Mimik bezeichnet. Dabei hängen die Bewegungen von den relativ unabhängig voneinander beweglichen Muskelgruppen ab. Bei der Wahrnehmung kommt jedoch vorwiegend der gesamte Gesichtsausdruck zur Geltung, wobei insbesondere der Augenkontakt in Form und Funktion eine Bedeutung hat.
- **Positur**: In diesem Begriff zusammengefasst sind alle nonverbalen Zeichen, die sich auf die Stellung und die Bewegung des gesamten Körpers im Sitzen, Stehen oder Gehen beziehen.

Der kinästhetische Kanal

Grundlage jeder Wahrnehmung sind Mechanismen der Veränderung und Bewegung. Die Eigenaktivität einer Person bewirkt sensorische Reize, die der Selbstwahrnehmung dienen. Eigenaktivität führt zur Entwicklung und Aufrechterhaltung eines symmetrischen Körperschemas.

Stimulation bedeutet Anregung durch ein sich ständig änderndes Informationsangebot. Sie führt zu einem sog. heterogenen Feld. Jeder monotone Reiz dagegen reduziert sich und wird indifferent, es kommt zur Gewöhnung.

Heterogenes Feld

Im Gegensatz zum heterogenen steht das homogene Feld, in dem es zu einer **degenerierenden Habituation** kommt. Findet keine Bewegung statt, fehlen sämtliche Informationen über Umfang, Größe und Beschaffenheit des Körpers und seiner Teile. Der Mangel an körperbezogenen Orientierungspunkten bedingt die geistige Orientierungslosigkeit. Durch Bettlägerigkeit verliert ein Mensch die Fähigkeit, rasch auf Veränderung der Körperposition zu reagieren. Autostimulation, z. B. das Nesteln an der Decke, ist ein typisches Zeichen mangelnder Stimulation durch die Umwelt.

Homogenes Feld

Basale Stimulation

Aufgrund neurophysiologischer Erkenntnisse und ihrer Verbindung mit dem Konzept der basalen Stimulation wird sichtbar, dass bei wahrnehmungsgestörten Menschen so rasch wie möglich über Sinnesreize eine Stimulation erfolgen muss, um den Gesundungsprozess zu beschleunigen.

Im Konzept der basalen Stimulation werden sieben Wahrnehmungszugänge beschrieben:

Konzept der basalen Stimulation

- 1. auditive Wahrnehmung,
- 2. orale und olfaktorische Wahrnehmung,
- 3. somatische Wahrnehmung; über die Haut, durch Berührungen,
- 4. taktil-haptische Wahrnehmung; am aufnahmefähigsten sind die Handinnenflächen, die Fußsohlen und der Mund,
- 5. vestibuläre Wahrnehmung; mittels motorischer Steuerung und Gleichgewicht, bei allen Mobilisationen des Körpers,
- 6. vibratorische Wahrnehmung; über das Skelettsystem,
- 7. visuelle Wahrnehmung.

Bei Menschen mit Wahrnehmungsstörungen ist innerhalb des Konzeptes der basalen Stimulation besonders darauf zu achten, dass diese die Möglichkeit haben,

- sich selbst zu erleben, die Grenzen ihres Körpers zu spüren und eine Außenwelt wahrzunehmen,
- die Gegenwart einer anwesenden Person wahrnehmen zu können,
- die pflegerische Beziehung als kontinuierlich und individuell zu erleben.

Hastige Arbeitsweise, punktuelle Berührung und Reizüberflutung sind zu vermeiden. Alle Informationen müssen für den Betroffenen eindeutig sein. Es fördert seine Mitarbeit, wenn er verstehen kann, wie und was er zu tun hat.

Dies ist auch bei der Wortwahl zu bedenken. So bedeutet für einen Bettlägerigen der Begriff »oben« die Zimmerdecke. Will man ihn zu einer Bewegungsänderung »nach oben« veranlassen, sollte man ihn daher immer vom Kopfende ansprechen. Positive Anreize sind zu wiederholen und zu erneuern.

Vertrauen

Erwartungen
von Betroffenen

Der erste Eindruck, den Menschen voneinander haben, prägt ihre weitere Beziehung. Bereits beim ersten Zusammentreffen bilden sich Betroffene über die Pflegenden eine Meinung. In Befragungen äußert etwa die Hälfte der Pflegebedürftigen, dass Ihnen Freundlichkeit wichtig sei. Sie erwarten Anstand und Höflichkeit und äußern den Wunsch, dass sich die Pflegenden einfühlend verhalten. Da Pflegebedürftige ein stark ausgeprägtes Sicherheitsbedürfnis haben, wirkt das Ausweichen bei konkreten Fragen verunsichernd auf sie.

Die Betroffenen erwarten verlässliche Informationen über Handlungen, die an ihnen ausgeführt werden. Als wenig vertrauensfördernd wird die Diskontinuität, also der häufige Wechsel der Pflegepersonen empfunden. Kontinuität in der Beziehung erhöht die Verlässlichkeit und das Vertrauen in eine gute Pflege.

Vertrauensfördernde
Maßnahmen

Bedeutend sind demnach als vertrauensbildende Pflegehandlungen:
- persönliche Verhaltensweisen der Pflegenden,
- Eingehen auf die Bedürfnisse der Patienten,
- Erfüllung der Erwartungen an die Fachperson,
- Kontinuität der Beziehung.

Angehörigenarbeit

Kommunikation
mit Angehörigen

Die Bedeutung der Angehörigen im Genesungs- und Rehabilitationsprozess ist durch zahlreiche Studien belegt. Man muss deshalb einen Pflegebedürftigen ausdrücklich auf die Bedeutung seiner Familie für seine Lebensqualität und Genesung befragen.

Wenn sich kein Gespräch zu dritt realisieren lässt, sollten Angehörige in ähnlichem Wortlaut, wie der Betroffene selbst, informiert werden. Häufigere Informationen in zeitlich begrenztem Rahmen sind einem längeren und möglicherweise überfordernden Gespräch vorzuziehen. Durch häufige Informationen und kontrollierte Dialoge kann man bewirken, dass Angehörige auch schwierige oder differenzierte Inhalte verstehen. Die Möglichkeit zur Aufarbeitung eines Gesprächs ist für Angehörige wichtig.

Darüber hinaus sollten Pflegepersonen mit Patienten und Angehörigen separate Gespräche führen. So lassen sich soziale Informationen gewinnen, die auf die Art der Beziehung des Pflegebedürftigen zu seinen Bezugspersonen schließen lassen und die objektivere Beurteilung der Informationen ermöglichen.

Visite und Pflegevisite

Visite

Die Visite ist die täglich sich wiederholende, gemeinsame Situation von Arzt und Patient. Sie hat eine hohe emotionale Bedeutung für den Patienten. Darüber hinaus ist sie mit vielfältigen Funktionen beladen: Untersuchungen, Kontrolle des Therapieplans, Einleitung diagnostischer Maßnahmen, Organisationsabsprachen und Informationsaustausch zwischen Arzt, Pflegekraft und Patient.

Häufig kann man bei einer Visite ein Machtgefälle zu Lasten des Pflegebedürftigen beobachten. Dadurch entsteht für den Patienten ein Nachteil.

Oft wird der Patient durch hintereinander gestellte oder gestaffelte Fragen zu einer Serie von Antworten genötigt. Hierdurch können sein Mut und der Wille, Fragen zu stellen, erheblich eingegrenzt werden. Außerdem wird er immer wieder aus bestimmten Gesprächssequenzen ausgeschlossen. Dies kann zu seiner Verunsicherung beitragen.

Pflegevisite

Die Pflegevisite ist der Besuch eines Pflegebedürftigen durch mehrere Pflegekräfte mit dem Ziel, pflegerische Tätigkeiten und deren Wirkung kritisch zu betrachten. Pflegevisiten finden am Patientenbett statt. Der Betroffene wird von der für ihn verantwortlichen Pflegeperson vorgestellt, pflegerische Probleme werden erörtert, die Zweckmäßigkeit der geplanten Pflege wird diskutiert, der Patient befragt. Es ist im Vorfeld abzuklären, welche Funktionen das Instrument der Pflegevisite erfüllen soll.

Wenn ein Pflegebedürftiger orientiert ist, bewirkt die Pflegevisite durch das gemeinsame Gespräch ein Gefühl der Integration sowie der Autonomie und Selbstbestimmung und nicht die Empfindung, dass über den Betroffenen hinweg bestimmt wird. Die gemeinsame Festlegung von Zielen und Strategien erhöht seine persönliche Sicherheit.

Die Pflegevisite unter Einbeziehung der Angehörigen wird notwendig bei Menschen mit eingeschränkter Rechts- und Geschäftsfähigkeit oder bei Bewusstlosen. Das Einbeziehen der Angehörigen dient zunächst der wechselseitigen Information von Pflegekräften und Angehörigen. So können Pflegekräfte ihre eigenen Beobachtungen ergänzen. Es ist auch möglich, die belastenden Probleme der Angehörigen zu analysieren, gemeinsame Lösungsstrategien zu erarbeiten und so die Angehörigen zu unterstützen und zu begleiten.

Mit den Angehörigen kann man die mögliche Übernahme von pflegeunterstützenden Maßnahmen vereinbaren.

Die Einbeziehung aller Beteiligten fördert den Genesungsprozess und trägt zur Selbstermächtigung des Betroffenen bei (s. Abschn. 4.4.4 – Selbstermächtigung fördern).

Handlungskonzepte zur verbalen Kommunikation

Insbesondere im Zusammenhang mit schweren Erkrankungen fällt es den meisten Pflegekräften schwer zu kommunizieren, und es dominieren blockierende Verhaltensweisen. Dies ist ein Hinweis auf eine fehlende professionelle Auseinandersetzung mit Tabuthemen und ein Mangel an berufsorientierter Unterstützung des Pflegepersonals. Kommunikation ist gerade in dem genannten Bereich besonders wichtig und in ihrer stressreduzierenden Wirkung nicht zu unterschätzen.

Auch für den Patienten, als Gesprächspartner, ist die Bedeutung der Stressreduktion ein entscheidender Genesungsfaktor. Aussagen sind möglichst positiv zu formulieren, z. B. ist das Wort »nicht« zu vermeiden. »Nicht-Sätze« fordern inhaltlich genau das Gegenteil von dem, was beim Sprachverarbeitungsprozess im Gehirn abläuft: der Inhalt einer Negativaussage ist mit dem Prozess ihrer mentalen Verarbeitung nicht deckungsgleich.

> **Vermeidung von »Nicht-Sätzen«**

> **Beispiel**
> Die Bitte: »Lass' das Licht nicht brennen« ist auf Prozessebene geradezu eine Aufforderung, das Licht doch eingeschaltet zu lassen. Die Aussage »Alles in Ordnung« wird anders verarbeitet als »Machen Sie sich keine Sorgen«. Das Gleiche gilt für das Denken: Vorsätze wie »Denk' nicht an das Rauchen« verkehren sich in das Gegenteil.

Grundregeln der Kommunikation

Das Gelingen der Kommunikation hängt von verschiedenen Faktoren ab:

- 1. Es sollte Klarheit darüber bestehen, was man mit dem Gespräch erreichen will. Deshalb ist zuvor zu überlegen, welche Sachverhalte unklar und welche Nachfragen nötig sind, um Dinge zu klären und Missverständnisse zu vermeiden. Dabei sollte man »Warum-Fragen« durch »Wie-«, »Was-« und »Wozu-Fragen« ersetzen.

Klare Fragen

- 2. Das Verhalten muss der jeweiligen Situation angepasst werden. Man sollte den Gesprächsort sorgfältig auswählen, die Sitzordnung beachten oder ein Gespräch auf einen anderen Termin verschieben, wenn es die Gesamtsituation erfordert.

- 3. Das Bewusstsein der eigenen Rolle während des Gesprächs ist wichtig. Eine Übereinstimmung mit dem Gesprächspartner sollte hergestellt werden, indem sich die Kommu-

Kooperationsfähigkeit

4

nikationspartner aneinander orientieren. Merkmale guter Übereinstimmung sind z. B., dass die Gesprächspartner eine ähnliche Körperhaltung einnehmen. Gestik, Mimik und insbesondere Augenkontakt werden einander angeglichen.

— 4. Das Bemühen um klare und verständliche Übermittlung der Sachverhalte sollte dominieren. Offene und kongruente Botschaften an den anderen beinhalten auch immer klar geäußerte Gefühle, Wünsche und Erwartungen.

Feed-back

— 5. Um Kommunikationsmissverständnisse zu vermeiden, sollten Rückmeldungen gegeben werden. Diese geben dem Gegenüber Auskunft darüber, was vom Gesprächspartner verstanden wurde. Dabei ist auf Wertungen zu verzichten. Die genaue, klare und zeitnahe Formulierung sollte sich auf ein konkretes Verhalten beziehen und sich im Rahmen dessen bewegen, was der Gesprächspartner auch ändern kann.

— 6. Sofern man selbst eine Rückmeldung erhält, ist es wichtig, zunächst zuzuhören und, wenn nötig, nachzufragen, ohne sich dabei zu rechtfertigen oder zu erklären. Entscheidend ist, sich innerlich von der konkreten Situation zu distanzieren. Erst anschließend sollte man prüfen, was an der Rückmeldung gerechtfertig war und was nicht. Anschließend sollte das eigene Verhalten entsprechend geändert werden.

Telefonieren

Das Telefon ist ein selbstverständliches Kommunikationsmittel, für dessen Handhabung einige prinzipielle Hinweise von Bedeutung sind. Eine gute Tonqualität ist sicherzustellen, indem Fremd- und Störgeräusche möglichst ausgeschaltet werden.

Nach dem Abheben sollte man einen Moment warten, damit der Anrufer sich auf die Worte des Angerufenen einstellen kann. Grundsätzlich ist auf Verständlichkeit zu achten. Man soll dazu klar und deutlich sprechen, außerdem etwas langsamer, als man es vom eigenen Gefühl her für sinnvoll hält. Zu Beginn soll der Anrufer auf jeden Fall erkennen, ob er die gewünschte Einrichtung erreicht und einen von der Qualifikation her zuständigen oder den namentlich gesuchten Ansprechpartner in der Leitung hat.

Strukturierung des Telefonats

Grundsätzlich gilt, nach dem Gesprächseinstieg Anrufe folgendermaßen zu strukturieren:

— 1. Klären des Anliegens durch aktives Fragen.

— 2. Antwort geben und Lösungen so anbieten, dass der Anrufer seinen Gesprächspartner gut versteht. Er sollte Vorschläge erhalten, jedoch selbst entscheiden können.

— 3. Aufrichtiges Bemühen um die Zielerreichung. Eventuell ist das Angebot eines Rückrufs zu machen.

— 4. Am Ende des Telefonats sollten noch einmal die wichtigsten Gedanken, Vereinbarungen und Ergebnisse zusammengefasst werden.

4.4.3 Gefahren abwenden

Physiologische Zusammenhänge

In den Biowissenschaften betrachtet man den menschlichen Organismus als System, dessen einzelne Teile ständig bestrebt sind, untereinander und mit der Umgebung ein Gleichgewicht herzustellen. Aus diesem Verständnis heraus lassen sich physiologische und pathophysiologische Mechanismen verstehen. Ein Druckgeschwür der Haut infolge langer Liegedauer ist demnach Ausdruck eines Ungleichgewichts, da der Körper mangels Bewegung zu keiner Druckentlastung fähig ist. Die Ursache kann aber auch in einem vorgeschädigten oder schlecht durchbluteten Gewebe liegen, bei dem sich Schäden schneller einstellen, als bei gesundem.

Grenzen der naturwissenschaftlichen Sichtweise

Während man die systemische Sichtweise auf primär körperliche Prozesse relativ einfach anwenden kann, wird dies bei den Wirkungen von Seele, Psyche, Geist und sozialer Umwelt schwierig. Es existieren viele verschiedene Einflussfaktoren, die sich nicht vollständig isolieren lassen. Abgesehen davon bleibt die Behauptung fragwürdig, dass Menschen, die untereinander in vielen unsichtbaren Wechselwirkungen stehen, tatsächlich zu einer Art Ausgleich streben. Außerdem ist in keiner Weise klar, wie dieser Ausgleich beschaffen sein soll.

Im Folgenden werden die Einflüsse von Psyche, Geist und sozialer Umwelt auf den Körper punktuell dargestellt.

Physiologische Zusammenhänge der Gefahrenentstehung: Herz-Kreislauf-System und zentrale Steuerungsvorgänge

Reize aus der Umgebung oder vom Körper selbst werden aufgenommen, vom Gehirn interpretiert und weiter verarbeitet. Folgende **Kommunikationssysteme** zur Informationsverarbeitung im Körper stehen zur Verfügung:

Wechselwirkungen und Steuerungsmechanismen

- 1. Botenstoffe zum Austausch nahe beieinander liegender Zellen,
- 2. Hormonsystem,
- 3. Immun- und Abwehrsystem,
- 4. Kontraktilität von Muskelzellen zur Bewegung als Reizantwort.

Es gibt eine Verbindung zwischen Nerven- und Immunzellen. Außerdem ist inzwischen eine Wechselbeziehung zwischen Hormon- und Immunsystem nachgewiesen sowie Einflüsse der Psyche auf diese beiden Systeme. Das Nerven- und das Hormonsystem können durch Veränderungen im Erleben und Verhalten beeinflusst werden, aber auch umgekehrt auf das Immunsystem einwirken.

Psychoneuroimmunologie

Es gibt vier verschiedene Faktoren der Wechselwirkung von Stress und Immunsystem:

Faktoren der Wechselwirkung von Stress und Immunsystem

- **Bewältigungsstrategien:** Der Betroffene gilt als Experte seiner Situation. Deshalb weiß nur er, welche Bedeutung er seiner Lebenssituation beimisst und welche Bewältigungsstrategien infrage kommen.
- **Emotionen:** Ein Herabsetzen von Spannung kann das Immunsystem mobilisieren.
- **Kontrollierbarkeit:** Die Einschätzung, dass eine Situation kontrollierbar ist, wirkt sich positiv auf das Immunsystem aus. In diesem Zusammenhang lässt sich die Aufklärung des Pflegebedürftigen als Beitrag zu seiner zunehmenden Befähigung begreifen, Situationen zu kontrollieren.
- **Soziale Faktoren:** Gefühle von Einsamkeit gehen mit verminderter Immunzellreaktion einher. Der wesentliche Faktor zur Unterstützung von Betroffenen sind deshalb Angehörige und Freunde. Menschen, die um eine schwerwiegende Prognose wissen, etwa um eine Tumorerkrankung, wollen weniger »gefürchtete Fragen« klären, als vielmehr Befriedigung ihrer Bedürfnisse nach Nahrung, Schmerzfreiheit und Zuwendung erhalten.

Jede Zelle als kleinste lebende Einheit des Körpers braucht zu ihrem Aufbau und Erhalt sowie zur Erbringung einer bestimmten Funktion Nährstoffe in Form von Baustoffen, also Aminosäuren, Energiestoffen, d. h. Glukose und Fettsäuren, Wirkstoffen, v. a. Vitamine und Mineralien, und Sauerstoff zur Verbrennung, der Oxidation. Bei der intrazellulären Verarbeitung fallen Abbauprodukte und CO_2 an, die die Zelle zum Abtransport nach außen abgibt.

Zelluläres Gleichgewicht

Jeglicher **Stoffaustausch** ist **nur über Flüssigkeit** möglich. **Stoffaustauschflächen** sind dabei die **Zellwände**. Die selektive **Permeabilität** der Zellen ist Voraussetzung für den Durchtritt oder das Zurückhalten von Stoffen.

4

Stoffverteilung

Körperzellen brauchen stabile Umgebungsbedingungen, um überleben zu können. In den einzelnen Körperräumen wird immer Isotonie angestrebt, wobei der passive Stoffaustausch **entlang dem Konzentrationsgefälle** geschieht. Der aktive Stoffaustausch ist auch **gegen das Konzentrationsgefälle** möglich. Dazu sind Transportsysteme notwendig.

Blutströmung und -verteilung

Die **Verteilung der Stoffe** im Körper wird durch das **Blut** vermittelt, das im Gefäßsystem des Körper-, des Lungen- und des Pfortaderkreislaufs zirkuliert. Der Antrieb erfolgt über die Pumpkraft des Herzens. Im Gehirn erfolgt die Stoffverteilung zusätzlich durch den Liquor.

Die Blutströmung entsteht durch Druckdifferenzen in den Kreislaufsystemen. Der vom Herzen erzeugte Blutdruck sinkt durch die Aufteilung der Gefäße bis in die Kapillaren immer mehr ab und wird auf dem Weg zurück zum Herzen durch verschiedene Mechanismen, z. B. die Muskelpumpe, wieder etwas aufgebaut.

Die Blutströmung ist abhängig vom Durchmesser der Gefäße, von der Viskosität des Blutes und von der Länge des Gefäßabschnitts. Über nervöse und hormonale Steuerung kann der Gefäßdurchmesser eng- oder weitgestellt werden. Die Viskosität des Blutes hängt ab von dem Verhältnis seiner flüssigen und festen Bestandteile.

> **Beispiel**
> Bei großem Flüssigkeitsverlust überwiegen die festen Bestandteile, es kommt zu einer erhöhten Viskosität und damit zu einem erhöhten Strömungswiderstand. Im Bestreben, Isotonie herzustellen, wird der Flüssigkeitsmangel dadurch kompensiert, dass aus den umliegenden Geweben Flüssigkeit einströmt.

Atmung

Zur Aufrechterhaltung der ausreichenden Sauerstoffversorgung muss das Blut der Kapillaren ebenfalls unter einem bestimmten Druck stehen. Aufgenommen wird der Sauerstoff über die Alveolen der Lunge, die auch das Stoffwechselendprodukt Kohlendioxid abgeben. Der Sauerstoff diffundiert in die Erythrozyten, die in den Lungenkapillaren vorbeifließen, und wird dort an das Hämoglobin gebunden. Hier endet die **äußere Atmung**. Die Abgabe des Sauerstoffs in den Gewebezellen erfolgt wiederum über Diffusion und wird als **innere Atmung bezeichnet**.

Körpertemperatur

Während das Herz weitgehend unabhängig von der Steuerung des zentralen Nervensystems (ZNS) arbeitet, wird die Atemtätigkeit vom Atemzentrum des Gehirns gesteuert.

Die Durchblutung ist außerdem an der Regulierung der Körpertemperatur beteiligt. Gesteuert vom ZNS wird die Kerntemperatur unabhängig von der Außentemperatur gleichbleibend auf ca. 37°C gehalten. Bei einer Erhöhung der Kerntemperatur, etwa bei körperlicher Anstrengung, wird die Durchblutung der Haut durch Gefäßweitstellung verstärkt, um die überschüssige Wärme abzugeben. Bei niedriger Außentemperatur wird die Hautdurchblutung gedrosselt, noch ehe die Kerntemperatur sinkt. Außerdem bewirkt Muskelzittern oder willkürliche Muskelbewegung eine gesteigerte Wärmebildung.

Physiologische Zusammenhänge der Gefahrenentstehung: Abwehr und Defektheilung

Auch die Auseinandersetzung einer Person mit ihrer sozialen und materiellen Umwelt wird durch viele Faktoren bestimmt. Aus Luft, Wasser und Nahrungsmitteln sowie von Menschen und Tieren herrührend, wirken Strahlen, Giftstoffe, Allergene, Krankheitserreger, Lärm, aber auch Konflikte auf eine Person ein. Ob sie krank wird oder nicht, hängt davon ab, wie stark die Einwirkung ist und davon, ob ihre persönlichen Schutzmechanismen stark genug sind, mit der Einwirkung fertig zu werden.

Die Körperoberfläche, also Haut und Schleimhaut, bildet die Grenze zwischen Innen und Außen und verhindert die Aufnahme schädlicher Stoffe durch folgende Schutzmechanismen:

Äußere Abwehr

- **Enzyme** in Speichel und Tränenflüssigkeit sowie die **Magensäure** töten Bakterien ab.
- Das **Flimmerepithel** der Atemwege produziert laufend Schleim. Dieser feuchtet die Atemluft an und lässt angeatmete Fremdstoffe haften. Mithilfe des rachenwärts schlagenden Flimmerepithels werden alle Schmutzstoffe in Richtung Rachen transportiert, wo sie unbemerkt in die Speiseröhre abfließen. Gelegentlich wird mit Räuspern nachgeholfen.
- Physiologische Bakterienkolonien in Form der residenten Bakterienflora verhindern die Ausbreitung anderer Bakterien. Diese **residente Flora** findet man auf der Haut, in der Mundhöhle, im Nasen-Rachen-Raum, im Intestinaltrakt, in der Harnröhre und in der Vagina.

Im Rahmen der inneren Abwehr kann der Körper Schädigungen durch das **Immunsystem** bekämpfen. Es besteht aus zwei Systemen:

Innere Abwehr

- Zur **zellulären Abwehr** gehören Zellen, die der Phagozytose dienen oder die bestimmte Abwehrstoffe, nämlich Antikörper, bilden können;
- Bei der **humoralen Abwehr** handelt es sich um Abwehrstoffe, die in verschiedenen Körperflüssigkeiten vorkommen.

Die unspezifische Abwehr steht Menschen von Geburt an zur Verfügung. Die gegen bestimmte Erreger gerichtete, spezifische Abwehr muss erst entwickelt werden.

Spezifische und unspezifische Abwehr

Die von der Mutter aktiv gebildeten Antikörper schützen das **Neugeborene** in den ersten Lebensmonaten vor einigen häufiger vorkommenden Infektionen. Durch die Muttermilch aufgenommene Antikörper verstärken diesen Effekt. Später sorgen die Auseinandersetzung mit bestimmten Krankheitserregern, aber auch Impfungen, für die aktive Immunisierung. Bestimmte Impfungen werden zusätzlich zur Grundimmunisierung empfohlen: wegen des Alters einer Person oder für bestimmte Berufsgruppen, bei Auftreten von Epidemien, vor Reisen in bestimmte Länder.

Die Veränderung der unspezifischen Abwehr **im Alter** ist noch wenig erforscht; sie scheint aber auch beim alten Menschen weiterhin intakt zu sein. Neuere Forschungen haben eine Verminderung der immunologischen Funktion im Lauf des Alterns ergeben und damit eine erhöhte Anfälligkeit für Infektionen durch Viren oder durch banale Eitererreger, besonders in den Atemwegen.

Bei Zerstörung von Körpergewebe wird zur ersten Defektabdeckung das **Gerinnungssystem** aktiviert und verschließt die blutenden Kapillaren. Beschädigte oder nicht mehr an die Stoffversorgung durch das Gefäßsystem angeschlossene Zellen sterben ab. In der Umgebung des Gewebes werden Botenstoffe freigesetzt, die Phagozyten zur **Reinigung** des Wundgebiets anlocken.

Wundheilung

Daraufhin kommt es zum Einwandern von Bindegewebszellen, den Fibroblasten, die kollagene Fasern und Bindegewebsgrundsubstanz bilden. In diese sprossen neue Blutgefäße ein, sodass ein vorläufiges, gut durchblutetes Bindegewebe entsteht, das **Granulationsgewebe**. Nun können Zellen des zerstörten Gewebes einwandern. Wenn das zerstörte Gebiet eine größere Fläche umfasst, verschließt sich der Defekt nur mit einem starken **Bindegewebe**, dem Narbengewebe.

Prinzipien der Gefahrenabwehr

Jeder Mensch interpretiert Gefahr aufgrund seines Wissens und seiner Erfahrung. Pflegepersonen müssen mit ihrem Fachwissen und ihrer Berufserfahrung, aber auch mit ihrem

4

Gefahrenabwehr im
Rahmen der drei
grundsätzlichen
Vorgehensweisen

Allgemeinwissen und ihrer Lebenserfahrung Gefahren rechtzeitig erkennen und abwenden:
- 1. als Gegenüber immer, indem sie ein Beispiel geben oder als Vorbild fungieren;
- 2. als Vermittler, indem sie beraten, Angehörige von Pflegebedürftigen mit einbeziehen
  und Mitglieder anderer Berufsgruppen hinzuziehen;
- 3. als Stellvertreter, indem sie ersatzweise handeln.

Zu allen Lebensäußerungen ist Energie notwendig, weil Lebensäußerungen in irgendeiner
Form mit Bewegung und Energiefluss verbunden sind. Die Energiegewinnung erfolgt durch
Verbrennungsreaktionen in den Körperzellen. Die hierzu notwendige Stoffaufnahme wird
teils bewusst, teils unbewusst gesteuert. Für einen geordneten Stoffwechsel müssen Bedarf
und Angebot immer ausgeglichen sein. Gefahren drohen grundsätzlich, wenn Angebot und
Bedarf nicht ausgeglichen sind oder die Verteilung gestört ist.

Bedrohungen

Die größte Gefahr ist immer dann gegeben, wenn das Herz-Kreislauf-System oder die
Atmung versagen oder wenn das Bewusstsein schwindet.

Prinzipielle Reaktionen

Trifft man unerwartet auf einen Menschen, der sich in einer lebensbedrohlichen Situation befindet, muss man als erstes **Hilfe herbeirufen**. Das bedeutet in einer Pflegeeinrichtung,
dass man zuerst das Alarmsignal der Rufanlage betätigt oder weitere Personen herbeiruft.
Unter anderen örtlichen Bedingungen muss man, je nach Lage, zunächst telefonieren, ein
Auto anhalten oder Passanten ansprechen. Damit ist veranlasst, dass Unterstützung kommt
und die Maßnahmen anhaltend und effektiv durchgeführt werden können. Außerdem wird
die Angst des Betroffenen gemindert, wenn man ihn nicht alleine lässt.

Nach dem Notruf sind die **unmittelbar lebensrettenden Maßnahmen** einzuleiten. Dies
sind vorrangig solche, die die Funktion von Atmung und Kreislauf wieder herstellen oder erhalten. Zur Gewährleistung der Atemfunktion muss dafür gesorgt werden, dass die **Atemwege frei** sind und freigehalten werden. Dann muss man feststellen, ob der betroffene
Mensch atmen kann, ob sein Herz schlägt und ob starke Blutungen die Aufrechterhaltung des
Blutkreislaufs bedrohen. Große Blutungen sind rasch unter Kontrolle zu bringen. Danach
müssen Atmung und Kreislauf durch Wiederbelebungsmaßnahmen wieder in Gang gesetzt
werden. Sind Atmung und Kreislauf vorhanden, heißt es diese **vitalen Funktionen zu sichern
und zu überwachen**.

Überwachung

Überwachung bedeutet immer, dass man den Betroffenen in regelmäßigen Abständen beobachtet: Zumindest müssen Atmung, Puls und Bewusstseinslage kontrolliert werden, weil
dies ohne weitere Hilfsmittel möglich ist. Im weiteren Verlauf sind Blutdruck und Pupillenreaktion zu prüfen. Darüber hinaus muss man jede Zustandsveränderung im Dokumentationssystem vermerken, wie etwa das Auftreten von Krämpfen, Unregelmäßigkeiten der
Atmung oder Erbrechen.

In den folgenden Abschnitten wird die Systematik der komplexen Phänomene (s. Kap. 3 – Komplexe
Phänomene) mit der Gliederung der Pflegestrategien (s. Kap. 4 – Prinzipien) verbunden, da pflegerisches Handeln sich immer auf beide bezieht.

Aktivität

Impulse und Wahr-
nehmungsvorgänge

Jede Veränderung der Lage beinhaltet eine Stimulation. Durch eine Lageveränderung werden
Reize propriozeptiv und exterozeptiv dem zentralen Nervensystem übermittelt. Damit wird
gleichzeitig das Befinden verändert und die Orientierung bzgl. des eigenen Körpers und
seiner Umgebung korrigiert. Schließlich ändert sich durch Lageveränderungen auch die
Blickmöglichkeit und erweitert damit die Aufnahme von Informationen über die Umgebung.

Bei einer **sehr weichen Unterlage** gelangen **nur wenige schwache propriozeptive Reize** an das Gehirn. Dies schränkt die Körperwahrnehmung ein. Hinzu kommt eine mangelnde Stimulation des Gleichgewichtsorgans durch die **fehlende Bewegung**, sodass auch eine **erschwerte Orientierung im Raum** resultiert.

> **Beispiel**
>
> Durch eingeschränkte Informationen über den eigenen Körper wird es nahezu unmöglich, eine Position beizubehalten. Menschen, die auf einer weichen Unterlage im Bett aufgesetzt werden, sind so sehr damit beschäftigt, in ihrer Position zu bleiben, dass sie andere Bewegungen, wie sie etwa zum Einnehmen einer Mahlzeit notwendig sind, nicht mehr gut koordinieren können.

Bei vielen Erkrankungen des ZNS bilden sich Lähmungen, Spastiken und Körperwahrnehmungsstörungen aus. Erlernte Bewegungsabläufe gehen durch zerstörtes Nervengewebe verloren und müssen neu erlernt werden. Es ist dann grundsätzlich notwendig, die primitiven Reflexe zu bekämpfen und die reifen Reflexe zu fördern.

Eingeschränkte Hirnfunktion

Bei allen Menschen mit Bewegungseinschränkungen aufgrund einer eingeschränkten Hirnfunktion, bis hin zum Wachkoma, kann man darüber hinaus eine Reaktion des Körpers erst dann erwarten, wenn Reize von der Peripherie im Gehirn ankommen und verarbeitet werden. Dieser Grundsatz ist bei allen Maßnahmen zu berücksichtigen. **Jede Möglichkeit zur Stimululation muss genutzt werden.** Dabei ist immer zu beachten, dass jede unerwartete Berührung den Betroffenen erschrecken und beunruhigen kann. Alle Tätigkeiten werden deshalb mit einer **gleichbleibenden Initialberührung** eingeleitet. Punktuelle Berührungen sind dabei genauso zu vermeiden wie hastiges Arbeiten. Alle Informationen, etwa durch die Hände, müssen **für den Betroffenen eindeutig** sein. Das Vorgehen bei den Pflegetätigkeiten soll von rumpfnah nach rumpffern erfolgen.

Bewusstseinszustände

Das gesamte Befinden eines Menschen wird durch Reizmeldung und Reizreaktion laufend verändert. Mangelnde Stimulation führt zu einer allgemeinen Herabsetzung der Wahrnehmung.

Lebensbedrohliche Zustände treten ein, wenn das ZNS beeinträchtigt ist. Dies ist auch dann der Fall, wenn sich die Druckverhältnisse im Gehirn verändern, z. B. durch eine Blutung oder das Auftreten eines Gehirnödems. In diesem Fall muss so schnell wie möglich ärztliche Hilfe angefordert werden.

Kontrolle der Bewusstseinslage

Solange eine **intrakranielle Blutung** nicht auszuschließen ist, muss man den Betroffenen immer mit leicht erhöhtem Oberkörper lagern, um die Blutzufuhr zum Gehirn niedrig zu halten. Außerdem ist die stabile Seitenlage zur Sicherung der Atemtätigkeit erforderlich. Da alle übergeordneten Steuerungssysteme im Gehirn liegen, besteht die Gefahr, dass lebenswichtige Funktionen beeinträchtigt werden können. Deshalb muss der Betroffene beobachtet und alle Vitalzeichen regelmäßig kontrolliert werden. Zusätzlich muss die Vigilanzkontrolle auch nachts erfolgen, um den Bewusstseinszustand durch Erwecken des Betroffenen einschätzen zu können.

Narkose

Wenn keine andere Notwendigkeit gegeben ist, werden Menschen nach einer Narkose eine Stunde lang viertelstündlich, dann zwei Stunden lang halbstündlich und schließlich vier Stunden lang stündlich überwacht. Das Ziel der **Überwachung** ist es, etwaige Nachwirkungen des Narkosemittels, Komplikationen durch den Eingriff, v. a. aber Blutungen rechtzeitig zu erkennen.

Der **Transport vom Operationsbereich zur Normalstation** muss zügig erfolgen. Er darf nur erfolgen, wenn der Operierte auf Ansprache reagiert und nach Aufforderung die Augen öffnet. Die Anwesenheit einer examinierten Pflegekraft mit dreijähriger Ausbildung ist verpflichtend, und aus Sicherheitsgründen muss immer ein Beatmungsbeutel mitgeführt werden. Während des Transportes muss der Betroffene ständig beobachtet werden. Zur Kontrolle des Bewusstseinszustandes soll man mit dem Operierten sprechen.

Bewegungen und Bewegungselemente

Erst durch Bewegung besteht die Möglichkeit, soziale Kontakte aufzunehmen und sich zu beschäftigen, sich also mit der Welt auseinanderzusetzen. Bewegungen sind erkennbare Reaktionen des Körpers auf eigene Reize und auf Reize, die aus der Umgebung aufgenommen, zum Gehirn weitergeleitet und dort verarbeitet werden.

Beweglichkeit ermöglicht Unabhängigkeit und Freiheit. Bei völliger Bewegungslosigkeit erscheint der Körper leblos oder bewusstlos, was nicht bedeutet, dass Seele, Geist und Psyche funktionslos sind.

Zur Ausführung einer Bewegung müssen sich Muskelzellen zusammenziehen. Den Befehl dazu erhalten sie über Impulse, die durch das Nervengewebe vermittelt werden. Dabei erfolgt die Steuerung der Skelettmuskulatur willkürlich über das animale oder somatische Nervensystem, die der glatten Muskulatur unwillkürlich über das vegetative Nervensystem.

Zum Gehirn hinführende **Nervenbahnen** übertragen die aufgenommenen, exterozeptiven Reize aus der Umwelt und die propriozeptiven Reize des Körpers zum ZNS. Dort werden sie durch Botenstoffe weitergeleitet. Dies führt letztendlich wieder zu einer Reaktion des Körpers, die immer auch mit Bewegung verbunden ist, und sei es nur die minimale Bewegung der mimischen Muskulatur.

Koordinierte Bewegungen sind erlernt und eingeübt. Die grobmotorische Aktivität des Neugeborenen beruht auf primitiven Reflexen. Diese werden im Laufe der Entwicklung durch die Großhirnrinde gehemmt und bilden nur noch den Hintergrund aller motorischen Aktivität. Das Erlernen einer koordinierten Bewegung besteht im Grunde darin, unerwünschte Bewegungen perfekt zu unterdrücken, damit die gewünschten entstehen.

Durch die **propriozeptive Rückmeldung** über die Haltung und Lage des Körpers verändern Bewegungen das Befinden eines Menschen. Jede körperliche Aktivität intensiviert die Herz-Kreislauf-Tätigkeit und die Atmung. Umgekehrt werden durch Bewegungseinschränkung Organe geschont.

Zur **Fortbewegung** des Körpers, aber auch zum **Halten** seiner Position, ist ein sinnvolles Zusammenspiel von Muskeln und Knochen notwendig. Die Knochen tragen das Gewicht, die Muskeln richten die Knochen in der notwendigen Position aus. Gelenke verbinden Knochen und Muskeln zu beweglichen Einheiten. Durch regelmäßiges Training wird Muskelmasse aufgebaut und leistungsfähig erhalten.

Gefahren drohen dann, wenn Ereignisse eintreten, die die **Bewegung** potenziell **beeinträchtigen** oder unmöglich machen. Dies kann geschehen durch Erkrankungen des Bewegungsapparates, des peripheren oder zentralen Nervensystems, zu dem auch die Sinnesorgane zählen, oder durch psychische Belastungen.

In der Folge drohen bei bestehendem Mangel an Bewegung oder bei Bewegungseinschränkung Gefahren für den **gesamten Organismus**. Durch geringeren Energieverbrauch vermindert sich auch der Nähr- und Sauerstoffbedarf, die Kreislauftätigkeit und die Atmung werden herabgesetzt. Dadurch wird die Durchblutungslage in allen Geweben verschlechtert und die Lunge weniger belüftet. Mangelnde oder fehlende Bewegung führt zur Abnahme der Muskelmasse und zur Einschränkung der Beweglichkeit der Gelenke.

Neben den Gefahren für Kreislauf, Atmung und Haut (s. Abschn. 3.5.1) führt fehlende Bewegung zur **Bildung von Kontrakturen**. Es kommt zur Schrumpfung der Gelenkkapsel mit Verkürzung der Sehnen der zugehörigen Muskeln und zur Atrophie der Muskeln. Daraus resultiert eine Versteifung und Fehlstellung des betreffenden Gelenkes.

Durch Verletzungen der Wirbelsäule besteht die Gefahr einer Schädigung des Rückenmarks. Jede weitere Lageveränderung der Wirbelsäule kann v. a. durch Fragmentverschiebungen zur Rückenmarkkompression und schlimmstenfalls zu einem Querschnittssyndrom führen. Deshalb müssen Pflegepersonen bei Wirbelsäulenverletzungen immer dafür sorgen, dass die Lage der Wirbelsäule nicht verändert wird. Jeglicher Transfer darf nur in abgesichertem Zustand geschehen, also ausschließlich mit mehreren Helfern und auf einer harten Unterlage oder auf einer Vakuummatratze.

Reizleitung

Krampfanfälle stellen immer ein dramatisches Geschehen dar, weil der Betroffene keine Kontrolle mehr über seinen Körper hat und deshalb eine erhöhte Verletzungsgefahr besteht. Dabei ist ein einzelner epileptischer Anfall meist nicht bedrohlich. Allerdings muss man für sofortige ärztliche Hilfe sorgen, wenn ein Anfall länger als zehn Minuten dauert oder wenn mehrere Anfälle aufeinander folgen. Die Information an den Arzt erfolgt bei stationären Patienten ungeachtet der Anfallsdauer in jedem Fall.

Krampfanfälle

Bei Erkrankungen, die mit einer erhöhten Krampfbereitschaft einhergehen, müssen die Betroffenen grundsätzlich krampfauslösende Faktoren, wie Lärm oder übermäßige Helligkeit, meiden.

Krankheitsbedingte Ruhigstellungen

Bei schweren organischen Erkrankungen, z. B. einer Endokarditis oder einer akuten Pankreatitis, muss zur Entlastung der Organe und des Herz-Kreislauf-Systems Bettruhe eingehalten, also der ganze Körper ruhiggestellt werden. Oft sind die Betroffenen durch den schlechten Allgemeinzustand gar nicht in der Lage aufzustehen. Es kann aber auch sein, dass sie das Einhalten der Ruhe nicht tolerieren.

Bettruhe

> **Beispiel**

Solche Situationen treten häufig nach überstandenem Herzinfarkt ein, weil die Betroffenen zunächst keine Beschwerden bemerken. Da jede Anstrengung in der Anfangsphase höchst gefährlich ist, müssen Pflegepersonen den Betroffenen ihre Lage angemessen erklären und dafür sorgen, dass sie die Bettruhe einhalten. Völlige Bewegungslosigkeit ist dabei grundsätzlich zu vermeiden.

Wenn Eigenbewegungen nicht möglich sind, müssen regelmäßige Lageveränderungen durchgeführt werden, bei denen die Gelenke in mittlere Funktionsstellung gebracht werden. Zur Vermeidung von Kontrakturen sollten außerdem aktive oder passive Bewegungsübungen erfolgen, sodass sich die Gelenke abwechselnd in Streck- und Beugestellung befinden. Speziell beim Sprunggelenk ist die Gefahr der Kontraktur groß, weil der Fuß durch zusätzlichen Druck der Bettdecke in Streckstellung fällt, mit dem Risiko eines sog. Spitzfußes.

Lagerungen

Müssen Gelenke vollständig ruhiggestellt werden, z. B. bei einer Gipsbehandlung, wählt man hierzu die **Funktionsstellung** des Gelenks, um bei einer möglichen Gelenkversteifung die größtmögliche Selbstständigkeit hinsichtlich der gewohnten Handlungen zu erreichen. Funktionsstellung oder Grundstellung bedeutet eine Mittelstellung zwischen gebeugter und gestreckter Haltung.

Wer einen anderen in eine bestimmte Lagerung bringt, übernimmt die Verantwortung dafür, wenn Schäden eintreten.

Den **Amputationsstumpf eines Oberschenkels** muss man durch Streckübungen, Bauchlage und halbsitzende Position mobilisieren, um nicht durch einseitige Lagerungen eine Immobilität zu provozieren.

4

Jede Lagerung eines Menschen, der seine Lage gar nicht oder nur bedingt selbst verändern kann, muss **grundsätzlich bequem und schmerzfrei** sein.

Drucklähmungen

Wenn Nerven in ihrem Verlauf abgedrückt werden, entstehen Drucklähmungen. Deshalb darf an prädisponierten Stellen, an denen Nerven über Knochen verlaufen, kein Druck entstehen.

> **Beispiel**
>
> Typisch ist der N. peronaeus, der das Wadenbeinköpfchen überquert. Die Lähmung, die sich durch Druckschädigung dieses Nervs einstellt, führt zu einer Spitzfußstellung und damit zu einer erheblichen Beeinträchtigung des Gehens. Die Gefahr einer Drucklähmung besteht immer beim Anlegen von Verbänden, bei der Lagerung von Bewusstlosen, aber auch dann, wenn Pflegebedürftige in einer vorgeschriebenen Position für eine bestimmte Operation gelagert werden müssen. In allen Fällen muss man durch eine Polsterung den Druck aufheben.

Bestimmte Erkrankungen machen spezielle Lagerungen erforderlich. Dabei ist immer anzustreben, dass der Betroffene trotz der entsprechenden Lage noch **möglichst viel Bewegungsfreiheit** besitzt. Deshalb sollte man entsprechende Hilfsmittel einsetzen. Dasselbe gilt für alle Personen, deren Bewegungsfreiheit durch Sonden, Drainagen, Infusionen oder Ähnliches beeinträchtigt ist.

Bewegungsübungen zur Vorbeugung von lagerungsbedingten Gesundheitsschäden und zur Rekonvaleszenz

Passive Bewegungsübungen

Kann oder darf der Pflegebedürftige sich nicht selbstständig bewegen, müssen passive Bewegungsübungen durchgeführt, also die Gelenke durch eine andere Person ohne eigene Aktivität des Betroffenen bewegt werden. Dies verbessert die Durchblutung des ganzen Körpers, vertieft die Atmung und wirkt der Atrophie von Muskeln und der Bewegungseinschränkung von Gelenken entgegen. Die Bewegungsübungen müssen so durchgeführt werden, dass sich Muskeln und Gelenke koordiniert bewegen können. Zu beginnen ist deshalb immer an den kleinen Gelenken, danach setzt man mit den größeren fort und fixiert hierbei stets das benachbarte Gelenk.

Assistierte Bewegungsübungen

Deutlich wirksamer sind assistierte Bewegungsübungen, bei denen eine Pflegeperson die **Eigenbewegungen des Betroffenen unterstützt.** Hier kann man auch Bewegungen gegen einen Widerstand ausführen lassen, etwa durch Druck auf die Fußsohle des Pflegebedürftigen.

Aktive Bewegungsübungen

Die schonendste Form der Eigenbewegung ist die Durchführung von **isometrischen Übungen,** bei denen die Betroffenen **lediglich den Muskel anspannen,** ohne jedoch eine Bewegung auszuführen. Dies geschieht, indem man z. B. nur die Handflächen gegeneinander drückt. Damit wird der Muskelstoffwechsel angeregt, Herz und Kreislauf jedoch nicht belastet. Isometrische Übungen führen allerdings zu einer starken Erhöhung des Muskeltonus', weshalb sie bei Erkrankungen des ZNS nicht durchgeführt werden dürfen.

Aktive Bewegungsübungen werden von den Betroffenen eigenständig ausgeführt. **Eigenbewegung** ist grundsätzlich zu fördern, sofern keine medizinische Notwendigkeit dagegen spricht.

Mobilisation

Nach längerer Bettlägerigkeit müssen sich Herz- und Kreislauf erst wieder an die veränderte Belastung anpassen: Die Mobilisation muss deshalb gezielt **stufenweise** erfolgen über Sitzen am Bettrand, erstes Aufstehen und erste Gehversuche. Dabei müssen grundsätzlich **zwei Personen zugegen** sein, weil die Gefahr eines Kreislaufzusammenbruchs groß ist. Außerdem muss der Pflegebedürftige laufend beobachtet werden.

Besondere Vorsicht ist bei Patienten mit Herzkrankheiten geboten. Je nach Art der Erkrankung hängt das Ausmaß der Belastung nach einem **Herzinfarkt** von der ärztlichen Anordnung ab und wird in einem **persönlichen Stufenplan** umgesetzt. Eine **dosierte Leistungssteigerung** ist zu erreichen, aber auf keinen Fall eine vorgegebene Obergrenze zu überschreiten. Manchmal ist auch die Angst der Betroffenen vor körperlicher Belastung groß. Eine dem Verständnis des Betroffenen angepasste Erklärung der physiologischen Zusammenhänge kann ihm helfen, wieder Vertrauen in seinen Körper zu entwickeln.

Nach jeder schweren Krankheit und nach Operationen muss baldmöglichst das Verlassen des Bettes angestrebt werden. Bei geplanten chirurgischen Eingriffen fällt es den Betroffenen leichter, das anschließende körperliche Training durchzuführen, wenn sie es bereits vor der Operation geübt haben.

Langsam und unter Überwachung wird das Zusammenspiel von Muskulatur, Herz, Kreislauf und Atmung trainiert, wobei, wie bei jedem Training, ein Übermaß schädlich ist. Nach jeder Anstrengung müssen auch Ruhepausen eingehalten werden.

Das **gezielte Training** ist Aufgabe der **Krankengymnastik.** Dabei ist der regelmäßige Austausch zwischen Pflegepersonal und Krankengymnasten über das Befinden und den Fortschritt des Pflegebedürftigen notwendig. Nur so lassen sich alle Belange berücksichtigen und Unter- oder Überforderung vermeiden.

Viele Pflegebedürftige bedürfen der Ermutigung zu körperlicher Bewegung und der angemessenen Beratung über die Vorteile, die regelmäßiges Training bereits dann bietet, wenn es mit wenig Anstrengung verbunden ist.

(Randnotiz: Präoperative Übungen*)*

Konditionstraining zur Vorbeugung und Rehabilitation

Durch **regelmäßiges Ausdauertraining** wird die Fähigkeit der Muskelzellen gesteigert, Sauerstoff aus dem Blut aufzunehmen; die Kapillaren in den Muskeln nehmen zu. Die trainierten Muskeln arbeiten wirtschaftlicher, das bedeutet, sie beanspruchen das Herz weniger als im nichttrainierten Zustand, sodass dessen Sauerstoffverbrauch nicht übermäßig gesteigert wird und das vorhandene Angebot ausreicht.

Bei einmaligen Belastungen des nichttrainierten Körpers werden vermehrt Stresshormone ausgeschüttet. Beim trainierten Körper dagegen kommt es zu einer gezielten Hormonabgabe. Anschließende Erholungsphasen führen zur Senkung des Blutdrucks. Durch die regelmäßige Beanspruchung des Stoffwechsels werden außerdem Fettreserven verbrannt.

Um die genannten Veränderungen zu erreichen, sollte ein Mensch täglich für mindestens zehn Minuten ein Ausdauertraining durchführen. Optimal sind 35–40 min/Tag.

Regelmäßige gezielte Bewegungsübungen sind auch erforderlich bei chronischen Erkrankungen des Haltungs- und Bewegungsapparates, um eine ausreichende Bewegungs- und Gehfähigkeit zu erhalten oder wieder herzustellen.

Dabei ist neben speziellen krankengymnastischen Übungen grundsätzlich die **Schonung des Rückens** zu beachten: Bei allen Tätigkeiten, die den Rücken belasten, besitzt der Körper durch eine Schritt- oder Grätschstellung eine größere Standfläche, und das Gleichgewicht wird gesichert. Eine Last, die man trägt, sollte man immer dicht am Körper vor sich halten.

Bei einer **aufrechten Körperhaltung** werden die Bandscheiben gleichmäßig belastet und nicht verformt. Deshalb sollte man Lasten immer mit aufgerichtetem Rücken heben. Anstelle der **Beugung des Rückens** beim Anheben von Lasten ist es **wirbelsäulenschonend** die Knie zu beugen. Das Arbeiten mit gebeugtem Rücken ist grundsätzlich zu vermeiden. Man erreicht das, indem man in die Knie geht oder die Arbeitsfläche im Niveau anpasst.

Wenn man den Oberkörper dreht, werden die Bandscheiben der Lendenwirbelsäule stark belastet. Dies wird vermieden, indem man **den ganzen Körper dreht**, wozu man die Füße umsetzen muss. Belastungen sollte man möglichst gleichmäßig auf die Gelenkflächen umlegen. So ist es sinnvoll, **Lasten seitengleich** zu **verteilen.** Bequeme Schuhe mit rutschfesten Soh-

(Randnotizen: Ausdauerübungen

Vorteile des Ausdauertrainings

Rehabilitation*)*

len und flachem Absatz, die zur Ferse hin geschlossen sind, geben ausreichenden Halt und Sicherheit.

> **Aufgaben**
>
> Diese Grundsätze gelten für alle Menschen, deren Wirbelsäule bereits geschädigt oder regelmäßig starken Belastungen ausgesetzt ist, also auch für Pflegepersonal. Üben Sie die genannten Verhaltensweisen so lange ein, bis Sie sie im Alltag selbstverständlich anwenden.

Vitalität

Beeinträchtigungen des Herz-Kreislauf-Systems

Für die Verteilung von Stoffen ist der Körper außer auf den Stoffaustausch auch auf die Pumpleistung des Herzens und die Durchgängigkeit der Blutgefäße angewiesen. Akute Bedrohung besteht folglich stets dann, wenn die Herzleistung beeinträchtigt ist, Gefäße verschlossen werden oder die Stoffaustauschfläche vermindert ist.

Herzinsuffizienz

Die Minderung der Pumpkraft des Herzens führt immer zu einer allgemeinen Leistungsminderung bei den Betroffenen. Jede drastische Veränderung der Herztätigkeit sowie Schmerzen am Herzen lösen meist große Angst aus.

Selbstermächtigung Betroffener

Bewegungen des Körpers bedeuten immer auch eine Beanspruchung des Herzens; deshalb sollten Patienten mit Herzerkrankungen ihre Belastungsgrenze kennen und Ruhepausen einhalten. Alle Tätigkeiten, bei denen die Betroffenen eine körperliche Leistung erbringen, sind im Falle einer Überbeanspruchung zu unterbrechen.

Wird das Herz-Kreislauf-System vorübergehend stark beansprucht, besteht immer die Gefahr des Kreislaufversagens. Pflegepersonen müssen in entsprechenden Situationen, wie z. B. nach operativen Eingriffen, nach Vollnarkose sowie nach Überwindung starker Temperaturunterschiede, dafür sorgen, dass keine weiteren Belastungen zum Kreislaufkollaps führen. Eine Überwachung des Kreislaufs zur Abwendung von Gefahren ist in diesen Fällen erforderlich.

Auch der plötzliche Gewichts- oder Flüssigkeitsverlust, etwa nach einer Geburt oder durch die Entfernung großer Flüssigkeitsmengen aus dem Körper, v. a. nach einer Aszitespunktion, belasten den Kreislauf.

Durch Medikamente, durch bestimmte andere Substanzen, wie etwa Alkohol, oder durch Wärmeeinwirkung kommt es zu einer Weitstellung der Gefäße, sodass der Blutdruck sinkt und eine Schwächung des Kreislaufs resultieren kann. In jedem Fall müssen Pflegepersonen die Betroffenen beobachten, ihnen ihren Zustand verständlich machen und sie bei den ersten Belastungen begleiten.

Menschen mit beeinträchtigter Herzleistung müssen lernen, sich einerseits **nicht zu überlasten**, andererseits dürfen Belastungen jedoch **nicht aus Angst gänzlich vermieden** werden. Eine überwachte Steigerung der Kondition ist dem Herzen und dem Kreislauf förderlich und gibt Selbstvertrauen.

Arterielle Gefäßverschlüsse

Absterben des betroffenen Gewebes

Ein arterieller Gefäßverschluss führt innerhalb kürzester Zeit zum Absterben des betroffenen Gewebes, weil diesem **Nährstoffe und Sauerstoff fehlen**. Ein plötzlicher Sauerstoffmangel ist in den meisten Geweben sehr schmerzhaft. Je größer das verschlossene Gefäß ist, desto stärker sind die Auswirkungen. Arterielle Gefäßverschlüsse können an allen Organen auftreten, aber auch an den Gliedmaßen als Verschluss einer peripheren Arm- oder Beinarterie. In jedem Fall ist rasch für ärztliche Hilfe zu sorgen. Oft ist eine operative oder medikamentöse Behandlung, z. B. eine Lysetherapie, möglich.

Sind **Arterien teilweise verschlossen**, kommt es zu einer Mangeldurchblutung der von ihnen versorgten Gewebe. Dies führt in der Muskulatur bei größerer Beanspruchung zu Schmerzen, weil der höhere Sauerstoffbedarf nicht mehr gedeckt werden kann. Betroffene sollten zur Erhaltung der verbliebenen Gefäßdurchgängigkeit grundsätzlich bis zur Schmerzgrenze belasten. Mangeldurchblutung

Beim **kompletten arteriellen Verschluss** an einem Arm oder Bein ist prinzipiell die Versorgung durch die übrigen Arterien sicherzustellen. Dies geschieht durch eine Lagerung der Gliedmaße unterhalb des Herzniveaus. Jede Kompression muss vermieden werden. Einer Abkühlung durch den mangelnden Wärmetransport muss vorgebeugt werden.

Menschen mit arteriellen Gefäßkrankheiten müssen Folgendes beachten: Selbstermächtigung Betroffener
- Der Blutdurchfluss der Arterien soll durch **gezieltes Körpertraining** konstant gehalten und verbessert werden.
- Die Betroffenen sollten ihre **Belastungsgrenze berücksichtigen** und ihren Alltag entsprechend gestalten.
- Die **Ernährung und** der **Konsum von Genussmitteln** ist **umzustellen**, da diese eine häufige Ursache der arteriellen Gefäßkrankheiten darstellen.

Druckbedingte Gewebeschädigungen

Während Gefäßverschlüsse krankheitsbedingt sind, kann an der Haut oder Schleimhaut die Blutzufuhr durch Druck von außen unterbrochen werden, und es entsteht ein Druckgeschwür.

Dabei kann der Druck **äußerlich**, also an der Haut, durch den bloßen Auflagedruck verursacht sein oder durch die Umgebung, etwa einen Gipsverband oder einen Gegenstand, auf dem der Betroffene liegt oder sitzt. Je nach Position werden die Gewebe und v. a. die **Haut über Knochenvorsprüngen** belastet, weil sich dort der Druck auf eine sehr kleine Fläche verteilt. Innerlich, also an der Schleimhaut, kommt u. a. eine Magensonde als Auslöser infrage.

Wird die Durchblutung eines Hautbezirks länger als eine bis zwei Stunden durch Druck verhindert, stirbt das Gewebe ab, und es entsteht eine Nekrose. Diese Zeit verkürzt sich, wenn die zuführenden Arterien arteriosklerotisch vorgeschädigt sind, z. B. bei Diabetikern, oder wenn durch eine Stauung die Gewebedurchblutung an sich schon eingeschränkt ist. Darüber hinaus ist die Zeitspanne kürzer, wenn eine erhöhte Körpertemperatur den Sauerstoffbedarf in den Zellen zusätzlich steigert oder bei einem durch Mangelernährung vorgeschädigten Gewebe. Ausschlaggebend sind immer die Druckverweilzeit und die Höhe der Druckbelastung. Haupteinflussfaktoren

Die **Druckverweilzeit** ist während des Schlafs am längsten. Hinzu kommt, dass sich Menschen mit zunehmendem Alter wesentlich seltener im Schlaf bewegen, aber mit durchschnittlich einem Mal pro Stunde gerade noch oft genug, um die Entstehung eines Druckgeschwürs zu verhindern.

Auch bei der **Einwirkung von Scherkräften** werden Hautbezirke durch Druck und Zug stark belastet, sodass die lokale Durchblutung vermindert oder unterbrochen sein kann. Eine besondere Gefahr stellt darüber hinaus die **Störung der Schmerzwahrnehmung** dar, weil für den Betroffenen keine Notwendigkeit zu druckentlastenden Bewegungen besteht.

Die Gefahr eines Druckgeschwürs wendet man grundsätzlich durch folgende Maßnahmen ab: Prinzipielle Gegenmaßnahmen
- **völlige Entlastung** gefährdeter Körperstellen,
- **Minderung des Auflagedrucks** durch eine besonders weiche Unterlage,
- Einnehmen einer **Schräglage** von 30°, weil dies den Auflagedruck gleichmäßig auf die Weichteile verteilt,
- Dauer der **Druckverweilzeit** von höchstens einer Stunde.

Kann sich ein Mensch selbst nicht mehr ausreichend bewegen, müssen Pflegepersonen seine Lage immer entsprechend verändern. Bei der **Weichlagerung** ist stets zu berücksichtigen, dass der Betroffene über sein **Körperbild** nun **unklar** orientiert ist oder die Orientierung völlig einbüßt. Der Auflagedruck wird von proprizeptiven Nerven aufgenommen und zum Gehirn geleitet, er vermittelt damit den Eindruck über die »Grenzen des Körpers«.

Thrombose

Der weitgehende oder völlige Verschluss einer Vene in den Extremitäten, meist in den Beinen, führt immer zu einem Rückstau des zum Herzen fließenden Blutes. Durch die Stauung verändern sich die Druckverhältnisse, sodass im umliegenden Gewebe Ödeme entstehen, die Spannungsgefühle und Schmerzen verursachen.

Embolie   Kommt es zu einer Ablösung des Blutgerinnsels und zu dessen Weitertransport über den Blutkreislauf, spricht man von einer Embolie. Dabei ist die schwerste und nicht selten tödliche Form die Lungenembolie. Thrombosen in tief liegenden Venen sind gefährlich, weil diese Gefäße einen größeren Durchmesser besitzen und die Gerinnsel deshalb größer sind.

Drei klassische Ursachenkomplexe sind für die Entstehung von Thrombosen verantwortlich:

Entstehungsmechanismen
- 1. Thromben entstehen durch Blutgerinnung in den Blutgefäßen. Sie bilden sich wandständig in vorgeschädigten Venen und werden immer größer. Durch **verlangsamte Blutströmung** neigt das Blut vermehrt zur Gerinnung.
- 2. **Vorgeschädigte Venen** sind zumeist erweitert und bedingen einen verlangsamten Rücktransport des Blutes zum Herzen.
- 3. Auch eine **erhöhte Viskosität** des Blutes beeinträchtigt die Blutströmung und fördert die Bildung von Thromben. Die Viskosität ist immer dann erhöht, wenn zu viele Zellen vorhanden sind, etwa bei Leukämie oder Polyzythämie, oder wenn das Blut zu wenig Flüssigkeit enthält, etwa bei zu geringer Trinkmenge.

Induzierte Thrombenbildung   **Venenverweilkanülen** sind immer mit dem Risiko der Thrombenbildung verbunden. Auf eine tatsächliche Gefäßschädigung kann die Verringerung der Tropfgeschwindigkeit einer Infusionslösung hinweisen. Gleichzeitig kann in einem solchen Fall die infundierte Flüssigkeit paravenös laufen, also ins Gewebe eindringen. Dadurch schwillt das Gewebe in der Umgebung der Vene an.

Bei einer paravenösen Applikation oder dem dringenden Verdacht darauf muss eine Infusion sofort unterbrochen werden, schon allein deshalb, weil bestimmte Infusionslösungen oder zugesetzte Medikamente schwere Gewebeschäden hervorrufen können.

Prinzipielle Gegenmaßnahmen   Um die Gefahr der Thrombusbildung abzuwenden, ist aus den genannten Gründen darauf zu achten, dass die **Flüssigkeitsbilanz ausgeglichen** bzw. den Erfordernissen angepasst ist. Zusätzlich muss man den venösen Rückfluss zum Herzen unterstützen. Dies geschieht am besten durch **Bewegung**, denn bei der Kontraktion der Skelettmuskulatur verdickt sich der Muskelbauch. Dadurch wird das Blut aus dem Gefäßabschnitt der umliegenden Venen ausgepresst und herzwärts getrieben. Diesen Effekt bezeichnet man als **Muskelpumpe**.

Eine ähnliche Wirkung hat der Puls in den benachbarten Arterien. Durch die Bewegung kommt es außerdem zu einer vertieften Atmung. Dies verändert die Druckverhältnisse im Bauch- und Brustraum und trägt ebenfalls zum venösen Rückstrom bei.

Durch **Kompression der Venen von außen**, etwa durch Verbände oder Kompressionsstrümpfe, wird die Muskelpumpe zusätzlich unterstützt. Die Kompression ist sinnvoll, wenn oberflächliche Venen erweitert sind, wie bei der Varikosis, weil die Kompression auch dort den Rückstrom beschleunigt. Eine Kompression verbietet sich bei peripherer arterieller Verschlusskrankheit.

Liegt der Verdacht auf eine tiefe Venenthrombose vor, müssen Pflegekräfte bis zur Sicherung der Diagnose und Einleitung der Therapie die Ablösung des Thrombus' durch völlige Ruhigstellung der betroffenen Extremität verhindern. Das weitere Vorgehen richtet sich nach dem ärztlichen Behandlungsplan.

Dauerhaft bestehende Ödeme beeinträchtigen die Durchblutung des Gewebes, sodass mit der Zeit Zellen zugrunde gehen, typischerweise beim Ulcus cruris. Ödeme lassen sich durch Kompressionsverbände oder Stützstrümpfe vermeiden. Zusätzlich ist immer eine Erhöhung der Fließgeschwindigkeit anzustreben, um der Bildung von Thromben entgegenzuwirken.

Menschen mit Venenschwäche lernen sich so zu verhalten, dass ein Rückstau und die damit verbundene Ödembildung verhindert wird. Sie vermeiden v. a. langes Stehen oder Sitzen und sorgen immer wieder für Bewegung der Beine. Die Hochlagerung führt zur Unterstützung des venösen Rückflusses und zum Abfluss von Ödemen.

Verhalten bei Thrombose

Selbstermächtigung Betroffener

Dehydratation

Wenn der Körper weniger Flüssigkeit aufnimmt, als er abgibt oder verliert, verändern sich die Umgebungsbedingungen für die einzelnen Zellen. Außerdem sinkt die Volumenmenge im Gefäßsystem und es kommt zur Dehydratation, sodass der Blutdruck sinkt. Den Ausgleich des Volumenmangels im Gefäßsystem bewirkt der Organismus mit Flüssigkeit aus den Geweben. Dabei kommt es häufig auch zu **zentralnervösen Störungen und Bewusstseinstrübungen**. Dieser Zustand entsteht immer dann, wenn Menschen zu wenig trinken, wenn durch Erbrechen oder Durchfälle, aber auch durch Diuretika zuviel Flüssigkeit verloren geht oder wenn der Körper bei hohem Fieber viel Flüssigkeit verdunstet.

Um die Gefahr der Dehydratation abzuwenden, müssen Pflegepersonen die **Flüssigkeitsbilanz beobachten und ausgleichen** sowie für ärztliche Behandlung sorgen.

Eine besondere Gefahr besteht, wenn der Flüssigkeitsverlust durch großflächige Verbrennungswunden verursacht ist, weil hier eiweißhaltiges Blutplasma austritt.

Pflegepersonen müssen ständig in der Lage sein, eine akute Bedrohung des Lebens zu erkennen und lebensrettende Maßnahmen durchzuführen, und zwar unabhängig vom Ort des Geschehens, also auch in ihrer Freizeit. Wenn sie zu lebensbedrohlichen Situationen hinzukommen, ist es immer wichtig, die **Begleitumstände mitzuerfassen und diese Beobachtungen weiterzugeben**. Wichtige Fragen für die ärztliche Behandlung lassen sich oft am Ort des Geschehens beantworten. Hierzu zählen Auskünfte über den Zeitpunkt, an dem das Ereignis eingetreten ist, Informationen über chronische Erkrankungen oder die Einnahme bestimmter Medikamente.

Der plötzliche Stillstand des Herzens oder der Verschluss eines großen Blutgefäßes, v. a. in der Lunge, am Herzen selbst oder im Gehirn, ist oft tödlich. Das sofortige Eingreifen erhöht jedoch die Wahrscheinlichkeit das Leben des Betroffenen zu retten.

Lebensbedrohlich ist außerdem ein rascher, übermäßiger Flüssigkeitsverlust, wenn das verbleibende Gesamtvolumen in den Blutgefäßen so niedrig wird, dass der Organismus den Blutdruck nicht mehr aufrechterhalten kann. Das Herz versucht durch eine Erhöhung der Schlagfrequenz den Mangel auszugleichen; dieser Mechanismus versagt jedoch bei weiterem Volumenverlust.

Akute lebensbedrohliche Zustände

Sobald das Gehirn nicht mehr ausreichend durchblutet wird, tritt eine Bewusstlosigkeit ein. In flacher Lage wird die Versorgung des Gehirns verbessert. Reicht dies zur Stabilisierung nicht aus, kann es zu einem allgemeinen Kreislaufversagen, dem Schock, kommen, im schlimmsten Fall mit Todesfolge, sofern keine medizinische Hilfe geleistet wird.

Bei allen Zeichen des Kreislaufzusammenbruchs ist immer eine **flache Lagerung oder Schocklagerung mit Kopftieflagerung** herzustellen. Durch Anheben der Beine wird die Blutversorgung im Gehirn und den lebenswichtigen Organen ermöglicht. Zunächst muss die

Sofortmaßnahmen

4

Schockursache bekämpft werden, also z. B. durch Unterbindung akuter Blutungen, auch wenn dies zunächst nur durch Druck auf die Blutungsquelle möglich ist, sodass das nachfolgende Gebiet vorübergehend ohne Blutzufuhr bleibt.

Oft hilft auch schon eine Druckverminderung im Gefäßsystem durch die entsprechende Lagerung, z. B. bei Nasenbluten das aufrechte Sitzen mit herabhängenden Beinen, bei einer Blutung im Gehirn eine flache Lagerung ohne Kopftieflage, bei einer Blutung am Bein das Hochhalten des Beins.

Wenn parallel zur Kreislaufschwäche die Atmung stark eingeschränkt ist oder Atemgeräusche auftreten, muss man durch Oberkörperhochlagerung und Beintieflagerung das Herz entlasten. Es ist dann davon auszugehen, dass eine mangelnde Pumpleistung durch Erkrankung des Herzens oder eine akute Störung der Lungendurchblutung Ursache des Kreislaufversagens ist.

Infektionsgefahr des Atemtraktes

Zur Aufrechterhaltung der physiologischen Verhältnisse in der Lunge und in den Atemwegen ist eine regelmäßige ausreichende Belüftung erforderlich. Bei körperlicher Ruhe ist ein erheblicher Teil der Alveolen nicht belüftet und weniger durchblutet. Erst bei körperlicher Belastung oder bei hohem Fieber öffnen sich die Zugänge zu den Reservealveolen, und die Gasaustauschkapazität vergrößert sich. Bei verringerten Atembewegungen wird der alveoläre Raum zu wenig belüftet. Dadurch wird das Bronchialsekret nicht ausreichend abtransportiert, sodass die Selbstreinigung der Lungenschleimhaut eingeschränkt ist. In der Folge können sich eingeatmete Erreger leichter ansiedeln und vermehren. Abhängig von Art und Zahl der Erreger und von der Abwehrlage des Betroffenen kommt es zur Infektion der Lunge.

Prinzipielle Gegenmaßnahmen

Man kann die Gefahr einer Lungenentzündung, der sog. Pneumonie, durch zwei große Handlungskomplexe abwenden:
- Sicherstellung einer ausreichenden Belüftung und
- Vermeiden von Sekretansammlungen.

Sicherstellung einer ausreichenden Belüftung

Zur Sicherstellung einer ausreichenden Belüftung trägt jede Art von **körperlicher Aktivität** bei, da sie die Atmung intensiviert. Lagerungen, die zur Dehnung des Brustkorbes führen, ermöglichen eine bessere Belüftung der gedehnten Lungenfläche. Kältereize bewirken ein kurzes Anhalten der Atmung mit anschließender Vertiefung.

Wenn mit der Ausatmung ein **Widerstand** überwunden werden muss, entfalten sich die Alveolen stärker. Dies ist beim Sprechen und Singen durch den Widerstand der Stimmbänder oder bei forcierter Ausatmung, wie etwa beim Aufblasen eines Luftballons, der Fall. Bereits eine geringe Erhöhung des Kohlendioxidgehaltes in der eingeatmeten Luft wird von den Rezeptoren aufgenommen, und das Atemzentrum führt eine Vertiefung der Einatmung herbei, die willentlich nicht unterdrückt werden kann.

Vermeiden von Sekretansammlungen

Wenn es gelingt, die Ansammlung von Sekret zu vermeiden, können sich in den Alveolen keine Keime absiedeln. Die Flimmerhärchen der oberen Luftwege sind nur bei einer ausreichenden Luftfeuchtigkeit zu ausreichender Bewegung fähig. Bei großer Lufttrockenheit muss man deshalb die Atemluft anfeuchten. Eine vermehrte Trinkmenge stellt dem Körper ausreichend Flüssigkeit zur Verfügung, um zähen Schleim zu verflüssigen.

Jede **Veränderung der Körperlage** fördert den Abtransport von Bronchialsekret. **Vibrationen** im Bereich des Brustkorbs transportieren zähen Schleim, vergleichbar einer Flasche mit dickflüssigem Inhalt, die man zum Entleeren schüttelt oder beklopft. Bei Herzerkrankungen und nach überstandener Lungenembolie ist allerdings jede Form der Brustkorbvibration verboten, ebenso bei Wirbelsäulenverletzungen.

Menschen mit chronischen Atemwegeserkrankungen müssen lernen, mit ihrer Atem-einschränkung zu leben:

Selbstermächtigung Betroffener

Atembeschwerden

Atemnot

Bei Atemnot gilt es die Atmung durch die entsprechende **Körperhaltung und Atemtechnik** zu erleichtern. Zur Einatmung wird der Brustinnenraum vergrößert, damit er die Luft pas-siv ansaugen kann. Die maximale Ausnutzung von Brust- und Bauchatmung sowie die zu-sätzliche Beanspruchung der Atemhilfsmuskulatur sind fördernde Mechanismen. Das Auf-richten des Oberkörpers verstärkt die atemvertiefende Wirkung. Wenn man den Brustkorb vom Gewicht des Schultergürtels entlastet, also durch Aufstützen der Arme, kann der Be-troffene die Atemhilfsmuskulatur optimal einsetzen.

Menschen, bei denen der Kehlkopf entfernt wurde, müssen unter Umgehung des Nasen-Rachen-Raums über ein Tracheostoma atmen. Dadurch entfällt die physiologische Reini-gung, Befeuchtung und Anwärmung der Atemluft.

Aspiration

Beim Fehlen der schützenden Husten- und Schluckreflexe ist die Gefahr der Aspiration **in flacher Rückenlage mit in den Nacken gestrecktem Kopf am größten**. Dagegen kann in Seitenlage mit brustwärts geneigtem Kopf der Mundinhalt, also Speichel, Schleim oder Er-brochenes, herausfließen. Grundsätzlich müssen Pflegekräfte bei Menschen, deren Schutz-reflexe fehlen, die Atemwege freihalten.

Bedrohlich für die betroffene Person sind alle Situationen, die mit Atemnot einhergehen, wie etwa Asthma bronchiale oder schwere Herzinsuffizienz. Hinzu kommt, dass Angst die Atmung beschleunigt und dadurch die Atemnot verschlimmert. Die Angst vermindert sich häufig dadurch, dass eine Person anwesend ist; deshalb darf man Menschen mit Atemnot nie alleine lassen.

Im Sitzen kann der Brustkorb besser gedehnt werden als im Liegen, weshalb man hier ebenfalls immer eine Oberkörperhochlagerung anstreben sollte. Auch die **Zufuhr von Sau-erstoff** dämpft die Angst und vermittelt Sicherheit, weil das größere Sauerstoffangebot leich-ter die Sättigung des Blutes bewirkt.

Gefahr der Sauerstoff-zufuhr

Bei chronischen Atemwegserkrankungen gewöhnen sich allerdings die Chemorezepto-ren an eine erhöhte Kohlendioxidkonzentration im Blut. Die zentrale Steuerung erfolgt dann überwiegend über den Sauerstoffabfall im Blut. Wird in diesem Fall Sauerstoff zugeführt, fehlt auch der letzte Atemantrieb, und es kann zum Atemstillstand kommen.

Hyperventilation

Eine weniger bedrohliche Atemnot entsteht durch die Hyperventilation. Eine länger an-haltende zu tiefe und zu rasche Atmung führt zur Minderung des Kohlensäuregehaltes im Blut, der Hypokapnie. Der Betroffene empfindet dadurch Atemnot, die ihrerseits die Hyper-ventilation unterhält. Diesem Zustand kann man entgegenwirken, indem man den Betroffe-nen die Ausatmungsluft, mit ihrem höheren CO_2-Gehalt, wieder einatmen lässt.

Atemstillstand

Ein plötzlicher Stillstand der Atmung ist immer lebensbedrohlich. Die Unfähigkeit zu At-men kann durch den Ausfall der zentralen Steuerung im Gehirn eintreten. Sie kann auch rein mechanisch durch eine Verlegung verursacht sein, wenn ein Mensch größere Fremdkörper aspiriert hat und diese im Kehlkopf oder in der Luftröhre so stecken bleiben, dass die Atmung nicht mehr möglich ist. Ein ähnlicher Zustand tritt ein, wenn durch Anschwellen der Stimm-bänder der Durchtritt von Luft in die Luftröhre verhindert wird. Häufig ist das durch eine Allergie bedingt.

Medikamentöse Beeinflussung

So schnell wie möglich muss ärztliche Hilfe angefordert werden. Wenn die Mundhöhle frei ist, muss man sofort eine künstliche Beatmung entweder direkt von Person zu Person, meist als Mund-zu-Nase-Beatmung, oder mit Hilfe eines Beatmungsbeutels beginnen.

Bei **Intubationsnarkosen** werden Medikamente verabreicht, die die Muskulatur lähmen und deshalb zu einer Apnoe führen. Bei relaxierten Menschen muss deshalb eine kontinu-

Inhalationsintoxikation

ierliche Beatmung durchgeführt werden. Grundsätzlich muss man die künstliche Beatmung so lange fortsetzen, bis eine sichere, ausreichende Spontanatmung vorhanden ist.

Wenn ein Mensch giftige Gase eingeatmet hat, besteht die Gefahr, dass das Gift ins Blut gelangt und dort seine Wirkung entfaltet. Je nach Giftwirkung kann eine Atemlähmung auftreten. Durch rasches Trinken großer Flüssigkeitsmengen besteht eine gewisse Chance, die Ausscheidung des Stoffes über die Nieren zu beschleunigen. In jedem Fall bedürfen solche Personen rasch ärztlicher Hilfe. Auch absoluter Sauerstoffmangel in einem hermetisch abgeschlossenen Raum führt letztendlich zur Vergiftung, wenn der Kohlendioxidgehalt durch die Ausatmungsluft zu hoch wird.

Flüssigkeitsansammlung in der Lunge

Dringen große Mengen von Flüssigkeit anstelle von Luft in die Lungen ein, kann kein Sauerstoff mehr ins Blut übertreten, und der Betroffene ertrinkt. Man muss immer zuerst die Flüssigkeit entfernen, indem man die Flüssigkeit aus der Lunge heraus presst, ehe man eine Beatmung einleitet.

Ein ähnlicher Zustand entsteht, wenn sich aus den Lungenkapillaren ein Ödem in Richtung der Alveolen ausbildet. Diese Entwicklung tritt jedoch langsam ein. Droht ein **Lungenödem**, reduziert man durch Ruhigstellung den Sauerstoffbedarf und entlastet durch eine halbsitzende Lagerung die Atmung und den Kreislauf. Außerdem verabreicht man Sauerstoff. Die Flüssigkeitsbilanz muss entsprechend angepasst werden.

Veränderungen der Körpertemperatur

Körpertemperatur

Die Körpertemperatur wird vom Gehirn gesteuert. Die in den Zellen produzierte Wärme wird durch das Blut im Körper transportiert, sodass eine relativ konstante Körpertemperatur vorliegt, die im Körperinnern etwas höher ist als an der Körperoberfläche. Einer Überwärmung des Körpers lässt sich am besten durch Kühlung von außen entgegenwirken.

Fieber

Eine Reizung des Temperaturzentrums durch pyrogene Stoffe oder Bakterien erzeugt Fieber. Ein schneller Fieberanstieg ist von Muskelzittern zur raschen Wärmeerzeugung begleitet, dem sog. **Schüttelfrost**. In diesem Stadium entlastet man den Kreislauf, wenn man ihm Wärme von außen zuführt.

Umgekehrt schützt sich der Körper durch **Schwitzen** vor Überhitzung. So wird ein Fieberabfall nicht selten von einem Schweißausbruch begleitet. Die Verdunstungskälte bewirkt einen raschen Fieberabfall.

Einem Wärmeverlust lässt sich durch Wärmezufuhr von außen und durch Verabreichen von warmen Getränken oder angewärmten Infusionen entgegenwirken. Der Verlust von Wärme muss v. a. bei Neugeborenen verhindert werden, weil ihre körpereigene Temperaturregulation noch nicht voll ausgebildet ist. Auch bei alten Menschen kann dies erforderlich sein, weil ihr verlangsamter Stoffwechsel Wärmeverluste nicht so schnell ausgleichen kann.

Lebensbedrohlich sind Zustände, bei denen die **Körpertemperatur auf über 40°C** ansteigt. Dies kann bei fieberhaften Erkrankungen vorkommen, aber auch durch Wärmestau bei langem Aufenthalt in großer Hitze, sowie bei starker Sonneneinwirkung auf den Kopf. In jedem Fall ist eine Senkung der Temperatur durch Kühlung der Körperoberfläche erforderlich, und man muss ärztliche Hilfe holen.

Temperaturschäden

Bei **großflächigen Verbrennungen** kann sich durch den Flüssigkeitsverlust an der Oberfläche ein Schock entwickeln. In diesem Fall muss durch Zufuhr von Flüssigkeit dem Volumenmangel entgegengewirkt werden.

Wenn man auf einen Menschen trifft, dessen Kleidung in Flammen steht, muss man ihn sofort dazu bringen, sich hinzulegen, damit die Flammen erstickt werden können. Durch Herumlaufen werden die Flammen angefacht, und die Hitzekontaktzeit verlängert sich. Am besten ist es, die Flammen mit Wasser zu löschen, weil dann das verbrannte Gebiet schneller abkühlt. Anschließend muss man schwelende Kleidungsstücke, aber auch Uhren, Armbänder und ähnliches von den verbrannten Arealen entfernen, um weiteren Hitzeschaden durch die heißen Gegenstände abzuwenden. Dadurch wird auch einer Beeinträchtigung der Blutzirkulation vorgebeugt, die nach Entwicklung eines Ödems auftreten kann.

Bei schweren Verbrennungen können Verschiebungen im Stoffwechsel und der Verlust der Schutzfunktion der Haut zu rapidem Wärmeverlust und Temperaturabfall führen. Deshalb sollte man für eine Abdeckung mit einem möglichst sauberen Tuch sorgen. Dies kann zudem helfen, Wundverunreinigungen zu vermindern und Schmerzen zu lindern, die durch Luftbewegung hervorgerufen werden.

Bei einer Senkung der Gesamtkörpertemperatur durch **Unterkühlung** gilt es zuerst, einen weiteren Temperaturverlust zu vermeiden. Sobald das unterkühlte Gebiet sich wieder erwärmt, kehrt auch das Empfinden zurück, und es treten starke Schmerzen auf. Darüber hinaus strömt das Blut in die Peripherie, obwohl es zur Versorgung lebensnotwendiger Organe benötigt wird. Deshalb darf man den Körper nur langsam wieder anwärmen. Auch hier ist rasch für ärztliches Eingreifen zu sorgen.

Ernährungsweise

Ohne die **Aufnahme von essenziellen Stoffen** ist Leben nicht möglich. Essenzielle Stoffe sind solche, die der Körper nicht selbst herstellen kann: bestimmte Aminosäuren, Fettsäuren, alle Mineralstoffe und Provitamine sowie viele Vitamine.

Um eine einseitige Ernährung zu vermeiden, muss die **Zusammensetzung der Speisen ausgewogen** sein. Die Angaben zur Nährstoffverteilung, die man als ausgewogen betrachtet, schwanken in der Literatur. In diesem Buch wird der Mittelwert der verschiedenen Schwankungsbereiche verwendet. Eine ausgewogene Ernährung besteht demzufolge immer aus:

- ungefähr 30% Eiweiß,
- etwa 10% Fett,
- ca. 60% Kohlenhydraten.

Letztere sollten überwiegend aus Obst und Gemüse zusammengesetzt sein, weil diese viele Vitamine, Mineralstoffe und v. a. Ballaststoffe enthalten.

Folgen unausgewogener Ernährung

Wenn ein Mensch einen der Grundnährstoffe über längere Zeit nicht zu sich nimmt, stört diese Einseitigkeit die Stoffwechselfunktionen. So kommt es z. B. bei einer **Verringerung** der benötigten Tagesmenge **an Kohlenhydrate**n unter 10% zu einem gestörten Fettabbau und dadurch zur Bildung von Ketonkörpern, die als Abbauprodukt den Blut-pH-Wert in den sauren Bereich verschieben.

Bei einem langfristigen Eiweißmangel kann der Organismus körpereigene Eiweiße nicht mehr aufbauen. Dies führt schließlich zu Mangelerscheinungen, etwa zu Abwehrschwäche durch fehlende Immunglobuline oder zu Gerinnungsstörungen durch fehlende Gerinnungseiweiße, v. a. Prothrombin und Thrombin.

Beim langfristigen Mangel an Fetten kommt es zum Gewichtsverlust bis hin zur Kachexie, sobald der Körper die Energiebilanz nicht mehr aus eigenen Reserven ausgleichen kann. Fettmangel führt aber hauptsächlich zu einem Vitaminmangel, weil für die Aufnahme von fettlöslichen Vitaminen immer eine bestimmte Menge Fett benötigt wird.

Einen **erhöhten Vitaminbedarf** haben Frauen während der Schwangerschaft und Stillzeit sowie Säuglinge. Besonders beachten muss man darüber hinaus, dass bestimmte Medikamente die zugeführten Vitamine von ihrem Wirkort in der Zelle verdrängen können und als Vitaminantagonisten wirken.

Ausgewogene Ernährung

Eiweißmangel

Fettmangel

Vitamine

Bezüglich der **Nahrungsergänzung durch Vitaminpräparate** darf man bei den fettlöslichen Vitaminen ein tägliches Maximum nicht überschreiten, weil das Fettgewebe diese Vitamine einlagert und eine Überdosierung zu Störungen führt. Wasserlösliche Vitamine hingegen werden über die Nieren ausgeschieden.

Mineralstoffe und **Spurenelemente** sind wichtige Bestandteile von Hormonen, Enzymen und im Proteinstoffwechsel. Sie werden täglich ausgeschieden und müssen mit der Nahrung laufend ersetzt werden.

Allgemeine Flüssgkeits-zufuhr

Die tägliche Flüssigkeitsmenge, die ein Mensch zu sich nimmt, muss so hoch sein, dass die abgegebene Menge ausgeglichen wird (◘ Tabelle 4.1).

Der Wasserhaushalt des Körpers wird über Rezeptoren im Gehirn und über die Konzentrationsfähigkeit der Nieren gesteuert. Bei gesteigerter Zufuhr erhöht sich das Urinvolumen. Durch große Trinkmengen kann deshalb auch die Ausscheidung unerwünschter Stoffe aus dem Körper beschleunigt werden, sofern sie wasserlöslich sind.

Mangel an Flüssigkeit zeigt sich durch Durstgefühl. Ältere Menschen müssen ihre Trinkmengen kontrollieren, weil ihr Durstempfinden zumeist vermindert ist.

Stillen

Die Muttermilch ist durch ihre Zusammensetzung und gute Verdaulichkeit den Bedürfnissen des Neugeborenen und des jungen Säuglings in ganz besonderem Maße angepasst. Künstliche Produkte werden als Ersatz oder Ergänzung angeboten.

Künstliche Produkte

Unter einer **adaptierten Säuglingsernährung** versteht man eine genau definierte Kuhmilchzubereitung, die selbst hergestellt werden kann, aber auch als Industrieprodukt käuflich ist. Wenn die Möglichkeit zum Stillen besteht, ist diese Ernährung v. a. in den ersten Lebenswochen der adaptierten Ernährung vorzuziehen, weil das Kolostrum Immunglobuline und weiße Blutkörperchen enthält, die einen besonderen Infektionsschutz für das Neugeborene darstellen und die Bildung seiner Immunabwehr unterstützen.

Nahrungsaufnahme und Beeinflussungen der Mundschleimhaut

Mahlzeiten

Das Einnehmen von Mahlzeiten stellt einen wichtigen Faktor in der Gestaltung des Tagesablaufs dar. Im Allgemeinen ist Essen lustvoll, weil mit einem Geschmacks- und Genusserlebnis verbunden. Wichtige Lustfaktoren sind Gemeinschaft, Geruch, optische Eindrücke und die ganz persönliche Art eines Menschen, die Nahrung einzunehmen. Grundsätzlich muss die Einnahme einer Mahlzeit entsprechend gestaltet werden: appetitlich, sauber, ohne Störung und so individuell wie möglich.

Verabreichen von Mahlzeiten

Wenn Menschen das Essen nicht mehr selbst einnehmen können, müssen Pflegepersonen stellvertretend die Situation der **Einnahme der Mahlzeiten individuell gestalten**. Dies ist um so wichtiger, je weniger das Essen noch mit einem Genusserlebnis verbunden ist: Bei der Ernährung mit der Sonde fehlt es ganz; wenn Kauen oder Schlucken erschwert sind, ist es meistens vermindert; ebenso, wenn ein Mensch das Besteck nicht selbst zum Mund führen kann.

◘ Tabelle 4.1 **Ausgeglichene Flüssigkeitsbilanz**

Flüssigkeitsabgabe	[ml]	Flüssigkeitsaufnahme	[ml]
Urin	1.500	Trinken	1.500
Schwitzen und Atmung	1.000	Nahrung	800
Stuhlgang	300	Oxidationswasser	500
Summe	**2.800**	**Summe**	**2.800**

Die »Privatsphäre« bei der Eingabe des Essens wird prinzipiell erhöht, wenn die eingebende Person vertraut ist und die zeitliche Abfolge sowie die Auswahl der Mahlzeit dem persönlichen Empfinden des Betroffenen entspricht.

Bei Empfindungsstörungen oder Lähmungen im Bereich des Mundes und des Rachens besteht immer die Gefahr des Verschluckens. Zur Abwehr dieser Gefahr dürfen Pflegepersonen einen Betroffenen beim Essen so lange nicht alleine lassen, bis sichergestellt ist, dass er mit seiner Beeinträchtigung umgehen kann. Halbfeste Speisen lassen sich grundsätzlich leichter schlucken, als flüssige. Flüssigkeiten müssen deshalb bei Schluckstörungen angedickt werden.

Beeinträchtigungen

Bei halbseitigen Empfindungsstörungen oder Lähmungen kann ein Betroffener die Speise nur kauen und schlucken, wenn man sie auf der normal empfindenden Seite in den Mund schiebt. Bettlägerige Menschen sind deshalb zum Essen immer auf die »gesunde« Seite zu lagern.

Dürfen oder können Menschen vorübergehend keine Nahrung aufnehmen, sind die Essenszeiten so zu überbrücken, dass man die äußeren stimulierenden Reize minimiert, etwa den Geruch oder Anblick von Speisen.

In bestimmten Situationen darf man grundsätzlich keine Nahrung verabreichen: bei angeordneter Nahrungskarenz, vor den meisten Eingriffen oder Untersuchungen im Magen-Darm-Trakt und bei akuten, unklaren Schmerzzuständen.

Wenn sich die physiologischen Verhältnisse in der Mundhöhle verändern, besteht immer die Gefahr einer Erkrankung. Im feuchten Milieu der Mundschleimhaut ist eine natürliche Keimbesiedlung vorhanden. Geruchliche und geschmackliche Reize, aber auch solche, die über das Sehen und Hören im Zusammenhang mit dem Essen aufgenommen werden, regen die Speicheldrüsen zur Absonderung des Speichels an. Das gleiche gilt für die Bewegung des Unterkiefers beim Kauen und Sprechen.

Gefahren

> **Beispiel**
> Wenn kein Speichel fließt, können Bakterien in die Ausführungsgänge der Speicheldrüsen einwachsen und dort zu Entzündungen führen, mit der Folge einer Parotitis. In der residenten Flora können einzelne Keime derart überhand nehmen, dass sie zur Erkrankung der Mundschleimhaut führen, etwa Pilze, v. a. Candida albicans.

Droht der Mund auszutrocknen, weil der Betroffene wenig oder gar nichts zu sich nimmt, muss man die Funktion der Speicheldrüsen anregen, z. B. durch geschmackliche Reize. Zusätzlich muss man durch regelmäßige Pflege des Mundes die Schleimhaut reinigen und befeuchten, damit sich keine Beläge und Borken bilden können.

Ernährung und Ausscheidungen

Akute Erkrankungen des Magen-Darm-Traktes führen auch zu Störungen der Verdauung. Infolge von **Durchfall** treten **hohe Wasserverluste** auf, die es auszugleichen gilt. Körperliche Schonung und Nahrungskarenz stehen im Vordergrund der Maßnahmen, besonders dann, wenn der Allgemeinzustand reduziert ist.

Länger anhaltende Durchfälle bedürfen ärztlicher Behandlung. Bei Säuglingen, kleinen Kindern und alten Menschen sollte man aber schon nach spätestens 24 h medizinische Hilfe in Anspruch nehmen.

Obstipation wird durch die Zufuhr von Ballaststoffen weitgehend verhindert. Ballaststoffe erhöhen durch ihr hohes Wasserbindungsvermögen das Stuhlgewicht und beschleunigen damit die Darmpassage. Bei der gezielten Gabe von Ballaststoffen, etwa Weizenkleie, muss man wegen der hohen Wasserbindung immer ausreichende Mengen an Flüssigkeit trin-

4

ken, weil sonst Verstopfung entsteht. Auch körperliche Bewegung und reichliche Flüssigkeitszufuhr helfen einer Obstipation vorzubeugen.

Ernährungsumstellung   Verschiedene Ursachen können dazu führen, dass Menschen dauerhaft oder vorübergehend ihre Ernährungsgewohnheiten umstellen müssen. Aufgabe von Pflegepersonen ist dann vorrangig die Beratung. Bei drohender Gefahr müssen sie für ärztliche Intervention sorgen. Jede Veränderung muss sich an den Gewohnheiten des Betroffenen orientieren, die von seinen Überzeugungen, besonders kultureller und religiöser Art, geprägt sind. Eine Ernährungsumstellung ist immer ein Einschnitt in die Lebensführung und muss geübt werden. Sie soll letztendlich für den Betroffenen in selbstverständliche Gewohnheit übergehen.

Um die Gefahr einer **Über- oder Unterernährung** abzuwenden, ist immer der Grundumsatz abzudecken. Jede **Beeinflussung des Körpergewichts** ist über den Leistungsumsatz herbeizuführen. Soll das Gewicht erhöht werden, muss die Kalorienmenge größer sein, als der Bedarf, der durch körperliche Arbeit verbraucht wird. Zur Gewichtsreduktion muss sie entsprechend geringer sein. Wird auch der Grundumsatz nicht mehr abgedeckt, baut der Organismus immer zuerst Muskelmasse ab.

❯ **Akute Erkrankungen der Verdauungsorgane.**
Akute Erkrankungen der Verdauungsorgane machen **grundsätzlich eine Nahrungskarenz** erforderlich, deren Dauer von der ärztlichen Verordnung abhängt. Dabei muss man dem Körper in jedem Fall die **ausreichende Menge an Flüssigkeit** zuführen. Zur völligen Ruhigstellung des Verdauungstraktes, z. B. bei einer akuten Prankreatitis oder nach operativen Eingriffen, kann auch das Trinken schädlich sein, sodass die Gesamternährung des Körpers vorübergehend parenteral erfolgt.

Im Anschluss an solch radikale Ereignisse ist immer ein **schonender Kostaufbau** sicherzustellen: zuerst Flüssigkeit, dann Kohlenhydrate, danach Eiweiß und zuletzt, weil am schwersten verdaulich, Fett. Die Dauer der einzelnen Phasen hängt ab von der Situation des Kranken und von der ärztlichen Verordnung. Pflegepersonen müssen als Vermittler mit dem behandelnden Arzt, aber auch mit dem Betroffenen und ggf. einer Diätassistentin, die angemessene Kostform finden.

❯ **Chronische Erkrankungen der Verdauungsorgane.**
Bei chronischen Erkrankungen der Verdauungsorgane ist die Art der Erkrankung und die Reaktion des Betroffenen Ausschlag gebend für die Ernährungsform. Auch hier muss prinzipiell eine **ausgewogene Ernährung** gewährleistet und die **Energiebilanz ausgeglichen** sein. Dies erreicht man zumeist, indem man die Portionen verkleinert und mehrere kleine Mahlzeiten am Tag anbietet. Bestimmte Fette, Eiweiße oder Kohlenhydrate sind zu meiden und durch andere zu ersetzen, v. a. tierisches Fett durch hochwertige Öle. Hierbei müssen Pflegepersonen oft auch die Schulung des Betroffenen in der Auswahl und Zubereitung der Lebensmittel übernehmen.

Bei Stoffwechselstörungen sind durch die Ernährung akute Entgleisungen und Spätfolgen zu vermeiden. Die Zufuhr der Nährstoffe muss immer im Zusammenhang mit der Stoffwechselfunktion und der etwaigen Medikamentengabe erfolgen. Selbstverständlich muss auch der Leistungsumsatz berücksichtigt werden, um die Energiebilanz auszugleichen.

Kann der Körper Stoffwechselendprodukte nicht ausreichend ausscheiden, muss die zugeführte Menge des Nährstoffes so begrenzt werden, dass keine Anreicherung der ausscheidungspflichtigen Substanz stattfindet. Beispiele sind Kalium bei Nierenerkrankungen oder Purine bei der Gicht. Zur Einhaltung solcher Ernährungsvorschriften müssen Betroffene, aber auch Familienangehörige, umfassende Kenntnisse erwerben, und sind bei Bedarf zu unterstützen.

Weitere Beeinträchtigungen der Vitalität durch Ernährung

Akute Bedrohung entsteht, wenn durch **Entgleisung** des Stoffwechsels das Bewusstsein beeinträchtigt wird.

> **Beispiele**
> Komatöse Zustände können bei Diabetikern auftreten, wenn ihr Blutzuckerspiegel zu weit absinkt, also bei einer Hypoglykämie. Steigt der Blutzuckerspiegel übermäßig an und übersäuert durch die gestörte Verbrennung das Blut, wird ein **diabetisches Koma** ausgelöst. Bei schweren Lebererkrankungen kommt es zur Bewusstlosigkeit, wenn die Leber nicht mehr in der Lage ist, das giftige Endprodukt Ammoniak aus dem Eiweißstoffwechsel in ungiftigen Harnstoff zu überführen. Die Folge ist das **hepatische Koma**.
> Schließlich führt das Versagen der Nierenfunktion zu einer Anreicherung von ausscheidungspflichtigen Substanzen, die zunehmend die Hirnfunktion beeinträchtigen und eine Bewusstlosigkeit nach sich ziehen, das **urämische Koma**. Bei extremem Wassermangel verschieben sich die Elektrolyte in den Körpergeweben und auch im Gehirn ebenfalls so stark, dass das Bewusstsein beeinträchtigt wird.

Bei den genannten Erkrankungen müssen Pflegepersonen die Vorboten erkennen können und rechtzeitig Gegenmaßnahmen ergreifen. Sie müssen die Gabe von Traubenzucker bei Hypoglykämie oder Flüssigkeit bei Dehydratation veranlassen.

Auch Allergien können lebensbedrohliche Situationen hervorrufen. Alle natürlichen Inhaltsstoffen von Lebensmitteln kommen als Auslöser in Betracht, besonders jedoch industrielle Zusatzstoffe, etwa Farbstoffe, Bindemittel oder Konservierungsstoffe. Betroffene Personen müssen lernen, diese Stoffe zu erkennen und zu meiden. Falls sie dazu nicht in der Lage sind, müssen Pflegekräfte dies übernehmen.

Lebensbedrohliche Zustände können auch durch Gifte oder die Aufnahme von Krankheitserregern entstehen.

> **Beispiel**
> Bakterien und Pilze, die in Lebensmitteln vorhanden sind, können Gifte bilden, die sich auch durch Kochen der Speisen nicht vernichten lassen. Besonders gefürchtet sind z. B. Staphylokokken in Milchprodukten. Auch verschimmelte Lebensmittel gelten als potenziell gesundheitsschädigend und müssen gemieden werden. Lebensmittel können darüber hinaus unterschiedliche Mengen giftiger Fremdstoffe enthalten, wie Pestizide, Quecksilberverbindungen oder Kadmium.

Die **Wirkung der Gifte** hängt ab vom Alter der betroffenen Person sowie von der Menge des zugeführten Giftes und seiner Toxizität. Deshalb können Intoxikationen rasch ein lebensbedrohliches Ausmaß annehmen. Vorrangig müssen Pflegekräfte immer die **vitalen Funktionen** wieder herstellen oder erhalten. Der nächste Schritt ist die **Elimination des Giftes**.

Solange man noch etwas von der Substanz im Magen vermuten kann, muss man versuchen, das Gift aus dem Magen zu entfernen. Die einfachste Methode besteht darin, Erbrechen zu induzieren. Wenn jedoch das zugeführte Gift die Schleimhaut schädigt, wie dies bei Säuren und Laugen der Fall ist, darf man auf keinen Fall Erbrechen herbeiführen. Dasselbe gilt für fettlösliche Mittel, wie Pflanzenschutzpräparate, oder für schaumbildende Substanzen wie Spülmittel. In jedem Fall muss man ärztliche Hilfe veranlassen.

Neben der Beobachtung der gefährdeten Person sollten Pflegekräfte nach Möglichkeit dafür sorgen, dass **Reste der eingenommenen Substanz zu Untersuchungszwecken** sichergestellt werden. Wichtig ist außerdem, alle Zusammenhänge mit dem Vorfall zu erfassen, etwa die vermutliche Menge des zugeführten Giftes, der Zeitpunkt der Aufnahme und der situative Zusammenhang, also Unkenntnis, Überdosierung, Versehen oder suizidale Absicht.

4

Ausscheidungen

Zu den komplexen Zusammenhängen der Psychomotorik gehört die Kontrolle über die Ausscheidungsorgane des Körpers. Die Füllung von Darm oder Blase wird über Nerven an das Gehirn vermittelt und dort verarbeitet. So ist es möglich, die notwendige Entleerung des Darms aus Angst oder Scham eine geraume Zeit zu unterdrücken. Außerdem ist der Transport der unverdaulichen Endprodukte im Darm bei Bewegungsmangel erschwert. Bei Bettlägerigkeit kommt noch hinzu, dass die Bauchpresse in sitzender oder stehender Position zwar gut funktioniert, im Liegen jedoch nur schwer durchführbar ist. Im Liegen ist darüber hinaus die Wahrnehmung der Blasenfüllung verzögert. Dies alles ist prinzipiell zu berücksichtigen, wenn Pflegebedürftige Schwierigkeiten beim Stuhlgang haben.

Harnableitung

Ein Dauerkatheter soll prinzipiell nur in unumgänglichen Fällen gelegt werden, z. B. bei einer lang dauernden Operation oder zur Sicherung einer ungestörten Wundheilung. Nach der Entfernung des Dauerkatheters kann der Betroffene die physiologische Blasenfüllung oft noch nicht sofort wieder spüren.

Hygiene

Wenn **professionelle Pflegekräfte** von Hygiene sprechen, meinen sie damit alle Maßnahmen, die verhindern sollen, dass Menschen durch Mikroorganismen erkranken. Laien dagegen haben sehr unterschiedliche Vorstellungen und Erwartungen. Hygienische Maßnahmen und Verhaltensweisen vermitteln Sicherheit, und jede Nachlässigkeit kann als Bedrohung empfunden werden. Bei völliger Unkenntnis wirken hygienische Anwendungen, die über die bloße Reinigung hinausgehen, möglicherweise fremd, können Angst erzeugen oder Ablehnung hervorrufen.

So vermittelt auch das äußere Erscheinungsbild der Pflegeperson bereits einen ersten Eindruck beim Pflegebedürftigen. Ein gepflegtes Äußeres und gute Umgangsformen vermitteln Sicherheit. Dazu gehört der sorgfältige Umgang mit Speisen, die Wachsamkeit für eine saubere Umgebung und der sorgsame Umgang mit Materialien.

Physiologischer Infektionsschutz

Ob ein Mensch durch Eindringen von Mikroorganismen krank wird oder nicht, hängt zum einen davon ab, welche **Art von Erregern** in welchen **Mengen** aufgenommen werden und wie **virulent** sie sind, zum andern davon, wie gut die **Schutzmechanismen** des menschlichen Körpers funktionieren.

Mikroorganismen kommen überall vor, und auch der menschliche Organismus ist davon besiedelt. Verschiedene Keime leben in Koexistenz auf Haut und Schleimhäuten. Ihre Anwesenheit stellt einen gewissen Schutz dar, weil sie in ihrer Vielfalt die übermäßige Ausbreitung von einzelnen krankmachenden Spezies verhindert.

Privatbereich

Im privaten Haushalt finden sich zwar hohe Keimzahlen, etwa an Handtüchern. Sie stellen jedoch aus zwei Gründen keine Gefahrenquelle dar:
- Die verschiedenen Keimarten in der häuslichen Umgebung entsprechen der normalen Besiedlung der Bewohner, sodass die Zahl krankmachender Keime gering ist.
- Die Abwehrlage gesunder Personen reicht normalerweise aus. Kinder entwickeln gerade in der Auseinandersetzung mit häuslichen Keimen die notwendige Abwehr.

Öffentlicher Bereich

Je mehr Menschen an einem Ort zusammenkommen, um so vielfältiger wird das Spektrum der Keime, z. B. in öffentlichen Verkehrsmitteln. Aber auch dort ist das Gleichgewicht zwischen »Angriff« der Keime und »Abwehr« des menschlichen Körpers i. Allg. gegeben. Gefährlich wird es erst, wenn viele Menschen zusammentreffen, die krank sind. Sie bringen eine größere Zahl pathogener Keime ein und sind überdies noch durch die Auseinandersetzung mit ihrer Krankheit in ihrer Abwehr geschwächt.

> **Beispiel**

Während in Jugendheimen sicherlich eine hohe Zahl von Keimen zu finden ist, sind die Bewohner dort als abwehrstark anzusehen, und das Gleichgewicht von Angriff und Abwehr ist ausgewogen. In Altenheimen kommt bereits ein Ungleichgewicht zustande, weil dort die Abwehr der Bewohner reduziert sein kann. In Krankenhäusern schließlich treffen viele Menschen mit geschwächter Abwehr auf eine Umgebung, in der unverhältnismäßig viele pathogene oder gar resistente Keime vorhanden sind.

Bei der Wahl der hygienischen Maßnahmen muss man deshalb grundsätzlich immer die **Umgebungsbedingungen berücksichtigen**.

Infektionsmechanismen

Je größer die Zahl der Keime, die gleichzeitig in den Körper eindringen, desto größer ist die Herausforderung für die Abwehr. Eine hohe Gefahr stellen außerdem Erreger dar, die spezifische krankmachende Eigenschaften haben. Von besonders pathogenen Erregern genügt bereits eine relativ geringe Menge, die auch ein intaktes Immunsystem nicht mehr ausreichend abwehren kann.

> **Beispiel**

Zu diesen hochinfektiösen Mikroorganismen zählen die Erreger von Infektionskrankheiten, wie Scharlach oder Diphtherie, die v. a. von Kindern nicht abgewehrt werden können. Diese Kinderkrankheiten hinterlassen aber zumeist eine lebenslange Immunität.

Mikroorganismen, die an einer Stelle des Körpers harmlos sind, können bei Verschleppung in andere Körperregionen Entzündungen hervorrufen. Ursprünglich harmlose Hautkeime, die bei einer Injektion in tiefer gelegenes Gewebe gelangen, können dort einen schwerwiegenden Abszess verursachen.

Das Immunsystem des Körpers ist i. Allg. so stark, dass es Krankheitserreger bis zu einer bestimmten Menge vernichten kann, wenn sie in den Körper eingedrungen sind.

Sobald jedoch das Immunsystem geschwächt ist, besteht die Gefahr, dass die Abwehr des Körpers nicht mehr ausreicht und eine **Infektion entsteht**. Die meisten oral aufgenommenen Bakterien werden durch die Magensäure vernichtet, es sei denn, ihre Zahl ist so groß, dass eine größere Menge den Transport übersteht und eine Erkrankung auslöst. Dies bedeutet zugleich, dass Menschen mit einem Mangel an Magensäure bei der Nahrungsaufnahme stärker gefährdet sind. Da bei hochbetagten Menschen grundsätzlich die Produktion der Körpersekrete nachlässt, können sie rascher eine Darminfektion bekommen, z. B. durch mit der Nahrung aufgenommene Salmonellen, als jüngere Menschen.

Immunschwäche

Alle Mikroorganismen brauchen zu ihrer Vermehrung günstige Lebensbedingungen. Diese sind für die allermeisten Keime dort gegeben, wo es dunkel, feucht und warm ist. Deshalb vermehrt sich ein sonst harmloser Hautkeim, wenn er ins Körperinnere oder in eine Wunde gelangt. Auch außerhalb des Körpers bilden sich häufig Keimreservoire dort, wo die Umgebungsbedingungen dies zulassen.

Wachstumsbedingungen

> **Beispiel**

So finden sich nach kurzer Zeit extrem hohe Keimzahlen in gebrauchten, feuchten Putztüchern oder Handtüchern, die womöglich von verschiedenen Personen benutzt wurden, aber auch in Seifenstücken, weil diese zusätzlich einen idealen Nährboden darstellen. In allen öffentlichen Gemeinschaftseinrichtungen und besonders in Pflegeeinrichtungen sind deshalb Putztücher und Handtücher zum mehrfachen Gebrauch verboten, und es dürfen nur Flüssigseifen aus Seifenspendern verwendet werden.

Besondere Lebenslagen

Eine besondere Situation ergibt sich aus der **Immunkrankheit Aids**, weil hier die Abwehrzellen des Körpers zerstört werden, sodass dieser nicht mehr zum Eigenschutz in der Lage ist. Mit dem Fortschreiten der Krankheit werden die Betroffenen anfälliger für alle möglichen, auch harmlosen, Infektionen, an denen sie schließlich versterben.

Wenn **große Verletzungen** am Körper abheilen müssen, tritt zur Heilung ebenfalls das Immunsystem in Aktion. In einer solchen Lage ist die Abwehr des Körpers bereits aktiviert. Unter diesen Umständen kann der Organismus eine zusätzliche Infektion nur schwer abwehren. Menschen nach großen Operationen, nach schweren Verletzungen und mit einer schweren Allgemeinerkrankung sind immer auch abwehrgeschwächt. Bei Menschen mit großflächigen Verbrennungswunden sind zusätzlich erhebliche Flächen des Körpers ihres natürlichen Schutzes beraubt, und aus der Umgebung können Erreger eindringen.

Bei allen chronischen Erkrankungen muss ebenfalls mit einer Schwächung des Immunsystems gerechnet werden, besonders dann, wenn die Durchblutung beeinträchtigt und die Vermittlung der körpereigenen Abwehr durch das Blut verzögert ist. Dies gilt in besonderem Maße für den Diabetes mellitus.

Erregerwachstum

Bakterien wachsen bei ständiger Nahrungsaufnahme, Verdauung und Abgabe der Abfallprodukte bis zu einer bestimmten genetisch festgelegten Größe an. Dann müssen sie sich teilen. Unter günstigen Bedingungen findet die Teilung ungefähr alle 20 min statt. Auf diese Weise breiten sie sich in kürzester Zeit flächenhaft aus.

Dies ist der Grund dafür, dass in Krankenhäusern häufig benutzte Flächen täglich desinfiziert werden müssen. Geräte werden nach jedem Gebrauch desinfiziert. Damit wird ein übermäßiges Bakterienwachstum gehemmt.

Viren können sich nicht durch einfache Teilung vermehren. Sie brauchen immer eine lebende Zelle, die ihre Reproduktion übernimmt. Viren sind deshalb sowohl innerhalb des Organismus, als auch in der Umgebung schwieriger abzutöten, als andere Mikroorganismen. Virusinfektionen werden vorwiegend von Mensch zu Mensch direkt übertragen.

Infektionsformen

Kontaktinfektion

Mikroorganismen haben nur eine geringe, meist aber gar keine Eigenbeweglichkeit. Sie können lediglich durch Übertragung transportiert werden (Kontaktinfektion). Es gibt eine **direkte und** eine **indirekte Form**, d. h. die Übertragung findet immer dann statt, wenn Menschen einander berühren oder mit verkeimten Gegenständen in Kontakt kommen. Geschlechtskrankheiten werden fast ausschließlich durch den Kontakt von Schleimhäuten übertragen. Eine Übertragung durch direkten Kontakt mit erregerhaltigen Sekreten ist allerdings auch möglich.

Die direkte Übertragung der Erreger von einer Person auf die andere ist immer wirkungsvoller, weil die Bakterien in ähnlich gute Lebensbedingungen geraten. Da Pflegepersonen mit vielen verschiedenen Menschen direkten Kontakt haben, müssen sie sorgfältig und nach jedem Kontakt ihre Hände desinfizieren.

Eine besondere Form der direkten Kontaktinfektion ist die Übertragung von Erregern aus dem Geburtskanal von der Mutter auf das Kind **während der Geburt**. Sofort nach der Geburt sollten deshalb die Augen der noch abwehrschwachen Kinder desinfiziert werden, meist durch die Credé-Prophylaxe, weil man die gefürchtete Infektion mit Gonokokken nie ausschließen kann.

Tröpfchen- oder Staubinfektion

Durch Niesen, Husten oder Sprechen werden Erreger in die Luft abgegeben. Sie können dann von einem Gegenüber direkt aufgenommen werden oder schlagen sich in der Umgebung nieder. Bei jedem Luftzug, aber auch beim Aufschütteln von Wäsche oder beim Kehren des Fußbodens, geschieht dasselbe.

Immer, wenn die Abgabe von Erregern aus den Atemwegen in die Luft vermieden werden soll, wird deshalb ein **Mundschutz** getragen. Dies ist erforderlich, wenn Pflegebedürftige stark abwehrgeschwächt sind oder wenn Eingriffe ins Körperinnere vorgenommen werden.

Bei schweren Infektionskrankheiten der Atemwege, wie der offenen Lungentuberkulose, kann es erforderlich sein, dass der Kranke einen Mundschutz trägt, um zu verhindern, dass Personen in seiner Umgebung die Erreger direkt aufnehmen. Ansonsten legen Pflegepersonen in solchen Fällen einen Mundschutz zum Eigenschutz an. Mund- und Nasenschutz erfüllen nur ihren Zweck, wenn sie Mund und Nase vollständig bedecken. Nach Durchfeuchtung durch die Atemluft ist die Barriere nicht mehr wirksam. Das ist nach etwa zwei Stunden der Fall.

Dass Pflegepersonen sich beim Niesen oder Husten abwenden und die Hand vor den Mund halten, versteht sich von selbst. Eine anschließende Händedesinfektion gehört ebenfalls dazu.

Bei der indirekten Übertragung gelangen die Erreger von einer Person auf dem Umweg **über verkeimte Gegenstände** zur nächsten. Ein Keim, der z. B. an der Türklinke haftet, kann dort nur kurze Zeit überleben, sofern er eine geringe Umweltresistenz besitzt. Die meisten Erreger, z. B. von Geschlechtskrankheiten, gehen schnell zugrunde, wenn die Umgebungstemperatur unter 35°C sinkt.

Indirekte Übertragung

Sehr häufig ist die **fäkal-orale Form** der Schmierinfektion, bei der mit dem Stuhl oder Urin ausgeschiedene Erreger über die Hände auf Gegenstände und schließlich zu weiteren Personen oder auf Nahrungsmittel gelangen. Bei Arbeiten mit Ausscheidungen oder Wundsekreten müssen Pflegepersonen folglich immer Handschuhe tragen. Außerdem ist stets eine Händedesinfektion vor und nach einer Tätigkeit angezeigt, weil sich eine Kontamination nie ausschließen lässt. Vor dem Kontakt mit Nahrungsmitteln sollen aus diesem Grund auch immer die Hände desinfiziert werden.

Schmierinfektion

Die Gefahr der Schmierinfektion wird zusätzlich reduziert, wenn man möglichst alle Maßnahmen, die mit einer höheren Keimzahl belastet sind, an das Ende einer Handlungsfolge setzt.

Vorbeugender Arbeitsablauf

> **Beispiel**
>
> Ein Pflegebedürftiger, der Träger von multiresistenten Keimen ist, bekommt sein Essenstablett zuletzt, bei der Visite wird er zum Schluss besucht, das Reinigungspersonal reinigt erst alle anderen Zimmer usw.

Dieses **Prinzip der Reihenfolge** findet auch im Kleinen Anwendung, indem man bei der Körperpflege den Analbereich ganz zum Schluss reinigt, weil dort relativ viele pathogene Keime zu finden sind. Sie könnten bei einer anderen Reihenfolge durch das Waschwasser und den Waschlappen in die Genitalregion oder in die Umgebung von Wunden verschleppt werden.

Selbst bei der **Wischrichtung** gilt, dass **von der keimarmen Region zur keimreichen hin** gearbeitet werden muss. Zum Reinigen stark verkeimter Wunden müssen Pflegepersonen deshalb zuerst die äußere, keimarme Umgebung reinigen und anschließend den inneren, stark verkeimten Bereich der Wunde. Bei aseptischen Wunden ist genau umgekehrt zu verfahren. Das Einhalten solcher Reihenfolgen ist umso wichtiger, je mehr pathogene Keime vorhanden sind oder je schwächer die Abwehr des Pflegebedürftigen ist.

In bestimmten Situationen können auch Tiere zur Verbreitung von Erregern beitragen. Die einfachste Möglichkeit ist dabei der Kontakt. Tiere nehmen beim Kontakt mit Ausscheidungen Keime an ihrer Oberfläche auf und verbringen diese beim nächsten Kontakt dorthin, wo sie vom Menschen aufgenommen werden können, etwa auf Nahrungsmittel. Fliegen, Kakerlaken und Ameisen, aber auch größere Tiere wie Ratten und Mäuse kommen immer wieder in Bereichen vor, in denen Lebensmittel verarbeitet werden und in denen es warm ist,

Infektionen durch Tiere

also hauptsächlich in Küchen. Zur Vermeidung dieser Art der Keimverschleppung müssen in allen Gemeinschaftseinrichtungen regelmäßig Maßnahmen zur Vernichtung dieser Tiere ergriffen werden.

Läuse und Flöhe, die den Menschen befallen haben, werden aus Kleidung und Wäsche durch einfaches **Waschen ab 60°C** entfernt. Was man nicht waschen kann, muss man in Beutel verpacken und zur **Vernichtung der Tiere** einmal **einfrieren**. Es genügt aber auch die Lagerung des gut verschlossenen Beutels an einem kühlen Ort, da Läuse und Flöhe dieses Milieu schlecht vertragen und mangels Menschenblut aushungern.

Mücken, Zecken und Flöhe können Erkrankungen auch als **Zwischenwirte** weitergeben, denn bestimmte Parasiten können sich ohne den Aufenthalt im Zwischenwirt nicht weiterentwickeln. Die Anophelesmücke z. B. überträgt die schwere Infektionskrankheit Malaria. Anstecken kann man sich nur in Ländern, in denen Erreger und Mücke vorkommen. Eine Weiterverbreitung ist mangels Mücke in heimischen Gefilden nicht möglich. Besondere Maßnahmen zur Vermeidung einer Keimübertragung sind deshalb überflüssig.

Auf- und absteigende Infektionen

Auf- bzw. absteigende Infektionen sind durch die Ausbreitung von Erregern aus einer bestehenden Erkrankung möglich. Die Erreger, die in den oberen Luftwegen die Bronchitis ausgelöst haben, können durch absteigende Infektion zur Pneumonie führen.

Wundinfektionen

Erreger, die aus besonders guten Lebensbedingungen kommen, z. B. Eitererreger aus einer frischen Wunde, sind besonders virulent. Alle Handlungen an infizierten Wunden müssen deshalb so ausgerichtet sein, dass die gefährlichen Erreger aus der Wunde nicht in die Umgebung verschleppt werden. Deshalb darf man mit Wundsekret kontaminiertes Material nicht mit bloßen Händen berühren und muss es schnellstmöglich entsorgen. Flächen, Instrumente und Geräte sind nach Gebrauch zu desinfizieren. Kontaminierte Wäsche muss möglicherweise getrennt gesammelt, gewaschen und desinfiziert werden.

Wundsekrete bilden immer ideale Nährböden für alle Arten von Erregern. Deshalb sind **Wundauflagen**, auch Vorlagen von Wöchnerinnen, immer **als potenzielle Keimträger zu betrachten**. Man muss sie häufig wechseln und sauber entsorgen.

Erregerarten

Die meisten Bakterien brauchen für ihren Stoffwechsel Sauerstoff, d. h. sie sind **aerob**. Bakterien, die keinen Sauerstoff benötigen, also **anaerob** sind, finden die idealen Lebensbedingungen im Körperinneren.

Die gefürchteten **Anaerobier** haben meist die Eigenschaft, dass sie unter widrigen Lebensbedingungen und unter Wassermangel durch Sporenbildung unbegrenzt überleben können. Sie wandeln sich wieder in lebensaktive Formen um, sobald die Umgebung dies ermöglicht.

> **Beispiel**
> Der berüchtigte Tetanuserreger, Clostridium tetani, kommt praktisch überall vor und kann bei jeder banalen Verletzung eine lebensbedrohliche Erkrankung auslösen. Bei allen Wunden, die ärztlich behandelt werden, von der einfachen Schnittwunde bis zur schwersten Unfallverletzung, führt man deshalb immer eine Tetanusimpfung durch, wenn nicht ein ausreichender Impfschutz besteht.

Weil Bakteriensporen nur durch hohe Temperaturen vernichtet werden können, müssen alle Materialien, die mit dem ungeschützten Körperinneren in Berührung kommen, in einem sterilen Zustand sein.

Resistente Erreger

Manche Erreger besitzen eine natürliche Resistenz gegen bestimmte Mittel, die normalerweise keimtötend wirken. Inzwischen haben aber auch einige Erregerstämme Resistenzen erworben, sodass sie sich durch häufig verwendete Desinfektionsmittel oder Antibiotika nicht mehr vernichten lassen. Am gefährlichsten sind die Erreger, die mehrere Resistenzen entwickelt haben, denn für deren Vernichtung stehen nur noch wenige Medikamente oder Desinfektionsmittel zur Verfügung.

> **Beispiel**
> So ist der **multiresistente Staphylokokkus aureus**, MRSA, inzwischen stark verbreitet und gefürchtet. Um seine Weiterverbreitung in Pflegeeinrichtungen zu verhindern, werden die Träger dieser Keime isoliert, sodass durch entsprechende Maßnahmen keine weitere Verbreitung der resistenten Keime möglich ist.

Prinzipien der Infektionsabwehr

Alle Menschen, bei denen man davon ausgehen muss, dass ihre Abwehrkraft geschwächt ist, müssen vor Keimen besonders geschützt werden. Deshalb ist es unumgänglich, bei allen Handlungen die höchsten Anforderungen an hygienische Maßnahmen zu stellen.

Bei hygienischen Maßnahmen darf die natürliche Flora nicht zerstört werden. Wenn sie doch zugrunde gegangen ist, muss man ihren Aufbau unterstützen. Zum Beispiel muss die natürliche Flora der Darm- oder Vaginalschleimhaut wieder aufgebaut werden, wenn sie durch eine Antibiotikabehandlung zerstört wurde, damit sich keine Pilzinfektion ausbreiten kann.

Die einfachste Möglichkeit der Infektionsabwehr ist **Sauberkeit**, also Sanitation. Sie umfasst alle Maßnahmen, die auf eine weitgehende Verminderung und möglichst dauerhafte Hemmung der Vermehrung aller Keime auf Haut und Schleimhäuten sowie in der Umwelt gerichtet sind, wobei gezielte Maßnahmen der Keimeliminierung unterbleiben.

Sanitation

Bei jeder mechanischen Reinigung erreicht man eine Entfernung von Keimen. Der Zusatz von Tensiden zum Putzwasser mindert dessen Oberflächenspannung und erhöht damit die Abschwemmung von Mikroorganismen. Dies gilt für die gesamte Umgebung. Auch die regelmäßige Entsorgung von Abfällen dezimiert die Keimzahl und verhindert, dass sich Keimreservoire bilden.

Prinzipielle Handlungen und Maßnahmen

In Krankenhäusern schreiben die Berufsgenossenschaften das Tragen von **Berufskleidung** vor. Diese Maßnahme soll das Verschleppen von Krankheitserregern in den privaten Bereich vermeiden. Ein Verlassen des Krankenhauses in Berufskleidung ist deshalb auch nicht zulässig.

Zur Reduzierung der Keimzahl sind Pflegekräfte für saubere Umgebungsverhältnisse verantwortlich. Sie müssen dafür sorgen, dass alle Räume samt Mobiliar und alle Geräte regelmäßig gereinigt werden, Abfälle laufend entsorgt und Wäsche regelmäßig gewechselt wird.

> **Beispiel**
> Jede unnötige Aufnahme und Weitergabe von Keimen ist zu vermeiden. Bei Tätigkeiten im Zusammenhang mit Ausscheidungen soll das Pflegepersonal Handschuhe und Schutzkittel tragen und direkt danach wieder ausziehen. Zwischen verschiedenen Tätigkeiten sollen immer die Hände gewaschen oder desinfiziert werden.

Eine Häufung von pathogenen Keimen findet man immer dort, wo es eine oder mehrere Infektionsquellen gibt, also kranke Menschen sowie deren Ausscheidungen. Alle kontaminierten Materialien, wie gebrauchte Wäsche, Abfall, Geräte und nicht zuletzt alle Personen, die in Kontakt mit Betroffenen oder deren Ausscheidungen gekommen sind, werden zu Überträgern dieser Erreger.

In Krankenhausbereichen, die in besonderem Maße vor Infektionen geschützt werden müssen, oder in solchen, von denen bevorzugt Infektionen ausgehen, soll **Bereichskleidung** getragen werden, in der man das Arbeitsgebiet nicht verlassen darf. Damit soll eine Abgrenzung und zusätzliche Sicherheit geschaffen werden. Die Bereichskleidung unterscheidet sich deshalb immer farblich von der übrigen Berufskleidung.

Isolierung

Träger von hochinfektiösen Erregerarten müssen isoliert werden. Isolierung bedeutet immer, dass der **Erkrankte sein Zimmer nicht verlassen darf** und man alle Materialien, die aus seiner Umgebung kommen, gesondert handhaben muss, sodass sich Erreger nicht weiterverbreiten können. Alle Personen, die mit dem Keimträger in Kontakt treten, sollen Schutzkleidung tragen und sich so verhalten, dass sie selbst und andere vor diesen Keimen geschützt sind. Räume, Möbel und Materialien, die man zur Isolierung genutzt hat, sind vor jeder Neubelegung des Raums vollständig zu desinfizieren.

In Fällen, in denen die Abwehr in einem lebensbedrohlichen Ausmaß geschwächt ist, kann eine **Umkehrisolierung** erforderlich werden. In diesem Fall wird der Betroffene von der Umwelt isoliert und es muss dafür gesorgt werden, dass alles, was mit ihm in Berührung kommt, keimfrei ist.

Sicherheitsbereiche

Innerhalb der stationären Einrichtungen gibt es Bereiche, von denen besondere Gefahren ausgehen, weil dort viele Keime vorkommen. Das ist v. a. die Sammelstelle von Abfällen oder von gebrauchter Wäsche. Gerade hier ist auf Sauberkeit zu achten und eine Verschleppung der Erreger zu vermeiden. In diesem Zusammenhang ist stets eine **strikte Trennung** einzuhalten.

> **Beispiele**
> Gebrauchte Wäsche darf nie im selben Raum gelagert werden, in dem auch die frische Wäsche aufbewahrt wird. Es ist darauf zu achten, dass der Abfallcontainer sich außerhalb des Gebäudes befindet.

Das Prinzip der Trennung durch die Einteilung in einen septischen und aseptischen Bereich ist auch auf kleinen Flächen anzuwenden. Das sterile Material für einen kleinen Eingriff oder einen Verbandwechsel müssen Pflegekräfte auf einer Fläche vorbereiten, die sie zuvor durch das Abdecken mit einer sterilen Unterlage abgegrenzt haben. Durch die Verwendung keimfreier Instrumente, Haut- und Händedesinfektion, Abdeckung der Umgebung und Tragen von sterilen Handschuhen können so überall gute hygienische Bedingungen erreicht werden.

Das Prinzip der Trennung gilt immer dann, wenn »keimreich« und »keimarm« aufeinandertreffen.

Prinzip der Trennung

Innerhalb eines Arbeitsgebiets, etwa der **Operationsabteilung**, unterscheidet man septische und aseptische Operationssäle. **Septisch** bedeutet in diesem Fall, dass hier alle Operationen durchgeführt werden, bei denen man mit dem Auftreten einer großen Zahl von Keimen rechnet. Dies ist z. B. bei einem vereiterten Blinddarm der Fall. Alle Operationen, bei denen eine Verkeimung ausgeschlossen ist, sind in **aseptischen** Sälen auszuführen. Das gleiche gilt für die anschließende Unterbringung der Operierten. Damit wird die Gefahr der Infektion nach einer aseptischen Operation noch weiter gesenkt.

Aseptische Bedingungen

Sobald der natürliche Schutz des Körpers durch invasive Eingriffe durchbrochen wird, müssen höchste Anforderungen an die Hygiene gestellt werden, damit keine Erreger ins Körperinnere gelangen können. Grundsätzlich werden Operationen unter Bedingungen durchgeführt, die jede Keimverschleppung vermeiden: Der gesamte Raum wird desinfiziert, Arbeitsflächen werden mit sterilen Tüchern abgedeckt, alle Instrumente sind steril. Der Patient wird mit sterilen Tüchern so bedeckt, dass das Operationsgebiet frei bleibt. In diesem desinfiziert man die Haut.

> **Beispiel**
> Personen dürfen eine Operationsabteilung nur über eine Schleuse betreten. Schon dort müssen sie Bereichskleidung und die vorgeschriebenen Schuhe anlegen. Alle Personen, die an dem Eingriff mitwirken, müssen zusätzlich umfangreiche Vorkehrungen treffen: Eine **chirurgische Händedesinfektion** ist vorgeschrieben, anschließend werden sterile Gummihandschuhe angezogen. Das Tragen der sterilen Schutzkleidung, einer Kopfbedeckung und eines Mundschutzes ist erforderlich. Auf diese Weise wird jeder Hautkontakt unmöglich gemacht und es wird weitestgehend vermieden, dass Erreger in die Operationswunde eindringen können.

Bei vielen **Untersuchungen** werden Endoskope oder Katheter ins Körperinnere eingeführt. Wenn bei diesen Eingriffen Erreger eingeschleppt werden, besteht immer die **Gefahr der flächenhaften Ausbreitung oder der auf-** beziehungsweise **absteigenden Infektion**. Die Vermehrungsbedingungen für die meisten Keime sind im Körperinneren besonders günstig, und die körpereigene Abwehr bleibt hinter der hohen Teilungsrate der Erreger zurück. Auch wenn der Eingriff unter besten Voraussetzungen durchgeführt wurde, kommt es nach einer gewissen Zeit zu einer Infektion, sobald Schläuche und Drainagen über längere Zeit im Körperinneren verbleiben. Entlang des Materials breiten sich die Bakterien aus der Umgebung der Eintrittstelle aus und führen letztlich zu einer Entzündung.

Wird eine Verbindung zwischen dem Körperinneren und der Außenwelt durch ein Schlauchsystem angelegt und über längere Zeit erhalten, muss die Eintrittstelle vor Keimen geschützt werden. Dies erreicht man an der Haut durch trockene sterile Verbände. Zur Kontrolle der Eintrittstelle sind die Verbände in regelmäßigen Abständen zu erneuern. Durchfeuchtete Verbände müssen häufiger gewechselt werden.

Sensible Bereiche sind auch solche, in denen ausschließlich Menschen mit Infektionskrankheiten untergebracht sind, also Träger einer großen Zahl von typischen pathogenen Keimen. Die zuvor beschriebene Isolierung entspricht dem Prinzip der Trennung.

Infektionsabteilung

Besonders sorgfältig muss auch in Bereichen verfahren werden, in denen stark abwehrgeschwächte Menschen des besonderen Schutzes bedürfen. Abteilungen für Neugeborene oder Schwerstkranke, die über noch keine oder eine stark geschwächte Abwehr verfügen, stellen deshalb die höchsten Anforderungen an die hygienischen Bedingungen. Hier gilt es prinzipiell die Einschleppung zusätzlicher Keime zu vermeiden. Dazu muss alles, was in die Abteilung hinein gelangt, keimfrei gemacht werden.

Am besten gelingt dies über eine **Schleuse**. Dabei handelt es sich um einen an die Abteilung angrenzenden Raum, in dem alle Materialien desinfiziert werden, ehe sie in die Abteilung kommen. Ehe Personen die Abteilung betreten, müssen sie in Personenschleusen Schutzkleidung anlegen.

Keimbekämpfung

Neben den beschriebenen allgemeinen Verhaltensweisen müssen in Krankenhäusern gezielt pathogene Keime bekämpft werden. Durch Maßnahmen der Desinfektion werden alle Krankheitserreger beseitigt oder in einem Umfang reduziert, dass eine Infektion nicht mehr zu befürchten ist.

Infolge häufiger Desinfektionsmaßnahmen können überlebende Erreger Resistenzen entwickeln. Ungenaue, v. a. zu niedrige Dosierung von chemischen Mitteln fördert ihre Ausbreitung. Deshalb muss regelmäßig, sorgfältig und gezielt desinfiziert werden. Desinfektionsmaßnahmen sind in Bereichen, von denen keine Infektionsgefährdung ausgeht, z. B. in der Verwaltung, überflüssig, dagegen in kritischen Bereichen, wie einer Abteilung mit Infektionskranken, sehr wichtig.

Eine residente Flora hat eine Schutzfunktion für bestimmte Körperstellen. Eine Desinfektion zerstört die Keime und hebt damit den natürlichen Schutz auf. Deshalb entscheidet eine professionelle Pflegekraft immer im Einzelfall, ob eine Desinfektion sinnvoll ist oder nicht.

Desinfektion

Desinfizierend wirken alle physikalischen Maßnahmen, die eine Temperatur zwischen 85°C und 100°C erreichen. **Je höher die Temperatur und je länger die Einwirkungszeit, desto stärker die abtötende Wirkung.** Die thermische Desinfektion ist der chemischen Desinfektion grundsätzlich vorzuziehen, lässt sich jedoch an Flächen und an der Haut nicht einsetzen. Zur Desinfektion von Instrumenten und verschiedenen Materialien, wie Steckbecken und Waschschüsseln, werden häufig Geräte mit einem chemothermischen Verfahren verwendet.

Wenn man Flächen und Oberflächen verschiedener Gegenstände, die mit physikalischen Maßnahmen nicht zu desinfizieren sind, mit chemischen Mitteln desinfiziert, spricht man von **Wischdesinfektion**. Eine **Sprühdesinfektion** dagegen setzt man nur in Sonderfällen ein, denn man muss die Präparate zunächst auf die Fläche aufsprühen und durch anschließendes Wischen die Verteilung des Mittels sichern. Dies ist sehr arbeitsintensiv.

Desinfektionsmittel

Die im Handel befindlichen Desinfektionsmittel sind Kombinationen verschiedener Wirkstoffgruppen, die man in ihrer Dosierung und der Dauer der Einwirkungszeit immer **den Vorschriften des Herstellers entsprechend anzuwenden** hat. Es gibt Desinfektionsmittel, die jeweils ausschließlich für Flächen, Haut, Schleimhaut, Instrumente, Wäsche und organische Substanzen geeignet sind.

Die Wirkungsweise der verschiedenen Desinfektionsmittel wird von der Deutschen Gesellschaft für Hygiene und Mikrobiologie, DGHM, geprüft. Alle Präparate können gemäß der gültigen Liste der DGHM eingesetzt werden. Soweit das Infektionsschutzgesetz seuchenhygienische Maßnahmen vorschreibt, sind Präparate der Liste des Robert-Koch-Instituts (RKJ) zu verwenden. Im Lebensmittelbereich sind andere Anforderungen an Desinfektionsmittel gefragt, weshalb hier die Präparate der Deutschen Veterinärmedizinischen Gesellschaft, DVG, zur Anwendung kommen.

Chemische Desinfektionsmittel zur Wischdesinfektion werden immer bei Raumtemperatur eingesetzt, weil ihre Wirkstoffe flüchtig sind. Eine Beimischung von Reinigungsmitteln in die Desinfektionslösung darf nur vorgenommen werden, wenn der Hersteller dies ausdrücklich empfiehlt, weil Seifen häufig die desinfizierende Wirkung einschränken. Organische Substanzen, wie Eiter, Blut und andere, können Erreger einschließen und dadurch die Desinfektionswirkung verhindern. Deshalb muss immer auch eine mechanische Reinigung vorgenommen werden.

Eine zuverlässige Wirkung ist nur dann zu erzielen, wenn man das zu desinfizierende Areal vollständig mit dem Desinfektionsmittel benetzt. Dazu ist entweder ein völliges Eintauchen während der gesamten Einwirkungszeit erforderlich oder ein wischendes Aufbringen auf Flächen. Dabei darf nie trockengewischt werden, weil dies die Einwirkungszeit reduziert.

Sterilisation

Um höchsten hygienischen Anforderungen zu genügen, müssen durch Sterilisation alle lebensfähigen pathogenen und apathogenen Mikroorganismen einschließlich ihrer Dauerformen abgetötet oder entfernt werden. Auch hier sind verschiedene Verfahren verfügbar.

Verbrennen

Prinzipiell kann man kontaminiertes Material verbrennen. Diese Methode ist sehr sicher, sodass man bei hoher Gefahr Einweg-Materialien verwenden und diese anschließend thermisch vernichten kann. Da bei diesem Vorgehen viel Material benötigt wird und es deshalb relativ unwirtschaftlich ist, wählt man fast immer andere Verfahren der Sterilisation.

Zur Sterilisation in heißer Luft müssen die Materialien bis zu 200°C temperaturstabil sein. Mit gespanntem, gesättigtem Dampf erreicht man das gleiche Ergebnis bei niedrigeren Temperaturen. Um völlige Keimfreiheit zu erreichen, gelten die in ◨ Tabelle 4.2 genannten Einwirkzeiten.

Materialien müssen vor der Sterilisation immer desinfiziert und gereinigt, ferner abgetrocknet und verpackt werden. Die Verpackung ist mit dem Datum der Sterilisation zu kennzeichnen. Hierzu verwendet man Klebestreifen, die zugleich Behandlungsindikatoren sind. Durch einen Farbumschlag des Klebestreifens kann man erkennen, ob ein Sterilisationsvorgang stattgefunden hat.

Sterilisierte Materialien haben eine begrenzte Lagerungszeit, die von der Verpackungsart und vom Lagermodus abhängt (◨ Tabelle 4.3).

Heißluft und gespannter Dampf

◨ Tabelle 4.2 **Einwirkzeiten für die thermische Sterilisation.** Alle Zeiten beziehen sich auf die reine Sterilisierphase. Die Dauer des Erhitzens und des Abkühlens muss zum gesamten Sterilisierungsvorgang hinzugerechnet werden und hängt immer vom Gerät und vom Verfahren ab

Verfahren	Temperatur [°C]	Druck [bar]	Einwirkzeit [min]
Heißluftsterilisation	160	–	200
	180	–	30
	200	–	10
Sterilisation mit			
gespanntem Dampf	121	1,91	15–20
gesättigtem Dampf	134	2,94	6

◨ Tabelle 4.3 **Lagerungszeiten sterilisierter Materialien**

Verpackungsart	Lagermodus	Maximal zulässige Lagerzeit
Papier/Folie einfach	Regalsystem	Ein Tag
	Schrank	Sechs Wochen
Papier/Folie doppelt	Regalsystem	Sechs Wochen
	Schrank	Sechs Monate
Kombination, also Textil innen, Papier außen	Regalsystem	Ein Tag
	Schrank	Sechs Wochen

4.4.4 Selbstermächtigung fördern

Der Begriff »Selbstermächtigung« bezieht sich auf Wille und Vermögen eines Menschen. Die Ermächtigung über das eigene Selbst, die Inanspruchnahme der eigenen Kompetenzen und Fähigkeiten zur Entwicklung und Orientierung des Selbst ist eine wesentliche Eigenschaft von Menschen. Im Zuge und als Folge der Selbstermächtigung ist ein Mensch in der Lage, Zustände zu analysieren und Folgen abzuschätzen.

4

Selbstermächtigung im Rahmen der drei grundsätzlichen Vorgehensweisen

Die Aufgabe professioneller Pflegekräfte besteht darin, die Anteile der drei grundsätzlichen Vorgehensweisen an ihrem Handeln zu analysieren und zu hinterfragen. Dies bedeutet in Bezug auf die Selbstermächtigung:

- 1. Prinzipiell ist das Handeln als **Stellvertreter** so lange und so weit wie möglich zu vermeiden und dieses schnellstmöglich zugunsten der beiden anderen Vorgehensweisen zu reduzieren.
- 2. Als **Vermittler** übernehmen Pflegekräfte automatisch Aufgaben, die zu einer größtmöglichen Selbstständigkeit, Autonomie und Integrität des Betroffenen führen.
- 3. Als **Gegenüber** zeigen sie dem Betroffenen Möglichkeiten zur Optimierung seiner Lebensqualität.

Prinzipielle Anforderungen

Das Fördern der Selbstermächtigung Betroffener beinhaltet immer auch eine Beurteilung des beobachtenden Tolerierens im Sinne des bewussten Nichteingreifens und des Einschränkens zum Schutz des Betroffenen und der eigenen Person. Für die Pflegekraft bedeutet die Arbeit mit dem Betroffenen zunächst ein wenig exaktes Wissen über dessen Fähigkeiten und Entwicklungspotenziale.

Ausloten der Spielräume

Die Aspekte des Selbst und seiner Fähigkeiten sind in einer ersten Begegnung nicht immer offensichtlich und die daraus resultierenden Bedürfnisse nicht leicht zu erkennen. Die in der Interaktion erschlossene Erkenntnis über die eigenen Anteile und die des Pflegebedürftigen führen zu einer Standortbestimmung des Verhältnisses von den an der Situation beteiligten Menschen. Nach und nach sind die verborgenen Kräfte zu ergründen und damit einhergehend die Möglichkeiten, Grenzen neu zu setzen. Man kann abschätzen, wo sie überschritten werden dürfen und wo eine Entscheidung im Rahmen der Interaktion nicht mehr möglich ist.

Schwieriger jedoch ist das Zulassen bestimmter Bedürfnisse, die der eigenen Auffassung und dem Wissensstand widersprechen. Als professionelle Pflegekraft muss man in solchen Fällen individuell beurteilen, inwieweit die Perspektive des Betroffenen akzeptiert werden kann, um ihn zu unterstützen, sich im Rahmen seiner Möglichkeiten zu verwirklichen. Konkret kann dies heißen,

- **Risiken** zu **gewähren**, die man als Pflegekraft selbst scheut, da es eine Eigenart des Betroffenen sein kann, Risiken einzugehen;
- **Wege** für den Betroffenen zu **ermöglichen**, die sich bei bloßer Betrachtung des von außen Sichtbaren nicht erkennen lassen.

Maßnahmen zur Unterstützung der Selbstermächtigung des Pflegebedürftigen

Aufgrund der Eigenschaften der Selbstermächtigung lassen sich für jeden pflegebedürftigen Menschen nur individuelle, nicht übertragbare, aber beispielhafte, Wege beschreiten.

Offenheit

Die Pflegekraft unterscheidet hier zwischen eigenem und professionell erworbenem Hintergrundwissen um das Selbst, in Abgleichung mit der offen gestalteten, interaktiven Begegnung mit dem Pflegebedürftigen. Merkmal der offen gestalteten Begegnung ist es, dass zwischen den Interaktionspartnern alle Informationen ausgetauscht werden können, ohne dass diese zunächst einer Wertung unterliegen, sondern lediglich einer Einschätzung. Die **gewonnene Einschätzung** ist eine gemeinsame Leistung, die den Interaktionspartnern im Gefüge der Möglichkeiten einen Orientierungspunkt verschafft. Eine Übereinstimmung muss dabei nicht hergestellt werden, sie ist gelegentlich auch nicht möglich. Entscheidend ist hier der **Überblick** für beide Interaktionspartner **über die potenziellen Möglichkeiten**.

Unterstützen der Tendenz zur Selbstermächtigung eines Pflegebedürftigen

Gelingt dies, bietet sich für den Pflegebedürftigen die Möglichkeit sein Selbst deutlicher zur Geltung zu bringen. Dies zeigt sich in richtungweisenden Signalen, die nicht immer entschlüsselt werden können, aber dennoch Tendenzen aufzeigen. Prioritäten und bevorzugte

Gegenstandsbereiche können der Pflegekraft deutlich werden und so zu unterschiedlichen Hinweisen und Angeboten führen.

Das weitere Handeln erfordert ein **schrittweises Vorgehen** und Miteinander der Interaktionspartner **auf einem hierarchiefreien Niveau**. Der Aufbau kognitiver und psychomotorischer Kompetenzen kann nur unterstützend geschehen. Die Förderung von Fach- und Selbstkenntnis des Betroffenen kann zu einer realistischen Einschätzung der Möglichkeiten führen. Das **Herausarbeiten realistischer Ziele** und der umfassende Einsatz aller Ressourcen gehört ebenso dazu, wie die Unterstützung bei Rückschlägen. Auch in Kooperation mit verschiedenen Disziplinen gilt es, das **Selbstvertrauen** zu **stärken**, z. B. durch die positive Verstärkung auch kleinster Fortschritte.

Im täglichen Umgang mit Einschränkungen brauchen Betroffene umfangreiche, individuelle Beratung und eine breite Palette von **Musterprodukten**. Bestimmte Medizinprodukte, mit denen Laien pflegerische Maßnahmen an sich selbst oder anderen durchführen, können nicht ohne ein umfassendes Angebot an Beratung, Schulung und Begleitung angewendet werden. Apotheken und Sanitätshäuser bieten Unterweisungen an, die von Pflegekräften ergänzt und wiederholt werden sollten. In diesem Rahmen sind die Aufgaben professioneller Pflege besonders im Bereich des Vermittler-Seins und des Gegenüber-Seins angesiedelt.

In der Betreuung hochbetagter und erkrankter Menschen, deren kognitive Fähigkeiten beeinträchtigt sind, spielt die **Erinnerungsarbeit** eine bedeutende Rolle. Über sie gelingt es Angehörigen und Betreuenden, einen leichteren und vielleicht neuen Zugang zu den Betroffenen zu finden. Zudem erfahren sich alte Menschen als Individuen mit einer eigenen Biografie, was wiederum das Selbstvertrauen stärkt. Die Erinnerung wird so zu einer wichtigen Brücke in die Gegenwart. Zur Erinnerungsarbeit gehört auch der Einsatz von Musik. Insbesondere demente Menschen können über die Musik einige ihrer Erinnerungen wieder auffrischen.

Es ist Aufgabe aller in der Pflege Tätigen, die Würde von Pflegebedürftigen in der letzten Lebensphase zu achten. Hilfreich ist hierbei der Rückgriff auf die von dem dänischen Theologen und Philosophen Sören Kierkegaard getroffene Unterscheidung von Angst und Furcht. Während die Angst stumpf und diffus ist und ein Mensch, v. a. ein Sterbender, nicht weiß, wovor er sich fürchtet, ist die Furcht konkret. Hilfreich für die Begleitung der Sterbenden ist der Versuch der **Umwandlung der diffusen Angst in konkrete Furcht**.

Dazu ist es notwendig herauszufinden, wovor die Person sich fürchtet, etwa vor dem Alleinsein, der Trennung, dem Versagen oder im Zusammenhang mit Schuldgefühlen.

Wenn man durch die Beendigung oder Reduktion medizinischer Maßnahmen oder durch Verzicht darauf das Sterben zulässt und Patienten ihrem eigenen Sterben überlässt, überlässt man sie zugleich ihrem Leben. Das bedeutet, dass man sie auf unbestimmte Zeit dem Leben überlässt, weil sich der Todeszeitpunkt der Verfügbarkeit entzieht und nicht planbar ist.

> Ich habe begriffen, ... daß es eine andere Art von Beistand für Sterbende gibt, als der uneingeschränkte Aufklärungs-Imperativ einer angeblich fortschrittlichen Medizin vorschreibt, die von der ebenso forschen wie rücksichtslosen Vorstellung ausgeht, man könne und müsse für alles nur die richtigen Worte finden. Es darf in diesen Fragen keine Grundsätze geben, und seien sie scheinbar noch so gescheit, sondern nur einen einzigen Maßstab, und das ist der jeweilige Patient; das, worüber er sprechen möchte und wozu er schweigen möchte, muss für Sie verbindlich sein. Das sind die eigentlichen Dinge des elementaren Respekts vor einem anderen Menschen (Goetz 1982, S. 36).

Rehabilitative Angebote

Angebote im Alter

Selbstermächtigung Sterbender

Ein Selbstbestimmungsinstrument der Betroffenen ist die **Patientenverfügung**. Mit ihrer Hilfe dokumentieren Menschen, wie im Fall der eigenen Entscheidungsunfähigkeit verfahren und entschieden werden soll. Damit geben sie den behandelnden Ärzten eine deutliche Orientierung und entlasten sie von den Möglichkeiten der Maximalmedizin.

4.4.5 Diagnostizieren und Behandeln

Umfang

Der Bereich des Diagnostizierens und Behandelns umfasst Maßnahmen, die professionelle Pflegekräfte vorwiegend mitverantwortlich und interdisziplinär durchführen. Die Maßnahmen haben zwei wesentliche Bedeutungen:

- Sie kommen überwiegend durch den Überschneidungsbereich der professionellen Pflege mit der Medizin zustande.
- Sie wirken sich auf den Umgang mit Betroffenen, Angehörigen, Ärzten und anderen an der Betreuung Pflegebedürftiger beteiligten Personen aus.

Gegenstand

Die laufende Beobachtung wird Pflegekräfte zum einen **Phänomene** feststellen lassen, die für das **Nachvollziehen** von Bedeutung sind. Sie erstreckt sich darüber hinaus auf Erscheinungen, deren Bedeutung sie im Zusammenhang mit bestimmten Erkrankungen kennen müssen. Dabei handelt es sich um klassische, von der **Medizin** beschriebene Zeichen, also **Symptome und Syndrome**. Diese sind für die ärztliche Diagnostik und Behandlung wichtig, müssen dokumentiert und dem behandelnden Arzt mitgeteilt werden.

Eine Reihe von Beobachtungen werden vorwiegend oder ausschließlich im Klinikbereich möglich sein, auch weil dieser durch seine technische Ausstattung medizinische Untersuchungen und Eingriffe gestattet, die anderswo gar nicht durchführbar sind.

Konsequenzen

Pflegekräfte müssen infolge ihrer Beobachtungen **entscheiden** können, ob ärztliche Hilfe herbeizuholen ist, oder ob es ausreicht, die Beobachtung einem Arzt zu einem späteren Zeitpunkt mitzuteilen. Sie müssen im Notfall Sofortmaßnahmen einleiten, bis ein Arzt eintrifft. In der Beratung von Pflegebedürftigen und Angehörigen müssen sie wissen, wann sich ein Hinzuziehen ärztlicher Hilfe empfiehlt.

Immer, wenn mit Komplikationen zu rechnen ist, müssen bestimmte Kriterien gezielt beobachtet und protokolliert werden. Die gemessenen Werte werden dabei mit **festgelegten Normalwerten** verglichen.

Normalwerte und Individualität

Dabei ist die **Individualität der Erscheinungen bei einer Person** zu berücksichtigen, die von vorgegebenen Normwerten deutlich abweichen kann.

> **Beispiel**
> Bei der physiologischen Bradykardie eines Leistungssportlers mit einer Ruhepulsfrequenz von 48 Schlägen/min kann man zwar eine deutliche Abweichung von den bestehenden Normwerten feststellen, es wäre aber Unsinn, daraus irgendeine andere Strategie abzuleiten als die Dokumentation dieses für ihn normalen Wertes.

Anforderungen und Zweck

Messwerte dienen zum einen der **punktuellen Ermittlung** und zum anderen der **Verlaufsbeobachtung**. Sie müssen deswegen bei ein und derselben Person grundsätzlich **unter vergleichbaren Bedingungen** ermittelt werden. Außerdem muss man sie immer **dokumentieren**. Aus der Norm fallende Werte sind sofort dem Arzt zu melden.

Verbindungen zu Prinzipien und komplexen Phänomenen

Einige der nachfolgenden Prinzipien des Diagnostizierens und Behandelns haben eine enge Verbindung zu den Prinzipien der Gefahrenabwehr und zu den komplexen Phänomenen. Die Bereiche gehen mitunter ineinander über. Auch die Systematik der Pflegestrategien spielt hier eine Rolle.

Beobachtung konkreter Erscheinungen

Gestalt

Da eine Reihe von Erkrankungen auch ernährungs- oder gewichtsbedingt sind, haben Ernährungswissenschaft und Medizin einen Maßstab entwickelt, der das **Verhältnis von Gewicht und Größe** bestimmt und es ermöglicht, das eigene Normgewicht oder seine Abweichungen zu ermitteln. Diese Bestimmungsgröße wird als Bodymass-Index, BMI, bezeichnet. Innerhalb der Spanne, die der BMI für das Normalgewicht definiert, treten seltener Krankheiten und geringere Sterblichkeitsraten auf.

Aus dem BMI lässt sich ableiten, dass Norm-, Über- oder Untergewicht immer im Hinblick auf die Körperlänge betrachtet werden müssen und nicht absolut gesehen werden dürfen. Für das Verhältnis von Alter, Körpergröße und Gewicht von Kindern gibt es spezielle Tabellen.

Die Beobachtung der Haut wird besonders bei Druckschäden wichtig. ◘ Tabelle 4.4 ermöglicht eine Bewertung des Schweregrades der Läsion.

Haut

◘ Tabelle 4.4 **Beurteilung eines Dekubitus nach dem Ausmaß des Gewebedefektes**

Dekubitus-Grad	Beschreibung
Grad 1	Hautrötung, die sofort bei Druckentlastung einsetzt und nicht innerhalb von 2–3 min verschwindet
Grad 2	Lokale Ödembildung, Blasenbildung. An mit Hornhaut bedeckten Stellen wird die Blase erst sichtbar, wenn man die Hornhaut entfernt
Grad 3	Defekt der verschiedenen Hautschichten mit Absonderung von Wundsekreten und abgestorbenen Zellen, sodass die Wunde schmierige Auflagerungen zeigt. Bei tiefen Defekten können darunter liegende Gewebe wie Sehnen, Bänder und Muskeln sichtbar werden
Grad 4	Örtlicher Gewebstod. Das nekrotische Gewebe sieht dunkelblau bis schwarz aus. Es kann trocken sein oder Wundsekret absondern. In tieferen Gewebsschichten kann es zur sog. Taschenbildung kommen
Grad 5	Haut- und Gewebedefekt mit Knochenbeteiligung

Bewusstseinslage

Pupillenreaktion

Aktivität

Jede gezielte Überwachung schließt immer auch die Beobachtung des Aussehens mit ein sowie die Beachtung subjektiver Beschwerden, etwa Schmerzen oder Übelkeit.

Die Bewusstseinlage lässt sich beurteilen, wenn man eine Person anspricht oder berührt, um festzustellen, ob sie überhaupt reagiert. Durch gezielte Fragen kann man Rückschlüsse ziehen auf ihre persönliche, zeitliche, situative und örtliche Orientierung.

Ein frühes Warnzeichen für Störungen der Gehirntätigkeit geben die Pupillen. Wenn man bei einem Pflegebedürftigen erstmalig eine ungleiche Reaktion der Pupillen auf **Lichteinfall** beobachtet, das bedeutet, dass eine Pupille nicht reagiert und auffällig weitgestellt bleibt, muss man sofort einen Arzt rufen.

❯ **Beurteilung von Schmerzen und Schmerzlokalisation.**
Chronisch schmerzkranke Menschen haben zumeist große Erfahrung darin, was ihnen Schmerzlinderung bringt. Dies sollen Pflegepersonen berücksichtigen. Schmerz ist eine individuelle Wahrnehmung und kann nur vom Betroffenen selbst beschrieben werden.

Die Beurteilung von Schmerzen ist eine verantwortungsvolle Tätigkeit und kann nicht ernst genug genommen werden. Das Bagatellisieren von Schmerz wird von den Betroffenen fast immer als Kränkung empfunden.

Chronisch Schmerzkranke müssen lernen, den Schmerz zu akzeptieren und in ihren Tagesablauf einzubauen. Sie sollten dazu angeleitet werden, ein **Schmerztagebuch** zu führen, um die Veränderungen des Schmerzes im Lauf des Tages zu entdecken. Damit kann es gelingen, schmerzauslösende Reize zu meiden und schmerzreduzierende Situationen zu suchen. Auch die Einnahme von Medikamenten lässt sich auf diese Weise besser steuern.

Pflegekräfte sollen den Betroffenen helfen, schmerzverstärkende Faktoren herauszufinden und abzubauen und schmerzreduzierende Faktoren zu fördern.

Obwohl schmerzreduzierende Maßnahmen sehr unterschiedlich bewertet werden, wirkt Wärme bei chronischem Schmerz lindernd durch Muskelentspannung, Krampflösung und Durchblutungsförderung. Bei akut entzündlichen Schmerzen wirkt Kälte reduzierend. Jede Förderung des Wohlbefindens hilft bei der Schmerzbewältigung.

> **Schmerzbekämpfung bei operativen Eingriffen.**
> Schmerzbekämpfung ist die Grundlage für operative Eingriffe. Man wählt jeweils die Schmerzbeseitigung, die der Situation angemessen und für den Betroffenen am verträglichsten ist.

Formen der Anästhesie

Bei der **Lokalanästhesie** wird die Schmerzempfindung in einem umschriebenen Schleimhaut- oder Gewebebezirk ausgeschaltet. Soll eine größere Region schmerzfrei sein, wird das Lokalanästhetikum an einem größeren Nervenstrang injiziert oder in ein Nervengeflecht, einen Plexus.

Umspritzt man, wie bei der **Periduralanästhesie**, die Nervenwurzeln außerhalb des Durasacks im Wirbelkanal, können einzelne Versorgungssegmente betäubt werden, während bei der **Spinalanästhesie** das Medikament in den Durasack gespritzt wird. Der anästhesierte Bezirk hängt dann davon ab, welche Bereiche des Rückenmarks direkt mit dem Anästhetikum in Kontakt stehen. Durch die Wirkung der Medikamente kann es zu Herz- und Kreislaufstörungen sowie Atemnot kommen. Nach erfolgtem Eingriff bleibt die betäubte Stelle noch eine gewisse Zeit unempfindlich. Das Zurückkehren der Empfindung ist meist unangenehm und kann von der betroffenen Person nicht kontrolliert werden. Die Missempfindungen verstärken sich mit der Größe des anästhesierten Areals.

Bei der **Vollnarkose** werden das Bewusstsein und die Schmerzempfindung ausgeschaltet, und die verabreichten Muskelrelaxantien lähmen vorübergehend die gesamte Skelettmuskulatur. Dadurch ist die Muskulatur vollkommen entspannt, alle Reflexe sind ausgeschaltet und die Atmung sistiert. Aus diesem Grund muss der Betroffene künstlich beatmet werden.

Arzneimitteldosierung

Zur Bemessung der Dosierung des Narkosemittels werden immer das **Körpergewicht** und die **Körpergröße** zugrunde gelegt. Die Tiefe der Narkose hängt von der Art und Menge der verabreichten Medikamente ab. Eine Überdosierung kann einen Atem- oder Herzstillstand herbeiführen. Über die gesamte Narkosedauer hinweg ist eine ständige Aufsicht und Überwachung unbedingt erforderlich. Alle Messwerte müssen laufend in ein Narkoseprotokoll eingetragen werden.

Vitalität

Kreislaufüberwachung bedeutet das Messen von **Pulsfrequenz und Blutdruck**. In besonderen Fällen kann auch die Überwachung der Herzaktionen mittels EKG-Monitoring erforderlich sein.

❯ Beispiel

Eine frisch entbundene Frau z. B. verbringt die Postplazentarphase im Kreißsaal, wo ein rasches Eingreifen in Notsituationen möglich ist. Die Postplazentarphase schließt sich an die Nachgeburtsphase an, sie markiert den eigentlichen Übergang von der Geburt zum Wochenbett. Für etwa zwei Stunden werden hier Mutter und Kind intensiv überwacht.

Das Zählen der Atemzüge während einer Minute und die Beobachtung der komplexen Atemmuster sowie das Auftreten von Geräuschen während der Atmung gibt Aufschluss über die Qualität der Atemfunktion, die Durchgängigkeit der Atemwege und die Atemsteuerung.

Atmung

Zur genauen Überwachung der Körpertemperatur muss man mindestens zweimal täglich einen Wert ermitteln, der nach Eintrag in eine Kurve einen Verlauf erkennen lässt. Eine Temperaturmessung ist auch dann erforderlich, wenn durch den Empfindungseindruck bei einem Hautkontakt der Verdacht auf eine Veränderung vorliegt. Die Messwerte müssen immer vergleichbar, also in der gleichen Art und Weise ermittelt worden sein.

Körpertemperatur

Lebensbedrohliche Erscheinungen gehören in den Bereich der Gefahrenabwehr (Abschn. 4.4.3) und, da sofort eine Behandlung einsetzen muss, zu den Pflegestrategien bzgl. Vitalzeichen und Temperatur. An dieser Stelle sind die wichtigsten Beobachtungsmerkmale zusammengefasst. Die Darstellung der Symptomatik ist dabei bewusst auf das Nötigste beschränkt und nur in dem Umfang beschrieben, in dem eine professionelle Pflegekraft sie eigenständig beobachten kann.

Eine innere Blutung lässt sich nur aufgrund des Volumenmangelschocks und einiger anderer Zeichen vermuten (▫ Tabelle 4.5).

Innere Blutungen

Schockzeichen
- Kühle, kaltschweißig-klebrige, meist blasse Haut
- Motorische Unruhe, Ängstlichkeit
- Bewusstseinstrübung verschiedener Schweregrade
- Schneller, fadenförmiger Puls
- Niedriger Blutdruck
- Erhöhte Atemfrequenz

▫ Tabelle 4.5 **Mögliche Zeichen innerer Blutungen in verschiedenen Körperregionen**

Körperregion	Blutungszeichen
Brustkorb	Schwere Atemnot Herzrhythmusstörungen
Bauchraum	Erbrechen Taubheitsgefühl und Schmerzen in den Beinen Hämatom im unteren Rückenbereich Bretthartes, schmerzhaftes Abdomen Aufgetriebener Bauch
Beckenbereich	Aufgetriebener Bauch Schmerzen im Unterbauch
Bei Beteiligung der Nieren	Schmerzen im Lumbalbereich Blutiger Urin oder mangelnde Urinausscheidung

Beim Schock handelt es sich immer um einen akuten **Zusammenbruch der Kreislaufregulation**, der durch Pumpversagen des Herzens, toxische Gefäßweitstellung oder Volumenmangel ausgelöst werden kann. Stets kommt es zu einem extremen Abfall des Blutdrucks, der letztlich dazu führt, dass die Sauerstoffversorgung des Körpers nicht mehr ausreicht.

Der Sauerstoffmangel im Gehirn verursacht eine Bewusstlosigkeit. Dem kann man durch sofortige Kopftieflagerung entgegenwirken. Die Ausnahme bildet hierbei der kardiogene Schock, da man das Herz des Betroffenen nicht zusätzlich belasten darf. Um die Atemwege freizuhalten, muss man den Betroffenen in stabile Seitenlage bringen. Eine engmaschige Vitalzeichenkontrolle ist durchzuführen.

Hirndruck

Durch Blutungen oder Ödembildung im Gehirn kommt es rasch zu einer Steigerung des Hirndrucks, weil der knöcherne Schädel eine Gewebeausdehnung verhindert. In der Folge können Gehirnzellen geschädigt werden.

Hirndruckzeichen
- Kopfschmerzen
- Zunehmende Eintrübung
- Erbrechen
- Veränderungen der Pupillenreaktion, Entwicklung von Seitenunterschieden
- Blutdruckanstieg und Verlangsamung des Pulses, sog. Druckpuls
- Unregelmäßige Atmung, Cheyne-Stokes-Atmung, Biot-Atemtyp

Nach Unfällen oder akuten Durchblutungsstörungen des Gehirns ist immer die Gefahr einer Blutung oder Ödembildung gegeben. Die Betroffenen müssen deshalb engmaschig überwacht werden. Beim Auftreten von Hirndruckzeichen ist schnellstens ärztliche Hilfe erforderlich, um eine dauerhafte Schädigung des Gehirns zu verhindern.

Verletzungen aller Art

Bei allen Verletzungen ist generell die **Blutstillung vorrangig**, dabei ist in jedem Fall eine saubere oder besser eine sterile Abdeckung zu bevorzugen. Wunden sind in jedem Fall abzudecken, um das Eindringen von Schmutz zu verhindern. Frakturen müssen stets ruhiggestellt werden, um eine Verschiebung der Fragmente oder andere Komplikationen zu vermeiden.

Arterieller Verschluss

Der Verschluss einer Arterie hat einen **absoluten Sauerstoffmangel im versorgungsabhängigen Gebiet** des betroffenen Gefäßes zur Folge. Dies führt zum Zelluntergang des Gewebes. Nach etwa sechs Stunden sind die Schäden meist so groß, dass bei Extremitäten eine Amputation erforderlich wird. Um dies zu vermeiden, muss der Thrombus oder Embolus schnellstens chirurgisch entfernt oder medikamentös lysiert werden.

Zeichen eines akuten arteriellen Gefäßverschlusses der Extremitäten
- Schlagartig einsetzender, heftiger Schmerz
- Pulslosigkeit im nachgeschalteten Bezirk
- Blässe der Haut im Versorgungsgebiet der Arterie
- Parästhesie
- Zunehmende Einschränkung der Bewegungsfähigkeit

Akutes Abdomen

Da das Peritoneum die gesamte Bauchhöhle auskleidet und alle Organe mehr oder weniger überzieht, kann jede schwere Entzündung von Magen, Darm, Pankreas, Galle oder Adnexen auf das Peritoneum übergreifen.

Beim akuten Verschluss einer Mesenterialarterie kommt es zu einer starken Bauchfell-reizung.

Zeichen eines akuten Abdomens

— Akute, heftige Bauchschmerzen, evtl. kolikartig

— »Brettharter«, gespannter Bauch durch Abwehrspannung

— Schonhaltung

Wenn Blut, Eiter oder Inhalt aus einem Bauchorgan in die freie Bauchhöhle gelangen, kommt es außerdem zum Schock, sodass sich der Allgemeinzustand des Betroffenen bedrohlich verschlechtert.

Die Schmerzen, die ein eingeklemmter Nierenstein hervorruft, sind so heftig, dass die gleichen Zeichen entstehen.

Da die Schmerzcharakteristik für die weitere Diagnosefindung bedeutend ist, dürfen zunächst trotz heftigster Schmerzen **keine Analgetika gegeben werden**. In vielen Fällen wird ein chirurgischer Eingriff notwendig. Bis zur endgültigen Abklärung der Behandlung ist auf die strikte Einhaltung der Nahrungskarenz zu achten. Ferner muss jeder Betroffene engmaschig überwacht werden, damit man einen Schockzustand rechtzeitig erkennt. Es ist auch damit zu rechnen, dass es zu Übelkeit und Erbrechen kommt.

Da das Blut in den Venen in Richtung Herz fließt und das Lumen der Gefäße zum Herzen hin größer wird, ist das Risiko einer fulminanten Embolie bei den tief liegenden Venen der Beine besonders schwerwiegend. Dort ist die Strömungsgeschwindigkeit des Blutes höher als in den oberflächlich verlaufenden Venen. Viele Phlebothrombosen verlaufen symptomarm. Daher ist es wichtig, auf alle Veränderungen zu achten, um eine lebensbedrohliche Embolie abzuwenden.

Bestehen keine ausgeprägten Zeichen, müssen sich Pflegepersonen den Zustand des Betroffenen durch einen Vergleich der Hauttemperatur beider Beine und das Messen des Beinumfangs erschließen.

Thrombose

Zeichen einer tief liegenden Beinvenenthrombose, Phlebothrombose

— Zyanose und Schwellung des Beines

— Lokale Überwärmung der Haut

— Ziehende oder krampfartige Schmerzen im Bereich der Thrombose

— Wadenschmerz, wenn der Fuß kopfwärts gezogen wird

— Häufig Temperaturerhöhung

— Treppenartiger Pulsanstieg

Das diabetische Koma entwickelt sich über mehrere Stunden bis Tage. Es handelt sich um eine **Stoffwechselentgleisung aufgrund von Insulinmangel**. Durch den hohen Blutzuckerspiegel kann es zu einer Exsikkose kommen, weil sich die Flüssigkeitsverhältnisse im Körper verschieben, mit der Folge eines hyperosmolaren Komas. Der Insulinmangel kann zu einem unvollständigen Abbau der Fettsäuren führen. Dadurch reichern sich Ketonkörper im Blut an, die eine Übersäuerung des Blutes verursachen, es entwickelt sich ein ketoazidotisches Koma. Bei dieser Form der Hyperglykämie versucht der Körper die Ketonkörper über die Atmung

Diabetisches Koma

4

abzugeben. Es entsteht die sog. Kussmaul-Atmung (s. Abschn. 3.5.5 – Das Element Atmung – Tiefe, Rhythmus, Frequenz, Typ).

> **Zeichen eines diabetischen Komas**
> - Starker Durst, Polydipsie, vermehrte Urinausscheidung, Polyurie über mehrere Tage
> - Müdigkeit und Schwäche
> - Appetitlosigkeit
> - Somnolenz
> - Übelkeit und Erbrechen
> - Schockzeichen
> - Kussmaul-Atmung

In jedem Fall bedarf der Betroffene so schnell wie möglich ärztlicher Behandlung. Unter ständiger Überwachung wird der Flüssigkeitshaushalt ausgeglichen und der Blutzuckerspiegel langsam gesenkt. Ohne diese Maßnahmen kommt es zur Bewusstlosigkeit mit möglicher Todesfolge.

Hypoglykämischer Schock   Der hypoglykämische Schock entwickelt sich, im Gegensatz zum diabetischen Koma, **innerhalb von Minuten**. Es handelt sich um einen Zustand mit sehr niedrigem Blutzuckerspiegel, hervorgerufen meist durch eine relative Überdosierung von Insulin. Solange der Betroffene noch bei Bewusstsein ist, schafft die orale Gabe von schnell resorbierbaren Kohlenhydraten, also Traubenzucker, rasch Abhilfe.

> **Zeichen einer Hypoglykämie und eines hypoglykämischen Schocks**
> - Heißhunger
> - Herzklopfen, Tachykardie
> - Zittern, angespannte Muskulatur
> - Unruhe, Erregbarkeit
> - Kalter Schweiß auf blasser Haut
> - Verwirrtheit
> - Teilnahmslosigkeit
> - Müdigkeit und Schwäche
> - Seh- und Sprachstörungen
> - Parästhesien
> - Bewusstseinstrübung

Im komatösen Zustand braucht der Betroffene dringend ärztliche Hilfe. Häufig tragen Diabetiker **Glukagon** in Pulverform in einer Stechampulle mit Lösungsmittel und Einmalspritze verpackt bei sich. In diesem Fall kann man die **entsprechende Injektionslösung herstellen** und sie in den Muskel oder unter die Haut des Diabetikers injizieren. Trotzdem bedarf der Betroffene zusätzlich ärztlicher Hilfe, um die Ursache für die Unterzuckerung zu finden und eine Wiederholung zu vermeiden.

Generalisierte Krampfanfälle   Tonisch-klonische Krämpfe können hirnorganisch, hochdruck- oder schwangerschaftsbedingt auftreten. Während ein einzelner epileptischer Anfall nicht gefährlich ist und zumeist von selbst wieder aufhört, ist der **eklamptische Anfall (Schwangerschaft) lebensbedrohlich** und muss medikamentös behandelt werden. Die Ursache eines Krampfanfalls muss in jedem Fall abgeklärt werden.

Zeichen eines generalisierten tonisch-klonischen Anfalls
- Plötzlicher Bewusstseinsverlust; je nach Ausgangsposition fällt der Betroffene um
- Geöffnete, verdrehte Augen
- Zunächst Streckung des Körpers und anschließend rhythmische, an Heftigkeit zunehmende Muskelzuckungen am ganzen Körper
- Blassgraue Hautfarbe und Lippenzyanose
- Speichelfluss, Zungenbiss
- Unwillkürlicher Urin-, selten auch Stuhlabgang

Um in verschiedenen Situationen sicher und folgerichtig handeln zu können, müssen professionelle Pflegepersonen ihre Beobachtungen und ihr Fachwissen in Zusammenhang bringen. ▪ Tabelle 4.6 fasst wichtige Kombinationsbeobachtungen zusammen.

Ernährung

Ernährung bei Operationen und Untersuchungen

Vor Operationen und bestimmten Untersuchungen, bei denen der Magen-Darm-Trakt leer sein soll, wird meist eine längere **Nahrungskarenz** erforderlich. Es gilt, während und nach der Narkose die Aspirationsgefahr zu vermeiden, denn Allgemeinnarkosen können Übelkeit und Erbrechen auslösen.

Eine Nahrungskarenz von mindestens sechs Stunden ist bei geplanten Eingriffen präoperativ und bis zum völligen Erwachen erforderlich. Danach darf der Betroffene Tee oder Wasser trinken, anfangs nur schluckweise. Sobald die Darmtätigkeit eingesetzt hat, kann der Kostaufbau mit leicht verdaulichen Speisen beginnen.

Wurde bei einer Operation das **Peritoneum eröffnet** oder an den Verdauungsorganen operiert, muss die Person über mehrere Tage Nahrungskarenz einhalten, um die Operationsnähte zu entlasten. Operationen im Bereich der Speiseröhre, des Magens und des Darmes erfordern eine bis zu einwöchige Nahrungskarenz.

Nach örtlicher **Betäubung im Nasen-Rachen-Raum** darf ein Betroffener bis zum Abklingen der Narkose weder essen noch trinken, weil er durch den Empfindungsmangel seinen Schluckakt nicht kontrollieren kann.

Bei längerer Nahrungskarenz muss man die Nährstoffe unter Umgehung des Magen-Darm-Traktes, also über Infusionslösungen, zuführen. Die Zufuhr kann, sofern dies möglich ist, auch über eine intestinale Sonde erfolgen.

Flüssigkeitsbeschränkungen

Eine Begrenzung der Flüssigkeitszufuhr wird grundsätzlich notwendig, wenn der Körper die zugeführte Flüssigkeit nicht oder nur unzureichend ausscheidet. Sie muss bei Erkrankungen der Niere und bei schwerer Herzinsuffizienz berücksichtigt werden, um die Flüssigkeitsretention zu vermeiden. Der Betroffene sollte die knapp bemessene Flüssigkeit in kleinen Portionen über den Tag verteilt trinken. Hilfreich ist das Meiden von Speisen, die erfahrungsgemäß Durst auslösen. Zur Kontrolle führt der Betroffene oder die Pflegekraft ein Protokoll.

Ernährungstherapie

Eine Ernährungstherapie wird immer dann erforderlich, wenn man die **Heilung oder Besserung ernährungsbedingter Krankheiten** anstrebt. Bei fehlender oder mangelnder Organfunktion muss man die Ernährung der Restfunktion anpassen. Dies geschieht bei man-

4

■ Tabelle 4.6 **Zuordnung kombinierter Beobachtungen zu bestimmten Erkrankungen**

Beobachtbare Phänomene	Mögliche Diagnose
Psychomotorische Unruhe, Verwirrtheit, Halluzinationen, Pupillenerweiterung, Fieber, Tachykardie, Schweißausbruch, Atemfrequenz und Blutdruck erhöht, Aggressivität	Alkoholdelir
Appetitlosigkeit, Übelkeit, Erbrechen, Bauchschmerzen im rechten Unterbauch, subfebrile Temperaturen, Zwangshaltung mit angezogenen Beinen, Schmerzen beim Ausstrecken des Beines, Psoasschmerz	Appendizitis
Plötzlich einsetzende Atemnot, erschwerte Atmung unter Einsatz der Atemhilfsmuskulatur, verlängerte Ausatmung mit exspiratorischen Nebengeräuschen, Husten mit wenig zähem, glasigem Auswurf, Lippen- und Akrozyanose, Tachykardie	Asthma bronchiale
Plötzlich einsetzender unbeeinflussbarer Schmerz in der Brust mit Ausstrahlung in die linke Schulter und Arminnenseite bis in die Fingerspitzen, auch in die rechte Schulter-Hals-Region möglich oder in den Oberbauch sowie in den Unterkiefer, Druck und Engegefühl in der Brust, große Unruhe, Angst, Herzklopfen, Kaltschweißigkeit, Atemnot möglich	Herzinfarkt
Tachykardie, Dyspnoe, Orthopnoe, Husten bei Anstrengung, allgemeine Schwäche, Knöchelödeme, Nykturie	Herzinsuffizienz
Heißhunger, Polydipsie, Polyurie, Schwitzen, Kopfschmerzen, Abgeschlagenheit, Gewichtsabnahme, Exsikkose, trockene juckende Haut, schlecht heilende Wunden	Hinweis auf nicht erkannten Diabetes mellitus
Verschleiertes Sehen, starke Kopfschmerzen, häufiges Nasenbluten, Verlangsamung der Reaktionen, Somnolenz, sehr hohe Blutdruckwerte	Hochdruck-Krise
Plötzlich auftretender Brustschmerz, akute Atemnot, Luftnot, Angst, flache, beschleunigte Atmung, Blässe oder Zyanose, Husten, blutiges Sputum	Lungenembolie
Schwere Dyspnoe, Orthopnoe, rasselnde Atmung, Husten, Blässe, Schweißausbruch, Tachykardie, schaumiges Sputum	Lungenödem
Blässe, Schwindel, Schwächegefühl, Müdigkeit, Schocksymptome, Bluterbrechen oder blutiger Stuhl, Kaffeesatzerbrechen, Bauchschmerzen, Blähungen, Blässe	Gastrointestinale Blutung
Vorübergehende, nicht länger als 24 h bestehende Sprachstörungen, Doppelsehen, Lähmungserscheinung, Schluckbeschwerden, Schwindel mit Gangunsicherheit	Transitorische ischämische Attacke, TIA
Dieselben Symptome wie bei TIA, aber erst nach sieben Tagen vollständige Rückbildung	Prolongiertes reversibles ischämisches neurologisches Defizit, PRIND
Hemiplegie, Bewusstseinsstörungen, Störungen der Vitalfunktionen in unterschiedlichem Ausmaß, Sprachstörungen	Schlaganfall des Großhirns, »complete stroke«

gelnder Verdauungstätigkeit durch die Verteilung der Nahrungsportionen in kleinen Mengen über den ganzen Tag, weil damit die Belastung geringer ist.

▶ Beispiel

Wenn der Magen operativ verkleinert wurde, kann es zu Verdauungsstörungen kommen, die regelmäßig nach der Nahrungsaufnahme eintreten. Besonders nach kohlenhydratreichen Mahlzeiten gelangt der Mageninhalt zu rasch in den Dünndarm, zieht dort Flüssigkeit an sich und führt zu Durchfällen und Kreislaufbelastung. Häufige, kleine Mengen individuell verträglicher Nahrungsmittel schaffen hier zumeist Abhilfe.

Pflegeeinrichtungen bieten meist neben der allgemeinen Vollkost eine Schonkost oder leichte Kost an. Sie verzichtet auf Nahrungsmittel, die erfahrungsgemäß Unverträglichkeiten auslösen.

Häufig unverträgliche Lebensmittel

- Bohnenkaffee
- Eiskalte oder sehr heiße Speisen
- Fettgebackenes
- Frisches Brot
- Frittierte Speisen
- Gurkensalat
- Hartgekochte Eier
- Hülsenfrüchte, wie Erbsen, Bohnen, Nüsse und andere
- Kohlsorten
- Majonäse
- Paprika
- Rohes Stein- und Kernobst
- Sauerkraut
- Stark gewürzte Speisen
- Süße und fette Backwaren
- Süßigkeiten
- Wein
- Zwiebeln

Klassische Formen der Schonkost konnten kritischen Überprüfungen nicht Stand halten. Er-krankungen der Verdauungsorgane lassen sich nur durch Meiden bestimmter Speisen be-einflussen, die individuell sehr verschieden sind. Bei chronischen Erkrankungen des Magens und des Darmes lernen Betroffene, auf für sie unverträgliche Speisen zu verzichten.

Patienten mit Fieber sind meist appetitlos und haben einen hohen Flüssigkeitsbedarf. Sie essen, wenn überhaupt, in erster Linie kühle, leicht bekömmliche Lebensmittel, wie Jogurt, Quarkspeise oder Kompott. Leicht bekömmliche Suppen, Fleisch- oder Gemüsebrühe sind ein zusätzliches Flüssigkeitsangebot. Die Betroffenen müssen immer wieder dazu angehal-ten werden, ausreichend Flüssigkeit zu sich zu nehmen.

> **Meiden bestimmter Inhaltsstoffe.**
> Wenn ein Mensch bestimmte Nährstoffe gänzlich weglassen muss, ist für einen Ersatz durch andere Substanzen zu sorgen. Andernfalls muss man Medikamente zuführen, damit eine aus-reichende Nährstoffversorgung des Körpers sichergestellt ist.

> **Beispiel**
> Zum Beispiel sind bei der chronischen Pankreatitis tierische Fette zu meiden und durch pflanzliche zu ersetzen. Wenn ein Betroffener auch diese nicht verträgt, muss er Verdauungs-enzym-Präparate einnehmen, damit die zugeführten Fette verdaut werden können und er noch ausreichend ernährt ist.

Das in der Nahrung enthaltene Natrium ist ein wasserbindender Mineralstoff, der grundsätz-lich das Blutvolumen erhöht und bei entsprechender Disposition oder Erkrankung die Ödembildung begünstigt. Die erlaubte Menge von 3–4 g Natrium/Tag ist in der üblicherwei-se aufgenommenen Nahrung und Flüssigkeit bereits enthalten. Eine **kochsalzarme Ernäh-rung** soll die Zufuhr von Natrium einschränken. Speisen dürfen dann nur mit Küchenkräu-tern gewürzt werden. Auf stark natriumhaltige Speisen muss der Betroffene ganz verzichten.

Marginalien:
Selbstermächtigung Betroffener

Ernährung bei Fieber

Substitution

Meiden von Natrium

Es handelt sich dabei hauptsächlich um Geräuchertes und Gepökeltes sowie um Gemüse-konserven.

Purine

Purine sind Stoffe, die beim Abbau von Nukleinsäuren der Zellkerne anfallen. Purinreich sind Fisch und Fleisch, besonders die zellreichen Innereien. Eine **purinarme Ernährung** ist notwendig, wenn die beim Eiweißstoffwechsel anfallende Harnsäure nicht ausreichend aus-geschieden werden kann, sich anreichert und zur Erkrankung der Gelenke, der Gicht, führt. Ein Betroffener sollte nicht nur auf entsprechende Nahrungsmittel achten, sondern auch auf Alkohol verzichten, weil dieser die Ausscheidung der Harnsäure behindert.

Meiden von Cholesterin

Cholesterine sind fettähnliche Substanzen, die der Körper selbst aufbaut, die ihm aber auch mit den gesättigten Fettsäuren zugeführt werden, die vorzugsweise in tierischen Fetten enthalten sind. Die **cholesterinarme Ernährung** wird häufig im Zusammenhang mit arte-riosklerotisch verursachten Erkrankungen verordnet. Große Mengen von Cholesterin sind in Butter, Eigelb, Wurst und vollfetten Käsesorten enthalten. Auch Alkohol löst ein Ansteigen der Cholesterinwerte aus und ist darum zu meiden. Mehrfach ungesättigte Fettsäuren in Ölen und verschiedenen Fischsorten dagegen sind geeignet, den Cholesterinspiegel zu senken.

Gluten

Die **glutenfreie Ernährung** wird bei Erkrankungen des Dünndarms, der Zöliakie oder Sprue, notwendig. Hier werden durch Aufnahme von Gluten, einem Getreideeiweiß, starke Durchfälle ausgelöst. Auszuschalten sind deshalb alle Produkte, die Mehl von Weizen, Rog-gen, Hafer oder Gerste enthalten. Die Betroffenen müssen Brot und Backwaren durch Pro-dukte aus Mais- oder Reisflocken ersetzen.

Gesundheitlich bedingte Ernährungsformen

> **Ernährung in der Schwangerschaft.**

Veränderter Nahrungs-bedarf im 2. Trimenon

Während der Schwangerschaft soll eine Frau nicht mehr als 20% ihres Körpergewichtes zunehmen. Erst im zweiten Trimenon besteht ein **erhöhter Bedarf** an Eiweiß, Kalzium, Vitaminen und Kalorien, die sich mit einem zusätzlichen Glas Milch, einer Extrascheibe Brot und einer Portion Obst decken lassen. Während der gesamten Schwangerschaft ist jedoch die Einnahme von Folsäurepräparaten sinnvoll, da ein protektiver Effekt bzgl. Neuralrohr-defekten besteht. Auch Jod und Eisen müssen in ausreichender Menge aufgenommen oder substituiert werden. Rohes oder halbgares Fleisch ist während der Schwangerschaft wegen der Gefahr einer Infektion mit Toxoplasmose zu meiden.

Die **Trinkmenge** ist aufgrund der Erhöhung von Blutvolumen und Blutplasma zu steigern und sollte täglich mindestens 1,5–2 l betragen. Sie muss in der Stillzeit auf mindestens 2–3 l erhöht werden. Außerdem steigt in dieser Phase der Bedarf an Energie und Mineralien.

> **Ernährung bei Erkrankungen des Magen-Darm-Traktes.**

Nahrungskarenz

Vorübergehende Entzündungen des Magen-Darm-Traktes mit akuten Krankheitszeichen, wie Durchfall, Übelkeit und Erbrechen, machen eine Nahrungskarenz über einige Tage erfor-derlich. Aufnehmen müssen die Betroffenen allerdings ausreichend Flüssigkeit, die möglichst viele Elektrolyte enthält. Mit Zwieback und Tee können sie dann langsam wieder zu einer re-gelmäßigen Ernährung zurückkehren.

Eine sehr strenge und einschneidende Kostumstellung wird bei der **akuten Pankreatitis** not-wendig. Anfangs besteht eine absolute Nahrungskarenz, weil man jeden Säurereiz im Duo-denum vermeiden muss, der durch die Entleerung des Mageninhaltes ausgelöst wird. Des-halb werden meist säurebindende Medikamente verabreicht, sodass die Erkrankten wenigs-tens Flüssigkeit zu sich nehmen dürfen. Andernfalls ist auch das Trinken verboten, und die Magensekrete müssen über eine Magensonde nach außen abgeleitet werden.

Nach Abklingen der heftigen Symptome wird die Ernährung ganz vorsichtig so aufgebaut, dass die Bauchspeicheldrüse bis zu ihrer Ausheilung entlastet ist. Die ersten Versuche macht man mit Kohlenhydraten, v. a. mit gesüßtem Tee. Wenn der Betroffene sie verträgt, kann man ihm weitere Kohlenhydrate auch als feste Nahrungsmittel zuführen. Normalisierung der Nahrungsaufnahme

Bei fortschreitender Besserung folgt die Kohlenhydrat-Eiweiß-Kombination. Erst dann darf man der Nahrung auch Fett in kleinen Mengen beifügen. Pflegepersonen müssen jede einzelne Phase des Kostaufbaus beobachten, um in Absprache mit dem Arzt den jeweils nächsten Schritt einzuleiten und den Betroffenen keine unnötig lange Karenz zuzumuten. Nach Ausheilen der Erkrankung bedarf es i. Allg. keiner Einschränkungen mehr.

> **Ernährung bei Diabetes mellitus.**
> Eine lebenslange Ernährungsumstellung ist erforderlich beim Auftreten des Diabetes mellitus, denn wegen des Insulinmangels oder aufgrund mangelhafter Insulinqualität kann der Organismus Kohlenhydrate nur begrenzt verstoffwechseln. Deshalb muss die Ernährung so gestaltet sein, dass rasch resorbierbare einfache Kohlenhydrate möglichst vermieden werden, wenngleich dies heute nicht mehr so streng gehandhabt wird.

Komplex aufgebaute Kohlenhydrate benötigen längere Zeit, bis sie verdaut sind, und gelangen nur langsam ins Blut. Wenn man solche Kohlenhydrate in mehreren Portionen über den Tag verteilt zuführt, steigt der Blutzuckerspiegel jeweils nur langsam an.

Ein hoher Zuckergehalt des Blutes schädigt die Blutgefäße und verursacht Spätschäden. Deshalb müssen Diabetiker lernen, sich so zu ernähren, dass sich keine übermäßigen Blutzuckerspitzen ergeben. Man legt die tägliche Menge an Kohlenhydraten in der Nahrung, abhängig vom individuellen Bedarf einer Person, mit einem **Energiewert** fest. Dieser beträgt 45% der benötigten Gesamtenergiemenge. Für eine ausgewogene Ernährung sind zusätzlich noch 20% Eiweiß und 35% Fett erforderlich. Die Fettmenge darf auf keinen Fall überschritten werden, weil der Körper größere Fettmengen aufgrund der Stoffwechsellage nicht mehr ausreichend verbrennen kann. Selbstermächtigung Betroffener

Diabetiker müssen lernen, den **Kohlenhydratgehalt der Nahrungsmittel einzuschätzen**. Hilfreich kann die Einteilung in Broteinheiten (BE) sein. Eine Broteinheit ist die Menge Kohlenhydrate, die einer 25 g schweren Scheibe Brot entspricht, nämlich zwölf Gramm Kohlenhydrate.

> **Beispiel**
> Wenn die **tägliche Energiemenge** auf 200 g Kohlenhydrate festgelegt ist, entspricht dies 8 BE, die der Betroffene über den Tag verteilt essen darf. In **Austauschtabellen** lässt sich feststellen, wieviel Substanz eines Nahrungsmittels jeweils einer BE entspricht.

Nach der Einnahme von oralen Antidiabetika oder dem Spritzen von Insulin ist es wichtig, Kohlenhydrate tatsächlich zuzuführen, damit kein lebensbedrohlicher Zustand der Unterzuckerung eintritt. Ganz praktisch bedeutet dies, dass der Diabetiker in diesem Fall auch bei großer Appetitlosigkeit zumindest die Kohlenhydrate essen sollte. Medikamente

Trockene Weine, Champagner, Calvados, Korn und Kognac erhöhen den Blutzuckerspiegel nicht, süße Weine, Sekt und Liköre dagegen sehr. Der Genuss größerer Alkoholmengen ist problematisch, weil Alkohol die Umwandlung von Glykogen in Glukose hemmt und außerdem die Wirkung oraler Antidiabetika verstärkt. Dadurch entsteht eine **Hypoglykämie**, die am gefährlichsten ist, wenn sie unbemerkt im Schlaf auftritt. Alkohol

Muskelarbeit senkt den Blutzuckerspiegel. Deshalb sollte man bei außergewöhnlichen körperlichen Aktivitäten mit dem behandelnden Arzt absprechen, inwieweit eine geringere Medikamentengabe angezeigt ist. Auf jeden Fall sollten Diabetiker für den Zustand einer **Unterzuckerung** immer ein wenig **Traubenzucker** bei sich tragen. Körperliche Aktivität

4

> ❯ **Ernährung bei Nierenerkrankungen.**
> Bei Nierenerkrankungen ist die Ernährung dem Grad der gestörten Organfunktion anzu-
> passen. Je nachdem, ob die Ausscheidung von Plasmabestandteilen und harnpflichtigen
> Substanzen erhöht oder vermindert ist, werden Eiweiß, Wasser und Elektrolyte in der Nah-
> rung beschränkt oder vermehrt zugeführt.

Selbstermächtigung
Betroffener

Menschen, die dialysepflichtig sind, müssen unbedingt ihre Flüssigkeitsmenge genau berechnen, weil die Überschreitung der vorgegebenen Grenze eine Erhöhung des Plasmavolu-
mens mit Ödembildung und Herzüberlastung bis hin zum Lungenödem zur Folge haben
kann. Auch die Aufnahme von Elektrolyten, besonders von Natrium und Kalium, ist begrenzt.

Salz- und kaliumarme
Ernährung

Das bedeutet, die Ernährung muss salzarm sein, und der Betroffene darf kaliumreiche
Nahrungsmittel, besonders frisches Obst, Kartoffeln und Rohgemüse, nur eingeschränkt ver-
zehren. Weil schwere Diätfehler lebensgefährliche Situationen hervorrufen können, die Einhaltung der Vorgaben jedoch die Verträglichkeit der Dialysebehandlung und das Wohlbefinden positiv beeinflussen, ist eine detaillierte Ernährungsberatung notwendig.

Alternative Ernährungsformen bei Krankheit

Künstliche Ernährung

Bei schwersten Schäden der Leber oder der Nieren, aber auch aus anderen Gründen, bei denen die Ernährung auf natürlichem Weg nicht möglich ist, muss man den Betroffenen künstlich über das Venensystem ernähren. Dabei werden die Nährstoffe in ihren chemischen Bestandteilen als Aminosäuren, Glukose, Elektrolyte, Fettsäuren, Mineralstoffe und Vitamine
über Infusionen zugeführt, und der **Magen-Darm-Trakt wird umgangen.** Angepasst an den
jeweiligen Bedarf sind verschiedene Gemische von Nährlösungen im Handel erhältlich.

Diese Art der Ernährung soll **nur über einen begrenzten Zeitraum** durchgeführt werden, weil die Schleimhaut von Magen und Darm aufgrund ihrer »Untätigkeit« Schaden
nimmt. Am Magen kann sich ein Stressulkus entwickeln, die Darmzotten atrophieren, die
Darmflora verändert sich und kann die Darmwand durchwandern. Deshalb wird bei einer
längerfristigen künstlichen Ernährung so bald wie möglich eine nasogastrale oder naso-
duodenale Ernährungssonde gelegt. Die Sonde wird immer als Fremdkörper wahrgenommen und erschwert den Schluckvorgang, wenn dieser wieder angebahnt werden soll. An den
Schleimhäuten kann es zur Geschwürbildung kommen.

Sondenernährung

Ist eine sehr lange oder dauerhafte Ernährung über die Sonde absehbar, führt man eine
perkutane, endoskopisch kontrollierte Gastrostomie, PEG, durch. Dazu bringt man die
Ernährungssonde mit dem Gastroskop in den Magen ein, zieht sie über einen Einstich durch
Magen und Bauchdecke nach außen und fixiert sie an der Bauchdecke. Nach 24 h ist die kleine Schnittwunde so weit abgeheilt, dass sich die Nährlösung über die Sonde direkt in den Magen verabreichen lässt. Der Betroffene kann und soll, sobald es sein Zustand erlaubt, trotzdem unbehindert essen und trinken.

Bei allen Ernährungsformen, bei denen der Kauakt ausfällt, verändern sich die physiologischen Verhältnisse in der Mundhöhle, und es besteht die Gefahr der Austrocknung und
Erkrankung der Mundschleimhaut.

Industriell hergestellte Nährlösungen gibt es in definierten Zusammensetzungen als
bilanzierte Diäten, sog. Formuladiäten, für jeden Bedarf. Man kann sie generell auch als
zusätzliche oder ausschließliche Trinknahrung verwenden. Deshalb existieren sie in verschiedenen Geschmacksrichtungen.

Kostformen

Es liegen **bilanzierte Diäten** zur Ergänzung der Ernährung und solche zur ausschließli-
chen Ernährung vor. **Nährstoffdefinierte Formuladiäten** bestehen aus hochmolekularen
Nährstoffen, die der Organismus verdauen muss. **Chemisch definierte Formuladiäten**, die

sog. Astronautenkost, decken den Grundbedarf ohne Festlegung auf bestimmte Stoffwechseldefizite. Die Nährstoffe sind niedermolekular und vom Körper ohne Verdauung resorbierbar.

> ❯ **Verabreichung von Sondenkost.**
> Folgende Möglichkeiten existieren zur Verabreichung von Sondenkost:
> 1. Man kann sie während der allgemeinen Essenszeiten als Mahlzeit **in kleinen Einzelportionen**, also als Bolus, langsam in die Sonde spritzen. Diese Form der Verabreichung sollte aus verschiedenen Gründen nur in Ausnahmefällen durchgeführt werden.
> 2. Über ein **Tropfsystem** kann die Sondennahrung mithilfe der Schwerkraft verabreicht werden. Die Tropfrate sollte 100 ml in 10–15 min nicht übersteigen.
> 3. Die Applikation kann über eine **elektrisch betriebene Ernährungspumpe** erfolgen. Entsprechend der programmierten Einflussrate wird die Ernährung kontinuierlich verabreicht.

Der Organismus muss sich an Sondennahrung erst **gewöhnen**. Darum sind anfangs nur kleine Mengen und eine langsame Zufuhr gestattet. Aus medizinischer Sicht verbessert die kontinuierliche Zufuhr der Sondenkost die Verträglichkeit der künstlichen Ernährung.

Allerdings entfallen dabei alle körperlichen Dimensionen, die mit dem Verzehr einer Mahlzeit verbunden sind, also der Kauvorgang sowie Geruch und Geschmack der Nahrung, wodurch eine Reizarmut resultiert.

Die **Verabreichung von einzelnen Mahlzeiten** mit jeweils 250 ml ahmt zumindest die natürliche Ernährung nach. Man appliziert die Kost am besten in aufrechter Lage, damit die Betroffenen im Magen ein natürliches Völlegefühl spüren können. Auch die Dauer der Verabreichung muss einer normalen Mahlzeit entsprechen und ungefähr 15–20 min betragen. Der Betroffene soll die aufrechte Haltung auch nach beendeter Mahlzeit noch für mindestens eine halbe Stunde einhalten, um ein Zurückströmen der Speisen, also einen Reflux, zu verhindern. Die Bolusgabe wird allerdings aus hygienischen und Verträglichkeitsgründen von den meisten Herstellern der Sondennahrung nicht empfohlen.

Die **Temperatur der Nahrung** soll bei etwa 25°C liegen. Zu kalte Verabreichung kann zu Durchfällen führen. Eine Erwärmung über 25°C führt zum Ausfällen der Sondenkost mit Flockenbildung durch Gerinnung.

Angebrochene Sondennahrung muss auf jeden Fall im Kühlschrank gelagert und eine bestimmte Zeit nach Anbruch weggeworfen werden. Hierbei hat man sich nach den Information des Herstellers zu richten. Täglich werden Zuleitungssysteme, Spritzen und Nahrungsbehältnisse gewechselt, um deren Verkeimung zu vermeiden.

Nach jeder Bolusgabe, bei kontinuierlichem Zufluss alle zwei Stunden, muss die **Sonde durchgespült** werden, damit sie nicht verstopft. Dazu darf man keine fruchtsäurehaltigen Getränke verwenden, weil diese die Nahrungsbestandteile ausflocken und die Sondenoberfläche angreifen.

Durch eine liegende Ernährungssonde kommt es im Mageneingangsbereich zu einer geringfügigen Weitstellung. In flacher Rückenlage besteht deshalb immer eine gewisse Reflux- und damit auch eine Aspirationsgefahr. Man muss darum die Lage der Sonde immer wieder kontrollieren. Aus diesem Grunde wird nachts keine Sondenkost verabreicht.

Auch Medikamente lassen sich in zerkleinerter Form durch die Sonde geben. Es muss jedoch die Applikationsart, etwa bei magensäureresistenten Kapseln, sowie die Wechselwirkung mit gleichzeitig verabreichten Medikamenten berücksichtigt werden, da es zu Wirkungsveränderungen kommen kann.

Prinzipien der Anpassung

Laufende Maßnahmen

4

◘ Tabelle 4.7 **Bestimmungsgrößen der Bilanz.** Bei der registrierbaren Flüssigkeitsbilanz werden ausschließlich die tatsächlich messbaren Flüssigkeitsmengen erfasst. Bei der effektiven Bilanz bezieht man auch die nur schätzbaren Mengen mit ein. Bei Fieber sind pro 1°C Temperaturerhöhung zusätzlich etwa 500 ml Flüssigkeitsverlust zu berechnen	
Einfuhr	**Ausfuhr**
Alle Getränke	Urin
Der flüssige Anteil fester Speisen: Faustregel: Obst, Gemüse, Jogurt, Suppe zu 80%	Perspiratio insensibilis (ca. 500–1.000 ml in 24 h)
Alle Infusionslösungen außer Blutprodukten, bei Nährlösungen und Sondennahrung entsprechend der Angaben des Herstellers	Stuhl (ca. 100 ml pro normaler Portion) Erbrochenes
Oxidation 500 ml in 24 h	Perspiratio sensibilis (ca. 500 ml in 24 h) Wundsekret sowie Blutverluste Punktate

Ausscheidungen

Bilanzierung der Flüssigkeit

Eine Überwachung der Flüssigkeitsbilanz bedeutet, dass alle Flüssigkeitsmengen, die ein Mensch innerhalb von 24 h aufnimmt, genauso zu protokollieren sind, wie alle Flüssigkeiten, die er ausscheidet. ◘ Tabelle 4.7 stellt Einfuhr und Ausfuhr einander gegenüber.

Die Menge der **stündlichen Ausscheidung von Urin** ist von besonderer Bedeutung bei Personen, die unter Herz-, Kreislauf- oder Nierenversagen leiden oder davon bedroht sind.

Arzneimittel

 Arzneimittel.

Pflanzliche, tierische oder synthetische Stoffe zur Anwendung am oder im menschlichen Körper. Den Einsatz von Heilpflanzen bezeichnet man als Phytotherapie.

Arzneimittel werden, mit wenigen Ausnahmen, als Fertigarzneien unter einem Handelsnamen, den der Hersteller bestimmt, von Apotheken verkauft. Es gibt außerdem noch einen von der WHO empfohlenen Freinamen, der sich auf den Wirkstoff bezieht und international gebraucht wird. Der chemische Name verweist auf die chemische Zusammensetzung des Mittels.

Wirkorte

Arzneimittel können auf zweierlei Weise wirken:
- 1. am Ort der Applikation: die **lokale Wirkung,**
- 2. im ganzen Körper: die **systemische Wirkung.**

Je nach Applikationsart müssen die Wirkstoffe zunächst ins Blut aufgenommen werden. Die Resorption kann über die Haut erfolgen oder über die Schleimhäute des Magen-Darm-Traktes, des Bronchialsystems, des Auges, der Nase oder des Urogenitalbereichs.

Plazebo

Scheinmedikamente enthalten keinen Wirkstoff, kommen aber dennoch therapeutisch zum Einsatz. Ausgehend von der Tatsache, dass bei jeder Medikamentengabe ein Teil der Wirkung über suggestive Mechanismen abläuft, wirken Plazebo ausschließlich über folgende psychophysiologischen Veränderungen im Körper:

> **Beispiel**
Viele Menschen richten positive Erwartungen auf die Therapie, vertrauen auf ärztliche Verordnungen oder haben gelernt, dass Medikamente im Regelfall helfen. Diese psychischen Mechanismen unterstützen die Ausschüttung eigener, schmerzlindernder Hormone im Gehirn. Deshalb können Plazebo bei Schmerzzuständen und Bluthochdruck selbst bei alleiniger Gabe eine ausreichende Wirkung erzielen.

Organisatorische Erfordernisse

Professionelle Pflegepersonen sind für die **Bestellung, Lagerung und Ausgabe** von Medikamenten verantwortlich. Sie tragen die Bestellung in die dafür vorgesehenen **Formulare** mit der vollen Bezeichnung des Medikamentes ein. Dies sind der vom Arzt verordnete Handelsname mit Zusatzbenennungen bzgl. der Wirkstoffmenge oder Wirkform, also z. B. »40 mg« oder »retard«, die verordnete Darreichungsform und die gewünschte Menge. Betäubungsmittel sind auf eigens dafür vorgesehenen Formularen zu bestellen, die ausschließlich ein Arzt ausfüllen und unterschreiben darf.

Bei der Lagerung von Medikamenten müssen die jeweiligen Lagerungsbedingungen bzgl. Temperatur und Lichtempfindlichkeit berücksichtigt werden. Medikamente sind unter Verschluss zu halten und müssen immer in den **Originalverpackungen** verbleiben, den Beipackzettel darf man nicht entfernen.   *Lagerung*

Betäubungsmittel sind streng getrennt von den übrigen Arzneimitteln in einem zusätzlich verschlossenen Schrank mit Sicherheitsschloss aufzubewahren, dessen Schlüssel die verantwortliche Pflegeperson bei sich tragen muss. Jede Entnahme aus dem Betäubungsmittelvorrat ist sofort im dafür vorgesehenen Buch zu protokollieren, sodass jederzeit der tatsächliche Bestand mit dem Eintrag übereinstimmt.

Zur Lagerhaltung von Medikamenten sind verschiedene Ordnungssysteme einsetzbar: *Ordnungssysteme*
- alphabetische Reihenfolge,
- Einordnung nach Indikationen,
- Aufbewahrung nach Applikationsart.

Die Einordnungssysteme lassen sich miteinander **kombinieren**: So kann man Arzneimittel verschiedener Applikationsarten jeweils alphabetisch sortieren. Es empfiehlt sich zusätzlich, Infusionslösungen wegen der Größe der Flaschen in einem gesonderten Schrank aufzubewahren.

Da Medikamente unterschiedlich begrenzt haltbar sind, dürfen **nur notwendige Mengen bevorratet** werden. Bei Anlieferung müssen Pflegekräfte die »neuen« Präparate hinter die »alten« stellen, damit diese zuerst aufgebraucht werden (First-in-first-out-Methode). Der Bestand muss regelmäßig geprüft und nicht mehr benötigte Medikamente können i. Allg. an die Apotheke zurückgegeben werden.

Erythrozytenkonzentrate werden in Spezialkühlschränken bei 4°C gelagert und sind je nach Herstellerangabe 35–42 Tage haltbar. Die **Kühlkette** darf nicht länger als zwei Stunden unterbrochen sein. Gefrorenes Frischplasma wird tiefgefroren bei –40°C gelagert und ist insgesamt zwei Jahre haltbar. Thrombozytenkonzentrate bewahrt man unter ständiger Bewegung bei Raumtemperatur auf. Ihre Haltbarkeit beträgt, je nach Herstellerangabe, 3–5 Tage. Sie dürfen nicht gekühlt werden.   *Besondere Bedingungen für Blutpräparate*

Jede Blutkonserve wird bei der Ausgabe vom Labor mit einem Begleitschein versehen, der die erforderlichen Angaben von Empfänger und Konserve enthält und bis nach erfolgter Transfusion bei der einzelnen Konserve verbleiben soll. Vor Beginn der Transfusion muss der Arzt persönlich überprüfen, ob die Konserve für den betreffenden Empfänger bestimmt ist,   *Sorgfältige Prüfung*

4

ob die Blutgruppe der Konserve dem Blutgruppenbefund des Empfängers entspricht und ob die Konservennummer mit den Angaben im Begleitschein übereinstimmt. Darüber hinaus müssen Verfallsdatum, Unversehrtheit des Blutbehältnisses und Gültigkeit der Verträglichkeitsprobe kontrolliert werden.

Maßnahmen nach einer Transfusion

Nach einer Transfusion muss der entleerte Beutel des Erythrozytenkonzentrats für 24 h aufbewahrt werden. Außerdem sind beide Teile des Konservenbegleitscheins vom durchführenden Arzt auszufüllen und zu unterschreiben. Der obere Teil wird in der Patientenakte abgeheftet, der untere dem Labor zurückgegeben. Neben dem Beleg in der Patientenakte ermöglicht die Meldung an das Labor zwei Rückverfolgungen:
- 1. Rückverfolgung vom Empfänger ausgehend,
- 2. Rückverfolgung von der Konserve ausgehend.

Die Meldung an das Labor ist damit wichtiger Bestandteil der bei Blutpäparaten gesetzlich geforderten Chargendokumentation.

Transfusionszwischenfälle

Treten während der Transfusion unerwünschte Wirkungen auf, muss die Transfusion sofort unterbrochen, der venöse Zugang offengehalten und der Arzt hinzugezogen werden. Jede Transfusionsreaktion ist in Zusammenarbeit mit dem Labor abzuklären. Zur Untersuchung benötigt das Labor das restliche Präparat. Vorrangig geht es immer darum, eine Verwechslung auszuschließen. Die Abklärung der wahrscheinlichen Ursache ist wichtig für die weitere Behandlung.

Medikamentöse Begleiterscheinungen

Wechselwirkungen

Weil professionelle Pflegepersonen die Endkontrolle über die Medikation haben, müssen sie auch die Kombination der einzelnen verordneten Medikamente bedenken. Diese können sich gegenseitig in ihrer Wirkung **abschwächen oder ganz aufheben**. Umgekehrt kann ein Medikament die Wirkung eines anderen **verstärken**. Zu häufig aufeinander folgende Gaben eines Wirkstoffs oder dessen mangelhafte Verstoffwechselung können zur **Kumulation** und damit zur Überdosierung führen. Dies ist von der Halbwertszeit des Wirkstoffs abhängig. Bei allen Zweifeln muss man noch einmal Rücksprache mit dem Arzt halten.

Professionelle Pflegepersonen sind auch dafür verantwortlich, dass die Empfänger das Medikament einnehmen oder dafür, dass die Weigerung oder die Unmöglichkeit der Einnahme dem Arzt bekannt wird. Sie müssen erwartete Wirkungen und Nebenwirkungen im Zusammenhang mit der Medikamentengabe erkennen, dokumentieren und an den Arzt weitergeben. Dazu gehört auch die Beobachtung, dass ein Medikament nicht oder anders als beabsichtigt wirkt.

Nebenwirkungen

Arzneimittel können **toxische Reaktionen** hervorrufen, die sich an Magen-Darm-Trakt, ZNS, Niere, Leber und blutbildendem System manifestieren. Darüber hinaus sind manche Mittel **teratogen** oder **kanzerogen**.

Mögliche Zeichen von Arzneimittel-Nebenwirkungen
- Übelkeit, Erbrechen, Durchfall
- Kopfschmerzen
- Herzrhythmusstörungen
- Veränderungen von Puls und Blutdruck
- Zittern, Taubheitsgefühl, Schwindel
- Hautreaktionen

Die Einnahme von Medikamenten während einer **Schwangerschaft** birgt immer die Gefahr einer Fruchtschädigung in sich, weil die Plazenta für viele Arzneistoffe durchlässig ist und die kindlichen Zellen besonders empfindlich auf Fremdstoffeinwirkungen reagieren. Auch während der **Stillperiode** kann ein Säugling durch eine Arzneimittelbehandlung der Mutter gefährdet werden, weil Wirkstoffe aus dem mütterlichen Blut in die Muttermilch gelangen und sich dort anreichern können. Medikamente sollten in der Schwangerschaft und Stillzeit deshalb nur dann verabreicht werden, wenn dies unumgänglich ist.

Arzneimittel und Schwangerschaft

Arzneimittel können neben der toxischen Wirkung, die von der Dosis und dem Wirkstoff abhängt, immer allergische Reaktionen auslösen. Diese sind **nicht dosisabhängig**. Dafür steigt das Risiko einer allergischen Reaktion mit der Häufigkeit der Exposition. Der Organismus muss einen Erstkontakt mit dem Allergen gehabt haben, bevor er mit einer allergischen Reaktion antworten kann. Das **Sensibilisierungsrisiko** ist bei der kutanen und pulmonalen Applikation größer als bei den anderen Applikationsarten. Am geringsten ist es bei der oralen Applikation.

Allergische Reaktionen

Allergische Reaktionen können zu relativ harmlosen Hauterscheinungen, aber auch zu kritischen Zuständen führen, wie Knochenmarksveränderungen und anaphylaktischem Schock. Bei lebensbedrohlichen anaphylaktischen Reaktionen, die bei Infusionen oder Injektionen in Minuten oder Sekunden eintreten können, müssen Pflegekräfte die **Gabe des Arzneimittels sofort unterbrechen**. Danach müssen sofort medikamentöse Gegenmaßnahmen eingeleitet werden.

Zeichen einer anaphylaktischen Reaktion

- Übelkeit, Erbrechen
- Stark juckende Quaddeln der Haut
- Plötzlich einsetzende Atemnot
- Schockzeichen
- Schwellungen der Gesichtshaut und Augenlider beim Quincke-Ödem
- Herzstillstand und Atemstillstand

Pflegerelevante Arzneimittelwirkungen

Die in diesem Abschnitt zusammengestellten beabsichtigten Wirkungen der Arzneimittel aus wesentlichen Gruppen sind alphabetisch geordnet.

Die **Wirkung** der meisten Abführmittel, oder Laxanzien, beruht auf einer **Volumenvermehrung** im Darminneren. Quellstoffe, wie Leinsamen und Weizenkleie, oder osmotisch wirkende Mittel, etwa Laktulose, Mannit und Magnesiumsulfat, führen zu diesem Effekt. Wenn eine Person Laxanzien erhält, muss sie unbedingt genügend Flüssigkeit trinken.

Abführmittel

Längerfristige regelmäßige Einnahme von Laxanzien führt meist zu **Elektrolytverlusten**, v. a. von Kalium. Kaliummangel verlangsamt die Darmmotilität und verstärkt die Obstipation, außerdem kann es zu Herzrhythmusstörungen kommen.

Medikamente, die man zur Abtötung oder Wachstumshemmung von Krankheitserregern einsetzt, sollen über einen **ausreichend langen Zeitraum** eingenommen werden, damit sie auch die Erreger abtöten, die nach der subjektiven Besserung des Befindens noch vorhanden sind. **Überlebende Erreger** können **Resistenzen** entwickeln und sich mit dieser Eigenschaft weiter vermehren, sodass das eingesetzte Medikament nicht mehr wirken kann.

Antibiotika

4

Antibiotika vernichten immer auch Teile der residenten Flora des Körpers. Deshalb **verschiebt sich das Keimspektrum,** sodass einzelne Keime ungezügelt überhand nehmen können und Infektionen hervorrufen. Häufig zu beobachten sind eine Soorinfektion im Mund, Pilzinfektionen oder Durchfälle durch Beeinträchtigung der Darmflora.

Atmung beeinflussende Medikamente

Hustenreizstillende Mittel, Antitussiva, soll man nur bei trockenem Reizhusten verabreichen, weil sonst das Abhusten des Bronchialsekrets verhindert wird. Bei schweren Hustenanfällen in der Nacht verschaffen sie dem Betroffenen eine ausreichende Nachtruhe. Antitussiva sind häufig Morphin-Abkömmlinge, bei denen die suchterzeugende Komponente voll oder teilweise erhalten ist.

Schleimlösende Mittel, Expektoranzien, verflüssigen den Bronchialschleim und erleichtern damit das Abhusten. Der therapeutische Effekt kommt aber nur zustande, wenn der Betroffene gleichzeitig ausreichend Flüssigkeit trinkt. Die Kombination von Expektoranzien mit Antitussiva ist nicht sinnvoll, weil der gelöste Schleim nicht ausreichend abgehustet wird.

Theophyllin, das zur Atemerleichterung bei Asthma bronchiale dient, hat nur eine geringe therapeutische Breite und kann Übelkeit, Erbrechen, Herzrhythmusstörungen und Krampfanfälle auslösen.

Blutzuckerspiegel-beeinflussende Präparate

Sulfonylharnstoffe z. B. stimulieren die Insulinsekretion der B-Zellen des Pankreas'. Sie sind unwirksam, wenn das Pankreas kein Insulin mehr produziert. Nach Einnahme des Medikamentes kommt es bei fehlender Nahrungsaufnahme und übermäßiger körperlicher Aktivität zur Hypoglykämie. Den Blutzuckerspiegel muss man in diesen Fällen mit Traubenzucker oder gesüßten Getränken anheben.

Insuline unterscheiden sich generell darin, dass sie einen unterschiedlichen Wirkungseintritt und eine unterschiedliche Wirkungsdauer haben (◘ Tabelle 4.8).

Beim Aufziehen von Insulin ist zu beachten, dass Insulinpatronen in **Insulinpens pro Milliliter 100 Einheiten** Insulin enthalten. Die meisten europäischen Länder haben dieselbe Konzentration in den herkömmlichen Stechampullen, während die **Stechampullen in Deutschland 40 Einheiten Insulin pro Milliliter** aufweisen.

Insulinvorräte lagert man im Kühlschrank, angebrochene Ampullen und Patronen dagegen bei Raumtemperatur. In diesem Zustand soll man sie auch injizieren. Ihre Haltbarkeitsdauer bei Zimmertemperatur beträgt durchschnittlich drei Wochen.

Diuretika

Bei der Einnahme von Diuretika muss man Zeichen eines möglichen Kaliummangels rechtzeitig erkennen, denn durch die erhöhte Wasserausscheidung geht auch Kalium verloren.

◘ Tabelle 4.8 **Wirkungsweise und Anwendung verschiedener Insuline**

Präparate	Wirkungseintritt	Wirkungsdauer [h]	Spritz-Ess-Abstand
Normalinsuline	Nach ca. 30 min	Bis zu 8	15–30 min
Verzögerungsinsuline	Zwischen 1/4 und 4 h	12–30	15–30 min
Kombinationsinsuline	Nach ca. 30 min	12–18	20–30 min
Insulinanalogon	Nach 5–10 min	4–6	Direkt vor der Mahlzeit

Zeichen des Kaliummangels

- Muskelschwäche
- Wadenkrämpfe
- Trockener Mund und Durst
- Herzrhythmusstörungen, besonders bei gleichzeitiger Digitaliseinnahme
- Gang- und Sensibilitätsstörungen

Zur Vorbeugung von Thrombosen werden **Antikoagulanzien** verordnet. Heparine wirken kurzfristig, Vitamin-K-Antagonisten werden als Langzeittherapeutika eingesetzt. Besonders die langfristige Gerinnungshemmung birgt die Gefahr, dass bei Verletzungen immer eine **erhöhte Blutungsneigung** besteht. Betroffene tragen für den Notfall einen Ausweis bei sich, damit alle Helfer sofort richtig handeln können. Bei Personen mit erhöhter Blutungsneigung darf man prinzipiell keine intramuskulären Injektionen durchführen. Die Betroffenen sollen selbst kleinste Verletzungen vermeiden, z. B. durch Verwendung einer weichen Zahnbürste oder Rasur mit dem elektrischen Rasierapparat. Außerdem müssen sie bei der Ernährung darauf achten Vitamin K nicht in größeren Mengen zu sich zu nehmen.

Bei der Einnahme von **Nitratpräparaten** zur Dauertherapie von Angina pektoris kann es zu Kopfschmerzen kommen. **Beta-Blocker** verkürzen die Gehstrecke bei arteriellen Durchblutungsstörungen der unteren Extremitäten.

Digitalispräparate haben eine **geringe therapeutische Breite**. Deshalb kann es schnell zu einer Intoxikation kommen.

Gerinnungshemmer

Herzmittel

Zeichen einer Digitalis-Überdosierung

- Bradykardie
- Herzrhythmusstörungen, v. a. der typische Bigeminus
- Farbensehen
- Übelkeit, Erbrechen,
- Verwirrtheit

Der Begriff **Prämedikation** meint die medikamentöse Vorbereitung auf eine Narkose. Prämedizierende Medikamente werden vom Narkosearzt verordnet und dienen der Beruhigung und Angstlösung. Nach Verabreichung dieser Präparate sollen die Betroffenen nicht mehr selbstständig aufstehen. Zusätzlich wird meistens auch Atropin eingesetzt um die unerwünschten Wirkungen des Narkosemittel zu vermindern.

Zur Behandlung eines Herz-Kreislauf-Stillstandes setzt man folgende Arzneimittel ein:

- Adrenalin zur Blutdruckerhöhung, Herzfrequenzsteigerung und Herzkraftsteigerung;
- Atropin zur Herzfrequenzsteigerung; es hemmt gleichzeitig die Speichel- und Schleimproduktion;
- Lidokain zur Hemmung der Erregungsbildung und -leitung bei tachykarden, ventrikulären Rhythmusstörungen;
- Natriumbikarbonat zur Pufferung einer metabolischen Azidose.

Narkosevorbereitende Mittel

Notfallmedikamente

Schlafmittel sind keine einheitliche Arzneimittelgruppe. Zum Einsatz kommen Barbiturate, Benzodiazepine, Antihistaminika, Antiepileptika und niederpotente Neuroleptika, aber auch pflanzliche Präparate. Viele Schlafmittel treten in **Wechselwirkung mit anderen Arzneimit-**

Schlafmittel

4

teln. Hauptsächlich verstärken sie den Effekt zentral dämpfender Substanzen. Schlafmittel können zu **paradoxen Reaktionen** führen, dies ist v. a. **bei älteren Menschen** der Fall: Statt der Schlafförderung resultieren Bewegungsdrang, Unruhe und Verwirrtheit.

Schlafmitteleinnahme kann einen **Überhangeffekt** haben: Die Wirkung verlängert sich und beeinträchtigt auch tagsüber Reaktions- und Konzentrationsfähigkeit. Dies ist z. B. im Straßenverkehr gefährlich, besonders in der Kombination mit Alkohol. Durchschlafmittel sollen nicht länger als vier Wochen eingenommen werden, weil sich dann ein **Gewöhnungseffekt** einstellt, der eine Erhöhung der Dosis erforderlich macht.

Schmerzmittel

Schmerzmittel unterscheidet man in peripher und zentral wirkende Substanzen.

Periphere Wirkung

Peripher ansetzende Schmerzmittel wirken nicht nur analgetisch, sondern mehr oder weniger auch fiebersenkend, also **antipyretisch** und entzündungshemmend, **antiphlogistisch**. Sie werden deshalb häufig auch von Rheumatikern eingenommen.

Azetylsalyzilsäure, ASS, führt zu Reizungen der Magen- und Darmschleimhaut. Präparate mit diesem Wirkstoff sollten nie auf nüchternen Magen eingenommen werden. Zur Einnahme soll der Betroffene ein Glas Wasser in aufrechter Haltung trinken. Da ASS außerdem die Fähigkeit zur Thrombozytenaggregation hemmt, wird jede Blutung verstärkt: Die Menstruationsblutung wird gesteigert, und im Fall einer Magenschleimhautschädigung kommt es leichter zu einer Blutung. Bei dem Wirkstoff **Metamizol** kann es zu Überempfindlichkeitsreaktionen mit schwerer Agranulozytose kommen, es sollte deshalb nur nach strenger Indikationsstellung verabreicht werden.

Zentrale Wirkung

Zentral wirkende Schmerzmittel setzen an den Opiatrezeptoren des Gehirns an. Viele synthetisch hergestellte Analgetika sind dem Morphin ähnlich. Morphin ist das am umfassendsten zentral wirkende Analgetikum. Neben der gewünschten Schmerzbeseitigung wirkt es folgendermaßen:

Wirkungen des Morphins

- antitussiv durch Hemmung des Hustenzentrums;
- atemdepressiv, nur in der Überdosierung,
- emetisch durch Erregung des Brechzentrums, später umgekehrte, antiemetische Wirkung;
- euphorisierend durch Erhöhung der Stimmungslage;
- histaminfreisetzend mit den Folgen: Hautrötung, Juckreiz sowie, bei Asthmatikern, der Gefahr eines Bronchospasmus;
- kontraktil auf die Schließmuskeln der Gallenblase;
- miotisch durch Beeinflussung der Pupillenmuskulatur;
- obstipierend durch Hemmung der Motilität des Gastrointestinaltraktes;
- sedierend durch Reduktion der geistigen Aktivität;
- Toleranz und Abhängigkeit bildend bei wiederholter Anwendung;
- tonussteigernd auf die Harnblasenmuskulatur, und damit miktionsstörend;
- tonusverringernd auf die Blutgefäßmuskulatur, dadurch Gefahr orthostatischer Reaktionen;
- anxiolytisch, also angstlösend;
- verzögernd auf die Magenentleerung durch Verengung des Magenausganges.

Zytostatika

Jede Chemotherapie zerstört Zellen, deren Abbauprodukte das Blut überschwemmen. Deshalb sollen die Behandelten täglich mindestens zwei bis drei Liter Flüssigkeit zu sich nehmen. Die Hemmung der Zellteilung, die man mit Zytostatika anstrebt, verursacht Nebenwirkungen unterschiedlichen Ausmaßes.

Durch die Zerstörung junger, auch gesunder Zellen kommt es zu **Haarausfall**. Ferner resultieren **Schleimhautschäden im Verdauungtrakt**, die sich in Übelkeit, Erbrechen, Durchfall und Entzündungen, hauptsächlich Stomatitis, zeigen. Häufig ergeben sich **Veränderun-**

gen der Haut, wie z. B. Dermatitis, Erytheme und Exantheme. Auch Veränderungen der Nägel bis hin zu deren Verlust sind möglich. Alle Zytostatika **beeinträchtigen die Blutbildung**. Der Mangel an Leukozyten schwächt die Abwehr der Betroffenen, Erythrozytenmangel führt zu allgemeiner Abgeschlagenheit, und Thrombozytenmangel zeigt sich in einer erhöhten Blutungsbereitschaft.

Gelangen die Medikamente direkt ins Gewebe, was bei einer paravenösen Infusion der Fall ist, können sich schwerwiegende Nekrosen bilden, die schmerzhaft sind und häufig eine Funktionseinschränkung zur Folge haben. Die zur Applikation des Medikamentes liegende Verweilkanüle muss deshalb sorgfältig fixiert und vor Verschiebung gesichert sein. Die Einstichstelle muss überwacht werden.

Lagerung und Mobilisation

Die Lage des Körpers wirkt sich immer in verschiedenen Bereichen gleichzeitig aus: Sie beeinflusst die Ausdehnungsfähigkeit des Brustkorbes und damit die **Atmung**. Das Blut wird zwar durch die Pumpkraft des Herzens transportiert, folgt aber auch dem physikalischen Gesetz der Schwerkraft und fließt bevorzugt nach unten. Daraus resultiert eine unterschiedliche **Volumenverteilung**, die sich unter bestimmten Bedingungen nachteilig auswirken kann. Durch die Lage des Körpers wird die Bewegungsfreiheit der Gelenke beeinflusst und damit alle **Bewegungsabläufe**. Durch die Auflage des Körpers entsteht **Druck**, der sich in der Tiefe auf die Gewebedurchblutung auswirkt, aber auch als Reiz im Gehirn verarbeitet wird und entsprechende Reaktionen der Person bewirkt.

Auswirkungen der Körperlage

Unterstützung bei Atemerkrankungen

Bei Menschen, die keine Kontrolle über ihre Körperposition haben, muss immer sichergestellt sein, dass ihre Atemwege frei bleiben und sie Speichel oder Erbrochenes nicht aspirieren können. Es muss ganz speziell für solche Personen immer die Möglichkeit gegeben sein, Hilfe über eine Rufanlage herbeizuholen.

Atmung: Aspirationsschutz

Neugeborene und Säuglinge bis zur Vollendung des ersten Lebensjahres sollten jedoch prinzipiell auf dem Rücken gelagert werden. Die Aspirationsgefahr ist hier zu vernachlässigen, da diese Lagerung mit einem deutlich reduzierten Risiko für den plötzlichen Kindstod, SIDS, verbunden ist. Von der Bauchlage als Schlafposition ist abzuraten, eine stabilisierte Seitenlagerung ist möglich, zu bevorzugen ist jedoch die Rückenlage.

Der Brustkorb kann sich im Stehen optimal ausdehnen, weil sich dann auch das **Zwerchfell ausreichend absenken** kann, denn durch Sitzen wird seine Abwärtsbewegung bereits beeinträchtigt. Durch Anheben der Oberarme wird der Brustkorb außerdem vom **Schultergürtel entlastet**. Bei allerschwerster Atemnot wird ein Pflegebedürftiger wegen der allgemeinen Beeinträchtigung durch die Atemnot nicht stehen, wohl aber sitzen können. Werden dann noch seine Arme hochgelagert, ist der Brustkorb weitgehend von der Last des Schultergürtels befreit und hat so die beste Position für die Atembewegungen.

Atemnot

Schleim und Sekrete, die sich in den Atemwegen ansammeln, werden vom Flimmerepithel in Richtung Kehlkopf transportiert. Vermehrte Sekretbildung folgt der Schwerkraft und kann vom Flimmerepithel nicht mehr ausreichend kehlwärts befördert werden. Noch schwieriger wird der Transport zähflüssigen Schleims.

Sekretlösung

Legt man sich quer übers Bett und stützt die Arme am Fußboden ab, wie bei der Quincke-Hängelage, fließt tatsächlich vermehrt Schleim aus der Lunge. Diese Lage wird allerdings nur in seltenen Ausnahmefällen angewendet, es sei denn, um Lungensekret zu Untersuchungszwecken zu gewinnen. Trotzdem zeigt das Beispiel, dass alle Lageveränderungen des Brustkorbs auch dem Schleimtransport dienen. **Spezielle Drainagelagerungen** werden vor den Mahlzeiten durchgeführt, weil sie sich ungünstig auf einen vollen Magen auswirken.

Belüftung

Wenn die Lungenentfaltung an einzelnen Lungensegmenten beeinträchtigt ist, kann man Lagerungen einsetzen, die den Brustkorb gezielt an bestimmten Stellen dehnen und die Belüftung dort verbessern.

Veränderung der Flüssigkeitsverteilung im Körper

Über die Lagerung kann man auch die Flüssigkeitsverteilung im Körper beeinflussen. Da Flüssigkeiten der Schwerkraft folgend nach unten fließen, hilft eine Hochlagerung der Extremitäten z. B., den Abfluss von Ödemen oder den venösen Rückfluss zu unterstützen. Sie verringert außerdem den arteriellen Zustrom.

Eine Hochlagerung der Beine verursacht aber immer auch eine verstärkte Blutzufuhr zum Herzen. Soll das Herz entlastet werden, muss man die Beine auf ein Niveau unterhalb des Herzens bringen und den Oberkörper erhöhen. Die Schwerkraft unterstützt so die vermehrte Verlagerung des Blutes in die untere Körperhälfte. Darüber hinaus wird die Menge des zurückfließenden Blutes vermindert und das Herz entlastet. Gleiches gilt für die Tieflagerung von Kopf und Extremitäten unter Herzniveau.

Postoperative Lagerung

Nach Operationen wird in der ersten Phase eine Flachlagerung angeordnet, solange der Kreislauf noch instabil ist und das Narkosemittel nachwirkt. Anschließend kann der Betroffene selbst eine entspannende, schmerzarme, bequeme Lage einnehmen, sofern nicht eine spezielle Lagerung verordnet wurde. Häufig wird die Rückenlage mit leicht erhöhtem Oberkörper und leicht gebeugten Knien gewählt. Bei verschiedenen Operationen sind spezielle Lagerungen erforderlich.

Unterstützung von Gelenken und Muskeln

Gelenke

Jedes Gelenk wird durch verschiedene Beugemuskeln und dazugehörende Streckmuskeln als Gegenspieler bewegt. Ohne Lagewechsel bleibt die Bewegung der Gelenke aus, die Muskelmasse nimmt ab und die Muskeln verkürzen sich. Durch Muskelverkürzungen sind bestimmte Bewegungen nicht mehr vollständig ausführbar. Ohne jede Bewegung kommt es auch zur Schrumpfung von Gelenkbestandteilen.

Funktionsstellung

Bei der Notwendigkeit völliger Ruhigstellung werden Gelenke in Funktionsstellung gelagert. Damit werden **Beugemuskeln und ihre Gegenspieler jeweils in eine mittlere Anspannung** verbracht. Wird in Ausnahmefällen die Funktionsstellung für den ganzen Körper notwendig, ist eine flache Rückenlage am günstigsten. Meist werden jedoch nur einzelne Körperteile über einen langen Zeitraum aus therapeutischen Gründen in Funktionsstellung gelagert.

Primitive Reflexe

Nach Schädigungen des ZNS mit einer Halbseitenlähmung, der Hemiplegie, sollen die Betroffenen durch eine therapeutische Lagerung lernen, ihren Muskeltonus wieder zu kontrollieren. Ein Teil der reifen Reflexe, die koordinierte Bewegungen steuern, sind verloren gegangen, stattdessen überwiegen primitive Reflexe. Diese führen zu typischen Spastizitätsmustern, die sich durch eine entsprechende Lagerung vermeiden lassen. Die folgenden Auslöser sollten deshalb bei der Lagerung möglichst vermieden werden:

- Bauchlage erhöht den Tonus in den Beugemuskeln.
- Rückenlage erhöht den Tonus in den Streckmuskeln.
- »Strecken des Kopfes« bewirkt Streckung der oberen Gliedmaßen.
- Beim Drehen des Kopfes auf eine Seite kommt es zur Streckung der Arme auf der »Gesichtsseite« und zur Beugung von Armen und Beinen auf der »Schädelseite«.
- Druck auf den Fußballen bewirkt eine Streckstellung des gesamten Beins.

- Wiederholte körperliche Anstrengung führt zu einer allgemeinen Tonussteigerung der Muskulatur und damit zur Auslösung willkürlicher Bewegungen auf der Grundlage primitiver Reflexe.

Nur wenn bleibende Muskelverkrampfungen, also Spastiken, verhindert werden, können die Betroffenen verlorene Bewegungen wieder erlernen.

Solange die Eigenbewegung stark eingeschränkt ist, soll bei jeder Lageveränderung des Pflegebedürftigen die Anbahnung von reifen Reflexen provoziert werden. Sie sind die Voraussetzung dafür, dass die Betroffenen verlorengegangene Bewegungen wieder erlernen können. Vermeiden muss man deshalb bei therapeutischen Lagerungen alle Hilfsmittel, wie etwa Aufrichter, den sog. »Galgen«, weil diese zur Vernachlässigung der gelähmten Seite beitragen und dadurch zur Kompensation durch die bewegliche Körperhälfte.

So unterstützt man die Anbahnung reifer Reflexe:
- Dreht man den Kopf eines Menschen passiv zur Seite, folgen Schultergürtel und Rumpf nach.
- Dreht man den Schultergürtel, folgen Becken und Bein nach.
- Dreht man das Becken, folgen Schulter und Arm nach.
- Empfehlenswert ist das Aufsetzen des Betroffenen. Durch den optischen Stellreflex strebt der Körper die Ausrichtung nach senkrechten und waagerechten Linien im Raum an.

Anbahnen von reifen Reflexen

Die Vermeidung primitiver Reflexe und die Förderung reifer Reflexe verhindern die Ausbildung von Spastizitätsmustern, wie sie nach einem Schlaganfall auftreten können. Auf diesen Grundlagen ist das von Berta Bobath beschriebene Konzept **zur Regulation des Muskeltonus' und zur Anbahnung physiologischer Bewegungen** aufgebaut. Es nutzt die lebenslange Lernfähigkeit und die Kapazitätsreserven des Nervensystems.

Lagerung nach Bobath

Der Auflagedruck bei der therapeutischen Lagerung nach Bobath stimuliert die propriozeptiven Nerven (Bobath 1993). Bei allen Bewegungsabläufen ist die betroffene Seite einzubeziehen. Damit kann der Betroffene die verlorengegangene Bewegung zunächst wieder spüren und teils auch erinnern. Er lernt langsam, seinen Muskeltonus und seine Bewegungsabläufe wieder selbst zu steuern. Das Bobath-Konzept muss konsequent von allen angewendet werden, die mit dem Pflegebedürftigen zu tun haben, damit sich keine kompensatorischen, mit der nichtbetroffenen Körperhälfte ausgeführten Bewegungsmuster einschleichen.

Trotzdem müssen Pflegekräfte bei der Entscheidung zwischen verschiedenen Lagerungsarten immer wieder neu die **Risiken gegeneinander abwägen**.

Basale Stimulation

Auch das Konzept der basalen Stimulation, von Andreas Fröhlich und Christel Bienstein, findet in diesem Zusammenhang Anwendung (Bienstein u. Fröhlich 1991). Man kann es bei allen Formen von Wahrnehmungsstörungen bis hin zum Wachkoma einsetzen. Über die Förderung der Wahrnehmung lässt sich zu den Betroffenen Kontakt und eine Beziehung aufbauen und auch ihre Bewegungsfähigkeit fördern.

Die über den Körper vermittelten Reize sollen das Gehirn anregen, noch intakte Nervenzellen neu miteinander zu verbinden und an vorhandene Erfahrungen anzuknüpfen. Hierzu können Pflegekräfte alle zur Verfügung stehenden Sinnesrezeptoren nutzen, also sämtliche Sinnesempfindungen des Körpers stimulieren. Die für die Lagerung wichtigsten sind die taktilen und die vestibulären Reizqualitäten.

Bei allen Manipulationen gelangen propriozeptive, vestibuläre sowie taktil-haptische Reize zur Verarbeitung ins Gehirn. Es bekommt so die Chance, sowohl den Körper als Ganzes als auch seine Teile wahrzunehmen und deren Lage im Raum auszumachen. Grundlage des Konzepts ist es, die Reaktion auf die Verarbeitung von Reizen am Körper abzulesen und diese dann gezielt einzusetzen. Die **Reize** müssen **einfach und eindeutig** und die **Umgebung** muss **ruhig**, also reizarm, sein. Zwischen den einzelnen Reizen sollen immer **Pausen** liegen, damit die Wahrnehmung nicht durch Gewöhnung reduziert wird.

Aktive Unterstützung durch den Betroffenen

Eigeninitiative

Eigenständig durchgeführte Bewegungen fördern das Selbstwertgefühl und die Selbstständigkeit eines bettlägerigen Menschen, beanspruchen jedoch immer Herz und Kreislauf. Deshalb stellt die **Belastbarkeit des Herzens die Grenze körperlicher Anstrengung** dar.

Von wenigen ärztlich verordneten Ausnahmen abgesehen, sind Eigeninitiativen zur Bewegung und das frühzeitige Aufstehen nach Krankheiten zu fördern. Man soll Bettlägerige immer wieder ermutigen, alle für sie durchführbaren Handlungen selbstständig durchzuführen oder sich zumindest aktiv daran zu beteiligen. Professionelle Pflegekräfte sind stets bestrebt, Pflegebedürftige zu mobilisieren. Nur vordergründig handelt es sich dabei um körperliche Bewegung. Seele, Geist und Psyche werden immer mit angeregt.

Zeitlich begrenzte Aufenthalte außerhalb des Bettes sind der Bettruhe vorzuziehen. Ein Mensch kann an einem Tisch sitzend meist leichter seine Position halten und alltägliche Bewegungen, wie Essen und Trinken, ausführen. Außerdem nimmt er die Umwelt anders wahr.

Kinästhetik

Um die körperliche Bewegung physiologisch und kräfteschonend zu unterstützen, haben Frank Hatch und Lenny Maietta das Handlungskonzept der Kinästhetik in der Pflege entwickelt (Hatch u. Maietta 1999). Sie begreifen **Bewegung samt der Bewegungsempfindung und Bewegungswahrnehmung als Mittel der Interaktion** zwischen Personen. Die Handelnden treten in eine Beziehung, die darauf ausgerichtet ist, gemeinsam ein Ziel zu erreichen. Dies bedeutet, dass Bewegungen nicht einseitig von einer Pflegeperson oder einem Pflegebedürftigen durchgeführt werden, sondern dass sich die Pflegeperson dem Pflegebedürftigen anpasst und sich zusammen mit ihm bewegt.

Kinästhetisches Körperschema

Das kinästhetische Körperschema (s. Abschn. 3.1.5) unterteilt den Körper in Massen und Zwischenräume. Die **Massen** sind stabil, tragen Gewicht, lassen sich einzeln bewegen und stapeln. Die **Zwischenräume** sind weich, instabil und beweglich und dienen dazu, das Gewicht zu verlagern. Wenn man die Verlagerung schrittweise vornimmt, lassen sich Bewegungen leichter durchführen.

Prinzipien der Bewegung

Wer Kinästhetik anwenden will, muss zuerst seine eigenen Bewegungsabläufe kennenlernen, bei denen er immer einzelne Massen nacheinander in die gewünschte Richtung verschiebt. Übertragen auf die Mithilfe beim Bewegen einer anderen Person bedeutet dies: **Fassen Sie** nicht die Zwischenräume, sondern **die Massen, um sie zu bewegen**. Sie lassen sich durch die Anwendung von Zug und Druck einzeln verschieben. So können Pflegepersonen den Pflegebedürftigen ohne große Anstrengung dabei unterstützen, aus seiner Position heraus die gewünschte Haltung einzunehmen. Durch kinästhetisches Wissen können sie mit dem Pflegebedürftigen zusammen Vorgehensweisen entwickeln, die der jeweiligen Situation angepasst sind.

Die Gelenke werden in ihrer Beweglichkeit erhalten, aber auch belastet, was bei Gelenkkrankheiten zu Schmerzen führt. Schwimmen ist eine Form der Bewegung für den ganzen Körper, die die Gelenke nicht überbeansprucht, weil der Auftrieb des Wassers das Eigengewicht des Körpers vermindert.

Bei jeder Form von Mobilisation ist sowohl die **Unter-** als auch die **Überforderung** zu **vermeiden**. Jeder Anstrengung müssen Zeiten der Entspannung folgen.

> **Beispiel**

Zur Mobilisation nach überstandenem Herzinfarkt entwickelt man für jeden Betroffenen einen **individuellen Stufenplan**, der einen Zeitraum von ungefähr 14 Tagen umfasst. Nach dem **Abschnitt strenger Bettruhe**, in dem jede Mehrarbeit vermieden wird, folgen die **ersten leichten Belastungen**: Der Erkrankte beginnt, seine Körperpflege selbst durchzuführen und an der Bettkante zu sitzen. Dann schließen sich erste kurze Strecken des Laufens an, die mit der Zeit gesteigert werden, bis hin zum Treppensteigen.
Pflegekräfte lassen den Betroffenen in dieser ersten Trainingszeit nie allein. Sie reduzieren die stellvertretende Pflege in dem Maß, wie die Belastbarkeit des Pflegebedürftigen zunimmt. Sie vermitteln ihm Verständnis für die Zusammenhänge des Geschehens, sodass er in der Lage ist, Strategien für seine persönliche Lebensführung zu entwickeln.

Herzinfarkt

Der Arzt bestimmt, wann eine Person nach einer Operation oder strenger Bettruhe zum ersten Mal aufstehen darf. Der Zeitpunkt hängt von der Art der durchgeführten Operation und dem Befinden des Pflegebedürftigen ab. Die Mobilisation sollte **i. Allg. so früh wie möglich** beginnen. Das erste kurze Aufstehen **nach Operationen** erfolgt oft bereits am Operationstag. Dabei müssen vorher alle an dem Betroffenen angebrachten Zu- und Ableitungsschläuche wie Katheter, Wunddrainagen oder Infusionen richtig fixiert und gesichert sein.

Mobilisation nach Operationen

Training ist die schrittweise Steigerung der Belastbarkeit und wird immer dann erforderlich, wenn ein Mensch Bewegungen über einen längeren Zeitraum nicht mehr durchführen konnte oder zentralnervös verursachte Bewegungseinschränkungen überwinden muss. Krankengymnastische, ergotherapeutische und logopädische Behandlungen bahnen über Stimulation der Muskulatur das Gefühl für Lage und Beweglichkeit bestimmter Muskeln an und leiten damit die Eigenbewegung ein, die dann weiter trainiert wird. Gelenke, Muskeln, Herz und Kreislauf werden anfangs wenig und dann immer mehr belastet.

Training

Körperübungen, die Kraft, Geschicklichkeit und Ausdauer trainieren, sind bei allen Menschen eine wichtige Hilfe, die in ihren Bewegungsabläufen unsicher sind. Die Maßnahmen sind dadurch geeignet, Stürze zu verhindern. Dies gilt besonders dann, wenn ein Betroffener noch weitere Einschränkungen, wie etwa Visuseinschränkungen, kompensieren muss. Gerade ältere Menschen profitieren von entsprechenden Übungen.

Auch die Kompensation von bleibenden Behinderungen, wie z. B. bei Verlust einer Gliedmaße, muss trainiert werden. Verschiedene Erkrankungen erfordern das Einüben neuer Bewegungsabläufe. Die Durchführung vieler Alltagstätigkeiten stellt, so betrachtet, oft ein Training dar. Beim Üben alltäglicher Aktivitäten kommt es zur Überschneidung mit pflegerischen Maßnahmen, die in interdisziplinärer Übereinstimmung miteinander durchgeführt werden müssen.

Kompensation von bleibenden Behinderungen

Auch das **Gedächtnistraining** ist in diesem Zusammenhang zu sehen, weil es sich in die tägliche Kommunikation mit dem Pflegebedürftigen einbeziehen lässt. Die Konzentration und die Geschwindigkeit geistiger Abläufe lassen sich trainieren, indem man die Erinnerung an vorhandenes Wissen provoziert. Wortketten zu bilden oder Begriffe für bestimmte Kategorien zu suchen, gehört genauso zu solchen Programmen, wie das Herausfinden zweier gleicher Symbole aus verdeckten Spielkarten. Gedächtnistraining wird häufig in der Gruppe angeboten, weil der spielerische Wettbewerb die Motivation und damit den Erfolg erhöht.

Betätigung

Transport

Personen, die im Bett oder auf einer Trage transportiert werden, müssen ausreichend bekleidet oder zugedeckt sein. Die Beförderung soll immer in Blickrichtung erfolgen, es sei denn, die Rangiermöglichkeiten machen dies unmöglich, z. B. im Personenaufzug.

Bei der Überwindung von Steigungen ist es vorrangig, dass der Kopf höher liegt, als die Füße, etwa, wenn man eine Person auf einer Trage über eine Treppe transportiert.

Verschiedene Grifftechniken, kinästhetisches Wissen

Pflegebedürftige sollen immer **mindestens zu zweit** gehoben oder getragen werden, weil nur so ausreichend Sicherheit für alle Beteiligten geboten ist. Auch zur Lageveränderung sollen zwei Personen zur Verfügung sein, wenn der Pflegebedürftige nicht selbst mithelfen kann. Dabei ist immer darauf zu achten, Gelenke nicht auseinanderzuziehen. Vielmehr sind die verschiedenen Grifftechniken sowie kinästhetisches Wissen anzuwenden.

Vor dem Umlagern in ein anderes Bett oder auf eine Trage müssen **die beiden Liegeflächen** so **ausgerichtet** werden, dass der Weg möglichst kurz ist und dass der Betroffene sofort in die richtige Position gelangt. Zu diesem Zweck existieren folgende Möglichkeiten:

- rechtwinklig zueinander,
- in gleicher Richtung hintereinander,
- parallel zueinander, sodass sich das Kopfende der einen Unterlage in Höhe des Fußendes der anderen befindet.

Hilfsmittel

Gehhilfen

Gehstützen und Gehhilfen müssen grundsätzlich für jede Person **individuell** angepasst werden. Man stellt die Höhe von Oberarmstützen immer 2–3 Finger breit unter der Achselhöhle ein und bei Unterarmstützen 3–4 Finger breit unter dem Ellenbogen. Die Handgriffe sind jedesmal auf Höhe des Handgelenks zu positionieren.

Therapeutische Hilfsmittel

Therapeutische Hilfsmittel, wie z. B. Schienen, müssen immer **unterpolstert und zweckmäßig fixiert** sein. Fixationen aller Art müssen regelmäßig kontrolliert werden, ob sie noch korrekt sitzen, ob die Durchblutung nicht beeinträchtigt oder ob Druckschmerz entstanden ist.

Physikalische Maßnahmen

Umfang der Maßnahmen

Physiotherapeuten behandeln gestörte Körperfunktionen einer Person mit physikalischen Maßnahmen, also mit Anwendungen von Wärme und Kälte, Licht, Wasser, Luft und elektrischem Strom. Massage, Wasseranwendungen und Krankengymnastik sollen die Leistungsfähigkeit und das Wohlbefinden wieder herstellen, verbessern oder erhalten.

Verbreitung der Maßnahmen

Eine ganze Reihe von physikalischen Anwendungen werden als sog. »Hausmittel« angewendet. Sie haben auch in die professionelle Pflege Eingang gefunden und dienen hier zur Linderung von Schmerzen, zur Förderung der Durchblutung, zur Senkung der Körpertemperatur und Entspannung der Muskulatur. Wasseranwendungen waren früher ohne Rückgriff auf die medizinische Wissenschaft wichtige Heilmethoden, die sich empirisch entwickelten. Das Wissen darüber ist deshalb weit verbreitet und erlebt zurzeit eine Renaissance, so auch die Kneipp-Therapie.

Kneipp-Methode

Entgegen der verbreiteten Annahme, die die von Pfarrer Sebastian Kneipp entwickelten Ansichten auf Wassertreten und Spaziergänge in frischer Luft beschränkt, beruht seine Methode auf **fünf Säulen**:

- 1. Hydrotherapie,
- 2. Phytotherapie,
- 3. Bewegungstherapie,
- 4. Ernährungstherapie, sie entspricht den heutigen Prinzipien einer Vollwertkost,
- 5. Ordnungstherapie, hierunter versteht Kneipp die innere Gestaltung und Reflexion des eigenen Lebens.

Die Anwendung physikalischer Maßnahmen **unterstützt oder provoziert den Energie-fluss und die -verteilung bei einer Person.** Damit sind neben den körperlichen Effekten besonders die psychischen Mechanismen gemeint, wie Steigerung des Wohlbefindens oder Erleichterung bei Schmerzen, die insgesamt die Energielage einer Person positiv beeinflussen.

Alle Wärme- und Kälteanwendungen kann man in Form von Auflagen, z. B. Wärmflaschen, Umschlägen oder Wickeln, durchführen. Zusätzlich lassen sich die wärmeleitende Eigenschaft von Wasser sowie die Wirkung von Lichtstrahlen, etwa bei der Infrarotbestrahlung, und elektrischem Strom ausnutzen.

Generelle Wirkungsweise

Anwendung

Trockene Anwendungen

Trockene Wärme führt **physiologisch** zu **Gefäßweitstellung, verbesserter Durchblutung, Erwärmung und erhöhtem Stoffwechsel.** In entzündeten Geweben verstärkt sie durch den vermehrten Einstrom von Leukozyten die Abwehrmechanismen, beschleunigt aber auch Eiterungsvorgänge. Verkrampfte Muskulatur lockert sich. Dadurch stellt sich bei chronischen Schmerzen eine Schmerzlinderung ein.

Die lokale Wärmezufuhr muss bei folgenden Zuständen unterbleiben:

- bei arteriellen oder venösen Durchblutungsstörungen,
- wenn der Betroffene eine etwaige Verbrennung nicht wahrnehmen kann,
- bei akuten Entzündungen im Bauchraum, z. B. einer Appendizitis.

Trockene Wärme-anwendungen

Anwendungsverbote

An Stellen, denen Wärme zugeführt werden soll, müssen Metallteile, wie etwa Schmuck oder Klemmen, entfernt werden, weil sie sich überhitzen und zu Verbrennungen führen könnten. Vom Gebrauch eines Heizkissens ist in Pflegeeinrichtungen Abstand zu nehmen, weil die Gefahr eines Kurzschlusses oder der Überhitzung sehr groß ist.

Füllt man Eiswürfel in eine Wärmflasche oder ein anderes wasserdichtes Behältnis, kann man eine Körperregion kühlen. Cold-hot-Packs enthalten ein Gel, das sich sowohl abkühlen, als auch erhitzen lässt. Sie speichern Hitze oder Kälte eine gewisse Zeit und sind, mit einem Stoffbezug versehen, an alle möglichen Körperstellen anmodellierbar.

Kälte führt physiologisch zur Zusammenziehung von Blutgefäßen und **reduziert die Stoffwechselvorgänge.** Sie **entzieht dem Körper Wärme und vermindert die Durchblutung des Gewebes.** Lokale Kälteanwendung hat einen **anästhesierenden Effekt:** Je intensiver der Kältereiz, desto größer die Schmerzbekämpfung. Sie ist bei akuten entzündlichen lokalen Prozessen angezeigt.

Ein kurzfristiger Kältereiz bewirkt, dass sich die Blutgefäße zusammenziehen und anschließend als Gegenreaktion sehr weit stellen. Dadurch kommt es zur vorübergehenden erhöhten Durchblutung des nachgeschalteten Bezirks, der **reaktiven Hyperämie.**

Warnungen

Trockene Kälteanwendung

Wirkung

Wickel und feuchte Anwendungen

Bei der Anwendung von feuchten Wickeln und feuchten Umschlägen wird zusätzlich die **Leitungsfähigkeit von Wasser** genutzt. **Kühle Wickel** beschleunigen durch das kühle Wasser die Wärmeableitung vom Körper weg. Sie müssen deshalb entweder gewechselt werden, wenn sie sich auf Körpertemperatur erwärmt haben, oder sind immer wieder mit kühlem Wasser zu berieseln. Man darf sie nicht abdecken, weil sonst ein Wärmestau ihre Wirkung umkehren würde.

Warme Wickel dagegen werden immer abgedeckt, weil sich ein Wärmestau einstellen soll, der eine Hyperämie herbeiführt. Eine Wärmflasche hält die Wärme über eine noch längere Zeit. Bei feucht-warmen Wickeln kommt es durch die Leitfähigkeit des Wassers in den feuchten Tüchern zu einer **besseren Tiefenwirkung der lokalen Überwärmung** und schließlich

Wickel

4

zur Erwärmung des ganzen Körpers. Alle Anwendungen, die zur Überwärmung führen, bleiben bis zu maximal zwei Stunden am Körper.

Den kurzen Kältereiz mit der reaktiven Hyperämie nutzt man beim **Prießnitzwickel**: Hierbei deckt man den kalten Wickel ab wie einen warmen und führt dadurch bewusst einen anschließenden Wärmestau herbei.

Beim **Dunstverband** umhüllt man das feuchte Tuch mit einem wasserdichten Stoff. Der darunter entstehende Wärme- und Feuchtigkeitsstau soll obere Hautschichten aufweichen und hyperämisieren.

Eine Sonderform des Wickels sind die sog. **Packungen**, die den ganzen Körper fest umhüllen. Sie können sowohl trocken als auch feucht und sowohl warm als auch kalt angewendet werden, stellen aber eine starke Kreislaufbelastung dar.

Kataplasmen

Kataplasmen sind **Breiumschläge**, die dem Wickel entsprechen. Man wendet sie warm oder kalt an, wobei man die Breimasse direkt auf die Haut aufbringt. Je nach Inhalt sollen sie ihre eigene Wirkung in der entstandenen Wärmestauung entfalten. **Fangopackungen** sind eine Sonderform des Kataplasmas. Fango ist ein Vulkanschlamm, der seine Wärme gleichmäßig abgibt und eine entzündungshemmende Wirkung hat. **Peloide** sind Wickel oder Packungen mit Moor, Schlamm oder Heilerde.

Bäder

Bei der Anwendung von Bädern gelangen außer der **Temperaturwirkung** der **Auftrieb** und der **hydrostatische Druck** zur Wirkung. Der Auftrieb des Wassers führt dazu, dass der Körper scheinbar soviel an Gewicht verliert, wie die von ihm verdrängte Flüssigkeitsmenge wiegt. Dadurch kommt es physiologisch zur Muskelentspannung und zur Erleichterung der Bewegung im Wasser. Der hydrostatische Druck wirkt sich vorwiegend auf die Venen aus und beschleunigt den Rückstrom des venösen Blutes zum Herzen. Längerer Aufenthalt in kühlem Wasser begünstigt den Übertritt von Zwischengewebsflüssigkeit in das Gefäßsystem, er zieht in diesem Fall eine vermehrte Urinausscheidung nach sich.

Ist ein Mensch mit seinem ganzen Körper im Wasser, wirkt sich der Druck auch auf Bauch- und Brustraum und somit auf das Herz aus. Herzkranke sollen deshalb kein Vollbad nehmen.

Auswirkungen der Wasser-temperatur

Die Temperatur des Badewassers wird von einer Person indifferent empfunden, wenn sie die Höhe der Körpertemperatur hat, also weder zu warm noch zu kalt ist. In diesem Zustand ist der **Einfluss** des Bades **auf den Blutdruck** gering. Höhere oder niedrigere Temperaturen können sowohl zu einem Anstieg als auch zu einem Abfall des Blutdrucks führen.

Aufsteigende und absteigende Bäder beginnen mit einer indifferenten Temperatur und werden durch Zulauf heißen oder kalten Wassers langsam erhöht bzw. erniedrigt. So können spezielle Effekte, etwa eine Senkung (im absteigenden Bad) der Körpertemperatur erreicht werden.

Badezusätze

Verschiedene Badezusätze können sich auf das Gesamtbefinden auswirken oder sind gezielt als Therapie für die Haut anwendbar. Ätherische Öle verdampfen durch die Temperatur des Wassers und werden eingeatmet. Sie sind deshalb bei Säuglingen und Kleinkindern verboten, da sie einen Atemstillstand auslösen können.

Spezielle Bäder

Man führt Bäder auch als **Teilbäder** oder als Sitzbäder durch. Alle Möglichkeiten des Vollbades sind grundsätzlich auch bei Teilbädern gegeben. Für **hydroelektrische Bäder**, z. B. das Stangerbad und das Vierzellenbad, sind an den Rändern des Beckens mehrere Elektroden angebracht. Mit einer Stromstärke von 300–1.200 mA wird galvanischer Strom von Elektrode zu Elektrode geleitet und durchströmt den Körper. Dies fördert die Durchblutung im gesamten Organismus.

Inhalationen

Die Einatmung verschiedener Stoffe beeinflusst die Schleimhäute der Atemwege. Eine Person kann **Dämpfe und zerstäubte Flüssigkeiten sowie zugesetzte Medikamente** inhalieren, ebenso **Gase**. Die Wirkung hängt dabei von der Größe der eingeatmeten Partikel ab. Je kleiner diese sind, desto höher ist ihre Schwebefähigkeit und desto geringer ihre Tendenz, sich an den größeren Atemwegen niederzuschlagen.

Generell führen Inhalationen dazu, **Bronchialsekret zu verflüssigen**. Die Tröpfchen von Wasserdampf haben eine Größe von ungefähr 30 μ und setzen sich bereits in Kehlkopf und Luftröhre ab. Bei einer Partikelgröße von weniger als 3 μ gelangen Schwebeteilchen bis in die Alveolen und werden z. T. in die Blutbahn resorbiert.

Wasserdampf wird durch Erhitzen von Wasser erzeugt. Er erwärmt die erreichten Bereiche, die dadurch besser durchblutet sind. Ohne Erhitzen kann man Wasser auch über Düsen vernebeln.

Aerosol- und Ultraschallgeräte erzeugen mittels Druckluft bzw. Ultraschall kleinere Teilchengrößen von 10–1 μ. Wegen der geringen Partikelgröße können Medikamente direkt an der Lungenoberfläche zur Wirkung kommen.

Man kann einen Menschen Sauerstoff inhalieren lassen, um ihm dieses Gas in erhöhter Konzentration zuzuführen. Dazu verwendet man Masken, sog. Brillen oder Nasensonden, deren Anschlüsse zur Befeuchtung des reinen Sauerstoffs durch steriles, destilliertes Wasser geleitet werden. Sauerstoff wird zum einen in Flaschen angeliefert, die unter hohem Druck stehen. Zum anderen kann in Pflegeeinrichtungen auch eine zentrale Sauerstoffversorgungsanlage vorhanden sein. Dabei befinden sich in der Zimmerwand Steckkupplungen zum Anschluss der Durchfluss-Strömungsmesser. Mit diesen kann man die Menge des zugeführten Sauerstoffs dosieren.

Bei allen Formen der Inhalation besteht immer die **Gefahr der vermehrten Keimaufnahme in die Atemwege**. Deshalb müssen alle Maßnahmen zur Inhalation durchgehend hohe hygienische Anforderungen erfüllen.

Wirkung

Inhalationsverfahren

Hygienische Anforderungen

Verbände und Wundversorgung

Wundverbände und Verbandwechsel werden grundsätzlich **unter aseptischen Bedingungen** durchgeführt. Deshalb ist das gesamte Material in greifbarer Nähe bereitzustellen. Steriles und unsteriles Material muss man auf getrennten Flächen vorbereiten. Für infiziertes Material muss eine eigene Abwurfmöglichkeit gegeben sein. Zu vermeiden sind unnötige Luftaufwirbelungen, etwa durch häufiges Öffnen der Türen. Pflegekräfte müssen vor dem Verbandwechsel immer die Hände waschen und desinfizieren und zur Durchführung sterile Handschuhe tragen. Weitere persönliche hygienische Vorbereitungen orientieren sich an der jeweiligen Situation.

Beim Wechseln von Verbänden dürfen **keine unnötigen Schmerzen verursacht werden**. Deshalb wird der zu verbindende Körperteil so gelagert, dass es für den Betroffenen bequem und für die Durchführung günstig ist. Zügiges Arbeiten verkürzt die Handlung und damit die Schmerzexposition.

Es muss immer **das für die Wunde geeignete Verbandmaterial** ausgewählt werden. Wundverbände sollen die Wunde vor mechanischen Einflüssen schützen, etwa vor oberflächlicher Reibung. Damit ist auch dafür gesorgt, dass keine Keime an das Wundgebiet gelangen können.

Wundauflagen müssen so fixiert sein, dass die Haut nicht irritiert wird und weder Spannung noch Abschnürungen entstehen. Außerdem müssen Verbände bis zur nächsten Erneuerung sicher halten.

Prinzipielle Handlungsweisen

4

Bei offenen, feuchten Wunden, die nicht infiziert sind, ist außerdem darauf zu achten, dass das Verbandmaterial nicht mit der Wunde verklebt. Die Wundauflage stellt praktisch einen Ersatz für die fehlende Haut dar.

Bei infizierten Wunden, die Sekrete oder Eiter absondern und oft auch eine beträchtliche Ausdehnung in die Tiefe haben, soll die Wundabdeckung zusätzlich Flüssigkeit aufnehmen. Bei solchen septischen Wunden ist auch jede Keimverschleppung aus der Wunde in die Umgebung zu vermeiden.

Die Durchführung eines Verbandwechsels richtet sich immer nach der ärztlichen Anordnung. Aseptische Verbände werden i. Allg. möglichst selten gewechselt, septische so oft wie erforderlich.

Bei der Entfernung eines Verbandes ist immer die Auflage zu kontrollieren, Besonderheiten, wie z. B. Entzündungszeichen, sind zu vermerken. Das gebrauchte Verbandmaterial kommt direkt in einen Abwurfbehälter. Mitunter empfiehlt es sich allerdings, den ursprünglichen Verband bis zur Inspektion durch den Arzt aufzubewahren.

Die Wundumgebung muss desinfiziert werden, hierbei ist die Wischrichtung »von keimarm nach keimreich« zu beachten. Das frische Verbandmaterial und die Materialien zur Behandlung der Wunde dürfen nicht kontaminiert werden. Deshalb müssen Pflegekräfte ihre Handschuhe nach Entfernen des Verbandes wechseln.

Wundheilung

Die Wundheilung wird von der Gesamtsituation des Betroffenen beeinflusst. Das Gewebe sollte optimal durchblutet sein. Sowohl venöse Stauung als auch arterielle Mangeldurchblutung beeinträchtigen den Stoffaustausch. Eine schlechte Ernährungslage des Betroffenen, besonders Eiweiß- und Vitaminmangel, verlangsamt den Neuaufbau von Gewebe.

Die Behandlung von infizierten Wunden ist prinzipiell eine ärztliche Tätigkeit. Pflegepersonen werden häufig mit der Durchführung von Verbandwechseln beauftragt. Wenn sie diese Aufgabe übernehmen, müssen sie bei der Wahl der Maßnahmen beachten, dass prinzipiell die **Phasen der natürlichen Wundheilung unterstützt** werden sollen.

Infizierte Wunden sind anfangs gerötet, die Wunden sind mit Keimen besiedelt, und es bilden sich unterschiedlich starke, teils übel riechende Beläge. Sie bilden ein Gemisch aus Keimen, seröser Flüssigkeit und zugrunde gegangenen Zellen. Der Körper versucht in dieser **Reinigungsphase**, Keime und Zelltrümmer zu entfernen. Dazu werden die Blutgefäße weitgestellt, die Durchlässigkeit der Kapillaren wird erhöht, sodass seröse Flüssigkeit und Zellen, vorwiegend Makrophagen, aus der Blutbahn ins Gewebe einwandern können.

Diese Phase kann man durch Spülungen oder mit Mitteln zur enzymatischen Auflösung von Eiweißen unterstützen. Das Verbandmaterial ist so zu wählen, dass die Wunde zwar feucht bleibt, aber das Sekret kontinuierlich von der Oberfläche abgeleitet wird. Im feuchten Milieu können vermehrt Makrophagen einwandern. Dies unterstützt den natürlichen Reinigungsprozess. Die Häufigkeit der Verbandwechsel muss einer zusätzlichen Keimvermehrung in der vollgesogenen Wundauflage entgegenwirken.

Nach abgeschlossener Reinigungsphase ist die Wunde feucht und gut durchblutet und entspricht dem Zustand einer nicht infizierten Wunde. Am Wundgrund sprießen neue Blutgefäße ein, die als kleine Körnchen, Granula, sichtbar werden. In dieser **Granulationsphase** bildet sich kapillarreiches Granulationsgewebe, das die Wunde zunehmend ausfüllt. In der **Epithelphase** schließlich beginnen Hautzellen und Bindegewebe, die Wundoberfläche von peripher nach zentral wachsend zu verschließen.

Beide Phasen dürfen nicht gestört werden. Störfaktoren sind:
- zusätzliches Keimwachstum,
- desinfizierende Maßnahmen, die Phagozyten zerstören,

- Austrocknen der Wunde,
- Abreißen des Verbands.

Das feuchte Milieu muss erhalten bleiben. Beim Verbandwechsel ist das Verkleben der Wundauflage mit dem Gewebe zu vermeiden, weil sich sonst die Heilung durch Aufreißen der zarten Gefäße immer wieder verzögert.

Literatur

Bienstein C, Fröhlich A (1991) Basale Stimulation in der Pflege. selbstbestimmtes leben, Düsseldorf

Bobath B (1993) Die Hemiplegie Erwachsener. Befundaufnahme, Beurteilung und Behandlung. 5. Aufl, Thieme, Stuttgart

Böhle F, Brater M, Daheim HJ (1997) Pflegearbeit als situatives Handeln. Ein realistisches Konzept zur Sicherung von Qualität und Effizienz in der Altenpflege. Pflege 10:18–22

Bürgerliches Gesetzbuch (BGB) (2002) Einführungsgesetz, Beurkundungsgesetz, Produkthaftungsgesetz, Unterlassungsklagengesetz, Wohnungseigentumsgesetz, Hausratverordnung, BGB-Informationspflichten-Verordnung und Lebenspartnerschaftsgesetz. 52. Aufl, Sonderausg, Stand: 1. August 2002, Beck & Deutscher Taschenbuchverlag, München

Burkhardt F, Steuer W (Hrsg) (1989) Infektionsprophylaxe im Krankenhaus. Leitfaden für das Krankenpflegepersonal. 2. Aufl, Thieme, Stuttgart

Büschges G (1981) Einführung in die Organisationssoziologie, FernUniversität, Hagen

Darmann J (2000) Kommunikative Kompetenz in der Pflege. Ein pflegedidaktisches Konzept auf der Basis einer qualitativen Analyse der pflegerischen Kommunikation. Kohlhammer, Stuttgart

Durkheim E (1984) Die Regeln der soziologischen Methode. Suhrkamp, Frankfurt/M

Elias N (1986) Was ist Soziologie? 5. Aufl., Juventa, München

Fiechter V, Meier M (1980) Pflegeplanung. Recom, Basel

Gewerkschaft Öffentliche Dienste, Transport und Verkehr (Hrsg) (2000) BAT, BAT-O. Tarifverträge für Angestellte des Bundes, der Länder und der Gemeinden. Stand: 1. 10. 2000. Courier, Frankfurt/M

Goetz R (1982) Die Entdeckung des Arbeitens. Aus einem Krankenhaus. In: Rutschky M (Hrsg) Errungenschaften. Eine Kasuistik. Suhrkamp, Frankfurt/M, S 29–52

Hatch F, Maietta L (1999) Kinästhetik – Gesundheitsentwicklung und menschliche Funktionen. Ullstein Medical, Wiesbaden

Hentig H von (2000) Kreativität. Hohe Erwartungen an einen schwachen Begriff. Beltz, Weinheim

Jecklin E (1988) Arbeitsbuch Krankenbeobachtung. Fischer, Stuttgart

Kampmeyer D, Schulte J (1986) Umfassende und geplante Pflegetätigkeit im Krankenhaus. Ausarbeitung der Qualifikation – Pflegeplanung – Pflegedokumentation. Hohenlinder Schriftenreihe, Köln

Kappelmüller I (1980) Die Überwachung des Patienten als Aufgabe der Krankenschwester. 3. Aufl, Urban & Schwarzenberg, München

Kesselring A (1997) Pflege als Kunst in Praxis und Wissenschaft. Pflege 10:72–79

Kretschmer H, Stary J (1998) Schulpraktikum. Düsseldorf, Cornelsen

Lenz H (1999) Spiegelhütte. Suhrkamp, Frankfurt/M

Oehmen S (1999) Pflegebeziehungen gestalten. Über den Umgang mit Pflegebedürftigen und ihren Angehörigen im häuslichen Umfeld. Kohlhammer, Stuttgart

Oppolzer U (1997) Das große Brain-Fitness-Buch. Programm für mehr Kreativität und Denkvermögen. Langenscheidt, Berlin

Petzelt A (1955) Grundzüge prinzipienwissenschaftlicher Pädagogik. Kohlhammer, Stuttgart

Pirsig RM (1998) Zen und die Kunst ein Motorrad zu warten. Ein Versuch über Werte. 25. Aufl, Fischer, Frankfurt/M

Pulverer G (1993) Medizinische Mikrobiologie und Parasitologie für Krankenpflegeberufe. 3. Aufl, Thieme, Stuttgart

Rossbruch R (1999) Handbuch des Pflegerechts. Arbeits-, Zivil-, Straf- und Sozialrecht (Loseblatt). Luchterhand, Neuwied

Schäffler A, Altekrüger I (1990) Medizinische Mikrobiologie und Immunologie. Kurzlehrbuch zum Gegenstandskatalog. 6. Aufl, Jungjohann, Neckarsulm

Schneider W, Sitzmann F (1981) Krankenbeobachtung. Ein Hilfsmittel zur Schulung der Beobachtungsfähigkeit. 2. Aufl, Rocom, Basel

Seel M (1998) Die Pflege des Menschen. 3. Aufl, Kunz, Hagen

Soziale Pflegeversicherung (SGB XI), Stand: 15. September 1996. 2. Aufl, Sonderausg, Beck & Deutscher Taschenbuchverlag, München

Strafgesetzbuch (StGB) (2000) Fassung der Bekanntmachung vom 13. November 1998, zuletzt geänd. durch Gesetz vom 2.8.2000. Sonderausg, 35. Aufl, Beck & Deutscher Taschenbuchverlag, München

Strässner H, III-Gross M (2000) Das Recht der Stationsleitung. Ein Leitfaden für Alten- und Krankenpflegepersonal. Kohlhammer, Stuttgart

VonOech R (1994) Der kreative Kick. Aktivieren Sie Ihren Forscher, Künstler, Richter & Krieger. Junfermann, Paderborn

Wiesmann E (1982) Medizinische Mikrobiologie. 5. Aufl, Thieme, Stuttgart

Wittgenstein L (1993) Tractatus logico-philosophicus. Tagebücher 1914–1916. Philosophische Untersuchungen. 9. Aufl., Suhrkamp, Frankfurt/M

Zielke W (1995) Handbuch der Lern-, Denk- und Arbeitstechniken. So rationalisieren Sie Ihre geistige Arbeit. Gondrom, Bindlach

4

Pflegestrategien

5.1 **Strategische Grundmuster** 370
Vorüberlegungen zur Arbeitsorganisation 371
Information des Betroffenen 371
Eigene Vorbereitungen 371
Vorbereitung des Materials 372
Vorbereitung der unmittelbaren Umgebung 372
Vorbereitung des Betroffenen 372
Wahren der Asepsis 374
Nachbereitung 375
Grundlagen der Dokumentation 377

5.2 **Beispiel eines handlungsleitenden Gesamtverlaufs** 377
5.2.1 Bereich Arzneimittel: Medikamentengabe 381
5.2.2 Bereich Diagnostik und Therapie:
Legen eines transurethralen Dauerkatheters bei einer Frau 383
5.2.3 Bereich Körperpflege 386
5.2.4 Bereich Lagerung und Mobilisation:
Erstes Aufstehen nach längerer Bettruhe 391
5.2.5 Bereich Nahrung: Anreichen einer Mahlzeit 393
5.2.6 Bereich physikalische Therapie:
Anlegen eines feuchtwarmen Wickels 395
5.2.7 Bereich Verbände: Wundverband 397
5.2.8 Bereich Vitalzeichen und Temperatur: Blutdruckmessung 399

Literatur 401

Quellennachweis der Abbildungen 402

5.1 Strategische Grundmuster

Vorüberlegungen zur Arbeitsorganisation
Information des Betroffenen
Eigene Vorbereitungen
Vorbereitung des Materials
Vorbereitung der unmittelbaren Umgebung
Vorbereitung des Betroffenen
Wahren der Asepsis
Nachbereitung
Grundlagen der Dokumentation

Sinn und Zweck der Strategien

Viele Handlungen in der Pflege beruhen auf klassischen Vorgehensweisen. Diese sind inzwischen als sog. Standards zusammengefasst. Ein Standard ist die bloße Beschreibung einer Technik oder eines Maßnahmenkatalogs, die keinen Anspruch auf Individualität erhebt. Die eigentliche pflegerische Leistung besteht aber in der Umsetzung dieser Anweisungen auf die jeweils einmalige Situation eines einzelnen Pflegebedürftigen (s. Abschn. 1.4).

Dies bedeutet einen fortlaufenden Entscheidungsprozess: Fortwährend müssen Phänomene nachvollzogen werden, um die Wirklichkeit des Betroffenen zu verstehen. Danach wird im Rahmen der Prinzipien entschieden,

— ob Pflege überhaupt erforderlich ist,
— ob einvernehmlich mit dem Pflegebedürftigen gehandelt werden kann,
— ob alleinverantwortlich, mitverantwortlich oder interdisziplinär gehandelt werden kann und
— in welcher der drei grundsätzlichen Vorgehensweisen Pflege stattfindet.

Strategisches Handeln ist mehr als die Erfüllung einer Handlungsanweisung. Die verschiedenen Entscheidungen können nur im Rückgriff auf ein umfassendes berufliches Wissen getroffen werden. Je umfassender dieses Wissen einer Pflegeperson ist, desto kompetenter kann sie individuelle Pflegestrategien entwickeln und vertreten.

Strategien beeinflussen immer die Lebensqualität und tragen im Idealfall zumindest langfristig zu deren Optimierung bei. Die Auswirkung auf die Lebensqualität ist deshalb der wichtigste Faktor im Entscheidungsprozess, der zu einer situationsbezogenen Pflegestrategie führt.

Vielen Pflegemaßnahmen gehen die gleichen Handlungsschritte voraus. Auf solche immer wiederkehrenden Prozesse gehen die Autoren vorab als strategische Grundmuster ausführlicher ein. Sie werden in den exemplarischen Strategien als selbstverständlich vorausgesetzt und sind immer Bestandteil professionellen Handelns.

Vorüberlegungen zur Arbeitsorganisation

Planen Sie umfangreiche Vorbereitungen rechtzeitig ein und halten Sie sich an die Vorgaben Ihrer Einrichtung.

Legen Sie fest, **welche Maßnahme zu welchem Zeitpunkt** durchgeführt werden soll. Entscheiden Sie, in welchem Raum die Handlung durchgeführt wird. Berücksichtigen Sie dabei folgende Umstände:

- Dringlichkeit der Maßnahme,
- Arbeitsabläufe der verschiedenen Berufsgruppen in der Pflegeeinrichtung,
- Anzahl der benötigten und zur Verfügung stehenden Mitarbeiter,
- persönliche Situation des Betroffenen,
- Risiken der Keimübertragung,
- Gewähr eines ungestörten Ablaufs der Tätigkeit und
- Lichtverhältnisse sowie Raumtemperatur.

Information des Betroffenen

Vor jeder Strategie müssen Sie mit der Person Kontakt aufnehmen und das Vorgesehene ankündigen. Bei gewohnten Handlungen genügt es meist, dies unmittelbar vor Beginn der Maßnahme zu tun. Ihre **Informationen** müssen immer **eindeutig** sein. Der Betroffene muss wissen, was auf ihn zukommt und wie er sich in der Situation verhalten soll. Falsche Vorstellungen können Angst auslösen. Machen Sie realistische Angaben im Rahmen Ihrer Zuständigkeit.

Es handelt sich dabei i. Allg. um Mitteilungen über die Art und Dauer einer Maßnahme oder über den Raum, in dem die Handlung durchgeführt werden soll. Zusätzlich geht es darum, welche Vorbereitungen nötig sind und was anschließend zu beachten ist, z. B. Nahrungskarenz, Einhalten von Bettruhe, Besserung des Befindens oder Auftreten von Schmerzen.

Auch in Notfällen **ist eine realistische Mitteilung**, wie etwa der Hinweis, dass Hilfe unterwegs ist, wirkungsvoller als die unsinnige Aufforderung: »Haben Sie keine Angst«.

Eigene Vorbereitungen

Lesen Sie im Dokumentationssystem nach und überprüfen Sie, ob ihre Informationen über die pflegebedürftige Person auf dem neuesten Stand sind. Überdenken Sie die bevorstehende Situation und bereiten Sie sich dann vor.

Aktualisierung des Informationsstandes

Beachten Sie dabei die Prinzipien der Gefahrenabwendung und tragen Sie durch Ihr persönliches Verhalten zur Vermeidung der Keimverschleppung bei. Ziehen Sie bei Bedarf Schutzkleidung an. In jedem Fall müssen die Hände vor und nach jeder Tätigkeit desinfiziert werden.

Hygienische Händedesinfektion

Durch die Desinfektion der Hände werden die hauteigenen Keime reduziert und Kontaktkeime, also hautfremde Keime, die Sie bei allen Tätigkeiten aufnehmen, abgetötet. Händedesinfektionsmittel stehen in **gebrauchsfertigen Lösungen** zur Verfügung. Ihnen sind hautpflegende Substanzen und Geruchsstoffe beigefügt. Diese Mittel sind am wirkungsvollsten und greifen die Haut nicht an, wenn sie auf die trockene Haut aufgebracht werden und Sie die Einwirkzeit berücksichtigen.

Eine Händedesinfektion muss **bei verunreinigten Händen vor dem Waschen der Hände** durchgeführt werden, um die Verbreitung der Keime im Waschbeckenbereich zu unterbinden. Wischen Sie in diesem Fall die Verunreinigung mit einem Einmaltuch ab, desinfizieren Sie die Hände, warten Sie die Einwirkzeit ab und waschen Sie erst dann ihre Hände mit Seife unter fließendem Wasser.

Führen Sie die Händedesinfektion vor und nach allen Maßnahmen folgendermaßen durch:

- 1. Entnehmen Sie 3–5 ml des Desinfektionsmittels. Drücken Sie dazu mit dem Ellenbogen auf den Hebel des Wandspenders, damit sich dort kein Keimreservoir bildet.
- 2. Reiben Sie die Lösung so in die Hände ein, dass auch Nagelfalz, Fingerzwischenräume und Fingerkuppen lückenlos benetzt sind.
- 3. Reiben Sie so lange, bis die Hände trocken sind.
- 4. Entscheiden Sie jeweils der Situation angemessen, wie Sie weiter vorgehen.

Vorbereitung des Materials

Spielen Sie den Handlungsablauf in Gedanken durch und stellen Sie alle Artikel bereit, die in der speziellen Situation gebraucht werden. Denken Sie dabei auch an mögliche Änderungen während des gewohnten Ablaufs. Bereiten Sie das Material so vor, dass die Handlung ohne Unterbrechung durchgeführt werden kann.

Vorbereitung der unmittelbaren Umgebung

Stellen Sie Materialien immer unter den Gesichtspunkten der Hygiene zusammen. Mindestvoraussetzung ist, dass Sie die Arbeitsfläche und Ihre Hände reinigen und desinfizieren.

Vorbereitung der Arbeitsfläche

Desinfektionsmittel zur **Flächendesinfektion** stehen i. Allg. in konzentrierter Form zur Verfügung und müssen verdünnt werden. Halten Sie sich bei der **Herstellung der gebrauchsfertigen Lösung** genau an die Angaben des Herstellers. Bedenken Sie, dass die Überdosierung unwirtschaftlich ist und die schädigenden Wirkungen des Mittels verstärkt. Durch eine Unterdosierung handeln Sie fahrlässig, weil Sie zur Resistenzentwicklung von Keimen beitragen.

Wischen Sie die Arbeitsfläche mit der Desinfektionslösung ab und lassen Sie das Mittel einwirken.

Prinzip der Trennung

Zur Ablage von sterilen Gegenständen muss die **Fläche** mit einem sterilen Tuch abgedeckt werden. Bei kleinen Eingriffen können Sie dazu meist das Packmaterial von Einmalartikeln verwenden. Dieses müssen Sie so öffnen, dass Sie die sterile Innenfläche nicht berühren. Auf diese Weise schaffen Sie sich zwei deutlich unterschiedene Areale: eins für unsteriles Material, das andere ausschließlich für steriles.

Legen Sie alle Artikel **übersichtlich und leicht zugänglich** bereit. Nehmen Sie einen Transportwagen, der auch Arbeitsfläche bietet, um die Materialien darauf abzulegen, etwa den Verbandwagen für einen Verbandwechsel. Bei vielen Maßnahmen ist es wichtig, dass ein **Abwurf** für die direkte Entsorgung von Abfällen bereit steht.

Vorbereitung des Betroffenen

Der Umfang der Vorbereitungsmaßnahmen ist immer **abhängig von der Größe des Eingriffs und der Art der Schmerzausschaltung.**

Bekleidung

Achten Sie darauf, dass Pflegebedürftige für die jeweilige Untersuchung oder den Eingriff angemessen bekleidet sind, nicht frieren und nicht unnötig entblößt werden.

Sorgen Sie dafür, dass die Betroffenen mit einem Flügelhemd bekleidet sind, wenn Sie zu einer Untersuchung oder Operation gebracht werden. Meist ordnet der Arzt das Anlegen von Antithrombosestrümpfen an.

Erklären Sie dem Pflegebedürftigen, dass er vor Operationen und den meisten endoskopischen Untersuchungen Schmuck, Haarspangen, Uhren und Hilfsmittel, wie Zahnprothese, Brille oder Hörgerät, ablegen muss, und sorgen Sie für deren ordnungsgemäße Verwahrung.

Im Folgenden stellen die Autoren die wesentliche Handhabung zum stellvertretenden An- oder Auskleiden von Pflegebedürftigen dar. Sie sind stets auf Einzelsituationen zu übertragen und dem jeweiligen Bedarf angemessen abzuändern. Sie sind auch Grundlage für die Entwicklung geeigneter Handlungsmuster gemeinsam mit Pflegebedürftigen, wenn diese im Sinne der Selbstermächtigung noch oder wieder in der Lage sind, sich teilweise selbstständig zu bekleiden.

Verwenden Sie die in Pflegeeinrichtungen üblichen Flügelhemden nur in Ausnahmefällen, wenn z. B. keine eigene Nachtwäsche zur Verfügung steht oder wenn bei einem Eingriff die eigene Wäsche hinderlich wäre oder stark verunreinigt würde. Zum stellvertretenden Anziehen von Hemden oder Jacken führen Sie Ihre Hand von vorn durch die Ärmelöffnung und ziehen den Arm des Pflegebedürftigen nach vorne durch. In gleicher Weise können Sie mit Hosenbeinen verfahren.

Ziehen Sie die Kleidung immer zuerst über die Gliedmaßen, die in ihrer Bewegung eingeschränkt oder gelähmt sind. Ziehen Sie ein Hemd nie zuerst über den Kopf, wenn die Armbewegung eingeschränkt oder schmerzhaft ist.

Antithrombosestrümpfe erfüllen ihren Zweck nur, wenn sie gut sitzen, nicht zu locker sind, aber auch nicht einschnüren. Wählen Sie die passenden Strümpfe gemäß den Herstellerangaben aus. Der keilförmige Einsatz der Strümpfe befindet sich an der Oberschenkelinnenseite. Wählen Sie dementsprechend den rechten oder linken Strumpf aus. Kontrollieren Sie, ob der Strumpf rechts herum gedreht ist. Sie erkennen es an dem gummibeschichteten Haftband am Strumpfabschluss, das der Haut aufliegen soll. Dann ziehen Sie jeden Strumpf auf folgende Weise an:

- 1. Schieben Sie Ihre Hand in den Strumpf, bis dessen Fersenrundung auf Ihrem Handballen liegt.
- 2. Halten Sie die Fersenrundung fest und ziehen Sie den Strumpf bis zur Hand zurück auf Links.
- 3. Stellen Sie sich neben das Bein des Betroffenen und streifen Sie den Fuß des Strumpfes über seinen Vorfuß und die Ferse.
- 4. Ziehen Sie nun den Strumpf faltenfrei bis zum Knie hoch. Orientieren Sie sich am Strumpfmaterial, das sich kurz unter dem Knie des Strumpfes in der Stärke verändert.
- 5. Wenn der Strumpf am Knie richtig sitzt, ziehen Sie ihn bis zum Oberschenkel hoch.

Antithrombosestrümpfe

Fördern Sie bei allen Aktivitäten des An- oder Ausziehens auch kleinste Eigenaktivitäten, die der Pflegebedürftige übernehmen kann. Regen Sie Betroffene oder Angehörige dazu an, durch eine Änderung im Zuschnitt der Kleidung, wie die Vergrößerung des Halsausschnitts oder die Umgestaltung eines Verschlusses, mehr Unabhängigkeit zu ermöglichen. Beraten Sie Betroffene oder Angehörige bei der Anschaffung von Schuhen, die der Situation angemessen sind.

Selbstermächtigung der Betroffenen

Vor allen Eingriffen, bei denen die Haut in irgendeiner Weise verletzt oder eröffnet wird, muss das entsprechende Hautareal vorbereitet werden. Zur Reduzierung der Hautkeime ist die Haut zu reinigen. Sorgen Sie insbesondere bei der Vorbereitung auf chirurgische Eingriffe dafür, dass keimreiche Hautregionen, wie der Bauchnabel, Hautfalten, Finger- und Zehenzwischenräume, besonders gereinigt werden und die Finger- und Fußnägel kurz, sauber und unlackiert sind, damit man jederzeit die Durchblutungslage beurteilen kann.

Vorbereitung der Hautoberfläche

Vor den entsprechenden Eingriffen müssen auch die **Haare in der vorgesehenen Hautregion entfernt werden**. Tun Sie dies mittels **Nassrasur** oder Enthaarungscremes möglichst **zeitnah vor dem Eingriff**. Denken Sie daran, dass jede kleinste Verletzung der Hautoberfläche die anschließende Verkeimung verstärkt und Hautreaktionen durch Enthaarungscremes nicht auftreten dürfen.

Bei Operationen sind die Vorgaben des verantwortlichen Chirurgen maßgebend für die Ausdehnung der zu rasierenden Fläche. **Beobachten Sie** bei der Rasur **die Haut auf Veränderungen**, wie Entzündungen, und informieren Sie den Arzt, wenn Ihnen Besonderheiten auffallen.

Die **Desinfektion der Haut** wird immer direkt vor dem Eingriff vorgenommen. Steht das Mittel in **Sprühflaschen** zur Verfügung, besprühen Sie die Haut des betreffenden Areals und lassen das Desinfektionsmittel danach antrocknen. Sprühen Sie anschließend noch einmal das Desinfektionsmittel auf. Auf diese Weise werden **kleinere Hautbezirke**, etwa für eine Injektion, desinfiziert.

Bei einer **größeren Hautfläche** gehen Sie folgendermaßen vor:

- Nehmen Sie ein Hautdesinfektionsmittel und tränken Sie damit eine Kompresse.
- Wischen Sie den gewünschten Hautbezirk mit der Kompresse ab. Achten Sie darauf, dass die Haut vollkommen benetzt ist.
- Nehmen Sie zur Desinfektion der Haut vor Operationen ein gefärbtes Desinfektionsmittel, um den desinfizierten Bereich kenntlich zu machen. In diesem Fall verlängert sich die Einwirkzeit i. Allg. auf zwei Minuten, und der Vorgang ist zweimal nacheinander durchzuführen.
- Warten Sie die vom Hersteller vorgegebene Einwirkzeit ab, ehe Sie einen Eingriff durchführen.

Die **Schleimhautdesinfektion** muss mit schleimhautverträglichen Desinfektionsmitteln durchgeführt werden. Schleimhäute werden meist mit einem Tupfer oder Watteträger bepinselt, in seltenen Fällen besprüht.

Untersuchungen werden bevorzugt am Vormittag durchgeführt, solange der Betroffene noch nichts gegessen hat. Achten Sie vor geplanten Operationen darauf, dass die Person mindestens sechs Stunden vor dem Eingriff nichts mehr zu sich nimmt, also auch nichts trinkt und nicht raucht.

Vor verschiedenen Untersuchungen und größeren Operationen kann eine Kostumstellung notwendig werden. Richten Sie sich dabei nach den Vorgaben der Einrichtung.

Bei allen operativen Eingriffen, die in **Vollnarkose** stattfinden, müssen Sie zumindest einen **Reinigungseinlauf** des Darmes vornehmen, um zu verhindern, dass es während der Operation zu einer Darmentleerung kommt. Bei **speziellen Darmuntersuchungen und** bei **Darmoperationen** werden **umfangreichere Maßnahmen** zur Darmreinigung eingeleitet, die meist über einige Tage andauern und mit einer entsprechenden Einschränkung der Kost verbunden sind. Halten Sie sich auch hier an die jeweiligen Vorgaben der Institution.

Sorgen Sie vor allen Maßnahmen dafür, dass die Betroffenen Gelegenheit haben, vorher **Blase und Darm zu entleeren**.

Bitten Sie den Betroffenen, die für die Maßnahme notwendige Lage einzunehmen. Seien Sie ihm dabei behilflich. Wenn er nicht aus eigener Kraft die notwendige Lage einnehmen kann, müssen Sie ihn während der gesamten Durchführung unterstützen. Erleichtern Sie seine Lage durch Hilfsmittel, sodass seine Atmung nicht beeinträchtigt ist. Achten Sie darauf, dass bei längerer Liegedauer die Gewebedurchblutung gewährleistet bleibt und keine Druckschäden an Nerven entstehen.

Wahren der Asepsis

Damit **keimfreie Verhältnisse** aufrechterhalten werden, müssen Sie **jede Kontamination vermeiden**. Desinfizieren Sie Ihre Hände und ziehen Sie zusätzlich sterile Handschuhe an. Damit diese beim Anziehen nicht kontaminiert werden, gehen Sie folgendermaßen vor:

5 *(Randziffer)*

Randnotiz: Verschiedene Vorbereitungen in Bezug auf den Magen-Darm-Trakt

Randnotiz: Lagerung

Randnotiz: Anziehen steriler Handschuhe

Öffnen Sie die Packung, indem Sie die Kanten fassen und nach außen aufschlagen. Die Handschuhe liegen dann vor Ihnen. Bei jedem Handschuh ist ein Drittel des Unterrandes nach außen gestülpt.

- 1. Fassen Sie mit einer Hand den Handschuh für die andere Hand an der Umschlagkante. Greifen Sie den Handschuh mit spitzen Fingern an, wobei der Daumen in den Handschuh hineinreicht.
- 2. Mit diesem Griff heben Sie den Handschuh hoch und fahren mit der freien Hand hinein. Dabei darf die Außenseite des Handschuhs nirgendwo berührt werden. Ziehen Sie den Handschuh ganz über die freie Hand. Spreizen Sie dabei die Finger. Ziehen Sie den Handschuh über das Handgelenk, indem Sie an seiner Umschlagkante mit Daumen oder Zeigefinger wie mit einem Haken hebeln. Stören Sie sich nicht daran, wenn die Finger des Handschuhs noch nicht richtig sitzen.
- 3. Greifen Sie mit der behandschuhten Hand von oben her in den Umschlag des anderen Handschuhs hinein. Die sterilen Flächen der Handschuhe dürfen sich dabei berühren.
- 4. Halten Sie sich den zweiten Handschuh so vor die unbekleidete Hand, dass Sie ohne Berührung der sterilen Außenflächen hineinschlüpfen können. Ziehen Sie ihn vollständig über die Hand. Sie können jetzt die Finger des Handschuhs komplett zurechtrücken, weil sich Ihre Hände berühren dürfen, da sie beide steril sind.

Wenn schon ein zweites Paar Handschuhe aufgefaltet bereitliegt, können Sie jetzt einer weiteren Person die Handschuhe zum Anziehen anreichen. Das geht folgendermaßen vor sich:

Hilfestellung beim Anziehen steriler Handschuhe

- 1. Fassen Sie mit der behandschuhten Hand wie beim Anziehen in den Umschlag des bereitliegenden weiteren Handschuhs hinein.
- 2. Nehmen Sie den Handschuh hoch und greifen Sie mit der anderen Hand auf der gegenüberliegenden Seite des Handschuhs genauso unter dessen Umschlag.
- 3. Ziehen Sie den Handschuh so weit auseinander, dass die andere Person ihre Hand hineinstecken kann. Achten Sie darauf, dass Sie nicht die bloße Hand dieser Person berühren.

Wenn Sie bei einer aseptischen Maßnahme noch steriles Material nachreichen müssen, ist es Ihre Aufgabe, dies ohne Kontamination zu tun. Sie haben dazu mehrere Möglichkeiten:

Nachreichen sterilen Materials

- 1. Reißen Sie die Verpackung von **Einmalartikeln** auf und lassen Sie den Inhalt auf die sterile Fläche fallen, ohne diese zu berühren. Die Umverpackung darf nicht mit der sterilen Unterlage in Kontakt kommen.
- 2. Sie können die Verpackung von Einmalartikeln mit beiden Händen so auseinanderziehen, dass der Inhalt herausragt und ihn eine andere Person mit sterilen Handschuhen oder einer Pinzette entnehmen kann.
- 3. Material, das Sie **direkt aus einem sterilen Gefäß entnehmen** wollen, um es auf den Tisch zu legen, dürfen Sie **nur mit einer sterilen Pinzette oder Kornzange** anfassen. Legen Sie Deckel von sterilen Gefäßen immer auf ihrer Oberseite ab, sodass die dem Sterilgut zugewandte Seite nicht mit der unsterilen Unterlage in Berührung kommt.
- 4. Denken Sie daran, **dass bereits kontaminiertes Material auf keinen Fall auf die Sterilfläche zurückgelegt werden darf.**

Nachbereitung

Sie sind dafür verantwortlich, nach der Durchführung von Maßnahmen den Pflegebedürftigen hinsichtlich seines weiteren Zustandes zu beobachten. Klären Sie immer ab, welche Anordnungen noch eingehalten werden müssen. Führen Sie die angeordneten Maßnahmen durch und informieren Sie den Arzt über Besonderheiten.

Versorgung von Pflegebedürftigen nach Untersuchungen oder Eingriffen

Pflegerelevante Leitfragen

Fragen

— Muss Bettruhe eingehalten werden?

— Ist für eine bestimmte Zeit eine bestimmte Lagerung vorgesehen?

— Ist eine regelmäßige Überwachung erforderlich?

— Sind Essen oder Trinken erlaubt?

— Wurden bestimmte Medikamente verordnet?

Sorgen Sie dafür, dass der Betroffene ausreichend bekleidet ist. Achten Sie darauf, dass die entsprechenden Anordnungen eingehalten werden. Beruhigen Sie den Betroffenen durch geduldiges Beantworten von Fragen und durch nachvollziehbare Erklärungen; v. a. aber durch Ihre Anwesenheit.

In der Folge einer Untersuchung oder Operation, die in Vollnarkose durchgeführt wurde, muss der Betroffene grundsätzlich mindestens vier Stunden lang überwacht werden. Darunter versteht man i. Allg. die regelmäßige Kontrolle von Puls und Blutdruck eine Stunde lang 1/4-stündlich, eine Stunde lang 1/2-stündlich, danach stündlich. Achten Sie in diesem Zusammenhang auch auf Veränderungen der Atmung und der Körpertemperatur. Überwachen Sie die Betroffenen darüber hinaus immer im Hinblick auf mögliche Komplikationen, die im Zusammenhang mit dem Eingriff auftreten können.

Achten Sie auf alle Sonden, Drainagen, Infusionen und Verbände und reagieren Sie verantwortungsvoll auf Veränderungen. Dokumentieren Sie alle erhobenen Messwerte fortlaufend. Führen Sie alle verordneten Maßnahmen zum richtigen Zeitpunkt durch. Beobachten sie die Urinausscheidung, die eine regelrechte Nierenfunktion anzeigt. Schaffen Sie dem Pflegebedürftigen bei Blähungen Erleichterung, z. B. durch das Anlegen eines feuchtwarmen Wickels. Denken Sie daran, dass nach einer Kostumstellung ein langsamer Nahrungsaufbau notwendig ist.

Nachbereitung des Materials

Nach der Behandlung oder dem Eingriff müssen Sie die **gebrauchten Materialien** entsorgen. Werfen Sie gebrauchte Einmalartikel in den Müll. Desinfizieren Sie die kontaminierten Flächen. Bei Infektionskrankheiten ist für alle Materialien eine spezielle Kennzeichnung erforderlich. Jeder, der mit kontaminiertem Material in Kontakt tritt, muss darauf aufmerksam gemacht werden. In deutschen Krankenhäusern ist i. Allg. die Farbe Gelb das Signal für »infektiös«.

Organisieren Sie die Weiterleitung von **Untersuchungsmaterial**. Berücksichtigen Sie dabei die Vorschriften für die Haltbarkeit des Materials in Bezug auf Temperatur und Gefäß. Kontrollieren Sie die notwendigen Begleitschreiben und veranlassen Sie, dass alles an die richtige Stelle transportiert wird.

Legen Sie gebrauchte Instrumente sofort nach der Benutzung in **Desinfektionslösung** ein, weil damit eine weitere Keimausbreitung unterbunden und das Antrocknen von Blut und Sekreten vermieden wird. Achten Sie darauf, dass das gesamte Instrumentarium mit Desinfektionsmittel bedeckt ist. Öffnen Sie Klemmen und Scheren, sodass auch die überlappenden Flächen benetzt werden.

Ziehen Sie Handschuhe an, um nach der sachgerechten Einwirkungszeit die **Instrumente zu reinigen**. Nehmen Sie eine Bürste zur Entfernung von Material aus Rillen, spülen Sie Schläuche durch und bürsten Sie Hohlräume aus. Spülen Sie die gereinigten Instrumente mit klarem Wasser ab und trocknen Sie sie anschließend.

Zur **Sterilisation** müssen einzelne Instrumente eingepackt oder eingeschweißt werden, sofern man sie nicht in Kombination mit anderen Materialien in einem Container sterilisiert.

Grundlagen der Dokumentation

Die folgenden Anleitungen sollen Ihnen helfen, die umfangreichen administrativen Aufgaben in der Pflege korrekt und angemessen zu erfüllen.

— Schreiben Sie immer **lesbar und verständlich**.

— Wählen Sie **eindeutige Bezeichnungen** und tragen Sie diese vollständig ein.

— Verwenden Sie nur **allgemein gültige** und keine selbst entwickelten **Abkürzungen**.

— Halten Sie sich an die in Ihrer Einrichtung **festgelegten Symbole**, z. B. eine wellenförmige Linie im Temperaturverlauf für die Information über Schüttelfrost.

— Machen Sie alle Eintragungen **direkt** in das dafür vorgesehene Dokument, damit Übertragungsfehler vermieden werden.

— Achten Sie darauf, dass alle Mitarbeiter ihre **Eintragungen persönlich vornehmen und abzeichnen**. Denken Sie daran, dass das persönliche Handzeichen im Zweifel klärt, wer die Verantwortung für die Durchführung übernimmt.

— Vergessen Sie bei **Verlaufsprotokollen** nie **Datum, Uhrzeit** und Handzeichen.

— Verbessern Sie Fehler so, dass die **Verbesserung als solche erkennbar bleibt** und nicht als nachträgliche Manipulation erscheint.

— Füllen Sie Formulare **eindeutig** aus. Denken Sie bei **Namensangaben** an Verwechslungen durch Namensgleichheit. Vermerken Sie außer dem Familiennamen immer den Vornamen und möglichst das Geburtsdatum des Betroffenen.

— Sorgen Sie dafür, dass **Unbefugte keinen Einblick** in personenbezogene Aufzeichnungen nehmen können.

— Führen Sie zum **Nachweis von Lagerbeständen**, wie etwa dem Vorrat von Betäubungsmitteln, regelmäßig **alle Ein- und Ausgänge** auf, damit der Verbleib und der tatsächliche Bestand jederzeit festgestellt werden kann.

5.2   Beispiel eines handlungsleitenden Gesamtverlaufs

5.2.1   Bereich Arzneimittel: Medikamentengabe

5.2.2   Bereich Diagnostik und Therapie:
         Legen eines transurethralen Dauerkatheters bei einer Frau

5.2.3   Bereich Körperpflege

5.2.4   Bereich Lagerung und Mobilisation:
         Erstes Aufstehen nach längerer Bettruhe

5.2.5   Bereich Nahrung: Anreichen einer Mahlzeit

5.2.6   Bereich physikalische Therapie: Anlegen eines feuchtwarmen Wickels

5.2.7   Bereich Verbände: Wundverband

5.2.8   Bereich Vitalzeichen und Temperatur: Blutdruckmessung

Literatur

Im Folgenden wird die Pflege von Frau Zieher beschrieben. Dabei wird bewusst auf die ausführliche Darstellung der Therapie verzichtet und sich auf die Gegebenheiten beschränkt, die den Krankenhausaufenthalt begründen und die zum Verständnis der Zusammenhänge notwendig und pflegerisch relevant sind.

Nach der Beschreibung der Aufnahmesituation erfolgt eine Erläuterung der professionellen Wahrnehmungen, wie sie bei der ersten Begegnung mit Frau Zieher festgehalten wurden. Die Reihenfolge entspricht der der komplexen Phänome. Danach folgen Stationen aus dem Pflegeverlauf in zeitlicher Reihenfolge, die im Pflegebericht aufgezeichnet sind. Die Auswahl wurde so getroffen, dass Veränderungen der Phänome, der grundsätzlichen Vorgehensweise in der Pflege oder der Strategien deutlich werden. Das Kapitel »exemplarische Strategien« greift einzelne Situationen aus dem hier beschriebenen Verlauf auf, um die Vorgehensweisen in der Pflege zu erklären.

Aufnahmesituation

Um 17.30 Uhr wird Frau Zieher mit dem Krankenwagen in die Ambulanz eingeliefert. Die Diagnose auf dem Einweisungsschein lautet: »Verdacht auf Bandscheibenvorfall mit Harnverhalt«. Der diensthabende Arzt untersucht Frau Zieher und ordnet eine Computertomografie an, bei der ein Bandscheibenvorfall zwischen dem 5. Lendenwirbel und dem 1. Sakralwirbel festgestellt wird.

Telefonisch werden wir informiert, dass Frau Zieher auf unserer Station aufgenommen wird und möglicherweise noch im Verlauf des Abends operiert werden soll. Gemeinsam mit einer Kollegin bringe ich ein Bett in die Ambulanz, um die Patientin abzuholen.

Professionelle pflegerische Wahrnehmung

Frau Zieher liegt auf dem Untersuchungstisch und zieht abwechslungsweise das rechte und das linke Bein etwas an und streckt es wieder aus. Ihre lockigen, dunklen Haare sind zerwühlt und strähnig. Die wertvoll wirkenden Ohrringe und die passende Halskette stehen ihr gut. Ich denke sofort daran, dass ihr anwesender Ehemann den Schmuck am Besten mit nach Hause nehmen sollte.

Das gerötete Gesicht von Frau Zieher wirkt durch eine steile Stirnfalte streng. Der Blick ist unruhig. Immer wieder schaut Frau Zieher zur Tür. Ich schätze, dass sie ungefähr 1,60 m groß ist und mindestens 80 kg wiegt. Die gedrungene rundliche Figur wirkt durch den Jogging-Anzug sportlich und weiblich zugleich, was durch die große Brust noch verstärkt wird. Als ich mit Frau Zieher spreche, bin ich erstaunt über ihre feste Stimme und die energische Art zu sprechen. Sie klagt nicht, sondern erklärt einfach, dass sie sehr starke Schmerzen hat. Als ich mich nähere, bemerke ich einen leichten Schweißgeruch. Frau Zieher erscheint mir aufgrund meiner Beobachtungen sehr aufgeregt. Wie sich später herausstellt, ist Frau Zieher eine viel beschäftigte Frau, die neben dem Fünf-Personen-Haushalt die Büroarbeit für ihren Ehemann erledigt, der als Malermeister einen eigenen Betrieb hat.

Der aufgeregte Ehemann möchte gerne helfen, und wir haben Mühe, ihn davon abzuhalten, seine Frau vom Untersuchungstisch ins Bett zu ziehen. Das Bett wurde von uns inzwischen neben den Untersuchungstisch gefahren, auf gleiche Höhe mit dem Tisch gebracht und die Bremse festgestellt. Frau Zieher möchte sich lieber ohne Hilfe in das Bett hinüberbewegen. Sie kann dabei die Bewegungen selbst kontrollieren. Als sie im Bett liegt, ist sie für einen Moment vollkommen erschöpft. Wir bringen das Fußende sofort in Stufenlage, was ihr offensichtlich etwas Entlastung verschafft. Ich lasse Frau Zieher und ihren Ehemann für kurze Zeit alleine, damit sie sich voneinander verabschieden können.

Auf dem Weg zur Station denke ich, dass Frau Zieher in erster Linie von ihren Schmerzen befreit werden möchte, deshalb sage ich ihr bereits unterwegs, dass sie nun vorrangig ein Schmerzmittel bekommen wird. Obwohl sie nicht klagt, deute ich auch an, dass wir einen Katheter legen würden, um ihre Blase zu entleeren. Sie akzeptiert das mit einem unsicheren Blick.

Verlauf

Operationsvorbereitung

Frau Zieher hat starke Schmerzen und ist in ihren Bewegungen so eingeschränkt, dass sie ihre Kleidung nicht selbst ausziehen kann. Während ich ihr dabei helfe, bereitet eine Kollegin eine Injektionspumpe mit 2 ml Dipidolor® in 48 ml NaCl 0,9% vor. Der Arzt legt eine Verweilkanüle und nimmt das Blut für die Laboruntersuchungen ab. Dann injiziert er eine Bolusgabe von 8 ml der Lösung. Die Injektionspumpe wird auf 8 ml/h eingestellt.

Inzwischen habe ich das Material zum Legen eines Blasenverweilkatheters vorbereitet. Als ich damit ins Zimmer komme, empfinde ich eine »angespannte Unruhe«. Ich spreche behutsam mit Frau Zieher über die Notwendigkeit der Maßnahme und erkläre ihr das Vorgehen. Ich hole eine Kollegin zu Hilfe und bemerke, dass Frau Zieher vor jeder Bewegung große Angst hat. Frau Zieher ist erleichtert, als der Urin abgeflossen ist. Trotzdem ist ihre Anspannung nicht gewichen. Die endgültige Entscheidung zur Operation wird erst der diensthabende Oberarzt stellen, und diese Ungewissheit scheint die Ursache von Frau Ziehers Unruhe zu sein. Ich nehme mir deshalb Zeit, um ihre Fragen zu beantworten. Sie wird ruhiger, nachdem sie einen Überblick darüber hat, was noch auf sie zukommen wird. Während ich das Material entsorge, erkundigt sich Frau Zieher, wie sie telefonieren kann. Ich verspreche ihr eine Telefonkarte zu besorgen, mit der sie das Telefon an ihrem Bett benutzen kann. Frau Zieher findet keine Ruhe, bevor sie weiß, dass zu Hause alles seinen geregelten Gang geht.

Gegen 19.00 Uhr kommt der Oberarzt, und die Operation wird noch für denselben Abend festgelegt. Mein Dienst ist beendet und ich gehe noch einmal zu Frau Zieher um ihr alles Gute zu wünschen und mich zu verabschieden. Sie hält mich fest und will genau wissen, was jetzt als Nächstes kommt. Weil sie unsicher ist, erkläre ich ihr noch einmal genau die Abfolge der Operationsvorbereitungen und verweise darauf, dass weitere Erklärungen durch den Chirurgen und den Anästhesisten erfolgen werden. Ich mache sie darauf aufmerksam, dass sie im Anschluss an die Operation vorübergehend auf die Wachstation kommt, dann aber wieder auf unsere Station zurückgebracht wird. Um das Gespräch zu einem guten Abschluss zu bringen, empfehle ich Frau Zieher, die verbleibende Zeit zu nutzen, um ihren Mann anzurufen. Als ich das Zimmer verlasse, habe ich das Gefühl, dass Frau Zieher ihre Situation jetzt besser annehmen kann.

Am nächsten Vormittag wird Frau Zieher um 11.00 Uhr von der Wachstation wieder zurückverlegt.

Postoperative Phase

Die Operation ist komplikationslos verlaufen. In der Wunde oberhalb der Analfalte liegt eine Redon-Drainage. Frau Zieher bekommt weiter Dipidolor® über den Injektionspumpe , 4 ml/h. Sie darf noch nicht essen und nur schluckweise Tee trinken. Frau Zieher liegt flach auf dem Rücken und weiß, dass sie sich nur mit Unterstützung zur Seite drehen darf. Sie hat zwei kleine Lagerungskissen unter den Fesseln liegen, damit die Fersen ausreichend durchblutet werden, und empfindet diese Lage als unbequem. Ich entferne die kleinen Kissen und lege ihr ein eingeschlagenes Kopfkissen unter die Unterschenkel. Dadurch wird auch die Bauchdecke entlastet, und Frau Zieher fühlt sich besser. Herr Zieher hat seine Frau schon am frühen Morgen auf der Wachstation besucht, weil er heute erst am Abend wiederkommen kann. Frau Zieher macht sich Sorgen, ob zu Hause alles klappt. Sie hat drei Söhne. Der 14- und der 17-Jährige gehen noch zur Schule. Der 22-Jährige arbeitet als Maler im elterlichen Betrieb. Nachdem sie mit dem Jüngsten telefoniert hat, ist sie wieder beruhigt.

1. postoperativer Tag

Frau Zieher hatte noch keinen Stuhlgang. Ihr Bauch ist gebläht und gespannt. Ich mache ihr deshalb einen feuchtwarmen Bauchwickel. Als nach etwa einer Stunde Winde abgehen, möchte ich Frau Zieher aufmuntern und sage ihr, dass sie am Abend etwas Suppe essen kann. Sie lehnt dies aber sofort ab, weil der Arzt ihr erklärt hat, dass ihr Gewicht zur Erkrankung beigetragen habe.

2. postoperativer Tag

Am zweiten postoperativen Tag komme ich morgens zu Frau Zieher. Die Verweilkanüle wurde am Abend zuvor entfernt. Die Schmerzmedikation kann jetzt oral verabreicht werden. Frau Zieher muss noch flach liegen, und ich übernehme ihre Körperpflege. Für Frau Zieher ist diese Hilflosigkeit unangenehm und sie verweist immer darauf, dass sie sich ja bald wieder selbst waschen könne. Bei der Intimpflege entferne ich den Dauerkatheter. Dabei erkläre ich Frau Zieher, dass sie klingeln solle, wenn sie Wasser lassen müsse. Frau Zieher hatte noch keinen Stuhlgang und muss deshalb ein Abführmittel einnehmen.

Visite

Bei der Visite wird die Redon-Drainage entfernt. Nachdem Frau Zieher bei der krankengymnastischen Behandlung zum ersten Mal aufstehen durfte, ist sie völlig erschöpft und schläft, bis der Orthopädietechniker kommt, um die Maße für die Stützorthese zu nehmen.

Weil Frau Zieher immer noch keinen Stuhlgang hatte, verabreiche ich ihr am Mittag ein Klysma und schiebe ihr anschließend ein abgeflachtes Fraktur-Steckbecken unter. Sie ist erleichtert, als sie diese unangenehme Prozedur überstanden hat.

3. postoperativer Tag

Am nächsten Morgen schlage ich Frau Zieher vor, sich selbst am Waschbecken zu waschen. Am Vortag war es ihr unangenehm, dass sie auf meine Hilfe angewiesen war. Sie hat bereits gelernt, beim Aufstehen, die Wirbelsäule gerade zu halten, und ich werde ihr dabei helfen. Obwohl dies anstrengend ist, wäscht sich Frau Zieher stehend am Waschbecken, putzt ihre Zähne und will auch noch ihre Haare kämmen, obwohl sie schon völlig erschöpft ist. Ich habe inzwischen das Bett frisch bezogen und helfe Frau Zieher sich hinzulegen.

Tägliche Verrichtungen

Frau Zieher wird täglich krankengymnastisch behandelt und lernt ihren Rücken zu schonen. Sie darf jetzt selbstständig aufstehen, anfangs unter Aufsicht. Ich nutze diese Gelegenheiten, um mit Frau Zieher darüber zu sprechen, dass sie ihre Lebensweise verändern sollte um ihren Rücken zu schonen. Frau Zieher findet es wichtig, mehr Zeit für sich selbst zu haben. Nur dann kann sie vermehrt auf ihre Ernährung achten und eine sportliche Aktivität finden, um die Muskulatur zu stärken.

Entlassung

Im Anschluss an den Krankenhausaufenthalt wird Frau Zieher in eine Rehabilitationsklinik verlegt. Sie hofft, dort gute Ansatzpunkte für die Änderung ihrer Lebensweise zu bekommen.

Exemplarische Strategien

Es folgt eine Übersicht über die verschiedenen Strategien in alphabetischer Reihenfolge, aus denen einige Beispiele auf die Situation von Frau Zieher angewendet werden.

Alle Pflegestrategien auf einen Blick (nach Bereichen)
- Arzneimittel
- Diagnostik und Therapie
- Körperpflege
- Lagerung und Mobilisation
- Nahrung
- Physikalische Therapie
- Verbände
- Vitalzeichen und Temperatur

Vorgehensweise

Zunächst werden die jeweils wichtigsten Prinzipien erläutert. Danach folgen die grundsätzlichen Vorgehensweise in der Pflege als Gegenüber, Vermittler oder Stellvertreter. Schließlich wird der allgemeingültige Ablauf der Handlung dargestellt. Die individuelle Durchführung dieser Strategie wird dann auf ausgewählte Situationen der Krankengeschichte von Frau Zieher angewendet.

5.2.1 Bereich Arzneimittel: Medikamentengabe

Prinzipien

Die gesetzlichen Rahmenbedingungen verbieten es, einem Pflegebedürftigen gegen seinen Willen ein Medikament zu verabreichen. Der Ausnahmefall zur Abwendung einer Gefahr muss in jeder Situation entsprechend den gesetzlichen Vorgaben ärztlich angeordnet werden. Der Pflegebedürftige hat immer **Anspruch auf Aufklärung** über Wirkungsweise, mögliche Nebenwirkungen, Art und Zeitpunkt der Applikation.

> Einwilligung des Pflegebedürftigen

Es gelten die Bestimmungen des Arzneimittelgesetzes und des Betäubungsmittelgesetzes. Die Verordnung und Verabreichung von Medikamenten muss dokumentiert werden.

> Dokumentation

Es gelten die Prinzipien der Hygiene. Medikamente dürfen nach Ablauf des Verfallsdatums nicht mehr abgegeben werden. Dabei ist besonders zu beachten, dass sich bei Salben und Tropfen der **Verfall nach Anbruch** beschleunigt. Deshalb wird das Anbruchsdatum auf der Packung vermerkt und die Anbruchs-Verfallzeit berücksichtigt. Eine diesbezügl. Auskunft muss man gegebenenfalls beim Apotheker einholen.

> Hygienevorschriften

Medikamente müssen immer in **einwandfreiem Zustand** sein. Bei auffälligen Veränderungen, etwa Verfärbungen oder Formveränderungen, dürfen sie nicht verabreicht werden. Geruchliche Auffälligkeiten, unbekannte Beimengungen oder auskristallisierte Flüssigkeiten müssen vom Apotheker überprüft werden.

Medikamente dürfen nur ausgegeben werden, wenn sie **schriftlich von einem Arzt angeordnet** wurden. In Ausnahmefällen dürfen Sie auf telefonische Anordnung hin ein Medikament verabreichen. Dieser Vorgang muss dokumentiert werden.

> Schriftliche Anordnung vom Arzt

Eine falsch verabreichte Medikation ist fahrlässig. Die Verabreichung eines Medikaments ohne ärztliche Anordnung ist eine unerlaubte Handlung. Wer das Medikament verabreicht, übernimmt die **Durchführungsverantwortung**. Es ist deshalb auf größte Genauigkeit bei der Vorbereitung und Verteilung der Medikamente zu achten. Die Vorbereitung von Medikamenten darf nicht an Hilfskräfte delegiert werden.

> Durchführungsverantwortung von Pflegenden

Als professionelle Pflegeperson trägt man die Verantwortung dafür, dass die richtige Person das Medikament in der richtigen Dosierung und Darreichungsform so verabreicht bekommt, wie die Vorgaben des Arztes lauten. Wenn Ihnen ein Fehler unterläuft, müssen Sie diesen umgehend dem Arzt mitteilen, damit er so rasch wie möglich eine Entscheidung zur Abwendung größeren Schadens treffen kann. Lesen Sie deshalb den Namen des Medikamentes immer genau und vergleichen ihn mit der schriftlichen ärztlichen Anordnung. Viele Medikamente haben ähnlich klingende Bezeichnungen, und bei einigen Herstellern sind die Farben der Verpackungen ähnlich, auch wenn sich der Inhalt deutlich unterscheidet.

Die zeitliche Abfolge der Einzelgabe von Medikamenten richtet sich nach der ärztlichen Anordnung. Mit einer regelmäßigen Gabe wird die Erhaltung einer bestimmtem Konzentration des Wirkstoffs erreicht. Bei verschiedenen Medikamenten muss man über 24 h verteilt in zeitlich gleichem Abstand, auch nachts, eine entsprechende Dosis verabreichen.

Die Dosierung richtet sich i. Allg. nach dem Körpergewicht und, insbesondere bei Kindern und Hochbetagten, nach dem Alter einer Person. **Stark abweichende Mengen müssen Sie hinterfragen, weil ein Fehler vorliegen könnte**. Dies ist v. a. erforderlich bei Medikamenten mit einer geringen therapeutischen Breite, also dem Bereich zwischen der jeweils minimalen therapeutischen und der toxischen Wirkstoffkonzentration.

Dem vorbereiteten Medikament muss man **exakt zuordnen können, für wen** und **wann es bestimmt ist**. Tropfen und Brausetabletten dürfen aus hygienischen Gründen erst direkt vor der Verabreichung vorbereitet werden. Das gleiche gilt für die Herstellung von Infusionslösungen.

> Eindeutige Medikamentenzuordnung

Eine exakte Medikamentenverordnung muss immer schriftlich erfolgen und dokumentiert werden. Vor dem Bereitstellen der Medikation ist sie genau zu überprüfen.

Bei allen festen Arzneimitteln gibt man die zu verabreichende Dosierung in Milligramm an. Fertigarzneimitteln sind häufig Pipetten oder Messlöffel beigegeben, die das genaue Abmessen erleichtern.

Grundsätzliche Vorgehensweisen bei der Medikamentengabe

Die Verabreichung von Medikamenten als **Gegenüber** bedeutet: Der Pflegebedürftige ist selbst in der Lage, das richtige Medikament in der richtigen Dosierung zum richtigen Zeitpunkt, in der richtigen Art und Weise zu sich zu nehmen. Aufgabe der professionellen Pflegekraft ist in diesem Fall die Bereitstellung, Ausgabe und Kontrolle der Medikation.

Bei der Verabreichung von Medikamenten als **Vermittler** stellen Sie die Medikamente für den Pflegebedürftigen bereit. Bei der Verabreichung erklären Sie die Vorgehensweise mit dem Ziel, die eigenständige Einnahme durch den Pflegebedürftigen einzuleiten. Im weiteren Verlauf werden Sie sich immer wieder davon überzeugen, inwieweit der Pflegebedürftige das Medikament selbst einnehmen kann.

Die Verabreichung von Medikamenten als **Stellvertreter** ersetzt eine oder mehrere Fähigkeiten des Pflegebedürftigen. Nach den grundsätzlichen Vorbereitungen **verabreichen Sie das Medikament** in der verordneten Applikationsform.

Pflegerelevante Leitfragen

> ### Fragen
> — 1. In welcher Form soll dem Pflegebedürftigen das Medikamente zur Verfügung gestellt und verabreicht werden?
> — 2. Kann der Pflegebedürftige das Medikament selbst einnehmen, auftragen, einträufeln oder spritzen?
> — 3. Überprüfen Sie die Dosierung.

Handlungsanleitung

— Waschen und desinfizieren Sie Ihre Hände.
— Vergewissern Sie sich noch einmal, dass Person, Medikament und Zeitpunkt mit der Verordnung übereinstimmen.
— Kontrollieren Sie die Dosierung.
— Bereiten Sie das Medikament zur Verabreichung vor.
— Ziehen Sie Spritzen steril auf, lösen Sie Brausetabletten auf, zählen Sie Tropfen in einen Einnahmebecher ab und verdünnen sie mit etwas Wasser.
— Vergewissern Sie sich, ob die Einnahmevorschrift im Zusammenhang mit der Nahrungsaufnahme eingehalten werden kann.
— Überzeugen Sie sich, dass der Betroffene das Medikament einnehmen kann.
— Lassen Sie die Person die zur Verabreichung bestmögliche Lage einnehmen.
— Erklären Sie dem Pflegebedürftigen die Medikamenteneinnahme und beraten ihn, wenn nötig. Wenn der Betroffene über Übelkeit oder Brechreiz klagt, überlegen Sie, ob die Einnahme des Medikamentes sinnvoll ist oder besser verschoben wird.
— Reichen Sie Tropfen in etwas Wasser verdünnt in einem Einnahmebecher und ermöglichen Sie, dass der Pflegebedürftige den Geschmack der Tropfen mit einem Getränk »hinunterspülen« kann.

Fallbezogene Strategie

Situationsbeschreibung

Frau Zieher darf am Morgen des vierten postoperativen Tages wieder ein Frühstück einnehmen. Die ärztliche Verordnung für orale Medikamente lautet: Vitamin-B-Komplex, Dragees, 1-1-1, Voltaren® resinat, Kapseln, 1-0-1, Antra mups®, Kapseln, 1-0-0, Diazepam®, Dragees, 5 mg-5 mg-10 mg. Frau Zieher soll die Medikamente jeweils zu den Mahlzeiten einnehmen. Sie kennt die Medikamente, weiß was sie bewirken sollen und nimmt sie selbstständig ein.

Situationsgerechtes Vorgehen

Nachdem ich meine Hände desinfiziert habe, kontrolliere ich noch einmal, ob für Frau Zieher die für die morgendliche Einnahme bestimmten Medikamente im Einnahmebecher vorbereitet sind. Ich bringe das Gläschen zusammen mit dem Frühstück zu Frau Zieher. Sie sitzt bereits am Tisch und ich stelle das Tablett vor sie hin. Frau Zieher nimmt sich sogleich das Medikamenten-Gläschen und kontrolliert, ob die Medikamente auch vollständig sind. »Glauben Sie wirklich, dass ich das Beruhigungsmittel noch brauche?«, fragt sie mich. »Das sind nur noch 5 mg, bisher haben Sie die doppelte Menge bekommen. Ich finde schon, dass Sie das zurzeit noch gut gebrauchen können, erwidere ich. »Ich möchte nicht unnötig müde sein, sondern bald wieder fit sein«, sagt sie und stellt das Gefäß auf das Tablett zurück. »Werden Sie denn müde davon?«, frage ich. »Das weiß ich nicht, aber solche Mittel gibt man doch immer, wenn die Leute irgendwie durchgedreht sind«. Ich erkenne, dass Frau Zieher verunsichert ist, und erkläre ihr die Wirkung des Mittels im Zusammenhang mit ihrer Situation. Ich ermutige sie auch, bei der Visite mit dem Arzt darüber zu sprechen. Sie hat jetzt verstanden, dass in ihrer Situation eine leichte Beruhigung zur gesundheitlichen Besserung beiträgt, und nimmt zum Zeichen dafür alle Tabletten auf einmal in den Mund und trinkt ein Glas Wasser nach. Ich wünsche Frau Zieher einen guten Appetit und gehe wieder aus dem Zimmer.

5.2.2 Bereich Diagnostik und Therapie: Legen eines transurethralen Dauerkatheters bei einer Frau

In diesen Bereich gehören Untersuchungen und therapeutische Eingriffe, die vielfach an Pflegepersonen delegiert werden, aber immer der ärztlichen Anordnung bedürfen. Wird die Durchführung vom Arzt vorgenommen, besteht die Aufgabe von Pflegepersonen in der Vorbereitung und anschließenden Betreuung des Pflegebedürftigen. In einigen Fällen ist auch die Assistenz von Pflegepersonen erforderlich.

Ärztliche Anordnung

Prinzipien

Für diagnostische und therapeutische Maßnahmen ist eine **ärztliche Aufklärung** notwendig. Die ausdrückliche Einwilligung des Betroffenen ist insbesondere dann unentbehrlich, wenn es sich um Eingriffe in den Körper handelt.

Ausdrückliche Einwilligung des Betroffenen

Sämtliche Befunde von Personen sind einerseits erhobene Daten, die unter das Datenschutzgesetz fallen, andererseits aber auch persönliche Angaben, die vertraulich im Sinne der **Schweigepflicht** zu behandeln sind.

Datenschutz

Dokumentieren Sie die Durchführung aller Eingriffe, ebenso ermittelte Messwerte und Mengen und darüber hinaus auch das Auftreten von Zwischenfällen.

Halten Sie bei allen Eingriffen in das Körperinnere die Prinzipien der Keimfreiheit und der durchgehenden aseptischen Arbeitsweise ein. Bei der Vorbereitung und Nachsorge müssen die Prinzipien der Überwachung und rechtzeitigen Erkennung von Notfallsituationen berücksichtigt werden.

Grundsätzliche Vorgehensweisen bei der Diagnostik und Therapie

Bei der Durchführung von Maßnahmen zur Diagnostik und Therapie werden Sie **vorwiegend als Stellvertreter und Vermittler** tätig, weil die Betroffenen im Allgemeinen nicht in der Lage sind, diese Maßnahmen selbst durchzuführen. Respektieren Sie den Umstand, dass Betroffene mit der Zeit zu Experten werden, weil man bestimmte Maßnahmen immer wieder bei Ihnen vornimmt. Nehmen Sie in solchen Fällen die Meinung dieser Personen besonders ernst.

Stehen Sie dem Pflegebedürftigen besonders dort als Ansprechpartner zur Verfügung, wo die Eingriffe belastend sind. Bei der Durchführung selbst können Sie durch Ihre Anwesenheit Ängste mindern und Sicherheit vermitteln.

Pflegerelevante Leitfragen

> **Fragen**
>
> — 1. Ist die Aufklärung über den Eingriff durch den Arzt ausreichend, oder hat der Betroffene noch Fragen?
> — 2. Ist der Betroffene oder sind seine Angehörigen verunsichert oder verängstigt und brauchen Beratung?
> — 3. Kann die Untersuchung zum vorgegebenen Zeitpunkt durchgeführt werden?
> — 4. Besteht ein Zusammenhang zwischen der Nahrungsaufnahme und der Untersuchung?
> — 5. Ist der Betroffene zweckmäßig bekleidet, hat er Blase und Darm entleert?

Handlungsanleitung

Das Katheterisieren ist eine ärztliche Tätigkeit, die regelmäßig an Pflegepersonen delegiert wird. Zur Sicherung der aseptischen Arbeitsweise ist es empfehlenswert, dass eine zweite Person assistiert.

Orientieren Sie sich bei den Vorbereitungen und der Nachsorge an den strategischen Grundmustern (Abschn.5.1). Besprechen Sie mit der Betroffenen vorab die Notwendigkeit und den Ablauf der Maßnahme. Sorgen Sie dafür, dass die Behandlung ungestört und ohne Zuschauer vorgenommen werden kann, und sichern Sie dies der Betroffenen auch zu.

Führen Sie zunächst eine Intimtoilette durch, sofern die Betroffene dies nicht selbst tun kann.

Bereiten Sie nun eine **sterile Arbeitsfläche** vor, um alle sterilen Artikel bereit zu legen. Bei der Verwendung von fertig vorbereiteten Kathetersets können Sie das Einschlagtuch als sterile Unterlage verwenden. Tränken Sie dabei auch die sterilen Kompressen mit Desinfektionslösung.

Die Patientin soll sich auf den Rücken legen, die Beine leicht anwinkeln und nach außen fallen lassen. Eine leichte Beckenhochlagerung durch Unterschieben eines Kissens ist dabei empfehlenswert. Legen Sie eine Schutzunterlage unter das Gesäß.

Gehen Sie im weiteren folgendermaßen vor:
- Ziehen Sie die **sterilen Handschuhe** an.
- Streifen Sie über die Arbeitshand einen zweiten sterilen Handschuh.
- Decken Sie den Genitalbereich der Frau mit dem sterilen Tuch so ab, dass die Harnröhrenöffnung sichtbar ist.

- Stellen Sie die Auffangschale zwischen die Beine der Betroffenen ebenfalls auf ein steriles Tuch.
- Beginnen Sie nun mit der Desinfektion des äußeren Genitale. Dazu wischen Sie immer von ventral nach dorsal und nehmen jeweils eine neue Kompresse.
- Fangen Sie mit den großen Labien an. Spreizen Sie diese mit Daumen und Zeigefinger, damit Sie die kleinen Labien desinfizieren können. Zum Schluss wird die Harnröhrenöffnung desinfiziert.
- Es empfiehlt sich, eine letzte Kompresse vor die Vagina zu legen.
- Ziehen Sie den zweiten Handschuh der Arbeitshand aus und lassen Sie sich nun den sterilen Katheter anreichen.
- Führen Sie den Katheter in die Harnröhrenöffnung ein, bis Urin abfließt.
- Jetzt können Sie mit einem sterilen Reagenzglas eine Urinprobe entnehmen und anschließend den Urin bis zu einer Menge von maximal 500 ml abfließen lassen.
- Wenn Sie einen Verweilkatheter legen, schieben Sie ihn nach Urinabfluss noch etwa 3 bis 4 cm vor.
- Spritzen Sie zum Blocken des Ballons die vom Hersteller angegebene Menge Aqua destillata in den Pilotansatz des Katheters.
- Verbinden Sie daraufhin den Katheter mit dem Urinauffangsystem.
- Trocknen Sie dann den Intimbereich der Frau ab.
- Befestigen Sie den Katheterbeutel an der Halterung unter dem Bettgestell.
- Ziehen Sie Ihre Handschuhe aus und desinfizieren Sie Ihre Hände.
- Sorgen Sie dafür, dass die Pflegebedürftige sich wieder bequem hinlegt, während Sie die gebrauchten Utensilien wegräumen.
- Dokumentieren Sie den Vorgang, die Kathetergröße, die Flüssigkeitsmenge im Blockballon und die abgelassene Urinmenge.

Fallbezogene Strategie

Situationsbeschreibung

Frau Zieher wurde mit einem Harnverhalt in die Klinik eingewiesen. Bis jetzt musste Sie die Aufnahme mit voller Blase über sich ergehen lassen. Kurz zuvor wurde ein Schmerzmittel verabreicht. Die Patientin liegt immer noch angespannt und unruhig in ihrem Bett. Ich habe Frau Zieher bereits bem Abholen aus der Ambulanz darauf aufmerksam gemacht, dass ein Katheter gelegt werden müsse, um ihre Blase zu entleeren. Frau Zieher sagt mir jetzt, dass sie froh ist, wenn der Druck endlich nachlässt, weil sie heute noch überhaupt kein Wasser lassen konnte. Eine nähere Erklärung über die Vorgehensweise will sie momentan nicht hören. Nach der Geburt ihres Sohnes wurde ihr schon einmal ein Katheter gelegt.

Situationsgerechtes Vorgehen

Die Kollegin hat inzwischen Waschutensilien geholt, um eine Intimpflege vorzunehmen. Sie erklärt Frau Zieher, warum das notwendig ist, und diese willigt mit einem »wenn es sein muss« ein. Zur Intimpflege stellt die Kollegin das Fußende des Bettes waagerecht und bittet Frau Zieher, die Beine leicht anzuziehen und einfach zur Seite fallen zu lassen.

Währenddessen desinfiziere ich meine Hände und packe das Katheterset so aus, dass die Umverpackung als sterile Fläche auf dem Tisch liegt. Nachdem ich die Kompressen getränkt habe, ziehe ich die sterilen Handschuhe an und streife noch einen zweiten Handschuh über meine rechte Hand.

Frau Zieher ist immer noch angespannt und lässt sich nur einsilbig auf eine Unterhaltung ein. Immerhin erfahren wir, dass die Schmerzen nicht mehr so heftig sind und sie froh ist, wenn alles vorbei ist.

Nachdem die Kollegin den Intimbereich abgetrocknet und eine Schutzunterlage unter das Gesäß geschoben hat, decke ich den Intimbereich von Frau Zieher mit sterilen Tüchern ab. Ich stelle die Nierenschale vor das Gesäß und desinfiziere das äußere Genitale. Die Kollegin reicht mir den Katheter in der geöffneten Packung an, und ich führe ihn problemlos in die Harnröhrenöffnung ein, bis Urin abfließt. Frau Zieher gibt ihrer Erleichterung Ausdruck. Danach schiebe ich den Katheter noch ein Stück weiter vor. Die Kollegin spritzt jetzt das destillierte Wasser in das Pilotstück des Katheters, und ich schließe das Abflusssystem an. Den Beutel befestige ich am Bett.

Nachbereitung   Nach dem Abtupfen des Desinfektionsmittels entfernen wir alle Hilfsmittel aus dem Bett, decken Frau Zieher zu und bringen das Fußende wieder in Stufenlage. Frau Zieher stützt sich auf den Ellenbogen ab, um etwas zum Kopfende zu rutschen. Sie bittet darum, das Fußende wieder etwas abzusenken, und liegt dann den Umständen entsprechend bequem. Frau Zieher sagt, dass sie sich sehr erleichtert fühlt, erscheint mir aber immer noch sehr angespannt, als ich aus dem Zimmer gehe.

5.2.3 Bereich Körperpflege

Prinzipien

Wahrung der Intimsphäre   Der direkte Körperkontakt stellt die intimste Form zwischenmenschlicher Interaktion dar und ist deshalb besonders respektvoll zu handhaben. Manchmal besteht der übereinstimmende Wunsch, dass nahe Angehörige zumindest Teile der Körperpflege übernehmen sollen. Wo dies zeitlich und organisatorisch möglich ist, sollten Sie dem entsprechen.

Das **Konzept der basalen Stimulation** können Sie bei Maßnahmen der Körperpflege grundsätzlich einsetzen.

Selbstermächtigung   Im Sinne der Selbstermächtigung sind immer die persönlichen Gewohnheiten und individuellen Wünsche der Pflegebedürftigen zu berücksichtigen. In welchem Umfang Sie die Maßnahmen ausführen, richtet sich nach der körperlichen Belastbarkeit und nach dem aktuellen Befinden.

Halten Sie in der Abfolge der Körperpflege eine hygienisch vertretbare **Reihenfolge** ein. Zur Intimpflege sollten Sie aus hygienischen Gründen immer Handschuhe anziehen. Nach der Defäkation auf dem Steckbecken ist meist eine Intimpflege erforderlich.

Pflegerelevante Leitfragen
Fragen
- 1. Darf der Pflegebedürftige gewaschen werden?
- 2. Will er gewaschen werden?
- 3. Zu welcher Zeit soll die Körperpflege durchgeführt werden?
- 4. Soll die Körperpflege im Bett, am Waschbecken oder in der Dusche oder Badewanne stattfinden?
- 5. Lässt der gesundheitliche Zustand diese Belastung zu?

Einige dieser Fragen können Sie sich sinngemäß in Bezug auf das Anziehen eines Betroffenen stellen.

Grundsätzliche Vorgehensweisen bei der Körperpflege

Immer wenn Pflegebedürftige ihre Körperpflege selbst durchführen können, ist es ihre Aufgabe als Gegenüber, dies in ungestörter Umgebung zu ermöglichen und jederzeit zur Hilfestellung zur Verfügung zu stehen.

Beginnen Sie frühzeitig mit der grundsätzlichen Vorgehensweise als Vermittler und beziehen Sie den Pflegebedürftigen in die einzelnen Vorgänge ein. Geben Sie ihm z. B. den Waschlappen in seine Hand und führen Sie diese durch sein Gesicht. Gestalten Sie den Ablauf immer der Situation angemessen und so individuell wie möglich. Unterstützen Sie den Pflegebedürftigen beim Erlernen neuer Handlungsmuster.

Wenn er die Handlung selbstständig durchführen kann, stellen Sie alle Utensilien in erreichbare Nähe und gewähren ihm eine gewisse Zeit des Alleinseins.

Ermöglichen Sie Pflegebedürftigen die Körperpflege am Waschbecken, sobald diese aufstehen können.

Es kann auch sinnvoll sein, den gesamten Ablauf zu teilen, wenn der Betroffene geschwächt oder in seiner Bewegungsfreiheit eingeschränkt ist. Sie können z. B. die Beine und den Intimbereich zuerst im Bett waschen und den Pflegebedürftigen dann zum Waschbecken bringen, wo er sich wie gewohnt waschen kann, während Sie dort nur noch seinen Rücken waschen.

Wenn Sie die Körperpflege stellvertretend für den Betroffenen durchführen, beachten Sie bitte bei der Vorbereitung der unmittelbaren Umgebung und im Umgang mit dem Pflegebedürftigen einige grundsätzliche Dinge. Diese sind ebenso auch auf andere Maßnahmen übertragbar und in der folgenden Übersicht zusammengefasst:

Prinzipielle Handlungen bei der Vorbereitung und Durchführung der Körperpflege

- Bevorzugte Pflegeartikel des Betroffenen verwenden
- Bequeme Lagerung für den Patienten für die Handlung ermöglichen
- Intimsphäre während des gesamten Vorganges wahren
- Abkühlung einzelner Körperpartien vermeiden

Handlungsanleitung

- Waschen Sie den Patienten am Kopf beginnend, wenn es die Situation erlaubt.
- Waschen Sie in langen, zügigen Bewegungen mit angemessenem Druck.
- Achten Sie besonders auf das Abtrocknen der Hautfalten.
- Ermöglichen Sie dem Pflegebedürftigen das Eintauchen der Hände ins Wasser.
- Ermitteln Sie beim Abtrocknen der Hände den Zustand der Fingernägel. Entfernen Sie Schmutzränder mit einem Nagelreiniger. Sorgen Sie für eine regelmäßige Nagelpflege.
- Beim Waschen des Bauches sollte auch der Bauchnabel gereinigt werden.
- Zum Waschen und Abtrocknen des Rückens ist es vorteilhaft, wenn der Pflegebedürftige sich hinsetzen kann. Andernfalls drehen Sie ihn zur Seite.
- Achten Sie beim Waschen der Beine auf den Zustand der Füße und Zehennägel.
- Prüfen Sie, ob das Waschwasser stark abgekühlt oder verseift ist. Wechseln Sie Wasser und Waschhandschuhe nach Bedarf.
- Stellen Sie das Bett zur Intimpflege flach und ziehen Sie Handschuhe an.
- Lagern Sie die Beine etwas auseinander und schieben Sie das Handtuch unter das Gesäß.
- Waschen Sie die Intimregion immer von der Symphyse in Richtung Damm.
- Bei Männern müssen Sie die Vorhaut zurückschieben, um Absonderungen darunter entfernen zu können. Vergessen Sie nicht, die Vorhaut wieder vorzuschieben.

- Nach dem sorgfältigen Abtrocknen der Geschlechtsorgane und der Leistenbeugen drehen Sie den Pflegebedürftigen auf die Seite und schieben das Handtuch unter das Becken.
- Waschen Sie nun die Analregion und das Gesäß.
- Beim Abtrocknen müssen Sie besonders die Gesäßfalte berücksichtigen.
- Wenn Pflegebedürftige eingekotet haben, entfernen Sie zuerst den Kot, ehe Sie die Analregion waschen.

Grundsätzliche Vorgehensweisen bei der Hautpflege

Wenn eine Person in der Lage ist, ihre gewohnten Pflegemittel selbstständig zu benutzen, sollte sie wissen, dass sie sich jederzeit an Sie als kompetenten Ansprechpartner wenden kann. Dadurch erfüllen Sie Ihre Funktion als **Gegenüber**.

Als **Vermittler** besteht Ihre Aufgabe darin, einem Pflegebedürftigen bei seiner gewohnten Hautpflege behilflich zu sein, wenn er dies nicht ausreichend selbst durchführen kann. Beraten Sie ihn hinsichtlich der Notwendigkeit von Hautpflege und bei der Wahl der geeigneten Pflegemittel entsprechend seinem Hauttyp.

Als **Stellvertreter** führen Sie die Hautpflege im Rahmen der Körperpflege durch. Sorgen Sie prinzipiell dafür, dass die Haut weder ausgetrocknet noch übermäßig fettig ist. Bedenken Sie, dass die Hautflora nur in einem sauren Milieu ausgewogen existiert. Vermeiden Sie Mazerationen in Hautfalten durch Trockenhalten. Dazu können Sie direkt nach dem Abtrocknen Mullkompressen zwischen die Hautfalten legen.

Grundsätzliche Vorgehensweisen bei der Zahnpflege

Bei der Pflege der Zähne ermöglichen Sie als **Gegenüber** des Pflegebedürftigen, dass er die Reinigungsmaßnahmen seinen Gewohnheiten entsprechend selbst ausüben kann.

Als **Vermittler** stellen Sie die Utensilien für die Mund- und Zahnpflege jeweils nach dem Essen und bei der Körperpflege zur Verfügung. Beraten Sie den Pflegebedürftigen hinsichtlich einer wirksamen Zahnpflege. Ermöglichen Sie auch das Einlegen von Zahnprothesen in eine Prothesenschale. Sorgen Sie dafür, dass die Prothese zuvor abgespült und gereinigt wird. Berücksichtigen Sie, dass nach dem Entfernen der Prothese die verbliebenen Zähne geputzt werden und der Mund ausgespült wird.

Beraten Sie den Pflegebedürftigen, wenn Sie erkennen, dass seine Mund- und Zahnpflege unzureichend ist. Wenn die Gefahr einer Infektion der Mundschleimhaut besteht, erklären Sie ihm die Zusammenhänge. Stellen Sie ihm Mittel zur Verfügung, die die Speichelproduktion anregen, wie etwa Zitronenstückchen zum Lutschen oder Kaugummi zum Kauen. Fordern Sie ihn auf, häufig den Mund zu spülen und ganz regelmäßig seine Zähne zu putzen.

Wenn Sie als **Stellvertreter** handeln, machen Sie die Wahl der Methode davon abhängig, ob der Pflegebedürftige den Mund ausspülen kann und sich nicht verschlucken wird.

Handlungsanleitung

- Bringen Sie den Pflegebedürftigen möglichst in eine sitzende Position und decken Sie seine Brust mit einem Handtuch ab.
- Sofern der Betroffene eine Prothese trägt, entfernen Sie diese und legen sie in einer Schale ab.
- Wählen Sie eine kurzkopfige nicht zu harte Zahnbürste und bringen Sie einen Strang Zahnpasta auf.

- Bürsten Sie die Zahnreihen oder einzelne Zähne systematisch an ihrer Außen- und Innenseite ab. Führen Sie mit sanftem Druck kreisende Bewegungen aus, damit das Zahnfleisch ausreichend massiert wird und Beläge entfernt werden.
- Lassen Sie den Betroffenen gut ausspülen und die Spülflüssigkeit in eine Nierenschale ausspucken.
- Trocknen Sie danach seinen Mund ab.
- Reinigen Sie die Zahnprothese mit Zahnpasta und Bürste am Waschbecken. Füllen Sie vorher etwas Wasser ins Becken, damit die Prothese nicht zerbricht, falls sie Ihnen aus den Händen rutscht.
- Setzen Sie die Prothese wieder ein, soweit der Betroffene dies nicht selbst tun kann. Die Prothese sollte zum Einsetzen immer feucht sein.
- Verwenden Sie ein Haftmittel, falls die Prothese nicht fest sitzt. Gehen Sie dabei nach den Anweisungen der Packungsbeilage vor.

Wenn die Gefahr droht, dass die Mundschleimhaut austrocknet, und keine Möglichkeit zum Ausspülen des Mundes besteht, muss der Mund regelmäßig feucht und sauber gehalten werden. Stellen Sie sich zur Mundpflege alle Utensilien bereit. Wählen Sie eine Lösung aus, die dem Betroffenen in Geschmack und Geruch angenehm ist. Denken Sie dabei auch an die **basal stimulierende Wirkung des Geschmacksreizes.**

- Inspizieren Sie die Mundhöhle, indem Sie mit einem Zungenspatel die Wange zur Seite halten bzw. die Zunge herunterdrücken. Leuchten Sie dazu mit einer Taschenlampe die Mundhöhle aus. Ziehen Sie den Arzt hinzu, wenn Sie krankhafte Veränderungen feststellen.
- Fassen Sie mit der Péanklemme einen Tupfer so, dass die Spitze der Klemme vollständig bedeckt ist, und befeuchten den Tupfer mit der Lösung.
- Wischen Sie nacheinander die Wangenschleimhaut, das Zahnfleisch, die Zähne, die Zunge und den Raum unter der Zunge ab.
- Erneuern Sie den Tupfer zwischendurch, werfen Sie den gebrauchten Tupfer in einer Nierenschale ab.
- Wischen Sie am Gaumen so vorsichtig, dass kein Würgereiz ausgelöst wird.
- Wenn sich Borken oder Beläge nicht auf Anhieb entfernen lassen, versuchen Sie es mit einer Scheibe Zitrone. Borken lösen sich mithilfe von Fett leichter. Sie können etwas Butter auf die Stelle streichen und die Borke später lösen, wenn Sie aufgeweicht ist.
- Zur Erfrischung und zur Anregung der Speichelproduktion können Sie noch einmal mit glycerin- und lemonhaltigen Wattestäbchen den Mund auswischen. Dies können Sie zwischendurch wiederholen.
- Zum Schluss bestreichen Sie die Lippen des Pflegebedürftigen mit etwas Fettcreme, damit sie nicht spröde und rissig werden.

Fallbezogene Strategie
Situationsbeschreibung

Frau Zieher muss am Morgen des zweiten postoperativen Tages noch flach im Bett liegen, darf sich nicht aufsetzen und noch nicht aus dem Bett aufstehen. Bei allen Bewegungen im Bett ist darauf zu achten, dass die Wirbelsäule gerade bleibt. Frau Zieher ist eine ansonsten gesunde Frau. Im Gespräch mit ihr erfahre ich, dass es ihr äußerst unangenehm ist, von einer anderen Person gewaschen zu werden. Dennoch möchte sie sich gerne frisch fühlen. Deshalb vereinbaren wir, dass sie so viel wie möglich selbst machen wird und wir die Körperpflege insgesamt auf das Notwendigste reduzieren.

5

Situationsgerechtes Vorgehen

Mit desinfizierten Händen hole ich alle Waschutensilien und eine Schüssel mit warmem Wasser. Wir besprechen, dass das rosafarbene Handtuch für die obere und das hellblaue für die untere Körperregion bestimmt sein soll.

Frau Zieher hat die Bettdecke zurückgeschlagen und das Flügelhemd selbst ausgezogen. Damit das Bett nicht nass wird, lege ich ihr das rosafarbene Handtuch unter den Kopf und ziehe es bis unter die Schultern. Nun reiche ich Frau Zieher jeweils den eingeseiften oder ausgewaschenen Waschhandschuh, und sie wäscht sich Gesicht, Hals und Oberkörper. Das Pflaster an der Einstichstelle der Venenverweilkanüle am rechten Unteram entfernt Frau Zieher selbst. Es ist nur noch eine punktförmige Rötung sichtbar. Zum Abtrocknen ziehe ich das Handtuch unter ihrem Kopf vor und reiche es ihr. Bauch und Beine will Frau Zieher heute nicht waschen. Ich lege ihr vorläufig ein frisches Nachthemd über die Brust, um ihre Blöße zu bedecken. Ich reiche Frau Zieher auf Wunsch ihr Deo-Spray.

Da heute der Blasenkatheter entfernt werden soll, schlage ich Frau Zieher vor, dass ich ihr zuvor den Rücken waschen werde. Sie muss sich dazu so drehen, dass die Wirbelsäule gerade bleibt. Ich bitte sie deshalb, den linken Arm nach oben auszustrecken, ihren Körper anzuspannen und sich dann von mir weg auf die linke Seite zu rollen. Ich unterstütze sie bei dieser Bewegung an Schulter und Hüfte. In langen Zügen wasche ich den Rücken ab und fordere Frau Zieher auf, tief und kräftig durchzuatmen. Ich wasche auch die Hautfläche in der Umgebung des Verbandes. Zum Abtrocknen rubble ich die Haut kräftig ab, um die Durchblutung zu fördern, weil Frau Zieher auch heute noch viel auf dem Rücken liegen wird. Frau Zieher hat eine Körperlotion dabei, mit der ich ihren Rücken einreibe. Sie empfindet den vertrauten Duft als angenehm und fühlt sich erfrischt. Solange Frau Zieher noch auf der Seite liegt, spanne ich das Bettlaken seitlich frisch ein, ziehe dabei das Spanntuch heraus und schiebe es bis unter die Flanke von Frau Zieher. Das frische Spanntuch lege ich zusammengerollt an das zu entfernende heran und spanne es seitlich am Bett ein.

Mit angespannten Rückenmuskeln rollt sich Frau Zieher, an Schulter und Hüfte von mir unterstützt, über die Spanntücher hinweg auf die Mitte. Sie beginnt sogleich damit, das Nachthemd über Kopf und Arme zu streifen, und ich helfe, es unter dem Körper am Rücken herunter zu ziehen. Ich gehe auf die andere Bettseite und Frau Zieher dreht sich mit ausgestrecktem linkem Arm und angespannter Rückenmuskulatur nach links. Ich ziehe das Nachthemd bis auf die Höhe des Verbandes und stecke das Spanntuch auf dieser Seite faltenfrei ein. Frau Zieher rollt wieder zur Mitte des Bettes und schiebt sich über die Ellenbogen etwas zum Kopfende. Ich decke Frau Zieher zu, solange ich frisches Waschwasser hole.

Ich habe mich die ganze Zeit über mit Frau Zieher unterhalten. Sie hat offen über ihre Lebensumstände erzählt, und ich kann ihre Situation besser nachvollziehen. Das entstandene Vertrauensverhältnis zeigt sich auch darin, dass Frau Zieher ihre Schamhaftigkeit leichter überwindet und unaufgefordert die Decke zurückschlägt und die Beine auseinander nimmt, damit ich das Handtuch unter ihr Gesäß schieben kann. Ich ziehe Einmalhandschuhe an, entferne das destillierte Wasser aus dem Katheterballon und ziehe den Katheter heraus. Dann wasche ich die Intimregion und trockne vor allem die Leistenbeugen gut ab.

Ich räume das Waschwasser weg und bringe Nierenschale, Zahnputzzeug und einen Becher mit Wasser ans Bett. Zum Zähne putzen lege ich Frau Zieher das rosafarbene Handtuch unter das Kinn und decke ihre rechte Schulter damit ab. Dann drücke ich Zahnpasta auf die Zahnbürste und reiche sie Frau Zieher. Zum Spülen des Mundes bitte ich Frau Zieher den Kopf zur Seite zu drehen. Dann halte ich ihr seitlich eine Nierenschale unter den Mund, damit sie das Spülwasser wieder ausfließen lassen kann. Nach mehrmaligem Spülen trocknet sich Frau Zieher Mund und Wange ab und sagt mir, dass sie sich jetzt wirklich wohl fühle.

Ich reiche Frau Zieher ihre Haarbürste, damit sie sich frisieren kann, solange ich das gebrauchte Material wegräume. Zum Schluss schüttle ich das kleine Kopfkissen noch etwas auf und schiebe es wieder unter den Kopf.

5.2.4 Bereich Lagerung und Mobilisation: Erstes Aufstehen nach längerer Bettruhe

Prinzipien

Jede Verbesserung in der Beweglichkeit eines Menschen bedeutet einen Gewinn an Selbstermächtigung. Die Beweglichkeit von Pflegebedürftigen kann auf unterschiedliche Art eingeschränkt sein. Kombiniert mit den zahlreichen Möglichkeiten zur Unterstützung, ist Ihre **Kreativität** unerlässlich, um in der jeweiligen Situation die geeignete Strategie zu finden.

Selbstermächtigung

Ähnlich der Körperpflege stellt der enge Körperkontakt bei der Lagerung von Pflegebedürftigen und deren Mobilisation eine sehr nahe Form der zwischenmenschlichen **Interaktion** dar. Jeder Lagewechsel ist eine Stimulation für den Betroffenen, die die **Körperwahrnehmung** und letztendlich seine sozialen Kontakte fördert.

Wechselwirkungen zwischen Person und Umwelt

Handlungen der Lagerung und Mobilisation sind je nach Zustand des Pflegebedürftigen eine Belastung für Herz und Kreislauf und dürfen nie zur Überforderung führen. Sorgen Sie deshalb immer für ausreichende Erholungspausen. Koordinieren Sie die Reihenfolge verschiedener Handlungen im Sinne des Pflegebedürftigen.

Die Herabsetzung der Beweglichkeit und die Notwendigkeit, bestimmte Körperhaltungen einnehmen zu müssen, birgt immer die Gefahr der mangelnden Gewebedurchblutung, der veränderten Kreislaufverhältnisse und der abgeschwächten Belüftung der Lunge in sich. Wirken Sie dem bei allen Maßnahmen entgegen.

Vor allem bei der Mobilisation kommen die Prinzipien der Kinästhetik zur Anwendung. Bei allen Handlungen, die außerhalb des Bettes vorgenommen werden, ist auf angemessene Bekleidung des Pflegebedürftigen zu achten. Schuhe sollen sicheren Halt bieten und rutschfeste Sohlen haben.

Grundsätzliche Vorgehensweisen bei der Mobilisation

Überzeugen Sie sich davon, dass Pflegebedürftige sich selbst ausreichend bewegen. Nutzen Sie jede Gelegenheit, Pflegebedürftige zur Eigenaktivität zu ermuntern. Als **Gegenüber** ist es auch Ihre Aufgabe, für sichere Umgebungsbedingungen zu sorgen.

Als **Gegenüber und Vermittler** sind Sie dafür zuständig, dass Pflegebedürftige, die selbstständig weggehen können, ausreichend örtlich orientiert sind und über organisatorische Bedingungen Bescheid wissen, wie etwa die Notwendigkeit der Anwesenheit zu bestimmten Zeiten. Es ist auch Ihre Aufgabe, Pflegebedürftige vor Über- und Unterforderung zu bewahren.

Als **Stellvertreter** sind Sie verantwortlich für die Wahl des Zeitpunktes und den Umfang der Belastung bei der Mobilisation. Ihre Aufgabe ist es, die richtige Strategie zu entwickeln und den Pflegebedürftigen zu motivieren.

Bei allen Entscheidungen muss zuvor abgeklärt werden, ob die vorgesehene Maßnahme durchgeführt werden darf und kann. Es ist zu überlegen, ob man einen Kompromiss finden muss zwischen therapeutischen Gesichtspunkten und dem Abwenden von Gefahren.

Pflegerelevante Leitfragen

> **Fragen**
> — 1. Ist der Zeitpunkt günstig?
> — 2. Ist das Zeitintervall zwischen den einzelnen Handlungen ausreichend?
> — 3. Können Angehörige mit einbezogen werden?

Handlungsanleitung

Beim ersten Aufstehen nach längerer Bettruhe sollen zwei Personen anwesend sein. Sorgen Sie dafür, dass der Weg frei ist und keine Sturzgefahr besteht. Stellen Sie zur Sicherheit eine Sitzgelegenheit in erreichbare Nähe, auch wenn der Pflegebedürftige nur einige Schritte gehen und anschließend wieder zurück ins Bett soll. Überzeugen Sie sich, ob die Schuhe ausreichende Sicherheit bieten, und legen Sie einen Morgenmantel bereit.

- Helfen Sie dem Liegenden, an die Bettkante zu rutschen.
- Fordern Sie ihn auf, sich auf die Seite zu drehen, die Füße über die Bettkante zu schieben und sich gleichzeitig mit dem unten liegenden Arm und der anderen Hand zum Aufrichten in die Senkrechte zu drücken.
- Stützen Sie nun den Betroffenen in der sitzenden Position ab und warten Sie solange, bis sich sein Kreislauf an die aufrechte Körperhaltung gewöhnt hat.
- Kontrollieren Sie den Blutdruck und zählen Sie den Puls, um einen beginnenden Kollaps rechtzeitig zu erkennen.
- Warten Sie bei einem raschen Blutdruckabfall und Pulsanstieg mit der weiteren Mobilisation oder beenden Sie den Versuch.
- Ziehen Sie dem Pflegebedürftigen jetzt den Morgenmantel über und die Schuhe an.
- Stellen Sie sich nun rechts und links so neben den Betroffen, dass Sie mit ihren Füßen die Füße des Betroffenen vor dem Abrutschen sichern können.
- Unterstützen Sie den Pflegebedürftigen, indem Sie von jeder Seite mit einer Hand seinen Oberarm umfassen und den anderen Arm um seinen Rumpf legen.
- Fordern Sie ihn jetzt auf, sich zum Stand aufzurichten.
- Wenn er sich vom Bett erhoben hat, fordern Sie ihn auf, ruhig und tief durchzuatmen und sich umzuschauen.
- Wenn Sie alleine sind, sollten Sie sich zum Aufstehen vor den Betroffenen stellen und so weit in die Knie gehen, dass Ihre mit seinen auf gleicher Höhe sind. Mit Ihren Knien können Sie dann seine Knie absichern.
- Greifen Sie unter die Arme, legen Ihre beiden Hände auf die Schulterblätter des Pflegebedürftigen und bitten ihn, seine Arme auf ihre Schultern zu legen.
- Wenn Sie nun gleichzeitig mit ihren Knien gegen die Knie des Pflegebedürftigen und mit ihren Händen seinen Oberkörper nach oben drücken, kommt der Betroffene zum Stand.
- Stellen Sie sich nun einen halben Schritt hinter den Pflegebedürftigen.
- Führen Sie mit einer Hand den Unterarm des Pflegebedürftigen. Umfassen Sie mit dem anderen Arm das Becken des Betroffenen und fordern Sie ihn auf, zu gehen.
- Ist eine zweite Person anwesend, unterstützen Sie den Pflegebedürftigen auf diese Weise von beiden Seiten.
- Plötzlich auftretende Blässe zeigt meist einen bevorstehenden Kollaps an. Kollabiert der Betroffene tatsächlich, lassen Sie ihn sanft zu Boden gleiten, sodass er sich nicht verletzen kann.
- In der flachen Lage verbessert sich die Kreislaufsituation meist spontan, der Betroffene kann sich mit Unterstützung wieder erheben, oder Sie können ihn ins Bett bringen.

Fallbezogene Strategie

Situationsbeschreibung

Frau Zieher ist am Vortag unter Anleitung der Krankengymnastin zum ersten Mal aufgestanden und hat diese Belastung gut bewältigt. Der Weg zum Waschbecken ist kurz. Unter diesen Umständen kann ich ohne Hilfe einer weiteren Pflegeperson mit Frau Zieher aufstehen. Die Redon-Drainage und der Dauerkatheter sind inzwischen entfernt, sodass diese nicht mehr hinderlich sein können. Frau Zieher kennt inzwischen die Regeln, die sie einhalten muss, damit ihre Wirbelsäule gerade bleibt. Ich halte den Zeitpunkt für günstig, ihr am dritten Tag nach der Operation den Vorschlag zu machen, aufzustehen und sich selbst am Waschbecken zu waschen, weil ihr die völlige Abhängigkeit in diesem Bereich unangenehm ist. Außerdem ist diese Situation eine Gelegenheit, die Bewegungsabläufe zur Schonung des Rückens einzuüben. Frau Zieher darf und kann noch nicht sitzen und soll sich auch beim Stehen immer gerade halten.

Situationsgerechtes Vorgehen

Frau Zieher ist sofort einverstanden, aufzustehen und sich selbst zu waschen. Zunächst bitte ich sie, mir zu schildern, wie sie aufstehen wird. Ich kann mich davon überzeugen, dass ihr die Bewegungsabläufe bewusst sind. Um ihre Kreislaufsituation zu ermitteln, messe ich Frau Zieher zuerst den Blutdruck, der mit 120/70 mmHg stabil ist.

Ich bringe das Bett mit der Hydraulikpumpe in die niedrigste Position, damit Frau Ziehers Beine beim Sitzen Bodenkontakt haben und das Aufstehen erleichtert wird. Frau Zieher rutscht ganz an den rechten Rand des Bettes. Sehr geschickt winkelt sie die Beine an und drückt sich gleichzeitig mit der linken Hand und dem rechten Ellbogen in eine sitzende Position. Ohne direkt zu sitzen stellt sie sich sofort auf ihre Beine. Sie schwankt etwas und ich umfasse sie mit dem rechten Arm. Gleichzeitig fasse ich mit der linken Hand nach dem Handgelenk von Frau Zieher, um ihren Puls zu tasten. Dieser ist ruhig und gleichmäßig. Frau Zieher lacht mich an und schlüpft in die bereitgestellten Schuhe. Ich begleite sie zum Waschbecken. Um ihr zu ermöglichen, sich ungestört zu waschen, lasse ich sie in der Waschecke alleine, bleibe aber im Zimmer, damit ich sofort reagieren kann, falls die Belastung zu groß wird. Ich unterhalte mich bewusst die ganze Zeit über mit Frau Zieher, um mich zu versichern, dass es ihr gut geht.

5.2.5 Bereich Nahrung: Anreichen einer Mahlzeit

Prinzipien

Als professionelle Pflegekraft sind Sie verantwortlich dafür, dass jede Person die richtige **Kost** erhält. Beobachten Sie die **Reaktionen** der Betroffenen auf das Essen, registrieren Sie besonders aufmerksam Schluck- und Essstörungen. Ferner sorgen Sie für die ausreichende Mund- und Zahnpflege.

Dokumentieren Sie Absprachen mit dem Pflegebedürftigen bzgl. des Essens, aber auch seine Entwicklung zur Selbstständigkeit. Vermerken Sie alle Vorfälle im Zusammenhang mit dem Essen.

Dokumentation

Essen und Trinken sind intime Vorgänge, und jede Person hat normalerweise Gewohnheiten, die sich nicht sofort erschließen lassen. Ermöglichen Sie, dass Angehörige Tätigkeiten übernehmen, weil sie über eine vertraute Möglichkeit der Kontaktaufnahme verfügen und individuelle Gewohnheiten meist besser kennen.

Integration
von Angehörigen

Mit dem Aufbau eines persönlichen Verhältnisses lernen Sie einen Betroffenen wesentlich besser kennen. Auch das Anreichen des Essens wird bei zunehmendem Kontakt persönlicher. Schon das appetitliche Anrichten der Speisen hat mit der Würde des Pflegebedürftigen zu tun.

Handeln Sie niemals gegen den Willen einer Person, führen Sie insbesondere keine Zwangsmaßnahmen durch. Drohungen mit der zwangsweisen Verabreichung von Nahrung oder mit dem Essensentzug sind Taten der Gewalt, die gegenüber Pflegebedürftigen unterbleiben müssen.

Wichtig ist die Zusammenarbeit mit Logopäden, die zuständig sind für Schluck- und Esstraining.

Selbstermächtigung fördern

Leiten Sie die Betroffen möglichst zur Eigenverantwortung an, berücksichtigen und ermöglichen Sie kulturelle Gewohnheiten.

In Pflegeeinrichtungen ist es empfehlenswert zu kontrollieren, ob die aus der Großküche angelieferten Speisen warm sind und ob die Zusammenstellung der Lieferung der Bestellung entspricht.

Grundsätzliche Vorgehensweisen bei der Nahrungsaufnahme

Wenn Pflegebedürftige sich selbstständig ernähren können, stehen Sie ihnen als Ansprechpartner und Berater zur Verfügung. Sorgen Sie für eine angenehme Atmosphäre während der Mahlzeit. Achten Sie beim Abräumen darauf, ob der Betroffene satt ist, ob alles aufgegessen wurde, und erfragen Sie die Ursache, wenn der Pflegebedürftige nur teilweise oder gar nicht gegessen hat. Leiten Sie gegebenenfalls weitere Schritte ein.

Als **Vermittler** sorgen Sie für die richtige Kostform unter Berücksichtigung individueller Wünsche des Pflegebedürftigen. Sie sind verantwortlich dafür, dass der Pflegebedürftige in seiner aktuellen Situation den Teller erreichen kann und seine Position zum Essen geeignet ist. Wenn es erforderlich ist, bereiten Sie die Speisen mundgerecht zu. Überzeugen Sie sich, dass der Betroffene die Speisen kauen kann. Achten Sie darauf, dass das vorbereitete Essen appetitlich aussieht.

Bemühen Sie sich als **Stellvertreter** darum, die vertrauten Gewohnheiten der Person kennenzulernen, damit sie die Einnahme der Mahlzeiten individuell gestalten können.

Aufgaben

Pflegerelevante Leitfragen

- 1. Darf und kann der Betroffene essen bzw. trinken?
- 2. Muss eine essensabhängige Medikation verabreicht werden (beachten Sie z. B. den Ess-Spritz-Abstand bei Diabetikern)?
- 3. Sind die unmittelbaren Umgebungsbedingungen angenehm, z. B. Gerüche im Zimmer, Mitbewohner, Tischpartner mit eigenen Gewohnheiten, Ekel?
- 4. Ist die Körperhaltung geeignet? Kann sie verändert werden?

Handlungsanleitung

Sehen Sie vor dem Servieren des Essens nach, ob das Zimmer aufgeräumt, der Essplatz sauber und der Raum gut gelüftet ist. Achten Sie darauf, dass der Pflegebedürftige anwesend ist, und helfen Sie ihm, wenn erforderlich, die zum Essen geeignete Position einzunehmen. Desinfizieren Sie vor dem Servieren des Essens Ihre Hände. Kontrollieren Sie die Speise, ob die richtige Kostform von der Küche geliefert wurde und die Temperatur stimmt. Berücksichtigen Sie, dass das Essen sauber und appetitlich angerichtet ist. Stellen Sie das Tablett so vor den Pflegebedürftigen, dass er es gut erreichen kann. Fragen Sie nach weiteren Wünschen, etwa einem Getränk.

Fallbezogene Strategie

Situationsbeschreibung

Vier Tage nach der Operation darf Frau Zieher wieder Vollkost essen. Sie darf mit Unterstützung aufstehen und kann sich an den Tisch setzen. Am Vormittag wurde Frau Zieher krankengymnastisch behandelt. Sie liegt um die Mittagszeit im Bett und liest.

Situationsgerechtes Vorgehen

Bevor ich Frau Zieher das Mittagessen ins Zimmer bringe, gehe ich zu ihr, um beim Aufstehen zu helfen. Sie kann inzwischen sehr geschickt mit geradem Rücken aufstehen und problemlos gehen. Solange Frau Zieher den Morgenmantel anzieht, hole ich das Tablett und stelle es vor sie auf den Tisch. Es gibt eine klare Gemüsesuppe, danach Kartoffeln, Königsberger Klopse und Endiviensalat und als Nachtisch Vanillepudding. Ich stelle noch die Medikamente auf den Tisch, die Frau Zieher nach dem Essen einnehmen soll, und wünsche ihr einen guten Appetit.

Einige Zeit später komme ich wieder, um das Geschirr abzuräumen. Frau Zieher hat nur die Suppe gegessen, die Tabletten eingenommen und das Tablett mit dem übrigen Essen auf die Seite geschoben. »Mögen Sie keine Königsberger Klopse?« frage ich erstaunt. »Es ist besser, wenn ich nicht so viel esse, dann nehme ich wenigstens ein paar Pfund ab, solange ich hier bin« sagt sie nur. »Das stimmt zwar«, antworte ich, »nur werden Sie kein Gramm Fett verlieren, sondern Muskelmasse. Und die brauchen Sie zur Zeit eigentlich dringend.« Frau Zieher ist neugierig geworden, und ich erkläre ihr den Zusammenhang genauer. Im Gespräch erzählt mir Frau Zieher, dass sie erst nach der Geburt der Kinder stark zugenommen hat. Immer wieder hat sie gehungert, aber der Erfolg hielt nie lange an. Frau Zieher sieht ein, dass auch jetzt Hungern keinen Erfolg bringen wird. Ich empfehle ihr, den anschließenden Kuraufenthalt zu nutzen und eine Ernährungsberatung in Anspruch zu nehmen. Frau Zieher ist etwas skeptisch, weil sie davon eigentlich nicht viel hält, will aber darüber nachdenken. Ich räume das inzwischen kalt gewordene Essen ab, nicht ohne nachzufragen, ob ich es noch einmal aufwärmen soll. »Jetzt habe ich keinen Hunger, und heute Abend gibt es schließlich auch wieder etwas«, lehnt sie ab. »Ja, das kann ich verstehen« sage ich und hoffe, dass ich Frau Zieher ein Stück motivieren konnte, über ihre Lebensweise nachzudenken.

5.2.6 Bereich physikalische Therapie: Anlegen eines feuchtwarmen Wickels

Prinzipien

Beim Einsatz von medizinischen Geräten müssen die Vorschriften des Medizinproduktegesetzes eingehalten werden. Vermeiden Sie bei allen Anwendungen die Keimverschleppung. Während der Durchführung physikalischer Maßnahmen müssen Sie körperliche Reaktionen, wie etwa die Auswirkungen von Wärme und Kälte, beobachten und interpretieren. Leiten Sie Pflegebedürftige an, wenn diese die Maßnahmen selbstständig durchführen.

Gefahren abwenden

Selbstermächtigung fördern

Grundsätzliche Vorgehensweisen bei der physikalischen Therapie

Bei eigenständiger Durchführung der physikalischen Maßnahmen stehen Sie als Ansprechpartner zur Verfügung und überzeugen sich von der richtigen Handhabung. Sie sind auch für die angemessenen Umgebungsbedingungen zuständig. Sobald Sie erkennen, dass der Betroffene Fehler macht, zeigen Sie ihm die richtige Handlungsweise.

Als **Vermittler** stellen Sie dem Betroffenen Material oder Geräte zur Verfügung und leiten ihn sachgerecht an. Dazu gehören auch die Beratung und die Aufklärung bzgl. der Wirkungsweise der Maßnahme.

Die meisten Maßnahmen werden Sie als **Stellvertreter** durchführen, weil die Betroffenen nicht selbst dazu in der Lage sind. Versichern Sie sich dabei immer wieder, ob die Auswirkungen für den Betroffenen erträglich sind.

Pflegerelevante Leitfragen

> ### Aufgaben
> — 1. Ist dem Betroffenen der Vorgang unangenehm?
> — 2. Liegt eine ärztliche Anordnung vor?
> — 3. Ist der Zeitpunkt zur Durchführung der Maßnahme günstig?
> — 4. Kann der Betroffene die Maßnahme selbst durchführen?
> — 5. Ist eine Wiederholung anzustreben?
> — 6. Wird der Betroffene durch die Maßnahme überfordert?

Handlungsanleitung

Nehmen Sie ungefähr 40°C warmes Wasser, weil die Auflage noch an Wärme verliert, bis sie auf die Haut des Pflegebedürftigen kommt. Trotzdem muss immer noch erfragt werden, ob der Betroffene die Wärme ertragen kann und als angenehm empfindet. Die Zugabe von Wirkstoffen, etwa pflanzlichen Extrakten, richtet sich nach der Anordnung des Arztes.

— Bereiten Sie eine Schüssel mit warmem Wasser vor.
— Legen Sie ein ausreichend großes Woll- oder Flanelltuch (= Außentuch) unter das entsprechende Körperteil.
— Tauchen Sie ein kleineres Baumwolltuch in das Wasser und wringen Sie es aus, so dass es feucht ist, aber nicht tropft.
— Legen Sie dieses Tuch auf die vorgesehene Körperstelle.
— Legen Sie darüber ein Baumwolltuch, das das feuchte Tuch an allen Seiten überragt und verhindert, dass der Betroffene fröstelt.
— Zur längeren Erhaltung der Wärme können Sie eine Wärmflasche darüberlegen.
— Wickeln Sie als Abschluss das zuerst untergelegte Außentuch um das Körperteil.
— Lassen Sie den Pflegebedürftigen zugedeckt bis zu einer Stunde ruhen.

Fallbezogene Strategie
Situationsbeschreibung

Rückblick: Frau Zieher hat am ersten postoperativen Tag um die Mittagszeit einen geblähten Bauch. Es gehen keine Winde ab. Mit dem Arzt habe ich den Einsatz von feuchter Wärme vereinbart. Da Frau Zieher noch nicht essen darf, ist die Mittagszeit für diese Anwendung günstig.

Situationsgerechtes Vorgehen

Frau Zieher hat die Nacht auf der Wachstation verbracht und ist seit einigen Stunden zurück-verlegt. Sie fühlt sich unwohl nach der Operation und sagt, dass ihr gerade alles zu viel ist. Sie klagt darüber, dass sie so unvorbereitet aus der Familie und dem Betrieb herausgerissen wurde. »Kein Wunder, dass ich jetzt auch noch Bauchweh habe«, sagt sie. Die innere An-spannung, die mir bei der Aufnahme am Vortag aufgefallen war, ist immer noch vorhanden. Ich betaste ihren geblähten Bauch und frage, ob Winde abgegangen sind. Als sie das verneint, schlage ich ihr vor, einen warmen Wickel zu machen, der die Darmtätigkeit auf natürliche Art anregt. »Ich mache alles mit, was mir hilft«, sagt Frau Zieher.

Ich lege ein Spanntuch als Außentuch und ein Frotteehandtuch als Abdeckung bereit. Dann nehme ich ein ca. 40 × 40 cm großes Baumwolltuch, lasse das warme Wasser am Wasch-becken solange laufen, bis die Temperatur von 40°C erreicht ist. Dann lasse ich das Wasser eine Weile über das Baumwolltuch fließen, bis es ganz durchtränkt ist. Ich winde es locker aus, halte es gewunden mit beiden Händen fest, damit die Wärme im Tuch erhalten bleibt, und gehe rasch zu Frau Zieher. Sie schlägt selbst die Decke zurück und macht den Bauch frei. Ich berühre mit einem Stück Tuch die Bauchoberfläche zur Temperaturkontrolle und schaue Frau Zieher fragend an. Sie nickt und ich breite das Tuch aus. Dann lege ich rasch das Frot-teehandtuch darüber, sodass es an allen Seiten das feuchte Tuch überragt. Dann lege ich noch das zusammengefaltete Spanntuch darauf und decke Frau Zieher zu. Wie sie es empfindet, kann sie nicht sagen, sie zuckt nur mit den Schultern. Einige Zeit später ist sie jedoch einge-schlafen. Als ich nach ungefähr einer Stunde wieder komme, um den Wickel zu entfernen, stellt Frau Zieher erleichtert fest, dass der Bauch weniger gebläht ist und Winde abgegangen sind. Ich entferne die Tücher, trockne die Haut ab und decke Frau Zieher wieder zu.

5.2.7 Bereich Verbände: Wundverband

Prinzipien

Die **Zweckmäßigkeit** eines Verbandes muss immer wieder überprüft werden, um den ver-schiedenen Situationen des Betroffenen gerecht zu werden. Das Prinzip der Interaktion spielt in diesem Zusammenhang eine Rolle, weil bereits das Anlegen eines Verbandes ein kommu-nikativer Vorgang ist. Erläutern Sie insbesondere Sinn und Zweck hinderlicher Verbände, so-dass Pflegebedürftige sie akzeptieren können.   *Interaktion*

Bei offenen Wunden besteht immer Infektionsgefahr. Die Übertragung von Keimen von einer Person auf eine andere müssen Sie genauso vermeiden wie die Keimverschleppung innerhalb des Körpers, deshalb sind Prinzipien der Trennung und der Reihenfolge zu be-achten.   *Gefahren abwenden*

Wahren Sie die **Regeln der Asepsis** lückenlos. Dazu ist es wichtig, Material in ausrei-chender Menge vorzubereiten, Arbeitsabläufe zu koordinieren und unnötige Wege und Ver-zögerungen zu vermeiden.

Beim Anlegen von Verbänden müssen Sie immer auf die ausreichende **Durchblutung des Gewebes** achten. Begegnen Sie den Gefahren, die durch evtl. Bewegungseinschränkung ent-stehen. Beobachten Sie Veränderungen aufmerksam und teilen Sie diese gegebenenfalls dem Arzt mit.

Ärztliche Anordnungen sind für die etwaige Verabreichung von Arzneimitteln **erforder-lich**.

Dokumentieren Sie das Anlegen von Verbänden so, dass der Heilungsverlauf erkennbar ist und Unregelmäßigkeiten begründet sind.   *Dokumentation*

Zur Erhaltung und Förderung der Selbstermächtigung müssen Sie Betroffenen das Vorgehen verständlich machen.

Grundsätzliche Vorgehensweisen bei Verbänden

Bei der Durchführung von Verbänden stehen Sie dem Betroffenen möglicherweise als **Widerpart** zur Verfügung, besonders dann, wenn er Schmerzen hat oder den Verband als Einschränkung seiner Lebensqualität erlebt.

Pflegerelevante Leitfragen

Fragen
- 1. Erfüllt der Verband seinen Zweck?
- 2. Beeinträchtigt er die Mobilität des Pflegebedürftigen?
- 3. Hat der Betroffene Schmerzen? Bereitet die Maßnahme voraussichtlich Schmerzen? Sollte vor der Durchführung der Maßnahme ein Schmerzmittel verabreicht werden?
- 4. Sind besondere persönliche Vorkehrungen zu treffen, wie etwa das Anlegen von Schutzkittel oder Mundschutz?
- 5. Hat der Betroffene Angst?

Handlungsanleitung

Bei Wundverbänden sorgen Sie prinzipiell dafür, dass der Verbandwechsel ungestört und zügig durchgeführt werden kann. Lagern Sie den Pflegebedürftigen so, dass er die Lage schmerzfrei einhalten kann und die Wunde frei zugänglich ist. Ziehen Sie Einmalhandschuhe an und lösen Sie den alten Verband:
- Entfernen Sie vorsichtig die Wundauflage. Achten Sie dabei auf Beschaffenheit und Menge von Wundsekreten.
- Lässt sich die Wundauflage nicht ohne weiteres entfernen, träufeln Sie mit einer Spritze etwas sterile Kochsalzlösung oder destilliertes Wasser auf, bis sie sich ablösen lässt.
- Werfen Sie das kontaminierte Material direkt in den bereitgestellten Abwurfbeutel.
- Ziehen Sie die Handschuhe aus und werfen diese ebenfalls in den Abwurfbeutel.

Ziehen Sie zur Wundreinigung sterile Handschuhe an. Reinigen und desinfizieren Sie nun das Wundgebiet. Bei **aseptischen Wunden** sprühen Sie Desinfektionsmittel auf und wischen mit sterilen Kompressen die **Wunde von innen nach außen ab**, indem Sie für jeden Wischvorgang eine neue Kompresse verwenden.

Bei **septischen Wunden** reinigen Sie die Wunde, indem Sie die Kompressen mit einer sterilen Pinzette fassen. Denken Sie daran, dass die **Wischrichtung** in diesem Fall **von außen nach innen** sein muss, um die Verbreitung von Keimen aus der Wunde zu vermeiden. Werfen Sie die gebrauchten Kompressen direkt in den Abwurfbeutel.

Bringen Sie jetzt die verordneten speziellen Arzneimittel oder therapeutischen Verbandmittel auf.
- Decken Sie die Wunde mit sterilen Kompressen ab. Berücksichtigen Sie bei septischen Wunden die zu erwartende Sekretmenge und wählen Sie besonders saugfähige Verbandstoffe. Beachten Sie die Herstellerangaben für spezielle therapeutische Verbandmittel.
- Fixieren Sie den Verband so, dass der Pflegebedürftige möglichst wenig in seiner Bewegung eingeschränkt ist.
- Achten Sie darauf, dass der Verband nicht einschnürt oder auf der Haut spannt.

Fallbezogene Strategie

Situationsbeschreibung

Am zweiten postoperativen Tag hat der Arzt die Redon-Drainage entfernt und die Wunde mit einer Kompresse abgedeckt, die mit einem elastischen Klebevlies überdeckt und fixiert wurde. Am dritten Tag soll nun der Verband erneuert werden. Ich habe zu Frau Zieher inzwischen eine Beziehung aufgebaut und spüre, dass sie mir vertraut. Deshalb glaubt sie mir auch, dass der heutige Verbandwechsel nicht mehr schmerzhaft sein wird, weil nur die Kompresse gewechselt und nicht an der Wunde manipuliert wird.

Situationsgerechtes Vorgehen

Weil Frau Zieher nicht sitzen darf und die Seitenlage recht ungünstig ist, assistiert eine Kollegin, um Frau Zieher während des Verbandwechsels festzuhalten. Ich desinfiziere meine Hände und lege das notwendige Material bereit. Dabei reiße ich die einzeln verpackten sterilen Kompressen so auf, dass ich sie anschließend leicht fassen kann. Frau Zieher dreht sich in der eingeübten Weise mit geradem Rücken auf die Seite, und die Kollegin hält sie von der gegenüberliegenden Bettseite aus an Schulter und Hüfte fest. Frau Zieher berichtet uns, dass der gestrige Verbandwechsel viel schmerzhafter gewesen sei, als ihr angekündigt worden war. Wir erklären ihr deshalb noch einmal den Unterschied zwischen dem Ziehen einer Drainage und dem Wechseln der Wundauflage. Ich ziehe Einmalhandschuhe an und löse vorsichtig das Klebevlies ab. Die Wunde ist reizlos. Die Austrittsstelle der Redon-Drainage ist leicht gerötet (eine normale Reaktion des Körpers), und in der Kompresse ist eine entsprechende Blutspur sichtbar. Ich werfe die Kompresse zusammen mit den Handschuhen in den Abwurfbehälter, während die Kollegin die Desinfektionslösung aufsprüht. Ich ziehe die sterilen Handschuhe an, fasse eine Kompresse aus der angerissenen Packung und wische zuerst direkt an der Naht entlang. Mit jeweils einer neuen Kompresse wische ich dann rechts und links davon ab. Da die Wunde völlig trocken ist, klebe ich ein einfaches Wundpflaster darüber. Frau Zieher dreht sich erleichtert auf den Rücken zurück und bestätigt, dass der Vorgang nicht schmerzhaft war. Wir entsorgen das Material und desinfizieren die Hände.

5.2.8 Bereich Vitalzeichen und Temperatur: Blutdruckmessung

Prinzipien

Der Blutdruck eines Menschen verändert sich permanent in Abhängigkeit von seiner Aktivität. Deshalb sollten Sie immer den Ruhewert ermitteln, also nach Möglichkeit im Liegen oder Sitzen. Die Blutdruckwerte können Unterschiede zwischen rechtem und linkem Arm aufweisen. Seitendifferenzen des Blutdrucks an den Armen sind bei Erwachsenen diagnostisch erst verwertbar, wenn sie 20 mmHg systolisch oder 15 mmHg diastolisch überschreiten. Deshalb ist bei erstmaliger Messung eine beidseitige Kontrolle angezeigt. Weitere Messungen sollten wegen der besseren Vergleichbarkeit immer am selben Arm, normalerweise am linken, durchgeführt werden. Sofern eine Venenverweilkanüle oder ein Shunt am Unterarm liegt, unterlassen Sie die Messung an dem entsprechenden Arm.

Seitendifferenzen

Grundsätzliche Vorgehensweisen bei der Blutdruckmessung

Wenn Pflegebedürftige ihren Blutdruck selbst messen können, stehen Sie ihnen beratend zur Verfügung. Häufig ist die Bedeutung der Messwerte erklärungsbedürftig.

Als **Vermittler** sorgen Sie dafür, dass Pflegebedürftige das für sie geeignete Gerät zur Verfügung haben. Sie sind auch dafür zuständig, ihnen das richtige Vorgehen zu zeigen und zu erklären. Bei auffälligen Messwerten ziehen Sie einen Arzt hinzu.

Als **Stellvertreter** führen Sie die Messung durch.

Handlungsanleitung

- Die Messung sollte am liegenden oder sitzenden Menschen durchgeführt werden. Messungen im Stehen dienen lediglich der Feststellung einer orthostatischen Reaktion. Die Messung sollte erst nach 5-minütiger Ruhe vorgenommen werden.
- Lagern Sie den Arm nach Möglichkeit locker in Herzhöhe. Jede Anspannung der Muskulatur verändert den Messwert.
- Legen Sie die luftleere Manschette direkt auf der Haut des Oberarms an. Beachten Sie die korrekte Manschettengröße, die etwa zwei Fünftel des Oberarmdurchmessers betragen sollte. Beachten Sie außerdem den richtigen Sitz der Manschette 2 bis 3 cm oberhalb der Ellenbeuge.
- Schließen Sie das Ventil am Gummiballon und pumpen Sie die Manschette auf. Die Manschette wird nur solange aufgepumpt, bis der peripher tastbare Puls verschwindet, dann wird noch etwa 30 mm Hg höher aufgepumpt.
- Legen Sie die Membran des Stethoskops auf die in der Ellenbeuge verlaufende Kubitalarterie.
- Öffnen Sie das Ventil am Gummiballon vorsichtig und lassen Sie den Druck langsam ab.
- Lesen Sie beim ersten hörbaren Ton den Wert ab. Dieser entspricht dem systolischen Blutdruck.
- Verfolgen Sie die Pulstöne weiter, bis Sie sie nicht mehr hören. Nach dem letzten hörbaren Ton lesen Sie erneut ab.
- Entfernen Sie die Manschette und streifen Sie den Ärmel der Kleidung wieder über den Arm.

Ist eine Wiederholung des Messvorgangs nötig, legen Sie eine Pause von mindestens einer Minute ein. In der Zwischenzeit entfernen Sie die Luft völlig aus der Manschette.

Fallbezogene Strategie

Situationsbeschreibung

Bei Frau Zieher wird routinemäßig jeden Morgen vor der Morgentoilette der Blutdruck gemessen. Heute wird sie zum ersten Mal zum Waschen aufstehen, deshalb muss die Messung direkt zuvor durchgeführt werden. Da sie nicht sitzen kann, sondern sofort stehen muss, wäre es gefährlich, mit einem niedrigen Blutdruckwert aufzustehen, weil die Gefahr besteht, dass Frau Zieher kollabiert.

Situationsgerechtes Vorgehen

Frau Zieher ist sofort einverstanden, aufzustehen und sich selbst zu waschen, als ich ihr den Vorschlag mache. »Ehe Sie aufstehen, muss ich Ihren Blutdruck messen« kündige ich mein Vorhaben an. Frau Zieher schiebt bereitwillig den Ärmel hoch, und ich lege die Manschette um ihren Oberarm. Ich schließe das Ventil am Gummiballon und pumpe die Manschette auf, bis der periphere Puls nicht mehr tastbar ist, und erhöhe noch um 30 mmHg. Frau Zieher hatte bisher immer Werte um 110 mmHg systolisch. Als das Stethoskop an der Kubitalarterie angelegt ist, lasse ich langsam den Druck ab. Den ersten Ton höre ich bei einem Wert von 120 mmHg, bei 80 mmHg ist die Pulswelle nicht mehr hörbar. Ich lasse die Luft komplett ab und entferne die Manschette vom Arm. Ich nenne den Wert, wie jeden Morgen, und nachdem ich den Ärmel wieder heruntergezogen habe, rutscht Frau Zieher an die Bettkante, um aufzustehen.

Literatur

Philbert-Hasucha S (1999) Pflege-Prozess-Standards. Handbuch der aktuellen Pflegepraxis. Springer, Berlin Heidelberg New York Tokyo
Seel M (1998) Die Pflege des Menschen. 3. Aufl, Kunz, Hagen

Quellennachweis der Abbildungen

Alle Grafiken erstellt von Thomas Heinemann

Stichwortverzeichnis

A

Abfallbeseitigungsgesetz 284, 285
Adipositas 94
Aktivität 166–206, 308–311, 332
– Angst 194
– Arbeit 175
– Befinden 193
– Bestätigung 174
– Betätigung 206
– Beweglichkeit 200
– Bewegung 173, 199
– Bewegungselemente 308
– Bewegungsmuster 200
– Bewegungsübungen 310
– Bewusstsein 170
– Bewusstseinszustände 188
– Depression 195
– Ekel 193
– Emotionen 193
– existenzielle Erfahrungen 171, 195
– Gelenke 202
– Hobby 176
– Lähmungen 204
– Mobilisation 310
– Motorik 173
– Muskeln 203
– Rehabilitation 311
– Reizleitung 176
– Religion 197
– Sinnesorgane 176, 177, 180–182
– Sinnesreaktion 169
– Sterben 196
– Tod 196
– Trauer 195
– Wahrnehmungsfähigkeit 167
Angehörigenarbeit 300
Angst 194
Arbeitsorganisation 271, 281–291, 371
– Abfallbeseitigungsgesetz 284
– Abfallvermeidung 285
– Bundespflegesatzverordnung 283
– Dokumentation 288
– formale Arbeitsabläufe 289
– Führungsqualität 287
– Kooperation 286
– Krankenversicherung 284
– Kreativität 281
– Ökologie 284
– Ökonomie 283
– organisatorische Rahmenbedingungen 286
– Pflegeversicherung 284
– Qualitätssicherung 288

– Selbstorganisation der Arbeit 290
– SGB V 284
– SGB XI 284
– Teamarbeit 291
– Überleitungspflege 291
Arbeitsschutzgesetz 295
Arzneimittel 338, 350, 381–384
– Anordnung 381
– Arzneimitteldosierung 338
– Arzneimittelwirkung 353
– Durchführungsverantwortung 381
– Einwilligung 381
– Hygiene 381
– Medikamentengabe 381, 382
– Strategien 381
Arzneimittelgesetz 295
Asepsis 374, 397
Atmung 209, 217–223, 261, 316, 357
– Abhusten 261
– Atembeschwerden 317
– Atemgeräusche 221
– Atemgeruch 223
– Atemmuster 220
– Atemnot 357
– Atemtechniken 219
– Atemtypen 219
– Bronchialsekret 261
– Frequenz 218
– Hyperventilation 217
– Hypoventilation 217
– Infektionsgefahr 316
– Rhythmus 218
– Sekretlösung 357
Aufnahmesituation 378
Augen 96, 177
Ausdruck 144–150
– Codes 146
– geschriebene Sprache 145, 160
– gesprochene Sprache 145, 155, 156
– Kommunikation 144
– Körpersprache 88, 145, 150
– Kulturzugehörigkeit 149
– Kunst 147
– Schichtzugehörigkeit 149
Ausscheidungen 240–245, 248–252, 258–261, 350
– Bronchialsekret 261
– Ejakulat 259
– kulturbedingte Tabuisierung 240
– kulturelle Unterschiede 241
– Lochien 258
– Menstruation 252
– Muttermilch 251
– Nasensekret 260
– Ohrenschmalz 248
– Perspiration 261

– Schweiß 250
– Smegma 249
– Speichel 242
– Sputum 261
– Stuhl 245–247
– Talg 249
– Tränenflüssigkeit 260
– Vaginalsekret 258
– Wundsekret 251
– Zerumen 248

B

basale Stimulation 299
Befinden 193
Begründungen für 66–82
– Aktivität 75
– Ausscheidungen 82
– Ernährungsweise 79
– Geschlechtlichkeit 69
– Gestalt 66
– Kommunikation 72
– Phänomene 66
– Vitalität 78
Beispielstrategien 378, 384, 387, 388, 391–400
– Anlegen eines feuchtwarmen Wickels 395, 396
– Anreichen einer Mahlzeit 393, 395
– Aufnahmesituation 378
– Blutdruckmessung 399, 400
– Katheterisieren 384
– Körperpflege 387
– Lagerung 391
– Mobilisation 391, 393
– Operationsvorbereitung 379
– postoperative Phase 379
– professionelle Wahrnehmung 378
– Wundverband 397, 399
– Zahnpflege 388
Beratung 49
Berührung 154
Betäubungsmittelgesetz 295
Betreuungsrecht 277
Beweglichkeit 200
Bewegung 154, 173, 199, 308, 310
Bewusstsein 170
– Bewusstseinszustände 188–192, 307
– Schlaf 190
– weitere Bewusstseinsphasen 192
Beziehungsmuster 137
– Ehe, Familie 137
Bezugswissenschaften 263, 268
Blutdruck 213

Blutdruckmessung 399, 400
Bundespflegesatzverordnung 283

D

Datenschutz 383
Delegation 293
Denken 183
Desinfektion 332
Diabetes mellitus 347
Diagnostik und Therapie 336–343, 349–366,
    383, 384
Diarrhöe 247
Digitalis-Überdosierung 355
Dokumentation 288, 294, 377, 381, 393, 397
Durchführungsverantwortung 293
Durst 236

E

Eindruck 144, 148, 149
– Aufnahme 148
– Interpretation 148
– Kommunikation 144
– Kulturzugehörigkeit 149
– Schichtzugehörigkeit 149
Einverständnis 42
Einwilligung 383
Einzelphänomene 88, 144
– Ausdruck 144
– Äußeres 88
– Eindruck 144
– Körpersprache 88, 145, 150
Ekel 193
Embolie 215, 314
Emotion 193
Erbrechen 243–245
– Beobachtung 244
– Folgen 245
– gastrisches 243
– nervöses 244
– postoperatives 244
– zerebrales 244
– Zusammensetzung 244
Ermitteln individueller Maßstäbe 37
Ernährungsweise 226–239, 319, 343, 346–348
– Appetit 235
– ausgewogene Ernährung 319
– Diabetes mellitus 347
– Durst 236
– Ernährungsformen 346
– Ernährungsformen, alternative 348
– Esskultur 228

– familiäre Prägung 231
– Hunger 235
– kulturelle Unterschiede 234
– künstliche Ernährung 237, 348
– Nahrung 319
– Nierenerkrankung 348
– Rituale 231
– Schluckstörung 237
– Sondenernährung 348
Esskultur 228–231
– Essverhalten 229
– familiäre Prägung 231
– Rituale 231
– Unterschiede 229
– Wandel 229
existenzielle Erfahrungen 171, 195

F

Feststellen der Hilfebedürftigkeit 37
Fieber 224
Flüssigkeitsbeschränkungen 343
Führungsqualität 287

G

Gedächtnis 183
Gefahren abwenden 302–319, 324–332
– Abwehr 305
– Aktivität 306
– Atembeschwerden 317
– Bettruhe 309
– Bewegung 308
– Bewegungsübungen 310
– Bewusstseinszustände 307
– Dehydratation 315
– Desinfektion 332
– Desinfektionsmittel 332
– Embolie 314
– Ernährungsweise 319
– Gefäßverschluss 312
– Gegenmaßnahmen 313
– Hygiene 324
– Infektionsabteilung 331
– Infektionsformen 326
– Infektionsmechanismus 325
– Infektionsschutz 324, 329
– Keimbekämpfung 331
– Kernprinzipien 302, 303
– Körpertemperatur 318
– Krampfanfälle 309
– Lagerungen 309
– Mangeldurchblutung 313

– Mobilisation 310
– physiologische Zusammenhänge 304
– Prinzipien 305
– Psychoneuroimmunologie 303
– Rehabilitation 311
– Selbstermächtigung 313
– Sterilisation 332
– Thrombose 314
– Venenverweilkanüle 314
– Wundheilung 305
– Wundinfektion 328
– zelluläres Gleichgewicht 303
Gegenüber 47
– grundsätzliche Vorgehensweisen 47
Geist 13, 16, 22, 23
– Dimensionen des Geistes 16
– kreative Fähigkeiten 16
– logische Fähigkeiten 16
– reflexive Fähigkeiten 16
– Wirkung der materiellen Umwelt 20
– Wirkung der sozialen Umwelt 20
– kategoriales Modell der Person 13, 16, 22,
    23
Geschlechterrolle 125, 141, 142
Geschlechtlichkeit 120–143, 223, 259
– Entwicklung 121
– Erotik 127
– essenzielle Bindungen 139
– Fertilität 133
– Funktionsstörungen 131
– Geschlechtskrankheiten 132
– gesellschaftliche Einflüsse 126
– Impotenz 259
– Intimbereich 130
– Intimität 124, 125
– Libido 127
– Normen 129
– Verhalten 128
– Zeugungsunfähigkeit 259
Geschmackswahrnehmung 182
Gesichtsausdruck 118
Gestalt 111–119
– Adipositas 94
– Augen 96
– Äußeres 88
– Brust 99
– Entwicklung 88
– Extremitäten 100
– Fettgewebe 92
– Gesichtsausdruck 118
– Gewicht 94
– Größe 94
– Hals 98
– Haut 102, 103, 105
– Hilfsmittel 117
– Kachexie 94
– Kleidung 116
– Knochen 91
– Kopf 95

– Kopfhaare 111
– Körperbehaarung 111
– Körperhaltung 117
– Muskel 91
– Nägel 112
– Nase 98
– Normalmaße 88
– Ödeme 95
– Ohren 98
– Rumpf 98
– Schmuck 116
– Sehnen 91
– sichtbare Schleimhäute 112
– Wandel 88
– Zähne 114
Gewicht 94
Gleichgewichtssinn 181
Größe 94
Grundmuster der Pflegestrategien 370–377
– Arbeitsorganisation 371
– Asepsis 374
– Dokumentation 377
– eigene Vorbereitungen 371
– Information 371
– Nachbereitung 375
– Vorbereitung der Umgebung 372
– Vorbereitung des Betroffenen 372
– Vorbereitung des Materials 372
Grundrechte 275
grundsätzliche Vorgehensweisen 47, 49
– Handeln als Gegenüber 47
– Handeln als Stellvertreter 49
– Handeln als Vermittler 49

H

Haftungsformen 292
Handlungsmöglichkeiten professioneller Pflege 35
– Auftreten zusätzlicher Diskrepanzen bei anderen Phänomenen 35
– Beendigung der Diskrepanz 35
– Neuausprägung 35
– Neuorientierung 35
– unverändert anhaltende Diskrepanz 35
– Vergrößerung der Diskrepanz 35
– Verringerung der Diskrepanz 35
Harnentleerung 253–265
Harninkontinenz 256
Haut 102–105, 108, 176
– Geruch 102
– Hautfarbe 108
– Oberfläche 103
– Veränderungen 105
Herz-Kreislauf-Tätigkeit 209–216, 223
– Kreislaufkollaps 216

– Kreislaufversagen 215
hilflose Lage 280
Hobby 176
Hygiene 324

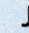

I

Immobilität 185
Impuls 183
Infektion 324–331
Infektionsschutzgesetz 295
Informationsrecht 294
Interaktion 297
Interpretation 148

J

Jugendarbeitsschutzgesetz 296

K

Kachexie 94
Kassenleistungen 284
kategoriales Modell der Person 10–23
– Dimensionen der Psyche 16
– Dimensionen des Geistes 16
– Erleben und Empfinden 16
– Geist 13
– Kategorien der Person 13
– Körper 13
– materielle Umwelt 13
– Menschenwissen 11
– menschliche Fähigkeiten 17
– menschliche Handlungen 17
– Person 12
– Psyche 13, 15
– Seele 13, 14
– soziale Umwelt 12
– Verhalten 15
– Wandel als Lebensprinzip 19
– Wandel der Person 17
– Wechselwirkungen 20
Katheterisieren 384
Keimbekämpfung 331
Kernprinzipien 272, 291–303, 333, 336
– Angehörigenarbeit 300
– Arbeitsschutzgesetz 295
– Arzneimittelgesetz 295
– Begründung 272
– Betäubungsmittelgesetz 295

– Delegation 293
– Diagnostizieren und Behandeln 336–343
– Dokumentationspflicht 294
– Durchführungsverantwortung 293
– Gefahren abwenden 302–319, 324–332
– Grundregeln der Kommunikation 301
– Haftungsformen 292
– Infektionsschutzgesetz 295
– Informationsrecht 294
– Interagieren 297
– Interaktion 297
– Jugendarbeitsschutzgesetz 296
– Medizinproduktegesetz 297
– Mit den Gesetzen in Einklang handeln 291
– Mutterschutzgesetz 296
– Pflegevisite 300
– Remonstrationspflicht 293
– Röntgenverordnung 297
– Schweigepflicht 294
– Selbstermächtigung 333
– Transfusionsgesetz 295
– Unfallverhütungsvorschriften 297
– verbale Kommunikation 301
– Vertrauen 300
– Visite 300
Kleidung 116
Kommunikation 72, 144–165, 297–301
– auditiver Kanal 298
– Ausdruck 144
– basale Stimulation 299
– Berührung 154
– Bewegung 154
– Eindruck 144
– geschriebene Sprache 145, 160
– gesprochene Sprache 145, 155, 156
– Gesten 154
– Handlungskonzepte 301
– Interagieren 297
– kinästhetischer Kanal 299
– Kommunikationskanal 297
– Körpersprache 88, 145, 150
– Macht 158
– Mimik 151
– Rituale 151, 157
– verbale 301
– visueller Kanal 298
Kompensation 361
komplexe Phänomene 60–66, 87, 120, 144, 166, 207, 226, 240
– Aktivität 155–206
– Ausscheidungen 240–262
– Auswahl 60, 61
– Begründung 62–65
– Beschreibung 62–65
– Darstellung 65
– Ernährungsweise 226–239
– Geschlechtlichkeit 120–143
– Gestalt 87–119
– Hierarchie 60, 61

– Kommunikation 144–165
– Reihenfolge 61
– Setzung 66–83
– Vitalität 207–225
Körper 13, 17, 20, 23
– kategoriales Modell der Person 13, 17, 22, 23
– Wechselwirkungen 23
– Wirkung der materiellen Umwelt 20
Körpergefühl 185
Körperhaltung 117
Körperpflege 386–388
– Durchführung 387
– Hautpflege 388
– Intimsphäre 386
– Selbstermächtigung 386
– Vorbereitung 387
– Vorgehensweise 387
– Zahnpflege 388
Körperschema 360
Körpersprache 88, 145, 150
– Gestalt 88
– Kommunikation 150
Körpertemperatur 223–226, 318
– Fieber 224
– Fieberverlauf 225
– Fieberzeichen 225
– Hyperthermie 224
– Hypothermie 224
– Krämpfe 226
– Schüttelfrost 226
Körperverletzung 280
Krampfanfall 309, 342
Krankenversicherung 284
Kreislaufregulation 340
Kulturzugehörigkeit 149
Kunst 147

L

Lagerung 309, 357, 391
– erstes Aufstehen 391
– Handlungsanleitung 392
– Selbstermächtigung 391
– Vorgehensweise 391
– Wechselwirkungen 391
Lähmungen 204
Lebensgewohnheiten 269
Lebensqualität 269, 270
– Faktoren 269
– Lebensgewohnheiten 269
– Normalität 269
– Optimierung 270
Leitprinzipien 274–280
– Begründung 274
– Betreuungsrecht 277

– Gesundheitsschutz 278
– Grundrechte 275
– hilflose Lage 280
– Konsequenzen 275
– Körperverletzung 280
– Menschenrechte 275
– persönliche Freiheit 276
– Persönlichkeitsrechte 277
– rechtliche Grundlagen 276
– Selbstbestimmungsrecht 276
– Selbstermächtigung 277
– StGB 279
– strafrechtliche Vorschriften 279
– Testament 278
– unterlassene Hilfeleistung 279
– Verfügungen 278
– Würde des Menschen 275

M

Medikamentengabe 381, 382
– Anordnung 381
– Dokumentation 381
– Einwilligung 381
– Hygiene 381
– Strategien 381
– Vorgehensweise 382+
Medizinproduktegesetz 297, 395
Menschenrechte 275
Menschenwissen 11
– menschliche Fähigkeiten, Handlungen 17
Mimik 151
Mobilisation 310, 357, 361, 391, 393
Motorik 173
Mutterschutzgesetz 296

N

Nachvollziehen 4–11, 32–35, 40
– Ansatzpunkt 5
– Definition 8
– Gesamtprozess 34
– Grenzen 35
– von Phänomenen 32
– Voraussetzungen 8, 11
– Vorgang 40
– Wirklichkeit des Betroffenen 4
Nahrung 226–238, 319, 393
– Anreichen einer Mahlzeit 393, 395
– Beschaffung 230
– Beschaffungsverhalten 228
– Dokumentation 393
– Ernährungsweise 226, 319

– historische Entwicklung 226
– Integration 393
– Kostformen 232
– Lebensraum 227
– Nachvollziehen 393
– Nahrungsaufnahme 235, 236
– Nahrungserzeugung 227
– Nahrungsverwertung 230
– ökologische Aspekte 228
– Selbstermächtigung 393
– Stoffwechsel 238
– Verdauung 238
– Vorgehensweise 393
– Vorratshaltung 231
– Zusammensetzung 232
Normalität, persönliche 30
Normalmaße 88
Normwerte, individuelle 33

O

Obstipation 247
Ödeme 95
Orientierungsfähigkeit 184
Orientierungspunkt 30–32
– Abweichungen 32
– Diskrepanz 31
– persönliche Normalität 30

P

Persönlichkeitsrechte 277
Perspektivensynthese 24, 25
Pflege 4, 11, 32–56, 266–269
– Aufgaben 4
– Konsequenzen 11
– professionelle 4, 11, 32–63, 131, 159, 160, 207, 266–269, 275, 282, 288, 378
pflegerisches Handeln 44, 48–55
– professionelle Pflege 44, 48
Pflegeversicherung 284
Pflegeverständnis 39
Pflegevisite 300
pflegewissenschaftliche Erkenntnisse 56
Phänomene 2–7, 25–32, 60–66, 87, 88, 120, 144, 166, 207, 226, 240
– Auswahl 60, 61
– Bedeutung 2–9
– Begründung 62–65
– Beschreibung 2, 62–65
– Bezugswissenschaften 63
– Darstellung 65
– Definition 2

– Einzelphänomene 88
– Erfassung 25
– Hierarchie 60, 61
– komplexe 60–65
– konkrete Ausprägung 26–31, 60
– menschliche 3, 26
– Pflegerelevanz 63
– Reihenfolge 61
– Setzung 66–83
– Variationsbreite 26, 29
– Wahrnehmung 2, 4, 7, 63
– Zusammenhang 64
Prinzipien 52, 266–274, 281, 291, 300–302,
    305, 333, 336
– Ableitung 271
– Arbeitsorganisation 271, 281, 282
– Aufbau 271
– Bezugswissenschaften 268
– Definition 52, 266
– Diagnostik 336–343
– Gefahren abwenden 302–319, 324–332
– Hierarchie 271
– Ineinandergreifen 273
– Kernprinzipien 272, 291–297
– Lebensqualität 269, 270
– Leitprinzipien 274–280
– philosophische Einstellung 268
– professionelle Pflege 269
– Reihenfolge 271
– Selbstermächtigung 333
– Sinn 266
– Therapie 336–343
– Verantwortung 268
professionelle Pflege 4, 32–63, 131, 159,
    266–269, 282, 288, 378
– Aufgaben 32–39
– Bedingungsfelder 54
– Beratung 49
– Dokumentation 288
– eigenverantwortlicher Bereich 45, 47
– Ermitteln individueller Maßstäbe 37
– Feststellen der Hilfebedürftigkeit 37
– Formen 42
– grundsätzliche Vorgehensweisen 47
– Handlungsmöglichkeiten 35–38
– interdisziplinärer Bereich 45, 46
– Katalysator 49
– Kommunikation 159
– Kommunikationspartner 49
– Kreativität 282
– mitverantwortlicher Bereich 45, 46
– organisatorische Bedingungen 56
– Orientierung an Diskrepanzen 37
– pflegerisches Handeln 44, 48–55
– pflegespezifische Kenntnisse 33
– Pflegeverständnis 39
– pflegewissenschaftliche Erkenntnisse 56
– Prinzipien 266, 268, 269
– professionelle Wahrnehmung 378

– Selbstreflexion 33
– Sexualität 131
– Sicherheit vermitteln 49
– Verantwortung 45
– Verweigerung 42
– Widerpart 49
– wirtschaftliche Faktoren 56
– Ziel 52
– Zwangsmaßnahme 42
Proportionen 91
– Gestalt 91
Prozess 40–56
Psyche 13, 15, 22, 23
– Wirkung der materiellen Umwelt 20
– Wirkung der sozialen Umwelt 20
– kategoriales Modell der Person 13, 15, 22,
    23
– Wechselwirkungen 22, 23
Psychoneuroimmunologie 303
Puls 210

Q

Qualitätssicherung 288

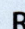

R

Rahmenbedingungen, organisatorische 286
rechtliche Grundlagen 276
Rehabilitation 311
Reizleitung 176
Religion 197
Remonstrationspflicht 293
Röntgenverordnung 297

S

Schichtzugehörigkeit 149
Schlaf 190
Schleimhaut 112–114
– Lippen 113
– Mundschleimhaut 113
– Rachen 113
– sichtbare 112–114
– Zunge 114
Schmerz 186, 337
– Schmerzbekämpfung 338
– Schmerzlokalisation 337
Schmuck 116
Schock 216, 339, 342

– hypoglykämischer 342
– Schockzeichen 216, 339
Schwangerschaft 133–137
– Bedeutung 136
– Geburtsvorgang 134
– Geschlechtlichkeit 133
– Neugeborenes 135
– Risiken 137
– Schwangerschaftszeichen 134
– Stadien 134
– Wochenbett 136
Schweigepflicht 294
Seele 13, 14, 22
– kategoriales Modell der Person 13, 14, 22
– Wirkung der materiellen Umwelt 20
– Wirkung der sozialen Umwelt 20
Selbstbestimmungsrecht 276
Selbstermächtigung 277, 313, 333, 386, 391,
    393, 395
Selbstorganisation der Arbeit 290
Selbstreflexion 33
Selbstverständlichkeiten 26–30, 33
– individuelle Normwerte 33
– konkrete Erscheinung 26–30
– Spannbreite 28, 29
– Umgang mit 26–30
Sexualität 120, 130, 131
– Geschlechtlichkeit 120
– Veränderungen 130
SGB V 284
SGB XI 284
Sicherheit vermitteln 49
sichtbare Schleimhäute 112
Sinn 266
Sinnesorgane 176–182
– Augen 177
– Geschmackswahrnehmung 182
– Gleichgewichtssinn 181
– Haut 176
– Hören 180
– Nase 182
– Ohren 180
– Riechen 182
– Sehen 177
– Tastempfinden 182
– Zunge 182
Sinnesreaktion 169
Situation 5, 7, 56
– Bedingungen 5
– Definition 7
– Erweiterung des Begriffs 56
soziale Umwelt 12
Speichel 242
Sprache 156
– geschriebene 145, 160
– gesprochene 145, 155, 156
– Körpersprache 88, 145, 150
Standbild 117
Stellvertreter 49

Sterben 196
Sterilisation 332
StGB 279
Stoffwechsel 238
strafrechtliche Vorschriften 279
Strategien 52, 370, 377–384, 387, 388,
        391–400
– Anlegen eines feuchtwarmen Wickels 395,
    396
– Blutdruckmessung 399, 400
– Diagnostik und Therapie 383, 384
– Grundmuster 370–377
– Körperpflege 386–388
– Legen eines Dauerkatheters 384
– Medikamentengabe 381
– Nahrung 393
– Temperatur 399
– Übersicht 380
– Wundverband 397, 398
Stuhl 245–247
– Abweichungen 246
– Diarrhöe 247
– Obstipation 247

T

Tastempfinden 182
Teamarbeit 291
Temperatur 399
– Blutdruckmessung 399, 400
Testament 278
Therapie 336–343
– physikalische 395, 396
Tod 196
Todesdefinitionen 212
Todeszeichen 212
Transfusionsgesetz 295
Trauer 195

U

Überleitungspflege 291
Unfallverhütungsvorschriften 297
unterlassene Hilfeleistung 279
Urin 252–256

V

Verantwortung 45
Verband 397, 398
– Anordnungen 397
– Asepsis 397
– Dokumentation 397
– Handlungsanleitung 398
– Vorgehensweise 398
– Wundverband 397, 399
Verbandwechsel 366
Verdauung 238
Verfügungen 278
Vermittler 49
Verweigerung 42
Vitalität 207–225
– Atmung 209, 217–223
– Herz-Kreislauf-Tätigkeit 209–215
– Körpertemperatur 223
– Todesdefinitionen 212
– Todeszeichen 212
Vorratshaltung 231

W

Wahrnehmung 3, 24, 30, 168, 183–186, 297
– Denken 183
– Denkstörung 183
– Folgen der Immobilität 185
– Gedächtnis 183
– Impuls 183
– Interesse 183
– Kommunikationskanal 297
– Körpergefühl 185
– Orientierungsfähigkeit 184
– Perspektiven der Wahrnehmung 24
– Schmerzen 186
– Selbstwahrnehmung 30
– Subjektivität 3
– Wahrnehmungsvorgang 168, 183
– zwischenmenschliche 3
Wahrnehmungsfähigkeit 167
Wickel 363, 395, 396
Widerpart 49
wirtschaftliche Faktoren 56
Wochenbett 136
Wunde 305, 365, 366, 397, 399
– infizierte 328, 366
– Wundheilung 305, 366
– Wundverband 397, 399
– Wundversorgung 365
Würde des Menschen 275

Z

Zähne 114
Zahnpflege 388
Zwangsmaßnahme 42
zwischenmenschliche Wahrnehmung 3

Druck- und Bindearbeiten: Stürtz AG, Würzburg